Geriatria

Geriatria

ORGANIZADORES

Lucas Rampazzo Diniz
Médico Geriatra. Preceptor de Residência de Geriatria do Hospital das Clínicas da
Universidade Federal de Pernambuco (UFPE) e do Hospital Getúlio Vargas (SES/PE).

Daniel Christiano de Albuquerque Gomes
Médico Geriatra. Mestre em Ciências da Saúde pela UFPE. Professor da Disciplina de Geriatria da
Faculdade de Medicina da UFPE. Preceptor das Residências em Geriatria e
Clínica Médica do Hospital das Clínicas da UFPE.

Daniel Kitner
Mestre em Saúde do Adulto e do Idoso (UFPE).
Ex-Presidente da Sociedade Brasileira de Geriatria e Gerontologia (SBGG) – Seccional PE.
Membro titulado da SBGG. Fundador do Ambulatório de Geriatria do Hospital das Clínicas da UFPE.
Preceptor da Residência em Clínica Médica do Hospital das Clínicas da UFPE no período de 2003 a 2015.

Eduardo Andrada Pessoa de Figueiredo
Chefe do Serviço de Geriatria do Hospital das Clínicas da UFPE.
Supervisor do Programa de Residência em Geriatria do Hospital das Clínicas da UFPE.
Geriatra titulado pela SBGG.

Isaura Romero Peixoto
Preceptora de Residência de Geriatria do Hospital das Clínicas da UFPE.
Mestrado em Medicina pela UFPE. Especialização em Cuidados Paliativos pela
Universidade de Brasília (UnB).

Maria Magalhães Vasconcelos Guedes
Médica Geriatra. Preceptora do Programa de Residência em Geriatria e em
Clínica Médica do Hospital das Clínicas da UFPE.

Rafaella Italiano Peixoto
Médica Geriatra. Titular em Geriatria pela SBGG. Mestre em Gerontologia pela UFPE.
Preceptora de Geriatria do Hospital das Clínicas da UFPE.

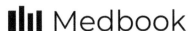

Geriatria

Direitos exclusivos para a língua portuguesa
Copyright © 2020 by MEDBOOK Editora Científica Ltda.

Nota da editora: Os organizadores desta obra verificaram cuidadosamente os nomes genéricos e comerciais dos medicamentos mencionados, assim como conferiram os dados referentes à posologia, objetivando fornecer informações acuradas e de acordo com os padrões atualmente aceitos. Entretanto, em virtude do dinamismo da área da saúde, os leitores devem prestar atenção às informações fornecidas pelos fabricantes para que possam se certificar de que as doses preconizadas ou as contraindicações não sofreram modificações, principalmente em relação a substâncias novas ou prescritas com pouca frequência.

Os organizadores e a editora não podem ser responsabilizados pelo uso impróprio nem pela aplicação incorreta de produto apresentado nesta obra. Apesar de terem envidado esforço máximo para localizar os detentores dos direitos autorais de qualquer material utilizado, os organizadores e a editora estão dispostos a acertos posteriores caso, inadvertidamente, a identificação de algum deles tenha sido omitida.

Editoração Eletrônica: ASA Editoração e Produção Gráfica
Capa: Bruno Sales

Reservados todos os direitos. É proibida a duplicação ou reprodução deste volume, no todo ou em parte, sob quaisquer formas ou por quaisquer meios (eletrônico, mecânico, gravação, fotocópia, distribuição na Web ou outros), sem permissão expressa da Editora.

CIP-BRASIL. CATALOGAÇÃO NA PUBLICAÇÃO
SINDICATO NACIONAL DOS EDITORES DE LIVROS, RJ

C753

Geriatria/organização Lucas Rampazzo Diniz ... [et al.]. – 1. ed. – Rio de Janeiro: Medbook, 2020.
576 p.; 28 cm.

Apêndice
Inclui bibliografia
ISBN 9788583690603

1. Geriatria. I. Diniz, Lucas Rampazzo.

19-60372   CDD: 618.97
                                CDU: 616-053.9

Meri Gleice Rodrigues de Souza – Bibliotecária CRB-7/6439

03/10/2019   09/10/2019

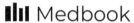

Editora Científica Ltda
Avenida Treze de Maio 41/sala 804 – Cep 20.031-007 – Centro – Rio de Janeiro – RJ
Telefone: (21) 2502-4438 – www.medbookeditora.com.br – instagram: @medbookoficial
contato@medbookeditora.com.br – vendasrj@medbookeditora.com.br

Colaboradores

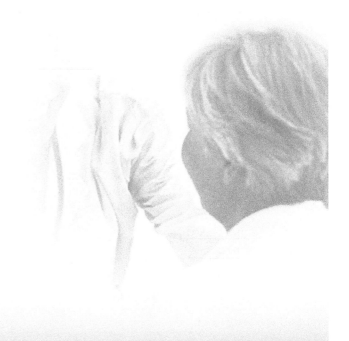

Adriana Barbosa de Lima
Médica Neurologista. Preceptora da Residência Médica em Neurologia do Hospital da Restauração – Secretaria Estadual de Saúde de Pernambuco (SES/PE). Coordenadora do Ambulatório de Distúrbios do Movimento do Hospital da Restauração – SES/PE.

Adriana de Melo Gomes
Especialista em Geriatria pela Sociedade Brasileira de Geriatria e Gerontologia – SBGG/AMB. Doutora em Ciências da Saúde com área de concentração em Geriatria pela Pontifícia Universidade Católica do Rio Grande do Sul (PUC-RS). Preceptora do Programa de Residência Médica em Geriatria e Gerontologia do Real Hospital Português de Beneficência em Pernambuco e Preceptora do Programa de Residência Médica em Geriatria e Gerontologia do Hospital Oswaldo Cruz em Pernambuco.

Alexandre de Mattos Gomes
Médico Geriatra. Mestre em Medicina Interna, Professor e Preceptor de Geriatria na Faculdade de Ciências Médicas da Universidade de Pernambuco (UPE) e Diretor Médico do IMEDI – Instituto de Medicina do Idoso.

Alícia Rafaela Martinez Accioly
Residência em Clínica Médica pelo Hospital das Clínicas da UFPE. Médica Residente de Geriatria no Hospital das Clínicas da UFPE.

Almerinda Rêgo Silva
Professora Adjunta do Curso de Medicina da UFPE. Coordenadora do Ambulatório de Imunologia Clínica do Hospital das Clínicas da UFPE.

Amanda Vilma Brito Pires do Rêgo Barros
Médica Residente em Geriatria do Hospital das Clínicas da UFPE.

Ana Carolina Thé
Médica Assistente do Serviço de Endocrinologia do Hospital das Clínicas da UFPE. Título de Especialista pela Sociedade Brasileira de Endocrinologia e Metabologia (SBEM).

Ana Rachel Cabral Mota Matos
Médica Graduada pela Universidade Estadual de Ciências da Saúde de Alagoas (UNCISAL). Especialista em Clínica Médica pelo Hospital Memorial Arthur Ramos. Especialista em Geriatria pelo Hospital das Clínicas da UFPE.

André dos Santos Costa
PhD em Educação Física pela Universidade de São Paulo (USP). Professor do Programa de Pós-Graduação em Educação Física da UFPE. Professor Adjunto IV (D.E.) do Departamento de Educação Física da UFPE.

Andrea Andrade Azevedo de Vasconcelos
Residente em Oftalmologia no Hospital das Clínicas da UFPE.

Andréa Figuerêdo Lopes Oliveira
Preceptora dos Programas de Residência em Psiquiatria do Hospital Ulysses Pernambucano e em Geriatria dos Hospitais Oswaldo Cruz, Getúlio Vargas, Português, Hospital das Clínicas e Instituto de Medicina Integral de Pernambuco – IMIP. Professora do Curso de Medicina da UNINASSAU. Título de Especialista em Geriatria pela SBGG. Pós-Graduação em Cuidados Paliativos pelo Instituto Paliar – SP. Residência em Clínica Médica e Geriatria – HGV-PE.

Andrea Tavares Dantas
Professora Adjunta de Reumatologia da UFPE. Mestrado em Ciências da Saúde pela UFPE. Doutorado em Inovação Terapêutica pelo Programa de Pós-Graduação em Inovação Terapêutica (*PPGIT*) da UFPE.

Angela Luzia Branco Pinto Duarte
Professora Titular e Chefe do Serviço de Reumatologia do Hospital das Clínicas da UFPE. Doutorado em Reumatologia pela Universidade Federal de São Paulo (UNIFESP).

Antonio Carlos Bacelar Nunes Filho
Doutor em Cardiologia pelo Hospital Israelita Albert Einstein. Supervisor da Residência Médica em Cardiologia do Hospital Israelita Albert Einstein. Residência em Clínica Médica no Hospital das Clínicas da UFPE.

Antonio Carlos Moura de Albuquerque Melo
Cirurgião-Dentista. Especialista em Odontogeriatria pela APCD – Associação Paulista de Cirurgiões-Dentistas. Mestre em Gerontologia pela UFPE.

Atos de Macêdo Amaral
Residência em Clínica Médica pelo Hospital Universitário Onofre Lopes da Universidade Federal do Rio Grande do Norte (UFRN). Residência em Geriatria pelo Hospital Getúlio Vargas – SES-PE. MBA em Gestão de Saúde e Administração Hospitalar pela Universidade Estácio de Sá.

Breno José Alencar Pires Barbosa
Médico colaborador do Ambulatório de Demências do Hospital das Clínicas da UFPE. Residência Médica e Mestrado em Neurologia pela USP. Pesquisador do Centro de Referência em Distúrbios Cognitivos (CEREDIC) do Hospital das Clínicas da Faculdade de Medicina da USP.

Camila Lopes de Assis
Residência em Clínica Médica pelo Hospital Otávio de Freitas (HOF). Residente em Geriatria pela Universidade de Pernambuco (UPE). Curso de Pós-Graduação em Cuidados Paliativos pela UPE.

Camila Lyra Gondim
Residência Médica em Neurologia pelo Hospital das Clínicas da UFPE.

Carlos Henrique Tavares de Albuquerque
Especialista em Clínica Médica pelo Hospital Getúlio Vargas – SES/PE. Especialista em Geriatria pela UNIFESP. Preceptor de Geriatria do Hospital Universitário Oswaldo Cruz – UPE e do Hospital Getúlio Vargas – SES/PE.

Carolina da Cunha Correia
Médica Neurologista. Preceptora da Residência Médica em Neurologia do Hospital Universitário Oswaldo Cruz. Professora Adjunta da Disciplina de Neurologia da Faculdade de Ciências Médicas da UPE.

Christyanne Maria Rodrigues Barreto de Assis
Preceptora da Residência em Clínica Médica do Hospital das Clínicas da UFPE. Especialização em Clínica Médica e Cuidados Paliativos. Mestranda no Programa de Pós-Graduação em Ciências da Saúde da UFPE.

Clarice Câmara Correia
Mestre em Ciências da Saúde pela UPE. Professora e Supervisora do Programa de Residência Médica de Geriatria da Faculdade de Ciências Médicas da UPE. Médica Geriatra do Instituto de Geriatria e Gerontologia de Pernambuco do Real Hospital Português de Beneficência em Pernambuco.

Claudia Diniz Lopes Marques
Título de Especialista em Reumatologia pela Sociedade Brasileira de Reumatologia/Associação Médica Brasileira. Professora Adjunta de Reumatologia da UFPE. Doutorado em Saúde Pública pelo Centro de Pesquisas Aggeu Magalhães – FIOCRUZ/PE.

Cláudia Elise Ferraz
Médica Dermatologista. Preceptora de Residência de Dermatologia do Hospital das Clínicas da UFPE. Mestre e Doutora em Medicina Tropical pela UFPE.

Claudia Wanderley de Barros Correia Pires
Médica Hematologista do Hospital das Clínicas da UFPE e da Fundação de Hematologia e Hemoterapia de Pernambuco – HEMOPE. Mestre em Medicina Tropical pela UFPE.

Clélia Maria Ribeiro Franco
Doutora em Neuropsiquiatria pela UFPE. Mestre em Neurologia pela EPM-UNIFESP. Neurologista Coordenadora do Ambulatório de Distúrbios do Movimento e Supervisora do Programa de Residência Médica em Neurologia do Hospital das Clínicas da UFPE.

Clezio Cordeiro de Sá Leitão
Professor Adjunto do Departamento de Medicina Interna da UFPE. Mestre em Medicina Interna pela UFPE. Doutor em Ciência pelo Programa de Saúde Pública do Instituto Aggeu Magalhães – FIOCRUZ/PE.

Daniel Christiano de Albuquerque Gomes
Mestre em Ciências da Saúde pela UFPE. Especialista em Geriatria pela SBGG. Professor da Disciplina de Geriatria da Faculdade de Medicina da UFPE. Preceptor da Residência de Geriatria e Clínica Médica do Hospital das Clínicas da UFPE.

Daniel Gama e Silva
Residência em Clínica Médica e Geriatria pelo Hospital das Clínicas da UFPE. Médico do Hospital das Clínicas da UFPE.

Daniel Kitner
Mestre em Saúde do Adulto e do Idoso pela UFPE. Ex-Presidente da SBGG – seccional PE. Membro titulado da SBGG. Fundador do Ambulatório de Geriatria do Hospital das Clínicas da UFPE. Preceptor da Residência em Clínica Médica do Hospital das Clínicas da UFPE no período de 2003 a 2015.

Danylo César Correia Palmeira
Preceptor da Residência Médica em Infectologia e Membro da Comissão de Controle de Infecção Hospitalar (CCIH) do Hospital das Clínicas da UFPE. Infectologista Assistente do Hospital Universitário Oswaldo Cruz (HUOC) e do Real Hospital Português de Beneficência em Pernambuco. Mestrando em Medicina Tropical pela UFPE.

Denise Dias Fernandes Bezerra da Silva
Residência de Clínica Médica pelo Hospital Agamenon Magalhães – PE. Residência de Geriatria pelo Hospital Getúlio Vargas – PE.

Denise Maria do Nascimento Costa
Mestre em Ciências da Saúde pela UFPE. Doutoranda em Medicina Tropical pela UFPE. Médica e Coordenadora da Residência Médica em Nefrologia do Hospital das Clínicas da UFPE. Preceptora de Nefrologia do Hospital das Clínicas da UFPE e do IMIP.

Dinaldo Cavalcanti de Oliveira
Especialista em Clínica Médica e Cardiologia com área de atuação em Hemodinâmica e Cardiologia Intervencionista. Doutor em Ciências da Saúde pela UNIFESP e Pós-Doutor pelo Departamento de Cirurgia da UFPE. Professor Associado do Departamento de Medicina Clínica da UFPE.

Eduardo Andrada Pessoa de Figueiredo
Chefe do Serviço de Geriatria do Hospital das Clínicas da UFPE. Supervisor do Programa de Residência em Geriatria do Hospital das Clínicas da UFPE. Geriatra titulado pela SBGG. Membro da SBGG.

Eduardo Gomes de Melo
Médico Geriatra. Preceptor da Residência de Clínica Médica do Hospital Universitário Lauro Wanderley da Universidade Federal da Paraíba (UFPB) e Professor da Disciplina de Geriatria do Curso de Medicina da UFPB.

Eduardo Jorge Abrantes da Fonte
Médico Geriatra. Coordenador da Residência de Geriatria do IMIP.

Eduardo Lapa
Doutorado em Medicina pela UFPE. Editor-Chefe do *site* Cardiopapers. Coordenador da Residência em Cardiologia do Hospital das Clínicas da UFPE.

Eduardo Raniere Pessoa de Aquino
Médico Neurologista. Preceptor da Residência Médica em Neurologia do Hospital da Restauração – SES/PE. Coordenador da Emergência Neurológica do Hospital da Restauração – SES/PE.

Eduardo Sousa de Melo
Residência em Neurologia pelo Hospital das Clínicas da USP. Mestre em Neuropsiquiatria e Ciências do Comportamento pela UFPE. Preceptor das Residências de Neurologia do Hospital das Clínicas da UFPE e do HUOC/UPE.

Eliane Leite de Sousa Magalhães
Farmacêutica. Mestre em Ciências Farmacêuticas. Especialista em Farmacologia Clínica. Especialista em Gestão da Assistência Farmacêutica.

Fábio Moura
Mestre em Ciências da Saúde pela UPE. Especialista em Endocrinologia e Metabologia pela SBEM. Médico da UPE. Preceptor da Residência Médica em Endocrinologia do IMIP.

Fernanda Calixto do Prado
Médica graduada pela UFPE. Residência Médica em Infectologia pelo HUOC/UPE.

Filipe Jonas Federico da Cruz
Graduação em Medicina pela Universidade Federal de Alagoas (UFAL). Residência em Clínica Médica pelo Real Hospital Português de Beneficência em Pernambuco. Residente de Geriatria no Hospital das Clínicas da UFPE.

Filipe Wanick Sarinho
Alergista e Imunologista Clínico titulado pela ASBAI. Preceptor do Ambulatório de Imunologia do Hospital das Clínicas da UFPE. Mestrado em Autoimunidade pela UFPE.

Flávia Bezerra de Menezes Goldmann
Residência Médica em Geriatria e Medicina Interna em GeriatrischeRehaKlinikGiegen e AsklepiusKlinikLindau/Alemanha. Preceptora da Residência Médica de Geriatria do Real Hospital Português de Beneficência em Pernambuco. Membro da Sociedade Alemã de Geriatria.

Flávio Tarasoutchi
Professor Livre-Docente em Cardiologia da USP. Diretor da Unidade Clínica de Valvopatias do Instituto do Coração – INCOR-HCFMUSP.

Frederico Maciel Camara Freire
Psiquiatra. Mestre em Neuropsiquiatria e Ciências do Comportamento pela UFPE. Preceptor da Residência Médica em Psiquiatria do IMIP.

Frederico Rangel Araújo Filho
Médico Endocrinologista com Residência Médica pelo Hospital das Clínicas da UFPE.

Gabriel Lopes Marques
Estudante de Graduação do Curso de Medicina da Universidade Católica de Pernambuco (UNICAP).

Gabriel Ribeiro dos Santos Júnior
Médico Especialista em Clínica Médica e em Geriatria pelo Hospital das Clínicas da Faculdade de Medicina da USP. Médico Coordenador do Ambulatório de Sexualidade do Idoso – Serviço de Geriatria do Hospital das Clínicas da Faculdade de Medicina da USP. Vice-Supervisor do Programa de Residência Médica em Clínica Médica do Hospital Municipal Pimentas Bonsucesso – Guarulhos, SP.

Gabriela Baldasso
Residência em Clínica Médica pela Secretária Municipal de Saúde de São Paulo. Médica Urgentista do Real Hospital Português de Beneficência em Pernambuco.

Gabriele Santos Rabelo
Residência de Clínica Médica pelo Hospital Miguel Arraes – PE. Residência de Geriatria pelo Hospital das Clínicas – PE.

Glauber Moreira Leitão
Oncologista Clínico pelo Instituto Nacional de Câncer – SBOC/AMB. Mestrado em Oncologia (Faculdade de Medicina da USP) e Doutor em Biologia Aplicada à Saúde (LIKA-UFPE). Supervisor do Programa de Residência Médica em Oncologia Clínica do Hospital das Clínicas da UFPE. Coordenador do Ambulatório de Oncogeriatria da Unidade de Oncologia e Hematologia do Hospital das Clínicas da UFPE.

Glaucia Queiroz Morais
Nutricionista Coordenadora da Equipe Multidisciplinar de Terapia Nutricional do Hospital das Clínicas de Pernambuco. Preceptora do Programa de Residência em Nutrição Clínica e Residência Multiprofissional em Saúde do HC-PE. Especialista em Nutrição Parenteral e Enteral – BRASPEN. Especialista em Nutrição Clínica do HC-PE. Mestre em Nutrição pela UFPE.

Gusthavo Fellipe Gomes de Sá
Médico. Residente de Geriatria do Hospital Getúlio Vargas – PE.

Gutemberg Guerra Amorim
Médico Neurologista do Hospital das Clínicas da UFPE. Mestre em Neuropsiquiatria e Ciências do Comportamento pela UFPE. Preceptor dos Programas de Residência em Psiquiatria do Hospital Ulysses Pernambucano e em Geriatria dos Hospitais Oswaldo Cruz, Getúlio Vargas, Português, Hospital das Clínicas e IMIP.

Helga Cecília Muniz de Souza
Fisioterapeuta da Enfermaria de Geriatria do Hospital das Clínicas da UFPE. Mestre em Fisioterapia pela UFPE. Docente do Curso de Pós-Graduação Lato Sensu em Gerontologia – IDE.

Helka Juliane Fernandes da Silva
Terapeuta Ocupacional. Mestra em Gerontologia pelo PPGERO/UFPE e Membro da ATO Terapia Ocupacional.

Henrique de Ataíde Mariz
Professor Adjunto de Reumatologia da UFPE. Doutorado em Reumatologia pela UNIFESP.

Hugo Moura de Albuquerque Melo
Geriatra. Mestre em Cuidados Paliativos e Professor do Curso Médico da UFPE – NCV/CAA.

Ícaro Sampaio Inácio
Médico Endocrinologista. Titulado pela SBEM.

Igor Ribeiro Cavalcanti Batista
Especialista em Clínica Médica pelo Hospital Barão de Lucena – PE.

Igor Silvestre Bruscky
Médico Neurologista. Coordenador do PRODIM (Programa de Assistência, Ensino e Pesquisa em Distúrbios do Movimento) e do PRODIC (Programa de Assistência, Ensino e Pesquisa em Distúrbios Cognitivos e Comportamentais). Professor da Disciplina de Neurologia da Faculdade de Medicina da UNINASSAU.

Iremar Salviano de Macedo Neto
Pós-Graduado em Eletrofisiologia pelo Instituto do Coração de São Paulo – INCOR. Especialista em Cardiologia pela Sociedade Brasileira de Cardiologia. Especialista em Arritmia Clínica e em Eletrofisiologia pela Sociedade Brasileira de Arritmias Cardíacas.

Isaura Romero Peixoto
Médica Especialista em Terapia Intensiva, Cardiologia e Cuidados Paliativos. Preceptora do Programa de Residência Médica em Geriatria do Hospital das Clínicas da UFPE. Mestrado em Medicina pela UFPE. Especialização em Cuidados Paliativos pela UnB.

Ivan Batista Barros
Médico Geriatra. Professor de Semiologia Médica, Saúde do Idoso e Geriatria na UNINASSAU.

Jamerson de Carvalho Andrade
Médico Geriatra e Coordenador do Ambulatório da Memória do Hospital Universitário Lauro Wanderley da UFPB.

Jannine Maria Pires Bezerra de Carvalho Andrade
Médica com Residência em Clínica Médica pelo Hospital das Clínicas da UFPE. Residência em Cardiologia pelo Hospital Agamenon Magalhães (SES-PE) e em Ecocardiografia pelo PROCAPE.

Jessica Myrian de Amorim Garcia
Especialista em Cardiologia pela Sociedade Brasileira de Cardiologia. Pós-Graduação em Cardiogeriatria no INCOR e na Santa Casa de Misericórdia de São Paulo. Mestre em Ciências da Saúde pela UFPE.

Jhonnatan Vasconcelos Pereira Santos
Mestre em Neuropsiquiatria e Ciências do Comportamento pela UFPE. Bacharel em Educação Física pela UFPE.

Jonorete de Carvalho Benedito
Assistente Social. Mestre em Serviço Social pela UFAL. Atua no Conselho Municipal da Pessoa Idosa de Maceió. Membro do Grupo de Estudos sobre o Envelhecimento Humano na Perspectiva da Totalidade Social da UPE. Doutoranda em Serviço Social pela Universidade Estadual Paulista (UNESP), Programa de Pós-Graduação em Serviço Social, em Franca, Campus Júlio de Mesquita Filho.

Jussana Ellen Alves de Arruda
Médica Residente de Endocrinologia do Hospital das Clínicas da UFPE.

Karine Henriques de Miranda
Pós-Graduação em Geriatria e Gerontologia pela PUC-RS. Especialista em Geriatria pela SBGG.

Karla Maria Bandeira
Assistente Social. Mestre em Serviço Social pela UFPE. Atua na Promotoria do Idoso do Ministério Público de Pernambuco e gerencia a Divisão de Serviço Social do Hospital Oswaldo Cruz – UPE.

Karla Nascimento Soares
Médica Geriatra. Preceptora de Residência de Clínica Médica do Hospital das Clínicas da UFPE e do Hospital Maria Lucinda.

Karla Regina Soares Campos
Residência em Clínica Médica pela Secretaria Municipal de Saúde de São Paulo. Médica Urgentista do Hospital Municipal Dr. Moysés Deutsch, em M'Boi Mirim – SP.

Karla Tenório de Magalhães Cancio
Residência em Clínica Médica e Geriatria pelo Hospital Universitário Oswaldo Cruz da UPE. Médica do Hospital das Clínicas da UFPE.

Laisa Monteiro Barreto da Costa
Médica Neurologista – Residência em Neurologia no Hospital das Clínicas da UFPE.

Liana Alencar
Médica Endocrinologista. Titulada pela SBEM.

Lílian Karine Neves da Silva
Título de Especialista pela SBGG. Pós-Graduação em Cuidados Paliativos pelo Instituto Paliar. Médica Clínica e Geriatra do Hospital Santa Joana do Recife.

Lucas Gomes de Andrade
Residência Médica em Geriatria nas Obras Sociais de Irmã Dulce – BA. Titulado pela SBGG. Preceptor do Programa de Residência Médica em Geriatria do Real Hospital Português de Beneficência em Pernambuco. Professor da Faculdade de Medicina de Olinda – PE.

Lucas Rampazzo Diniz
Médico Geriatra. Mestrado em Ciências da Saúde. Preceptor de Residência de Geriatria do Hospital das Clínicas da UFPE e do Hospital Getúlio Vargas (SES/PE) e de Clínica Médica do Hospital Miguel Arraes (SES/PE). Título de Especialista em Geriatria. Mestrado em Ciências da Saúde.

Lucas Reis da Costa
Médico. Residente de Clínica Médica do Hospital Getúlio Vargas – PE.

Luciana Patrizia Alves de Andrade-Valença
Título de Especialista em Eletroencefalografia Clínica pela Sociedade Brasileira de Neurofisiologia. Mestrado e Doutorado em Neurologia pela Faculdade de Medicina de Ribeirão Preto (USP). Pós-Doutorado pela McGill University – Montreal Neurological Institute. Professora Adjunta de Neurologia da UFPE.

Luciana Silva do Nascimento
Terapeuta Ocupacional pela UFPE. Especialista em Contextos Hospitalares e em Tecnologia Assistiva. Terapeuta Ocupacional do Hospital das Clínicas da UFPE e do Hospital Getúlio Vargas (SES/PE).

Lucila Maria Valente
Doutora em Nefrologia pela UNIFESP. Professora Adjunta da Disciplina de Nefrologia do CCM da UFPE. Coordenadora do Serviço de Nefrologia do Hospital das Clínicas da UFPE.

Lucíulo Melo
Médico Geriatra pela Escola Paulista de Medicina/UNIFESP. Especialista em Geriatria pela SBGG/AMB. Preceptor do Programa de Residência Médica em Geriatria e Gerontologia do Real Hospital Português de Beneficência em Pernambuco.

Luís Henrique Bezerra Cavalcanti Sette
Professor Adjunto Doutor da Disciplina de Nefrologia – CCM da UFPE. Preceptor de Nefrologia do Hospital das Clínicas da UFPE.

Luiz Alberto Reis Mattos Junior
Oncologista Clínico pelo Instituto Nacional de Câncer – SBOC/AMB. Mestre em Oncologia – Fundação Antônio Prudente/Hospital AC Camargo – e Doutor em Biologia Aplicada à Saúde – LIKA-UFPE. Professor do Curso de Medicina do Departamento de Medicina Clínica da UFPE. Chefe da Unidade de Oncologia e Hematologia do Hospital das Clínicas da UFPE.

Maisa Kairalla
Especialista em Geriatria pela UNIFESP e SBGG. *Fellow Member* da American Geriatrics Society. Presidente da SBGG-SP – gestão 2016-2018.

Manuela Freire Hazin Costa
Médica Hematologista do IMIP e da Fundação de Hematologia e Hemoterapia de Pernambuco – HEMOPE. Professora Adjunta da Disciplina de Hematologia da UFPE. Doutorado em Saúde Integral pelo IMIP.

Marcelo Azevedo Cabral
Mestre em Ciências da Saúde pela UPE. Especialista em Geriatria pela SBGG. Especialização em Geriatria pela PUC-RS. Presidente da SBGG – seccional PE.

Marcelo Bettega
Fellow em Doença Valvar e Endocardite na Unidade Clínica de Valvopatias do Instituto do Coração – INCOR-HCFMUSP. Residência em Cardiologia no INCOR-HCFMUSP.

Marcelo Bezerra de Melo Mendonça
Mestre e Doutor em Neurologia. Doutor em Oftalmologia. Responsável pelo setor de Neuro-oftalmologia da UFPE.

Márcia Carréra Campos Leal
Cirurgiã-Dentista. Gerontóloga titulada pela SBGG. Professora Doutora do Departamento de Medicina Social da UFPE.

Márcio da Cunha Andrade
Mestre em Neurologia pela UFPE. Chefe do Serviço de Neurologia e Preceptor do Programa de Residência Médica em Neurologia do Hospital das Clínicas da UFPE. Professor de Neurologia da UFPE.

Marcos Eugênio Ramalho Bezerra
Mestre em Neuropsiquiatria e Ciências do Comportamento pela UFPE. Neurologista Coordenador do Ambulatório de Ataxias e Preceptor do Programa de Residência Médica em Neurologia do Hospital das Clínicas da UFPE.

Marcos Holmes Carvalho
Médico Internista. Residente de Geriatria pelo Programa do Real Hospital Português de Beneficência em Pernambuco.

Maria Alice Gadelha Maciel da Nóbrega
Estudante de Medicina da Faculdade de Ciências Médicas da Paraíba.

Maria de Fátima Lima Knappe
Preceptora da Residência de Geriatria do Hospital Getúlio Vargas – PE. Mestre em Gerontologia pela UFPE. Titulada pela SBGG.

Maria do Carmo Lencastre de Menezes e Cruz Dueire Lins
Médica Geriatra do Instituto de Geriatria e Gerontologia de Pernambuco. Membro da Câmara Técnica de Geriatria CFM. Diretora do Instituto de Ensino e Pesquisa do Real Hospital Português de Beneficência em Pernambuco.

Maria Eduarda Pires Lins e Silva Lima
Graduada em Medicina pela UFPE. Residência em Clínica Médica pelo Hospital das Clínicas da UFPE. Médica Residente de Geriatria no Hospital das Clínicas da UFPE.

Maria Magalhães Vasconcelos Guedes
Médica Geriatra. Preceptora do Programa de Residência em Geriatria e em Clínica Médica do Hospital das Clínicas da UFPE. Coordenadora do Ambulatório de Oncogeriatria do Hospital das Clínicas da UFPE.

Mariana Lacerda de Mello
Médica Psiquiatra. Preceptora da Residência de Psiquiatria do Hospital Ulisses Pernambucano. Professora de Psiquiatria do Curso de Medicina da UPE.

Mariana Maria Moura Montenegro
Terapeuta Ocupacional e Especializanda em Gerontologia do Instituto de Desenvolvimento Educacional.

Mário Luciano de Mélo Silva Júnior
Residência em Neurologia pelo Hospital das Clínicas da UFPE. Mestre em Neurociências pela UFPE. Professor de Neurologia da UNINASSAU.

Mateus da Costa Machado Rios
Imunologista do Serviço de Imunologia Clínica do Hospital das Clínicas da UFPE. Mestre pela UFPE. Vice-Coordenador do Programa de Residência Médica de Alergia e Imunologia Clínica da UFPE.

Mayara Laís Coêlho Dourado
Médica Geriatra. Residência em Clínica Médica e Geriatria no Hospital das Clínicas da UFPE. Título de Especialista pela SBGG.

Michele Melo Bautista
Médica Especialista em Geriatria pelo Hospital das Clínicas da Faculdade de Medicina da USP. Mestranda em Ciências da Saúde da UPE. Médica Preceptora do Programa de Residência Médica do Hospital dos Servidores do Estado de Pernambuco – SASSEPE – e da Clínica Médica do Programa de Internato da Faculdade de Medicina da UNINASSAU.

Michelle Lourenço Fontenele
Residência Médica em Geriatria pela UPE. Residência Médica com atuação em Cuidados Paliativos pelo IMIP. Preceptora da Residência de Geriatria e de Cuidados Paliativos do IMIP. Professora no Curso de Especialização em Cuidados Paliativos da UPE.

Nara Moura Melo de Barros Leite
Especialista em Fonoaudiologia Hospitalar pela Universidade Estácio de Sá – Rio de Janeiro. Mestre em Educação para Profissionais de Saúde da Faculdade Pernambucana de Saúde (FPS). Preceptora da Residência Multiprofissional de Saúde do Idoso e de Cuidados Paliativos do IMIP.

Norma Arteiro Filgueira
Professora Adjunta do Departamento de Medicina Clínica da UFPE. Chefe do Serviço de Clínica Médica do Hospital das Clínicas da UFPE.

Patrícia Sampaio Gadelha
Médica Endocrinologista pela Faculdade de Medicina da Universidade de São Paulo (FMUSP). Mestre pela UFPE. Médica Assistente da Endocrinologia do Hospital das Clínica da UFPE.

Paula Silveira Osório
Residência em Clínica Médica pelo Hospital Metropolitano Norte – Miguel Arraes – SES/PE. Residente de Geriatria no Hospital das Clínicas da UFPE.

Paulo Sergio Ramos de Araújo
Professor Adjunto em Doenças Infecciosas e Parasitárias da Faculdade de Medicina da UFPE. Chefe do Serviço de Infectologia do Hospital das Clínicas da UFPE. Pesquisador do Instituto Aggeu Magalhães – Fundação Oswaldo Cruz (FIOCRUZ).

Pedro José Galvão Freire
Graduado em Medicina pela UFPE. Residência em Clínica Médica pelo Hospital das Clínicas da UFPE.

Priscilla Viégas Barreto de Oliveira
Técnica em Enfermagem do Hospital das Clínicas da UFPE. Terapeuta Ocupacional, Especialista em Saúde Mental e Mestranda em Direitos Humanos – PPGDH/UFPE.

Rafael Alex Barbosa de Siqueira Sobrinho
Médico Geriatra e Internista. Preceptor da Residência de Clínica Médica do Hospital dos Servidores do Estado de Pernambuco. Coordenador do Setor de Cuidados Paliativos do Hospital dos Servidores do Estado de Pernambuco.

Rafael Duncan Meira Tenório
Médico Geriatra. Residência em Geriatria no Hospital das Clínicas da UFPE.

Rafaela Lopes da Silva
Residência em Clínica Médica pelo Hospital Agamenon Magalhães – SES-PE. Residente de Geriatria no Hospital Getúlio Vargas – SES-PE.

Rafaela Silva Gonçalves Guimarães
Reumatologista do Hospital das Clínicas da UFPE. Doutorado pelo PPGIT – UFPE.

Rafaella Italiano Peixoto
Médica Geriatra. Titular em Geriatria pela SBGG. Mestre em Gerontologia pela UFPE. Preceptora de Geriatria do Hospital das Clínicas da UFPE.

Raquel de Santana Teixeira
Preceptora do Programa de Residência Médica em Geriatria do Real Hospital Português de Beneficência em Pernambuco. Especialista em Medicina Paliativa pela AMB. Residência Médica em Geriatria no Real Hospital Português de Beneficência em Pernambuco. Residência em Clínica Médica pelo Hospital da Restauração.

Rebeca Costa Barbosa
Residência em Clínica Médica. Emergencista do Hospital Regional da Asa Norte – SES/DF.

Renata Amorim Brandão
Residência em Hematologia e Hemoterapia pela USP – Ribeirão Preto. Médica Hematologista do Hospital das Clínicas da UFPE e do Serviço de Transplante de Medula Óssea do Real Hospital Português de Beneficência em Pernambuco. Membro da Associação Brasileira de Hematologia, Hemoterapia e Terapia Celular e da Sociedade Brasileira de Transplante de Medula Óssea.

Rodrigo Cavalcanti Machado da Silva
Psiquiatra e Psicogeriatra. Mestre em Neuropsiquiatria e Ciências do Comportamento pela UFPE. Preceptor da Residência Médica em Psiquiatria do Hospital das Clínicas da UFPE.

Rômulo Borges
Residência em Clínica Médica pelo IMIP. Residência em Geriatria pelo Real Hospital Português de Beneficência em Pernambuco e Médico Geriatra do Hospital Real Português.

Sálvea de Oliveira Campelo e Paiva
Assistente Social. Coordenadora Geral do Núcleo de Articulação e Atenção Integral à Saúde e Cidadania do/a Idoso/a do Hospital Universitário Oswaldo Cruz – NAISCI-HUOC – da UPE. Mestrado em Saúde Pública pela Fundação Oswaldo Cruz – FIOCRUZ–NESC e Doutorado em Serviço Social pela UFPE. Especialista em Gerontologia pela SBGG. Autora do livro *Envelhecimento, saúde e trabalho no tempo do capital*, editado pela Cortez em 2014.

Sandra Brotto Furtado Ehrhardt
Especialista em Geriatria pela SBGG/AMB. Mestre em Ciências da Saúde pela UPE. Preceptora da Residência em Geriatria do IMIP.

Sergio Falcão Durão
Preceptor do Programa de Residência Médica em Geriatria do Real Hospital Português de Beneficência em Pernambuco. Mestre em Gerontologia pela UFPE. Titular em Geriatria pela SBGG.

Sérgio Murilo Maciel Fernandes Filho
Médico. Preceptor dos Serviços de Clínica Médica e Geriatria do Hospital Getúlio Vargas – PE. Mestre em Ciências da Saúde pela UFPE.

Simone Lopes Cordeiro
Enfermeira do Ambulatório de Geriatria do Hospital das Clínicas da UFPE. Especialista em Saúde da Família e Especialista em Saúde Pública.

Terce Liana Menezes
Coordenadora do Ambulatório de Demências do Hospital das Clínicas da UFPE. Mestre em Neuropsiquiatria e Ciências do Comportamento pela UFPE. Doutorado em Neurociências pela UFPE.

Thaysa Fernanda de Carvalho Rodrigues
Médica Geriatra do Instituto de Geriatria e Gerontologia de Pernambuco.

Victor do Amaral Dias
Médico Geriatra pelo Real Hospital Português de Beneficência em Pernambuco. Mestrando em Ciências da Saúde pela UPE. Preceptor do Programa de Residência Médica em Geriatria e Gerontologia do Real Hospital Português de Beneficência em Pernambuco. Preceptor do Programa de Residência Médica em Geriatria e Gerontologia do Hospital Oswaldo Cruz em Pernambuco.

Ylmar Corrêa Neto
Médico Neurologista. Preceptor da Residência Médica em Neurologia do Hospital Universitário da Universidade Federal de Santa Catarina (UFSC). Professor Adjunto da Disciplina de Neurologia da Faculdade de Medicina da UFSC.

Prefácio

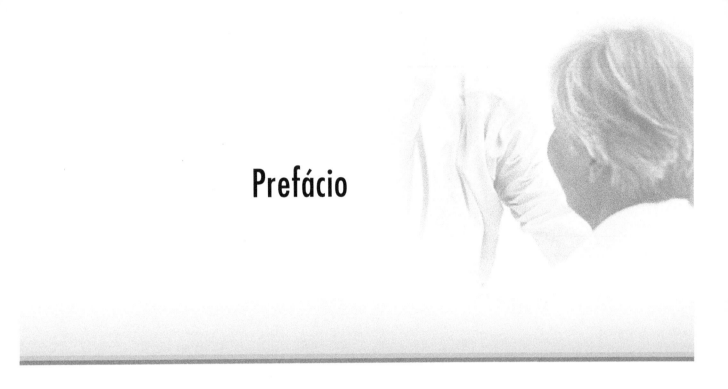

De uma população predominantemente jovem em um passado não tão distante, passamos a observar, nos dias atuais, um contingente cada vez maior de indivíduos de 60 ou mais anos de idade.

A transição demográfica, resultado da redução das taxas de mortalidade e natalidade, promoveu significativas alterações na estrutura etária da população brasileira. Há hoje uma real expectativa de inversão de nossa pirâmide demográfica nos próximos anos. Essas mudanças têm ocorrido rapidamente, exigindo mais pesquisas e conhecimento por parte dos profissionais que se dedicam ao processo de envelhecimento.

A medicina geriátrica é uma ciência que avança a cada dia, propiciando longevidade com melhor qualidade de vida durante o processo de envelhecimento até sua finitude.

É com grande satisfação que vejo como a geriatria cresceu, assumindo sua importância e aprimorando sua produção científica. A idealização deste livro sedimenta nossa contínua dedicação ao conhecimento e à formação dos profissionais, sempre objetivando atender às necessidades da sociedade.

Este lançamento revela parte de nossa riqueza e produção nacional. Parabenizo todos os autores desta bela obra pela honrosa iniciativa.

Marcelo Azevedo Cabral
Presidente da Sociedade Brasileira de
Geriatria e Gerontologia – seccional Pernambuco

Apresentação

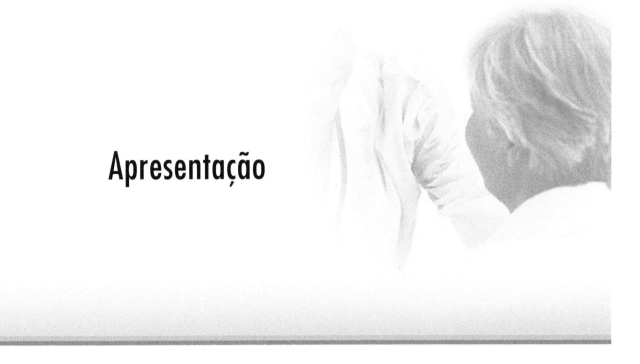

O conhecimento abre portas e amplia horizontes. A busca pelo conhecimento e, claro, seu compartilhamento continuam a ser essenciais para a evolução de qualquer sociedade.

Em uma população que envelhece a passos largos, é mais que justificável buscar e disseminar conhecimento acerca desse complexo e heterogêneo processo chamado envelhecimento. É absolutamente necessário e urgente.

Foi pensando e acreditando nisso que nós do Serviço de Geriatria do Hospital das Clínicas da Universidade Federal de Pernambuco idealizamos esta obra. Uma obra cujo propósito, na verdade, vai muito além da difusão do conhecimento. Desejamos, sobretudo, despertar o interesse e o entusiasmo no cuidado à saúde dos idosos e incitar a curiosidade do leitor para a busca de novos saberes nesse vasto e desafiador mundo da medicina geriátrica. Sim, pois ainda há muitas lacunas no conhecimento disponível e inúmeras questões não respondidas nessa área. E nossos idosos carecem dessas respostas.

Para alcançarmos nossos ousados objetivos, pudemos contar com o imprescindível apoio de vários competentes colaboradores, profissionais da saúde de diversas especialidades que compartilharam esses nossos desejos e mergulharam conosco nessa empreitada. A eles, nossos sinceros agradecimentos.

Esse esforço conjunto resultou em 75 capítulos escritos e revisados com esmero para que você, leitor, inicie e/ou sedimente a construção de seu conhecimento em geriatria.

Faça bom proveito. Tenha uma boa leitura e excelentes reflexões.

Os organizadores

Sumário

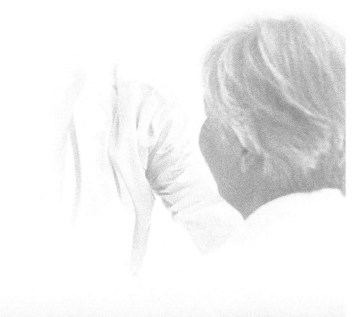

Capítulo 1 Introdução à Geriatria: Conceitos Principais e as Grandes Síndromes Geriátricas, 1
Karla Tenório de Magalhães Cancio
Daniel Gama e Silva

Capítulo 2 Avaliação Geriátrica Ampla na Prática, 9
Rafaella Italiano Peixoto

Capítulo 3 Uso de Instrumentos de Avaliação de Funcionalidade, 17
Hugo Moura de Albuquerque Melo
Helka Juliane Fernandes da Silva
Mariana Maria Moura Montenegro

Capítulo 4 Exame Físico do Idoso, 21
Thaysa Fernanda de Carvalho Rodrigues
Maria do Carmo Lencastre de Menezes e Cruz Dueire Lins

Capítulo 5 Medicina Preventiva e Geriatria, 31
Filipe Jonas Federico da Cruz
Eduardo Andrada Pessoa de Figueiredo

Capítulo 6 Iatrogenia, 38
Eduardo Andrada Pessoa de Figueiredo
Maria Eduarda Pires Lins e Silva Lima
Pedro José Galvão Freire

Capítulo 7 Sarcopenia, 46
Daniel Kitner
Karla Regina Soares Campos
Gabriela Baldasso

Capítulo 8 Fragilidade: Conceito e Manejo, 51
Daniel Gama e Silva
Karla Tenório de Magalhães Cancio

Capítulo 9 O Idoso com Multimorbidade, 59
Sérgio Murilo Maciel Fernandes Filho
Gusthavo Fellipe Gomes de Sá
Lucas Reis da Costa

Capítulo 10 Abordagem do Idoso Hospitalizado, 65
Eduardo Gomes de Melo
Eduardo Jorge Abrantes da Fonte
Jamerson de Carvalho Andrade

Capítulo 11 Avaliação Neurocognitiva do Idoso, 75
Breno José Alencar Pires Barbosa
Camila Lyra Gondim
Terce Liana Menezes

xvii

Capítulo 12 Investigação do Paciente com Comprometimento Cognitivo e Comprometimento Cognitivo Leve, 83
Rafael Duncan Meira Tenório
Daniel Christiano de Albuquerque Gomes

Capítulo 13 Demências não Alzheimer, 93
Andréa Figuerêdo Lopes Oliveira
Gutemberg Guerra Amorim

Capítulo 14 Apresentação Clínica e Tratamento dos Sintomas Cognitivos da Doença de Alzheimer, 102
Igor Silvestre Bruscky
Carolina da Cunha Correia
Ylmar Corrêa Neto

Capítulo 15 Alterações Comportamentais da Demência, 106
Rafaella Italiano Peixoto
Lucas Rampazzo Diniz

Capítulo 16 Acidente Vascular Encefálico no Idoso, 117
Mário Luciano de Mélo Silva Júnior
Eduardo Sousa de Melo

Capítulo 17 Movimentos Anormais em Idosos, 123
Clélia Maria Ribeiro Franco
Marcos Eugênio Ramalho Bezerra
Márcio da Cunha Andrade

Capítulo 18 Tratamento da Doença de Parkinson no Idoso, 131
Igor Silvestre Bruscky
Adriana Barbosa de Lima
Eduardo Raniere Pessoa de Aquino

Capítulo 19 Epilepsia no Idoso, 138
Mário Luciano de Mélo Silva Júnior
Luciana Patrizia Alves de Andrade-Valença

Capítulo 20 Transtornos de Humor no Idoso, 143
Rodrigo Cavalcanti Machado da Silva
Frederico Maciel Camara Freire

Capítulo 21 Manejo do Idoso com Ansiedade, 154
Marcos Holmes Carvalho
Mariana Lacerda de Mello
Rafael Alex Barbosa de Siqueira Sobrinho

Capítulo 22 Distúrbios do Sono, 161
Ivan Batista Barros

Capítulo 23 *Delirium*, 166
Mayara Laís Coêlho Dourado
Laisa Monteiro Barreto da Costa

Capítulo 24 Instabilidade Postural e Quedas, 172
Ana Rachel Cabral Mota Matos
Daniel Christiano de Albuquerque Gomes
Rafaella Italiano Peixoto

Capítulo 25 Síndrome da Imobilidade e Lesões por Pressão, 182
Isaura Romero Peixoto
Amanda Vilma Brito Pires do Rêgo Barros

Capítulo 26 Incontinência Urinária, 189
Lucas Rampazzo Diniz
Rebeca Costa Barbosa

Capítulo 27 Peculiaridades da Hipertensão Arterial do Idoso, 199
Adriana de Melo Gomes
Lucíulo Melo
Victor do Amaral Dias

Capítulo 28 Insuficiência Cardíaca no Idoso, 208
Jessica Myrian de Amorim Garcia
Dinaldo Cavalcanti de Oliveira

Capítulo 29 Doença Coronariana na População Idosa, 216
Eduardo Lapa

Capítulo 30 Tratamento da Dislipidemia no Idoso, 220
Ícaro Sampaio Inácio
Liana Alencar
Patrícia Sampaio Gadelha

Capítulo 31 Arritmias no Idoso, 225
Karine Henriques de Miranda
Iremar Salviano de Macedo Neto

Capítulo 32 Desafios da Anticoagulação no Idoso, 241
Karla Nascimento Soares

Capítulo 33 Insuficiência Mitral e Estenose Aórtica, 251
Marcelo Bettega
Flávio Tarasoutchi
Antonio Carlos Bacelar Nunes Filho

Capítulo 34 Doenças Vasculares Periféricas, 261
Jamerson de Carvalho Andrade
Jannine Maria Pires Bezerra de Carvalho Andrade
Maria Alice Gadelha Maciel da Nóbrega

Capítulo 35 Diagnóstico e Manejo da Tontura, 271
Lucas Rampazzo Diniz

Capítulo 36 Doença Pulmonar Obstrutiva Crônica e Asma, 281
Michelle Lourenço Fontenele
Sandra Brotto Furtado Ehrhardt
Camila Lopes de Assis

Capítulo 37 Pneumonia por Broncoaspiração, 291
Sandra Brotto Furtado Ehrhardt
Michelle Lourenço Fontenele
Nara Moura Melo de Barros Leite

Capítulo 38 Doença do Refluxo Gastroesofágico em Idosos, 297
Norma Arteiro Filgueira

Capítulo 39 Constipação Intestinal, 302
Clarice Câmara Correia
Rômulo Borges

Capítulo 40 Nefrogeriatria, 309
Lucila Maria Valente
Luís Henrique Bezerra Cavalcanti Sette
Denise Maria do Nascimento Costa

Capítulo 41 Infecção Urinária de Repetição e Bacteriúria Assintomática no Idoso, 315
Lílian Karine Neves da Silva
Danylo César Correia Palmeira
Fernanda Calixto do Prado

Capítulo 42 Osteoporose, 319
Daniel Christiano de Albuquerque Gomes
Marcelo Azevedo Cabral
Filipe Jonas Federico da Cruz

Capítulo 43 Fraturas Vertebrais e de Quadril: Manejo Clínico, 325
Daniel Christiano de Albuquerque Gomes
Alícia Rafaela Martinez Accioly
Maria Eduarda Pires Lins e Silva Lima

Capítulo 44 Osteoartrite, 330
Maria de Fátima Lima Knappe
Gabriele Santos Rabelo
Denise Dias Fernandes Bezerra da Silva

Capítulo 45 Lombalgia: Diagnóstico Diferencial e Manejo, 338
Angela Luzia Branco Pinto Duarte
Andrea Tavares Dantas
Rafaela Silva Gonçalves Guimarães

Capítulo 46 Artrite por Cristais, 343
Clezio Cordeiro de Sá Leitão

Capítulo 47 Artrite Reumatoide, 353
Andrea Tavares Dantas
Angela Luzia Branco Pinto Duarte

Capítulo 48 Polimialgia Reumática, 362
Claudia Diniz Lopes Marques
Gabriel Lopes Marques

Capítulo 49 Arterite de Células Gigantes, 370
Henrique de Ataíde Mariz
Angela Luzia Branco Pinto Duarte

Capítulo 50 *Diabetes Mellitus* no Idoso, 374
Fábio Moura

Capítulo 51 Distúrbios Funcionais da Tireoide, 379
Lucas Gomes de Andrade
Flávia Bezerra de Menezes Goldmann
Fábio Moura

Capítulo 52 Hipogonadismo Masculino de Início Tardio, 383
Ana Carolina Thé
Frederico Rangel Araújo Filho
Jussana Ellen Alves de Arruda

Capítulo 53 Disfunção Sexual, 390
Michele Melo Bautista
Gabriel Ribeiro dos Santos Júnior

Sumário

Capítulo 54   Envelhecimento em Pessoas Vivendo com HIV/AIDS, 398
Isaura Romero Peixoto
Paulo Sergio Ramos de Araújo

Capítulo 55   Rastreios Oncológicos, 404
Glauber Moreira Leitão
Luiz Alberto Reis Mattos Junior

Capítulo 56   Hiperplasia Prostática Benigna, 409
Alexandre de Mattos Gomes
Ivan Batista Barros

Capítulo 57   Oncogeriatria, 413
Maria Magalhães Vasconcelos Guedes

Capítulo 58   Xerodermia e Prurido, 419
Cláudia Elise Ferraz

Capítulo 59   Anemia no Idoso, 429
Sergio Falcão Durão
Raquel de Santana Teixeira
Igor Ribeiro Cavalcanti Batista

Capítulo 60   Mieloma Múltiplo no Idoso, 437
Claudia Wanderley de Barros Correia Pires
Manuela Freire Hazin Costa

Capítulo 61   Síndromes Mielodisplásicas, 442
Renata Amorim Brandão

Capítulo 62   Imunização em Idosos, 447
Daniel Christiano de Albuquerque Gomes
Maisa Kairalla

Capítulo 63   Imunossenescência, 454
Mateus da Costa Machado Rios
Filipe Wanick Sarinho
Almerinda Rêgo Silva

Capítulo 64   Avaliação Perioperatória do Idoso, 459
Carlos Henrique Tavares de Albuquerque
Rafaela Lopes da Silva
Atos de Macêdo Amaral

Capítulo 65   Causas e Manejo do Déficit Visual do Idoso – Avaliação Oftalmológica em Geriatria, 466
Marcelo Bezerra de Melo Mendonça
Andrea Andrade Azevedo de Vasconcelos

Capítulo 66   Cuidados Paliativos: Conceitos, Fundamentos e Princípios, 479
Alícia Rafaela Martinez Accioly
Maria Magalhães Vasconcelos Guedes

Capítulo 67   Comunicando Más Notícias, 486
Christyanne Maria Rodrigues Barreto de Assis

Capítulo 68   Sobrecarga do Cuidador, 492
Paula Silveira Osório
Lucas Rampazzo Diniz

Capítulo 69   Terapia Nutricional em Geriatria, 497
Glaucia Queiroz Morais

Capítulo 70   Abordagem Prática da Odontogeriatria, 502
Antonio Carlos Moura de Albuquerque Melo
Márcia Carréra Campos Leal

Capítulo 71   Fisioterapia Aplicada à Geriatria, 508
Helga Cecília Muniz de Souza

Capítulo 72   Papel do Profissional de Educação Física na Prevenção, no Tratamento de Agravos e na Manutenção da Saúde do Idoso, 516
André dos Santos Costa
Jhonnatan Vasconcelos Pereira Santos

Capítulo 73   Estruturação da Rotina e Tecnologia Assistiva pela Terapia Ocupacional, 524
Luciana Silva do Nascimento

Capítulo 74   Experiência Ambulatorial da Consulta de Enfermagem na Perspectiva da Assistência Integral Gerontogeriátrica, 528
Simone Lopes Cordeiro
Eliane Leite de Sousa Magalhães
Priscilla Viégas Barreto de Oliveira

Capítulo 75   Maus-Tratos contra Idosos: Conceitos, Expressões na Sociedade e Desafios para os Profissionais da Saúde, 534
Sálvea de Oliveira Campelo e Paiva
Karla Maria Bandeira
Jonorete de Carvalho Benedito

Índice Remissivo, 541

Encarte Colorido

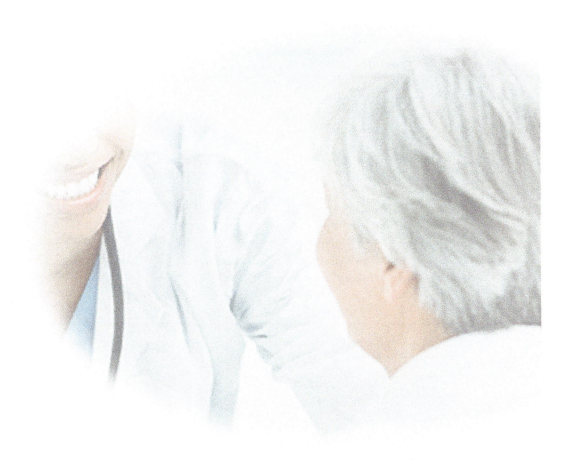

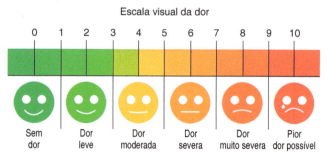

Figura 4.2 Escala visual analógica, numérica e de faces. (Adaptada de MacGee, 2018.)

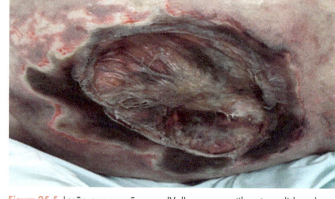

Figura 25.5 Lesão por pressão grau IV. (Imagem gentilmente cedida pela enfermeira Juliana Cavalcanti – HC-UFPE.)

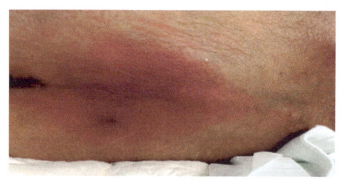

Figura 25.2 Lesão por pressão grau I. (Imagem gentilmente cedida pela enfermeira Juliana Cavalcanti – HC-UFPE.)

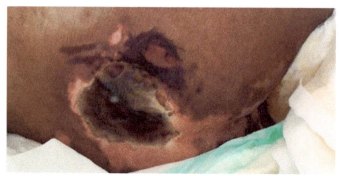

Figura 25.6 Lesão por pressão de grau indeterminado. (Imagem gentilmente cedida pela enfermeira Karla Figueirôa – HC-UFPE.)

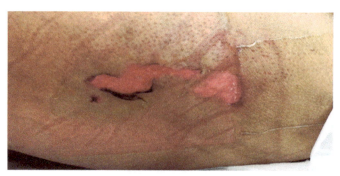

Figura 25.3 Lesão por pressão grau II. (Imagem gentilmente cedida pela enfermeira Juliana Cavalcanti – HC-UFPE.)

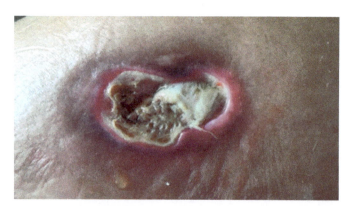

Figura 25.4 Lesão por pressão grau III. (Imagem gentilmente cedida pela enfermeira Carla Cavalcante – HC-UFPE.)

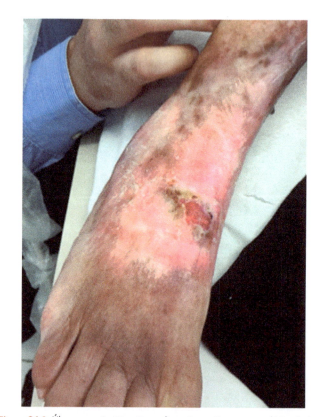

Figura 34.1 Úlcera em cicatrização e alterações cutâneas secundárias à doença arterial oclusiva crônica de membros inferiores. (Acervo pessoal, 2018.)

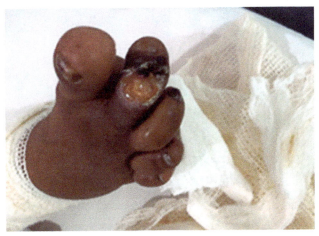

Figura 34.2 Ulceração em fase aguda em paciente com doença arterial oclusiva periférica. (Acervo pessoal, 2018.)

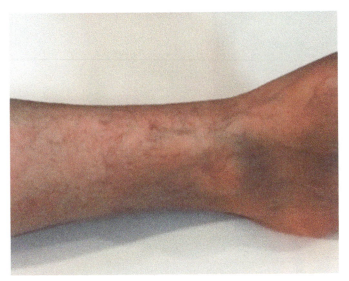

Figura 34.3 Telangiectasia ou aranhas vasculares em membros inferiores. (Acervo pessoal, 2018.)

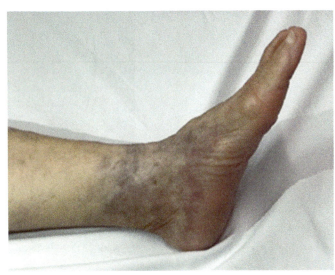

Figura 34.5 Presença de lipodermatosclerose com hiperpigmentação e linfedema em paciente com insuficiência venosa periférica. (Acervo pessoal, 2018.)

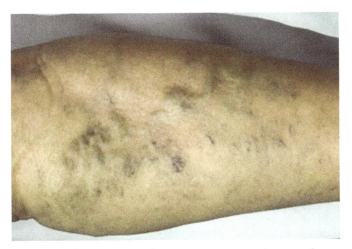

Figura 34.4 Dilatação venosa e hiperpigmentação em paciente com doença venosa periférica crônica. (Acervo pessoal, 2018.)

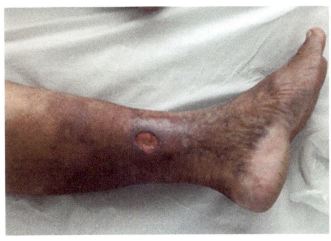

Figura 34.6 Úlcera venosa em atividade e lipodermoesclerose secundária à doença venosa crônica. (Acervo pessoal, 2018.)

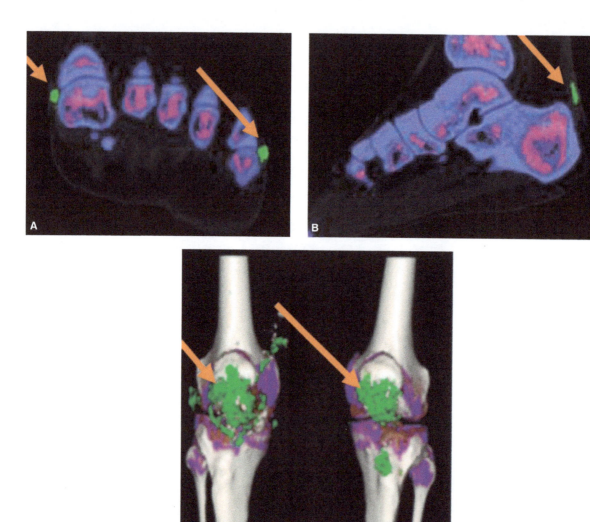

Figura 46.3 A a C Tomografia computadorizada de dupla energia. As setas mostram deposição de uratos no primeiro e quinto artelhos e no tendão de Aquiles, além de tofos nas articulações dos joelhos. (Reproduzida de Moshrif A, Laredo JD, Bassiouni H et al. Spinal involvement with calcium pyrophosphate deposition disease in an academic rheumatology center: A series of 37 patients. Semin Arthritis Rheum 2018 Oct:1-14.)

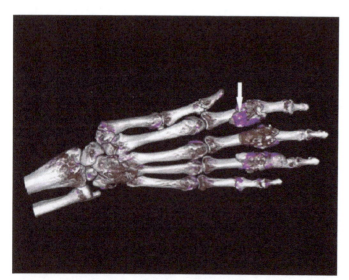

Figura 46.5 Tomografia de dupla energia. A seta mostra imagem de depósito de cristais periarticulares codificada por cores, como roxo, em imagem tridimensional de volume. Pixelação de urato monossódico estava ausente. Alguns depósitos demonstraram níveis de cálcio em camadas (o que pode ser um sinal de sedimentos). (Reproduzida de Aslan F, Matteson EL. Polyarthritis as a rare presentation of hydroxyapatite deposition disease. Arthritis & Rheumatology Apr 07, 2016:1-6.)

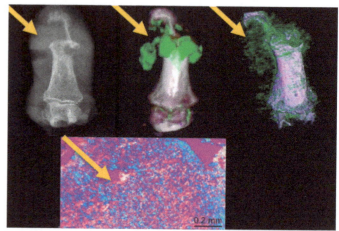

Figura 46.6 Tomografia com contagem de fótons espectrais de energia múltipla em dedo amputado por lesões graves decorrentes de gota. As setas indicam, da esquerda para a direita: erosão em falange vista à radiologia convencional, depósitos de cristais de urato monossódico identificados por tomografia de energia múltipla e detalhes mais sutis da extensão do volume do depósito dos cristais através do acréscimo com contagem de fótons espectrais à tomografia e, por fim, microscopia de luz polarizada confirmando a presença de cristais de urato a partir do tofo. (Reproduzida de Stamp LK, Anderson NG, Becce F et al. Clinical utility of multi-energy spectral photon-counting CT in crystal arthritis. Arthritis Rheumatol. No prelo 2019.)

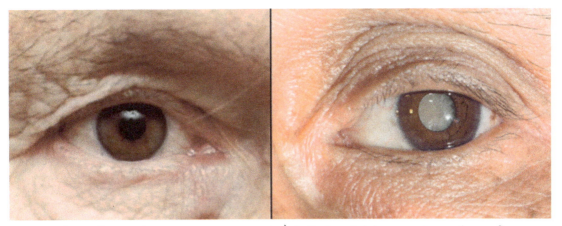

Figura 65.2 Exame clínico pupilar sem catarata e com catarata. À direita, é possível observar na área pupilar um reflexo opaco, brancacento, causado por um cristalino com catarata, em contraste com a imagem à esquerda, em que se observa um cristalino "sadio", translúcido.

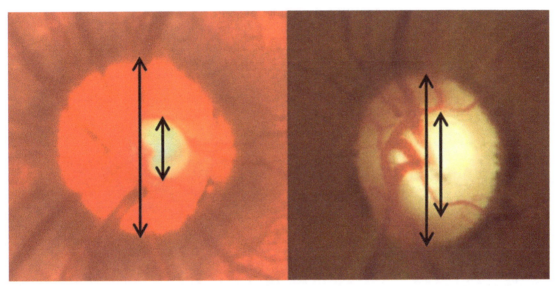

Figura 65.3 Glaucoma. À esquerda, nota-se nervo óptico com a relação normal (fisiológica) entre a escavação e o diâmetro do disco óptico, enquanto na imagem seguinte essa relação se encontra aumentada, sugerindo a apoptose crônica das células ganglionares do nervo óptico que ocorre no glaucoma.

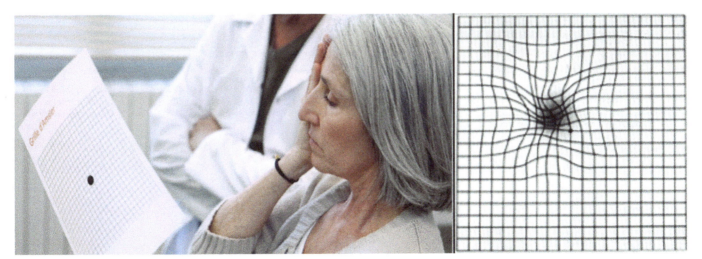

Figura 65.4 Grade de Amsler. À esquerda, paciente observa a grade Amsler, que pode ser usada em "autoexames", no acompanhamento da degeneração macular relacionada com a idade; na sequência, alterações que podem ser percebidas pelos pacientes, como as metamorfopsias (deformações nas linhas) e os escotomas (áreas de sombreamento ou turvação), que podem indicar piora da doença.

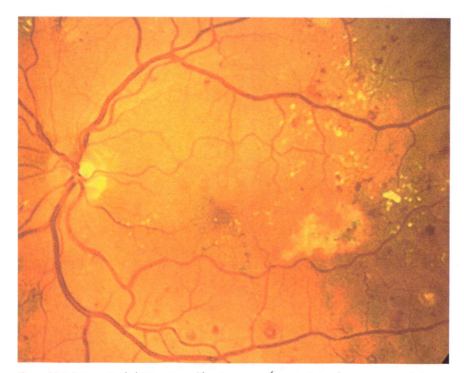

Figura 65.5 Retinopatia diabética não proliferativa severa. É possível identificar a presença de hemorragias e exsudatos nos quatro quadrantes da retina, compatível com doença não proliferativa severa, ou seja, apesar de a doença ainda ser não proliferativa (ainda não há proliferação fibrovascular), há risco iminente de que "evolua" para a forma proliferativa, com grande risco de perda visual severa.

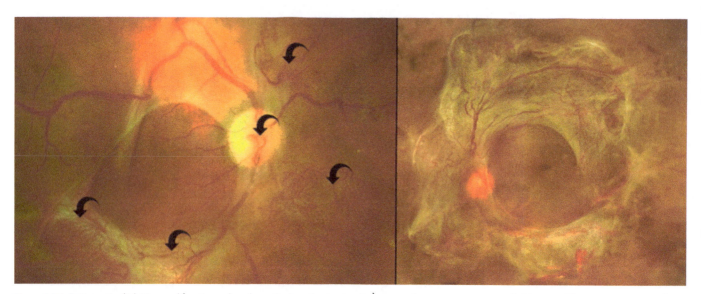

Figura 65.6 Retinopatia diabética proliferativa e descolamento de retina tracional. À esquerda, nota-se retinopatia diabética proliferativa – as setas indicam áreas com proliferação de neovasos anômalos. Além disso, há proliferação de tecido "fibroso" sobre quase toda a área fotografada da retina, com exceção de pequena área piriforme entre o disco óptico e a mácula. Isso implica risco elevado de descolamento de retina. À direita, retinopatia diabética proliferativa já com descolamento de retina tracional extenso.

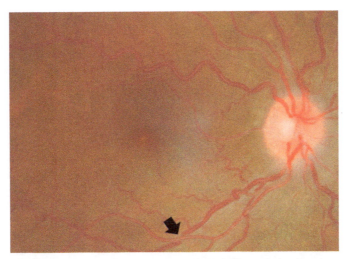

Figura 65.7 Retinopatia hipertensiva grau II de Keith-Wagner-Barker. Percebem-se aumento da tortuosidade arteriolar, estreitamento arteriolar e aumento do reflexo dorsal dos vasos. A seta aponta um cruzamento arteriovenoso patológico.

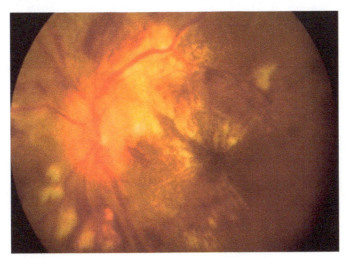

Figura 65.8 Retinopatia hipertensiva grau IV de Keith-Wagner-Barker. Percebem-se edema de disco óptico, edema macular, hemorragias e exsudatos duros difusamente distribuídos.

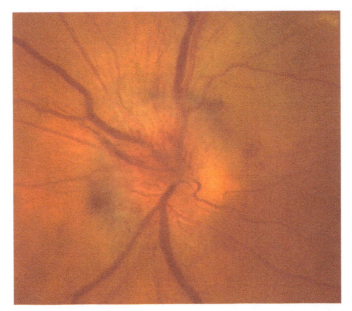

Figura 65.9 Neuropatia óptica isquêmica anterior. Observa-se edema do disco óptico com redução da nitidez de suas margens, além de algumas áreas de hemorragia.

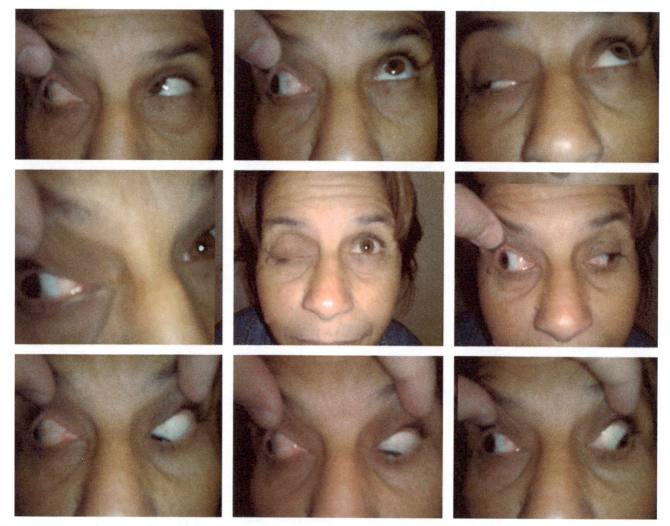

Figura 65.10 Paresia do nervo oculomotor direito. Na imagem central, evidencia-se ptose palpebral, enquanto as outras representam as diferentes posições do olhar. Notam-se estrabismo divergente e limitação na supraversão, infraversão e adução. O olho afetado se mantém em abdução devido à função do músculo reto lateral (inervado pelo nervo abducente), não contrabalançada pela função do reto medial do mesmo olho.

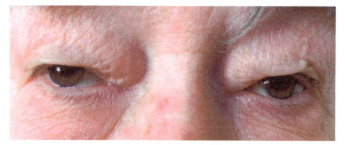

Figura 65.11 Dermatocalase. Pele palpebral flácida e excessiva que faz a pálpebra superior se projetar sobre a margem pupilar.

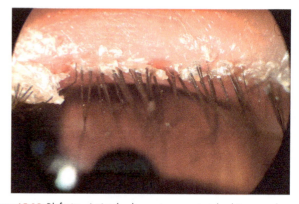

Figura 65.12 Blefarite. Acúmulo de crostas e material sebáceo na base dos cílios.

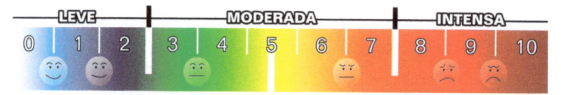

Figura 66.5 Escala visual analógica, incluindo a escala de faces para avaliação de intensidade de dor. (Adaptada de Ministério da Saúde. Instituto Nacional de Câncer. Cuidados Paliativos Oncológicos: controle da dor. Rio de Janeiro: INCA, 2001.)

Introdução à Geriatria: Conceitos Principais e as Grandes Síndromes Geriátricas

Karla Tenório de Magalhães Cancio
Daniel Gama e Silva

CAPÍTULO 1

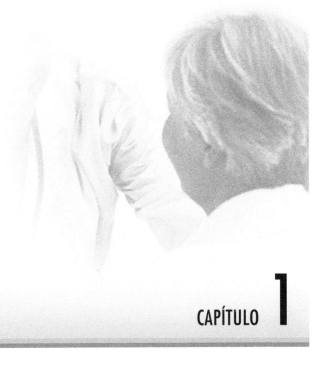

■ INTRODUÇÃO

A possibilidade de tornar o envelhecimento um processo positivo e a velhice uma etapa da vida que pode ser acrescida de bem-estar, prazer e qualidade de vida vem sendo objeto de pesquisadores e estudiosos ao longo dos séculos.

Como citado por Pereira e cols. (2009), a geriatria consiste na especialidade médica responsável pelos aspectos clínicos do envelhecimento e pelos amplos cuidados de saúde necessários às pessoas idosas. Trata-se da área da medicina que cuida da saúde e das doenças da velhice, que lida com os aspectos físicos, mentais, funcionais e sociais, atuando nos cuidados agudos e crônicos, na reabilitação, na prevenção de agravos e nos cuidados paliativos, e que ultrapassa a "medicina centrada em órgãos e sistemas", oferecendo tratamento integral, em equipes interdisciplinares, com o objetivo principal de otimizar a capacidade funcional e melhorar a qualidade de vida e a autonomia dos idosos.

No Brasil, assim como nos países em desenvolvimento, são classificadas como idosas as pessoas com mais de 60 anos de idade; nos países desenvolvidos, são consideradas idosas aquelas com mais de 65 anos. No entanto, o envelhecimento é reconhecidamente mais que uma questão de números. As pessoas idosas apresentam aspectos particulares de saúde e demandam atenção médica diferente da requerida por indivíduos jovens, além de constituírem um segmento heterogêneo em termos de capacidade funcional. Portanto, a atenção adequada à saúde dos idosos exige conhecimentos específicos e diferentes daqueles necessários ao cuidado destinado aos adultos.

Neste capítulo é oferecido um breve histórico do estudo sobre a velhice e a epidemiologia do envelhecimento no Brasil e no mundo e discutidos alguns conceitos importantes no âmbito da geriatria e da gerontologia.

■ HISTÓRICO

Costuma-se acreditar que a geriatria tem um desenvolvimento científico recente, mas o interesse pela medicina da velhice sempre existiu ao longo da história. Recentemente, o envelhecimento foi definido como uma disfunção generalizada, resultando em perda da resposta adaptativa ao estresse e em risco crescente relacionado com a doença e a perda da adaptabilidade que dá origem à maior fragilidade e à probabilidade de morte. Esse conceito já era encontrado na teoria do envelhecimento proposta no *Corpus Hippocraticum*, nos textos de Aristóteles na Grécia Clássica e no trabalho do médico americano Benjamin Rush, no final do século XVIII.

No entanto, o século XX marca definitivamente a importância do estudo do envelhecimento e a necessidade de criação de uma nova especialidade. Em 1903, Elie Metchnikoff defendeu a ideia da criação da gerontologia. A partir dos termos *gero* (velhice) e *logia* (estudo), ele propôs a criação de um campo de investigação dedicado ao estudo exclusivo do envelhecimento, da velhice e dos idosos. Por definição, gerontologia é um campo multidisciplinar que visa à descrição e à explicação das mudanças típicas do processo de envelhecimento e de seus determinantes genético-biológicos, psicológicos e socioculturais.

Em 1909, Ignatz Leo Nascher, médico vienense que migrou para os EUA, publicou no *New York Medical Journal* dois artigos sobre envelhecimento e doença. No primeiro, reviveu a ideia de que a morte natural pode resultar da velhice em si, em virtude da decadência de todos os órgãos do corpo, e concluiu que o comprimento da vida de uma pessoa "depende do modo de vida", no qual a dieta seria o fator mais importante. No segundo artigo, ele propôs o uso do termo *geriatria* para designar essa especialidade:

Geriatria, de *geras*, velhice, e *iatrikos*, relacionada a médico, é um termo que eu sugeriria como uma adição ao nosso vocabulário para cobrir o mesmo campo, na velhice, que é coberto pelo termo "pediatria" na infância. Senilidade é um período distinto de vida, tendo características normais para ele... deve ser considerado à parte e distinto da maturidade e como um ramo especial da medicina. Para tal especialidade eu aplicaria o termo geriatria.

Nos 5 anos seguintes, Nascher viria a escrever mais de 30 artigos e um livro intitulado *Geriatria: as doenças da velhice e seus tratamentos*, além de fundar, em 1912, a Sociedade de Geriatria de Nova York, porém continuou com dificuldades para que a geriatria fosse aceita como especialidade.

Marjory Warren (1897-1960) também recebe grande crédito pelo desenvolvimento da geriatria moderna. Em 1935, ela assumiu os leitos de idosos no *West Middlesex County Hospital*, em Londres. Entre suas inovações estavam melhorar o ambiente, introduzir programas de reabilitação ativa e enfatizar o aumento da motivação por parte da pessoa idosa. Ela escreveu 27 artigos sobre geriatria. Se Nascher pode ser considerado o pai da geriatria, Marjory Warren é tida como a mãe da especialidade por ter introduzido o conceito e implementado ações da avaliação geriátrica especializada, ponto de partida da avaliação multidimensional interdisciplinar.

A partir da década de 1930, o número de trabalhos que buscavam compreender as particularidades do envelhecimento começou a aumentar acentuadamente e importantes grupos começaram a se formar nas décadas subsequentes, como a American Geriatric Society, em 1942, a Gerontological Society of America, em 1946, e a Medical Society for the Care of the Elderly, em 1947, no Reino Unido, entidade que passou a ser denominada British Geriatric Society em 1959. Na Bélgica, em 1950, foi fundada a International Association of Gerontology (IAG), que mais tarde passou a se chamar International Association of Gerontology and Geriatrics e que atua na promoção e desenvolvimento da gerontologia e geriatria como uma ciência, congregando sociedades científicas de todo o mundo.

A Sociedade Brasileira de Geriatria surgiu em 1961 e teve como primeiro presidente Roberto Segadas. No entanto, a necessidade de incorporar outras categorias profissionais, além dos médicos, para implementar o atendimento integral à pessoa idosa levou à realização de alguns eventos para o fortalecimento da multidisciplinaridade no cuidado ao idoso. Assim, foram realizados o Simpósio sobre Geriatria na Academia Nacional de Farmácia e um Curso de Iniciação em Gerontologia no Hospital São Francisco de Assis da Universidade Federal do Rio de Janeiro (UFRJ). Estava então estabelecido o primeiro elo entre a geriatria e a gerontologia no âmbito da Sociedade, que em 1969 passou a se chamar Sociedade Brasileira de Geriatria e Gerontologia.

No Brasil, a instituição pioneira no ensino de geriatria na graduação em medicina foi o Instituto de Geriatria e Gerontologia (IGG) da Pontifícia Universidade Católica do Rio Grande do Sul (PUCRS), criado em 1973, e 10 anos depois a geriatria foi credenciada como especialidade da clínica médica pela Comissão Nacional de Residência Médica. Em 2013, em estudo que buscou avaliar a oferta de disciplinas obrigatórias ou eletivas na área da geriatria em 180 cursos de medicina do Brasil cadastrados no sistema do Ministério da Educação e Cultura, Cunha e cols. apuraram que a região Sudeste contava com o maior número absoluto de cursos (em 27 escolas médicas), seguida pelas regiões Nordeste (17) e Sul (12). As regiões Norte e Centro-Oeste tinham, respectivamente, seis e três escolas de medicina com disciplinas obrigatórias, mas nenhuma que oferecesse disciplinas eletivas na área de assistência ao idoso. O estudo aponta para a necessidade de aumento da oferta dessas disciplinas para que se possa fazer frente ao rápido envelhecimento da população brasileira.

■ EPIDEMIOLOGIA

No momento, pela primeira vez na história, a maioria das pessoas pode esperar viver até os 60 anos ou mais. Quando combinado com a queda acentuada nas taxas de fertilidade, o aumento na expectativa de vida promove o rápido envelhecimento das populações em todo o mundo. A transição demográfica vem ocorrendo de maneira gradual e linear nos últimos dois séculos em países ricos. Em países emergentes, como o Brasil, em menos de 100 anos essa transição se apresenta de modo exponencial, acelerado e desordenado. O envelhecimento da população brasileira pode ser visto como um fator de progresso e avanço socioeconômico, mas também como um desafio que merece a atenção dos gestores do país, visto que aumenta a demanda por cuidados, melhorias e adaptações nas condições de habitação, segurança pública, transporte, entre outros, certamente elevando os gastos.

A população brasileira manteve a tendência de envelhecimento dos últimos anos e ganhou 4,8 milhões de idosos desde 2012, superando a marca dos 30,2 milhões em 2017, segundo a Pesquisa Nacional por Amostra de Domicílios Contínua – Características dos Moradores e Domicílios. As mulheres representam a maioria expressiva nesse grupo, com 16,9 milhões (56% dos idosos), enquanto os homens idosos somam 13,3 milhões (44% do grupo).

De acordo com o Censo Brasileiro (pelo Instituto Brasileiro de Geografia e Estatística [IBGE]), a população do Brasil está envelhecendo rapidamente. Em 2039, o país deverá passar a ter uma taxa de crescimento negativa, o que resultará na diminuição da população e em mudanças na estruturação das faixas etárias. Para cada 100 crianças de 0 a 14 anos, haverá 172,7 idosos em 2050.

Segundo a Organização Mundial da Saúde (OMS, 2014), até 2020, pela primeira vez na história, o número de pessoas com 60 anos ou mais ultrapassará o de crianças menores de 5 anos e até 2050 a população mundial com 60 anos ou mais deverá totalizar 2 bilhões, com 80% desses idosos vivendo em países de baixa e média renda.

Os avanços socioeconômicos e na medicina reduziram as taxas de mortalidade por doenças infecciosas e contribuíram para mudanças demográficas e epidemiológicas. Os avanços científicos, aliados à rápida urbanização, modernização e globalização e às mudanças concomitantes nos fatores de risco e estilos de vida, aumentaram a proeminência das condições crônicas. Por isso, os sistemas de saúde precisam encontrar estratégias eficazes para estender os cuidados de saúde e responder às necessidades dos idosos.

■ CONCEITOS IMPORTANTES

Com a evolução dos conhecimentos sobre geriatria e gerontologia foram surgindo alguns novos termos e conceitos hoje utilizados com grande frequência na prática diária da especialidade. No entanto, embora de grande importância para aprofundar o conhecimento na área, esses termos e conceitos podem ser causa de confusão na comunicação interprofissional. A seguir, serão discutidos alguns conceitos fundamentais que devem ser compreendidos mesmo por não especialistas para facilitar a interdisciplinaridade indispensável à atenção ao idoso.

Senescência × senilidade

Para que o processo de envelhecimento possa ser bem compreendido, é necessário diferenciar bem senescência de senilidade. Compreender essa distinção é fundamental na assistência ao idoso, para que doenças tratáveis não passem despercebidas por se acreditar que se trate apenas de condições referentes à idade.

A senescência consiste no somatório de alterações orgânicas, funcionais e psicológicas próprias do envelhecimento normal. Na senescência, a capacidade de manter a homeostase orgânica é menor que a apresentada por indivíduos mais jovens. Em condições habituais, o idoso pode não manifestar clinicamente qualquer insuficiência de órgãos e sistemas, mas o desempenho de um órgão no idoso depende da taxa de declínio funcional e da demanda solicitada, ou seja, em situações de estresse externo a resposta do órgão dependerá de sua reserva funcional.

A senilidade pode ser entendida como os danos à saúde associados ao tempo, mas que são causados por doenças ou por maus hábitos de vida. Parece estar associada a fatores genéticos e ambientais e, apesar de o impacto real desses elementos ainda estar sob estudo, é possível observar claramente que, quanto maior o peso dos fatores ambientais sobre o envelhecimento bem-sucedido, maior a repercussão sobre a saúde e a vitalidade na velhice.

O limite exato entre senescência e senilidade não é preciso e caracteristicamente apresenta zonas de transição frequentes, o que dificulta sua discriminação. Essa complexidade pode promover visões deturpadas do envelhecimento tanto pela sociedade como pelos próprios idosos, que costumam atribuir o surgimento de sinais e sintomas nessa fase apenas ao envelhecimento, retardando a procura por tratamentos adequados que podem, muitas vezes, melhorar bastante a qualidade de vida.

Autonomia × independência

A autonomia consiste na capacidade individual de decisão e comando sobre as próprias ações, estabelecendo e seguindo as regras pessoais. Significa capacidade para decidir e depende diretamente da cognição e do humor. A independência se refere à capacidade de realizar algo com os próprios meios. Significa execução e depende diretamente de mobilidade e comunicação. Portanto, a saúde do idoso é determinada pelo funcionamento harmonioso de quatro domínios funcionais: cognição, humor, mobilidade e comunicação. Esses domínios devem ser rotineiramente avaliados na consulta geriátrica.

Interdisciplinaridade

A assistência ao idoso vem evoluindo muito nas últimas décadas, mas é possível observar que a progressiva associação de conhecimentos, antigamente restritos a cada profissão ou especialidade profissional, parece ter sido o aspecto mais importante para o aumento da qualidade da assistência.

Segundo Jacob (2012), a essência da interdisciplinaridade pode ser resumida como a difusão do conhecimento técnico não apenas em direção ao paciente, mas aos outros profissionais com o intuito de incrementar o somatório de conhecimento do grupo. Jacob reafirma que seria impossível que um único profissional reunisse todo conhecimento e habilitação necessários ao atendimento adequado às necessidades do idoso.

Nos últimos anos foi possível observar o surgimento de novas áreas de assistência à saúde, seja pela multiplicidade de áreas profissionais, antigamente mais restritas a médicos, enfermeiros e odontólogos, seja pelo surgimento de subespecialidades (como a cardiogeriatria e a neuropsicogeriatria). Desse modo, a atuação deixou de ser centralizada em um profissional para realizar múltiplas tarefas e passou a ser dividida entre os responsáveis pelas áreas de assistência mais específicas. No entanto, é preciso entender que o paciente idoso não deve ser subdividido em órgãos, sinais e sintomas, devendo ser sempre avaliado de maneira integral com os profissionais trabalhando como um grupo.

Conforme o entendimento da Organização Pan-Americana de Saúde (OPAS), as atividades de promoção planejada de saúde do idoso devem incluir avaliações nos campos biológico, psicossocial, político e legal, o que explica a importância de uma equipe interdisciplinar.

■ GRANDES SÍNDROMES GERIÁTRICAS

As síndromes geriátricas são condições clínicas comuns em idosos que não se enquadram em categorias específicas de doença. Ao contrário da definição tradicional de "síndrome", a síndrome geriátrica consiste em uma condição mediada por múltiplos fatores de risco compartilhados que exercem efeito devastador na qualidade de vida do indivíduo idoso à medida que progridem. Essas síndromes são independentemente associadas ao risco de desfechos adversos semelhantes, como declínio funcional, aquisição de síndromes adicionais, hospitalizações e mortalidade, fazendo parte da "cascata da dependência". Constituem um grupo de condições comuns na população geriátrica e frequentemente resultam de insultos cumulativos a múltiplos sistemas orgânicos. Não há consenso sobre quais condições devem ser consideradas como síndromes geriátricas, porém diversos autores citam quedas, incontinência, úlceras de pressão, dor crônica, sintomas depressivos, comprometimento cognitivo, tontura e comprometimento sensorial, entre outras.

Descritos pela primeira como os gigantes da geriatria por Isaacs no livro *The Challenge of Geriatric Medicine*, em 1992, os 5 Is da geriatria – incapacidade cognitiva, instabilidade postural, imobilidade, incontinência esfincteriana e iatrogenia – se tornaram bastante conhecidos na prática clínica e serão discutidos em outros capítulos deste livro. Segue aqui, entretanto, uma breve introdução sobre eles.

Incapacidade cognitiva

A incapacidade cognitiva designa o comprometimento das funções encefálicas superiores capaz de prejudicar a funcionalidade do indivíduo. Quando não há comprometimento funcional do paciente, essas alterações passam a ser classificadas como comprometimento cognitivo leve (CCL), havendo déficit identificado em pelo menos um domínio cognitivo, mas sem prejuízo à realização das atividades diárias do indivíduo. O CCL se apresenta clinicamente de várias maneiras e com etiologias diferentes. O prognóstico e a prevalência variam de acordo com o ponto de partida do declínio, mas o diagnóstico pode possibilitar a identificação de demências em seus estágios prodrômicos.

No entanto, é importante salientar que a incapacidade cognitiva como síndrome geriátrica não se resume às demências. As principais etiologias da incapacidade cognitiva são demência, depressão, *delirium* e doenças mentais, como esquizofrenia, oligofrenia e parafrenia. O diagnóstico etiológico nem sempre é fácil, já que as causas de incapacidade podem coexistir no mesmo paciente. As doenças mentais costumam ter início na idade adulta e, portanto, os pacientes idosos comumente já apresentam história pregressa mais específica, sendo esse um dado importante para a diferenciação das demais doenças. As três primeiras ficaram conhecidas como os 3 Ds da geriatria – *delirium*, depressão e demência – e são muito frequentes na prática clínica, podendo representar um verdadeiro desafio para o diagnóstico diferencial.

O *delirium* é uma alteração cognitiva definida pela presença simultânea de distúrbios da consciência, atenção, orientação, memória, pensamento, percepção e comportamento, que ocorrem de maneira aguda e têm curso flutuante. Pode assumir a forma hiperativa, hipoativa ou mista e tem duração variável. As principais causas de *delirium* são infecções, medicamentos, intercorrências clínicas e hospitalizações. Sua prevalência é muito elevada em pacientes com síndrome demencial.

O *Manual Diagnóstico e Estatístico de Transtornos Mentais*, em sua quinta edição (DSM-5), define o transtorno depressivo maior (TDM) como uma condição mental multideterminada que se caracteriza por um conjunto dos seguintes sintomas depressivos: alterações de humor, perda de interesse ou prazer, apetite, sono, letargia, sentimento de culpa e baixa autoestima, dificuldade de concentração, agitação e ideação suicida. Para o diagnóstico, deve ser considerado um período de 2 semanas com a apresentação de pelo menos quatro dos sintomas listados associados à presença de humor deprimido ou à perda de interesse ou prazer, os quais são considerados sintomas cardinais, devendo estar presente pelo menos um para o diagnóstico. No entanto, a estratégia de rastreio de sintomas comuns e muitas vezes ignorados, como alterações de humor, sono e apetite que persistem por mais de 2 ou 3 semanas, torna-se relevante, pois, ainda que esses sintomas não caracterizem o TDM, podem servir como indicadores providenciais de modo a evitar pior prognóstico da doença; portanto, o rastreio ativo desses sintomas por meio da avaliação geriátrica ampla (AGA) adquire grande relevância.

O idoso com sintomas depressivos pode se queixar de alteração cognitiva que frequentemente é corroborada pelos resultados de testes específicos, principalmente com pior desempenho nos testes de atenção, função executiva e habilidade visuoespacial. O termo *pseudodemência* já foi utilizado para descrever esses quadros de alteração cognitiva presentes no paciente com depressão, porém não é mais considerado adequado, uma vez que esses déficits são resolvidos com o tratamento adequado e, quando não o são, deve ser considerado que a alteração do humor pode ser o primeiro sinal de uma síndrome demencial.

As síndromes demenciais correspondem ao principal distúrbio neurocognitivo, conforme descrito no DSM-5, devendo estar presente um declínio adquirido a partir de um nível anterior de desempenho em um ou mais domínios cognitivos e grave o suficiente para afetar o funcionamento social ou ocupacional do indivíduo. Após o estabelecimento de um diagnóstico sindrômico, é necessário definir um diagnóstico etiológico. Inicialmente, devem ser excluídas as causas de demência potencialmente reversíveis, que representam menos de 5% de todos os casos. Depois de afastadas as causas potencialmente reversíveis, restam as relacionadas com os processos neurodegenerativos primários, 50% a 60% das quais se associam à demência de Alzheimer. Outros tipos de demências degenerativas são: demência por corpos de Lewy, síndromes parkinsonianas, demência frontotemporal e demência vascular e mista. É fundamental promover o diagnóstico diferencial entre elas, pois o tratamento e o prognóstico são diferentes.

As particularidades de cada uma dessas entidades capazes de comprometer a capacidade cognitiva do indivíduo serão mais profundamente discutidas em capítulos específicos. No Quadro 1.1 são encontradas as principais diferenças entre elas, o que pode auxiliar o diagnóstico diferencial adequado, aliado à coleta de uma boa história clínica.

Quadro 1.1 Principais diferenças entre as incapacidades cognitivas

	Delirium	**Depressão**	**Demência**	**Doença mental**
Início	Súbito	Coincide com eventos da vida, geralmente recentes	Insidioso	Variável
Curso nas 24 horas	Flutuante (exacerbação noturna)	Variação diurna; menor flutuação que o *delirium*	Estável	Estável (exceto nas agudizações)
Consciência	Reduzida	Preservada	Preservada (exceto em estágios avançados)	Preservada
Atenção	Desatenção (flutuação ao longo do dia)	Prejuízo mínimo, distração	Normal (exceto em estágios avançados)	Pode ser desordenada
Cognição	Globalmente prejudicada	Memória pode estar prejudicada, pensamentos negativos	Globalmente prejudicada	Pode ser seletivamente prejudicada
Orientação	Prejudicada, flutuante	Seletivamente prejudicada	Frequentemente prejudicada	Pode estar prejudicada
Alucinações	Comuns (visuais ou auditivas)	Ausentes (exceto em casos graves)	Podem ocorrer em fases moderadas a avançadas	Podem ocorrer
Linguagem	Incoerente, lenta ou rápida	Normal	Dificuldade em encontrar palavras	Normal, lenta ou rápida
Ideias delirantes	Fugazes, pobre sistematização	Ausente (exceto nos casos graves)	Frequentemente ausentes	Sustentadas e sistematizadas

Fonte: Freitas EV, Py L, Gorzoni ML, Cançado FAX, Doll J. Tratado de geriatria e gerontologia. 4. ed. Rio de Janeiro (RJ): Guanabara Koogan, 2016.

Instabilidade postural

As quedas acidentais constituem uma preocupação importante nos cuidados de saúde destinados aos indivíduos mais velhos. Aproximadamente um terço das pessoas com 65 anos ou mais que vivem na comunidade experimenta uma queda a cada ano e cerca de 50% delas caem pelo menos duas vezes por ano. A ocorrência de queda pode ser atribuída ao acaso, porém a repetição do evento sugere uma vulnerabilidade aumentada para a queda. É necessário, portanto, conhecer as condições predisponentes: Como ocorreu? Quais sinais e sintomas a antecederam? Há presença de comorbidades? Uso de novas medicações? O idoso conseguiu se levantar sozinho? Houve fraturas?

A prevalência de quedas tem sido associada a fatores como idade avançada, sedentarismo, autopercepção da saúde como má, maior consumo de medicações variadas de uso contínuo, déficit cognitivo, dificuldades funcionais e equilíbrio prejudicado. O equilíbrio corporal é mantido mediante a integração de informações sensoriais captadas pela visão, sistema vestibular e proprioceptores que tornam possível corrigir mudanças de posição do corpo em relação à base de sustentação, o que justifica a contribuição dos déficits sensoriais (visuais e auditivos) para o mecanismo da queda. Outro ponto importante diz respeito ao ambiente doméstico. Escadas irregulares, diferentes relevos de piso, ambientes ao redor da casa que com a chuva apresentam piso escorregadio e baixa iluminação são fatores que contribuem para a ocorrência de queda.

A complicação mais frequente é o medo de cair novamente, o que muitas vezes impede o idoso de deambular normalmente, deixando-o restrito ao leito ou à cadeira e aumentando seu descondicionamento físico e, consequentemente, o risco de cair. Além disso, entre os diagnósticos de admissão hospitalar, a queda é um dos motivos que mantêm por mais tempo o indivíduo internado, o que aumenta os gastos para a saúde pública. Por isso, a avaliação da marcha e do risco de quedas deve ser realizada em todos os idosos (Figura 1.1).

Imobilidade

A imobilidade pode ser definida como ato ou efeito resultante da supressão de todos os movimentos de uma ou mais articulações que leva à redução das funções motoras, impedindo a mudança de posição ou a translocação corporal. Para o indivíduo idoso, representa causa importante de comprometimento da qualidade de vida.

O espectro de gravidade é variável e frequentemente progressivo. O estágio mais grave resulta na chamada *síndrome da imobilidade*, em que são observadas as consequências da imobilidade severa sobre os órgãos e aparelhos. Ocorrem deterioração cognitiva e comportamental, alterações de humor, distúrbios cardiovasculares, respiratórios, digestivos e metabólicos, hipotonia muscular, osteoporose, desnutrição, contraturas e comprometimento cutâneo.

Nem todos os pacientes com imobilidade desenvolvem a síndrome da imobilidade. O Quadro 1.2 lista os critérios que orientam sua identificação.

Apesar de bem conhecida entre os geriatras, a síndrome da imobilidade é pouco identificada pelas outras especialidades, mas é preciso torná-la mais familiar às equipes de saúde, visto representar um momento de grande sofrimento para os pacientes e familiares. Nessa fase da vida, a independência e a mobilidade do

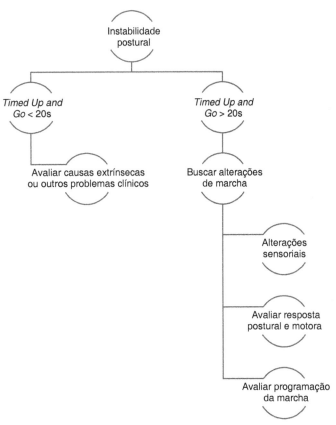

Figura 1.1 Fluxograma para avaliação rotineira da instabilidade postural. (*O *Timed Up and Go* é uma avaliação em que é cronometrado o tempo que um idoso leva para se levantar de uma cadeira, caminhar 3 metros, retornar e se sentar na mesma cadeira.)

Quadro 1.2 Critérios diagnósticos para a síndrome da imobilidade*	
Critérios maiores	**Critérios menores**
Déficit cognitivo de moderado a grave	Sinais de sofrimento cutâneo ou úlceras de pressão
Múltiplas contraturas	Disfagia
	Afasia
	Dupla incontinência

*Considerado portador de síndrome de imobilidade se houver a presença dos dois critérios maiores associados a dois dos menores.

indivíduo estão definitivamente comprometidas e não é possível sua reversão, o que torna necessário um plano terapêutico com objetivos paliativos para esses pacientes.

Incontinência esfincteriana

A incontinência urinária (IU) é uma das síndromes geriátricas mais prevalentes e representa uma preocupação generalizada entre os idosos. Pode ser definida como a queixa de qualquer perda involuntária de urina. Muitas vezes é erroneamente interpretada como parte natural do envelhecimento, porém alterações que comprometem o convívio social, como vergonha, depressão e isolamento, frequentemente integram o quadro clínico, causando grande transtorno aos pacientes e a seus familiares. Os fatores de risco incluem idade, sexo, número de partos, histerectomia prévia ou prostatectomia, obesidade, imobilidade e múltiplas comorbidades, além de problemas mentais, como baixa autoestima, depressão e comprometimento cognitivo.

A IU pode ser:

1. **De estresse:** caracterizada pela perda involuntária de urina sincrônica ao esforço, como espirro ou tosse.
2. **De urgência:** caracterizada pela perda involuntária de urina associada ou imediatamente precedida de urgência miccional.
3. **Mista:** caracterizada pela perda involuntária de urina concomitante à urgência miccional e ao esforço.
4. **Por transbordamento:** caracterizada por gotejamento e/ou perda contínua de urina associados ao esvaziamento vesical incompleto em razão da contração deficiente do detrusor e/ou da obstrução na via de saída vesical.

As particularidades de cada tipo e seus tratamentos serão discutidos no Capítulo 26.

A incontinência fecal (IF) é definida como a perda involuntária de conteúdo retal (fezes, gases) através do canal anal e a incapacidade de adiar uma evacuação até que seja socialmente conveniente. Embora não aumente significativamente a mortalidade, a IF pode ter consequências físicas, incluindo lesões de pele, infecções urinárias, alterações nutricionais e inatividade física; custos econômicos, referentes ao uso de proteção, diagnóstico, cuidados especializados, reabilitação e medicamentos; e resultados psicossociais, relacionados com a perda de independência, o isolamento social e o impacto emocional. Embora muito comum, a IF costuma ser subnotificada em virtude do constrangimento associado a seu relato, sendo difícil avaliar com segurança sua verdadeira prevalência. Estudos internacionais de base populacional sugeriram a prevalência de 0,4% a 18% de IF.

De acordo com as circunstâncias, a IF é comumente classificada como:

1. **Incontinência passiva:** descarga involuntária sem consciência.
2. **Incontinência de urgência:** perda apesar das tentativas ativas de reter o conteúdo.
3. **Vazamento fecal:** vazamento de fezes com continência e evacuação normal.

Um grande número de etiologias tem sido associado ao desenvolvimento de IF. As principais estão listadas no Quadro 1.3.

O tratamento para a IF é muitas vezes difícil e precisa ser adaptado às circunstâncias individuais. Existem várias estratégias cirúrgicas, a depender do tipo e etiologia identificados, como técnicas para correção de deformidades morfológicas, reparação do esfíncter, substituição do esfíncter e melhorias para o esfíncter prejudicado. No entanto, é possível afirmar que não existe uma técnica que garanta resultados perfeitos sem morbidades. Para o sucesso do tratamento quase sempre é necessária a combinação de várias abordagens.

Iatrogenia

São consideradas afecções iatrogênicas aquelas decorrentes da intervenção do médico e/ou de sua equipe, seja certa ou errada, justificada ou não, mas da qual resultam consequências prejudiciais à saúde do paciente. A iatrogenia adquire maior importância nos indivíduos idosos, nos quais tanto a incidência como a intensidade de suas manifestações costumam ser mais acentuadas.

A iatrogenia está presente em diversas situações, podendo ser decorrente da polifarmácia (uso de cinco ou mais medicamentos), da interação medicamentosa e do desconhecimento das alterações farmacocinéticas e farmacodinâmicas associadas ao envelhecimento, ou de internação hospitalar, o que pode potencializar os riscos decorrentes do declínio funcional, da subnutrição, da imobilidade, da úlcera de pressão e da infecção hospitalar. Pode ainda estar associada ao desconhecimento de técnicas de comunicação de más notícias (iatrogenia da palavra), à tendência de atribuir todas as queixas apresentadas pelo idoso ao envelhecimento, ao prolongamento artificial da vida sem perspectiva de reversibilidade, com sofrimento para o paciente e sua família, e à prescrição de intervenções fúteis e/ou sem comprovação científica, que impõem risco desnecessário ao paciente. Outro evento comum e bastante citado entre os geriatras é a *cascata iatrogênica*, quando medicamentos ou intervenções são prescritos em sequência com o objetivo de tratar os problemas originados por uma medicação ou intervenção anterior (Figura 1.2).

Grande parte das iatrogenias resulta do desconhecimento das alterações fisiológicas do envelhecimento e das peculiaridades da abordagem ao idoso. Em vista disso, algumas estratégias vêm sendo criadas para auxiliar o planejamento terapêutico para o paciente idoso. O uso simultâneo de vários medicamentos, por exemplo, deve ser sempre analisado com cautela e reavaliado em todas as consultas, sempre levando em consideração o risco-benefício da polifarmácia. Para facilitar essa avaliação e melhorar a identificação das medicações potencialmente inapropriadas para os idosos, algumas listas e critérios vêm sendo divulgados nos últimos anos para utilização na prática clínica e para fins de pesquisas, entre os quais é possível citar o *Screening Tool of Older People's Pottentially Inappropriate Prescriptions* (STOPP), o PRISCUS (alemão), o Laroche (francês), o Winit-Watjana (asiático) e o critério de Beers-Fick, que se tornou o mais consagrado e utilizado na prática clínica em vários países.

Quadro 1.3 Causas de incontinência fecal

Categoria	Tipos
Anormalidades estruturais adquiridas	Lesão obstétrica (parto vaginal) Cirurgia anorretal (hemorroidas, fístulas, fissuras) Intussuscepção e prolapso retal Ressecção intestinal poupadora de esfíncter Trauma
Desordens funcionais	Diarreia crônica Doença inflamatória intestinal Síndrome do intestino irritável Proctite actínica Síndromes disabsortivas Tumores hipersecretores Impactação fecal (diarreia paradoxal) Incapacidades físicas Transtornos psiquiátricos
Desordens neurológicas	Neuropatia do nervo pudendo (radiação, diabetes, quimioterapia) Cirurgia espinhal Esclerose múltipla Síndromes demenciais Lesão craniana (acidente vascular, trauma, tumor, infecção) Espinha bífida
Desordens congênitas	Ânus imperfurado Defeito cloacal Espinha bífida (meningocele e mielomeningocele)

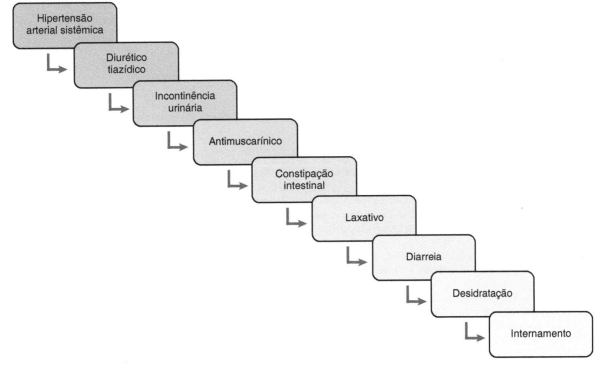

Figura 1.2 Exemplo de cascata iatrogênica.

O critério de Beers-Fick foi criado originalmente em 1991 e é atualizado a cada 3 anos desde 2011 (a última atualização é a de 2019). A última versão contém 30 medicamentos ou classes farmacológicas que devem ser evitados em idosos e 40 medicamentos ou classes farmacológicas que devem ser usados com cautela ou evitados em alguns pacientes com doenças ou enfermidades específicas. Mantendo a conformação da versão anterior, os novos critérios trazem ainda uma lista específica de combinações medicamentosas que podem acarretar interações prejudiciais, uma lista separada de medicações que deveriam ser evitadas ou dosadas de maneira diferente para pessoas com função renal comprometida e uma lista que descreve certos medicamentos que só devem ser usados com considerável precaução. Foram incluídos, também, dois critérios em resposta à crise dos opioides: não prescrever opioides junto com benzodiazepínicos ou gabapentinoides. Vários medicamentos presentes na lista anterior, como alguns anticonvulsivantes e medicamentos para insônia, foram excluídos, pois os problemas associados a seu uso não são exclusivos dos pacientes idosos, enquanto outros fármacos, como os antagonistas dos receptores H2, foram retirados dos critérios porque são fracas as evidências sobre seus efeitos adversos nos pacientes com demência.

Em 2016 foi publicado o Consenso Brasileiro de Medicamentos Inapropriados, embasado em análise de especialistas dos critérios de Beers, de 2012, e do STOPP, de 2006. O consenso disponibilizou 118 critérios, dispostos em duas listas: a primeira com 43 critérios acerca de medicamentos que devem ser evitados independentemente da condição clínica e a segunda com 75 critérios a depender da condição clínica do paciente.

Cabe salientar que esses critérios têm por objetivo guiar a prática clínica mais equilibrada, obtendo uma prescrição mais segura, porém não implica a ocorrência de subdosagens ou omissão terapêutica para os problemas que atingem os idosos. Alguns preceitos básicos para a prescrição são descritos em vários estudos internacionais, como a famosa frase *start slow and go slow but go*, bastante usada entre os geriatras e que indica que, em idosos, as novas medicações devem ser iniciadas em dosagens baixas e progredidas gradualmente. Com base nessas premissas e ferramentas, cada paciente deve ser avaliado de maneira individual, tendo respeitadas suas particularidades e os objetivos do tratamento de modo a encontrar o melhor plano terapêutico para cada um.

■ CONSIDERAÇÕES FINAIS

O rápido crescimento da população idosa no Brasil levanta a importante questão relacionada com a capacidade da sociedade de se adaptar a essa nova realidade. As oportunidades que surgem a partir do aumento da longevidade dependem de um fator fundamental: a saúde. Se os anos vividos a mais são dominados por declínios na capacidade física e mental, as implicações para as pessoas mais velhas e para a sociedade são muito mais negativas.

O conhecimento sobre as particularidades do envelhecimento e as abordagens mais adequadas aos pacientes idosos se torna cada vez mais indispensável às equipes de saúde e, portanto, é necessário que a geriatria e a gerontologia se fortaleçam como parte importante do ensino em saúde. O entendimento das grandes síndromes geriátricas e das especificidades terapêuticas e o conceito de interdisciplinaridade devem ser difundidos até mesmo entre os profissionais que não trabalham apenas com idosos para que seja possível proporcionar mais qualidade de vida a essa parcela da população.

Bibliografia

Bell SP, Vasilevskis EE, Saraf AA et al. Geriatric syndromes in hospitalized older adults discharged to skilled nursing facilities. J Am Geriatr Soc 2016; 64(4):715-22.

Brasil VJW, Batista NA. O ensino de geriatria e gerontologia na graduação médica. Rev Bras Educ Med 2015; 39(3):344-51.

Carlson C, Merel SE, Yukawa M. Geriatric syndromes and geriatric assessment for the generalist. Medical Clinics 2015; 99(2):263-79.

Cunha ACNP, Cunha NNP, Barbosa MT. Geriatric teaching in Brazilian medical schools in 2013 and considerations regarding adjustment to demographic and epidemiological transition. Ver Assoc Med Bras 2016; 62(2):179-83.

Freitas EV, Py L, Gorzoni ML, Cançado FAX, Doll J. Tratado de geriatria e gerontologia. 4. ed. Rio de Janeiro (RJ): Guanabara Koogan, 2016.

Galera SC, Costa EFDA, Gabriele RR. Educação médica em geriatria: desafio brasileiro e mundial. Geriatr Gerontol Aging 2017; 11(2):88-94.

Geneva. Organização Mundial da Saúde. Relatório mundial de envelhecimento e saúde, 2015.

Henstra MJ, Houbolt CM, Seppala LJ et al. Age modifies the association between apathy and recurrent falling in Dutch ambulant older persons with a high fall risk: Recurrent falling in Dutch outpatients, does apathy play a role? Exp Gerontol 2018; 112:54-62.

Instituto Brasileiro de Geografia e Estatística – IBGE. Pesquisa Nacional por Amostra de Domicílios Contínua – Características dos Moradores e Domicílios. Rio de Janeiro: IBGE, 2018. Disponível em: https://www.ibge.gov.br/home/estatistica/indicadores/trabalhoerendimento/pnad_continua/default.shtm. Acesso em: nov/2018.

Isaacs B. The challenge of geriatric medicine. 1. ed. United States of America: Oxford University Press, 1992.

Jacob Filho W, Kikuchi EL. Geriatria e gerontologia básicas. 1. ed. Rio de Janeiro (RJ): Elsevier Brasil, 2011.

Mathers CD, Stevens GA, Boerma T, White RA, Tobias MI. Causes of international increases in older age life expectancy. Lancet 2015; 385(9967):540-8.

Matias AGC, Fonsêca MDA, Gomes MDLDF, Matos MAA. Indicators of depression in elderly and different screening methods. Einstein 2016; 14(1):6-11.

Moraes END, Marino MCDA, Santos RR. Principais síndromes geriátricas. Rev Med Minas Gerais, 2010; 20(1):54-66.

Morley JE. A brief history of geriatrics. J Gerontol A Biol Sci Med Sci 2004; 59(11):1132-52.

Oliveira MG, Amorim WW, Oliveira CRB, Coqueiro HL, Gusmão LC, Passos LC. Consenso brasileiro de medicamentos potencialmente inapropriados para idosos. Geriatr Gerontol Aging 2016; 10(4): 168-81.

Pereira AMVB, Schneider RH, Schwanke CHA. Geriatria, uma especialidade centenária. Scientia Medica 2009; 19(4):154-61.

Ritch A. History of geriatric medicine: from Hippocrates to Marjory Warren. JR Coll Physicians Edinb 2012; 42(4):368-74.

Rosso AL, Eaton CB, Wallace R et al. Geriatric syndromes and incident disability in older women: Results from the Women's Health Initiative Observational Study. J Am Geriatr Soc 2013; 61(3):371-9.

Ruiz NS, Kaiser AM. Fecal incontinence – Challenges and solutions. World J Gastroenterol 2017; 23(1):11-24.

Saraf AA, Petersen AW, Simmons SF et al. Medications associated with geriatric syndromes and their prevalence in older hospitalized adults discharged to skilled nursing facilities. J Hosp Med 2016; 11(10):694-700.

Silva HS, Lima AMM, Galhardoni R. Envelhecimento bem-sucedido e vulnerabilidade em saúde: aproximações e perspectivas. Interface – Comunic, Saúde, Educ 2010; 14(35):867-77.

Suzman R, Beard JR, Boerma T, Chatterji S. Health in an ageing world – what do we know? Lancet 2015; 385(9967):484-6.

Tangalos EG, Peersen RC. Mild cognitive impairment in geriatrics. Clin Geriatr Med 2018; 34(4):563-89.

Avaliação Geriátrica Ampla na Prática

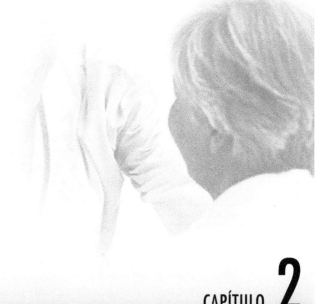

Rafaella Italiano Peixoto

CAPÍTULO 2

■ INTRODUÇÃO

A avaliação geriátrica ampla (AGA), também denominada avaliação geriátrica global, avaliação geriátrica multidimensional, avaliação geriátrica abrangente ou *comprehensive geriatric assessment*, é um método de avaliação do idoso de caráter multidimensional que engloba diversos aspectos do indivíduo, como as questões clínicas, funcionais e psicossociais. Além disso, tem caráter interdisciplinar e estruturado, visto ser composta por escalas e testes de rastreio.

A AGA pode ser realizada por um médico geriatra ou conduzida por uma equipe multidisciplinar formada por profissionais médicos, de enfermagem, serviço social, terapia ocupacional, fisioterapia, nutrição, psicologia, odontologia e fonoaudiologia, entre outros.

O exame clínico padrão se baseia na exploração da queixa principal do paciente e no interrogatório sintomatológico por sistemas. Entretanto, o conceito de que uma única doença deve explicar todos os sintomas do indivíduo não se ajusta bem à avaliação do idoso, o qual pode apresentar múltiplas comorbidades, manifestar sintomas atípicos de doenças ou usar vários medicamentos com potencial de promover eventos adversos. Em geriatria, observa-se o chamado fenômeno *iceberg*, em que as queixas do paciente são apenas "a ponta", enquanto problemas graves podem passar despercebidos, se não rastreados, por não serem relatados espontaneamente durante a consulta. Por esse motivo, a AGA se diferencia do exame clínico padrão por enfatizar a capacidade funcional e a qualidade de vida, otimizar a avaliação clínica com escalas e testes quantitativos, ter relevância nos idosos frágeis e possibilitar a participação de equipe interdisciplinar na avaliação e no plano terapêutico.

Os objetivos da AGA são a obtenção de um diagnóstico global (utilizando uma lista de problemas), o desenvolvimento de um plano de tratamento e de reabilitação e possibilitar o acompanhamento em longo prazo.

■ BENEFÍCIOS

O grande benefício da AGA consiste na identificação de síndromes geriátricas e outros agravos subjacentes que muitas vezes não são relatados pelo idoso ou por seu acompanhante. Muitos dos problemas clínicos enfrentados pelos idosos e que afetam diretamente sua qualidade de vida, como depressão, síndrome demencial, incontinência urinária e quedas, são encarados pela população geral como normais para a idade e por isso não são levados como queixas para a consulta. Por isso, tornam-se importantes a busca ativa e o rastreio de diversos sintomas.

Estudos mostram que a AGA promove benefícios, como maior precisão diagnóstica, melhora do estado funcional e mental, redução da mortalidade, diminuição de internamentos hospitalares, redução de institucionalização e maior satisfação com o atendimento. Artigo de Ellis e cols., publicado em 2011, mostrou redução significativa nas taxas de morte e declínio funcional em 6 meses após a implantação da AGA (*odds ratio* [OR] 0,76). Além disso, houve redução nas chances de institucionalização em 1 ano, com número necessário para tratar (NNT) = 13. Revisão sistemática da Cochrane, de Eamer e cols. (2018), revelou a tendência à redução de mortalidade em idosos admitidos para a realização de artroplastia de quadril e submetidos à AGA.

A admissão em emergência hospitalar pode ser um sinal da presença de síndromes geriátricas e fragilidade em idosos, sendo por isso oportunas a realização de uma AGA e a criação de um plano de intervenção para corrigir e prevenir os agravos à saúde. Caplan e cols. (2004), em estudo realizado em emergência hospitalar, relataram que a realização de AGA diminuiu a incidência de readmissão hospitalar em seguimento de 18 meses com NNT = 10.

Em oncologia, também são comprovados os benefícios de uma avaliação ampla da pessoa idosa, pois a identificação de agravos como fragilidade, dependência funcional e multimorbidades pode ser essencial para identificar os idosos com risco de apresentar eventos adversos graves ao tratamento ou com indicação de cuidados paliativos de fim de vida. Também pode identificar os indivíduos que serão beneficiados pelo aumento da intensidade do tratamento por não apresentarem síndromes geriátricas. A realização da AGA em pacientes oncológicos pode influenciar a decisão acerca do tratamento em metade dos casos. Caillet e cols. (2014) registraram aumento da intensidade da quimioterapia em 28% dos pacientes e diminuição de 21% no tratamento de idosos com câncer que foram submetidos à AGA, em comparação ao grupo de controle com tratamento usual.

Quadro 2.1 Indicação de avaliação geriátrica ampla pela Agência Nacional de Saúde Suplementar

1. Trinta dias após internações clínicas com duração ≥ 10 dias
2. Trinta dias após cirurgia de médio ou grande porte, independentemente do tempo de internação
3. Anual em idosos com idade > 60 anos, mesmo sem comorbidades, com a primeira servindo como referência para as futuras avaliações (avaliação de referência)
4. Semestral após os 65 anos, quando houver declínio funcional instalado
5. Semestral após os 70 anos, independentemente dos resultados de avaliações anteriores
6. A qualquer momento, a partir de 60 anos, quando da ocorrência de qualquer uma das grandes síndromes geriátricas (insuficiência cognitiva, incontinência urinária e/ou fecal, instabilidade postural e história de quedas, imobilidade, iatrogenia)
7. A qualquer momento, a partir de 60 anos, quando do diagnóstico de:
   Incapacidade funcional
   Neoplasias malignas
   Insuficiência cardíaca acima da classe funcional II
   Fragilidade psicossocial e/ou depressão

■ INDICAÇÕES

Idealmente, todas as pessoas idosas deveriam ser submetidas a uma AGA pelo menos uma vez ao ano. No entanto, o número de especialistas em geriatria no Brasil ainda está aquém do recomendado pela Organização Mundial da Saúde: dados de 2018 mostram que há um geriatra para cada 12.086 habitantes, quando seria preconizado um médico especialista para cada 1.000 idosos. Por esse motivo, é necessário identificar os grupos de idosos que mais se beneficiam da avaliação realizada pelo especialista e quais poderiam ser conduzidos pelo generalista na unidade básica de saúde.

Propostas de ferramentas de rastreio podem ser utilizadas na atenção básica com o propósito de selecionar os idosos que mais se beneficiariam de uma avaliação feita pelo especialista. Desenvolvido e validado no Brasil a partir de instrumentos como o VES-13 e o PRISMA-7, o Índice de Vulnerabilidade Clínico-Funcional-20 (IVCF-20) é um instrumento capaz de reconhecer o idoso com fragilidade e que precisa ser submetido à avaliação especializada. A pontuação máxima é de 40 pontos, e os pontos de corte sugeridos são: até 6 para baixo risco para vulnerabilidade clínico-funcional, de 7 a 14 para risco moderado e ≥ 15 pontos para alto risco. Os indivíduos avaliados como de alto risco devem ser submetidos à AGA realizada por especialistas, os de baixo risco podem ser acompanhados na atenção básica, e os considerados de risco moderado precisam da Avaliação Multidimensional do Idoso para a Atenção Básica (AMI-AB), não necessariamente realizada por especialistas, mas por profissionais com treinamento específico.

Em alguns grupos de pacientes, os benefícios são maiores em consequência da consulta estruturada, como naqueles com múltiplas morbidades, alterações cognitivas e transtorno de humor, portadores de neoplasia, com mudança no *status* funcional, fragilidade, risco de quedas, polifarmácia, não aderência ao uso de medicamentos, transições no local de cuidado (*home care* e instituições de longa permanência), perda de peso inexplicada e em caso de preocupação da família com a segurança do idoso. Alguns serviços indicam uma AGA para os muito idosos (> 80 ou 85 anos) mesmo na ausência de comorbidades ou sinais de alerta.

Os pacientes com doenças terminais, síndrome demencial avançada ou síndrome de imobilidade podem não ter grande benefício com essa abordagem, uma vez que para ser efetiva deve haver um plano terapêutico em curto, médio e longo prazo com perspectiva realista de reabilitação funcional. Muitas vezes, contudo, é possível obter por meio da AGA o diagnóstico global do paciente e uma noção de seu prognóstico, o que valida sua realização.

A Agência Nacional de Saúde Suplementar (ANS) acrescentou a AGA ao rol de procedimentos em saúde. Para que seu custo possa ser cobrado do plano de saúde em acréscimo à consulta médica, alguns requisitos e critérios devem ser preenchidos (Quadro 2.1). As diretrizes para uma AGA são: deverá ser realizada por médico especialista com título em geriatria pela Sociedade Brasileira de Geriatria e Gerontologia (SBGG)/Associação Médica Brasileira (AMB); ter um caráter avaliativo multidimensional; necessita prover, ao término, um perfil de resultados em seus escores que revele não somente uma listagem de doenças e problemas, mas seus impactos funcionais; permitir apontar em seu laudo técnico final recursos de tratamentos que envolvam aspectos farmacológicos, planos de cuidados, intervenções em reabilitação e a necessidade de recursos comunitários.

■ DOMÍNIOS ANALISADOS NA AVALIAÇÃO GERIÁTRICA AMPLA

Os principais domínios analisados estão discriminados no Quadro 2.2. Capítulos específicos aprofundam cada um desses domínios.

Funcionalidade

O *status* funcional é diretamente influenciado pelas condições de saúde do idoso e tem importante valor prognóstico e na qualidade de vida. A identificação precoce de alterações na funcionalidade pode levar a intervenções que visam maximizar a independência e a segurança.

As principais escalas utilizadas para avaliação da funcionalidade são: atividades básicas de vida diária (ABVD) de Katz (Quadro 2.3) e atividades instrumentais de vida diária (AIVD) de Lawton (Quadro 2.4).

Quadro 2.2 Principais domínios da avaliação geriátrica ampla

Saúde física	*Status* funcional	Saúde psicológica e cognitiva	Fatores socioambientais
Estado nutricional Polifarmácia Medicações inapropriadas Comorbidades Prevenção de agravos à saúde (imunização, exames de rastreio) Promoção de saúde (rastreio de etilismo, tabagismo, sedentarismo)	Funcionalidade Equilíbrio, mobilidade e risco de quedas Deficiências sensoriais Incontinência urinária	Humor Cognição	Diretivas antecipadas de vontade Renda familiar Apoio social Segurança em domicílio Segurança na direção Sexualidade Religiosidade Espiritualidade

Quadro 2.3 Escala de avaliação funcional das atividades básicas de vida diária (Katz)

Atividade	Independente se:
Banho	Não recebe ajuda ou somente para uma parte do corpo (costas, área genital ou extremidade com deficiência)
Vestir-se	Pega as roupas e se veste sem ajuda, exceto para amarrar sapatos
Higiene pessoal	Vai ao banheiro, usa-o, limpa a área genital, veste-se e retorna sem qualquer ajuda (pode usar andador ou bengala)
Transferência	Consegue se deitar na cama, sentar na cadeira e levantar sem ajuda (pode usar andador ou bengala)
Continência	Controla completamente urina e fezes*
Alimentação	Come sem ajuda (exceto para cortar carne ou passar manteiga no pão)

Interpretação:
O paciente ganha um ponto em cada item considerado como independente.
6 pontos: totalmente independente; 1 a 5 pontos: parcialmente dependente; 0 ponto: dependência total.

* Em caso de incontinência, considera-se independente se não precisar da ajuda de outras pessoas para manejar higiene ou problemas sociais causados pela incontinência.

Quadro 2.4 Escala de Lawton para atividades instrumentais de vida diária

1. Consegue usar o telefone?
2. Consegue ir a locais distantes, usando algum transporte, sem necessidade de planejamentos especiais?
3. Consegue fazer compras?
4. Consegue preparar suas próprias refeições?
5. Consegue arrumar a casa?
6. Consegue fazer trabalhos manuais domésticos, como pequenos reparos?
7. Consegue lavar e passar sua roupa?
8. Consegue tomar seus remédios na dose e horário corretos?
9. Consegue cuidar de suas finanças?

Interpretação:
Pontuar para cada item: sem ajuda: 3 pontos; com ajuda parcial: 2 pontos; incapaz: 3 pontos.
Pontuação máxima: 27 (totalmente independente).
A pontuação pode ter variação cultural e por isso serve para comparação temporal do indivíduo.

Composta por seis itens, a escala de Katz classifica o paciente como independente (6 pontos), com dependência parcial ou totalmente dependente (zero ponto). Em idosos frágeis, é interessante destacar que a habilidade de tomar banho sem ajuda é a primeira a ser perdida, enquanto a de se alimentar (levar a comida à própria boca) é a última. No item continência, é importante diferenciar o idoso que, apesar de apresentar ocasionalmente incontinência urinária, não tem um problema suficientemente grave para acarretar a dependência de outras pessoas. O idoso que perde pontuação no item continência é aquele que precisa de cuidado em virtude da inabilidade em manejar a higiene ou em razão da presença de problemas sociais associados à incontinência.

Na escala de Lawton, a pontuação varia de 9 a 27 pontos, sendo maior a pontuação referente ao indivíduo com mais independência. Nessa escala, tendo em vista as diferenças culturais, não há ponto de corte para a classificação como funcionalmente dependente ou independente nas atividades instrumentais. A pontuação serve de parâmetro para o seguimento e a identificação de eventuais perdas de funcionalidade.

Outros instrumentos também podem ser aplicados, como o questionário de Pfeffer para as atividades funcionais, o índice de Barthel, atividades avançadas de vida diária e a medida de independência funcional (MIF).

Equilíbrio, mobilidade e risco de quedas

Assim como a perda de funcionalidade, o histórico de quedas ou dificuldade na mobilidade tem impacto na qualidade de vida, além de ser fator de risco para agravos, como fraturas e aumento da mortalidade.

Uma simples pergunta, como "Aconteceram quedas no último ano?", pode predizer o aumento de quase três vezes nas chances de novas quedas caso a resposta seja positiva. É importante questionar o mecanismo da queda, o local (quando em domicílio, indica maior fragilidade do idoso que fora de casa), sintomas associados (como vertigem, lipotímia) e se houve agravos, como fraturas.

A avaliação da mobilidade começa assim que o paciente entra no consultório, quando se torna possível observar alterações qualitativas de marcha e equilíbrio.

O teste *Timed Up and Go* (TUG) mede a habilidade do paciente de se levantar de uma cadeira, andar 3 metros e voltar para se sentar novamente. Um idoso que demora mais de 12 segundos, principalmente se mais de 20 segundos, apresenta risco maior de quedas. A avaliação também pode ser qualitativa, observando-se qualquer desvio em relação à marcha considerada confiante com desempenho normal. Um teste qualitativamente anormal consistiria na observação de ritmo lento e hesitante, passos curtos, braços com pouco ou nenhum balançar, uso de paredes ou móveis para se apoiar, sinais de desequilíbrio, movimentos anormais de tronco e membros e não conseguir andar seguindo uma linha reta. Deve ser permitido o uso de tecnologia assistiva (bengalas, muletas, andadores etc.) durante o TUG.

Outras formas de avaliação de equilíbrio e marcha são: escala de avaliação do equilíbrio e da marcha de Tinetti, cálculo da velocidade de marcha (deve ser > 0,8m/s em uma caminhada de 6 metros), circunferência da panturrilha (normalmente > 31cm; valor menor pode indicar sarcopenia), medida da força de preensão palmar com uso de dinamômetro, "*the 30-second chair stand test*" (levantar-se e sentar-se o máximo de vezes em uma cadeira em 30 segundos) e "*the 4-stage balance test*" (ficar em pé e manter diversas posições por 10 segundos – pés juntos, posição em semi-*tandem*, em *tandem* e em um pé só).

Avaliação do humor

A depressão pode se apresentar de maneira atípica em idosos, como apatia, perda de peso, declínio cognitivo e manifestações somáticas, como dor crônica, e ter impacto negativo na qualidade de vida, acarretando declínio funcional e aumento do risco de suicídio e de uso dos serviços de saúde. Como não costuma ser um problema alegado espontaneamente pelo paciente na consulta, seu rastreio é mandatório.

A escala de depressão geriátrica de Yesavage (*Geriatric Depression Scale* – GDS) é um instrumento validado para rastreio composto por 15 perguntas. Pontuação ≥ 5 indica rastreio positivo e exige avaliação mais detalhada para o diagnóstico (Quadro 2.5). A escala original era composta de 30 perguntas.

O rastreio também pode ser feito por meio de duas perguntas (*Patient Health Questionnaire-2* – PHQ-2) e, se ambas forem positivas, será necessário completar a avaliação com as outras perguntas do *Patient Health Questionnaire-9* (PHQ-9), escala também usada para acompanhamento e medida da gravidade do quadro em pacientes com depressão. As duas perguntas iniciais são:

- No último mês você tem se sentido deprimido, mais para baixo ou sem esperança?
- No último mês você tem tido pouco interesse ou prazer em fazer as coisas?

Cabe ressaltar que o rastreio positivo não estabelece o diagnóstico, sendo necessários a exclusão de doenças orgânicas que possam causar os sintomas e o diagnóstico do transtorno de humor segundo os critérios estabelecidos na quinta edição do *Manual Diagnóstico e Estatístico de Transtornos Mentais* (DSM-5).

Cognição

Embora os "problemas com a memória" sejam uma queixa comum na consulta geriátrica, as alterações cognitivas, mesmo quando severas, ainda são encaradas como aspectos normais do envelhecimento, o que contribui para o diagnóstico tardio de quadros demenciais. Recomenda-se que o rastreio para declínio cognitivo seja realizado caso a família ou o paciente reporte problemas com a memória ou seja percebida alteração cognitiva durante a consulta.

O miniexame do estado mental (MEEM), um dos testes mais estudados e utilizados, é validado para a população brasileira e define diferentes pontos de corte de acordo com a escolaridade. O *Montreal Cognitive Assessment* (MoCA) vem sendo cada vez mais utilizado, principalmente após o início da cobrança de taxas de *copyright* pelo uso do MEEM, e é útil na avaliação cognitiva de idosos com alta escolaridade. Outros testes são utilizados, como o teste do desenho do relógio (avaliação quantitativa ou qualitativa do desenho de um relógio após comando: desenhar relógio redondo com todos os números e ponteiros indicando 11 horas e 10 minutos) e o de fluência verbal (dizer o maior número de nomes de animais, frutas ou palavras que começam com a letra *F* no período de 1 minuto). O *mini-cog* combina o teste do relógio com o teste de evocação de três palavras. Em 2018, as diretrizes do National Institute for Health and Care Excellence (NICE) recomendaram que para o rastreio de quadro demencial devem ser preferencialmente usados testes mais curtos, quando comparados ao MEEM e ao MoCA, como o *mini-cog* e o CS-10 (*10-point Cognitive Screener*), sendo este último criado e validado no Brasil (Quadro 2.6).

Deficiências sensoriais

Deficiências sensoriais podem levar o idoso ao isolamento social e a apresentar quadros depressivos e cognitivos.

A audição pode ser avaliada por meio de anamnese, questionando se há alguma dificuldade para ouvir. Há ainda o teste do sussurro, no qual o examinador fica fora do campo visual (a fim de impedir a leitura labial), a cerca de 33cm da pessoa, e sussurra uma pergunta breve e simples em cada ouvido, observando o entendimento. A otoscopia e a audiometria não são realizadas de rotina para o rastreio, mas sim para a avaliação de um problema encontrado ou referido.

Em 2016, a U.S. Preventive Services Task Force concluiu não haver evidência suficiente para indicar ou não o rastreio de déficits visuais. Contudo, como o rastreio tem riscos mínimos e a

Quadro 2.5 Escala de depressão geriátrica (Yesavage e cols., 1983)

Pergunta	Resposta
1. Está satisfeito com sua vida?	Não
2. Interrompeu muitas de suas atividades?	Sim
3. Acha sua vida vazia?	Sim
4. Aborrece-se com frequência?	Sim
5. Sente-se de bem com a vida na maior parte do tempo?	Não
6. Teme que algo de ruim possa lhe acontecer?	Sim
7. Sente-se alegre na maior parte do tempo?	Não
8. Sente-se frequentemente desamparado?	Sim
9. Prefere ficar em casa a sair e fazer coisas novas?	Sim
10. Acha que tem mais problema de memória que a maioria?	Sim
11. Acha que é maravilhoso estar vivo(a) agora?	Não
12. Vale a pena viver como vive agora?	Não
13. Sente-se cheio de energia?	Não
14. Acha que sua situação tem solução?	Não
15. Acha que tem muita gente em situação melhor?	Sim

Pontuação: um ponto para cada resposta igual à indicada no lado direito.
Pontuação ≥ 5 indica rastreio positivo para depressão.

Quadro 2.6	10-point Cognitive Screener (CS-10)	
Tipo de teste	**Testes aplicados**	**Pontuação**
Orientação	Em que ano estamos? Em que mês estamos? Que dia do mês é hoje?	1 ponto para cada acerto (de 0 a 3)
Aprendizado	Agora eu vou dizer o nome de três objetos para você memorizar. Assim que eu terminar, repita os três objetos. (até três tentativas, se necessário) Escolher uma das versões abaixo: **Versão A** / **Versão B** / **Versão C** óculos / chapéu / relógio caneta / moeda / chave martelo / lanterna / vassoura	Não pontua
Fluência verbal	Agora eu quero que você me diga o maior número de animais que conseguir, o mais rápido possível. Vale qualquer tipo de animal ou bicho. Eu vou marcar o tempo no relógio e contar quantos nomes de animais você consegue dizer em 1 minuto.	Pontuar de acordo com o número de animais mencionados: 0 a 5: 0 6 a 8: 1 9 a 11: 2 12 a 14: 3 ≥15: 4
Evocação	Agora me diga quais eram os três objetos que eu pedi para você memorizar.	Pontuar 1 para cada acerto

Ajuste para escolaridade (10-CS-Edu)
- Sem escolarização formal: + 2 pontos (máximo de 10)
- 1 a 3 anos de escolaridade: + 1 ponto (máximo de 10)

Pontuação 10-CS: **10-CS-Edu:**

Interpretação do 10-CS-Edu:
- ≥ 8 pontos: normal
- 6 a 7 pontos: comprometimento cognitivo possível
- 0 a 5 pontos: comprometimento cognitivo provável

Fonte: Apolinario D et al. Using temporal orientation, category fluency, and word recall for detecting cognitive impairment: the 10-point cognitive screener (10-CS). Int J Geriatr Psychiatry 2016 Jan; 31(1):4-12.

população idosa é mais propensa a apresentar problemas como catarata, glaucoma, degeneração macular, erros de refração e retinopatias, é interessante a referência para avaliação oftalmológica periódica. Em consultório geral, pode-se usar a tabela de Snellen.

Incontinência urinária

Até 25% dos idosos que vivem em comunidade são afetados pela incontinência urinária. Apesar da grande prevalência, sua ocorrência não é considerada um problema inerente ao envelhecimento normal com impacto considerável na qualidade de vida. Assim como vários problemas relevantes em geriatria, raramente é uma queixa espontânea durante a consulta.

O rastreio pode ser feito com a pergunta: "No último ano, chegou a perder urina sem querer?" Se a resposta for positiva, deve-se questionar com que frequência o fato acontece, se há características de incontinência de esforço (perda urinária em pequeno volume causada por tosse, espirro, riso ou esforço físico) ou urgência (vontade incontrolável de urinar seguida de perda de grande volume de urina), se precisa usar absorventes ou fraldas e se houve impacto na qualidade de vida, como deixar de sair de casa ou de exercer alguma atividade por causa do problema.

Estado nutricional

A prevalência de desnutrição na população idosa pode chegar a 15% e, se não houver intervenção multidisciplinar, são devastadores os efeitos em morbidade, perda de funcionalidade e mortalidade. A medida do índice de massa corporal (IMC – normal para idosos: 23 a 28kg/m^2, segundo a Organização Pan-Americana de Saúde [OPAS, 2002]) isoladamente não promove uma avaliação nutricional fidedigna em idosos. A miniavaliação nutricional (MAN) é uma escala validada e bastante utilizada como ferramenta de rastreio. Incorpora questões importantes, como perda de peso nos últimos 3 meses, hábitos alimentares e medidas antropométricas, como perímetro braquial e perímetro da panturrilha. Classifica o indivíduo como normal, sob risco de desnutrição e desnutrido. A identificação do idoso em risco nutricional oferece a oportunidade de promover uma intervenção antes que ele atinja o estágio de desnutrido.

Ainda como parte da avaliação nutricional, é importante a promoção da saúde bucal, observando o estado de conservação dos dentes, cavidade oral e próteses dentárias com o encaminhamento ao odontólogo para acompanhamento profilático ou terapêutico.

Polifarmácia e medicamentos inapropriados

Parte importante da consulta geriátrica consiste na revisão de todos os medicamentos em uso pelo paciente. O objetivo é identificar a presença de polifarmácia (uso de cinco ou mais medicamentos), medicamentos potencialmente inapropriados, possíveis efeitos adversos, duplicidade terapêutica e cascatas iatrogênicas (uma cadeia de prescrição inadequada na qual um medicamento objetiva tratar o efeito colateral do anteriormente prescrito).

O ideal é que o paciente seja instruído a levar todos os medicamentos em uso para a consulta, não apenas as receitas, o que possibilita uma melhor avaliação da aderência ao tratamento, tornando possível perceber se há drogas em uso que não foram prescritas, duplicidade terapêutica, fitoterápicos, pomadas, colírios e polivitamínicos (que muitas vezes não são considerados medicamentos pelo paciente).

Deve ser feita uma análise criteriosa para avaliação dos medicamentos realmente necessários, averiguando o risco-benefício, o custo para o paciente, os objetivos do tratamento e o tempo necessário para que a medicação apresente benefício em relação à expectativa de vida do paciente. Existem ferramentas para identificar potenciais medicamentos inapropriados (critérios de Beers, critérios STOPP) e para avaliar a prescrição de medicamentos devidamente indicados (critérios START). Outra ferramenta utilizada é o *Medication Appropriateness Index* (MAI), que avalia a adequação da prescrição através de *checklist* com dez elementos: indicação, efetividade, dose, instruções corretas, interações droga-droga, interações droga-doença, duplicidade terapêutica, duração do tratamento e custo (Quadro 2.7).

> **Quadro 2.7** *Medication Appropriateness Index (MAI)*
>
> 1. Há indicação para o uso do medicamento?
> 2. O medicamento é efetivo para a condição?
> 3. A dose está correta?
> 4. As instruções para uso estão corretas?
> 5. As instruções para uso podem ser colocadas em prática?
> 6. Há interações droga-droga clinicamente significativas?
> 7. Há interações entre droga e doença/condição clinicamente significativas?
> 8. Há duplicidade terapêutica desnecessária com outras drogas?
> 9. A duração do tratamento é aceitável?
> 10. Essa droga tem custo acessível? É a opção menos dispendiosa em comparação com outras igualmente efetivas?

Fatores socioambientais

A identificação da rede de apoio social do idoso é um ponto importante da AGA, principalmente em vigência de dependência funcional ou alterações cognitivas. É necessário verificar com quem ele mora, se tem filhos e se há algum representante legal ou cuidador. Convém questionar a respeito de sua rede de apoio social e da qualidade da relação com seus familiares. Mesmo diante de idosos saudáveis e independentes, é importante conhecer o suporte social em caso de doença aguda. A escala de Apgar familiar também pode ser usada nessa avaliação.

Quando o idoso é incapaz de exercer suas atividades civis e financeiras por apresentar problemas cognitivos, é importante orientar a família para que providencie a curatela. Auxilia-se também a família na decisão de institucionalização, quando necessária.

Caso haja um cuidador, deve ser investigado seu nível de estresse. Durante a avaliação e o exame físico, também deve ser mantida a atenção aos sinais de maus-tratos contra os idosos.

Convém estimular a vida social, a participação na comunidade em trabalhos voluntários, exercício da religião e espiritualidade e amizades, visto que, quando bem desenvolvido, o aspecto social evita a solidão, um fator de risco importante para quadros depressivos.

Questões financeiras também são importantes constituintes do planejamento terapêutico para a escolha de medicamentos e em outros aspectos do tratamento.

Também devem ser abordadas questões como a segurança ambiental, principalmente para os idosos com risco de quedas. Adaptações no ambiente, como instalação de barras de apoio e elevação do assento do vaso sanitário, podem ser indicadas para permitir maior nível de independência e segurança. Ainda no que se refere à segurança, na consulta também deve ser avaliado se há risco de o idoso sair de casa sozinho e dirigir veículos automotivos. Esse risco pode ser inferido a partir da entrevista com o cuidador, em caso de relatos de acidentes de carro ou quase acidentes, se as pessoas não se sentem seguras quando a pessoa idosa é a motorista e se esta já se perdeu ao sair sozinha. O risco de acidentes também está relacionado com a evidência de mau desempenho em testes cognitivos que envolvam memória e atenção, como os testes de trilhas B.

Uma questão social importante, e muitas vezes negligenciada, diz respeito à sexualidade. Problemas como redução da libido, dispareunia e disfunção erétil devem ser questionados e manejados.

Além disso, deve ser estimulada a prevenção de doenças sexualmente transmissíveis, as quais são cada vez mais prevalentes nessa faixa etária.

Diretivas antecipadas de vontade

Faz parte da consulta geriátrica a abordagem de temas como finitude e diretivas antecipadas de vontade. Não é necessário o diagnóstico de uma doença ameaçadora para que esse assunto seja tratado. Por meio da documentação das diretivas antecipadas de vontade, o paciente informa seus objetivos de vida, em que possíveis cenários não gostaria que sua vida fosse prolongada de modo artificial, as preferências de tratamento no fim da vida e qual é a escolha de seu representante para os cuidados com a saúde (a pessoa que toma as decisões sobre a saúde caso o paciente não possa se comunicar).

■ ESTRATÉGIAS NA AVALIAÇÃO GERIÁTRICA

A avaliação geriátrica consome tempo, podendo ser realizada em 2 horas ou mais. Por isso, costuma ser dividida em dois ou mais momentos. Algumas clínicas delegam a outros membros da equipe de saúde a coleta de alguns dados por meio de escalas validadas ou se utilizam de questionários aplicados pelos cuidadores ou pelos próprios idosos. A coleta prévia de dados ajuda a otimizar o tempo da consulta, o que direciona a maior parte da consulta para a investigação dos problemas encontrados.

Os questionários pré-consulta podem conter informações como medicamentos em uso, passado médico, *status* funcional, história de quedas, saúde bucal, problemas visuais ou auditivos, incontinência urinária, disfunção sexual e sintomas de depressão. Adota-se a estratégia de treinar um membro da equipe para aplicar escalas validadas antes da consulta para rastreio rápido de condições como déficits sensoriais, incontinência urinária, quedas, transtornos de humor e declínio cognitivo.

A AGA obedece às seguintes etapas (Figura 2.1): coleta de dados mediante avaliação geriátrica; desenvolvimento da lista de problemas; elaboração de um plano de ação com envolvimento de equipe multidisciplinar; implementação das medidas propostas; reavaliação para averiguar se metas de tratamento foram atingidas, e readequação do plano terapêutico.

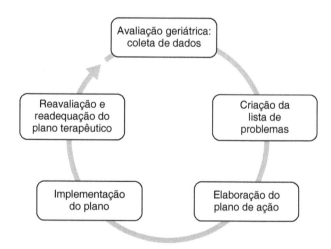

Figura 2.1 Etapas da avaliação geriátrica ampla.

Como opção, seleciona-se o grupo de pacientes que mais terá benefícios com as intervenções propostas após a AGA, uma vez que alguns grupos não se beneficiam da abordagem ampla, como os muito saudáveis (uma ou duas comorbidades, sem polifarmácia, cognição e humor preservados e sem alterações funcionais) ou muito doentes (doenças em fase terminal, demência avançada, dependência funcional completa e institucionalização inevitável).

Após extensa avaliação e diversos testes de rastreio, é criada uma lista de problemas. De acordo com a opinião dos profissionais, do paciente e/ou do cuidador, será criada uma lista com a hierarquização dos problemas segundo o impacto na qualidade de vida e a ameaça à saúde.

Os objetivos do tratamento devem ser específicos, mensuráveis, factíveis, relevantes (para o paciente ou a família) e com prazo estabelecido para serem atingidos.

O plano de ação deverá ser personalizado de acordo com a lista de problemas e com as preferências do paciente e elaborado a partir de objetivos de curto, médio e longo prazo. Se for muito grande o número de recomendações, é necessário priorizar as condutas e deixar outras questões para intervenções futuras. Algumas condutas podem ser mais bem implementadas quando o paciente se apresenta mais estável com relação às suas comorbidades.

A conduta ao final da consulta pode envolver prescrição de medicamentos, desprescrição, solicitação de exames complementares e referência a outros profissionais de saúde. A equipe multiprofissional deve estar ciente dos objetivos traçados e deve se comunicar para alinhar as expectativas de reabilitação e traçar novos objetivos à medida que os anteriores forem alcançados.

Na reavaliação do paciente, busca-se averiguar se as metas estabelecidas foram atingidas e readequar o plano terapêutico às mudanças encontradas no quadro clínico e funcional. Por exemplo, um objetivo de tratamento proposto para um idoso que ficou totalmente dependente nas ABVD e acamado após longo tempo de internamento hospitalar pode ser "voltar a andar em 3 meses". Seu plano terapêutico envolve o encaminhamento a diversos profissionais para sua reabilitação, como nutricionista, terapeuta ocupacional e fisioterapeuta. Em determinado momento, o fisioterapeuta se comunica com a equipe e emite a opinião de que talvez naquele momento o objetivo proposto não seja realista a curto prazo. Assim, no novo plano de tratamento é traçado um novo objetivo a curto prazo de melhora da força dos membros superiores, sendo propostas medidas adaptativas para voltar a se alimentar sem auxílio e controlar o tronco para conseguir se sentar a médio prazo, ao passo que voltar a andar ficaria como um objetivo de longo prazo.

A falha em atingir as metas de tratamento pode ser explicada pela não aderência do paciente ou do cuidador às recomendações, pela falta de recursos para a implementação do plano terapêutico, pela escolha de metas irrealistas, pela perda de continuidade do acompanhamento e pela falta de objetividade, comunicação e estímulo ao autocuidado.

Ao final da consulta geriátrica, exames laboratoriais ou de imagem podem ser solicitados para destrinchar os agravos encontrados ou rastrear doenças neoplásicas ou metabólicas. Os exames de rastreio serão indicados de acordo com os objetivos do tratamento e a expectativa de vida do idoso avaliado.

■ CONSIDERAÇÕES FINAIS

A AGA é um componente essencial do atendimento de excelência em geriatria, a partir da qual são identificados agravos muitas vezes não referidos na consulta clínica padrão e que, se não devidamente tratados, podem levar o idoso a uma curva de fragilidade e perda da qualidade de vida e à morte. O real benefício dessa complexa e extensa avaliação está na identificação dos pacientes que obterão mais benefícios, na elaboração de lista de problemas, na devida implementação do plano terapêutico e no acompanhamento seguindo as metas de tratamento.

Bibliografia

Agência Nacional de Saúde Suplementar. Rol de Procedimentos e Eventos em Saúde. Anexo III – Diretrizes clínicas para cobertura de procedimentos na saúde, 2018.

American Geriatrics Society Beers Criteria® Update Expert Panel. American Geriatrics Society 2019 Updated AGS Beers Criteria® for Potentially Inappropriate Medication Use in Older Adults by the 2019. JAGS 2019; 1-21.

Apolinario D, Lichtenthaler DG, Magaldi RM et al. Using temporal orientation, category fluency, and word recall for detecting cognitive impairment: the 10-point cognitive screener (10-CS). Int J Geriatr Psychiatry 2016 Jan; 31(1):4-12.

Caillet P, Laurent M, Bastuji-Garin S et al. Optimal management of elderly cancer patients: usefulness of the Comprehensive Geriatric Assessment. Clin Interv Aging 2014; 9:1645-60.

Caplan GA, Williams AJ, Daly B, Abraham K. A randomized, controlled trial of comprehensive geriatric assessment and multidisciplinary intervention after Discharge of Elderly from the Emergency Department – The DEED II Study. JAGS 2004; 52:1417-23.

Eamer G, Taheri A, Chen SS et al. Comprehensive geriatric assessment for older people admitted to a surgical service (Review). Cochrane Database of Systematic Reviews 2018, Issue 1.

Ellis G, Gardner M, Tsiachristas A et al. Comprehensive geriatric assessment for older adults admitted to hospital (Review). Cochrane Database of Systematic Reviews 2017, Issue 9.

Ellis G, Whitehead MA, Robinson D, O'Neill D, Langhorne P. Comprehensive geriatric assessment for older adults admitted to hospital: meta-analysis of randomized controlled trials. BMJ 2011;343: d6553.

Hanlon JT, Schmader KE. The medication appropriateness index at 20: where it started, where it has been and where it may be going. Drugs Aging 2013 Nov; 30(11).

Moraes EM, Carmo JA, Moraes FL, Azevedo RS, Machado CJ, Montilla DER. Índice de vulnerabilidade clínico funcional-20 (IVCF-20): reconhecimento rápido do idoso frágil. Rev Saúde Pública 2016;50:81.

O'Mahony D, O'Sullivan D, Byrne S, O'Connor MN, Ryan C, Gallagher P. STOPP/START criteria for potentially inappropriate prescribing in older people: version 2. Age Ageing 2015;44(2):213-8.

Organización Panamericana de la Salud (OPAS). XXXVI Reunión del Comité Asesor de Investigacion esen Salud. Encuesta Multicéntrica Salud Bienestar y Envejecimiento (SABE) en América Latina y El Caribe Informe Preliminar. Kingston, Jamaica – 9-11 de Julio de 2001. Disponível em: http://envejecimiento.csic.es/documentos/documentos/paho-salud-01.pdf. Acesso em 5 de março de 2019.

Pink J, O'Brien J, Robinson L, Longson D, Guideline Committee. Dementia: Assessment, management and support: Summary of updated NICE guidance. BMJ (Online) 2018 June; 361:1-6.

Royal College of Physicians of Ireland. Comprehensive geriatric assessment: a summary. National Clinical Program for Older People Doc Version 1: 2015. Disponível em: https://www.hse.ie/eng/services/publications/clinical-strategy-and-programmes/comprehensive-geriatric-assessment-summary.pdf. Acesso em 8 de fevereiro de 2019.

Shields L, Henderson V, Caslake R. Comprehensive geriatric assessment for prevention of delirium after hip fracture: a systematic review of randomized controlled trials. JAGS 2017; 65(7):1559-65.

Stuck AE, Siu AL, Wieland GD, Adams J, Rubenstein LZ. Comprehensive geriatric assessment: a meta-analysis of controlled trials. Lancet, 1993.

Tatum PE, Talebreza S, Ross JS. Geriatric assessment: An office-based approach. American Family Physician 2018;97(12).

Tufan F, Topcu Y, Bahat G, Karan MA. Limitations of the continence item in Katz activities of daily living scale. Gerontology & Geriatrics: Research 2016; 2(1):1008.

Turner G, Gordon A, Keeble M et al. Comprehensive geriatric assessment toolkit for primary care practitioners. British Geriatrics Society 2019.

Welsh TJ, Gordon AL, Gladman JR. Comprehensive geriatric assessment – a guide for the non-specialist. Int J Clin Pract 2014 March; 68(3):290-3.

Yesavage JA, Brink TL, Rose TL et al. Development and validation of a geriatric depression screening scale: A preliminary report. Journal of Psychiatric Research 1983; 17:37-49.

Uso de Instrumentos de Avaliação de Funcionalidade

Hugo Moura de Albuquerque Melo
Helka Juliane Fernandes da Silva
Mariana Maria Moura Montenegro

CAPÍTULO 3

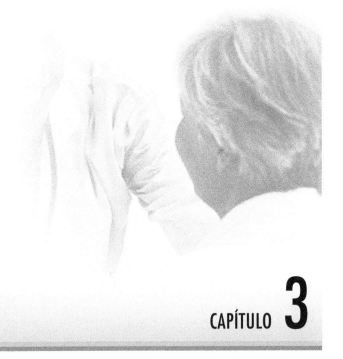

■ CAPACIDADE FUNCIONAL COMO PARADIGMA DE SAÚDE DO IDOSO

O envelhecimento populacional nas últimas décadas tem se tornado um fenômeno relevante para o Poder Público e a sociedade civil. No Brasil, tem aumentado o número de indivíduos na faixa etária dos 60 anos, passando de 14,2 milhões em 2000 para 19,6 milhões em 2010 e com a expectativa de 41,5 milhões em 2030 e 76,3 milhões em 2060. Considerando esses dados, urge a necessidade de uma atenção eficaz para lidar com uma população envelhecida que possa reinventar suas trajetórias de vida com vistas a uma experiência de velhice positiva.

Dentre as características identificadas no envelhecimento, ressaltam-se aquelas que decorrem de limitações físicas e cognitivas. Essas limitações trazem consigo dificuldades de adaptação ao meio e a suscetibilidade a danos patológicos que podem levar à morte. Entende-se esse processo como uma diminuição da capacidade do corpo em manter a homeostase nas situações de sobrecarga funcional.

A capacidade funcional é definida como o potencial que os idosos apresentam para decidir e atuar no cotidiano, pois mensura a autonomia e a independência.

A autonomia é considerada a capacidade individual de decisão e comando sobre as próprias ações. Já a independência se refere à realização de atividades com os próprios meios e está ligada à execução a partir de suas habilidades físicas.

Compreende-se, portanto, que, mesmo sem o adoecimento, o envelhecer envolve algum grau de perda funcional compatível com a fisiologia da senescência.

Por isso, o conceito de capacidade funcional surge como um indicador de saúde adequado para a pessoa idosa, já que considera o grau de funcionalidade do indivíduo em vez da presença ou ausência de doença.

Nos serviços de saúde destinados à população idosa, é comum a avaliação funcional que objetiva, no processo terapêutico, a manutenção da autonomia e do máximo de independência possível associada à melhora da qualidade de vida. Isso só poderá ser obtido por meio de uma avaliação gerontológica abrangente, que tem a finalidade de atuar sobre o desempenho físico, cognitivo, afetivo e social.

Entende-se, pelo exposto, que o conhecimento da capacidade funcional é paradigmático na condução clínica do idoso, tendo em vista um planejamento de cuidado integral e de qualidade.

■ O PAPEL DOS INSTRUMENTOS DE FUNCIONALIDADE NA PRÁTICA GERIÁTRICA E GERONTOLÓGICA

A capacidade funcional como a aptidão do idoso para realizar tarefas torna possível cuidar de si e ter uma vida independente. Desse modo, a investigação da funcionalidade desse paciente, determinada pelo grau de autonomia e independência, é peça fundamental na condução clínica dessa população.

A avaliação funcional é tida como estratégica pela Política Nacional de Saúde da Pessoa Idosa no Brasil, que considera a relevância desse conhecimento na determinação do grau de dependência da pessoa idosa e dos tipos de cuidados que precisarão ser planejados.

Considera-se importante o fato de os sistemas de saúde levarem em conta a multidimensionalidade da capacidade funcional, relacionando-a à interação de fatores como questões de saúde física e mental, aspectos comportamentais e determinantes sociais de saúde com vistas à melhoria das condições de saúde e qualidade de vida.

Na área da saúde, a avaliação da capacidade funcional é essencial para a escolha do melhor tipo de intervenção e monitoração do estado clínico-funcional dos idosos. Cabe ressaltar que a perda da independência e autonomia se refere mais a um indicador da consequência de um processo de doença que a uma medida de incapacidade ou de morbidade específica.

Assim, a avaliação funcional de uma população é importante para a detecção de fatores de risco modificáveis relacionados com a morbimortalidade. A perda da funcionalidade, avaliada por meio de índices de atividades de vida diária (AVD), estaria, assim, relacionada com o aumento do risco de mortalidade em idosos.

Desse modo, a capacidade funcional deve ser compreendida em uma abordagem global, na qual se buscam acessar vários atributos pessoais mediante a aplicação de testes frequentemente classificados por escores numéricos.

Assim, é imprescindível conhecer a capacidade funcional de um ente investigado para detectar com mais exatidão a influência de aspectos significativos dos contextos vigentes na expressão da funcionalidade cotidiana.

■ ENTENDENDO AS ATIVIDADES DE VIDA DIÁRIA E SUAS ESCALAS

As AVD constituem um conjunto de atividades realizadas por uma pessoa que lhe permita viver de maneira autônoma, bem como ser integrada em seu ambiente, cumprindo papéis sociais para conservar sua saúde e interagir com o ambiente. Essas atividades podem ser divididas em três grupos, de acordo com o nível de complexidade: atividades básicas de vida diária (ABVD), atividades instrumentais de vida diária (AIVD) e atividades avançadas de vida diária (AAVD).

Inicialmente descritas por Katz (1963), as ABVD são as principais atividades de uma pessoa que visam ao autocuidado e à mobilidade. São fundamentais para a manutenção da autonomia e da independência e tornam possível viver sem a ajuda constante de outros. Essas atividades se referem às funções de comer, controlar o esfíncter, usar o banheiro, higiene pessoal, vestir-se, tomar banho e capacidade de movimento (transferência, passear, subir e descer escadas e a capacidade de usar uma cadeira de rodas etc.).

As AIVD, descritas por Lawton e Brody (1969), permitem que uma pessoa se adapte ao ambiente e estabelecem relação entre o domicílio e o meio externo. Implicam um nível mais complexo de atividade humana e, por essa razão, dependem mais de outras áreas envolvidas na saúde (cognitivas, afetivas e meios sociais) que as ABVD. São considerados AIVD: uso do telefone, fazer compras, preparar comida, limpeza, lavar roupa, usar meios de transporte e controlar medicamentos e dinheiro.

Finalmente, as AAVD são relativamente novas e se caracterizam por atividades mais complexas que as instrumentais. São atividades associadas ao desempenho de papéis sociais, ao lazer e às atividades produtivas. Estão relacionadas com o controle dos ambientes físico e social e permitem que o indivíduo desenvolva seu próprio papel social, mantenha boa saúde mental e desfrute de excelente qualidade de vida. Consideram-se AAVD: atividade física, trabalho, jardinagem, atividades sociais, *hobbies* e viagens.

A avaliação das AVD extrapola o diagnóstico orgânico, anatômico e psiquiátrico, tornando possível uma compreensão mais ampla das necessidades da pessoa idosa. Revela-se como uma tentativa sistematizada de mensurar se um indivíduo está desempenhando as tarefas e as atividades necessárias para o cumprimento de seus papéis sociais em diversas áreas, como integridade física, automanutenção, estado intelectual e emocional, atividades sociais e atitude em relação a si próprio. Essa avaliação possibilita descrever habilidades e limitações da pessoa idosa no desempenho das atividades em diferentes contextos.

As literaturas nacional e internacional descrevem uma grande variedade de instrumentos de avaliação padronizados que devem ser escolhidos pelos profissionais de saúde, dependendo do propósito. O uso de escalas de avaliação funcional favorece a exploração da deterioração física e psíquica do sujeito e torna possível avaliar o estado funcional de maneira mais confiável, possibilitando a detecção de uma possível deterioração em maior ou menor grau.

Esses instrumentos permitem observar as áreas de deficiência que exigem reabilitação, assistência específica ou atenção voltada para a prevenção de agravos. A escala de avaliação funcional ideal é aquela que, sendo de fácil aplicação, reflete o estado físico, psíquico, emocional e social do paciente com precisão suficiente para indicar intervenção terapêutica, embora se saiba que, na prática, nenhum instrumento é perfeito nesse nível.

A escala mais apropriada irá favorecer uma visão mais objetiva a respeito da condição do paciente e da conclusão clínica. Além disso, se a escala for numérica, possibilitará quantificar o grau ou o nível de independência/dependência. Assim, é possível obter uma detecção objetiva do grau de deterioração em cada caso por meio de uma avaliação rápida. O uso é imediato e prático, promovendo a detecção de incapacidades não observadas em uma avaliação de rotina.

Dentre os inúmeros protocolos existentes, destacam-se o índice de Katz (Quadro 3.1), a escala de atividades instrumentais de vida diária de Lawton (Quadro 3.2), o questionário de atividades funcionais de Pfeffer (*Functional Activities Questionnaire* [FAQ] – Quadro 3.3) e o índice de Barthel (Quadro 3.4), em virtude de sua ampla utilização na literatura, assim como na prática clínica.

Quadro 3.1	Descrição das principais características – Índice de Katz
Objetivo	Avaliar a independência funcional das pessoas idosas no desempenho das ABVD
Itens	6
Atividades	Tomar banho Vestir-se Uso do vaso sanitário Transferência Continência Alimentação
Referência	Katz e cols., 1963
Aplicação	Profissional
Avaliação dos resultados	As pessoas idosas são classificadas como independentes ou dependentes no desempenho de seis funções a partir da utilização de um questionário padrão
Observações em relação à conduta	Para os idosos mais dependentes, caberá a criação de um plano de cuidados dirigido ao autocuidado, assim como iniciativas que visem à melhor qualidade de vida do idoso. Há também a indicação de se avaliar a necessidade de um cuidador formal ou informal para auxiliar o idoso em suas atividades básicas

Quadro 3.2 Descrição das principais características da escala para avaliação das AIVD segundo Lawton e Brody	
Objetivo	Avaliar o desempenho funcional da pessoa idosa em termos de atividades instrumentais que possibilita que ela mantenha uma vida independente
Itens	9
Atividades	Uso do telefone Uso de transporte Fazer compras Preparar refeições Arrumar a casa Trabalhos manuais domésticos Lavar e passar a roupa Tomar medicações Cuidar das finanças
Referência	Lawton, Brody, 1969
Aplicação	Profissional
Avaliação dos resultados	As pessoas idosas são classificadas como independentes ou dependentes no desempenho de nove funções. Para cada questão, a primeira resposta significa independência, a segunda, dependência parcial ou capacidade com ajuda, e a terceira, dependência. A pontuação máxima é de 27 pontos. Essa pontuação serve para o acompanhamento da pessoa idosa, tendo como base a comparação evolutiva. As questões 4 a 7 podem ter variações conforme o sexo e podem ser adaptadas para atividades como subir escadas ou cuidar do jardim
Observações em relação à conduta	Em geral, as AIVD são atingidas antes da ABVD. A partir de detecção de incapacidades nas atividades instrumentais, as básicas devem ser observadas para analisar a presença de comprometimento e estabelecer a situação real da funcionalidade do paciente idoso

Quadro 3.3 Descrição das principais características do questionário de atividades funcionais de Pfeffer (FAQ)	
Objetivo	Identificar prejuízos no desempenho das AIVD em indivíduos com suspeita de demência
Itens	10
Atividades	Cuidar do dinheiro Fazer compras Esquentar água Preparar comida Manter-se a par dos acontecimentos e do que se passa na vizinhança Prestar atenção, entender e discutir um programa de rádio, televisão ou um artigo do jornal Lembrar de compromissos e acontecimentos familiares Administrar medicação Andar pela comunidade Ficar sozinho em casa
Referência	Pfeffer e cols., 1982
Aplicação	Profissional/cuidador
Avaliação dos resultados	O FAQ é uma ferramenta diagnóstica para distinguir indivíduos com o envelhecimento típico daqueles com demência por meio de um melhor balanço entre sensibilidade e especificidade (0,85 e 0,81, respectivamente) quando comparada com a escala de Lawton e Broody (0,57 e 0,92, respectivamente). A pontuação da FAQ varia de 0 a 30; quanto menor a pontuação obtida pelo indivíduo, maiores sua independência e autonomia. Seu uso tem se expandido em nosso meio, e traduções informais e versões baseadas nesse questionário vêm sendo utilizadas em contexto clínico e de pesquisa, visto que apenas recentemente esse instrumento foi adaptado para o contexto brasileiro
Observações em relação à conduta	A avaliação pode ser aplicada juntamente com um instrumento de rastreio cognitivo. Isso facilitará a determinação do diagnóstico e auxiliará o estabelecimento de estratégias para facilitar o dia a dia do idoso

Quadro 3.4 Descrição das principais características do índice de Barthel	
Objetivo	Inicialmente desenvolvido para monitorar o desempenho de pacientes internados por tempo prolongado, antes e depois do tratamento, e para indicar os cuidados de saúde necessários, seu objetivo é avaliar a independência funcional do idoso com base nas ABVD (mobilidade, cuidado pessoal, locomoção e eliminações) e identificar prejuízos no desempenho das AIVD em indivíduos com suspeita de demência
Itens	10
Atividades	Alimentação Banho Vestuário Higiene pessoal Eliminações intestinais Eliminações vesicais Uso do vaso sanitário Passagem cadeira-cama Deambulação Escadas
Referência	Mahoney, Barthel, 1965
Aplicação	Profissional/autopreenchimento
Avaliação dos resultados	Cada item da avaliação é pontuado de acordo com o desempenho do paciente em realizar tarefas de maneira independente (10 pontos), com alguma ajuda (5 pontos) ou de modo dependente (0 ponto). Uma pontuação geral é formada, atribuindo-se pontos em cada categoria, a depender do tempo e da assistência necessária a cada paciente. A pontuação varia de 0 a 100, e as pontuações mais elevadas indicam maior independência. O sistema de valores do instrumento, em cada item, reflete a importância relativa de cada tipo de incapacidade, de acordo com os cuidados necessários e a capacidade de vivência social da pessoa avaliada
Observações em relação à conduta	Os cuidados necessários serão direcionados de acordo com os itens que demonstrarem dependência do idoso em realizar a atividade

Quanto maior o comprometimento da saúde do idoso, maior a necessidade de um teste mais sensível. O profissional de saúde, ao selecionar um instrumento de avaliação, deve considerar o contexto de vida da pessoa idosa, se a avaliação é inicial ou de acompanhamento e se o instrumento é padronizado para a população idosa brasileira. Assim, cabe ao profissional, a partir das evidências científicas e de sua experiência clínica, eleger o instrumento mais adequado a cada idoso no momento da avaliação.

■ CONSIDERAÇÕES FINAIS

Na população idosa, quando a capacidade funcional é adotada para o direcionamento do plano de cuidados, obtém-se mais precisão na avaliação do desempenho e melhor direcionamento das condutas planejadas.

Assim, cabe aos profissionais da geriatria e gerontologia difundir esses conceitos e práticas relacionados com a capacidade funcional de modo a popularizá-los também entre os não especialistas e com isso melhorar a avaliação e a assistência aos pacientes idosos.

Bibliografia

Assis MG, Barreto KML, Assis LO. Terapia ocupacional em gerontologia. In: Freitas EV, Py L. Tratado de geriatria e gerontologia. 4. ed. Rio de Janeiro: Guanabara Koogan, 2016: 3138-52.

Barbosa BR, Almeida JM, Barbosa MR, Rossi-Barbosa LAR. Avaliação da capacidade funcional dos idosos e fatores associados à incapacidade. Ciência & Saúde Coletiva 2014; 19(8):3317-25.

Brasil. Instituto Brasileiro de Geografia e Estatística (IBGE). Mudança demográfica no Brasil no início do século XXI: subsídios para as projeções da população. Rio de Janeiro, 2015.

Brasil. Ministério da Saúde. Departamento de Atenção Básica. Envelhecimento e saúde da pessoa idosa. Política Nacional de Saúde da Pessoa Idosa. Brasília: Ministério da Saúde, 2006.

Crepeau EB, Schell BAB. Analisando ocupações e atividades. In: Crepeau EB, Cohn ES, Schell BAB (eds.). Willard e Spackman – Terapia ocupacional. 11. ed. Rio de Janeiro: Guanabara Koogan, 2011:363-78.

Deví J. The scales of functional assessment of Activities of Daily Living in geriatrics. Age and Ageing 2018; 47:500-2.

De Vriendt P, Mets T, Petrovic M, Gorus E. Discriminative power of the advanced activities of daily living (a-ADL) tool in the diagnosis of mild cognitive impairment in an older population. Int Psychogeriatr 2015; 27:1419-27.

Dias EG, Duarte YAO, Almeida MHM, Lebrão ML. Caracterização das atividades avançadas de vida diária (AAVD): um estudo de revisão. Rev Terapia Ocupacional da Universidade de São Paulo 2011; 22(1): 45-51.

James AB. Atividades de vida diária e atividades instrumentais de vida diária. In: Crepeau EB, Cohn ES, Schell BAB (eds.). Willard e Spackman – Terapia ocupacional. 11. ed. Rio de Janeiro: Guanabara Koogan 2011:546-87.

Katz S, Ford AB, Moskowitz RW, Jackson BA, Jaffe MW. Studies of illness in the aged. The index of ADL: a standardized measure of biological and psychosocial function. JAMA 1963; 185:914-9.

Ladeira JS, Maia BDC, Guimarães AG. Principais alterações anatômicas no processo de envelhecimento. In: Dantas EHM, Santos CAS (org). Aspectos biopsicossociais do envelhecimento e a prevenção de quedas na terceira idade. Santos-Joaçaba: Editora Unoesc, 2017:47-70.

Lawton MP, Brody EM. Assessment of older people: self-maintaining and instrumental activities of daily living. Gerontologist 1969; 9:179-86.

Lo AX, Donnelly JP, McGwin G Jr G, Bittner V, Ahmed A, Brown CJ. Impact of gait speed and instrumental activities of daily living on all--cause mortality in adults ≥65 years with heart failure. Am J Cardiol 2015; 115:797-801.

Mahoney FI, Barthel DW. Functional evaluation: the Barthel Index. Md State Med J 1965; 14:61-5.

Miranda GMD, Mendes ACG, Silva ALA. O envelhecimento populacional brasileiro: desafios e consequências sociais atuais e futuras. Rev Bras Geriatr Gerontol 2016; 19(3):507-19.

Ogama N, Sakurai T, Nakai T et al. Impact of frontal white matter hyperintensity on instrumental activities of daily living in elderly women with Alzheimer disease and amnestic mild cognitive impairment. PLoS Med 2017; 12(3): e0172484.

Pereira GN, Bastos GAN, Duca GFD, Bós AJG. Indicadores demográficos e socioeconômicos associados à incapacidade funcional em idosos. Cad Saúde Pública 2012; 28(11):2035-42.

Pfeffer RI, Kurosaki TT, Harrah CH Jr, Chance JM, Filos S. Measurement of functional activities in older adults in the community. Journal of Gerontology, Washington 1982; 37(3):323-9.

Pilger C, Menon MU, Mathias TAF. Capacidade funcional de idosos atendidos em unidades básicas de saúde do SUS. Rev Bras Enferm 2013; 66(6):907-13.

Santos GS, Cunha ICKO. Avaliação da Capacidade Funcional de idosos para o desempenho das Atividades Instrumentais da Vida Diária: um estudo na Atenção Básica em Saúde. R Enferm Cent O Min 2013; 3(3):820-8.

Exame Físico do Idoso

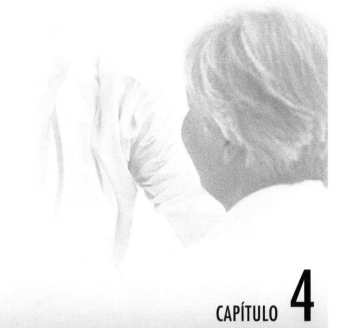

Thaysa Fernanda de Carvalho Rodrigues
Maria do Carmo Lencastre de Menezes e Cruz Dueire Lins

CAPÍTULO 4

■ INTRODUÇÃO

Na população idosa, a fisiologia e a fisiopatologia de doenças no envelhecimento revelam apresentações clínicas diferentes, imprecisas e atípicas. A concomitância de doenças torna mais complexos o exame físico e o diagnóstico. O geriatra precisa conhecer as particularidades das doenças do adulto e do idoso para identificar, nesse *continuum* de mudanças, o que é fisiológico e o que é patológico.

Dificuldades na avaliação do idoso decorrem de problemas de comunicação, sinais e sintomas inespecíficos, multimorbidade e iatrogenia.

A máxima "a clínica é soberana" ainda é um elemento norteador da prática diária, porém novos recursos tecnológicos têm sido agregados ao exame clínico, promovendo maior eficiência (Figura 4.1).

A avaliação do idoso envolve vários domínios: médico, mental, funcional, ambiental e preferências de cuidado. O geriatra deve adotar alguns cuidados no momento de examinar o paciente idoso (Quadro 4.1).

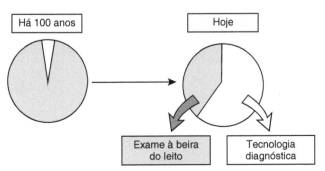

Figura 4.1 Evolução do diagnóstico padrão. (Adaptada de MacGee, 2018.)

Quadro 4.1 Boas práticas do geriatra no exame físico

Demonstrar empatia, respeito e interesse pela pessoa humana

Ouvir e valorizar primeiro as queixas do paciente e depois as do acompanhante

Analisar o acompanhante quanto a relacionamento, cuidado e ambiente

Lembrar-se de maus-tratos quando as queixas não são compatíveis com o exame físico

Conversar de frente para o paciente para que ele possa fazer leitura labial/mímica

Examinar todas as regiões envolvidas nas queixas

Pensar em iatrogenia

Solicitar a cooperação ativa do paciente no exame, o que torna possível avaliar a função e respeitar a autonomia

■ EXAME DO ESTADO GERAL, ANTROPOMETRIA E SINAIS VITAIS

O exame do estado geral é subjetivo e analisa o idoso de maneira global, levando em consideração elementos como atitude, estado físico, higiene, fácies, nutrição, trofismo, postura, marcha, autonomia e sinais de doença aguda ou cronicidade.

Observar o paciente ao entrar e se sentar no consultório torna possível identificar grandes síndromes geriátricas, como déficit cognitivo, instabilidade motora, fragilidade, incontinência, multimorbidade, dependência, vulnerabilidade e maus-tratos. Esses quadros representam risco de morbidade e mortalidade e devem ser investigados, assim como sua possível relação com polifarmácia e iatrogenia.

O registro de peso, altura e índice de massa corporal (IMC) é obrigatório no idoso, possibilitando a avaliação do *status*

Quadro 4.2 Classificação nutricional segundo o *Nutrition Screening Initiative* e o Sistema de Vigilância Alimentar e Nutricional (SISVAN)	
Baixo peso	IMC < 22kg/m²
Eutrofia	IMC entre 22 e 27kg/m²
Sobrepeso	IMC > 27kg/m²

IMC: índice de massa corporal.

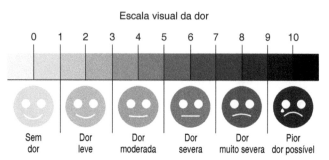

Figura 4.2 Escala visual analógica, numérica e de faces – veja encarte colorido. (Adaptada de MacGee, 2018.)

Quadro 4.3 Avaliação da dor em pacientes com dificuldade de comunicação	
Expressão verbal	**Expressão facial**
Chorar, gritar, gemer, sons e palavras sem sentido, vocalizações, ficar quieto	Caretas, fechar os olhos, face de preocupação, dor, abstração
Expressão comportamental	**Expressão física**
Piora da confusão mental, balançar, tremer, agitação, pular ao ser tocado, apontar para região do corpo	Frieza, palidez, sudorese, alteração de cor da pele, alteração de sinais vitais (aumento da frequência cardíaca, frequência respiratória e pressão arterial)

nutricional e a indicação de intervenções clínicas e medicamentosas, bem como o acompanhamento do idoso. Com o envelhecimento há mudança na composição corporal (mais gordura, menos água e menos massa magra) e na distribuição da gordura corporal com predomínio no abdome.

O sobrepeso tem prevalência bastante expressiva em idosos, devendo ser investigada a obesidade sarcopênica. Idosos longevos tendem a ter peso mais baixo associado a déficit nutricional. Os pontos de corte para o IMC em pacientes idosos diferem dos adotados para os jovens (Quadro 4.2).

Os sinais vitais devem ser aferidos e registrados. O controle da temperatura tem sua regulação alterada com o envelhecimento. Temperaturas normais não afastam patologias infecciosas e inflamatórias. Hipertermia e hipotermia, quando presentes, têm maior significado patológico. O pulso e a frequência respiratória são indicadores muito sensíveis da presença de doenças agudas, tanto localizadas como sistêmicas. A pressão arterial deve ser aferida nos dois braços, nas posições sentada e ortostática, para identificar hipotensão postural, importante fator de risco para quedas. A dor é um sintoma de alta prevalência no idoso e, se não referida espontaneamente, deve ser investigada e qualificada em virtude do grande impacto na qualidade de vida do paciente. As escalas visual analógica, numérica e de faces são instrumentos simples para avaliação da dor (Figura 4.2).

Instrumento específico para pacientes com déficit cognitivo, a *Pain Assessment Checklist of Seniors with Limited Ability to Comunicate* (PACSLAC) é uma escala de dor validada no Brasil, estruturada, de fácil compreensão e aplicada em 7 a 10 minutos. Os sinais e sintomas indicativos de dor estão organizados em quatro áreas: expressões faciais, atividades/movimentos corporais, social/personalidade/humor e outros (Quadro 4.3).

■ FACE

- **Face:** na inspeção, devem ser identificados tumores, lesões, inflamações e secreções. Na palpação, procura-se por tumores, dor, sinais flogísticos e características da pele, músculos e ossos.

- **Nariz:** alterações: lesões cutâneas (câncer, queratoses), deformidades e obstrução nasal. A perda do olfato está vinculada a causas neurológicas e locais.
- **Olhos:** alterações: ectrópio (eversão da pálpebra) e entrópio (inversão da pálpebra com risco de lesão de córnea pelos cílios). A flacidez das pálpebras superiores pode impedir a abertura completa dos olhos, necessitando correção cirúrgica. O arco senil, muito frequente, consiste em um arco esbranquiçado em volta da íris, mas não tem significado patológico. Olho seco é frequente e se associa ao fato de piscar menos, podendo causar irritação da conjuntiva. Alterações de fundo de olho (diabetes e hipertensão) são difíceis de avaliar em razão da miose do idoso e da catarata.
- **Ouvido:** com o envelhecimento, o pavilhão auricular aumenta de tamanho e surge a prega no lobo da orelha. Passa a haver dificuldade em discriminar os sons (otosclerose). Em caso de surdez, convém verificar a presença de tampão de cera e outras queixas associadas, como secreções, infecções ou lesões cutâneas.
- **Cavidade oral:** algumas queixas referidas pelo paciente podem indicar a necessidade de avaliação mais cuidadosa da cavidade oral (Quadro 4.4). O exame começa com a inspeção dos lábios, podendo ser encontrados movimentos orofaciais e bucolinguais em pacientes com quadros demenciais e em uso de antipsicóticos.

A má adaptação das próteses dentárias tem impacto na qualidade de vida e no estado nutricional do idoso. Por isso, deve ser solicitada a retirada das próteses e avaliada a cavidade oral em busca de lesões de mucosa, língua, vestíbulo, palatos mole e

Quadro 4.4 Queixas que tornam necessária a investigação da cavidade oral
Queixas significativas relacionadas com lesões em orofaringe
Mudança de hábitos alimentares
Preferência por alimentos tenros e pastosos
Acúmulo de alimentos em orofaringe
Agitação e recusa à higiene oral
Odinofagia
Agitação e recusa alimentar
Perda de peso
Dificuldade e desconforto ao mastigar
Dificuldade e desconforto ao deglutir
Mau hálito, boca seca, ardência bucal, sangramento gengival

duro, alterações dos elementos dentários e seu estado de conservação. Higiene precária, fraturas dentárias, cáries, periodontite, estomatite e hiperplasia inflamatória são frequentes.

A maior parte das alterações em mucosa oral do idoso é benigna. A candidíase é a mais comum e pode se apresentar nas formas pseudomembranosa e eritematosa. Consiste em placas esbranquiçadas em língua, mucosa jugal e gengivas removíveis com o uso de gaze ou paletas, evidenciando uma base eritematosa. Aftas são menos prevalentes após os 50 anos de idade. Na xerostomia, a perda de salivação pelos cantos da boca (flacidez cutânea) e o déficit de vitaminas podem determinar o aparecimento de queilite angular.

A avaliação da língua pode evidenciar glossite e atrofia de mucosa sugestiva de anemia e deficiências vitamínicas. Auxilia também o diagnóstico de doença neurológica por meio de testes dos nervos cranianos: glossofaríngeo, vago e acessório.

O câncer bucal, na maioria das vezes, é precedido por lesões que podem ser detectadas precocemente durante o exame clínico. Lesões de mucosa oral com potencial de malignidade devem ser detectadas também precocemente e classificadas de acordo com a cor. As lesões brancas se caracterizam pelo tom acinzentado e esbranquiçado, sendo as principais: leucoplasias, líquen plano e queratose actínica. Já as lesões vermelhas se apresentam mais avermelhadas que a mucosa oral normal. As eritroplasias são consideradas de risco maior e, por isso, o paciente deve ser prontamente encaminhado ao especialista para o diagnóstico diferencial correto.

■ PELE E FÂNEROS

O envelhecimento cutâneo apresenta um componente intrínseco, relacionado com a idade do indivíduo e sua genética, e um extrínseco, associado à ação de fatores externos sobre a pele, como agentes químicos, exposição solar e tabagismo.

O envelhecimento cutâneo se manifesta clinicamente como pele seca, enrugada e flácida, além de presença de neoplasias benignas. Enquanto as alterações cutâneas próprias do envelhecimento intrínseco são sutis (flacidez, rugas finas), o fotoenvelhecimento da pele se caracteriza por espessura aumentada, rugas mais profundas, melanose solar, tonalidade amarelada, telangiectasias e uma diversidade de lesões benignas, pré-malignas e malignas (Quadro 4.5).

As neoplasias cutâneas benignas são muito frequentes. Hemangiomas rubis, queratose seborreica, melanose solar e lentigos surgem na vida adulta e aumentam com o tempo, tornando-se numerosos após os 65 anos de idade.

A *queratose seborreica* pode surgir como lesões papulosas ou planas, de cores e tamanhos variados, usualmente múltiplas, que são consideradas marcadores do envelhecimento cutâneo intrínseco. Caracterizam-se por pápulas circunscritas, geralmente elevadas, verrucosas ou de textura graxenta, com cores que variam do castanho acinzentado ao castanho-escuro. Existem variações desse tipo de lesão, como a papulose *nigra*, que ocorre em mulheres negras com predisposição familiar. A queratose não apresenta potencial de malignidade.

Os *hemangiomas rubis* ou nevos rubis são tumores vasculares benignos que aparecem como pequenas pápulas angiomatosas, múltiplas, geralmente no tronco.

Com o avançar da idade, há aumento das neoplasias malignas de pele, incluindo o melanoma.

Lesão pré-maligna mais comum em idosos, a *queratose actínica* é atualmente considerada carcinoma espinocelular (CEC) *in situ* e afeta mais de 50% dos idosos de pele clara em países de clima tropical e subtropical. As lesões surgem em áreas fotoexpostas e se caracterizam por máculas ou pápulas eritematosas a eritematoacastanhadas com escamas grosseiras que acometem face, antebraços, pernas, colo, orelhas e couro cabeludo.

O *carcinoma basocelular* (CBC) é o tumor cutâneo mais frequente, atingindo pico de incidência aos 70 anos. Apresenta-se como pápula perlácea infiltrada ou lesão eritematodescamativa infiltrativa que se distribui preferencialmente em cabeça e pescoço.

O *carcinoma espinocelular* (CEC) tem apresentação clínica variável, podendo se apresentar como pequenas lesões ulceradas até lesões vegetantes. Raramente, pode surgir a partir de lesões benignas crônicas, como úlcera em membros inferiores ou lesão por pressão (úlcera de Marjolin), cisto pilonidal ou osteomielite.

Todos os tipos de melanoma têm aumento de incidência com a idade, mas o *lentigo melanoma* caracteristicamente aparece após os 60 anos em áreas fotoexpostas. Os idosos, especialmente do sexo masculino, costumam apresentar lesões mais extensas que aquelas encontradas no jovem no momento do diagnóstico, o que pode ser justificado pela dificuldade em realizar o autoexame e porque muitas surgem a partir de lesões benignas existentes em número variado na pele.

A *xerose cutânea* ou *asteatose* implica o ressecamento intenso da pele e acomete quase todos os idosos. Em geral, é acompanhada da queixa de prurido, que costuma ser exacerbado no inverno em razão da baixa umidade, dos banhos quentes e do uso de substâncias irritantes na pele.

A *dermatite seborreica* é uma doença crônica comum em idosos, usualmente acompanhada de doenças neurológicas, como doença de Parkinson, siringomielia ou trauma medular, podendo surgir ainda como efeito colateral de neurolépticos. Em indivíduos com HIV-AIDS, o quadro pode ser mais exuberante. Apresenta-se como lesões eritematodescamativas que acometem face (glabela, sulco nasogeniano, pálpebras, área da barba), couro cabeludo e regiões supraesternal, retroauriculares e interescapulares.

A *dermatite amoniacal* ou *dermatite de fraldas* pode ocorrer em idosos com incontinência urinária e/ou fecal em virtude do contato prolongado com a urina ou da fricção da pele úmida contra a fralda. Pode ocorrer infecção secundária fúngica (candidíase), bacteriana (impetigo) ou viral (herpesvírus).

Úlceras crônicas de diferentes etiologias são mais frequentes em idosos, principalmente as decorrentes de insuficiência venosa crônica. Outras causas são diabetes, doença arterial periférica, neuropatias, decúbito prolongado na mesma posição (acarretando lesões por pressão que surgem em áreas de

Quadro 4.5 Tumores cutâneos mais comuns no idoso

Benignos	Malignos
Queratose seborreica	Carcinoma basocelular (CBC)
Melanose solar	Carcinoma espinocelular (CEC)
Lentigo solar	Melanoma
Nevo rubi	Sarcoma de Kaposi clássico
Lago venoso	Tumor de células de Meckel
Nevo melanocítico	Angiossarcoma

Fonte: adaptado de Moriguti e cols., 2012.

proeminências ósseas), trauma ou após infecções cutâneas. As características essenciais devem ser observadas: localização, tamanho, forma, superfície, base, bordas e condições dos tecidos circundantes, sempre buscando a causa de base.

Com relação aos fâneros, cabelos e pelos têm volume e diâmetro diminuídos em ambos os sexos. Pode ocorrer aumento da pilificação facial em mulheres idosas. Os cabelos perdem sua coloração, resultando em canície (cabelos brancos).

As onicodistrofias (alteração nas características das unhas) também são frequentes e costumam ser confundidas com onicomicoses, já que em ambas ocorrem aumento da espessura das unhas e hiperqueratose. As unhas dos dedos dos pés podem se apresentar distróficas por traumatismos locais repetidos ou por alterações ortopédicas que se agravam com a idade, como a osteoartrose.

■ SISTEMA RESPIRATÓRIO

Com o envelhecimento, o tórax sofre aumento da cifose (ângulo > 40 graus) associado à redução dos espaços intervertebrais e doenças degenerativas da coluna torácica e lombar, especialmente em mulheres com osteoporose. As fraturas de coluna torácica e lombar causam desvios de coluna, protrusão abdominal e dor. Abdome muito volumoso e passado de plástica de abdome podem aumentar a pressão abdominal, dificultando a ventilação. Fragilidade e sarcopenia também são frequentes. Todos esses fatores influenciam e prejudicam a dinâmica ventilatória.

As vias aéreas superiores devem ser pérvias para o funcionamento adequado. Obstruções podem ser causadas por deformidades, congestão ou corpos estranhos. Ruídos como cornagem podem ser causados por obstrução de vias áreas superiores com a presença de corpo estranho (próteses ou alimentos).

A observação dos movimentos inspiratórios e expiratórios, do uso de musculatura acessória e do padrão respiratório torna possível estabelecer vários diagnósticos. Frequência respiratória > 24 incursões por minuto é um indicador patológico tanto de patologias pulmonares como de doença cardiovascular e quadros sistêmicos (sepse e distúrbios metabólicos).

São frequentes crepitantes finos em bases pulmonares que mudam com a inspiração, assim como roncos que desaparecem com a tosse. Não têm significado clínico por também estarem presentes em pacientes normais (baixa especificidade para doença cardiorrespiratória).

Doenças sistêmicas, como infecções, distúrbios metabólicos e insuficiência cardíaca, podem ter taquipneia, dispneia, broncoespasmo e tosse como primeiros sinais. A taquipneia costuma anteceder o diagnóstico clínico de infecção respiratória em 3 a 4 dias.

Assimetria no exame do tórax e área maciça ou timpânica associadas a desconforto respiratório muitas vezes necessitam de ultrassom ou radiografia para fechar um diagnóstico. As apresentações atípicas e paucissintomáticas são muito frequentes no paciente idoso.

Ruídos hidroaéreos em hemitórax esquerdo falam a favor de hérnia de hiato. Com frequência, tosse seca é decorrente de refluxo gastroesofágico e do uso de medicamentos (inibidores da enzima conversora de angiotensina e amiodarona).

Tabagistas ativos ou passivos podem desenvolver doença pulmonar obstrutiva crônica (DPOC). Por aprisionamento aéreo, o tórax pode apresentar aumento do diâmetro anteroposterior.

Quadro 4.6 Causas dos sinais e sintomas respiratórios

Dispneia	Pulmonares: asma, pneumotórax, pneumonia, embolia pulmonar, DPOC, câncer de pulmão
	Cardíacas: insuficiência cardíaca, arritmias, infarto do miocárdio, choque, endocardite, doenças valvares
	Outras: corpo estranho, dor torácica, cetoacidose, cifoescoliose, miastenia, obesidade, anemia, fármacos, AVE
Cianose	Central: DPOC, asma, infecção respiratória, derrame pleural, pneumotórax, embolia pulmonar
	Periférica: fisiológica (frio), síndrome de Raynaud
Dor	Infarto do miocárdio, pericardite, embolia pulmonar, dor esofágica, musculoesquelética, trauma e neoplasia
Tosse	Aguda: sinusite, bronquite, asma, pneumonia
	Crônica: gotejamento pós-nasal, DPOC e asma, câncer, tuberculose, bronquiectasias, refluxo gastroesofágico, fármacos (IECA), tabagismo, insuficiência cardíaca, psicogênica
Escarro	Tabagismo, debris celulares, bronquiectasias, edema pulmonar (rosa)
Hemoptise	Infecção respiratória, bronquiectasias, tosse ao esforço, câncer de pulmão, embolia pulmonar, trauma, discrasia sanguínea
Derrame pleural	Câncer, infecção, embolia pulmonar, insuficiência cardíaca, renal e hepática, anasarca, trauma
Baqueteamento	DPOC, câncer

AVE: acidente vascular encefálico; DPOC: doença pulmonar obstrutiva crônica; IECA: inibidores da enzima conversora de angiotensina.
Fonte: baseado em Simon e cols., 2013; Rocco, 2010.

À ausculta, pode ser detectada diminuição global do murmúrio vesicular, associada ou não a broncoespasmo. Na periferia, podem estar presentes cianose periférica e baqueteamento digital (este último principalmente nos casos de neoplasia pulmonar). Piora da tosse ou da dispneia e mudança no aspecto ou na qualidade do escarro são chaves para a suspeita de descompensação por processo infeccioso.

Broncoaspiração por disfagia ou refluxo é evento frequente em pacientes sonolentos e com quadros neurológicos. Pode ser silente, em razão da redução da eficiência dos mecanismos protetores das vias aéreas, como tosse, espirro e movimentos ciliares, ou acompanhada de desconforto respiratório, cianose, tosse, broncoespasmo e crepitações em pulmão direito.

Infecções respiratórias, tromboembolismo pulmonar e derrame pleural são geralmente assimétricos no exame físico do tórax. Nos idosos, podem surgir com poucos sintomas específicos ou de maneira atípica (astenia, queda e confusão mental). Os pacientes acamados frequentemente apresentam atelectasias pulmonares (Quadro 4.6).

No exame físico do aparelho respiratório do idoso são necessários alto nível de suspeição e uma busca ativa de sinais e sintomas. Exames complementares são de grande utilidade, e intervenções precoces são necessárias.

■ SISTEMA CARDIOVASCULAR

Na maioria das vezes, são necessárias diversas avaliações da pressão arterial (PA) para a determinação do diagnóstico correto de hipertensão. Convém aferir a PA em ambos os membros superiores. Deve-se estar atento à maior frequência de hiato auscultatório em idosos, o que pode levar à subestimativa do valor da PA sistólica. O método palpatório deve ser realizado em conjunto, insuflando-se o manguito até o desaparecimento completo do pulso arterial.

A hipertensão do jaleco branco (elevação dos níveis pressóricos no consultório e valores normais na medida domiciliar) e a pseudo-hipertensão (causada pelo enrijecimento das paredes arteriais, resultando em falsa estimativa dos valores pressóricos sem lesões de órgão-alvo) devem ser consideradas durante a aferição da PA em idosos. A última pode ser identificada quando se pesquisa o sinal de Osler: artérias palpáveis durante a insuflação do esfigmomanômetro em nível superior ao da pressão sistólica.

A pesquisa de hipotensão ortostática (HO) também deve ser realizada de rotina na avaliação geriátrica. A HO é identificada quando há queda ≥ 20mmHg na PA sistólica, com ou sem sintomas (verificada com o paciente em decúbito e posteriormente em ortostase após 1 e 3 minutos).

A presença de quarta bulha cardíaca pode ser identificada em cerca de 94% dos idosos independentemente da existência ou não de cardiopatias, sendo considerada por muitos autores resultante do envelhecimento. A terceira bulha, por sua vez, tem sempre caráter patológico, representando um sinal confiável de insuficiência ventricular esquerda.

Os sopros cardíacos sistólicos também são muito frequentes, com prevalência em torno de 60% nessa faixa etária. A causa mais comum é a doença valvar calcificada, sendo as valvas aórtica e mitral as mais acometidas.

O edema de membros inferiores é um achado frequente no exame físico no idoso, porém não é um sinal clínico confiável para insuficiência cardíaca, uma vez que pode ser resultado de diversas condições extracardíacas, como insuficiência venosa crônica, imobilidade, deformidades articulares, desnutrição e uso de medicamentos (bloqueadores de canais de cálcio). Um sinal frequentemente negligenciado é o edema sacral, que pode ser a única manifestação de descompensação cardíaca em idosos restritos ao leito.

■ SISTEMA DIGESTÓRIO

O exame físico do abdome em idosos não apresenta muitas diferenças em relação ao realizado nos jovens. O exame deve ser executado em decúbito dorsal, preferencialmente com exposição completa dos mamilos até as raízes das coxas, sempre preservando a dignidade do paciente e cobrindo as mamas e a genitália até sua conclusão.

Observam-se a conformação do abdome (plano, escavado, globoso, batráquio), a cicatriz umbilical (centrada, protrusa), a presença de cicatrizes, hérnias, peristaltismo visível, circulação colateral e equimoses.

No indivíduo sadio, costumam ser auscultados ruídos provenientes do peristaltismo intestinal, e seu aumento, diminuição ou abolição pode ter correspondência clínica. Antes da palpação e percussão, devem ser auscultados os quatro quadrantes do abdome, pois as manobras podem alterar os ruídos hidroaéreos.

O aumento dos ruídos hidroaéreos geralmente acontece em casos de gastroenterite, hemorragia digestiva, fase inicial da obstrução intestinal, aerofagia e intoxicação alimentar. Sua diminuição ou abolição completa pode ocorrer em casos de peritonite, pós-operatório de grandes cirurgias abdominais, íleo metabólico, efeito colateral de medicamentos (opioides, antiparkinsonianos, benzodiazepínicos) e imobilidade.

Durante a palpação do abdome, verifica-se a presença de dor, sinais de irritação peritoneal, massas palpáveis ou pulsáteis, além de organomegalias.

No caso de um idoso com quadro de dor abdominal, o exame físico minucioso pode ser uma contribuição fundamental para o diagnóstico diferencial.

A percussão do abdome é um complemento da palpação. A pesquisa de macicez móvel é a manobra mais sensível do exame físico em caso de suspeita de ascite. Em geral, a ascite só é detectada ao exame clínico em caso de acúmulo de líquido ≥ 1.500mL na cavidade peritoneal. Inicialmente, com o paciente em decúbito dorsal, delimitam-se as áreas de macicez e timpanismo (macicez em flancos e timpanismo periumbilical). Em seguida, com o paciente em decúbito lateral, realiza-se novamente a percussão. Em caso de ascite, haverá macicez na região periumbilical em decúbito lateral.

Outra manobra para identificação da ascite é o teste do piparote, no qual se identifica uma onda líquida à percussão da parede abdominal. Esse teste é menos sensível que a pesquisa de macicez móvel e pode ser falso-positivo em indivíduos obesos.

A presença de timpanismo na loja hepática, cujo som normalmente é maciço, é conhecida como sinal de Jobert, indicando ruptura de uma víscera oca.

A percussão do espaço de Traube também é importante na avaliação clínica. A detecção de macicez na região pode indicar esplenomegalia. No idoso, a esplenomegalia pode estar presente na hipertensão portal, em doenças linfoproliferativas e na leishmaniose visceral. Um terço dos idosos com hepatites virais agudas também pode apresentar esplenomegalia.

O sinal de Blumberg – dor à descompressão brusca após palpação em fossa ilíaca direita – pode traduzir um processo inflamatório e infeccioso agudo, como apendicite. Apesar de ser menos frequente no idoso, o número maior de óbitos é observado nessa faixa etária, uma vez que há demora no surgimento dos sintomas e a presença de um quadro atípico.

O sinal de Murphy, caracterizado por dor à palpação no ponto cístico durante a inspiração profunda, ocorre em cerca de 50% dos idosos com colecistite.

A diverticulite aguda geralmente se apresenta com dor à palpação em fossa ilíaca esquerda, já que 90% das doenças diverticulares acometem o sigmoide.

A presença de massa pulsátil em região abdominal pode sugerir aneurisma de aorta abdominal, principalmente em homens idosos tabagistas com hipertensão arterial, doença arterial periférica e história familiar de aneurisma.

Os fecalomas, bastante comuns em idosos, podem se apresentar como massas palpáveis que mudam de posição ao longo dos dias. Fecalomas em baixo ventre podem levantar dúvidas quanto a tumores na região, existindo manobras que podem auxiliar a diferenciação. A manobra de Trendelenburg, por exemplo, consiste em calcar, com a ponta do polegar, fazendo um cacifo no fecaloma; voltando a apalpar o tumor, verifica-se o cacifo marcado nele.

O fígado pode ser palpável por deformidades na caixa torácica. A palpação do fígado pode ser dolorosa em casos de hepatites agudas e da hepatomegalia da congestão cardíaca, na qual há distensão da cápsula de Glisson. Nas hepatopatias crônicas, sua consistência se torna endurecida. Na esquistossomose mansônica, é frequente o achado de hepatomegalia à custa de hipertrofia do lobo esquerdo.

A palpação digital pode constatar ainda a presença de orifícios herniários, seja por meio da dilatação de orifícios naturais (inguinais, cicatriz umbilical), seja por fraqueza da musculatura abdominal, como ocorre nas hipotonias musculares e incisões cirúrgicas prévias.

■ EXAME PROCTOLÓGICO

Durante o exame proctológico, o posicionamento correto do paciente propicia conforto e possibilita a avaliação completa da região anal e perianal. As posições podem ser: decúbito dorsal, decúbito lateral esquerdo e genupeitoral.

A região perianal é examinada à procura de lesões, sinais de inflamação, fissuras, fístulas, nódulos, hemorroidas e secreções. A presença de fezes pode indicar má higiene ou até mesmo algum grau de incontinência fecal.

A identificação de sangue pode indicar lesões anais externas ao esfíncter, como trombose hemorroidária ou lesões acima dos esfíncteres, em caso de hipotonia ou atonia anal.

Lesões eczematosas podem levantar a suspeita de doenças neoplásicas, como doença de Paget ou de Bowen, devendo ser realizado encaminhamento à proctologia para dar prosseguimento à investigação.

O toque retal é feito com o indicador enluvado e lubrificado, com a face ventral do dedo voltada para o cóccix (quando em decúbito lateral) ou para os genitais (quando em posição genitopeitoral). O toque retal torna possível a identificação de estruturas normais e anormais, bem como de sinais anormais indiretos.

Convém avaliar: tônus anal, lesões vegetantes no canal anal, estenoses, fecaloma, presença de corpos estranhos, dilatação da ampola retal, tumores extrarretais, anormalidade do fundo de saco peritoneal e septo retovaginal.

Sangue vivo em dedo de luva pode indicar alguma patologia vascular (angiodisplaisa) ou lesão de mucosa (câncer colorretal, divertículos). Já a presença de sangue coagulado ou melena sugere sangramentos intestinais altos ou com exteriorizações demoradas. Secreção mucopurulenta com ou sem sangue pode indicar processos infecciosos, inflamatórios (como retocolite ulcerativa), processos tumorais com infecção secundária ou câncer colorretal ulcerado.

No homem, deve-se proceder à avaliação cuidadosa da próstata; na mulher, cabe pesquisar retocele que justifique queixa de incontinência ou dificuldade para evacuar, principalmente nas multíparas.

É importante enfatizar que o toque retal faz parte do exame físico e não se constitui em manobra restrita ao especialista.

■ SISTEMA GENITURINÁRIO

No exame geniturinário masculino, devem ser investigadas as queixas do paciente e identificados os riscos. As queixas mais frequentes se referem ao fluxo urinário e ao desempenho sexual. O exame das mamas é necessário tanto pela presença frequente de ginecomastia, sem significado patológico, como para identificar descarga mamária e nódulos.

Com o envelhecimento, há redução dos pelos pubianos, discreta atrofia testicular e maior flacidez da bolsa escrotal. No exame de prepúcio, pênis, bolsa escrotal e testículos, devem ser observados sinais inflamatórios, deformidades, fimose, lesões cutâneas e dor (fungos e doenças sexualmente transmissíveis [DST]), hidrocele e textura das estruturas. O toque retal deve ser realizado anualmente, observando forma, nódulos e consistência prostática para o diagnóstico de hipertrofia prostática benigna, prostatite e câncer. Dor prostática sugere prostatite. Convém examinar o pênis para afastar fimose, balanite, deformidades e carcinoma, bem como a bolsa escrotal (hidrocele e varicocele) e os testículos (tumores), hérnias e alterações cutâneas.

O sistema geniturinário da mulher inclui o exame das mamas em busca de alterações cutâneas, descarga papilar, nódulos e gânglios axilares. Muitas idosas escondem lesões por recato ou medo, sendo necessária uma busca ativa. O exame físico não exclui a mamografia e o ultrassom. Infecções fúngicas são frequentes em regiões inframamárias, inguinais e perineais. O exame de períneo, vulva e vagina identifica atrofia de mucosa, lesões cutâneas, infecções, cistocele, retocele e prolapso uterino.

Na investigação do sistema urinário de ambos, cabe palpar e percutir a loja renal, o trajeto ureteral e a bexiga no hipogástrio para identificar dor, tumorações e retenção urinária. Cálculos renais devem ser estudados para definição da origem etiológica.

A incontinência urinária é mais frequente na mulher que no homem devido à flacidez do períneo, sendo necessário observar cheiro e resíduo de urina nas roupas da paciente.

Retenção urinária pode ser secundária a acúmulo de fezes, geralmente palpável no sigmoide. O toque retal possibilita o diagnóstico de fecaloma.

No homem, a primeira causa de retenção é a hipertrofia prostática. A frequência de infecções urinárias é maior na mulher em razão da atrofia da mucosa e do tamanho da uretra. Diabéticos merecem exame cuidadoso em virtude do risco de bexigoma por bexiga neurogênica (pesquisar globo vesical palpável).

Em pacientes muito idosos, com déficit cognitivo ou com prognóstico reservado, o exame clínico deve ser mais conservador.

Os principais sinais e sintomas geniturinários estão descritos no Quadro 4.7.

Quadro 4.7 Causas dos sinais e sintomas geniturinários

Dor	Infecção de trato urinário alto e baixo, litíase renal, trauma, câncer, retenção urinária, cateterização Dispareunia, carúncula uretral, bartolinite, infecções cutâneas Prostatite, hidrocele, varicocele
Oligúria/anúria	Desidratação, obstrução (hipertrofia prostática, cálculos, tumores), retenção urinária, bexiga neurogênica, insuficiência renal, insuficiência cardíaca, fármacos
Poliúria	Fase poliúrica da insuficiência renal, fármacos
Hematúria	Infecção, litíase, tumor (câncer de bexiga, rim, próstata), trauma, pós-retenção urinária, doenças hematológicas e fármacos. Em mulheres, sangramentos vaginais (atrofia, câncer de endométrio, prolapso uterino) e retais (hemorroidas, prolapso retal) podem ser confundidos com hematúria
Incontinência	Incontinência funcional (imobilidade), de estresse, transbordamento, bexiga hiperativa, fístula urinária

Fonte: adaptado de Simon e cols, 2013; Rocco, 2010.

SISTEMA NERVOSO

A prevalência de doenças do sistema nervoso aumenta com a idade. A redução da reserva funcional com o envelhecimento faz que doenças com impacto sistêmico, não neurológico, muitas vezes iniciem seu quadro por alterações no estado mental e piora do desempenho cognitivo/motor, levando à piora funcional. Um excelente exemplo é o aparecimento de *delirium* em caso de doenças infecciosas, cardiovasculares, reações adversas de medicamentos, substâncias tóxicas ou maus-tratos. Essas alterações são sinais de alerta para o geriatra.

O exame do estado mental envolve o estudo do nível de consciência e a qualidade dessa consciência. Para cada alteração é necessário definir o início, a duração, as características, o curso e as situações associadas (Quadro 4.8).

O nível de consciência estabelece o grau de vigilância do indivíduo em relação ao meio ambiente. A escala de coma de Glasgow pontua de maneira simples o nível de consciência, analisando a abertura ocular, a resposta verbal e a melhor resposta motora. Em 2018, foi acrescentada a resposta pupilar (Quadro 4.9).

Na alteração de consciência transitória, deve-se pensar em ataques isquêmicos transitórios, crises convulsivas generalizadas, ausências, doença cerebrovascular, massas cerebrais, infecções e alterações metabólicas (hiponatremia, uremia e hipercalcemia).

O ciclo sono-vigília é fisiológico. Alterações nesse ciclo devem ser investigadas, observando a sonolência diurna e a vigilância noturna (p. ex., apneia do sono) e alterações com risco potencial para o idoso.

Quanto à qualidade da consciência, avaliam-se atenção, memória, orientação, atividade psicomotora, organização do pensamento, percepção cognitiva e humor. A análise das alterações clínicas, seu início e evolução possibilita estabelecer o diagnóstico, por exemplo, entre *delirium*, demência, depressão e psicoses. O *delirium* é uma síndrome de altas prevalência e morbidade, e de etiologia variada, que pode decorrer de uma ou mais causas simultâneas, incluindo o uso de medicamentos. Um dos instrumentos de rastreio mais usados por sua simplicidade é o *Confusion Assessment Method* (CAM).

Na avaliação geriátrica ampla (AGA), essas alterações são abordadas de maneira estruturada, o que possibilita diagnosticar melhor e promover impacto positivo na intervenção e no prognóstico do paciente.

Pares cranianos

A presença de assimetria no idoso é um sinal de alerta. Convém examinar os pares cranianos em grupos afins e associados às regiões envolvidas, como a face e o pescoço. Dos 12 pares cranianos, dois têm origem no cérebro e dez no tronco cerebral:

- **Primeiro par – nervo olfatório, tipo sensitivo:** a perda do olfato pode decorrer de rinites, doença de Parkinson, tabagismo, substâncias ilícitas e radioterapia. Convém testar odores conhecidos.
- **Segundo par – nervo óptico, tipo sensitivo:** alterações mais frequentes dos campos visuais podem ser centrais (acidente vascular encefálico [AVE], tumores) ou periféricas (compressões, lesões do nervo óptico e retina). Sinais: cegueira monocular (olho ou nervo óptico), hemianopsia bitemporal (compressão de quiasma), hemianopsia homônima (lesão cerebral por tumor, AVE). Palpa-se a artéria temporal para o diagnóstico de arterite temporal (endurecida e nodular), responsável por cefaleia, claudicação, perda visual e diplopia súbita.
- **Terceiro par – nervo oculomotor, motor:** alterações: ptose, pupila dilatada e diplopia (arterite temporal, aneurisma cerebral).
- **Quarto par – nervo troclear, sensitivo e motor:** alteração: diplopia para baixo e medial (trauma).
- **Sexto par – nervo abducente, motor:** alteração: diplopia horizontal ao olhar para fora (AVE de ponte, aumento da depressão intracraniana).
- **Oitavo par – nervo vestíbulo coclear, tipo sensitivo:** está relacionado com o equilíbrio e a audição. Os processos degenerativos relacionados com o envelhecimento são responsáveis pela ocorrência de dificuldade de discriminação de sons (presbiacusia), vertigem e/ou tontura (presbivertigem) e de desequilíbrio (presbiataxia). Já a perda auditiva tem como causas de ruído: fármacos, tumores e AVE, entre outras. Alteração vestibular: presença de nistagmo, oscilações repetidas e involuntárias rítmicas, devendo ser observada a concomitância com zumbido, surdez, tontura, instabilidade, sintomas autonômicos (tontura, náusea, vômitos) e seus gatilhos. As lesões podem ser centrais (AVE, tumor, insuficiência vertebrobasilar) ou periféricas, envolvendo o nervo vestibulococlear e o ouvido interno. Teste importante: manobra de Dix-Hallpike.

Quadro 4.8 Avaliação do estado mental

Nível de consciência	Alerta, hiperalerta, sonolento, estado de coma
Qualidade da consciência	Atenção, memória, orientação, atividade psicomotora, organização do pensamento, percepção cognitiva Humor (eutimia, distimia, depressão, mania)

Quadro 4.9 Escala de coma de Glasgow atualizada

Abertura ocular
- (4) Espontânea
- (3) Ao som
- (2) À pressão
- (1) Ausente
- NT – não testado

Resposta verbal
- (5) Orientada
- (4) Confusa
- (3) Palavras
- (2) Sons
- (1) Ausente
- NT – não testado

Resposta motora
- (6) Obedece a comandos
- (5) Localiza estímulo
- (4) Flexão normal
- (3) Flexão anormal (decorticação)
- (2) Extensão (descerebração)
- (1) Nenhuma
- NT – não testado

Reação pupilar (item incluído em revisão de 2018)
- (2) Inexistente: nenhuma pupila reage ao estímulo de luz
- (1) Parcial: apenas uma pupila reage ao estímulo de luz
- (0) Completa: as duas pupilas reagem ao estímulo de luz
- NT – não testado

- **Quinto par – nervo trigêmeo, sensorial e motor:** responsável pela sensibilidade na área oftálmica, maxilar e mandibular, atua na mastigação, porém tem predomínio sensorial.
- **Sétimo par – nervo facial, sensorial e motor:** responsável pelas expressões faciais, músculos cutâneos da cabeça e pescoço, secreção de saliva e lágrimas, bem como pelo paladar.
- **Nono par – nervo glossofaríngeo, sensitivo e motor:** responsável pela sensibilidade de parte da língua, faringe e tuba auditiva, bem como por músculos da faringe.
- **Décimo par – nervo vago, sensorial e motor:** inerva quase todos os órgãos abaixo do pescoço com inervação parassimpática e é responsável pela manutenção das funções vitais. Motor: coração, brônquios, pulmões e trato gastrointestinal. Sensorial: coração, faringe, laringe, traqueia, brônquios, pulmões e trato gastrointestinal.
- **Décimo primeiro par – nervo acessório, motor:** relacionado com a deglutição e a movimentação da cabeça.
- **Décimo segundo par – nervo hipoglosso (motor):** responsável pela movimentação da língua.

As alterações na sensibilidade da face e língua e do paladar envolvem os nervos trigêmeo, facial e glossofaríngeo, as responsáveis pela motricidade facial envolvem o nervo facial (paralisia de Bell) e do pescoço, o nervo acessório, e as alterações na mastigação e deglutição envolvem os nervos trigêmeo, glossofaríngeo, acessório e hipoglosso.

Convém avaliar o risco de broncoaspiração por meio dos reflexos de proteção das vias aéreas, como reflexo de Gag e tosse. Deve-se testar a deglutição para água e alimentos pastosos. Distúrbios de deglutição e linguagem têm um papel muito importante na qualidade de vida e na morbidade e mortalidade dos idosos.

Sensibilidade superficial

O sistema sensorial somático geral é responsável pelas experiências sensoriais detectadas nos órgãos que não pertencem aos sentidos especiais.

Esse sistema se divide em dois: o epicrítico e o protopático. O primeiro envolve o tato fino e a propriocepção consciente, caracteriza-se pelo campo receptor pequeno e unimodal e pela alta velocidade de condução, e caminha pela coluna dorsal posterior. Já o segundo envolve o tato grosseiro, a termossensibilidade e a dor. Tem campos receptores grandes, polimodais, velocidade de transmissão média e baixa, e o estímulo caminha pela coluna anterolateral. As alterações se apresentam como perda do tato, perda da sensação de vibração, parestesias, dor, disestesias, alodinia, hiperalgesia e distúrbios autonômicos.

O exame inclui tato (pincel), vibração (diapasão), dor (agulha), posição articular (movimentação da articulação e solicitação ao paciente para referir qual a posição do membro).

As neuropatias periféricas podem apresentar sintomas tão intensos que necessitam de tratamento medicamentoso. O herpes-zóster segue a distribuição dos dermátomos na distribuição das lesões e da dor. A neuralgia pós-herpética é frequente. Os pacientes com déficit cognitivo podem apresentar agitação e não saber localizar a dor, tornando necessária a busca ativa de lesões agudas ou cicatriciais para o diagnóstico.

Reflexos profundos

Os reflexos profundos são testados mediante a percussão dos tendões. Os reflexos mais testados das extremidades superiores são o bicipital, o tricipital, o braquiorradial, o do flexor dos dedos e, nas extremidades inferiores, o patelar, o aquileu e o dos adutores da coxa.

No idoso, espera-se que sejam simétricos e podem estar reduzidos. O reflexo aquileu pode estar abolido sem significado patológico. Assimetria, arreflexia e hiper-reflexia devem ser valorizadas e associadas ao tônus muscular. O reflexo patelar pode ser de difícil investigação em caso de artrose de joelhos.

No exame, deve ser caracterizado se há envolvimento do primeiro ou segundo neurônio motor:

- **Lesão do primeiro neurônio motor (via piramidal):** fraqueza muscular + hiper-reflexia, clônus, aumento da área reflexógena e reflexos policinéticos + reflexos superficiais ausentes + Babinski presente.
- **Lesão do segundo neurônio motor:** fraqueza muscular + hiporreflexia + atrofia.

Reflexos superficiais (cutâneos)

Os reflexos superficiais são pesquisados mediante a estimulação de regiões cutâneas ou mucosas. São polissinápticos. Têm resposta mais lenta e se cansam mais facilmente que os profundos. O reflexo cutâneo abdominal ausente pode não ter significado clínico. A ausência dos reflexos cremastérico e anal sugere lesão de neurônio motor.

As mononeuropatias periféricas são geralmente decorrentes de trauma ou compressão, podendo ser motoras ou sensoriais. As polineuropatias sensoriais ou motoras costumam se apresentar em luva ou bota e são progressivas. Decorrem de causas inflamatórias (síndrome de Guillain-Barré), metabólicas (diabetes, insuficiência renal, hipotireoidismo), síndromes paraneoplásicas, infecciosas (HIV), deficiência de vitaminas e uso de drogas (álcool, cisplatina, isoniazida, nitrofurantoína).

Reflexos patológicos no idoso

Os reflexos de Babinski – palmomentoniano, sucção, preensão palmar e projeção tônica dos lábios – são achados frequentes em caso de sofrimento cerebral difuso e podem estar presentes em quadros demenciais avançados.

Motricidade

Convém analisar força, trofismo, tônus muscular, marcha e equilíbrio, coordenação, movimentos involuntários e alterações vasomotoras. O exame neurológico torna possível a localização de lesões em raízes nervosas mediante a avaliação motora (Quadro 4.10).

Tremor

O tremor é muito frequente na população idosa e tem grande impacto na qualidade de vida. Várias patologias podem causá-lo, e

Quadro 4.10 Função motora por raízes nervosas

Nível	Função motora	Nível	Função motora
C4	Respiração espontânea	L1-2	Flexão do quadril
C5	Levantar os ombros	L3	Adução do quadril
C6	Flexão do cotovelo	L4	Abdução do quadril
C7	Extensão do cotovelo	L5	Dorsiflexão do hálux
C8/9	Flexão dos dedos	S1-2	Flexão plantar do pé
T1-T12	Músculos intercostais abdominais	S2-4	Tônus retal

Fonte: adaptado de Reuben e cols., 2018.

Quadro 4.11 Tipos de tremor

Cerebelar	Presente durante o movimento, tremor de intenção
Essencial	Envolve extremidades, cabeça e pescoço, aumenta com movimentos antigravitacionais, intensão, estresse, melhora com álcool
Parkinson	Tremor de repouso, "contar moedas", geralmente assimétrico e piora com estresse
Psicogênico	Pequena amplitude, aumenta com estresse, redução do sono, fadiga e medicamentos

Quadro 4.12 Doenças do sistema musculoesquelético secundárias

Síndromes paraneoplásicas	Artrite reumatoide, miopatia, poliartrite carcinomatosa, polimiosite e dermatomiosite
Hipertireoidismo	Miopatia
Mixedema	Poliartralgias e artrites, síndrome do túnel do carpo e miopatia
Acromegalia	Artropatia, hiperplasia de bursa, capsular, hipertrofias, mialgia
Hiperparatireoidismo	Frequente, dor óssea, artralgia, mialgias, frouxidão ligamentar
Diabetes	Neuropatia, neuroartropatia, junta de Charcot, tenossinovites, estenose do canal medular, osteólise

Fonte: adaptado de Rossi e Sader, 2016.

seu tratamento inadequado pode resultar em iatrogenia. Ao ser identificado o tremor, são necessários a avaliação clínica e o estabelecimento do diagnóstico etiológico (Quadro 4.11).

■ SISTEMA MUSCULOESQUELÉTICO

O músculo esquelético, a maior massa tecidual do corpo humano, sofre redução lenta e progressiva em razão da substituição por colágeno e gordura, levando à sarcopenia, o que determina a redução de força e velocidade da contração muscular. Há diminuição na velocidade de condução nervosa com aumento do balanço postural, redução dos reflexos ortostáticos e aumento do tempo de reação, o que pode comprometer a força distal e a sensação espacial. Isso se reflete na marcha e na mobilidade.

Dor e disfunção do sistema musculoesquelético são as queixas mais frequentes na velhice e a segunda causa de incapacidade nesse grupo etário.

Doenças mais prevalentes: osteoporose, osteoartrite, polimialgia e compressão de raízes nervosas.

A osteoporose é assintomática e acarreta complicações, como fraturas de coluna e em membros, às vezes espontâneas ou associadas a quedas. No exame, deve ser verificada a presença de deformidades, diminuição da estatura e cicatrizes cirúrgicas.

A osteoartrite é uma doença que envolve toda a articulação, cartilagem, osso, sinóvia, cápsula e músculo e tem alta prevalência entre os idosos, com predomínio nas raças negra e asiática. A associação à obesidade e à sobrecarga mecânica articular é frequente. Em geral, o paciente procura o médico motivado pela dor e pela incapacidade articular. Sintomas frequentes incluem dor, rigidez, deformidade, derrame, fraqueza e atrofia muscular associadas a déficit funcional. O comprometimento das estruturas articulares das mãos tem tendência familiar e se apresenta com dor e nódulos de Heberden e Bouchard.

A osteomalacia é mais prevalente em idosos institucionalizados e com restrição motora e nutricional, podendo ser assintomática ou apresentar dor e fraqueza.

A doença de Paget aguda se apresenta com um quadro sistêmico, insuficiência cardiovascular e dor óssea com mais sinais flogísticos no crânio e no fêmur. O quadro crônico se caracteriza por deformidades em crânio, fêmur em sabre, fraturas, estenose de canal vertebral e dor, podendo haver a compressão de pares cranianos (surdez, alterações do olfato e paralisias de pares cranianos).

Artrite reumatoide e colagenoses se apresentam como artrite simétrica, mais frequente nos pés e nas mãos, com dor e edema poliarticulares, rigidez matinal e deformidades nas mãos (em pescoço de cisne, botoeira e polegar em Z). Podem estar presentes manifestações sistêmicas, e o quadro é considerado progressivo.

A artrite gotosa, decorrente do depósito de cristais articulares, geralmente se apresenta como monoartrite e tem fatores desencadeantes, como álcool e estresse, sendo mais frequente em homens.

Doenças endócrinas, como hipotireoidismo, hiperparatireoidismo e diabetes, também apresentam quadros musculoesqueléticos (Quadro 4.12).

■ MARCHA

A avaliação da marcha envolve os sistemas musculoesquelético e neurológico e os órgãos sensoriais. As informações proprioceptivas possibilitam a manutenção do equilíbrio estático e dinâmico. Doenças em quaisquer desses sistemas podem ter impacto na deambulação.

A instabilidade postural e de marcha é associada a aumento da idade, diabetes, artrite, déficit visual, redução da força no aperto de mão e polifarmácia. O condicionamento físico do idoso tem impacto na velocidade da marcha. O controle motor na marcha envolve o período de apoio unipedal. Convém observar se o paciente consegue manter o apoio unipedal. O suporte bipedal é mais estável.

A marcha cautelosa é comum nos idosos com medo de cair, também chamada de síndrome pós-queda, e está associada frequentemente a ansiedade, depressão, sentimento de inutilidade e isolamento social. O diagnóstico possibilita a reabilitação com fisioterapia.

Vários quadros promovem alterações da marcha, sendo importante determinar se estão relacionadas com patologias centrais (doença de Parkinson, hidrocefalia de pressão normal e doença cerebral isquêmica) ou doenças neuromusculares (neuropatias sensoriais e motoras e miastenia grave), ou se a alteração é permanente (sequela de AVE) ou paroxística (crise convulsiva, tremor essencial, parkinsonismo) (Quadro 4.13).

■ QUEDAS

Várias são as causas de quedas, como doenças agudas, fatores do envelhecimento (tendência à lentidão dos mecanismos de integração central), doenças crônicas, como epilepsia, doença de Parkinson, miopatias e neuropatias periféricas, síndromes cardiogênicas, espondilose cervical, hidrocefalia de pressão normal, demências, déficits sensoriais múltiplos, doença cerebrovascular e *dropattacks*, e medicamentos (sedativos, anticonvulsivantes, antiarrítmicos,

Quadro 4.13 Tipos patológicos de marcha

Tipo de marcha	Características
Frontalizada	Base alargada, leve flexão, passos hesitantes, pequenos e festinantes; pés colados ao chão (p. ex., demências de Alzheimer, multi-infartos, doença de Biswanger)
Sensorial atáxica	Base alargada, arrasta os pés, o calcanhar toca primeiro o solo; a visão compensa a marcha; Romberg presente (p. ex., lesões de coluna posterior e de nervos periféricos)
Cerebelar atáxica	Base larga, passos pequenos, irregulares e instáveis, cambaleantes e com guinadas, "marcha ebriosa" (p. ex., acidentes vestibulares, encefálicos, alcoolismo)
Espástica	Nas hemiparesias e paraparesias; elevação do quadril do lado do membro flácido para elevar o pé em flexão plantar para a frente num arco externo (p. ex., infarto cerebral, tumores cerebrais, traumatismo cranioencefálico, anemia perniciosa, hipertireoidismo e infartos lacunares)
Anserina	Movimento troncular com rotação da pelve e rotação e rolamento da bacia (p. ex., hiper e hipotireoidismo, polimialgia reumática, polimiosite e neuropatias distais)
Festinante	Movimento apressado dos pés, simétrico com o tronco, bacia e joelhos fletidos; centro de equilíbrio para a frente leva à marcha apressada na tentativa de controle postural (p. ex., doença de Parkinson, demência, múltiplos infartos cerebrais e hidrocefalia)
Déficits multissensoriais	Tontura, instabilidade, ao andar e mudar de direção; benefício com bengala e andador; os déficits envolvem os sistemas visual, proprioceptivo e vestibular (p. ex., diabetes)
Vestibular	Paciente parado não tem o desequilíbrio que aparece no movimento; base alargada, com tropeços; piora ao fechar os olhos (p. ex., labirintopatias, toxicidade por fármacos, tumores pontocerebelares)
Antálgica	Relacionada com processos inflamatórios, dolorosos, com deformidades que protegem as articulações envolvidas (p. ex., osteoartrite, artrite, joanetes, tendinites e bursites)

Fonte: Paixão e Heckman, 2016.

anti-hipertensivos e diuréticos, entre outros). As tonturas são causa frequente de alteração da marcha, aumentam o risco de quedas e têm etiologia múltipla.

O teste *Timed Up and Go* avalia a marcha e o equilíbrio de modo simples. A velocidade da marcha é preditiva do risco de quedas. A identificação dessas causas no exame físico torna possível a adoção de medidas preventivas com redução das quedas e de seus impactos negativos.

■ CONSIDERAÇÕES FINAIS

O exame físico do paciente idoso é muito importante para o diagnóstico. A história do paciente indica aspectos a serem explorados no exame físico. O conhecimento das particularidades do idoso inclui as apresentações clínicas típicas e atípicas ou inesperadas, exigindo do geriatra conhecimentos específicos. Destacam-se dois itens de especial importância: a cognição e a funcionalidade. No entanto, a chave para o acesso ao paciente está na empatia e no vínculo de confiança e respeito estabelecido com a pessoa que procura o profissional em busca de orientação, apoio, proteção e cuidado.

Bibliografia

Brennan PM, Murray GD, Teasdale GM. Simplifying the use of prognostic information in traumatic brain injury. Part 1: The GCS-Pupils score: an extended index of clinical severity. Journal of Neurosurgery 2018; 128:1612-20.

Cunha UG, Valle EA, Melo RA. Peculiaridades do exame físico do idoso. Rev. Med Minas Gerais 2011; 21(2):181-5.

Duthie EH, Katz P. Geriatria prática. 3. ed. Rio de Janeiro: Revinter, 2002.

Fabri RM. Delirium. In: Freitas EV, Py L. Tratado de geriatria e gerontologia. Rio de Janeiro: Guanabara Koogan, 2016:326-33.

Freitas EV, Costa EF, Galera SC. Avaliação geriátrica ampla. In: Freitas EV, Py L. Tratado de geriatria e gerontologia. Rio de Janeiro: Guanabara Koogan, 2016:152-67.

Gorzoni ML, Costa EF, Lencastre MD. Apresentações atípicas das doenças nos idosos. In: Freitas EV, Py L. Tratado de geriatria e gerontologia. Rio de Janeiro: Guanabara Koogan, 2016:965-79.

Lencastre MD. Tonturas. In: Freitas EV, Py L. Tratado de geriatria e gerontologia. Rio de Janeiro: Guanabara Koogan, 2016:1044-67.

Lorenzet IC, Santos FC, Souza PM, Gambarro RC, Coelho S, Cendoroglo MS. Avaliação da dor em idosos com demência: tradução e adaptação transcultural do instrumento PACSLAC para a língua portuguesa. Revista Brasileira de Medicina 2009; 68(4):129-33.

MacGee S. Evidence-based physical diagnosis. Philadelphia, PA: Elsevier, 2018.

Moriguti JC, Lima NK, Ferrioli E. Desafios do diagnóstico diferencial em geriatria. São Paulo: Atheneu, 2012.

Pereira SR. Fisiologia do envelhecimento. In: Freitas EV, Py L. Tratado de geriatria e gerontologia. Rio de Janeiro: Guanabara Koogan, 2016:139-50.

Reuben DB, Herr KA, Pacala JT, Pollock BG, Potter JF, Semla TP. Geriatrics at your fingertips. 20. ed. New York: The American Geriatrics Society, 2018.

Rocco JR. Semiologia médica. Rio de Janeiro: Elsevier, 2010.

Ruivo S, Viana P, Martins C, Baeta C. Efeito do envelhecimento cronológico na função pulmonar. Comparação da função respiratória entre adultos e idosos saudáveis. Rev Port Pneumol 2009; 15(4).

Simon C, Everitt H, Dorp FV. Manual de clínica geral de Oxford. Porto Alegre: Artmed, 2013.

Medicina Preventiva e Geriatria

Filipe Jonas Federico da Cruz
Eduardo Andrada Pessoa de Figueiredo

CAPÍTULO 5

■ INTRODUÇÃO

A revolução médico-sanitária proporcionou em várias regiões do mundo uma transição epidemiológica da carga de doenças na sociedade, o que, por sua vez, alterou as taxas de mortalidade e natalidade, promovendo um ritmo de crescimento populacional mais lento e o aumento da expectativa de vida.

Essas mudanças configuram um envelhecimento da população que a expõe a fatores de risco para doenças crônico-degenerativas desde a juventude, com a consequente exposição aos agravos de saúde na faixa etária mais avançada e a morbidade causada pela doença crônica e por suas complicações, elevando os custos em saúde pública.

Nesse cenário, torna-se cada vez mais evidente a necessidade de que mudanças tecnoassistenciais acompanhem a transição epidemiológica e demográfica, e as ações de promoção e prevenção ganham espaço nos cuidados em saúde do adulto e do idoso.

Na década de 1950, aproximadamente 8% da população tinham mais de 65 anos, e a estimativa para 2050 é que 21% da população tenham idade superior a 65 anos. Apesar do envelhecimento progressivo da população, esses grupos ainda são pouco incluídos nos ensaios clínicos que avaliam os benefícios de testes de rastreio e prevenção de doenças.

Assim, existem casos que conseguem ser incluídos nas diretrizes de rastreio dos principais grupos que recomendam medidas preventivas, como a U.S. Preventive Services Task Force (USPSTF), a Canadian Task Force of Preventive Health Care (CTFPHC), a American Academy of Family Physicians (AAFP), a American Cancer Society (ACS), a American Diabetes Association (ADA) e o National Cholesterol Education Program Adult Treatment Panel III (NCEP-ATPIII).

Em outras situações, contudo, as decisões sobre a continuação ou a interrupção do seguimento preventivo de determinadas doenças por vezes são tomadas com base na avaliação multidimensional do idoso, levando em conta seu grau de fragilidade, o número de comorbidades, a funcionalidade, a expectativa de vida e seus valores pessoais e culturais que interferirão na decisão compartilhada do indivíduo.

Essa análise tornará possível concluir se os riscos do rastreio superam os benefícios e assim orientar as mudanças de conduta diante do aumento do tempo de vida para preservação ou extensão da qualidade de vida.

A medicina preventiva é um modelo de atenção e assistência que engloba ações e intervenções de promoção e prevenção. A promoção da saúde envolve basicamente a educação em saúde durante o acompanhamento longitudinal do indivíduo, quando são disponibilizadas ferramentas que intensificam o conhecimento do paciente sobre a produção de sua própria saúde e não apenas a busca pelo tratamento de doenças (p. ex., alimentação saudável, prática de exercício físico, educação no trânsito e cessação do tabagismo).

Segundo Leavel e Clark, a prevenção em saúde classicamente se subdivide em três áreas: prevenção primária, secundária e terciária.

A prevenção primária se refere ao conjunto de ações que evitam a doença e que são iniciadas antes de sua ocorrência, ou seja, a prevenção primária para os pacientes idosos deve começar ainda em idade precoce.

A prevenção secundária consiste no rastreio de doenças em pacientes assintomáticos a fim de estabelecer um diagnóstico precoce de doenças prevalentes e que sejam passíveis de intervenções que modifiquem a morbidade, a mortalidade, a funcionalidade ou a qualidade de vida.

A prevenção terciária envolve a abordagem de reabilitação do paciente com doença estabelecida.

Em um conceito recentemente estabelecido por Jamoule (Nève, 2012), é definido um quarto nível de prevenção: a prevenção quaternária, em que as ações atenuam ou evitam as consequências do intervencionismo médico excessivo que acarretaria o risco de adoecimento iatrogênico.

As principais medidas preventivas em idosos se agrupam nas seguintes áreas: promoção à saúde, prevenção primária e secundária de doenças, prevenção terciária, prevenção de complicações iatrogênicas, prevenção de fragilidade e prevenção de acidentes. Essas ações serão discutidas neste capítulo.

■ PROMOÇÃO À SAÚDE – ACONSELHAMENTOS

Nutrição e alimentação saudável

A promoção da alimentação saudável reduz os riscos de fragilidade, doenças cardiovasculares, desnutrição e obesidade. Com o envelhecimento diminuem as necessidades energéticas e, consequentemente, a ingesta de alimentos, o que causa deficiências nutricionais.

Os pacientes devem ser orientados a reduzir o consumo excessivo de gorduras e priorizar a ingestão de frutas, vegetais e alimentos ricos em fibras. Orientações restritivas devem ser evitadas em pacientes com mais de 90 anos em virtude da falta de benefício em longo prazo e nos pacientes com risco de desnutrição. Um estudo europeu (HALE *Project*) demonstrou que a ingesta de dieta mediterrânea por pacientes de 70 a 90 anos, associada a outras orientações de promoção à saúde, reduziu em 50% as chances de morte por todas as causas após um seguimento de 10 anos.

Metanálises que avaliaram o benefício da aderência das dietas DASH e mediterrânea na redução do risco cardiovascular mostraram índices de redução de 21% e 10%, respectivamente.

Aspectos relacionados com a nutrição, como dentição, comorbidades, *status* cognitivo e perda de peso involuntária (cerca de 4,5kg em 6 meses), devem ser observados, pois se associam ao risco de desnutrição. Em relação à obesidade, a USPSTF recomenda a aferição periódica do peso como medida de rastreio.

Exercício físico

O exercício físico regular reduz o risco de doença cardiovascular, obesidade, osteoporose, fratura de quadril e fragilidade, além de ser marcador de independência do idoso. O sedentarismo é um fator de risco importante para hipertensão. Na população geriátrica, o benefício da recomendação de exercícios físicos de intensidade moderada parece se sobrepor aos riscos.

Os exercícios podem envolver atividades de resistência, força, flexibilidade e postura. Orienta-se, no mínimo, atividade física aeróbica por 30 minutos, três vezes por semana, associada aos exercícios de força duas vezes por semana.

O aconselhamento sobre estilo de vida saudável mostrou reduzir a incidência de diabetes em 3 a 4 anos após intervenção, bem como promover menores níveis de pressão arterial e de colesterol. Esses resultados foram mais efetivos quando as orientações foram combinadas (dieta e práticas de exercícios físico) ou apenas sobre dieta. Esse benefício não foi observado quando fornecidas orientações sobre a prática de atividade física isoladamente.

O aconselhamento comportamental sobre vida saudável é recomendação grau C da USPSTF, ou seja, deve ser oferecido pelos médicos assistentes a depender do julgamento clínico e das circunstâncias individuais do paciente, em que são incluídos o índice de massa corporal (IMC) e a presença ou ausência de fatores de risco, como hipertensão, glicemia de jejum alterada e dislipidemia.

Segundo a AAFP, recomenda-se a prática de 150 minutos de atividade física aeróbica moderada por semana, 75 minutos de atividade aeróbica intensa ou uma combinação das duas modalidades com nível de recomendação A, ao passo que os exercícios de força para adultos previamente inativos duas vezes por semana teriam recomendação B.

O American College of Sports Medicine e a American Heart Association (ACSM/AHA) recomendam atividade física regular de moderada intensidade para idosos, de três a seis MET (*metabolic equivalente task*), e treinos de força e de resistência com base em consenso de especialistas.

Cessação do tabagismo

O uso do tabaco é um fator de risco modificável para doença cardiovascular, pulmonar, gastrointestinal e neoplasias. A cessação do tabagismo reduz o risco de mortalidade mesmo em idades mais avançadas. De acordo com a American Association of College of Pharmacy (AACP) e a USPSTF, há forte recomendação de rastreio do uso de tabaco. Os pacientes que ainda usam tabaco devem receber orientações sobre os benefícios de cessar o tabagismo em todas as consultas geriátricas – mesmo orientações breves, de aproximadamente 3 minutos, já demonstram benefícios.

Além disso, deve-se oferecer suporte medicamentoso para a prevenção de recaídas, quando necessário, ao longo da tentativa de abandono do cigarro.

■ PREVENÇÃO PRIMÁRIA

Imunizações

Infecções imunopreveníveis ainda são a causa de alta morbidade dentre a população idosa. A vacinação contra influenza, por exemplo, reduz em 42% o risco de hospitalização. Desse modo, o Advisory Committee on Immunization Practices (ACIP), em parceria com o Centers for Disease Control and Prevention (CDC), faz recomendações de imunoprofilaxias para indivíduos com mais de 65 anos ou que não tenham documentação da vacina ou de infecção passada, incluindo:

- Vacinação anual para influenza.
- Duas doses da vacina antipneumocócica, idealmente com pelo menos uma dose da vacina antipneumocócica conjugada 13-valente (VCP-13).
- Uma dose de vacina para difteria, tétano e acelular para coqueluche (dTpa) associada a um *booster* de dT a cada 10 anos.
- Duas doses de vacina contra varicela-zóster recombinante ou uma dose da varicela-zóster derivada de vírus vivo atenuado.

Outras informações específicas sobre imunoprevenção poderão ser encontradas no Capítulo 62.

Profilaxias medicamentosas

O uso de ácido acetilsalicílico (AAS) para prevenção primária de doenças cardiovasculares vem se tornando questionável segundo alguns estudos que avaliam populações com risco cardiovascular maior.

O estudo ASPREE (*Aspirin in Reducing Events in the Elderly*) avaliou o uso de AAS na prevenção de morte por todas as causas em pacientes com mais de 70 anos não diabéticos. Os resultados mostraram maior mortalidade no grupo que utilizou AAS, principalmente quando os resultados foram ajustados para mortalidade associada ao câncer.

O estudo ARRIVE (*A Randomized Trial of Induction Versus Expectant Management*) incluiu homens e mulheres não diabéticos, com mais de 55 e 60 anos, respectivamente, com risco cardiovascular moderado com base na avaliação de fatores de risco. Não houve diferença em relação ao desfecho primário, resultado composto de primeiro evento cardiovascular, infarto agudo do miocárdio (IAM), acidente vascular encefálico (AVE) ou ataque isquêmico transitório (AIT) no grupo que usou AAS em relação ao placebo. No entanto, o número de eventos registrados nesse estudo foi muito abaixo do esperado, levando à interpretação de que a população selecionada era na verdade de baixo risco, não sendo possível extrapolar os resultados para a população de risco moderado.

O estudo ASCEND (*A Study of Cardiovascular Events in Diabetes*) avaliou o uso de AAS em adultos sem doença cardiovascular estabelecida, porém com *diabetes mellitus*. O AAS reduziu o número de eventos cardiovasculares em 7 anos, mas essa redução foi contrabalançada pelo alto risco de sangramento, principalmente no trato gastrointestinal.

Os estudos permanecem inconclusivos, e o julgamento clínico tem importância na tomada de decisão. Diretrizes europeias não recomendam o uso de AAS na prevenção primária em virtude dos riscos de sangramento, enquanto a USPSTF recomenda seu uso na população com risco cardiovascular de pelo menos 10% em 10 anos.

Em relação ao uso de estatinas na prevenção primária de doenças cardiovasculares, em 2016 a USPSTF atualizou as recomendações que orientam a prescrição de estatinas de potência baixa/moderada para indivíduos de 40 a 75 anos sem doença cardiovascular estabelecida, que apresentem um ou mais fatores de risco e cujo cálculo do risco cardiovascular seja > 10% em 10 anos.

Nos indivíduos entre 40 e 75 anos com risco < 10%, a prescrição deve ser individualizada. Naqueles com mais de 75 anos, os dados são conflitantes e deve ser discutida com o paciente a inexistência de evidências de risco ou benefício da terapêutica.

■ PREVENÇÃO DE ACIDENTES

Visão

Doenças oftalmológicas, como catarata, presbiopia, glaucoma e degeneração macular, são frequentes nos idosos e alteram a acuidade visual e aumentam o risco de quedas e de acidentes de trânsito entre os idosos que ainda dirigem.

Até 15% dos idosos americanos com mais de 75 anos de idade apresentam queixas visuais, incluindo indivíduos que já usam lentes corretivas. A USPSTF não oferece recomendações para rastreio de alterações visuais, mas grupos de especialistas recomendam a abordagem periódica das alterações visuais e até mesmo o teste de Snellen nos pacientes com queixas relatadas.

Audição

O prejuízo na audição tem impacto na qualidade de vida dos idosos, com incidência de até 33% de prejuízo auditivo unilateral após os 65 anos de idade. Até 80% dos indivíduos com mais de 80 anos têm algum tipo de perda auditiva neurossensorial. Isso interfere na funcionalidade dos idosos, que perdem a capacidade de discriminar ou localizar sons, levando ao isolamento social e ao prejuízo emocional.

A USPSTF não oferece recomendações para rastreio de alterações auditivas, mas grupos de especialistas orientam a abordagem periódica dessas queixas (que muitas vezes é pouco relatada em razão das alterações cognitivas dos pacientes).

Lesões não intencionais

Fragilidade, comorbidades, transtornos cognitivos, menos mobilidade e tempo de reação, além de déficits sensoriais, expõem o idoso a lesões não intencionais. Os eventos que caracterizam essas lesões são quedas, acidentes de trânsitos e queimaduras com cigarros ou com líquidos quentes.

Podem ser dadas orientações para prevenir esses episódios, como a prática de atividade física com alvo na prevenção da fragilidade, controle do ambiente quanto aos fatores de risco para quedas, ajuste de medicações a fim de evitar hipotensões posturais, estimular o uso de detector de fumaça, evitar fumar em ambientes de risco (p. ex., na cama), usar cinto de segurança e evitar o uso de álcool ao dirigir.

Prevenção da fragilidade

Evidências recentes de revisões sistemáticas têm apontado os benefícios de algumas estratégias na prevenção da fragilidade no idoso, como atividade física resistida, suplementação proteica e treinamento cognitivo; no entanto, vieses metodológicos, principalmente a ausência de um padrão de definição da fragilidade entre os estudos, dificultam as generalizações.

Em virtude da compreensão fisiopatológica da fragilidade, somada a algumas evidências de benefício de intervenções multimodais (atividade física aeróbica e resistida), essas modalidades de exercício são estimuladas com o objetivo de otimizar o pico de consumo de oxigênio pelos músculos e consequentemente aumentar a massa muscular com o treino resistido. Os estudos que demonstram benefício promoveram esses exercícios em sessões de 30 a 45 minutos, três vezes por semana, por no mínimo 3 meses.

■ PREVENÇÃO SECUNDÁRIA

Doença cardiovascular

Dislipidemia

O uso de estatinas para prevenção secundária de doença cardiovascular tem benefício já estabelecido e grande relevância. Uma metanálise que avaliou nove ensaios clínicos, incluindo mais de 19.000 pacientes, revelou que o uso de estatinas por idosos de 65 a 82 anos com esse objetivo reduziu o número de eventos fatais e não fatais relacionados com doença cardiovascular em 30% e 26%, respectivamente.

A redução no risco de desfechos não fatais é importante porque esses eventos podem levar a um declínio da funcionalidade

Quadro 5.1 Recomendação de rastreio de dislipidemia		
Dislipidemia	American Heart Association (AHA)	Individualizar prescrição de estatinas se > 75 anos

principalmente em idosos frágeis. As recomendações da AHA (2013) orientam que naqueles com mais de 75 anos a indicação do uso de estatinas deve ser individualizada de acordo com o julgamento clínico e, se bem tolerada, devem ser prescritas estatinas de potência média (Quadro 5.1).

A utilização subótima de estatinas em idosos parece estar relacionada principalmente com o receio de efeitos adversos, polifarmácia e a ausência de benefício adicional diante de comorbidades e da expectativa de vida do paciente em algumas situações.

Hipertensão

A hipertensão arterial sistêmica (HAS) está presente em aproximadamente dois terços da população idosa com mais de 65 anos e é importante fator de risco cardiovascular. O estudo HYVET (*Hypertension in the Very Elderly Trial*) mostrou benefício sobre a mortalidade e os eventos cardiovasculares com o tratamento da hipertensão até níveis-alvo de 150/80mmHg em idosos com mais de 80 anos; o controle da pressão em indivíduos muito idosos deve ser cauteloso em virtude do risco de hipotensão postural e quedas.

As recomendações da USPSTF de 2015, apoiadas pela AAFP, para rastreio de hipertensão na população geral são: iniciar aferição da pressão arterial em maiores de 18 anos; nos pacientes de 18 a 39 anos sem fatores de risco (pressão inicial de 130 a 139/80 a 85mmHg, afrodescendentes, obesos e com sobrepeso), o rastreio deve ser realizado a cada 3 a 5 anos; nos indivíduos com mais de 40 anos ou com algum fator de risco, o rastreio deve ser anual. A AHA/ACCP recomenda alvo de PA sistólica < 140mmHg para idosos com menos de 79 anos e de 140 a 145mmHg para os maiores de 80 anos. O VIII Joint National Committee orienta como alvo PA < 150/90mmHg em idosos com mais de 60 anos. O Quadro 5.2 traz um resumo das principais recomendações de rastreio para HAS.

Diabetes mellitus

A USPSTF recomenda o rastreio de glicemia de jejum em pacientes de 40 a 70 anos, assintomáticos para *diabetes mellitus*, que tenham sobrepeso ou obesidade (Quadro 5.3). Nos pacientes que além de alteração no IMC apresentem outro fator de risco, como história familiar de diabetes, história de diabetes gestacional, síndrome de ovários policísticos e alguns grupos étnicos, como afro-americanos e latinos, o rastreio pode ser iniciado precocemente.

A ADA recomenda rastreio na população geral após os 45 anos com intervalos de 3 anos, devendo ser iniciado em idade mais precoce ou com intervalos mais frequentes, se estiverem presentes fatores de risco adicionais. Nos idosos com mais de 65 anos, a ADA recomenda uma hemoglobina glicada-alvo de 7% a 7,9%.

Aneurisma de aorta abdominal

A dilatação da aorta abdominal (AAA) é um evento frequente em homens com mais de 50 anos (7,2%) e menos comum em mulheres da mesma faixa etária (1,3%). A incidência vem diminuindo ao longo dos anos em razão da redução do tabagismo e do controle da hipertensão e da dislipidemia, porém a relevância desse achado (a ruptura da aorta pode levar à morte antes mesmo da hospitalização) aumenta a necessidade de rastreio.

A USPSTF recomenda rastreio de AAA com ultrassonografia abdominal pelo menos uma vez em homens de 65 a 75 anos que já fumaram. Em caso de AAA entre 3 e 5,4cm, o seguimento é realizado a cada 6 a 12 meses (Quadro 5.4). Em caso de AAA ≥ 5,5cm, o paciente deve ser encaminhado para avaliação cirúrgica. Os pacientes entre 65 e 75 anos que nunca fumaram são avaliados individualmente para realização do rastreio (considerando outros fatores de risco, como hipertensão, dislipidemia, história familiar e outras artérias dilatadas).

Mulheres entre 65 e 75 anos que fumaram não têm benefício estabelecido em relação ao rastreio, e aquelas de 65 a 75 anos que nunca fumaram não necessitam de avaliação para AAA.

Câncer

Câncer de mama

Os principais fatores de risco para câncer de mama são: sexo feminino, história familiar de neoplasia de mama, idade avançada e nuliparidade.

Até dois terços dos óbitos por câncer de mama ocorrem em idosos com mais de 65 anos. No Brasil, o câncer de mama é o principal tipo de câncer e o mais frequente na população feminina. Três padrões de lesões podem ser encontrados no rastreamento:

Quadro 5.2 Recomendação de rastreio de hipertensão arterial sistêmica		
Hipertensão	USPSTF 2015/AAFP	Rastreio: 18 a 39 anos sem fator de risco (cada 3 a 5 anos); 18 a 39 anos com fator de risco ou > 40 anos (anual)
	VIII Joint National Committee	Meta de PA < 150/90mmHg em > 60 anos
	ACC/AHA 2017	Meta de PA < 130/80mmHg em HAS estágios 1 e 2 com alto risco cardiovascular
		Meta de PA < 140/90mmHg em HAS estágios 1 e 2 com baixo ou moderado risco cardiovascular ou HAS estágio 3

AAFP: American Academy of Family Physicians; ACC: American College of Cardiology; AHA: American Heart Association; HAS: hipertensão arterial sistêmica; PA: pressão arterial; USPSTF: U.S. Preventive Services Task Force.

Quadro 5.3 Recomendação de rastreio de *diabetes mellitus*		
Diabetes mellitus	USPSTF	Rastreio: 40 a 70 anos assintomáticos com sobrepeso ou obesidade a cada 3 anos, se glicemia de jejum normal
	ADA	Rastreio: > 45 anos, a cada 3 anos. Meta em idosos: HbA1c 7% a 7,9%

ADA: American Diabetes Association; HbA1c: hemoglobina glicada; USPSTF: U.S. Preventive Services Task Force.

Quadro 5.4 Recomendação de rastreio de aneurisma da aorta		
Aneurisma de aorta abdominal (AAA)	USPSTF	Rastreio: homens de 65 a 75 anos que já fumaram: realizar USG abdominal a cada 6 a 12 meses se AAA entre 3 e 5,4cm; se > 5,5cm, encaminhar para cirurgia vascular

USPSTF: U.S. Preventive Services Task Force; USG: ultrassonografia.

alterações benignas, lesões malignas *in situ* e lesões malignas invasivas. O rastreio orientado pelo Ministério da Saúde do Brasil segue os dados apresentados no Quadro 5.5.

Quadro 5.5 Recomendações do Ministério da Saúde para rastreamento do câncer de mama

Mamografia Periodicidade: recomenda o rastreamento bienal nas faixas etárias especificadas (recomendação forte: os possíveis benefícios provavelmente superam os possíveis danos quando comparada às periodicidades menores que a bienal)	**< 50 anos** Contra o rastreamento com mamografia em mulheres com menos de 50 anos (Recomendação forte: os possíveis danos claramente superam os possíveis benefícios) **50 a 59 anos** Recomenda o rastreamento com mamografia em mulheres com idade entre 50 e 59 anos (Recomendação fraca: os possíveis benefícios e danos provavelmente são semelhantes) **60 a 69 anos** Recomenda o rastreamento com mamografia em mulheres com idade entre 60 e 69 anos (Recomendação fraca: os possíveis benefícios provavelmente superam os possíveis danos) **70 a 74 anos** Contra o rastreamento com mamografia em mulheres com idade entre 70 e 74 anos (Recomendação fraca: o balanço entre possíveis danos e benefícios é incerto) **75 anos ou mais** Contra o rastreamento com mamografia em mulheres com 75 anos ou mais (Recomendação forte: os possíveis danos provavelmente superam os possíveis benefícios)
Autoexame das mamas	Contra o ensino do autoexame como método de rastreamento do câncer de mama (Recomendação fraca: os possíveis danos provavelmente superam os possíveis benefícios)
Exame clínico das mamas	Ausência de recomendação: o balanço entre possíveis danos e benefícios é incerto
Ressonância nuclear magnética	Contra o rastreamento do câncer de mama com ressonância nuclear magnética em mulheres, seja isoladamente, seja em conjunto com a mamografia (Recomendação forte: os possíveis danos provavelmente superam os possíveis benefícios)
Ultrassonografia	Contra o rastreamento do câncer de mama com ultrassonografia das mamas, seja isoladamente, seja em conjunto com a mamografia (Recomendação forte: os possíveis danos provavelmente superam os possíveis benefícios)
Termografia	Contra o rastreamento do câncer de mama com a termografia, seja isoladamente, seja em conjunto com a mamografia (Recomendação forte: os possíveis danos provavelmente superam os possíveis benefícios)
Tomossíntese	Contra o rastreamento do câncer de mama com tomossíntese, seja isoladamente, seja em conjunto com a mamografia convencional (Recomendação forte: os possíveis danos provavelmente superam os possíveis benefícios)

Quadro 5.6 Principais orientações sobre rastreio do câncer de próstata no Brasil

Sociedade Brasileira de Urologia (SBU, 2017)	> 50 anos – consulta e decisão compartilhada > 45 anos – consulta precoce para pacientes de risco aumentado (raça negra ou com parentes de primeiro grau com câncer de próstata) > 75 anos – exames realizados apenas para aqueles com expectativa de vida > 10 anos
Sociedade Brasileira de Medicina de Família (SBMF, 2016)	Não recomenda o rastreamento
Instituto Nacional de Câncer (Brasil, 2015)	Não recomenda a organização de programas de rastreamento

Câncer de próstata

O câncer de próstata é uma neoplasia frequente com grande risco de se desenvolver ao longo da vida, porém com risco menor de morte, visto ser uma neoplasia de crescimento lento.

Diante desses dados e dos riscos associados, a abordagem diagnóstica e terapêutica e as indicações de rastreio com antígeno prostático específico (PSA) são avaliadas após discussão compartilhada com o paciente, expondo os riscos e benefícios da investigação (Quadro 5.6).

Câncer colorretal

O câncer colorretal também é frequente na população, principalmente em mulheres. Pouco comum antes dos 40 anos de idade, torna-se mais frequente com o avançar da idade. Em média, 30% dos pacientes morrem pela doença e até 20% são diagnosticados em fase avançada com doença metastática.

Os rastreios possibilitam a detecção e remoção de lesões pré-neoplásicas, reorientando o acompanhamento ao longo dos anos. Dos diversos métodos de rastreio do câncer colorretal, a colonoscopia é o mais utilizado. Informações específicas sobre o rastreio podem ser encontradas no Capítulo 55 e no Quadro 5.7.

Câncer de pulmão

O câncer de pulmão está entre as principais causas de morte relacionadas com câncer entre homens e mulheres. Até 95% dos casos estão associados à exposição prévia a cigarros. A sobrevida em 5 anos está relacionada com a fase em que o tumor é diagnosticado e com o tamanho do tumor, que pode ser suscetível a ressecções mais conservadoras se for uma massa de pequenas dimensões detectada por tomografias helicoidais de alta resolução (cortes de 1,0 a 2,5mm).

Na avaliação do risco de câncer de pulmão se recomenda, segundo o estudo *National Lung Screening Trial* (NLST), que os indivíduos assintomáticos entre 55 e 74 anos com carga tabágica ≥ 30 maços/ano e que tenham parado de fumar nos últimos 15 anos sejam submetidos a tomografias de alta resolução de tórax para avaliação de nódulos ou lesões malignas pulmonares, com evidências objetivas de se tratar de um método eficaz para fins de rastreio.

Osteoporose

A osteoporose é um distúrbio do metabolismo ósseo em que ocorrem perda mineral óssea, distúrbio da microarquitetura, fragilidade óssea e risco de fraturas. É causa de perda de

Quadro 5.7 Orientações sobre rastreio de câncer de cólon	
Rastreio	**Recomendações**
A partir dos 50 anos Orientações seguidas pela Sociedade Brasileira de Endoscopia (http://sobed.org.br/Publicacoes/noticia/detalhes/3674)	1. Recomendamos a colonoscopia a cada 10 anos ou o FIT anual como opções de primeira linha para o rastreamento de pessoas com risco médio de neoplasia colorretal (forte recomendação; evidência de qualidade moderada) 2. Recomendamos que os médicos que realizam o exame de colonoscopia meçam a qualidade, incluindo a taxa de detecção de adenoma (forte recomendação, evidência de alta qualidade) 3. Recomendamos que os médicos confirmem a qualidade do monitoramento pelo *fecal imunotest* – FIT (forte recomendação, evidência de baixa qualidade) 4. Recomendamos a colonografia por tomografia a cada 5 anos ou FIT-DNA fecal a cada 3 anos (recomendação forte, evidência de baixa qualidade) ou sigmoidoscopia flexível a cada 5 a 10 anos (forte recomendação, evidência de alta qualidade) em pacientes que recusam a colonoscopia e o FIT 5. Sugerimos que a colonoscopia capsular (se disponível) seja cogitada como um teste de triagem adequado quando os pacientes se negam a realizar colonoscopia, FIT, FIT-DNA fecal, colonografia por tomografia computadorizada e sigmoidoscopia flexível (recomendação fraca, evidência de baixa qualidade) 6. Somos contra o Septin 9 para triagem de câncer colorretal (CCR) (recomendação fraca, evidência de baixa qualidade)
História familiar de câncer colorretal ou pólipos Orientações seguidas pela Sociedade Brasileira de Endoscopia (http://sobed.org.br/Publicacoes/noticia/detalhes/3674)	1. Sugerimos que pessoas com um parente de primeiro grau com CCR ou adenoma avançado diagnosticado em idade < 60 anos ou com dois parentes de primeiro grau com CCR e/ou adenomas avançados documentados sejam submetidas à colonoscopia a cada 5 anos, começando 10 anos mais jovens que a idade em que o mais jovem parente de primeiro grau foi diagnosticado ou a partir dos 40 anos, o que ocorrer primeiro (recomendação fraca, evidência de baixa qualidade) 2. Sugerimos que pessoas com parente de primeiro grau diagnosticado com CCR ou adenoma avançado após os 60 anos comecem o rastreio aos 40 anos. As opções para rastreio e os intervalos recomendados são os mesmos para as pessoas de risco médio (recomendação fraca, evidência de qualidade muito baixa) 3. Sugerimos que pessoas com um ou mais parentes de primeiro grau com lesão serrilhada avançada documentada (pólipo séssil serrátil [PSS] ou adenoma serrilhado tradicional de 10mm de tamanho ou PSS com displasia citológica) devam ser rastreadas de acordo com as recomendações para pessoas com história familiar de adenoma avançado documentado (recomendação fraca, evidência de qualidade muito baixa) 4. Recomendamos a realização anual de FIT em pessoas com um ou mais parentes de primeiro grau com CCR ou adenomas avançados documentados, se recusarem a realização de colonoscopia (forte recomendação, evidência de qualidade moderada)

Fonte: traduzido e adaptado de Rex DK, Boland CR, Dominitz JA et al. Colorectal cancer screening: Recommendations for physicians and patients from the U.S. Multi-Society Task Force on Colorectal Cancer. Gastrointestinal Endoscopy 2017; 86(1):18-33.

Quadro 5.8 Recomendação de rastreio de osteoporose		
Osteoporose	USPSTF	Rastreio: mulheres > 65 anos e mulheres < 65 anos com fatores de risco para fratura osteoporótica

USPSTF: U.S. Preventive Services Task Force.

funcionalidade no idoso e, no caso da fratura de quadril, há relação importante com mortalidade em 1 ano. A densitometria óssea é uma ferramenta acurada para detectar osteoporose precoce antes que o osso perca mais de 3% de massa.

Segundo a USPSTF, o rastreio está indicado em mulheres com mais de 65 anos e naquelas com menos de 65 anos com risco aumentado de fraturas de acordo com escalas de avaliação de risco validadas – a FRAX (Quadro 5.8).

As evidências de benefício do tratamento preventivo da osteoporose em homens ainda são inconclusivas para que possam ser estabelecidas recomendações nessa população, uma vez que os homens têm incidência menor de fraturas e a biologia do remodelamento ósseo difere quanto às concentrações de testosterona e estrogênio.

■ PREVENÇÃO TERCIÁRIA

Além do tratamento específico das doenças diagnosticadas, necessário para evitar as complicações delas decorrentes, a prevenção terciária aborda a reabilitação do idoso na tentativa de retomar sua funcionalidade prévia ou ao menos recuperar parte dessa funcionalidade.

Esse processo de trabalho envolve a necessidade de equipe multidisciplinar, com a participação de médicos, fonoaudiólogos, fisioterapeutas, enfermeiros e técnicos de enfermagem, terapeutas ocupacionais, psicólogos, assistentes sociais, o paciente e sua própria família.

■ PREVENÇÃO QUATERNÁRIA

Controle de polifarmácia

A polifarmácia consiste em um padrão de consumo medicamentoso caracterizado pela utilização de cinco ou mais medicamentos. A polimedicação de idosos pode fazer parte do processo de controle de doenças crônicas, as quais apresentam maior prevalência nessa faixa etária, mas pode promover cascatas iatrogênicas prejudiciais à saúde do paciente.

Nesse contexto, a revisão frequente das prescrições é útil para prevenir danos decorrentes de reações adversas de drogas, uso de medicações inapropriadas e interações farmacológicas.

Eventos decorrentes da polifarmácia, como quedas, fratura de quadril, confusão e *delirium*, aumentam o número de visitas à emergência e de hospitalização de idosos.

Cuidados paliativos

Os cuidados paliativos foram categorizados cronologicamente como a representação da prevenção quaternária. A expressão *cuidados paliativos* foi criada por Marc Jamoule para descrever o nível de atenção à saúde em que são propostas ações de proteção contra a supermedicalização.

Os cuidados paliativos consistem no redirecionamento dos focos de intervenção diante da percepção da equipe de que foi iniciado o processo irreversível de morte. A partir desse momento, implementam-se ações de promoção de conforto, disponibilização de suportes que permitam ao paciente viver ativamente até a morte, ressignificação da morte como um processo natural, sem necessariamente afastar o uso de tecnologias até mesmo intervencionistas disponíveis para alcançar os objetivos propostos pela paliação, mantendo o paciente o mais próximo possível de seus familiares, humanizando e tornando dignos esses momentos finais.

Bibliografia

Afilalo J, Duque G, Steele R, Jukema JW, Craen AJM, Eisenberg MJ. Statins for secondary prevention in elderly patients: A hierarchical Bayesian meta-analysis. JACC 2008; 51(1):37-45.

Aguirre LE, Villareal DT. Physical exercise as therapy for frailty. Nestle Nutr Inst Workshop Ser 2015; 83:83-92.

Apostolo J, Bobrowisc-Campos E, Cooke R, Santana S, Marcucci M, Cano A. Effectiveness of interventions in preventing or reducing frailty in older adults – evidence-based review. International Conference on Frailty and Sarcopenia Research, 2017.

Capodanno D, Angiolillo DJ. Aspirin for primary prevention of cardiovascular disease. The Lancet 2018; 10152(392):988-90.

Centers for Disease Control and Prevention. Recommended Adult Immunization Schedule, 2019:1-6.

Damluji AA, Ramireddy A, Otalvaro L, Forman DE. Secondary cardiovascular prevention in older adults: an evidence-based review. J Geriatr Cardiol 2015; 12:459-64.

Farrel B, Shamji S, Monahan A, Merkley VF. Reducing polypharmacy in the elderly: Cases to help you "rock the boat" Can Pharm J (Ott) 2013; 146:243-4.

Filgueira NA, Junior JIC, Lucena VC et al. Condutas em clínica médica. 4. ed. Rio de Janeiro: Guanabara Koogan, 2007.

Lee Y. Evidence-based prevention of frailty in older adults. J Korean Geriatr Soc 2015; 19(3):121-9.

Lins JS, O'Connor E, Evans CV, Senger CA, Rowland MG, Groom HC. Behavioral counseling to promote a healthy lifestyle in persons with cardiovascular risk factors: a systematic review for the U.S. Preventive Services Task Force. Ann Intern Med 2014; 161:568-78.

Migowski A, Azevedo e Silva G, Dias MBK, Diz MDPE, Sant'Ana DR, Nadanovsky P. Diretrizes para detecção precoce do câncer de mama no Brasil. II – Novas recomendações nacionais, principais evidências e controvérsias. Cad. Saúde Pública 2018; 34(6):e00074817.

Moyer VA. Screening for hearing loss in older adults: U.S. Preventive Services Task Force Recommendation Statement. Ann Intern Med 2012; 157:655-61.

Nève J. La prévention quaternaire, une tâche explicite du médecin généraliste. Entretien avec Marc Jamoulle, médecin généraliste. Prospective Jeunesse, 2012:7-11.

Norma AH, Tesser CD. Prevenção quaternária na atenção primária à saúde: uma necessidade do Sistema Único de Saúde. Cad Saúde Pública 2009; 25(9):2012-20.

Oeffinger KC, Fohtham ETH, Etzione R et al. Breast cancer screening for women at average risk. 2015 Guideline update from the American Cancer Society. JAMA 2015; 314(15):1599-614.

Pathy J, Sinclair AJ, Morley JE. Principles and practice of geriatric medicine. 4. ed. West Sussex: Wiley, 2006.

Puts MTE, Toubasi S, Atkinson E et al. Interventions to prevent or reduce the level of frailty in community-dwelling older adults: a protocol for a scoping review of the literature and international policies. BMJ Open 2016; 6:1-6.

Ribeiro AG, Cotta RMM, Ribeiro SMR. A promoção da saúde e a prevenção integrada dos fatores de risco para doenças cardiovasculares. Ciência & Saúde Coletiva 2012; 17(1):7-17.

Rex DK, Boland CR, Dominitz JA et al. Colorectal cancer screening: Recommendations for physicians and patients from the U.S. Multi-Society Task Force on Colorectal Cancer. Gastrointestinal Endoscopy 2017; 86(1).

Serfaty A. Rastreamento de câncer de pulmão por tomografia computadorizada de baixa dose – finalmente um método eficaz? Disponível em: https://portugues.medscape.com/verartigo/6501129. Acesso em: 03/06/2019.

Silva RCF, Hortale VA. Rastreamento do câncer de mama no Brasil: quem, como e por quê? Revista Brasileira de Cancerologia 2012; 58(1): 67-71.

Spalding MC, Sebesta SC. Geriatric screening and preventive care. Disponível em: http://www.aafp.org/afp. Acesso em: 21/03/2019.

Steffen RE, Trajman A, Santos M, Caetano R. Rastreamento populacional para o câncer de próstata: mais riscos que benefícios. Physis: Revista de Saúde Coletiva, Rio de Janeiro, 2018; 28(2): e280209.

Takahashi PY, Okhravi HR, Lim LS, Kasten MJ. Preventive health care in the elderly population: a guide for practicing physicians. Mayo Clin Proc 2004; 79:416-27.

Tazkarji B, Lam R, Lee S, Meiyapann S. Approach to preventive care in elderly. Can Fam Physician 2016; 62:717-21.

The portal of geriatrics online education. Preventive Geriatrics. Disponível em: https://www.pogoe.org/sites/default/files/preventive_geriatrics.pdf. Acesso em: 21/03/2019.

USPSTF. Behavioral counseling to promote a healthful diet and physical activity for cardiovascular disease prevention in adults without cardiovascular risk factors. U.S. Preventive Services Task Force Recommendation Statement. JAMA 2017; 318(2):167-74.

Iatrogenia

Eduardo Andrada Pessoa de Figueiredo
Maria Eduarda Pires Lins e Silva Lima
Pedro José Galvão Freire

CAPÍTULO 6

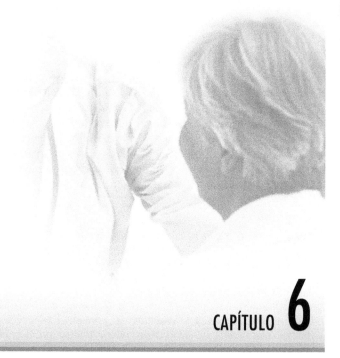

▪ INTRODUÇÃO

A palavra *iatrogenia* tem origem no grego *Iatros*, relacionado com o ato médico (*Iatron* era o local onde os médicos guardavam seus instrumentos e realizavam consultas, curativos e operações), e *Gen*, relacionado com a produção de agravo ao paciente pelas más ações médicas. Desse modo, iatrogenia corresponderia aos efeitos negativos decorrentes das ações médicas, sejam essas não propositivas ou passivas.

Assim, atos de prescrição com suas consequências indesejadas caem nessa categoria e podem ser divididos em iatrogenia por polifarmácia, uso de medicamentos inapropriados, cascata de prescrição e subutilização de medicações apropriadas (não aderência e subprescrição).

Para a prevenção dessas iatrogenias, são possíveis a revisão da medicação atual, a descontinuação de medicação desnecessária e o uso atual de novas tecnologias que ajudam a combater o erro médico.

▪ IATROGENIA POR POLIFARMÁCIA

Nas últimas décadas, o envelhecimento populacional caminhou paralelamente ao aumento da incidência de doenças crônico-degenerativas e, consequentemente, cresceu o número de idosos portadores de mais de uma comorbidade. O avanço da medicina tornou possível o tratamento farmacológico de inúmeras doenças, repercutindo em prescrições medicamentosas cada vez maiores e mais complexas.

A definição de polifarmácia não é consensual na literatura. Enquanto alguns consideram o número de medicações em uso, outros levam em conta a prescrição de fármacos sem indicação precisa ou inapropriados. Existe uma tendência à adoção dessa última definição, uma vez que o idoso pode necessitar de um número maior de medicamentos, os quais podem ser apropriados à sua condição clínica, cabendo ao médico avaliá-los periodicamente, considerando indicação, tolerância e custo-benefício.

O estabelecimento de um valor numérico (*cut-off*) costuma ser preferido para fins de pesquisa e comparação de estudos, sendo cinco ou mais medicações o valor mais utilizado. Existe ainda a polifarmácia excessiva (ou hiperpolifarmácia), expressão usada na literatura para caracterizar a prescrição de dez ou mais medicamentos.

Em 2016, segundo o Canadian Institute for Health Information, aproximadamente 66% dos idosos canadenses com idade ≥ 65 anos usaram ao menos cinco medicações, com 25% usando dez ou mais.

No Brasil, a prevalência se aproxima de 20% entre os idosos. Maior prevalência de automedicação, múltiplas comorbidades e acompanhamentos por médicos diferentes simultaneamente são fatores que favorecem a polifarmácia nessa parcela da população.

A polifarmácia é importante preditor de desfechos negativos, havendo relatos de risco aumentado de queda, sarcopenia, lesão renal aguda, hipoglicemia, pneumonia, má nutrição, mortalidade e redução da funcionalidade e da cognição. Além disso, são descritas taxas maiores de hospitalização e re-hospitalização dentro de 1 ano após a alta hospitalar.

Efeitos adversos são frequentes em virtude das alterações farmacocinéticas e farmacodinâmicas próprias do envelhecimento, podendo ser responsáveis por 10% a 20% dos internamentos hospitalares entre os idosos. As interações medicamentosas ocorrem de modo exponencial ao número de medicamentos usados, o que indica a necessidade de avaliação cuidadosa de tópicos como indicação, eficácia e potencial de dano de cada uma delas, isoladamente e em combinação.

IATROGENIA POR USO DE MEDICAMENTOS INAPROPRIADOS

Medicamento potencialmente inapropriado (MPI) é uma expressão usada com frequência na população geriátrica e consiste na utilização de fármacos com alto potencial de dano à saúde, superando os benefícios de seu uso. Assim como acontece com a polifarmácia, diversos desfechos negativos têm sido associados a MPI, como quedas, fraturas, *delirium*, hospitalização e morte.

Com o intuito de avaliar a prescrição em pacientes idosos de modo padronizado e propor critérios objetivos para estratificação de risco potencial da polifarmácia, foram desenvolvidas algumas ferramentas de fácil emprego na prática clínica. Dentre elas se destacam:

- **Critérios de Beers:** foram desenvolvidos em 2003 pela American Geriatrics Society. Atualizações posteriores foram fundamentadas em novas evidências. Os critérios consistem em uma lista extensa de medicações consideradas potencialmente inapropriadas para uso em indivíduos idosos com base em critérios de alto risco de eventos adversos. A última versão foi publicada em 2019, mantendo a divisão das medicações em cinco categorias: (1) fármacos potencialmente inapropriados para a maioria dos idosos; (2) fármacos que tipicamente devem ser evitados em idosos com certas condições; (3) fármacos a serem utilizados com cautela; (4) fármacos que necessitam de ajuste de dose pela função renal basal, e (5) interações medicamentosas (disponível em: http://www.sbgg-sp.com.br/pro/atualizacao-dos-criterios-de-beers-ags-2019-para-medicacoes-potencialmente-inapropriadas-em-idosos/).
- *Inappropriate Prescribing in the Elderly Tool* **(IPET):** publicada em 2000 por Naugler e cols. e amplamente empregada em países europeus, a IPET compreende uma lista dos 14 erros de prescrição mais comumente encontrados em pacientes hospitalizados por causas agudas.
- **Ferramenta de *screening* STOPP/START:** publicada em 2008 por um grupo irlandês, apresenta uma certa sobreposição aos critérios de Beers. Entretanto, essa ferramenta parece ser mais eficaz para identificar o risco de eventos adversos relacionados com a polifarmárcia em pacientes hospitalizados (Quadros 6.1 e 6.2).

A utilização dessas ferramentas torna mais fácil a identificação de possíveis medicações inapropriadas, medicações prescritas que possam ser suspensas e medicações que porventura ainda precisem ser acrescentadas ao arsenal terapêutico do paciente.

Para auxiliar a prescrição, podem ser utilizados escores de risco, como o *GerontoNet ADR Risk Score*, um método simples desenvolvido para identificar o risco de eventos adversos em idosos hospitalizados.

Apesar das tentativas, ainda há poucos guias validados que ajudem no processo de retirada, "desprescrição" e redução de dose em casos de polifarmácia na população geriátrica. No *site* https://deprescribing.org/ são encontradas algumas formas de desprescrição de medicamentos e algoritmos para auxiliar o processso.

IATROGENIA POR CASCATA DE PRESCRIÇÃO

A cascata de prescrição ocorre quando se prescreve um fármaco e, por conta dos efeitos colaterais, é prescrito um segundo medicamento. Este, por sua vez, pode resultar em novos efeitos colaterais, constituindo um ciclo de sintomas e prescrições inadvertidas. Inicialmente, devem ser considerados todos os novos sintomas decorrentes de efeito adverso à droga, adotando medidas não farmacológicas na condução do caso, substituindo o medicamento por medicações alternativas menos tóxicas e sempre tendo em mente a prescrição de uma terapia benéfica.

Quadro 6.1 Critérios START

Sistema	Critérios
A – Sistema cardiovascular	Varfarina para fibrilação atrial crônica Uso de AAS na presença de fibrilação atrial crônica, quando a varfarina está contraindicada Uso de AAS e clopidogrel em idosos com antecedentes de doença coronariana, cerebral ou arterial Tratamento hipertensivo em caso de pressão sistólica > 160mmHg Uso de estatinas em pessoas com antecedentes de doença aterosclerótica coronariana, cerebral ou arterial periférica, caso a situação funcional do doente seja de independência para as atividades básicas diárias e esperando sobrevida > 5 anos Uso de IECA em casos de insuficiência cardíaca crônica Uso de IECA após infarto agudo do miocárdio Uso de betabloqueadores em casos de angina do peito crônica estável
B – Sistema respiratório	Uso de β2-agonista ou anticolinérgico (inalação) para o tratamento de asma ou DPOC leve a moderada Uso de corticoides (inalação) para o tratamento de asma ou DPOC moderada a grave, quando VEF1 < 50% Uso de oxigenoterapia domiciliar contínua em casos de insuficiência respiratória tipo 1 (PO_2 < 60mmHg; PCO_2 < 49mmHg) ou tipo 2 (PO_2 > 60mmHg; PCO_2 > 49mmHg)
C – Sistema nervoso central	Uso de levodopa em indivíduos que apresentam doença de Parkinson idiopática com comprometimento funcional e consequente incapacidade Uso de antidepressivos em idosos que apresentem sintomas depressivos moderados a graves durante pelo menos 3 meses
D – Sistema gastrointestinal	Uso de inibidores de bomba de prótons em casos de refluxo gastroesofágico grave ou estenose péptica que necessite de dilatação Uso de suplementos de fibra em casos de diverticulite sintomática crônica associada à constipação intestinal
E – Sistema musculoesquelético	Uso de fármacos antirreumáticos em casos de artrite reumatoide ativa moderada a grave com duração > 12 semanas Uso de fármacos contendo bisfosfonatos em doentes que tomam corticoides orais em terapêutica de manutenção Uso de suplemento de cálcio e vitamina D em indivíduos com osteoporose (evidência radiográfica, fratura por fragilidade ou cifose dorsal adquirida)
F – Sistema endocrinológico	Uso de metformina em casos de DM tipo 2 com síndrome metabólica (na ausência de insuficiência renal) Uso de IECA ou ARA-II em casos de diabetes com nefropatias Uso de antiagregantes plaquetários em indivíduos com DM em caso de coexistência de um ou mais fatores de risco cardiovascular (hipertensão, hipercolesterolemia, consumo de tabaco, entre outros) Uso de estatinas em pacientes com DM em caso de coexistência de um ou mais fatores de risco cardiovascular

AAS: ácido acetilsalicílico; IECA: inibidores da enzima de conversão da angiotensina; DPOC: doença pulmonar obstrutiva crônica; VEF1: volume expiratório forçado no primeiro segundo; DM: *diabetes mellitus*; ARA-II: antagonistas dos receptores da angiotensina II.

Quadro 6.2 Critérios STOPP

A Sistema cardiovascular

Uso prolongado de digoxina, > 125µg/dia, em doentes com função renal debilitada (aumenta o risco de toxicidade)
Uso de diuréticos de alça para o tratamento de edemas periféricos quando não existem sinais clínicos de insuficiência cardíaca
Prescrição de diuréticos, em monoterapia, como tratamento de primeira linha para a hipertensão
Uso de tiazidas em pessoas com história de gota (pode exacerbar a gota)
Uso de betabloqueador não seletivo em pessoas com DPOC (risco de broncoespasmo)
Uso de betabloqueador combinado com verapamil
Uso de diltiazem ou verapamil na insuficiência cardíaca de grau III ou IV da NYHA (risco de agravamento de insuficiência cardíaca)
Uso de bloqueadores dos canais de cálcio em doentes com constipação intestinal crônica (pode exacerbar a constipação)
Uso combinado de AAS e varfarina sem o uso de antagonistas dos ARH ou IBP (alto risco de hemorragia gastrointestinal)

Uso de dipiridamol como monoterapia na prevenção secundária de doenças cardiovasculares (sem evidência de eficácia)
Uso de AAS em pessoas com história de úlcera péptica sem uso de IBP ou ARH (risco de hemorragia)
Dose de AAS > 150mg/dia (aumento do risco de hemorragias)
Uso de AAS em pessoas sem antecedentes de cardiopatia isquêmica, doença cerebrovascular ou doença arterial periférica ou com antecedentes de obstrução arterial
Uso de AAS para tratar tonturas de origem idiopática em caso de doença cerebrovascular
Uso de varfarina por mais de 6 meses em caso de primeiro episódio de trombose venosa profunda sem complicações (não existem benefícios com esse uso)
Uso de varfarina por mais de 12 meses em caso de primeira embolia pulmonar sem complicações (não existem benefícios com esse uso)
Uso de clopidogrel, AAS, dipiridamol ou varfarina concomitantemente em caso de doença hemorrágica (alto risco de hemorragia)

B Sistema nervoso central e fármacos psicotrópicos

Uso de ATC em pessoas com demência (risco de declínio da função cognitiva)
Uso de ATC em pessoas com glaucoma (possível exacerbação do glaucoma)
Uso de ATC em pessoas com anomalias cardíacas (efeitos pró-arrítmicos)
Uso de ATC em pessoas com constipação intestinal (provável aumento da constipação)
Uso de ATC concomitantemente com opiáceo ou antagonista do cálcio (risco de constipação grave)
Uso de ATC em pessoas com prostatismo ou com antecedentes de retenção urinária (risco de retenção urinária)
Uso prolongado (> 1 mês) de BZD de meia-vida longa (como flurazepam, nitrazepam, clorazepam) ou BZD com metabólitos ativos (diazepam) (risco de sedação prolongada, confusão e/ou transtornos do equilíbrio)

Uso prolongado (> 1 mês) de neurolépticos, como hipnóticos de ação prolongada (risco de confusão, hipotensão e/ou queda)
Uso prolongado de neurolépticos (> 1 mês) em parkinsonismo (provável agravamento dos sintomas extrapiramidais)
Uso de fenotiazinas em pessoas com epilepsia (diminuição do limiar convulsivo do doente epiléptico)
Anticolinérgicos para tratar os efeitos secundários extrapiramidais (risco de toxicidade anticolinérgica)
Uso de ISRS em pessoas com história de hiponatremia clinicamente significativa (hiponatremia não iatrogênica < 130mmol/L nos 2 meses anteriores)
Uso prolongado (> 1 semana) de anti-histamínicos de primeira geração (ação sedativa), ou seja, difenidramina e prometazina, entre outros (risco de sedação e de efeitos adversos anticolinérgicos)

C Sistema gastrointestinal

Uso de difenoxilato, loperamida e opiáceos, entre outros, para tratamento da diarreia idiopática (risco de atraso no diagnóstico e agravamento da obstrução intestinal, entre outros)
Uso de difenoxilato, loperamida e opiáceos para o tratamento de gastroenterite grave acompanhada de diarreia sanguinolenta ou febre elevada (risco de prolongamento da infecção)

Uso de metoclopramida ou proclorperazina em pessoas com parkinsonismo (risco do agravamento do parkinsonismo)
Uso de IBP para tratamento de úlcera péptica em dosagem terapêutica completa > 8 semanas
Uso de fármacos anticolinérgicos e antiespasmódicos em casos de constipação intestinal crônica (risco de agravamento da obstrução)

D Sistema respiratório

Uso de teofilina, em monoterapia, para tratamento de DPOC
Uso de corticoides sistêmicos em vez da inalação para tratamento da DPOC moderada a grave (exposição desnecessária aos efeitos secundários dos corticoides sistêmicos)

Uso de brometo de ipratrópio em pessoas com glaucoma (pode agravar o glaucoma)

E Sistema musculoesquelético

Uso de AINE em indivíduos com antecedentes de úlcera péptica ou hemorragia digestiva, exceto em caso de uso simultâneo de ARH, IBP ou misoprostol (risco de ressurgimento da úlcera péptica)
Uso de AINE em pessoas com hipertensão moderada a grave (moderada: 160/100mmHg a 179/109mmHg; grave: ≥ 180/110mmHg) (risco de agravamento da hipertensão)
Uso de AINE em casos de insuficiência cardíaca (risco de agravamento)
Uso prolongado de AINE (> 3 meses) para alívio da dor articular em caso de artrose (os analgésicos simples são preferíveis para substituição, uma vez que são igualmente eficazes no alívio da dor)

Uso simultâneo de varfarina e AINE (risco de hemorragia digestiva)
Uso de AINE em casos de insuficiência renal crônica (risco de deterioração da função renal)
Uso prolongado de corticoides (> 3 meses) em monoterapia para tratamento de artrite reumatoide ou artrose (risco de efeitos secundários sistêmicos graves associados a essa terapia)
Uso prolongado de AINE ou colchicina para tratamento crônico da gota em vez da utilização de alopurinol quando não existe contraindicação para seu uso (o alopurinol é um fármaco profilático de primeira linha no tratamento da gota)

F Sistema urinário

Uso de fármacos antimuscarínicos para a bexiga em indivíduos com demência (aumento do risco de confusão e agitação)
Uso de antimuscarínicos para a bexiga em pessoas com glaucoma crônico (risco de exacerbação do glaucoma)
Uso de antimuscarínicos para a bexiga em pessoas com constipação intestinal crônica (risco de agravamento)

Uso de antimuscarínicos para a bexiga em casos de prostatismo crônico (risco de retenção urinária)
Uso de fármacos bloqueadores alfa em homens com incontinência urinária frequente – ≥ 1 episódios de incontinência por dia (risco de agravamento da incontinência urinária)

(Continua)

Quadro 6.2 Critérios STOPP *(continuação)*

G Sistema endócrino

Uso de glibenclamida ou clorpropamida em indivíduos com diabetes tipo 2 (risco de hipoglicemia prolongada)
Uso de bloqueadores beta em casos de *diabetes mellitus* com episódios frequentes de hipoglicemia – um ou mais episódios por mês (risco de dissimulação dos sintomas de hipoglicemia)
Uso de estrogênios em indivíduos com história de cancro da mama ou tromboembolismo venoso (aumento do risco de recorrência)

H Fármacos com efeitos adversos em pessoas com risco elevado de queda

Uso de BZD (a ação sedativa pode reduzir a sensibilidade e diminuir o equilíbrio)
Uso de neurolépticos (podem provocar dispraxia e parkinsonismo)
Uso de anti-histamínicos de primeira geração (a ação sedante pode reduzir a sensibilidade)
Uso de vasodilatadores que provocam hipotensão em pessoas com hipotensão postural persistente (risco de quedas)
Uso de opiáceos de ação prolongada em indivíduos com alto risco de queda (risco de sonolência, hipotensão postural ou tonturas)

I Fármacos analgésicos

Uso de opioides potentes com ação prolongada (como morfina ou fentanil) como tratamento de primeira linha para dor leve a moderada
Uso de opiáceos por > 2 semanas em pessoas com constipação intestinal crônica sem uso simultâneo de laxantes (risco de constipação grave)
Uso de opiáceos de ação prolongada em indivíduos com demência, exceto quando indicados em cuidados paliativos

J Classes de fármacos duplicados

Qualquer prescrição médica que inclua dois fármacos da mesma classe, como opiáceos, AINE, diuréticos da alça ou IECA, entre outros (deve ser otimizada a monoterapia dentro de uma classe de fármacos antes de ser considerada a troca por outra classe). Excluem-se as prescrições duplicadas de fármacos necessários, como agonistas β_2 de ação curta e prolongada para tratamento de DPOC e asma ou a utilização de opiáceos para atenuar a dor intensa em doentes oncológicos

DPOC: doença pulmonar obstrutiva crônica; NYHA: New York Heart Association; AAS: ácido acetilsalicílico; ARH: receptores H2 da histamina; IBP: inibidores da bomba de prótons; ATC: antidepressivos tricíclicos; BZD: benzodiazepínicos; ISRS: inibidores seletivos da recaptação de serotonina; AINE: anti-inflamatórios não esteroides; IECA: inibidores da enzima de conversão da angiotensina.

■ IATROGENIA POR SUBUTILIZAÇÃO DE MEDICAÇÕES APROPRIADAS

Não aderência

O conceito de aderência compreende o ato de seguir orientações e recomendações sugeridas por um profissional de saúde. Para sua realização, é fundamental a participação do paciente nas escolhas médicas e decisões terapêuticas (autonomia). Dentre os diversos fatores associados à não aderência, destacam-se os seguintes:

I. **Socioeconômicos:**
   - Variáveis socioeconômicas: condições financeiras, escolaridade, apoio social.
   - Custo de tratamentos.
II. **Relacionados com a equipe e o sistema de saúde:**
   - Interação médico-paciente.
   - Desenvolvimento e funcionamento do sistema de saúde.
   - Apoio comunitário.
   - Educação em saúde.
III. **Relacionados com a doença:**
   - Intensidade dos sintomas.
   - Taxa de progressão.
   - Cronicidade.
IV. **Relacionados com o paciente:**
   - Visão pessoal da doença e do tratamento (conhecimentos, crenças, percepções e expectativas).
   - Motivação para o autocuidado.
   - Suporte social.
   - Capacidade cognitiva.
V. **Relacionados com a terapia:**
   - Complexidade do tratamento.
   - Duração do tratamento.
   - Reação adversa aos medicamentos.
   - Experiências prévias de tratamento (p. ex., falência de terapias).
   - Mudanças frequentes na estratégia de tratamento.

Essas cinco dimensões devem ser consideradas quando os objetivos com a terapêutica instituída não são alcançados apesar dos esforços em manter a prescrição adequada. A baixa aderência costuma estar associada aos altos custos na saúde, à baixa qualidade de vida e a evoluções clínicas prejudiciais, devendo o médico ser também um fator motivacional no processo de aderência medicamentosa.

Subprescrição (*underprescribing*)

Assim como a polifarmácia, a omissão de terapia medicamentosa útil para determinada condição constitui parte do conceito de prescrição inapropriada. Trata-se de uma condição frequente entre os idosos, especialmente entre os usuários de polifarmácia, havendo estudos que apontam a concomitância em cerca de 43% dos pacientes. Algumas hipóteses são levantadas para explicar esse achado: medo de interação medicamentosa, reação adversa e má aderência dos pacientes já usuários de prescrições múltiplas (Quadro 6.3).

■ PREVENÇÃO DE ERROS DE PRESCRIÇÃO E EFEITOS ADVERSOS DE MEDICAÇÕES

Revisão da medicação atual

Dentre as estratégias de prevenção dos efeitos adversos medicamentosos, encontra-se o conhecido teste da sacola de papel marrom (*brown paper bag test*), inicialmente desenvolvido no âmbito da medicina de família e comunidade nos EUA. Nesse teste, o paciente traz à consulta médica todas as medicações de

Quadro 6.3 Situações de subprescrição em geriatria (por ordem de frequência)

Condição	Fármaco não prescrito
Uso de morfina	Laxativo
Infarto do miocárdio	Betabloqueador
Insuficiência cardíaca	Inibidor da enzima conversora de angiotensina
Fibrilação atrial	Derivados cumarínicos
Osteoporose	Bisfosfonatos ou raloxifeno
Hipercolesterolemia	Estatinas
Hipertensão	Anti-hipertensivos
Angina de peito, acidente vascular encefálico, ataque isquêmico transitório, doença arterial periférica	Antiagregante plaquetário
Uso de anti-inflamatórios	Protetores de estômago

Fonte: modificado de Kuijpers MA, van Marun RJ, Egberts AC, Jansen PA. Relationship between polypharmacy and underprescribing. J Clin Pharmacol 2008; 65(1):130-3.

uso habitual. Essa abordagem dá ao médico, seja geriatra, clínico ou médico de família, a oportunidade de saber exatamente o que o paciente está usando e como ingere suas medicações para que possa reconciliar a prescrição com o que de fato for necessário e seguro para uso contínuo.

Dia da caixa de medicamentos

O hábito de revisão continuada das medicações em uso é de suma importância para uma boa prática clínica, sobretudo em se tratando de pacientes com indicações de múltiplas medicações de maneira crônica. A taxa de aderência aos fármacos de uso crônico é de aproximadamente 50% na população geral, tendendo a diminuir com o tempo de uso. Além do rigor dos horários e das múltiplas tomadas diárias, outro grande motivo para a falta de aderência terapêutica é a ocorrência de efeitos adversos associados aos medicamentos e suas interações.

Com a revisão das medicações em uso procura-se melhorar a qualidade, a segurança e a efetividade da prescrição para o idoso. Um programa de revisão medicamentosa pode ser elaborado em base individual, a cada visita, rotineiramente, na presença ou não do paciente, ou mesmo a cada 12 a 15 meses. Adotada com o intuito de otimizar a aderência do paciente ao tratamento, essa prática também tem como objetivo garantir a efetividade da prescrição como um todo, buscando minimizar problemas relatados pelo paciente ou potenciais interações graves (Quadro 6.4). Por cursar com maiores índices de intercorrências clínicas, internamentos e desfechos negativos, a baixa aderência medicamentosa está associada a alto custo para os sistemas de saúde, baixa qualidade de vida e pobre evolução clínica.

Descontinuação de medicação desnecessária

Cerca de 20% a 25% dos medicamentos usados em idosos são inapropriados. O número de fármacos utilizados é o principal fator relacionado com problemas na prescrição. Uma pergunta importante nesse contexto seria: Quando devemos considerar a desprescrição?

Quadro 6.4 Tipos de erros de medicação

Medicamento errado
- Prescrição inadequada do medicamento:
  - Medicamento não indicado/não apropriado para o diagnóstico que se pretende tratar
  - História prévia de alergia ou reação adversa similar
  - Medicamento inadequado para o paciente por causa da idade, situação clínica etc.
  - Medicamento contraindicado
  - Interação medicamento/medicamento
  - Interação medicamento/alimento
  - Duplicidade terapêutica
  - Medicamento desnecessário
- Transcrição/dispensação/administração de medicamento diferente do prescrito

Omissão de dose ou do medicamento
- Falta de prescrição de um medicamento necessário
- Omissão na transcrição
- Omissão na dispensação
- Omissão na administração

Erro na dosagem
- Dose maior
- Dose menor
- Dose extra

Frequência de administração errada

Forma farmacêutica errada

Erro de preparo, manipulação e/ou acondicionamento

Técnica de administração errada

Via de administração errada

Velocidade de administração errada

Horário errado de administração

Paciente errado

Duração do tratamento errada
- Duração maior
- Duração menor

Monitoração insuficiente do tratamento
- Falta de revisão clínica
- Falta de controles analíticos

Medicamento deteriorado

Falta de adesão do paciente

Outros tipos

A descontinuação medicamentosa deve ser considerada em qualquer paciente idoso que apresente as seguintes situações clínicas:

- Sintoma novo ou síndrome clínica sugestiva de efeitos adversos medicamentosos.
- Manifestação de doença avançada ou de estado terminal.
- Quadro demencial avançado.
- Fragilidade extrema.
- Completa dependência de cuidados de terceiros.
- Pacientes que estejam recebendo medicações consideradas de alto risco (opioide, benzodiazepínico, agentes psicotrópicos, anti-inflamatórios não esteroides, anticoagulantes, digoxina, agentes cardiovasculares, agentes hipoglicemiantes, fármacos com efeito anticolinérgico).
- Medicamentos com risco de interação medicamentosa.
- Pacientes que estejam recebendo agentes profiláticos para condições que não representem sérios riscos com sua suspensão.

O objetivo da desprescrição é identificar e descontinuar medicações inapropriadas, levando em conta fatores como funcionalidade, expectativa de vida, risco potencial de efeitos adversos, desejos do paciente e polifarmácia e suas consequências. A suspensão de medicamentos para controle de comorbidades deve ser considerada, uma vez que o tratamento agressivo nessa faixa etária pode resultar em efeitos colaterais graves e não alterar a história natural da doença. As recomendações de diretrizes são muitas vezes rigorosas e merecem ponderação quando aplicadas aos idosos, sobretudo se esse público não tiver sido incluído nos estudos utilizados para sua elaboração. Os fármacos sintomáticos devem ser descontinuados se as manifestações forem leves e intermitentes, enquanto as medicações de uso preventivo devem ser analisadas individualmente, considerando o tempo de uso para o benefício e a estimativa de vida.

A principal barreira para a desprescrição ainda é o pensamento de muitos pacientes e profissionais da saúde de que toda relação médico-paciente envolve a prescrição e que o uso de medicações garante a saúde e uma vida longa.

Alguns estudos sugerem protocolos para a otimização do processo de desprescrição. Para auxiliar essa prática, o protocolo de cinco passos e o algoritmo sugerido por estudo australiano para ajudar na desprescrição são mostrados no Quadro 6.5 e na Figura 6.1, respectivamente.

Quadro 6.5 Protocolo de cinco passos para desprescrição

1. Levantamento de todas as medicações e motivos do uso	Apresentar as medicações nas consultas (prescritas, não prescritas, medicina alternativa); avaliar adesão e razões para o não uso (custo, efeitos colaterais)
2. Avaliar o risco potencial de dano ao paciente para determinar a intensidade de desprescrição necessária	Considerar: Fatores farmacológicos: número de medicamento (preditor isolado mais importante), uso de fármacos de alto risco Fatores do paciente: idade > 80 anos, comprometimento cognitivo, múltiplas comorbidades, abuso de substâncias, múltiplos prescritores, história atual ou prévia de má adesão
3. Avaliar cada medicamento individualmente e identificar razões para sua descontinuação	Sem indicação precisa Cascata de prescrição Risco (real ou potencial) supera benefício Medicações sintomáticas ineficazes ou sintomas completamente resolvidos Medicações de uso preventivo sem benefício, considerando a sobrevida do paciente Medicamentos de difícil aceitação (p. ex., tamanho do comprimido, alto custo, necessidade de monitoração)
4. Priorizar medicamentos para descontinuação	A ordem de descontinuação dos medicamentos depende de três critérios: 1. Aqueles com maior dano e menor benefício 2. Aqueles mais fáceis de descontinuar, ou seja, menor probabilidade de reações de abstinência ou recuperação da doença 3. Aqueles que o paciente está mais disposto a descontinuar (ganho na adesão)
5. Implementar e monitorar drogas em regime de interrupção	Cessar um fármaco de cada vez para que sejam identificados os prejuízos (p. ex., abstinência, retorno da doença) e benefícios (p. ex., resoluções de efeitos adversos) de cada um Desmame gradual dos medicamentos mais relacionados com a reação de abstinência e orientação dos pacientes e familiares quanto à reintrodução no caso de sintomas Comunicar plano de desprescrição a outros profissionais de saúde assistentes e cuidadores/família Documentar os motivos e os resultados da desprescrição

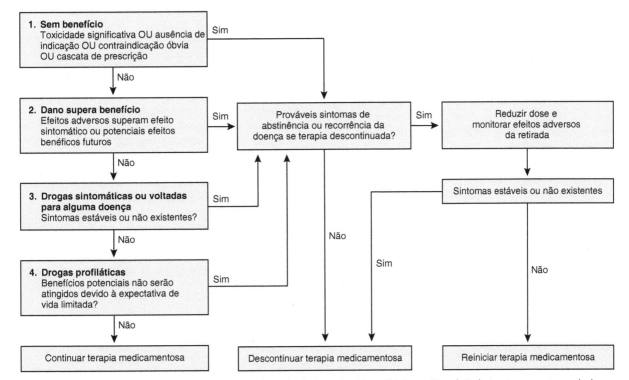

Figura 6.1 Algoritmo para descontinuação de medicamentos. (Adaptada de Scott IA, Hilmer SN, Reeve E et al. Reducing inappropriate polypharmacy – The process of deprescribing. JAMA 2015; 175[5]:827-34.)

USO DE NOVAS TECNOLOGIAS E ERROS MEDICAMENTOSOS

Distratores (*smartphones, tablets* e computadores)

O uso de *smartphones* tem sido associado à indução de erros de prescrição em razão do potencial de distração nos momentos em que é necessária a atenção máxima. Chamadas telefônicas e interações em aplicativos sociais são exemplos de interferências que podem induzir o erro médico. Por outro lado, se utilizados como ferramenta de apoio à prescrição, por meio de *palm-like*, o emprego de *smartphones* pode ser benéfico por possibilitar a consulta rápida de aplicativos que facilitam o acesso aos melhores esquemas e posologias para a prescrição médica.

Apesar da funcionalidade, considerando que o uso de *smartphones* pode se associar a erros de prescrição, algumas medidas podem ser empregadas para evitar interferências negativas na prática clínica:

- Estabelecer uma política de uso (alguns centros solicitam que os profissionais silenciem seus *smartphones* e os dos pacientes durante as consultas).
- Utilizar dispositivos que sirvam somente para o trabalho.
- Controlar a rede de acesso *intranet* para uso no trabalho.
- Identificar e ajudar os usuários com dependência de *smartphones*.
- Informar aos pacientes o que está fazendo e quando utilizar os *smartphones, tablets* ou computadores na frente deles.

Dessa maneira, o uso indevido se torna consideravelmente menor e sobressaem os pontos positivos no cotidiano do médico.

Programas médicos de alerta à prescrição eletrônica

Os alertas de programas eletrônicos de prescrição têm sido considerados uma importante ferramenta no combate ao uso equivocado de medicamentos de mesma fonética ou escrita similar, bem como na avaliação de interações medicamentosas. O excesso de avisos disponibilizados nesses sistemas de controle de prescrição, por outro lado, tem levado ao desenvolvimento da chamada *fadiga de alerta*, em que o prescritor já não mais valoriza os alertas por falta de melhores filtros, perdendo-se assim sua credibilidade.

Weingart e cols. (2009) estimam que apenas um evento adverso em cada 2.700 alertas seria evitado pelo sistema de prescrição computadorizada, em grande parte em decorrência da fadiga de alerta do prescritor.

Não existe consenso na literatura quanto ao impacto positivo ou negativo dos prescritores eletrônicos em relação à prevenção de erros ou mesmo nas taxas de hospitalizações decorrentes de erros de prescrição.

CONSIDERAÇÕES FINAIS

O processo de prescrição exige atenção e reavaliação contínuas. Em virtude das alterações fisiológicas do envelhecimento, os idosos têm maior probabilidade de desenvolver reações adversas e interações medicamentosas, o que deve motivar a busca constante para a identificação de polifarmácia, uso de medicamentos potencialmente inapropriados e fenômeno de cascata de prescrição. Em muitas situações, o uso de medicamentos é necessário, mas cabe ao geriatra avaliar o custo-benefício de cada um deles.

Bibliografia

Blenkinsopp A, Bond C, Raynor DK. Medication reviews. Br J Clin Pharmacol 2012; 74(4):573-80.

Canadian Institute for Health Information. Drug use among seniors in Canada, 2018.

Carlson JE. Perils of polipharmacy: 10 steps to prudent prescribing. Geriatrics 1996; 51(7):26-30.

Chang YP, Huang SK, Tao P, Chien CW. A population-based study on the association between acute renal failure (ARF) and the duration of polypharmacy. BMC Nephrol 2012; 30(13):96.

Costa E, Giardini A, Savin M et al. Interventional tools to improve medication adherence: review of literature. Patient Prefer Adherence 2015; 9:1303-14.

Diniz EC. Iatrogenia medicamentosa em idosos: análise da equipe de saúde São João II de Conselheiro Lafaiete. Trabalho de conclusão de curso de especialização em atenção básica em saúde da família, Universidade Federal de Minas Gerais, para obtenção do certificado de especialista. Professor orientador: Flávio Chamowics. Disponível em: https://www.nescon.medicina.ufmg.br/biblioteca/imagem/0227.pdf. Acesso em: 14/5/2019.

Frazier SC. Health outcomes and polypharmacy in elderly individuals: an integrated literature review. J Gerontol Nurs 2005; 31(9):4-11.

Fried TR, O'Leary J, Towle V, Goldstein MK, Trentalange M, Martin DK. Health outcomes associated with polypharmacy in community--dwelling older adults: asystematic review. J Am Geriatr Soc 2014; 62(12):2261-72.

Gallagher P, O'Mahony D. STOPP (Screening Tool of Older Persons' potentially inappropriate Prescriptions): application to acutely ill elderly patients and comparison with Beers' criteria. Age Ageing 2008; 37(6):673-9.

Garfinkel D, Ilhan B, Bahat G. Routine deprescribing of chronic medications to combat polypharmacy. Ther Adv Drug Saf 2015; 6(6):212.

Graham LR, Scudder L, Stokowski L. Seven (potentially) deadly prescribing errors. Disponível em: http://www.medscape.com/features/slideshow/prescribing-errors. Acesso em: 22/10/2015.

Hughes CM. Medication non-adherence in the elderly. Drug Aging 2004; 21(12):793-811.

Kane L. Medscape malpractice report: did they deserve to get sued? Medscape 2013. Disponível em: http://www.medscape.com/features/slideshow/malpractice-report/public?src=soc_stm_mal. Acesso em: 17/5/2019.

Kim J, Parish AL. Polypharmacy and medication management in older adults. Nurs Clin North Am 2017; 52(3):457-68.

König M, Spira D, Demuth I, Steinhagen-Thiessen E, Norman K. Polypharmacy as a risk factor for clinically relevant sarcopenia: results from the Berlin Aging Study II. J Gerontol A Biol Sci Med Sci 2017; 73(1):117-22.

Kuijpers MAJ, van-Marum RJ, Egberts ACG, Jansen PAF. Relationship between polypharmacy and underprescribing. Br J Clin Pharmacol 2008; 65(1):130-3.

Leelakanok N, Holcombe AL, Lund BC, Gu X, Schweizer ML. Association between polypharmacy and death: a systematic review and meta-analysis. J Am Pharm Assoc 2017; 57(6):729-38.

Lu W-H, Wen Y-W, Chen L-K, Hsiao FY. Effect of polypharmacy, potentially inappropriate medications and anticholinergic burden on clinical outcomes: a retrospective cohort study. CMAJ 2015; 187(4):E130-7.

Mangalmurti SS, Murtagh L, Mello MM. Medical malpractice liability in the age of electronic health records. N Engl J Med 2010; 363: 2060-7.

Masnoon N, Shakib S, Kalisch-Ellett L, Caughey GE. What is polypharmacy? A systematic review of definitions. BMC Geriatr 2017; 17(1):230.

Nathan A, Goodyer L, Lovejoy A, Rashid A. "Brown bag" medication reviews as a means of optimizing patients' use of medications and of identifying potential clinical problems. Fam Pract 1999; 16(3):278-82.

Naugler CT, Brymer C, Stolee P, Arcese ZA. Development and validation of an improving prescribing in the elderly tool. Can J Clin Pharmacol 2000; 7(2):103-7.

Onder G, Decammen TMV, Petrovic M, Sommers A, Rajkumar C. Strategies to reduce the risk of iatrogenic illness in complex older adults. Age Ageing 2013; 42(3):284-91.

Oscanoa TJ, Lizaraso F, Carvajal A. Hospital admission due to adverse drug reaction in eldery: A meta-analysis. Eur J Clin Pharmacol 2017; 73(6):759-70.

Ramos LR, Tavares NUL, Bertoldi AD et al. Polifarmácia e polimorbidade em idosos no Brasil: um desafio em saúde pública. Rev Saúde Pública 2016; 50(supl 2):9s.

Rawle MJ, Cooper R, Kuh D, Richards M. Associations between polypharmacy and cognitive and physical capability: A British birth cohort study. J Am Geriatr 2018; 66(5):916-23.

Renom-Guiteras A, Meyer G, Thurmann PA. The EU(7)-PIM list: a list of potentially inappropriate medications for older people consented by experts from seven European countries. Eur J Clin Pharmacol 2015; 71(7):861-75.

Romano-Lieber NS, Corona LP, Marques LFG, Secoli SR. Sobrevida de idosos e exposição à polifarmácia no município de São Paulo: Estudo SABE. Rev Bras Epidemiol 2019; 21(supl 2).

Roughead EE, Anderson B, Gilbert AL. Potentially inappropriate prescribing among Australian veterans and war widows/widowers. Intern Med J 2007; 37(6):402-5.

Scott IA, Hilmer SN, Reeve E, Potter K, Le Couteur D, Rigby D. Reducing inappropriate polypharmacy – The process of deprescribing. JAMA 2015; 175(5):827-34.

Silveira ED, Garcia MM, Errasquin BM, Castellano CS, Gallagher PF, Cruz-Jentoft AJ. Prescripción inapropriada de medicamentos en los pacientes mayores: los criterios STOPP/START. Rev Esp Geriatr Gerontol 2009; 44(5):273-9.

Sganga F, Landi F, Ruggiero C, Corsonello A, Vetrano DL, Lattanzio F. Polypharmacy and health outcomes among older adults discharged from hospital: results from CRIME study. Geriatr Gerontol Int 2015; 15(2):141-6.

Steinman MA, Miao Y, Boscardin WJ, Komaiko KD, Schwartz JB. Prescribing quality in older veterans: A multifocal approach. J Gen Intern Med 2014; 29(10):1379-86.

Wastesson JW, Morin L, Tan ECK, Johnell K. An update on the clinical consequences of polypharmacy in older adults: a narrative review. Expert Opin Drug Saf 2018; 17(12):1185-96.

Weingart SN, Simchowitz B, Padolsky H, Isaac T, Seger AC, Massagli M. An empirical model to estimate the potential impact of medication safety alerts on patient safety, health care utilization, and cost in ambulatory care. Arch Intern Med 2009; 169(16):1465-73.

World Health Organization. Elderly patient, Adherence for long-term therapies-evidence for action. 2003.

Sarcopenia

Daniel Kitner
Karla Regina Soares Campos
Gabriela Baldasso

CAPÍTULO 7

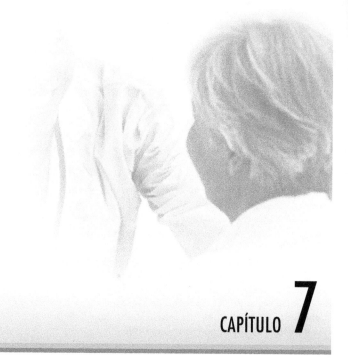

■ INTRODUÇÃO

O termo *sarcopenia* traduz a perda progressiva e generalizada da musculatura esquelética, a qual está fisiologicamente associada ao processo de envelhecimento humano. As primeiras publicações a utilizarem a terminologia datam dos anos 1980 e levavam em consideração apenas os aspectos relacionados com a perda da massa muscular. O aperfeiçoamento conceitual, ao longo das décadas seguintes, levou à incorporação do conceito de declínio da função muscular. O crescente interesse pelo estudo da sarcopenia decorre fundamentalmente dos desfechos desfavoráveis associados à disfunção, destacando-se as quedas, o declínio funcional e a fragilidade.

■ ASPECTOS EPIDEMIOLÓGICOS

Os estudos de prevalência da sarcopenia apresentam resultados bastantes diversos em virtude, principalmente, das alterações em seu conceito ao longo das últimas décadas. Ademais, os critérios de inclusão e exclusão frequentemente carecem de homogeneidade, o que dificulta as comparações entre as diferentes publicações.

Em estudo transversal de base populacional que envolveu 1.168 idosos na cidade de São Paulo e que fez parte do estudo SABE (*Saúde, Bem-estar e Envelhecimento*), foi analisada a prevalência de sarcopenia (diminuição de massa muscular), dinapenia (diminuição da força musculares) e sarcodinapenia (diminuição da massa e força muscular). Das três condições analisadas, a que apresentou prevalência maior foi a dinapenia (34,4% em mulheres e 25,8% em homens), seguida pela sarcodinapenia (10,4% em mulheres e 6,9% em homens) e, por fim, a sarcopenia (4,3% em mulheres e 5,5% em homens). As prevalências aumentaram com a idade, mas não houve diferença estatisticamente significativa entre os gêneros em todas as faixas etárias analisadas.

Em um estudo europeu, Gielen e cols. (2015) sugeriram que a incidência de sarcopenia em homens e mulheres com idades entre 40 e 79 anos poderia variar de 1% a 6% segundo as definições do European Working Group on Sarcopenia in Older People (EWGSOP).

■ FATORES DE RISCO

A evolução da força e massa musculares nos indivíduos ao longo da vida, especificamente durante e após a quarta década de vida, pode ser observada na Figura 7.1.

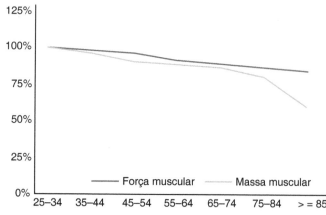

Figura 7.1 Porcentagem de perda de força e massa muscular × idade (em anos). (Ferruci e cols., 2012.)

O sedentarismo é um contribuinte importante para a perda de massa e força musculares em qualquer idade. Em pacientes restritos ao leito, a diminuição da força muscular antecede a redução da massa muscular.

A baixa ingestão calórica e proteica se apresenta como outro fator determinante para a intensificação da sarcopenia. A taxa de síntese proteica nos músculos sofre redução de aproximadamente 30% durante o processo de envelhecimento. Além disso, vários mecanismos contribuem para a diminuição da ingestão alimentar entre os idosos, incluindo anorexia do envelhecimento, redução do apetite por efeito adverso de fármacos, perda da função de órgãos sensoriais, como paladar e olfato, alterações na dentição e alterações cognitivas.

As modificações hormonais que ocorrem ao longo dos anos contribuem para o desencadeamento e a perpetuação da sarcopenia. Insulina, estrogênio, testosterona, desidroepiandrosterona (DHEA), hormônio do crescimento (GH), fator de crescimento insulina-símile (IGF-1), vitamina D e paratormônio (PTH) estão envolvidos na etiopatogenia da sarcopenia. O efeito anabolizante da insulina é alterado negativamente durante o envelhecimento. O aumento de seus níveis após a ingestão de glicose e aminoácidos resulta em taxa menor de síntese proteica quando comparado ao que ocorre fisiologicamente nos mais jovens. Ademais, a hiperinsulinemia pode ser consequência da redução da função mitocondrial no idoso.

Estudos epidemiológicos sugerem que a reposição de estrogênio pode prevenir a perda de massa muscular. O declínio dos níveis hormonais com o avançar da idade se associa ao aumento dos níveis de citocinas pró-inflamatórias envolvidas no processo da sarcopenia. A alegação seria que o estrogênio poderia antagonizar o processo. Contudo, não há substrato científico que comprove e justifique que sua reposição tenha colaborado para o aumento da massa muscular.

O GH e o IGF-1 declinam com a idade e estão entre os principais contribuintes para o desenvolvimento da sarcopenia. Contudo, estudos ainda não conseguem comprovar seu efeito clinicamente significativo no aumento de força e massa musculares. A despeito da falta de evidência científica que forneça suporte para um ato prescricional seguro, há falsos profetas praticantes de pseudociência que insistem em ofertar hormônio do crescimento aos pacientes idosos.

A testosterona, quando sua suplementação está corretamente indicada para indivíduos hipogonádicos sintomáticos, poderá aumentar a massa e a força musculares.

Há evidências da associação entre sarcopenia e níveis séricos baixos de vitamina D, a qual exerce provável ação no anabolismo muscular. A hipovitaminose D pode influenciar negativamente o *turnover* das proteínas musculares a partir da redução da secreção de insulina, o que, em associação à elevação do PTH, um fator independente relacionado com a sarcopenia, levará ao aumento do risco de quedas.

O processo de envelhecimento é em sua essência inflamatório. A elevação dos níveis séricos das citocinas está relacionada com o aumento no catabolismo proteico das fibras musculares.

A perda progressiva dos neurônios motores alfa contribui para a ocorrência da sarcopenia. O avanço da idade, a partir da sétima década, promove um declínio de cerca de 50% desses neurônios, afetando principalmente os membros inferiores, o que resulta em queda na ativação da coordenação muscular e diminuição da força muscular.

Quadro 7.1 Fatores de risco associados à sarcopenia

Sedentarismo
Baixa ingestão proteica
Hiperinsulinemia e aumento da resistência insulínica
Baixos níveis séricos de testosterona e desidroepiandrosterona (DHEA)
Baixos níveis séricos de estrogênio
Baixos níveis séricos de vitamina D e paratormônio (PTH)
Baixos níveis séricos de hormônio do crescimento (GH) e fator de crescimento insulina-símile (IGF-1)
Elevação sérica de citocinas pró-inflamatórias
Perda de função neuromuscular

O Quadro 7.1 apresenta um resumo dos principais fatores de risco associados à sarcopenia.

■ DIAGNÓSTICO

Convém suspeitar de sarcopenia clinicamente manifesta quando o idoso relata eventos de queda, sensação de fraqueza nos membros inferiores, redução na velocidade de marcha, dificuldade para se levantar de uma cadeira ou perda de peso progressiva.

O Consenso Europeu de Sarcopenia recomenda o questionário SARC-F (*Strength, Assistance with walking, Rise from a chair, Climb stairs and Falls*) com cinco itens para rastreio dos pacientes com sinais característicos de sarcopenia. As respostas se baseiam na percepção do paciente de suas limitações em relação aos domínios força, capacidade de andar, levantar-se de uma cadeira, subir escadas e quedas. O SARC-F tem baixa sensibilidade e alta especificidade para prever baixa força muscular. Portanto, detectará principalmente os casos mais graves. Trata-se de um método barato e conveniente para o rastreio do risco de sarcopenia. Contudo, ainda não há traduções validadas para aplicação em língua portuguesa.

Diversos métodos podem ser utilizados para avaliação da massa muscular. Dentre os métodos de imagem, a tomografia computadorizada e a ressonância magnética têm grande precisão e são consideradas o padrão-ouro para estimativa da massa muscular em pesquisas científicas. No entanto, o alto custo e a baixa disponibilidade para uso em larga escala limitam sua utilização na prática clínica. Além disso, pontos de corte seguros para baixa massa muscular ainda não estão bem definidos para o uso desses métodos avançados de imagem.

A avaliação por densitometria (DEXA) é um instrumento mais amplamente disponível, de custo menor e não invasivo, capaz de determinar a massa muscular de maneira reprodutível. Na DEXA, os pontos de corte para definição de baixa massa muscular apendicular devem ser < 7kg/m^2 em homens e < 5,5kg/m^2 em mulheres. Uma desvantagem desse instrumento é ainda não ser portátil para uso na comunidade, e seus resultados podem ser influenciados pelo estado de hidratação do paciente.

A adoção das medidas antropométricas, como a circunferência da panturrilha, deve ser desencorajada em virtude da dificuldade no estabelecimento de pontos de corte adequados para homens e mulheres, além de sofrer variação em estados edematosos e mesmo em razão da diversidade na própria constituição física dos indivíduos. Apesar dessas limitações, a circunferência da panturrilha pode vir a predizer a perda de desempenho funcional quando utilizado o ponto de corte < 31cm.

A baixa força de preensão palmar é importante preditora de resultados desfavoráveis para os pacientes, como maior tempo de internação hospitalar, aumento das limitações funcionais, perda de qualidade de vida e morte. A mensuração da força de preensão é simples e barata, necessitando o uso de um dinamômetro portátil calibrado sob condições de teste bem definidas, com dados interpretativos de populações de referência apropriadas. A medida de preensão palmar é recomendada de rotina na prática hospitalar e ambulatorial por estar fortemente relacionada com a potência muscular dos membros inferiores, com a amplitude de extensão dos joelhos e com a área de secção transversal da musculatura da panturrilha.

A força muscular, quando diminuída, é o melhor marcador clínico de comprometimento da mobilidade. Há uma relação linear entre a redução na força de preensão palmar e a ocorrência de incapacidade nas atividades da vida diária.

O desempenho físico foi definido como uma função de todo o corpo objetivamente mensurada e relacionada com a locomoção. Esse é um conceito multidimensional que envolve não apenas os músculos, mas também a função nervosa central e periférica, incluindo o equilíbrio. Alguns testes avaliam o desempenho físico, como o *Short Physical Performance Battery* (SPPB), um instrumento completo que tem sido recomendado como medida padrão de desempenho físico tanto em pesquisas como na prática clínica. Inclui a avaliação da velocidade da marcha, um teste de equilíbrio e um teste de cadeira. A pontuação máxima é de 12 pontos, e uma pontuação de 8 pontos indica desempenho físico inadequado.

A velocidade da marcha faz parte do SPPB e consiste em um teste rápido, seguro, altamente confiável para sarcopenia e amplamente utilizado na prática. A velocidade da marcha mostrou predizer resultados adversos relacionados com sarcopenia, incapacidade funcional, necessidade de institucionalização, quedas e mortalidade.

O teste *Timed Up and Go* (TUG) também pode ser utilizado como instrumento de medida do desempenho físico: mede-se o tempo que o indivíduo leva para se levantar de uma cadeira, andar 3 metros, retornar e sentar, além de avaliar também o equilíbrio dinâmico do indivíduo.

Por ser um teste de mais fácil aplicação e ter a capacidade de prever desfechos relacionados com a sarcopenia, a velocidade da marcha é recomendada pelo EWGSOP2 para avaliação do desempenho físico.

O Quadro 7.2 mostra os principais testes e seus pontos de corte para o diagnóstico da sarcopenia. O Quadro 7.3 tem por base o Consenso Europeu para o Diagnóstico da Sarcopenia.

A despeito da proposição intuitiva de que o fenótipo do sarcopênico se associa à magreza, tem sido descrito o diagnóstico de obesidade sarcopênica, embora ainda sem critérios diagnósticos bem estabelecidos. Essa entidade está associada à piora funcional e ao aumento da mortalidade em idosos.

■ TRATAMENTO

As principais estratégias de tratamento da sarcopenia envolvem medidas não farmacológicas. Além disso, será discutido o estado da arte em relação às intervenções farmacológicas, embora até o momento não exista um tratamento específico.

Quadro 7.2 Pontos de corte para sarcopenia (EWGSOP2)

Teste	Ponto de corte para homens	Ponto de corte para mulheres
Força de preensão palmar	< 27kg	< 16kg
Chair stand	> 15s para se levantar 5 vezes	> 15s para se levantar 5 vezes
MMA	< 20kg	< 15kg
MMA/altura²	< 7,0kg/m²	< 5,5kg/m²
Velocidade da marcha	≤ 0,8m/s	≤ 0,8m/s
SPPB	< 8 pontos	< 8 pontos
TUG	≥ 20s	≥ 20s
Teste de caminhada de 400m	Não conclusão ou ≥ 6min para concluir	Não conclusão ou ≥ 6min para concluir

MMA: massa muscular esquelética apendicular; SPPB: *Short Physical Performance Battery*; TUG: *Timed Up and Go*.
Fonte: Cruz-Jentoft et al. Writing Group for the European Working Group on Sarcopenia in Older People (EWGSOP2).

Quadro 7.3 Sarcopenia segundo os critérios do EWGSOP2

Estágio	Massa muscular	Força muscular	Desempenho
Pré-sarcopenia	Diminuída	Preservada	Preservado
Sarcopenia	Diminuída	Diminuída	Preservado
Sarcopenia grave	Diminuída	Diminuída	Diminuído

Medidas não farmacológicas

O exercício físico parece ser a medida mais importante para prevenção e tratamento da sarcopenia. O estímulo ao crescimento da massa muscular em idade jovem é o principal fator de proteção contra a perda de qualidade e quantidade muscular em idade avançada, tornando a prevenção um dos melhores "tratamentos" para a doença no futuro.

São fortes as recomendações científicas de que a atividade física regular contribui positivamente para o condicionamento muscular do idoso sarcopênico. Duas grandes revisões sistemáticas recentes, realizadas por Vlietstra e cols. (2018) e Lozano-Montoya e cols. (2017), comprovaram melhora na força, na massa muscular e no equilíbrio, inclusive nos casos de obesidade sarcopênica.

Os exercícios de resistência são considerados os principais responsáveis pelo melhor desfecho da sarcopenia na população idosa. Além deles, o estudo LIFE demonstrou que exercícios aeróbicos e de flexibilidade desaceleram o declínio da funcionalidade muscular dos membros inferiores, melhorando também o condicionamento geral do idoso, e são recomendados preferencialmente alternados aos exercícios resistidos.

A nutrição adequada é outro pilar essencial das medidas não farmacológicas para o tratamento da sarcopenia. As recomendações de alguns dos principais consensos, primordialmente com base em estudos observacionais, revelam que uma dieta com ingestão adequada de proteínas, vitamina D, nutrientes antioxidantes e ácidos graxos poli-insaturados de cadeia longa contribui para a melhora da sarcopenia. Contudo, cabe ressaltar que não há qualquer evidência científica de que os suplementos compostos exclusivamente por nutrientes antioxidantes ou ácidos graxos sejam úteis para a terapêutica do idoso sarcopênico.

A recomendação mais recente com relação aos níveis adequados de ingestão proteica é de 1 a 1,2g/kg/dia para a recuperação da massa muscular em sarcopênicos. A reposição poderá ter como base suplementos de aminoácidos essenciais enriquecidos com leucina. Um promissor estudo europeu, o SPRINTT (*Sarcopenia and Physical fRailty IN older people: multi-componenT Treatment strategies*), pesquisa especificamente as intervenções nutricionais e de exercícios nos pacientes com sarcopenia.

Medidas farmacológicas

Apesar do uso de algumas medicações na prática clínica e do avanço notável das pesquisas científicas com relação aos fármacos para o tratamento da doença nos últimos anos, não há opções terapêuticas oficialmente aprovadas e com aplicação clínica estabelecida para o tratamento específico da doença.

Evidências de estudos observacionais correlacionam a deficiência da vitamina D à perda de força e qualidade muscular, além de aumento da gordura intramuscular, o que contribui para a piora do desempenho físico. Nos idosos, o processo de metabolização da vitamina D está comprometido por diversos fatores mal funcionantes, como a ativação inicial a partir do estímulo solar, a hidroxilação hepática e a fase de bioativação renal.

Alguns autores, como Kotlarczyk e cols. (2017), Al-Eisa e cols. (2016), Rizzoli e cols. (2014) e Hirani e cols. (2017), sugerem que a suplementação diária de 800 a 2.000UI de vitamina D aparentemente contribui para aumento da força muscular, melhora do desempenho físico, prevenção de quedas e diminuição da mortalidade. Os mesmos estudos citam que, a despeito da melhora da qualidade muscular, não houve comprovação de aumento na quantidade de massa muscular. Apesar de alguns resultados positivos, cabe lembrar que outros estudos sugerem resultados não tão favoráveis. Uma metanálise realizada por Rosendahl-Riise e cols. em 2017 não evidenciou melhora da qualidade muscular (avaliada por força de pressão e TUG) com a suplementação de vitamina D. Esse estudo, entretanto, foi realizado em população idosa não sarcopênica. Avenell e cols. (2014) ainda levantaram questões referentes aos efeitos colaterais da suplementação, como sintomas gastrointestinais e doenças renais provavelmente relacionadas com a hipercalcemia e a nefrolitíase. Os dados sobre a suplementação da vitamina D nos idosos ainda carecem de maiores evidências focadas principalmente na análise de resultados em diferentes subgrupos da população idosa.

A testosterona é um hormônio anabólico cujos níveis diminuem 1% ao ano a partir dos 30 anos de idade. Esse declínio está associado à diminuição de força e massa muscular. Acredita-se que a reposição de testosterona funcionaria acionando betacateninas e recrutando células satélites de fibras musculares tipo II que, respectivamente, aumentam parâmetros de massa e força muscular. Alguns autores consideram a reposição de testosterona em pacientes do sexo masculino com clínica de fraqueza muscular e valores do hormônio < 200 a 300mg/dL. No entanto, sua ação é modesta e há risco de efeitos colaterais significativos, como aumento do risco cardiovascular, câncer de próstata, piora da apneia do sono e virilização nas mulheres. Se a suplementação for utilizada, será necessário o monitoramento com hemograma e perfil lipídico e prostático dos pacientes em questão. A heterogeneidade dos resultados em diferentes estudos reforça a necessidade de buscar melhores evidências para o uso da testosterona em idosos masculinos sarcopênicos.

Os estudos sobre a influência da combinação de estrogênio e testosterona no desempenho muscular feminino ainda carecem de evidências. Uma revisão sistemática publicada por Poggiogalle e cols. em 2014 relatou pequena melhora na massa muscular em mulheres no pós-menopausa. Contudo, essa informação é insuficiente para sua aplicação clínica nesse momento.

As pesquisas envolvendo a suplementação de DHEA foram motivadas pela queda dos níveis desse hormônio com o avançar da idade e pelas suspeitas de que essa diminuição poderia influenciar os níveis de força muscular; porém, até o momento, os estudos realizados foram inconclusivos ou mesmo falhos.

O uso de GH se associa a aumento da massa muscular, porém não acompanhado de aumento da força ou melhora no desempenho físico do idoso. Pode ainda apresentar diversos e possíveis efeitos colaterais, incluindo ginecomastia, retenção hidrossalina, hipotensão ortostática, hiperglicemia, artralgia e queda do estado geral. Nenhum grande estudo comprovou eficácia na reposição de GH, exceto em pacientes com diagnóstico claro de hipopituitarismo.

O uso de estimulantes do eixo GH/IGF-1 parece promissor, principalmente se comparado ao de GH isoladamente. Em 2004, Borst e cols. fizeram contribuições interessantes a respeito dos efeitos do hormônio liberador de GH (GHRH) e do complexo IGF-1 associados à proteína ligadora (IGFBP-3). Vários estudos demonstram melhora na força e na massa muscular em idosos saudáveis com o uso da medicação. Ademais, têm sido descritos poucos efeitos colaterais, e há boa tolerabilidade. Apesar disso, é necessária a confirmação científica, e a medicação ainda não é considerada nas principais recomendações científicas para o tratamento da sarcopenia.

Uma das causas apontadas para a piora da qualidade da musculatura no idoso é a infiltração intramuscular de gordura. A suspeita inicial de que o uso da pioglitazona, agente da família das tiazolidinedionas, teria efeito favorável para o tratamento da sarcopenia se deveu ao fato de mediar uma melhora do metabolismo dos ácidos graxos. Contudo, apesar da diminuição da gordura visceral em obesos do sexo masculino, o uso de pioglitazona não promoveu efeito significativo no desempenho muscular nos idosos avaliados.

Várias outras medicações estão em desenvolvimento para uso em caso de sarcopenia. Agentes antimioestatina e receptores da ativina II promoveram aumento de massa e força muscular em ratos de laboratório. No entanto, os testes foram interrompidos em virtude dos efeitos colaterais. Estão sendo estudados outros fármacos, como ativadores da troponina esquelética (tirasemtiv) e um *mix* de beta-agonista e antagonista (espindolol).

■ CONSIDERAÇÕES FINAIS

Os conceitos de sarcopenia deram um grande passo e ela é hoje considerada oficialmente uma doença codificada pela Classificação Internacional de Doenças (CID-10). A doença tem grande impacto na qualidade de vida e mortalidade dos indivíduos e, apesar dos avanços conceituais das últimas décadas, ainda há diversos desafios, particularmente aqueles relacionados com as estratégias terapêuticas.

Bibliografia

Al-Eisa ES, Alghadir AH, Gabr SA. Correlation between vitamin D levels and muscle fatigue risk factors based on physical activity in healthy older adults. Clin Interv Aging 2016; 11:513-22.

Alexandre TS, Duarte YAO, Santos JLF, Lebrão ML. Prevalência e fatores associados à sarcopenia, dinapenia e sarcodinapenia em idosos residentes no Município de São Paulo – Estudo SABE. Rev Bras Epidemiol 2018; 21(suppl 2):E180009.SUPL.2. Doi:10.1590/1980-549720180009.supl.2.

Avenell A, Mak JC, O'Connell D. Vitamin D and vitamin D analogues for preventing fractures in post-menopausal women and older men. Cochrane Database Syst Rev 2014; (4):CD000227.

Bauer JM, Verlaan S, Bautmans I et al. Effects of a vitamin D and leucine-enriched whey protein nutritional supplement on measures of sarcopenia in older adults, the PROVIDE study: a randomized, double-blind, placebo-controlled trial. J Am Med Dir Assoc 2015; 16(9):740-7. Doi: 10.1016/j.jamda.2015.05.021.

Borst SE. Interventions for sarcopenia and muscle weakness in older people. Age Ageing 2004; 33(6):548-55.

Chahla EJ, Hayek ME, Morley JE. Testosterone replacement therapy and cardiovascular risk factors modification. Aging Male 2011; 14(2):83-90. Doi: 10.3109/13685538.2010.541538.

Cruz-Jentof AJ, Bahat G, Bauer J. Sarcopenia: revised European Consensus on definition and diagnosis. Age Ageing 2019; 48:16-31. Doi: 10.1093/ageing/afy169.

De Spiegeleer A, Beckwée D, Bautmans I, Petrovic M. Pharmacological interventions to improve muscle mass, muscle strength and physical performance in older people: An umbrella review of systematic reviews and meta-analyses. Drugs Aging 2018; 35(8):719-34.

Deer RR, Volpi E. Protein intake and muscle function in older adults. Curr Opin Clin Nutr Metab Care 2015; 18(3):248-53.

Denison HJ, Syddall HE, Dodds R et al. Effects of aerobic exercise on muscle strength and physical performance in community-dwelling older people from the Hertfordshire Cohort Study: A randomized controlled trial. J Am Geriatr Soc 2013; 61(6):1034-6.

Ferrucci L, de Cabo R, Knuth ND, Studenski S. Of Greek heroes, wiggling worms, mighty mice, and old body builders. J Gerontol A Biol Sci Med Sci 2012; 67:13-6.

Gielen E, O'Neill TW, Pye SR et al. Endocrine determinants of incident sarcopenia in middle-aged and elderly European men. J Cachexia Sarcopenia Muscle 2015; 6:242-52.

Hirani V, Cumming RG, Naganathan V et al. Longitudinal associations between vitamin D metabolites and sarcopenia in older Australian men: The Concord Health and Aging in Men Project. J Gerontol A Biol Sci Med Sci 2017; 73(1):131-8.

Kotlarczyk MP, Perera S, Ferchak MA, Nace DA, Resnick NM, Greenspan SL. Vitamin D deficiency is associated with functional decline and falls in frail elderly women despite supplementation. Osteoporos Int 2017; 28(4):1347-53.

Landi F, Cesari M, Calvani R et al. The "Sarcopenia and Physical fRailty IN older people: multi-componenT Treatment strategies" (SPRINTT) randomized controlled trial: design and methods. Aging Clin Exp Res 2017; 29(1):89-100.

Lozano-Montoya I, Correa-Pérez A, Abraha I et al. Nonpharmacological interventions to treat physical frailty and sarcopenia in older patients: a systematic overview – the SENATOR Project ONTOP Series. Clin Interv Aging 2017; 12:721-40.

Marzetti E, Cesari M, Calvani R et al. The "Sarcopenia and Physical fRailty IN older people: multi-componenT Treatment strategies" (SPRINTT) randomized controlled trial: Case finding, screening and characteristics of eligible participants. Exp Gerontol 2018; 113:48-57.

Michael YL, Gold R, Manson JE et al. Hormone therapy and physical function change among older women in the Women's Health Initiative: a randomized controlled trial. Menopause 2010; 17(2):295-302.

Morley JE. Frailty and sarcopenia: The new geriatric giants. Rev Invest Clin 2016; 68(2):59-67.

Muir SW, Montero-Odasso M. Effect of vitamin D supplementation on muscle strength, gait and balance in older adults: a systematic review and meta-analysis. J Am Geriatr Soc 2011; 59(12):2291-300. Doi: 10.1111/j.1532-5415.2011.03733.x.

Poggiogalle E, Migliaccio S, Lenzi A, Donini LM. Treatment of body composition changes in obese and overweight older adults: insight into the phenotype of sarcopenic obesity. Endocrine 2014; 47(3):699-716.

Rizzoli R, Stevenson JC, Bauer JM et al. The role of dietary protein and vitamin D in maintaining musculoskeletal health in postmenopausal women: a consensus statement from the European Society for Clinical and Economic Aspects of Osteoporosis and Osteoarthritis (ESCEO). Maturitas 2014; 79(1):122-32.

Robinson SM, Reginster JY, Rizzoli R et al. Does nutrition play a role in the prevention and management of sarcopenia? Clin Nutr 2018; 37(4):1121-32.

Rosendahl-Riise H, Spielau U, Ranhoff AH, Gudbrandsen OA, Dierkes J. Vitamin D supplementation and its influence on muscle strength and mobility in community-dwelling older persons: a systematic review and meta-analysis. J Hum Nutr Diet 2017; 30(1):3-15.

Sayer AA, Robinson SM, Patel HP, Shavlakadze T, Cooper C, Grounds MD. New horizons in the pathogenesis, diagnosis and management of sarcopenia. Age Ageing 2013; 42(2):1145-50.

Snyder PJ, Bhasin S, Cunningham GR et al. Lessons from the testosterone trials. Endocr Rev 2018; 39(3):369-86.

Vlietstra L, Hendrickx W, Waters DL. Exercise interventions in healthy older adults with sarcopenia: a systematic review and meta-analysis. Australas J Ageing 2018; 37(3):169-83.

Fragilidade: Conceito e Manejo

Daniel Gama e Silva
Karla Tenório de Magalhães Cancio

CAPÍTULO 8

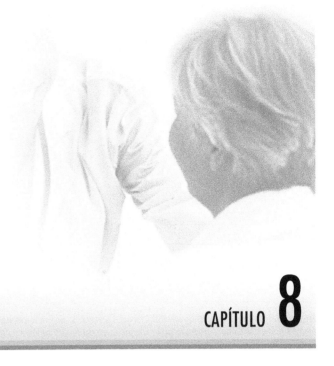

■ INTRODUÇÃO

Os avanços na saúde pública e na medicina fizeram a expectativa de vida praticamente dobrar nos últimos 100 anos, e o envelhecimento populacional suscitou uma série de desafios para os sistemas de saúde, como identificar e promover a assistência adequada ao subgrupo de indivíduos mais velhos. Como a idade cronológica não basta para explicar a vulnerabilidade de sua saúde, esses idosos, após eventos estressores mínimos, apresentam desfechos catastróficos, como declínio funcional acelerado e até mesmo a morte. Esses idosos são portadores da síndrome da fragilidade.

No contexto do envelhecimento patológico, o termo *fragilidade* passou a ser usado com mais frequência na década de 1980 para identificar os indivíduos com condições funcionais precárias, principalmente aqueles com dependência para alguma atividade de vida diária. Outra associação comum no período era com a presença de várias morbidades concomitantes. Com o tempo e o crescimento exponencial da literatura sobre o assunto, esses conceitos não foram abandonados, porém foi observado que necessitavam aumentar sua acurácia. A relação entre saúde vulnerável, incapacidade funcional e multimorbidade não é suficientemente precisa. Por exemplo, idosos vigorosos podem apresentar patologias cardiovasculares compensadas ou desenvolver uma incapacidade funcional pontual, acarretando alguma dependência específica (como perda da função de algum membro decorrente de trauma), e ainda assim manter uma saúde estável.

Ao longo da década de 1990 passaram a ser conhecidas alterações clínicas e fisiopatológicas mais comuns nessa população de idosos vulneráveis e foi traçado um perfil mais acurado desses pacientes. Achados como a limitação funcional foram somados à descrição de declínio simultâneo de vários sistemas orgânicos, principalmente os sistemas imunológico, muscular e neuroendócrino. A presença de multimorbidade foi entendida como possível fator causal, porém não está necessariamente presente em todos os pacientes que entram em processo de fragilização. No início dos anos 2000, com base em grandes estudos de coorte, foram definidos os conceitos de fragilidade mais utilizados até hoje, incluindo o mais conhecido deles, o do fenótipo frágil de Fried (2001).

A fragilidade passou a ser reconhecida como um estado de declínio multissistêmico das reservas homeostáticas que deixa os idosos em risco iminente de piora, muitas vezes catastrófica, de seu *status* de saúde, mesmo mediante eventos estressores considerados menores em idosos robustos. Caracteriza-se por uma trajetória progressiva de piora funcional, perda de reservas orgânicas e maior suscetibilidade a eventos agressores. Esses elementos interagem, formando um ciclo vicioso de declínio. Os eventos estressores costumam acarretar dependência funcional ou no mínimo uma queda da funcionalidade prévia com recuperação lenta (Figura 8.1). Vale ressaltar a mudança do paradigma do "ser frágil" para o "tornar-se frágil", em um processo contínuo.

O reconhecimento da fragilidade vem despertando o interesse das mais variadas especialidades médicas que inevitavelmente lidam com idosos e dos gestores de saúde pública, já que os idosos frágeis são os que mais consomem os recursos do sistema de saúde. Assim, a definição de características capazes de identificar esses pacientes tão suscetíveis a desfechos desfavoráveis vem se tornando parte essencial da avaliação geriátrica. Ao longo deste capítulo será descrito como reconhecer e conduzir idosos frágeis, bem como comentadas as implicações do diagnóstico.

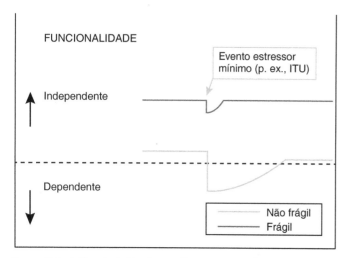

Figura 8.1 Gráfico de declínio funcional longo e acentuado após evento estressor nos pacientes frágeis. (Adaptada de Clegg A, Young J, Iliffe S, Rikkert MO, Rockwood K. Frailty in elderly people. The Lancet 2013; 381[9868]:752-62.)

■ FISIOPATOLOGIA

A fisiopatologia da fragilidade ainda não foi completamente elucidada. Seu estudo é dificultado pelo complexo caráter multidimensional da síndrome. O que existe até o momento é uma vasta descrição de elementos e alterações encontradas na fragilidade principalmente relacionados com disfunções nos sistemas endócrino, muscular e imunológico. Contudo, o nexo causal preciso entre os mecanismos biológicos ainda não foi completamente esclarecido, bem como o gatilho que inicia o processo.

O envelhecimento é marcado pelo acúmulo de diversos danos nos níveis celular e molecular, resultando em declínio fisiológico progressivo. Aumenta a chance de surgimento de doenças crônicas, que, por sua vez, causam incapacidades específicas e acabam contribuindo para os danos celulares, gerando um ciclo vicioso. De fato, na fragilidade acontece uma clara aceleração do decaimento funcional preexistente. No entanto, o limite entre as incapacidades ocasionadas pelo envelhecimento fisiológico e pelas doenças crônicas e aquelas referentes à fragilidade é muito difícil de diferenciar.

Nos últimos anos, algumas alterações moleculares e genéticas vêm sendo implicadas como a causa da grande heterogeneidade de trajetórias de envelhecimento dos indivíduos. Logo, a contribuição desses fatores para a fragilidade vem aumentando o interesse dos centros de pesquisa. Dentre esses fatores, vêm se destacando as repercussões do estresse oxidativo (com possibilidade de danos celulares diretos), do encurtamento telomérico (favorecendo a perda da integridade estrutural dos cromossomos), de determinados polimorfismos genéticos (geralmente relacionados com a imunidade) e dos defeitos no DNA mitocondrial (que, dentre outras consequências, favorecem a deficiência de adenosina trifosfato [ATP] e o aumento do estresse oxidativo). Essas alterações promovem a conexão entre a carga genética e o estilo de vida e o desencadeamento da fragilidade.

Os três sistemas orgânicos universalmente descritos como disfuncionais em idosos frágeis são o imunológico, o muscular e o neuroendócrino. Alterações no eixo hipotalâmico-hipofisário provocam um perfil hormonal caracterizado pelo aumento da secreção basal de cortisol (assim como a pouca supressão após evento estressor) e os níveis baixos de fator de crescimento semelhante à insulina (IGF-1) e androgênios. O papel da vitamina D e do aumento da resistência à insulina nesse processo é menos consensual. O processo presente no envelhecimento, conhecido como *inflammaging* (estado inflamatório permanente e presente independentemente de estímulo agressor que ocorre em idosos) é nitidamente acentuado em indivíduos frágeis. Ocorre aumento das citocinas pró-inflamatórias, como interleucinas 1 (IL-1) e 6 (IL-6) e fator de necrose tumoral alfa (TNF-α), além da elevação das proteínas de fase aguda, como a proteína C reativa (PCR), e da diminuição de citocinas anti-inflamatórias. Mudanças na distribuição de algumas subpopulações linfocitárias foram postuladas, mas ainda carecem de demonstração em seres humanos.

As alterações anteriormente descritas, as ocorreem em sistemas de integração do organismo, provocam efeitos deletérios de caráter global, mas apresentam relação ainda mais estreita com o declínio do sistema considerado o mais emblemático para as manifestações clínicas da fragilidade, o sistema locomotor. A sarcopenia, quase obrigatória em idosos frágeis, apresenta diversos pontos em comum, inclusive em critérios diagnósticos, com a fragilidade. O perfil hormonal tanto promove maior degradação de fibras musculares mediante o aumento do cortisol e a ativação do receptor 11βHSD1 como diminui a síntese de novas fibras pela baixa de androgênios e IGF-1.

O *inflammaging* também promove um estado de catabolismo muscular de maneira direta, como a apoptose de fibras musculares causada pela IL-6, ou de maneira indireta, sendo possível ressaltar a dificuldade do organismo de recuperar a musculatura em um contexto de desnutrição, promovida pelo aumento do TNF-α. Vale ressaltar também que o sistema muscular não é elemento apenas passivo nesse processo. Já foi identificado que, nos estados de inatividade física, as próprias fibras musculares secretam níveis de IL-6 maiores que o habitual. Em última instância, essas alterações provocam piora tanto na quantidade como na qualidade das fibras musculares e consequentemente na capacidade física dos indivíduos, como mais bem exemplificado na Figura 8.2.

A fragilidade apresenta conexões em vários aspectos com a esfera cognitiva. O declínio cognitivo em idosos apresenta muitos fatores de risco em comum com o surgimento da fragilidade, e a prevalência de indivíduos com dois problemas é alta. Em parte, essa congruência de diagnósticos é explicada pelo modo como esses idosos realizam determinadas tarefas. Idosos frágeis tendem a ser mais lentificados e por isso apresentar pior desempenho em testes cognitivos, e idosos com demência tendem a desempenhar naturalmente menos atividade física.

Ademais, vem sendo descrito um conceito específico de fragilidade cognitiva como um declínio cognitivo leve na presença de fragilidade e na ausência de síndrome demencial específica. Essa descrição ressalta ainda o caráter no mínimo parcialmente reversível do quadro e, também, a importância de agir na esfera cognitiva de indivíduos frágeis como mais um recurso para prevenir as incapacidades presentes nesses idosos.

Apesar de a fisiopatologia da fragilidade não ter sido descrita precisamente, é importante reconhecer a diversidade de danos e agressões que podem desencadear a síndrome, assim como identificar os mecanismos biológicos que influenciam as manifestações clínicas. No entanto, muitas vezes é difícil identificar a fragilidade clinicamente, uma vez que as alterações mais descritas

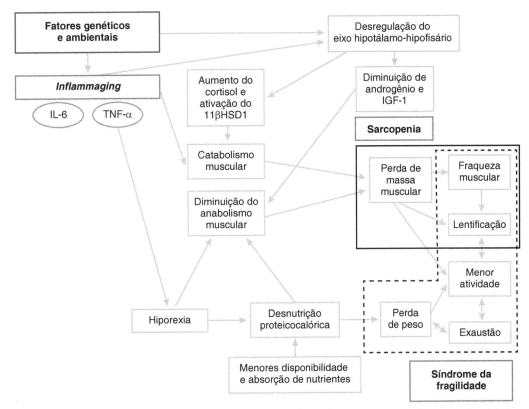

Figura 8.2 Fisiopatologia da fragilidade, ressaltando as alterações imunológicas e endocrinológicas e a estreita relação entre fragilidade e sarcopenia. (Adaptada de Wilson D, Jackson T, Sapey E, Lord JM. Frailty and sarcopenia: the potential role of an aged immune system. Ageing Res Rev 2017; 36:1-10.)

nos sistemas orgânicos causam sintomas gerais e inespecíficos, como hiporexia, astenia e perda de peso, os quais costumam ser comuns em outras condições ou mesmo relacionados com o envelhecimento em si. Por isso, frequentemente é necessário o uso de ferramentas para auxiliar a identificação da fragilidade.

■ DIAGNÓSTICO

Como a síndrome da fragilidade não tem uma fisiopatologia clara e universalmente aceita, não surpreende que ainda não existam critérios diagnósticos consensuais na literatura que a definam. Uma das consequências dessa falta de consenso é a grande variação na prevalência de fragilidade entre os diversos estudos, oscilando de 4% a 59% dos idosos da comunidade. Por outro lado, em virtude de sua expressão clínica inespecífica, o uso de ferramentas é muito importante para o diagnóstico. Esses obstáculos dificultam a incorporação da fragilidade como preditora de desfechos desfavoráveis e sua potencial importância no planejamento das ações dos sistemas de saúde. A falta de um conceito reconhecido como padrão prejudica também a aplicação rotineira na prática clínica, principalmente entre não especialistas.

O caráter multidimensional da síndrome vem possibilitando, sobretudo nos últimos 10 anos, a criação, publicação e validação de numerosas ferramentas diagnósticas (pelo menos 70), explorando os mais diferentes aspectos. De maneira geral, essas ferramentas podem ser agrupadas em dois modelos básicos que focam em visões distintas da fragilidade: o modelo do fenótipo frágil e o modelo de acúmulo de déficits.

O fenótipo frágil, modelo mais utilizado como padrão-ouro na literatura, foi publicado por Fried e cols. em 2001 com base nos resultados de uma grande coorte que envolveu mais de 5.000 idosos, o *Canadian Health Study*. Esse modelo enfatiza a dimensão funcional da fragilidade, salientando características clínicas comuns a indivíduos frágeis com a síndrome completa ou parcialmente estabelecida. Os cinco elementos considerados essenciais podem ser verificados no Quadro 8.1.

Os idosos que apresentam um ou dois desses itens são considerados pré-frágeis; se três ou mais estiverem presentes, está estabelecido o diagnóstico de fragilidade.

O modelo de Fried recebe algumas críticas, principalmente relacionadas com a dificuldade de aplicação, na prática diária, de alguns de seus itens, como o nível de atividade física (com base na estimativa do gasto em quilocalorias de todas as atividades realizadas pelo idoso) e a fraqueza muscular (que necessita do pouco disponível dinamômetro para aferição da força de preensão palmar). Contudo, vale ressaltar que o enfoque no declínio funcional relacionado com o déficit muscular é o que norteia a visão que a maior parte dos geriatras tem desses pacientes.

Rockwood e cols. (2007) desenvolveram um modelo matemático de diagnóstico, com uma visão multidomínio, embasado na probabilidade de o indivíduo apresentar fragilidade de acordo com o somatório de agressões que venha a sofrer, gerando um coeficiente denominado *Frailty Index* (FI). São considerados sinais, sintomas, incapacidades, exames laboratoriais e doenças, os quais são designados como déficits. Esse modelo apresenta a vantagem de enxergar a fragilidade como um *continuum* que necessita de mais cuidado e ação específica de acordo com o aparecimento dos déficits, apresentando uma abordagem mais dinâmica, diferentemente do modelo fenotípico, que enxerga os pacientes com um rótulo mais estático. O problema do modelo é exatamente o número de

Quadro 8.1 Critérios de fragilidade segundo Fried

Critério	Definição
Perda de peso	Perda de 5% do peso corporal ou 4,5kg no último ano
Sensação de exaustão	Autorreferida (questionário específico)
Redução da força de preensão palmar	Abaixo do percentil 20 da população, corrigido por gênero e IMC
Pouco gasto energético	Abaixo do percentil 20 da população e kcal/semana, definido por questionário específico
Redução da velocidade de marcha	Abaixo do percentil 20 da população, definido por teste de caminhada de 4,6 metros, corrigido por gênero e IMC
Interpretação	
Nenhum critério: robusto 1 a 2 critérios: pré-frágil 3 ou mais critérios: frágil	

IMC: índice de massa corporal; kcal: quilocalorias.

Quadro 8.2 Critérios de Edmonton

Domínio	Item	Resposta	Pontuação
Cognição	Teste do relógio	Correto	0
		Erros mínimos	1
		Incorreto	2
Estado geral de saúde	Como você descreveria sua saúde?	Excelente, muito boa ou boa	0
		Razoável	1
		Ruim	2
Independência funcional	Em quantas dessas atividades* você necessita auxílio?	0 ou 1	0
		2 a 4	1
		5 a 8	2
Suporte social	Quando você necessita ajuda, pode contar com alguém capaz de suprir suas necessidades?	Sempre	0
		Às vezes	1
		Nunca	2
Uso de medicamentos	Normalmente, você usa cinco ou mais remédios diferentes prescritos pelo médico?	Não	0
		Sim	1
	Algumas vezes você se esquece de tomar seus medicamentos?	Não	0
		Sim	1
Nutrição	Você tem perdido peso ultimamente de maneira que suas roupas estão mais folgadas?	Não	0
		Sim	1
Humor	Você se sente deprimido(a) com frequência?	Não	0
		Sim	1
Continência	Você tem problemas de perder o controle da urina sem querer?	Não	0
		Sim	1
Desempenho funcional	Teste *Time to Get up and Go* cronometrado	0 a 10 segundos	0
		11 a 20 segundos	1
		> 20 segundos	2
Interpretação			
0 a 5: não frágil 6 a 7: vulnerável 8 a 9: fragilidade leve 10 a 11: fragilidade moderada 12 a 17: fragilidade grave			

*Atividades: cozinhar, limpar/arrumar a casa, transporte (locomoção de um lugar para o outro), usar telefone, lavar roupa, cuidar do dinheiro, tomar remédio e fazer compras.
Fonte: adaptado de Fernandes HDCL et al. Avaliação da fragilidade de idosos atendidos em uma unidade da Estratégia Saúde da Família. Texto & Contexto Enfermagem 2013; 22(2).

déficits pesquisados, que pode chegar a 90 (na versão inicial), tornando-se muitas vezes inviável na prática rotineira. Alguns autores que defendem o FI sugerem que esse problema pode ser superado com o uso de dados em prontuários eletrônicos com a identificação paulatina dos déficits.

De fato, apesar das divergências, ambos os modelos são capazes de predizer desfechos desfavoráveis e influenciar a tomada de decisões. Além disso, a convergência entre os pacientes diagnosticados é grande. Em razão da maior abrangência de déficits pesquisados, o FI mostrou diagnosticar um grupo ligeiramente maior de pacientes em alguns estudos, e a já citada abordagem mais dinâmica promoveu influência maior na tomada de decisões e melhor distinção do grau de risco de cada paciente. Nos anos que se seguiram à publicação, foram criadas diversas escalas com as mais variadas modificações, seja em uma abordagem mais voltada para a avaliação funcional (incluindo, por exemplo, uma avaliação nutricional mais ampla), seja na identificação de déficits alternativos.

Com o intuito de aumentar a aplicabilidade do diagnóstico de fragilidade, principalmente na atenção primária, mas sem perder a acurácia, novas escalas tentaram algumas alternativas. Uma tentativa de tornar o fenótipo frágil mais facilmente identificável foi validada por Barreto e cols. em 2012. Eles elaboraram uma escala de quatro itens, condensando os critérios de Fried relacionados com a força muscular no critério "fraqueza", substituíram a perda de peso por índice de massa corporal < 18,5kg/m² e modificaram as demais perguntas para facilitar a compreensão. A ferramenta SHARE-FI, que apresenta inclusive uma versão validada para maiores de 75 anos, conta com uma avaliação fenotípica de fácil realização (itens autorreferidos e análise de marcha), porém a combina com a busca de declínios nos domínios físico, sintomático, histórico de comorbidades e psicológico; para fornecer o resultado, é necessária uma calculadora específica.

Já a escala de Edmonton (Quadro 8.2) tem uma abordagem que mistura a busca de déficits em uma visão multidomínio, porém um pouco mais concisa (cognitiva, social, funcional, histórico médico), com uma avaliação funcional/cognitiva no momento da consulta (teste *Time to Get up and Go* e desenho do relógio). Além do diagnóstico, definido pela soma simples dos itens, o resultado gradua a fragilidade em termos de gravidade. A escala mostrou bom desempenho mesmo quando aplicada por não especialistas e já foi validada no Brasil.

Outro exemplo que pode ter bom uso como rastreio de fragilidade na atenção primária é a escala confeccionada pelo grupo *Gérontopôle* de Toulouse (Quadro 8.3), que elaborou um instrumento para o rastreio de pacientes sem doença aguda e perda funcional óbvia que poderiam ser encaminhados para

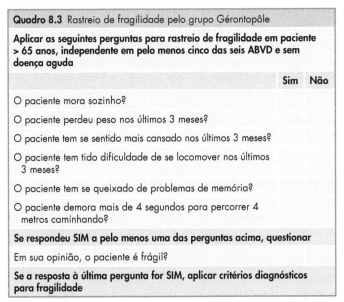

Quadro 8.3 Rastreio de fragilidade pelo grupo Gérontopôle

Aplicar as seguintes perguntas para rastreio de fragilidade em paciente > 65 anos, independente em pelo menos cinco das seis ABVD e sem doença aguda

	Sim	Não
O paciente mora sozinho?		
O paciente perdeu peso nos últimos 3 meses?		
O paciente tem se sentido mais cansado nos últimos 3 meses?		
O paciente tem tido dificuldade de se locomover nos últimos 3 meses?		
O paciente tem se queixado de problemas de memória?		
O paciente demora mais de 4 segundos para percorrer 4 metros caminhando?		

Se respondeu SIM a pelo menos uma das perguntas acima, questionar

Em sua opinião, o paciente é frágil?

Se a resposta à última pergunta for SIM, aplicar critérios diagnósticos para fragilidade

ABVD: atividades básicas de vida diária.

uma clínica de fragilidade. Além de cinco perguntas simples a serem respondidas pelo idoso, a ferramenta necessita apenas da avaliação de velocidade de marcha. Esses itens têm o objetivo apenas de lembrar ao médico o que é importante avaliar, pois a impressão clínica do avaliador é o que define o diagnóstico. O trabalho original com essa escala foi publicado em 2013 por Vellas e cols., que relataram sensibilidade > 90%.

Outra abordagem interessante, mas que ainda necessita de investigação, consiste na utilização de um diagnóstico em duas etapas: primeiro uma triagem sensível, incluindo até mesmo testes funcionais isolados, como a velocidade de marcha ou o *Time to Get up and Go*, e posteriormente o uso de um instrumento padrão-ouro, mais detalhado, para confirmação.

As informações adicionais que podem ser obtidas por meio da avaliação nutricional e dos exames laboratoriais vêm despertando o interesse dos grupos de pesquisa nos últimos anos. Valentini e cols. (2018) demonstraram, em seu grupo de idosos internados em Roma, que a miniavaliação nutricional (MAN) possibilitou identificar 65% dos pacientes em risco de desnutrição entre os pacientes frágeis; além disso, quando comparada com outros itens comuns na avaliação geriátrica ampla (AGA), como o miniexame do estado mental ou a avaliação de atividades de vida diária, a MAN apresentou melhor convergência com a escala para avaliação de fragilidade.

Do ponto de vista laboratorial, a tentativa é baseada em determinados aspectos da fisiopatologia, como a inflamação sistêmica e o declínio nutricional. Contudo, trabalhos com PCR e IL-6 (para identificar inflamação exacerbada) ou albumina (para inferir desnutrição) mostraram resultados controversos como exames complementares para diagnóstico de fragilidade. Novos aparelhos para medir parâmetros funcionais, como a força de preensão palmar aferida pelo vigorímetro de Martin, estão trazendo novas informações para o diagnóstico.

Apesar de ainda não existirem critérios diagnósticos universalmente aceitos ou uma ferramenta diagnóstica que seja ao mesmo tempo plenamente acurada e facilmente aplicável, diversas ferramentas apresentam características satisfatórias de acordo com o contexto em que sejam utilizadas. Na verdade, a própria impressão do médico pode ter bom valor diagnóstico, como mostraram os bons resultados do rastreio realizado com a escala do *Gérontopôle*. É muito comum que geriatras identifiquem pacientes frágeis com boa acurácia no dia a dia utilizando os conceitos fornecidos pelas ferramentas combinados com dados obtidos na AGA, sem escolher uma ferramenta específica para aplicação. Assim, muitas vezes a sensibilização para o diagnóstico e a busca por pacientes frágeis pode ser tão útil quanto atingir exatamente um critério diagnóstico específico.

■ TRATAMENTO

A fragilidade ainda necessita de um tratamento bem estabelecido que busque reverter os mecanismos fisiopatológicos dessa condição. A maior parte dos tratamentos sugeridos até o momento é centrada na melhora de determinados desfechos funcionais, utilizando como ferramentas principais os exercícios físicos e a otimização nutricional.

Desde a identificação da sarcopenia como componente quase universal da síndrome da fragilidade e o melhor entendimento do quão deletério o declínio muscular pode ser na funcionalidade do idoso, a prática de atividade física vem sendo considerada um dos pilares do manejo da síndrome. De fato, a maior parte dos estudos iniciais não observou como desfecho primário a reversão de critérios para fragilidade em si, porém foram aferidas diversas variáveis com impacto real na vida desses indivíduos, como composição corporal (aumento de massa magra e diminuição de massa gorda), redução das quedas, escores de qualidade de vida, quantidade de atividades de vida diária independentes, melhora de humor, desempenho muscular, entre outras.

A maioria dos estudos utilizou treinos com mais de uma modalidade de atividade como intervenção (aeróbios, flexibilidade, equilíbrio, exercícios resistidos) e uma parcela significativa aplicou apenas exercícios resistidos, que são parte essencial no controle da sarcopenia isolada, focando principalmente nos membros inferiores. Outras modalidades de exercício, como Pilates, Tai Chi Chuan e exercícios com cavalos, já foram estudadas e também mostraram melhorar alguns desfechos. Os programas foram monitorados por diferentes profissionais, em sua maioria fisioterapeutas, mas existem evidências de programas monitorados por enfermeiras de atenção básica também com bons resultados. Vale ressaltar que a frequência de dois a três treinos semanais e intervenções realizadas em domicílio, com baixo custo, apresentaram boa resposta em alguns trabalhos.

Na busca de comprovar o efeito das atividades físicas em mecanismos fisiopatológicos da fragilidade, estudos mais recentes observam como desfechos primários, além do aspecto funcional, a reversão dos critérios diagnósticos e marcadores específicos que poderiam comprovar a diminuição da inflamação sistêmica, como a aferição da PCR. A inclusão de idosos pré-frágeis ou com fragilidade leve nos estudos também se tornou comum. Protocolos mais atuais utilizam intervenções multidomínios que incluem, além de atividades físicas, acompanhamento nutricional, estimulação cognitiva e até psicoterapia. Entre os indivíduos frágeis, os estudos recentes mostraram bons resultados tanto na reversão do nível de fragilidade como no *status* inflamatório; entre os pré-frágeis, entretanto, os resultados ainda são inconsistentes. Os novos e complexos protocolos, apesar de contarem com boa aderência nos centros de pesquisas, ainda enfrentam críticas quanto ao custo e à aplicabilidade rotineira.

Apesar de ser reconhecido como fundamental para a condução do idoso frágil, o manejo nutricional ainda precisa de evidências científicas mais robustas nessa população. A maior parte das condutas é extrapolada de estudos observacionais, de resultados dos protocolos em que a atividade física era a principal intervenção ou de trabalhos voltados para o combate à sarcopenia. Os poucos e pequenos ensaios clínicos da literatura voltados exclusivamente para a fragilidade praticamente só avaliaram itens específicos de suplementação nutricional e apresentaram resultados inconsistentes. Levam-se em conta certas especificidades nutricionais do idoso que são exacerbadas nos mais frágeis, como a resistência anabólica (dificuldade de construir massa muscular mediante o aporte nutricional habitual) e a hiporexia. Assim, é possível definir algumas recomendações: idosos devem ter o peso aferido e acompanhado, ajustando a cota calórica de acordo com a necessidade e combatendo os demais riscos nutricionais presentes, como depressão, problemas de deglutição etc. Já a cota proteica mínima deve ser de 1 a 1,2g de proteína por quilograma de massa corporal ao dia, provavelmente necessitando de um aporte maior na presença de doença aguda.

Para tentar combater a resistência anabólica, foram tentadas algumas estratégias, como dividir a cota proteica entre as refeições e aumentar o aporte de aminoácidos de cadeia ramificada e seus derivados com suplementos específicos (BCAA [*Branched-Chain Amino Acids*], *Whey protein*, hidróxi-metil-butirato). Essas estratégias se mostraram capazes de mudar a composição corporal em alguns estudos, porém a melhora em desfechos funcionais só ocorreu quando acompanhadas de atividades físicas. Cabe ressaltar que, como a ocorrência de efeitos adversos não foi significativa, essas intervenções podem ser válidas de acordo com o contexto.

Determinadas deficiências de micronutrientes, como vitamina D, vitamina C e ácido fólico, foram identificadas como fatores de risco para fragilidade em estudos observacionais; por outro lado, alguns padrões de dieta, como a chamada dieta do Mediterrâneo e dietas com grande quantidade de antioxidantes, foram capazes de diminuir esse risco. Esse nível de evidência não ratifica a recomendação de suplementação específica, mas reforça a importância de um acompanhamento nutricional rigoroso em busca de uma dieta com variedade de nutrientes nessa população. Suplementações hormonais, como testosterona, hormônio do crescimento e sulfato de desidroepiandrosterona, além de não terem demonstrado melhora em desfechos funcionais, são questionadas quanto à segurança; assim, até o momento, não devem ser indicadas para combater a fragilidade.

São grandes as dificuldades para elaboração de uma estratégia farmacológica para o tratamento da fragilidade. A inexistência de um parâmetro objetivo que indique a reversão da síndrome e que seja universalmente aceito prejudica o desenvolvimento de fármacos. Com base no aspecto inflamatório crônico da fragilidade, estão sendo realizados testes promissores com células-tronco mesenquimais, as quais se mostraram potentes anti-inflamatórios em outros estudos, que utilizam a diminuição de marcadores inflamatórios (p. ex., IL-6 e PCR) como parâmetros indicativos de eficácia da terapêutica.

Até o momento, a atividade física é a intervenção com mais benefícios comprovados para os idosos frágeis. Apesar da recente composição mais complexa dos programas de exercícios nos estudos, tornando-os distantes da prática rotineira, estudos mais antigos já mostravam a possibilidade de individualizar intervenções mais simples, a exemplo de programas caseiros de exercícios resistidos para membros inferiores, como repetições de sentar e levantar de uma cadeira, e ainda assim melhorar a qualidade de vida desses pacientes. Quando possível, a fragilidade deve ser combatida com estratégias multifatoriais, além das atividades físicas (nutrição, estímulo cognitivo etc.), porém, enquanto surgem evidências científicas mais robustas nessas esferas, a necessidade de individualização parece ser a única certeza nesse processo.

■ FRAGILIDADE E DOENÇAS CRÔNICAS

Um dos motivos que tornam a identificação da fragilidade parte fundamental da avaliação geriátrica é o quanto a história natural das comorbidades e a trajetória funcional do idoso podem ser afetadas pela presença da síndrome. Vários desfechos são dramaticamente piores e determinadas intervenções podem se tornar inadequadas nessa população. Essas informações podem ser essenciais no planejamento de cuidados em pacientes geriátricos.

Uma relação já muito bem estabelecida na literatura é a da fragilidade em pacientes oncológicos. A avaliação funcional, um dos pilares da oncogeriatria, é capaz de predizer maus resultados de procedimentos cirúrgicos, prever químio e radiotoxicidade e até mesmo indicar tratamento paliativo. De fato, até o momento, a AGA é considerada a medida mais eficaz para definir alterações em condutas mesmo sem um instrumento formal de identificação de fragilidade. Contudo, devido ao tempo para a realização e à necessidade do especialista para aplicar a avaliação, alguns estudos vêm analisando a eficácia do uso de instrumentos mais simples para identificação exclusiva de fragilidade.

Em virtude da grande probabilidade de determinar desfechos desfavoráveis, serviços de cirurgia já levam em conta a influência da fragilidade junto a outros fatores de risco tradicionais na avaliação pré-operatória. Ainda não foi definida a ferramenta que melhor se encaixe nesse contexto. Tanto os critérios de Fried como a escala de Edmonton parecem desempenhar esse papel de maneira eficaz. Um exemplo emblemático da influência da fragilidade em condutas cirúrgicas é o tratamento da estenose aórtica. Nessa patologia, ficou estabelecida a preferência pela via transcateter na troca valvar em idosos frágeis.

Insuficiências orgânicas crônicas também apresentam ligação estreita com a síndrome da fragilidade. Nessas situações, os indivíduos apresentam estado inflamatório crônico, além de grande limitação funcional decorrente do declínio do órgão afetado (p. ex., tolerância ao esforço e doença pulmonar obstrutiva crônica [DPOC]). É grande a convergência de fragilidade com alguma insuficiência orgânica. Entre os portadores de insuficiência cardíaca, cerca de metade também é frágil e, entre os usuários de hemodiálise, a prevalência fica em torno de 40%.

A presença de fragilidade altera algumas prioridades na condução desses pacientes. A fisioterapia para reabilitação pulmonar se torna ainda mais fundamental para os portadores de DPOC que são frágeis, sendo capaz de reduzir a inflamação crônica e melhorar a funcionalidade e a qualidade de vida. Já em portadores de doença renal crônica, o custo-benefício da redução da cota proteica habitualmente indicada deve ser cuidadosamente avaliado em razão da possibilidade de piora da perda muscular e da funcionalidade. O próprio modelo de cuidados tem de ser reavaliado. Um estudo realizado por Muthalagappan e cols. mostrou que, em uma população de pacientes frágeis, 62% se arrependeram de ter iniciado hemodiálise em virtude da grande morbidade associada ao procedimento. Esse exemplo demonstra a importância de discutir e individualizar decisões terapêuticas em portadores de fragilidade, principalmente aquelas que resultarão em procedimentos invasivos.

■ FRAGILIDADE E CUIDADOS PALIATIVOS

Na verdade, para a tomada das diversas decisões quanto ao alinhamento dos cuidados, a equipe de saúde e o paciente necessitam contar com informações prognósticas precisas e antever desfechos desfavoráveis. A implementação de cuidados paliativos ilustra bem esse contexto. Diferentemente dos pacientes oncológicos, que apresentam curvas de sobrevida bem definidas na literatura e nos quais é comum a paliação, os portadores de doenças crônicas apresentam trajetória de doença mais imprevisível, passando por períodos de exacerbação com piora funcional e posterior recuperação parcial (Figura 8.3).

Por causa dessa imprevisibilidade, dificilmente se opta por uma linha de cuidados paliativa, causando, muitas vezes, sofrimento desnecessário aos pacientes e insatisfação dos entes queridos com a assistência oferecida. A presença de fragilidade concomitantemente às comorbidades indica o início de um declínio funcional contínuo com uma boa recuperação pós-exacerbação cada vez mais improvável.

Pollack e cols. avaliaram idosos que se tornaram frágeis após sobreviverem a internamento em unidade de cuidados intensivos e mostraram que esses pacientes permaneceram com alta carga de sintomas, como fadiga (73%), dispneia (53%) e dor (45%), mesmo 1 mês após a avaliação inicial, e revelaram que 80% dos participantes desejavam uma linha de tratamento voltada para o conforto após saírem da unidade. Já Hubbard e cols. analisaram o FI em pacientes no momento da admissão hospitalar e relataram que valores maiores se associam progressivamente à menor recuperação funcional e a maiores duração da internação e mortalidade intra-hospitalar.

A presença de fragilidade deve influenciar desde a elaboração de um plano de reabilitação adequado até a tomada de decisões quanto à agressividade da terapêutica na condução de idosos portadores de doenças crônicas, principalmente nos momentos de exacerbação da doença.

■ CONSIDERAÇÕES FINAIS

A fragilidade é parte fundamental na avaliação do idoso. Apesar de ainda haver a necessidade de definições mais claras quanto à sua fisiopatologia e de uma forma padronizada de diagnóstico, os conhecimentos já descritos acerca da síndrome possibilitam a aplicação em diversas situações práticas. Ferramentas mais ou menos complexas podem ser utilizadas para estabelecer o diagnóstico nas mais variadas situações. Do mesmo modo, existem opções terapêuticas para serem encaixadas em numerosos contextos. A identificação da fragilidade também é essencial para melhor alocação de recursos terapêuticos em idosos, tanto no que diz respeito ao aspecto individual, dando ao paciente e à equipe a oportunidade de definir a linha de cuidados mais apropriada, como, em um aspecto mais amplo, ajudando os gestores públicos no planejamento dos sistemas de saúde.

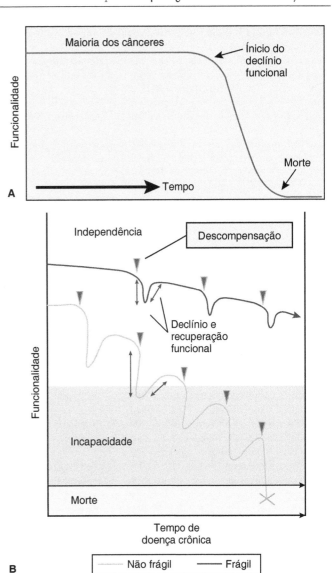

Figura 8.3 Declínio funcional: oncologia × doença crônica. **A** Gráfico de funcionalidade em pacientes oncológicos, demonstrando declínio funcional previsível após falência terapêutica. **B** Trajetória funcional de portadores de insuficiência crônica de órgãos e desses mesmos pacientes com fragilidade concomitante, ressaltando o maior número de descompensações de doença, o declínio progressivo e a pequena recuperação funcional em pacientes frágeis. (Adaptada de Hofstede JM, Raijmakers NJ, van der Hoek LS, Francke AL. Differences in palliative care quality between patients with cancer, patients with organ failure and frail patients: a study based on measurements with the consumer quality index palliative care for bereaved relatives. Ann Palliat Med 2016; 30(8):780-788. Singer JP, Lederer DJ, Baldwin MR. Frailty in pulmonary and critical care medicine. Ann Am Thorac Soc 2016; 13[8]:1394-404.)

Bibliografia

Ashar FN, Moes A, Moore A et al. Association of mitochondrial DNA levels with frailty and all-cause mortality. J Mol Med 2015; 93(2):177-86.

Blodgett J, Theou O, Kirkland S, Andreou P, Rockwood K. Frailty in NHANES: comparing the frailty index and phenotype. Arch Gerontol Geriatr 2015; 60(3):464-70.

Clegg A, Hassan-Smith Z. Frailty and the endocrine system. Lancet Diabetes Endocrinol 2018; 6(9):743-52.

Clegg A, Young J, Iliffe S, Rikkert MO, Rockwood K. Frailty in elderly people. The Lancet 2013; 381(9868):752-62.

Dedeyne L, Deschodt M, Verschueren S, Tournoy J, Gielen E. Effects of multi-domain interventions in (pre) frail elderly on frailty, functional, and cognitive status: a systematic review. Clin Interv Aging 2017; 12:873.

Fougère B, Sirois MJ, Carmichael PH et al. General practitioners' clinical impression in the screening for frailty: Data from the FAP study pilot. J Am Med Dir Assoc 2017; 18(2):193-e1.

Freitas EV, Py L, Gorzoni ML, Cançado FAX, Doll J. Tratado de geriatria e gerontologia. 4. ed. Rio de Janeiro (RJ): Guanabara Koogan, 2016.

Fried LP, Tangen CM, Walston J et al. Frailty in older adults: evidence for a phenotype. J Gerontol A Biol Sci Med Sci 2001; 56(3):M146-M157.

Goisser S, Guyonnet S, Volkert D. The role of nutrition in frailty: an overview. J Frailty Aging 2016; 5(2):74-7.

Haapanen MJ, Perälä MM, Salonen MK et al. Telomere length and frailty: The Helsinki Birth Cohort Study. J Am Med Dir Assoc 2018; 19(8):658-62.

Harneshaug M, Kirkhus L, Benth JŠ et al. Screening for frailty among older patients with cancer using blood biomarkers of inflammation. J Geriatr Oncol 2019; 10(2):272-8.

Hubbard RE, Peel NM, Samanta M, Gray LC, Mitnitski A, Rockwood K. Frailty status at admission to hospital predicts multiple adverse outcomes. Age and Ageing 2017; (46):801-6.

Labra C, Guimaraes-Pinheiro C, Maseda A, Lorenzo T, Millán-Calenti JC. Effects of physical exercise interventions in frail older adults: a systematic review of randomized controlled trials. BMC Geriatrics 2015; 15(1):154.

Lana L, Schneider RH. Síndrome de fragilidade no idoso: uma revisão narrativa. Rev Bras Geriatr Gerontol 2014; 17(3):673-80

Liberman K, Forti LN, Beyer I, Bautmans I. The effects of exercise on muscle strength, body composition, physical functioning and the inflammatory profile of older adults: a systematic review. Curr Opin Clin Nutr Metab Care 2017; 20(1):30-53.

Melo EMA, Marques APO, Leal MCC, Silva JL, Melo HMA. Síndrome da fragilidade no idoso. In: Espírito Santo ACG, Souza EF, Moreira RS. Tópicos em gerontologia. 1. ed. Curitiba: CRV, 2018:139-46.

Morley JE, Vellas B, Van Kan GA et al. Frailty consensus: a call to action. J Am Med Dir Assoc 2013; 14(6):392-7.

Muthalagappan S, Johansson L, Kong WM, Brown EA. Dialysis or conservative care for frail older patients: ethics of shared decision-making. Nephrol Dial Transplant 2013; 28:2717-22.

Pahor M, Kritchevsky SB, Waters DL et al. Designing drug trials for frailty: ICFSR Task Force 2018. The Journal of Frailty & Aging 2018; 7(3):150-4.

Panza F, Seripa D, Solfrizzi V. Targeting cognitive frailty: clinical and neurobiological roadmap for a single complex phenotype. Journal of Alzheimer's Disease 2015; 47(4):793-813.

Pollack LR, Goldstein NE, Gonzale WC et al. The frailty phenotype and palliative care needs of older survivors of critical illness. J Am Geriatr Soc 2017; 65(6):1168-75.

Rockwood K, Andrew M, Mitnitski A. A comparison of two approaches to measuring frailty in elderly people. J Gerontol A Biol Sci Med Sci 2007; 62(7):738-43.

Sánchez-Rodríguez D, Annweiler C, Ronquillo-Moreno N et al. Prognostic value of the ESPEN Consensus and guidelines for malnutrition: Prediction of post-discharge clinical outcomes in older inpatients. Nutr Clin Pract 2018.

Singer JP, Lederer DJ, Baldwin MR. Frailty in pulmonary and critical care medicine. Ann Am Thorac Soc 2016; 13(8):1394-404.

Soysal P, Isik AT, Carvalho AF et al. Oxidative stress and frailty: a systematic review and synthesis of the best evidence. Maturitas 2017; 99:66-72.

Sy J, Johansen KL. The impact of frailty on outcomes in dialysis. Curr Opin Nephrol Hypertens 2017; 26(6):537-42.

Theou O, Brothers TD, Mitnitski A, Rockwood K. Operationalization of frailty using eight commonly used scales and comparison of their ability to predict all-cause mortality. J Am Geriatr Soc 2013; 61(9):1537-51.

Theou O, Stathokostas L, Roland KP et al. The effectiveness of exercise interventions for the management of frailty: a systematic review. J Aging Res 2011; 4:569194.

To TH, Soo WK, Lane H et al. Utilization of geriatric assessment in oncology - a survey of Australian medical oncologists. J Geriatr Oncol 2019; 10(2):216-21.

Turner G, Clegg A. Best practice guidelines for the management of frailty: a British Geriatrics Society, Age UK and Royal College of General Practitioners report. Age Ageing 2014; 43(6):744-7.

Valentini A, Federici M, Cianfarani MA, Tarantino U, Bertoli A. Frailty and nutritional status in older people: the Mini Nutritional Assessment as a screening tool for the identification of frail subjects. Clin Interv Aging 2018; 13:1237.

Vellas B, Balardy L, Gillette-Guyonnet S. Looking for frailty in community-dwelling older persons: the Gérontopôle Frailty Screening Tool (GFST). J Nutr 2013; 17(7):629-31.

Walston J, Buta B, Xue QL. Frailty screening and interventions: considerations for clinical practice. Clin Geriatr Med 2017; 34(1):25-38.

Wilson D, Jackson T, Sapey E, Lord JM. Frailty and sarcopenia: the potential role of an aged immune system. Ageing Res Rev 2017; 36:1-10.

O Idoso com Multimorbidade

Sérgio Murilo Maciel Fernandes Filho
Gusthavo Fellipe Gomes de Sá
Lucas Reis da Costa

CAPÍTULO 9

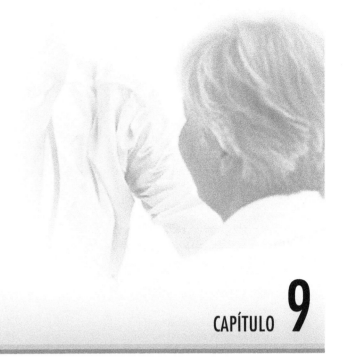

■ INTRODUÇÃO

Milhares de pessoas completam 65 anos de idade todos os dias. A expectativa de vida já ultrapassou 75 anos em vários países e é esperado que continue a aumentar. No mundo, a proporção de pessoas com mais de 60 anos de idade aumentou gradualmente de 8,1% em 1960 para 10% em 2000. No último século, os problemas crônicos de saúde substituíram as doenças infecciosas como a carga dominante nos cuidados de saúde, e quase todas as condições crônicas estão fortemente relacionadas com o envelhecimento.

Apesar da crescente prevalência de condições crônicas com a idade, é limitado o conhecimento sobre a distribuição das doenças ou como elas ocorrem concomitantemente em um mesmo indivíduo. Introduzido em 1970, o termo *comorbidade* se refere à combinação de doenças adicionais, bem como a um problema de saúde inicial predominante. Em contraste, *multimorbidade* é definida como a ocorrência concomitante de duas ou mais doenças crônicas ou agudas na mesma pessoa, coincidentemente ou não. Indica uma mudança de interesse de determinada condição-índice para indivíduos que sofrem de múltiplas doenças.

A prevalência de multimorbidade varia amplamente entre os estudos, alcançando 55% a 98% da população mais idosa. Apesar dessa variabilidade, a prevalência nessa população é muito superior à das doenças mais comuns nos idosos, como insuficiência cardíaca e demência. As consequências são incapacidade, má qualidade de vida e altos gastos com os cuidados de saúde.

Alguns fatores de risco foram identificados na literatura para a multimorbidade, como:

- Aumento da idade (maiores exposição e vulnerabilidade a fatores de risco para problemas crônicos).
- Sexo feminino (estatisticamente as mulheres vivem mais, e esse subgrupo é mais afetado por doenças não fatais, como a osteoartrite).
- Baixa escolaridade (menor conscientização sobre comportamentos saudáveis, maior dificuldade de acesso aos cuidados e maior probabilidade de lidar inadequadamente com a saúde tanto em termos de adesão aos tratamento farmacológicos como no que se refere à prevenção).

Pouco se sabe sobre a influência de antecedentes genéticos, causas biológicas (dislipidemias, hipertensão arterial, obesidade), estilos de vida (tabagismo, etilismo, nutrição, atividade física) ou fatores ambientais no risco de multimorbidade.

■ IDENTIFICAÇÃO DO IDOSO COM MULTIMORBIDADES

Os instrumentos disponíveis para determinar um padrão de multimorbidade são caracterizados por uma grande heterogeneidade, podendo ser considerados apenas alguns (p. ex., quatro diagnósticos: acidente vascular encefálico, doença coronariana, hipertensão e diabetes) ou até 185 diferentes doenças simultaneamente. Além disso, as doenças são avaliadas de maneiras diferentes em muitos índices, seja de acordo com sua gravidade individual, seja pela influência em outros desfechos, como mortalidade, internações ou qualidade de vida.

Embora até o momento não tenha sido estabelecido um padrão-ouro para mensurar o complexo fenômeno da multimorbidade, existem numerosos instrumentos, sendo mais frequentemente utilizado o índice de comorbidade de Charlson (ICC – Quadro 9.1), cujo objetivo primário é estabelecer um instrumento prognóstico para condições crônicas que possam,

Quadro 9.1 Pesos estabelecidos por condição clínica para o índice de comorbidade de Charlson

Peso	Condição clínica
1	História de infarto do miocárdio (não apenas anormalidades eletrocardiográficas) Insuficiência cardíaca congestiva Doença vascular periférica (incluindo aneurisma de aorta abdominal > 6cm) Demência Doença cerebrovascular Doença pulmonar crônica Doença do tecido conjuntivo *Diabetes mellitus* sem complicação (excluir em caso de controle exclusivo com dieta) Úlcera Doença hepática crônica leve (sem hipertensão portal, incluir hepatite crônica)
2	Hemiplegia Doença renal moderada ou grave *Diabetes mellitus* com complicação Tumor sem metástase (excluir em caso de diagnóstico há mais de 5 anos) Leucemia (aguda ou crônica) Linfoma
3	Doença do fígado moderada ou grave
6	Tumor maligno com metástase AIDS (não apenas HIV positivo)

* Somar 1 ponto, a cada aumento de 10 anos, a partir dos 50 anos de idade (p. ex., em pacientes dos 50 aos 59 anos, soma-se mais 1 ponto; em pacientes com idade ≥ 80 anos, somam-se 4 pontos).

individualmente ou em combinação, alterar o risco de morte. O escore final é a soma dos pesos (1, 2, 3 ou 6) atribuídos a 19 condições clínicas predeterminadas. Esse escore pode ser combinado com a idade para o estabelecimento de um índice único. Assim, o valor inicial é acrescido de um ponto para cada período de 10 anos a partir dos 50 anos. O método proposto por Charlson (1987) sofreu adaptações em sua codificação de acordo com a Classificação Internacional de Doenças (CID – nona e décima revisões) a partir de bases de dados informatizados contendo o resumo de altas hospitalares com diagnósticos secundários registrados.

Essa escala, entretanto, não consegue resolver a maioria dos problemas que surgem na prática clínica. Quando em outra estratégia de análise se tenta classificar os idosos em três grupos distintos – de acordo com as morbidades (tanto número como gravidade), expectativa de vida e funcionalidade (Figura 9.1) –, verifica-se que mais da metade se encontra no grupo intermediário de cuidados incertos de acordo com os consensos vigentes, sendo ainda bastante complexa a definição do peso de cada morbidade para a estratégia terapêutica.

■ PROBLEMAS NA PRÁTICA MÉDICA

Aplicação de consensos (ou diretrizes ou *guidelines*)

As diretrizes de prática clínica se baseiam em evidências e consensos de especialistas para auxiliar a tomada de decisões sobre o tratamento de doenças isoladas de acordo com o enfoque da medicina moderna. O atendimento de pacientes com multimorbidade é complexo, exigindo cuidados coordenados, manejo de doenças crônicas e medicamentos, o que pode representar um desafio para os profissionais da saúde. O enfoque nessas diretrizes carreia o risco de silenciamento de cuidados.

Os médicos que cuidam de idosos com várias doenças devem estabelecer um equilíbrio entre seguir as diretrizes e ajustar as recomendações para as circunstâncias individuais do paciente, visto que a maioria das diretrizes de prática clínica para as doenças crônicas mais prevalentes, como fibrilação atrial, doença pulmonar obstrutiva crônica, angina estável, hipertensão arterial, *diabetes mellitus*, osteoporose, insuficiência cardíaca crônica e hipercolesterolemia, raramente aborda o paciente com três ou mais doenças, um grupo que inclui metade da população com mais de 65 anos de idade.

O amplo espectro de multimorbidades é uma limitação prática para o desenvolvimento de diretrizes para combinações de doenças. No entanto, a orientação sobre como combinar ou priorizar as recomendações das diretrizes ou quando interromper os tratamentos recomendados pode melhorar o atendimento desses pacientes, mas ainda está ausente nas diretrizes atuais.

Durso (2006) discute a validade das evidências a respeito dos idosos com *diabetes mellitus* e oferece conselhos práticos sobre as síndromes geriátricas e as estratégias para priorizar o cuidado com idosos portadores de várias doenças crônicas. Em suas recomendações, são levados em conta três fatores na definição de um plano de cuidado para o idoso diabético:

• Expectativa de vida, porque isso pode ajudar o médico a avaliar os prováveis benefícios e riscos de diferentes escolhas terapêuticas em longo prazo.

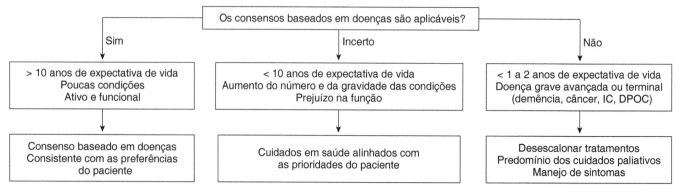

Figura 9.1 Grupos para estratégias de decisões de cuidados em pacientes com multimorbidade. (IC: insuficiência cardíaca; DPOC: doença pulmonar obstrutiva crônica.) (Adaptada de Tinetti M. Creating and assessing evidence for persons with multiple chronic conditions, 2018.)

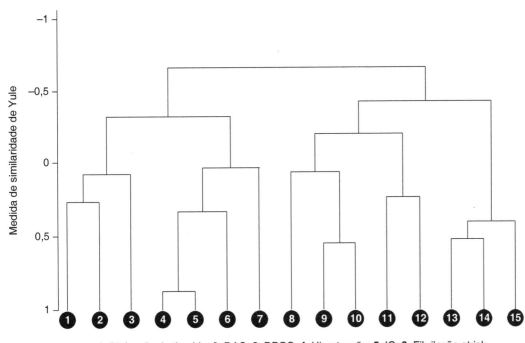

Figura 9.2 Reprodução do dendograma resultante de análise por *cluster* de distribuição e agregação de doenças crônicas da população. (DAC: doença arterial coronariana; DPOC: doença pulmonar obstrutiva crônica; IC: insuficiência cardíaca.) (Traduzida a partir de Marengoni A et al. Patterns of chronic multimorbidity in the elderly population, 2009.)

- Riscos de saúde, o que inclui não só doenças macro e microvasculares, mas também síndromes geriátricas comuns.
- Preferências do paciente.

O painel citado sugeriu, por exemplo, que as intervenções que visavam aos riscos cardiovasculares eram mais propensas a reduzir a morbidade e a mortalidade que o controle intensivo da hiperglicemia para a maioria dos idosos com diabetes.

Estudo de Boyd e cols. (2005) forneceu evidências de que as diretrizes de prática clínica chegam a citar os idosos ou as comorbidades, embora não todas, mas não oferecem um documento apropriado quanto à qualidade de cuidados em idosos com várias doenças crônicas. No artigo citado, foi desenvolvido um plano de tratamento para um paciente hipotético de 79 anos com cinco condições clínicas comuns, de acordo com as recomendações das diretrizes, o qual foi tratado com múltiplos medicamentos de alta complexidade com o uso de 12 medicações e 19 doses por dia em cinco horários diferentes, além de 14 recomendações não farmacológicas, incluindo algumas contraditórias. O paciente pode ser exposto a riscos inerentes à medicação, a erro de medicamentos, a eventos adversos e à hospitalização, somados à difícil condução com múltiplos especialistas.

As futuras diretrizes para a prática clínica devem abordar uma maneira de incorporar a qualidade de vida, os riscos, os benefícios e os custos dos tratamentos recomendados para idosos com comorbidades. O atendimento de alta qualidade para essa população inclui coordenação do cuidado, educação do paciente e do cuidador, empoderamento para autogerenciamento dos cuidados e tomada de decisão compartilhada que incorpore preferências e circunstâncias individuais.

Foco na doença versus foco no paciente

Muito se tem discutido sobre a migração de uma assistência com foco na doença para aquela com foco no paciente. Entretanto, a maneira adequada de conseguir isso ainda é incerta, muitas vezes resultando mais em recurso de retórica que em mudanças reais na prática.

No caso dos idosos com multimorbidades, estudos mostram que uma parcela das condições clínicas vem em *clusters* de associação. Marengoni e cols. (2009), em estudo em população urbana ocidental (Figura 9.2), sugerem que, enquanto a hipertensão e a demência podem ocorrer sem comorbidades, isso raramente acontece com a insuficiência cardíaca ou a fratura de quadril. Apesar de algumas vulnerabilidades no estudo (os pacientes com demência podem ter tido suas comorbidades subdiagnosticadas e é baixa a identificação laboratorial de disfunção renal), esse processo ajuda a melhorar o conhecimento e a atenção dispensada às condições clínicas.

Outra estratégia para facilitar o foco no paciente tem sido a utilização de um desfecho de saúde universal, segundo o qual o idoso apresenta três esferas predominantes de desfecho que devem ser levadas em consideração: sobrevida, funcionalidade e sintomas. A hierarquização desses desfechos, em decisão combinada entre o médico e o paciente (e/ou familiares), tornaria possível uma tomada de decisões mais adequada. O estado da arte atual está no desenvolvimento de escalas que possibilitem que o paciente compreenda e escolha entre seus caminhos para uma adequada otimização terapêutica.

ESTRATÉGIAS PARA A MELHORA DOS CUIDADOS

Prevenção e compressão da morbidade

Compressão de morbidade é uma expressão utilizada para designar o fato de que a humanidade está chegando ao limite de sobrevivência. O ser humano não é imortal. Por mais que ele seja saudável e a medicina avance com terapêuticas cada vez mais sofisticadas, a duração de sua vida terá um limite, o qual já está bem perto de ser alcançado. As doenças e a queda de funcionalidade vêm sendo cada vez mais "empurradas" (e portanto comprimidas) para esse limite e o idoso tem vivido de modo saudável até bem próximo dos últimos momentos, ficando debilitado apenas perto de sua morte.

No início do século XX, a expectativa de vida era de 47 anos. Com a melhoria das condições sanitárias e o desenvolvimento de antibióticos e de vários outros tratamentos ocorreu a diminuição evidente das doenças agudas, o que aumentou a expectativa de vida, a qual se encontrava em torno de 75 anos no final do século XX e com a projeção de 85 anos para o ano 2021. As patologias agudas deixaram de ser o desafio, sendo substituídas pela busca de melhores maneiras de fornecer cuidado aos pacientes com doenças crônicas.

No decorrer do século XX, a diminuição da mortalidade foi mais perceptível entre os pacientes em torno dos 47 anos que naqueles próximos aos 75 anos (excluindo as mortes por traumas de alta energia ou por causas violentas, que aumentaram), ou seja, houve uma diminuição mais acentuada da mortalidade prematura que da mortalidade em idade avançada de meados do século XX até a década de 1980 com o aprimoramento dos cuidados destinados às patologias agudas. No final do século começou a ser registrada, também, uma diminuição da mortalidade de pacientes mais velhos em razão do aumento dos cuidados com as doenças crônicas. Assim, o enfoque nas últimas décadas de vida parece ter sido dirigido cada vez mais à funcionalidade (e à compressão da morbidade) que aos ganhos cada vez maiores no tempo de vida, ainda não alcançáveis com o estágio da ciência atual.

Como explicar a enorme diferença de funcionalidade, memória e vigor físico entre idosos com a mesma idade? A plasticidade do ser humano é tamanha que se nota uma diferença mais acentuada entre os idosos de mesma faixa etária com estilos de vida diferentes que entre os idosos de idades diferentes que adotaram o mesmo comportamento (dentro de um certo limite de idade). A gerontologia atribui a queda da funcionalidade não somente a doenças, mas ao próprio desenvolvimento, o que está atrelado à queda na reserva funcional. Esta pode estar associada ao desuso ou a hábitos prejudiciais durante a vida, e é nesse ponto que entram os cuidados com a prevenção.

O estilo de vida do paciente é o que ditará como será seu envelhecimento, pois um comportamento que inclua alimentação saudável, exercícios físicos regulares e ausência de tabagismo ou etilismo é responsável pelo aumento da longevidade e por mais anos de independência e funcionalidade, assim como por algum retardo da mortalidade. Os pacientes que apresentam melhor funcionalidade têm maior capacidade de adaptação a eventos adversos, sejam fatores externos, sejam doenças crônicas ou agudas. A capacidade de se adaptar fará toda a diferença na qualidade de vida nos anos de velhice. Em síntese, quem se adapta mais facilmente às adversidades vive melhor e mais tempo.

Os cuidados com a prevenção precoce e o estilo de vida são o primeiro passo para o gerenciamento adequado do paciente idoso com potencial de multimorbidades, retardando ou mesmo impedindo seu surgimento ao longo do tempo de vida esperado.

Avaliação do impacto para a tomada de decisões

Diante de um paciente idoso já portador de multimorbidades, algumas perguntas podem nortear o cuidado:

- O paciente prefere reduzir os riscos de desfechos que provavelmente afetarão a independência em curto prazo ou diminuir o risco de apresentar condições mais prováveis em um futuro distante?
- O paciente está mais preocupado em reduzir a carga de assistência médica (p. ex., administrar vários medicamentos, obedecer às restrições alimentares) que em reduzir o risco de complicações?

Para alguns indivíduos, particularmente os mais frágeis, o tratamento meticuloso de múltiplas condições pode ser excessivamente oneroso, dispendioso ou acarretar interações medicamentosas indesejáveis relacionadas com a doença ou com os medicamentos.

Ao ser oferecida uma abordagem de cuidados que leve em consideração a multimorbidade, deve ser estabelecido o ônus da doença e do tratamento, determinadas as metas, os valores e as prioridades do paciente e revisados os medicamentos e outros tratamentos. Devem ser levadas em consideração as evidências de prováveis benefícios e danos para o paciente e suas preferências pessoais. Há boas evidências, em ensaios controlados randomizados de médio prazo (2 a 10 anos), sobre os medicamentos recomendados em diretrizes de prevenção de morbidade ou mortalidade futura, incluindo tratamentos para hipertensão, diabetes e osteoporose. No entanto, há muito menos evidências sobre o equilíbrio entre os riscos e os benefícios em períodos de tratamento mais prolongados. Em idosos com multimorbidades é possível que os danos superem os benefícios em situações específicas, como, por exemplo, taxas mais altas de eventos adversos em pessoas mais frágeis que fazem uso de múltiplos medicamentos regulares ou porque o benefício esperado na intervenção é reduzido quando a expectativa de vida é limitada.

Para a tomada de decisões, deve ser levada em conta, principalmente, a expectativa de vida dos pacientes. Muitos tomam medicamentos preventivos que provavelmente oferecem poucos benefícios devido à redução da expectativa de vida por causa de outras comorbidades. A capacidade de identificar esses pacientes com quantidade de vida reduzida poderia fornecer aos profissionais de saúde e aos pacientes e familiares informações que possam subsidiar as decisões sobre a interrupção ou não do uso de medicamentos em longo prazo. Por exemplo, ao se dividirem em quartis as mulheres idosas e diabéticas de 75 anos ou mais, 25%, em média, cairiam no grupo ativo (ou *fit*) com prática regular de atividade física e cuidados com a saúde e com expectativa de vida de 17 anos ou mais, 25% cairiam no grupo frágil com morbidades graves (como DPOC ou insuficiência cardíaca sintomáticas) com expectativa de 7 anos ou menos e 50% seriam consideradas normais com expectativa de mais 12 anos de vida. Como exemplo prático, um controle rigoroso do diabetes, comparado a um controle mais brando, só demonstrará benefício microvascular após 8 a 10 anos, não beneficiando cerca de 75% das mulheres diabéticas com 75 anos ou mais.

Autores sugerem que, embora os médicos não possam estabelecer com precisão a expectativa de vida de um paciente, eles podem determiná-la de maneira razoável com base na presença ou ausência de incapacidade ou doença significativa, definindo se o paciente se encontraria nos quartis superiores ou inferiores para uma expectativa média de vida ou se é mais parecido com o mediana para sua coorte idade-sexo. Uma estratégia que pode subsidiar as informações com escalas distintas pode ser consultada do *site* do ePrognosis (www.eprognosis.ucsf.edu).

Preferências do paciente

Entender as preferências do paciente, embora seja considerado ponto crucial da estratégia de cuidados com idosos com multimorbidades, não é tão simples. Sabe-se, por exemplo, que o controle rigoroso da pressão arterial diminui a morbimortalidade cardiovascular, mas à custa do aumento dos sintomas e do risco de quedas. Tinetti e cols. (2008) mostraram, em estudo com complexa análise de idosos de 70 anos com cognição preservada, hipertensão arterial e risco de quedas, que metade dos pacientes preferia um controle mais rigoroso da pressão para diminuir o risco cardiovascular, enquanto a outra metade preferia evitar quedas ou os efeitos adversos das medicações.

Escalas que consigam traduzir adequadamente as escolhas do paciente idoso para a prática clínica precisam ser desenvolvidas, sendo necessário compreender que aquelas criadas em países desenvolvidos de cultura anglo-saxônica provavelmente não poderão ser extrapoladas para brasileiros e outros latinos. Cabe ainda perceber a relação entre as comorbidades e as escolhas de um paciente ao longo da vida. A dedicação do geriatra para a conscientização dessa complexidade é crucial, uma vez que os consensos e a educação médica tendem a focar em uma abordagem padronizada no manejo das doenças.

Papel do geriatra

Desde a década de 1980, as pesquisas relacionadas com a saúde do paciente idoso obtiveram importantes conquistas e o conhecimento sobre as síndromes geriátricas aumentou consideravelmente, o que ajudou a melhorar a qualidade de vida desses pacientes, tornando a geriatria uma especialidade importante no cenário atual.

Outras especialidades médicas ou da equipe interdisciplinar perceberam que os cuidados direcionados para a pessoa idosa dentro de sua área de atuação previnem a mortalidade precoce e melhoram a sobrevida. Nesse contexto surgiu a questão se a geriatria seria uma especialidade à parte ou uma forma de cuidados primários oferecida ao paciente idoso que deve ser conhecida por todos os médicos generalistas ou especialistas. Qual seria o papel do geriatra?

A resposta não é tão simples, uma vez que a geriatria se diferencia das demais áreas de atuação por ser uma disciplina atuante em vários campos da medicina e que ultrapassa o conceito de especialidade. Ao mesmo tempo, por cuidar do idoso, principalmente o multimórbido, não há como ser dissociada das demais áreas de atuação (cirurgia, ortopedia, cardiologia etc.).

A formação dos profissionais geriatras ainda está aquém da demanda e, como esta é cada vez maior em virtude do aumento na expectativa de vida da população, a tendência é que não se consiga formar o número suficiente de profissionais para promover a cobertura adequada. É necessário, portanto, que todos os outros profissionais médicos (cirurgiões, ortopedistas, clínicos, generalistas etc.) obtenham conhecimentos consistentes e básicos sobre como conduzir situações específicas relacionadas com o paciente idoso, adotando uma abordagem correta com relação às síndromes geriátricas.

Isso levaria ao desaparecimento da geriatria como especialidade? A resposta é não. O especialista em geriatria deve dar suporte aos profissionais das mais diversas áreas. O geriatra deverá cuidar diretamente daqueles pacientes que apresentam complexidade maior (geralmente os que têm mais de 85 anos ou com multimorbidades) e fornecer suporte aos demais médicos para que eles possam tratar adequadamente dos pacientes idosos com menor complexidade.

Outro papel importante do geriatra seria no gerenciamento dos sistemas de saúde e de suas novas tecnologias, assim como na educação continuada de profissionais das mais diversas áreas, uma vez que a capacitação é dinâmica e deverá ser sempre atualizada. A demanda atual, conforme problematizado neste capítulo, é focada mais no paciente que na doença.

O geriatra será um gerenciador de cuidado, atuando em um hospital, instituição ou em determinado serviço ou programa de saúde para implementar práticas com o objetivo de melhorar o atendimento e aumentar a produtividade. Isso se traduz em benefícios para o paciente e para o sistema de saúde, a exemplo de investimentos em cuidados preventivos, cuidados paliativos, manutenção da funcionalidade do paciente, diminuição de polifarmácia e avaliação criteriosa do benefício de um procedimento invasivo, aumentando o conforto do paciente e otimizando a mão de obra e os custos para o sistema. Além disso, cada vez mais o paciente vem compartilhando as decisões terapêuticas, o que é importante, uma vez que, além de fatores como a efetividade e as consequências do tratamento, devem ser levadas em consideração a vontade do idoso e sua expectativa de vida.

No campo da educação, o geriatra deve atuar em pesquisas avançadas para a descoberta de um número cada vez maior de padrões de multimorbidades em idosos complexos (associações mais comuns entre determinadas doenças, a idade mais prevalente, os sintomas que poderão ou não aparecer no idoso e as interações medicamentosas) e consolidá-los para atuação no cuidado, somando-se a capacitação dos demais profissionais, além de auxiliar os consensos.

Ainda há muito o que desenvolver no campo da geriatria e nas novas tecnologias para a área da saúde, mobilidade, facilidades e estilo de vida da população idosa. A geriatria e a gerontologia deverão se tornar onipresentes em todos esses campos. Portanto, o médico geriatra, além de especialista, tem um papel como gestor de cuidado em todas as áreas voltadas para a população idosa.

Bibliografia

Boyd CM, Darer J, Boult C, Fried LP, Boult L, Wu AW. Clinical practice guidelines and quality of care for older patients with multiple comorbid diseases: implications for pay for performance. JAMA 2005; 294(6):716-24.

Charlson ME, Pompei P, Ales KL, MacKenzie R. A new method of classifying prognostic comorbidity in longitudinal studies: development and validation. J Chronic Dis 1987; 40:373-83.

Durso SC. Using clinical guidelines designed for older adults with diabetes mellitus and complex health status. JAMA 2006; 295(16): 1935-40.

Fries JF. Aging, natural death, and the compression of morbidity. New Eng J Med 1980; 303:130-5.

Guthrie B, Payne K, Alderson P et al. Adapting clinical guidelines to take account of multimorbidity. BMJ 2012; 345:e6341.

Hayward RS, Wilson MC, Tunis SR, Bass EB, Guyatt G. Evidence-based medicine working group. Users' guides to the medical literature - VIII: how to use clinical practice guidelines - A: are the recommendations valid? JAMA 1995; 274(4):570-4.

Jacob ME, Yee LM, Diehr PH et al. Can a healthy lifestyle compress the disabled period in older adults? J Am Geriatr Soc 2016; 64:1952-61.

Mangin D, Heath I, Jamoulle M. Beyond diagnosis: rising to the multimorbidity challenge. BMJ 2012; 344:e3526.

Marengoni A, Rizzuto D, Wang HX, Winblad B, Fratiglioni L. Patterns of chronic multimorbidity in the elderly population. J Am Geriatr Soc 2009; 57:225-30.

National Institute for Health and Care Excellence. Multimorbidity: clinical assessment and management. 2015. Disponível em: http://www.nice.org.uk/ guidance/indevelopment/gid-cgwave0704. Acesso em: 12/10/2018.

Tinetti M. Mainstream or extinction: can defining who we are save geriatrics? J Am Geriatr Soc 2016; 64:1400-14.

Tinetti M. Creating and assessing evidence of persons with multiple chronic conditions. 2018. In: International symposium: Multimorbidity research a tcross-roads. Disponível em: https://youtu.be/8uzsJMPZJ5k. Acesso em: 10/11/2018.

Tinetti ME, Bogardus ST Jr, Agostini JV. Potential pitfalls of disease-specific guidelines for patients with multiple conditions. N Engl J Med 2004; 351:2870-4.

Tinetti ME, McAvay GJ, Fried TR et al. Health outcomes priorities among competing cardiovascular, fall injury, and medication related symptom out comes. J Am Geriatr Soc 2008; 56:1409-16.

Van den Akker M, Buntinx F, Knottnerus JA. Comorbidity or multimorbidity: What's in a name? A review of literature. Eur J Gen Pract 1996; 2:65-70.

Abordagem do Idoso Hospitalizado

Eduardo Gomes de Melo
Eduardo Jorge Abrantes da Fonte
Jamerson de Carvalho Andrade

CAPÍTULO 10

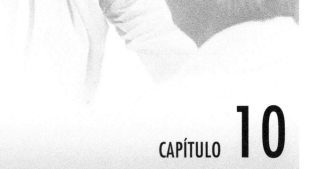

INTRODUÇÃO

Este capítulo discute questões relacionadas com o manejo de pacientes idosos hospitalizados, abordando as razões que os conduzem a essa situação, os motivos que prolongam a internação e a necessidade de intervenções não farmacológicas e interdisciplinares que melhoram a capacidade funcional do idoso e abreviam o tempo de internação.

A abordagem do idoso vai além do diagnóstico de doenças e da aplicação de protocolos preestabelecidos para cada uma delas. Por apresentar redução em sua reserva funcional, que é a capacidade de manter a homeostase diante de situações de sobrecarga, o idoso apresenta alteração na forma de manifestação das doenças. Diferentemente do adulto jovem, o idoso pode exibir quadros sindrômicos globais muito inespecíficos, como sonolência ou maior frequência de quedas em virtude de uma doença infecciosa. Essa forma atípica de apresentação de sinais e sintomas pode retardar o diagnóstico clínico ou até submeter o idoso a procedimentos excessivos, diminuindo ainda mais as possibilidades de recuperação.

Bastante vulnerável ao estresse agudo, o idoso necessita que, além do tratamento convencional, sejam adotadas medidas para preservar suas reservas fisiológicas, objetivando a manutenção ou o restabelecimento de sua funcionalidade. Esse modo de atuar engloba não apenas o aspecto biológico, mas também o psicológico e o social. As ações devem ser multidisciplinares com a intervenção de diferentes equipes, como fisioterapia, fonoaudiologia, educação física, enfermagem, nutrição, farmácia, terapia ocupacional, psicologia, odontologia e assistência social.

Medir a vulnerabilidade fisiológica em idosos pode ser um desafio. A função renal diminuída pode ser detectada através da creatinina sérica, porém é mais difícil a quantificação do declínio da função de órgãos em outros sistemas, como fígado, coração, pulmões e cérebro. Muitas vezes, a vulnerabilidade só se torna evidente após a falência de órgãos. A força e a reserva muscular também diminuem com o envelhecimento, tendo impacto negativo na função física.

A idade cronológica nem sempre se correlaciona com a idade fisiológica: alguns pacientes são totalmente independentes e outros não. Assim, é importante uma avaliação inicial completa do paciente para entender o estado fisiológico e suas habilidades funcionais. Nos idosos, a doença médica aguda que demanda a hospitalização é um evento sinalizador e que muitas vezes precipita a incapacidade, resultando na inabilidade de viver de maneira independente. A deficiência associada à hospitalização é observada em aproximadamente um terço dos pacientes com mais de 70 anos de idade e pode ser desencadeada e mantida mesmo quando a doença que levou à hospitalização é tratada com sucesso.

Esse estado funcional indicativo da capacidade física do idoso pode variar entre o início da doença aguda, a hospitalização e a alta. A funcionalidade é uma poderosa ferramenta de prognóstico, predizendo a mortalidade e outros desfechos de saúde durante e após a hospitalização. Os médicos devem considerar o nível funcional, durante o período da hospitalização, como um sinal vital que pode ajudar a guiar o cuidado e servir como um indicador do bem-estar clínico do paciente.

Uma vez revertidas as situações clínicas estressantes e após o doente ter atingido uma condição funcional que promova a alta hospitalar, deve ser estabelecida uma programação de alta para o domicílio com o suporte da assistência de saúde na comunidade (Programa de Saúde da Família ou Serviço de Assistência Domiciliar), dentro da realidade brasileira, em sincronia com o hospital, minimizando as recaídas de doenças e declínios funcionais e evitando as reinternações precoces.

EPIDEMIOLOGIA

Espera-se que as hospitalizações e os gastos com cuidados de saúde para os idosos aumentem à medida que a população continue a envelhecer, uma vez que os pacientes com idade igual ou maior que 65 anos são hospitalizados três vezes mais que os de 45 a 64 anos. Indivíduos com idade 85 anos ou mais representam 1,8% da população total, mas são responsáveis por 9,2% de todas as altas hospitalares.

Os principais diagnósticos responsáveis pela internação dos idosos são as doenças cardiovasculares (28,6%) e as infecções (16,2%). Essa população tem um tempo médio de permanência mais longo em comparação com pacientes mais jovens (5,5 dias para idades ≥ 65 anos, 5,0 dias para idades entre 45 e 64 anos e 3,7 dias para idades entre 15 e 44 anos) e é mais suscetível a complicações, como infecções hospitalares ou reações adversas a medicamentos.

Pelo menos 30% dos pacientes com mais de 70 anos hospitalizados por uma doença médica recebem alta hospitalar com uma nova deficiência nas atividades básicas de vida diária (ABVD) ou nas atividades instrumentais de vida diária (AIVD). Quanto mais frágil for o idoso, maior será essa perda. Um ano após a alta, menos da metade dos idosos frágeis recupera os níveis de funcionamento pré-enfermidade e tem índices de internação e morte elevados.

SÍNDROME DE INCAPACIDADE EM RAZÃO DA HOSPITALIZAÇÃO

Como é típico nas síndromes geriátricas, a deficiência associada à hospitalização raramente pode ser explicada por uma única causa. Em geral, engloba uma série de vulnerabilidades, como doenças crônicas, comprometimento cognitivo e fatores psicossociais, como depressão e suporte social limitado. Tem como precipitadora uma doença aguda, ou descompensação de um quadro crônico, seguida de hospitalização.

Na síndrome de incapacidade da hospitalização existe uma discordância entre a melhora clínica da enfermidade diagnosticada e a evolução funcional durante a internação (p. ex., o paciente se recupera de uma infecção urinária com antibioticoterapia e da uremia após o suporte dialítico, mas pode se tornar incapaz de deambular devido à permanência no ambiente hospitalar).

A deficiência associada à hospitalização se manifesta como a perda da capacidade de completar uma das ABVD necessárias para viver de modo independente (tomar banho, se vestir, ir ao banheiro, comer ou atravessar uma sala). Os indivíduos acometidos se tornam dependentes de cuidadores e necessitam de cuidados de longo prazo.

Processos relacionados com a permanência hospitalar, incluindo iatrogenia, imobilidade, polifarmácia e ausência de adaptações ao ambiente, podem inibir a recuperação da perda funcional ocorrida imediatamente antes da hospitalização e levar à adição de novos déficits durante a internação. A Figura 10.1 descreve como esses fatores interagem para aumentar o risco de incapacidade associada à hospitalização e de perda da independência.

Os fatores de risco específicos para incapacidade de início recente, imediatamente antes da alta, incluem: idade de 80 anos ou mais, dependência para três ou mais ABVD e AIVD 2 semanas antes da admissão, mobilidade deficiente (definida pela incapacidade de subir escadas), comprometimento cognitivo grave, câncer metastático e albumina < 3g/dL. Dentre esses, a idade é o fator de risco mais importante, uma vez que mais de 50% dos adultos com mais de 85 anos deixarão o hospital com novo prejuízo funcional.

Uma forma de prevenção dessas perdas se baseia na integração de informações das avaliações multidimensionais e prognósticas, pois identifica idosos com maior probabilidade de desenvolver essas incapacidades. Algumas medidas principais devem ser avaliadas na admissão e em visitas diárias (Quadro 10.1).

A título de exemplo, a avaliação cognitiva pode ser feita com a ferramenta Mini-Cog, que consiste na memorização de três palavras associada ao teste do desenho do relógio e tem sensibilidade de 99% e especificidade de 93%, devendo ser complementada com o *Confusion Assessment Method* (CAM), que utiliza quatro critérios para o diagnóstico do *delirium*, o qual estabelece o diagnóstico diferencial com as perdas cognitivas.

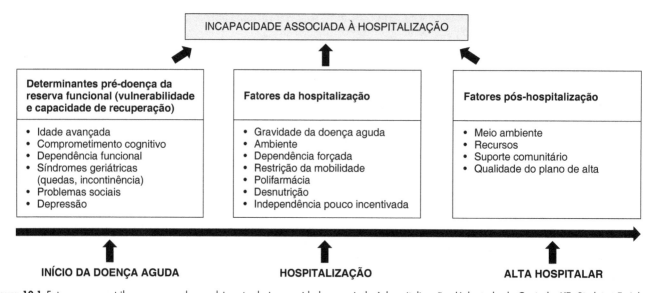

Figura 10.1 Fatores que contribuem para o desenvolvimento da incapacidade associada à hospitalização. (Adaptada de Covinsky KE, Pierluissi E, Johnston CB. Hospitalization-associated disability "she was probably able to ambulate, but I'm not sure". JAMA 2011; 306[16]:1782-93.)

Quadro 10.1 Avaliação funcional mínima em adultos idosos hospitalizados		
Domínio funcional	**Avaliação de admissão**	**Avaliação diária**
Atividades básicas de vida diária (ABVD)	Acessar cada ABVD na admissão e perguntar como era antes da doença: Dificuldade com a AVD: p. ex.: "No dia da internação você teve alguma dificuldade em tomar banho? Você teve alguma dificuldade em tomar banho antes do início do problema que o levou a ser hospitalizado?" Em caso de dificuldade presente, perguntar sobre a necessidade de ajuda para realizar ABVD antes da doença e na admissão hospitalar Perguntar como é a ajuda, quem ajuda e se está adequada	Perguntar à enfermagem e ao cuidador a extensão da ajuda que estão prestando para tomar banho, vestir-se, transferir-se, usar o banheiro, comer e caminhar Revisar as notas de enfermagem e fisioterapia/terapia ocupacional
Mobilidade	Solicite a realização das seguintes ações pelo paciente: Sentar na cama sem ajuda Sair da cama e ficar de pé Dar alguns passos, usando uma bengala ou andador, se necessário	Repetir a avaliação diariamente
Função cognitiva	Aplicar o Mini-Cog Peça ao paciente para se lembrar de três palavras Peça ao paciente para desenhar um relógio com ponteiros marcando 11:10 (deve desenhar o círculo e colocar os números e os ponteiros) Peça ao paciente para lembrar as três palavras Pontuação: 2 pontos para o relógio correto e 1 ponto para cada palavra correta – > 3 pontos indica uma pontuação adequada	Pesquisar *delirium* na entrevista diária com o paciente e considerar: Orientação: "Que dia da semana é hoje?" Desatenção: o paciente tem dificuldade de se concentrar? Distrai-se facilmente? Pensamento pouco claro: o paciente parece divagar? O fluxo da fala é incerto, tangencial ou difícil de seguir? Avaliar esses parâmetros para flutuação ao longo do dia Rever anotações de enfermagem, procurando evidências de *delirium*

Fonte: adaptado de Covinsky KE, Pierluissi E, Johnston CB. Hospitalization-associated disability "she was probably able to ambulate, but I'm not sure". JAMA. 2011; 306(16):1782-93.

■ SARCOPENIA E MOBILIDADE

Atualmente, a sarcopenia é definida como perda de força muscular associada à perda de massa ou de função motora. Implica maior mortalidade, principalmente naqueles com mais de 80 anos, e também se associa a maiores perda na funcionalidade, incidência de quedas e hospitalização.

Parece haver um *feedback* positivo entre a sarcopenia e a internação hospitalar. Situações diversas no ambiente hospitalar podem promover perda da força muscular, como doença aguda, estresse psicológico e insônia, medicamentos (como corticoides), má nutrição, *delirium* e repouso no leito ou locomoção restrita. Desse modo, o tempo no hospital pode influenciar o grau de perda da força muscular, tendo sido estimado que a partir de 8 dias de internação por ano o estímulo à sarcopenia é mais evidente. Entretanto, os pacientes com sarcopenia anterior à hospitalização têm um tempo médio de internação mais prolongado que aqueles com força muscular preservada, o que contribui para esse *feedback*. Conclui-se que o parâmetro força muscular deve ser avaliado e tratado de maneira sistemática nos pacientes hospitalizados.

Único tratamento com embasamento científico capaz de tratar a sarcopenia, a atividade física pode ser estimulada por equipe de fisioterapia ou por educadores físicos no ambiente hospitalar, devendo priorizar o ganho de força e a mobilidade. Nesse caso, atenção deve ser dada aos intervalos das sessões, pois pacientes frágeis muitas vezes precisam de 48 horas de repouso para a síntese proteica muscular. Outro aspecto importante a ser avaliado é a intensidade aplicada, que deve ser graduada de acordo com o estado inflamatório e catabólico do paciente, sendo tanto maior quanto menos inflamado esteja o paciente. Aqueles com inflamação persistente (proteína C reativa elevada) não apresentam recuperação na força muscular; ao contrário, tendem a perdê-la. Muitas vezes, o treinamento deve ser leve e focado na mobilização.

É importante garantir que os pacientes sejam mobilizados cedo e frequentemente durante a hospitalização, já que a maioria das condições médicas não exige imobilidade. Esta, por sua vez, associa-se ao aumento do risco de quedas, *delirium*, lesões por pressão e doença tromboembólica venosa. A mobilização pode ajudar a prevenir quedas e propicia menor declínio funcional, menos tempo de hospitalização e diminuição da mortalidade. Evidências sugerem que mesmo pacientes acometidos por acidente vascular encefálico (AVE) agudo ou aqueles ventilados na unidade de terapia intensiva (UTI) podem se beneficiar de programas de mobilização precoce.

Muitas vezes, essa mobilização é dificultada por dispositivos restritivos, como cateteres urinários, acessos venosos ou sondas nasoenterais, os quais podem ser necessários para fornecer o cuidado ideal. No entanto, esses dispositivos estão associados ao aumento das taxas de *delirium*, infecções e quedas, devendo a equipe de saúde avaliar os riscos e benefícios de cada dispositivo e indicar seu uso apenas quando a probabilidade de benefício for significativamente superior ao malefício.

■ QUEDAS

Os idosos hospitalizados correm grande risco de cair devido aos efeitos da doença aguda agravada por um ambiente desconhecido e efeitos colaterais dos tratamentos. A etiologia de uma queda geralmente é multifatorial, incluindo fragilidade, sequelas neurológicas de AVE, osteoartrite, neuropatia periférica, déficits sensoriais, deformidade física e psicofármacos (p. ex., intervenções para tratar um idoso com insuficiência cardíaca, como medicamentos anti-hipertensivos, diuréticos e um cateter urinário de demora, associam-se para aumentar a propensão a quedas).

Várias estratégias podem ajudar a prevenir as quedas no ambiente hospitalar (p. ex., reavaliar o uso de medicamentos com efeitos psicotrópicos significativos e anticolinérgicos, como analgésicos opioides ou difenidramina). Evitar desidratação ou usar diuréticos ou hipotensores pode prevenir a hipotensão ortostática. É necessário supervisionar a deambulação de alguns idosos. Acessos endovenosos e cateteres urinários devem ser retirados o mais precocemente possível. Convém evitar as restrições físicas e farmacológicas (benzodiazepínicos e psicotrópicos).

No entanto, é provável que a maioria das quedas que ocorrem no ambiente hospitalar não seja realmente evitável. Por exemplo, os alarmes no leito não demonstraram eficácia na redução de quedas e podem aumentar o risco de fadiga, mostrar-se angustiantes para os pacientes e levar a uma falsa sensação de segurança.

■ REAÇÕES ADVERSAS A MEDICAMENTOS (RAM)

Até 30% das internações hospitalares resultam de RAM. As RAM podem provocar *delirium*, retenção urinária, hipotensão ortostática, alterações metabólicas, sangramento por anticoagulação e hipoglicemia relacionada com medicamentos para diabetes, além de efeitos colaterais gastrointestinais, como náusea, anorexia, disfagia e constipação intestinal. Esses eventos adversos aumentam o tempo de permanência no hospital, assim como os custos com cuidados em saúde.

Vários medicamentos são comumente associados a RAM em pacientes hospitalizados (Quadro 10.2).

A farmacocinética dos medicamentos é alterada nos pacientes idosos em razão da menor quantidade de água e de proteínas solúveis, da diminuição da fase I da metabolização hepática e da menor capacidade de excreção e manutenção da homeostase pelos rins. Esses fatores culminam na maior concentração da fração livre dos fármacos, aumentando a incidência de RAM nos idosos, quando comparados aos jovens.

A redução do uso de medicamentos não essenciais pode prevenir o risco de um paciente idoso sofrer um evento adverso, e começar com a menor dose terapêutica possível pode ajudar a prevenir iatrogenias. Os pacientes mais idosos que apresentam alterações na função renal ou hepática devem ter a dose de medicamentos ajustada adequadamente. A maioria das unidades geriátricas de internação conduz revisões diárias de cuidados médicos, concentrando-se em cuidados farmacológicos e não farmacológicos, que visam reduzir o uso de medicações psicoativas e anticolinérgicas.

Como os pacientes idosos geralmente tomam vários medicamentos, é particularmente importante assegurar que uma lista completa e precisa de fármacos seja obtida em cada transição

Quadro 10.2 Fármacos com alto risco de promover reação adversa a medicamento (RAM)

Fármaco	RAM	Comentário
Insulina	Hipoglicemia	O controle glicêmico agressivo pode produzir danos maiores que benefícios em idosos
Sulfonilureia	Hipoglicemia	Evitar ou usar com muita cautela
Varfarina	Sangramento gastrointestinal/cerebral	Embora seja um medicamento de alto risco, os benefícios da terapia com varfarina frequentemente superam os danos; a manutenção do tempo de protrombina/razão normalizada internacional (INR) na faixa terapêutica está positivamente relacionada com a relação risco-benefício
Digoxina	Prejuízo da cognição, bloqueio cardíaco	Pode ter um papel como terceira linha de tratamento para insuficiência cardíaca sistólica; escolha subótima para controle da fibrilação atrial. Não usar doses > 0,125mg/dia em idosos
Benzodiazepínicos	Quedas	Associados a aumento de 60% no risco de queda
Anti-histamínicos de primeira geração	Cognição prejudicada, retenção urinária em homens	Má escolha para ajudar a dormir em virtude dos efeitos anticolinérgicos, pois provoca sedação no dia seguinte e impacto no desempenho físico/cognitivo
Opioides analgésicos	Obstipação, sedação, confusão, depressão cardiorrespiratória, convulsões	A codeína e a meperidina são más escolhas para analgesia. Fentanil, morfina ou oxicodona são frequentemente apropriados com ajuste cuidadoso da dose
Antipsicóticos	Morte, pneumonia	Risco elevado de morte quando usados para tratar complicações comportamentais da demência, embora, em casos selecionados, os benefícios possam superar os riscos
Quimioterápicos	Mielossupressão (neutropenia, anemia), hepatotoxicidade, cardiotoxicidade	Uma avaliação abrangente é necessária para determinar os objetivos do tratamento. Quando indicados, a dose e o cronograma da quimioterapia devem ser cuidadosamente individualizados segundo as comorbidades e toxicidades agregadas. Em geral, a maior toxicidade relacionada com o tratamento é aceita quando o resultado esperado é a cura
Fluoroquinolona	Inflamação e ruptura de tendão, hipoglicemia, arritmias cardíacas, diarreia associada a *Clostridium difficile*, exacerbação de miastenia gravis	Risco elevado de ruptura de tendão em combinação com glicocorticoides
Nitrofurantoína	Em uso crônico (raramente): fibrose pulmonar, neuropatia, hepatotoxicidade	Evitar em idosos com *clearance* de creatinina < 30mL/min; não atinge concentrações terapêuticas na urina e aumenta o risco de toxicidade
Sulfametoxazol-trimetoprima (cotrimoxazol)	Hipercalemia, hipoglicemia (com sulfonilureia), reação dermatológica grave (rara)	As interações medicamentosas incluem varfarina (INR), agentes que aumentam o potássio sérico e sulfonilureias (efeito hipoglicêmico)

Revisões e informações adicionais incluídas nos dados de Steinman MA, Hanlon JT. Managing drugs in clinically complex elderly: "There has to be a happy medium." JAMA 2010; 304:1592.

dentro do ambiente hospitalar: na admissão, durante transferências entre unidades hospitalares e na alta. Farmacêuticos clínicos podem ser úteis para ajuste e orientação dos medicamentos utilizados.

▪ DELIRIUM

Muitos aspectos inerentes à hospitalização estão diretamente relacionados com o *delirium* no paciente idoso. A mudança de ambiente, do conforto do lar para o quarto do hospital, prejudica a rotina diária do doente. Um idoso, particularmente aquele com comprometimento cognitivo preexistente, está propenso a desenvolver *delirium* com as mudanças ambientais e em caso de privação sensorial. A dor, a interrupção dos padrões de sono e várias classes de medicamentos são importantes fatores de risco para o *delirium*. Os estados confusionais também podem ser agravados quando o componente sensorial do paciente é afetado (p. ex., quando um paciente não tem acesso a óculos ou aparelhos auditivos dos quais faz uso).

Medidas efetivas para prevenir e tratar o *delirium* incluem protocolos de orientação, modificação ambiental, auxiliares de sono não farmacológicos (p. ex., leite quente ou chá de ervas oferecido na hora de dormir, música relaxante, iluminação suave, massagem), mobilização precoce e frequente, minimização do uso de restrições físicas, uso de recursos visuais e aparelhos auditivos, tratamento adequado da dor e redução da polifarmácia (particularmente dos agentes psicoativos).

Uma revisão sistemática e metanálise de Neufeld e cols. (2016) revelou não haver evidências para a prescrição de medicação antipsicótica para a prevenção de *delirium*.

O sono adequado dos pacientes atendidos no hospital diminui o risco de *delirium* e outros eventos adversos e pode ser otimizado mediante a não realização de algumas intervenções noturnas (p. ex., monitoração de sinais vitais, dispensação de medicamentos, uso de toalete) e a promoção de um meio propício ao sono com pouca luz e um ambiente tranquilo.

A relação entre o sono deficiente e o *delirium* continua indefinida. No entanto, os adultos mais velhos hospitalizados que receberam uma intervenção multicomponente, incluindo protocolos para evitar a privação do sono, apresentam risco diminuído de desenvolver *delirium*.

▪ INFECÇÕES

Condições de saúde subjacentes, estado nutricional deficiente e maior gravidade da doença contribuem para o aumento das taxas de infecções hospitalares (ou nosocomiais) em pacientes idosos. É necessária uma suspeição clínica elevada para identificar a infecção em pacientes idosos, pois eles podem demonstrar apenas sintomas atípicos, incluindo o *delirium*. A febre pode não estar presente em pacientes idosos com infecção ativa.

As infecções comumente observadas em pacientes idosos hospitalizados incluem:

1. **Diarreia associada ao *Clostridium difficile*:** é a causa mais frequente de diarreia nosocomial e de significativas morbidade e mortalidade entre os pacientes idosos hospitalizados.
2. **Pneumonia adquirida no hospital (PAH):** desenvolve-se 48 horas ou mais após a admissão. Os pacientes com demência avançada, doença de Parkinson grave ou outras condições neurológicas estão sob alto risco de pneumonia por aspiração. Os pacientes idosos tratados com antipsicóticos também apresentam risco aumentado de desenvolver pneumonia aspirativa. As medidas de prevenção do PAH incluem: evitar medicamentos bloqueadores da bomba de prótons, cuidar da higiene bucal e promover a alimentação do doente apenas quando ele estiver alerta e em condições de ficar sentado. Pacientes que tossem ao engolir podem estar apresentando sinais de disfunção da deglutição (disfagia) e aspiração. Logo, são importantes a avaliação e o acompanhamento da equipe de fonoaudiologia, além de oferta de alimentos com consistência modificada.
3. **Infecções do trato urinário associadas a cateteres urinários:** são a principal causa de bacteriemia nosocomial secundária e estão associadas a alta mortalidade. Os pacientes com cateter vesical de demora não costumam apresentar sinais típicos de infecção do trato urinário. Culturas de sangue e urina devem ser obtidas quando os pacientes desenvolvem febre ou manifestações sistêmicas inexplicáveis compatíveis com infecção (p. ex., estado mental alterado, queda da pressão arterial, acidose metabólica e alcalose respiratória).
4. **Infecções por cateteres intravasculares:** são causas importantes de morbidade e mortalidade. Diversas medidas preventivas, como limpar locais de acesso com antisséptico e uso apenas de dispositivos estéreis, podem reduzir significativamente a taxa de infecções por cateteres intravasculares.

Recomendam-se precauções padrões no cuidado de todos os pacientes hospitalizados de modo a reduzir o risco de transmissão de infecção entre os pacientes e os profissionais de saúde, mesmo quando não é evidente a presença do agente infeccioso. As precauções incluem a higiene das mãos antes e depois de cada contato com o paciente, o uso de luvas e proteção ocular nas situações em que é possível a exposição aos fluidos corporais e o descarte seguro de instrumentos afiados em recipientes impermeáveis.

Como uma importante forma de prevenção, a hospitalização oferece uma oportunidade importante para abordar o *status* de vacinação, particularmente para vacinação contra pneumococo e vírus *influenza*.

▪ ESTADO NUTRICIONAL

O estado nutricional frequentemente se deteriora durante a hospitalização, o que pode estar parcialmente relacionado com o uso excessivo de dietas restritivas e desagradáveis que não são ofertadas pela boca. O estado nutricional inadequado de pacientes idosos hospitalizados pode resultar de vários fatores, como cognição prejudicada ou *delirium*, apetite reduzido, náusea ou constipação intestinal (em virtude de doença subjacente ou dos efeitos dos medicamentos), restrição do movimento, falta de acesso a próteses dentárias, dificuldade em se alimentar e ordens de dieta severamente restritivas (p. ex., "nada pela boca"). Intervenções simples, como tirar um paciente idoso da cama no momento da refeição e fornecer assistência durante sua alimentação, podem melhorar a ingestão nutricional durante a hospitalização. A avaliação de pacientes internados por um nutricionista pode identificar deficiências nutricionais em pacientes idosos e, combinada com o acompanhamento nutricional subsequente, diminuir a mortalidade.

Em geral, dietas restritivas não são necessárias para os pacientes idosos e, quando solicitadas, podem limitar ainda mais a ingestão nutricional desses indivíduos. Mesmo pacientes com insuficiência cardíaca podem ter acesso a uma dieta sem restrições e sem impacto adverso durante a hospitalização.

A suplementação nutricional pode ser fornecida para restaurar o peso-alvo do paciente, reconhecendo que a correção de peso na população idosa é menos prontamente realizada que em pessoas mais jovens. Uma metanálise de Koretz e cols. de 15 estudos com pacientes geriátricos desnutridos (incluindo alguns de hospitais, bem como de lares de idosos) encontrou uma pequena vantagem em termos de sobrevida para os pacientes que receberam suplementos dietéticos líquidos em comparação com nenhum tratamento nutricional específico.

Diversas questões devem ser consideradas antes da colocação de uma sonda nasoenteral (SNE), particularmente em pacientes idosos com múltiplas morbidades. Sempre que possível, a alimentação oral é preferida à SNE. O paciente e a família devem ser aconselhados e seus desejos conhecidos antes da indicação de dieta enteral. As SNE não demonstraram prolongar a sobrevida de pacientes com demência nem aumentar o conforto no final da vida. A diretriz de 2014 da American Geriatrics Society não recomenda o uso rotineiro de SNE para a alimentação de pacientes com demência avançada. Se o paciente ou seu procurador optar pela SNE, esta deve ser removida assim que o paciente for capaz de se nutrir por via oral ou quando a alimentação por sonda não for mais consistente com o plano de cuidados do paciente.

■ LESÃO POR PRESSÃO

Vários fatores ambientais e relacionados com o próprio indivíduo aumentam o risco de lesões por pressão durante a hospitalização em pacientes idosos, incluindo deficiência do estado nutricional, incontinência urinária, imobilidade e comprometimento neurológico.

A otimização do estado nutricional e a limitação do tempo gasto em uma posição podem ajudar a evitar lesões por pressão. Os pacientes acamados devem ser reposicionados pelo menos a cada 2 horas. As técnicas de reposicionamento devem ser adequadas para minimizar a pressão causada pelo peso do paciente e as forças de cisalhamento.

■ TROMBOEMBOLISMO VENOSO

A hospitalização é fator de risco significativo para o desenvolvimento de tromboembolismo venoso. O uso de profilaxia para doença tromboembólica venosa, incluindo métodos farmacológicos ou mecânicos, depende do risco individual de trombose e sangramento. A anticoagulação profilática é geralmente recomendada para a maioria dos pacientes com mais de 60 anos de idade que são hospitalizados por doença aguda e que não apresentam fatores de risco para aumento do sangramento.

■ PLANOS DE CUIDADOS

Embora as limitações na reserva fisiológica para pacientes idosos não sejam em grande parte modificáveis, várias estratégias podem melhorar os resultados quando implementadas em todo o hospital. Muitas dessas intervenções são embasadas em ações preventivas contra resultados adversos individuais.

As equipes hospitalares multidisciplinares se esforçam para integrar as ações de todos os prestadores na avaliação diária e no plano de cuidados para pacientes idosos, incluindo a contribuição do médico assistente, geriatra, equipe de enfermagem, fisioterapeutas, terapeutas ocupacionais, fonoaudiólogos e assistentes sociais, combinadas com informações do paciente e da família. Esses profissionais podem melhorar a qualidade do atendimento prestado ao paciente idoso hospitalizado.

Os benefícios do atendimento multidisciplinar foram demonstrados em pacientes hospitalizados por fraturas de quadril. Aqueles que receberam atendimento multidisciplinar, com o envolvimento de geriatras, tiveram menos tempo de permanência e menores taxas de complicações, incluindo *delirium*.

Alguns hospitais combinam cuidados dirigidos por hospitalistas com equipes de cuidados geriátricos itinerantes para fornecer cuidados aprimorados aos pacientes idosos em todo o hospital.

O Programa de Vida do Idoso do Hospital (*Hospital Elder Life Program* [HELP]) demonstrou que funcionários voluntários, após capacitação, poderiam implementar intervenções direcionadas e práticas, incluindo reorientação, estimulação cognitiva e protocolos não farmacológicos do sono. Os programas HELP podem diminuir as taxas de *delirium*, reduzir o tempo de permanência, melhorar a satisfação do paciente e minimizar os custos hospitalares.

As unidades geriátricas favorecem o atendimento multidisciplinar de pacientes idosos e podem melhorar o *status* funcional e reduzir a frequência de alta para instituições de cuidados prolongados.

Alguns hospitais dos setores acadêmico e privado americano são rotulados como Unidades de Cuidados Agudos de Idosos (*Acute Care of the Elderly* [ACE]). As unidades de ACE apresentam inicialmente modificações estruturais para promover a mobilidade e simular as condições de vida em casa, objetivando a preparação para o retorno à independência. As unidades de ACE podem estar localizadas em enfermarias convencionais, designadas como unidades geriátricas. Uma característica marcante é a ênfase intensificada no planejamento, a partir do dia da admissão, para as necessidades do paciente durante e após a saída do hospital. Várias desssas unidades substituíram o conceito de planejamento de alta (ou seja, tirar o paciente do hospital) pelo de ir para casa, substituindo o foco no gerenciamento da utilização do leito hospitalar por um enfoque centrado no paciente. O planejamento da volta para casa direciona o foco para a trajetória funcional esperada para o paciente e suas necessidades, bem como as necessidades dos cuidadores.

Embora nenhum estudo examine o efeito de qualquer ação clínica individual sobre o risco de incapacitação associada à hospitalização, muitos dos elementos do cuidado da unidade ACE podem ser implementados por clínicos individualmente (Quadro 10.3).

Bachmann e cols. (2010) publicaram metanálise de 17 estudos randomizados que avaliaram unidades de reabilitação geriátrica (dentro de um hospital de cuidados agudos ou de reabilitação), constatando que os programas multidisciplinares estavam associados à melhora de todos os desfechos na alta, incluindo melhor estado funcional (*odds ratio* [OR]: 1,75; IC95%: 1,31 a 2,35), diminuição da internação em instituições de longa permanência para idosos (ILPI) (risco relativo [RR]: 0,64; IC95%: 0,51 a 0,81) e redução da mortalidade (RR 0,72; IC95%: 0,55 a 0,95). Outra metanálise de 22 estudos randomizados, de Ellis e cols. (2011),

Quadro 10.3 Processos que podem acarretar incapacitação associada à hospitalização e intervenções para melhoria da qualidade em unidades geriátricas agudas

Fatores de risco hospitalares	Intervenções do sistema ou médicas
Fatores ambientais	
Ambiente que desencoraja a mobilidade	Unidade geograficamente definida que incentiva a mobilidade
Pisos brilhantes que aumentam a risco de quedas e limitam a deambulação	Pisos com carpete
Refeições servidas no quarto do hospital, levando ao isolamento social e à imobilidade	Áreas de alimentação comuns
Ambiente barulhento interrompendo o sono e provocando a inversão do ciclo sono-vigília	Ambiente silencioso (telefones semissilenciosos, *pagers* silenciosos, portas fechadas, tetos acústicos, fones de ouvido, *plugs* de ouvido)
Poucas sugestões de orientação que causam desorientação e confusão	Reorientação frequente; grandes calendários e relógios
Privação sensorial e social	Disponibilidade de óculos e aparelhos auditivos usados em casa Incentivar os membros da família a permanecerem com o paciente durante a noite
Mobilidade restrita	
Pedidos de restrição ao leito e acesso limitado a cadeiras	Enfermeiros devem estimular a mobilidade Fácil acesso à cadeira e estimular seu uso; sentar-se nela em todas as refeições Disponibilidade de serviços de fisioterapia e tecnologias assistivas Evitar ordens de repouso na cama Incluir pedidos para o paciente sair da cama e deambular 3 a 4×/dia no corredor
Camas altas com trilhos que levam à imobilização	Camas baixas com trilhos para baixo
Uso de restrições	Programa de redução de restrição; rever indicação de restrições se em uso
Uso de restrições funcionais, incluindo acessos endovenosos, oxigênio sob cateter nasal e cateter vesical de demora	Limitar a colocação de cateteres vesicais no departamento de emergência Revisão diária da necessidade desses mecanismos Indicar cateteres vesicais apenas para retenção urinária e testar micção espontânea precocemente
Desnutrição e desidratação	
Ordens frequentes de "dieta zero"	Revisão diária da necessidade de proibir dieta via oral
Dieta não condizente com as preferências do paciente	Fornecer dietas aceitas para a maioria dos pacientes atendidos Minimizar prescrição de restrições dietéticas
Falta de acesso à água e a outros fluidos	Fácil acesso a lanches Fornecer e incentivar a hidratação oral ao longo do dia
Dependência forçada	
Realiza poucas AVD no hospital A equipe de enfermagem ajuda com AVD independentemente da capacidade do paciente	Estimular a independência do paciente Banho supervisionado e paciente encorajado a se banhar da maneira mais independente possível; usar roupas a que esteja acostumado, assento do banheiro elevado, acessibilidade no quarto e banheiro (barras de apoio)
Polifarmácia	
Revisão limitada de medicamentos, sem avaliação da eficácia e indicação	Envolver os farmacêuticos clínicos nas rondas multidisciplinares Revisar diariamente a prescrição e avaliar indicações dos medicamentos
Uso de agentes psicoativos para distúrbios comportamentais e alterações de sono	Protocolos comportamentais e não farmacológicos para o sono para minimizar o uso de medicamentos psicoativos Minimizar fármacos associados ao *delirium*, particularmente anticolinérgicos (difenidramina, benzodiazepínicos)
Plano de alta	
Concentrar-se no planejamento da alta hospitalar	Concentrar-se em planejar a ida para casa Com antecedência, planejar em conjunto com o paciente, a família e o serviço social para começar a planejar as necessidades logísticas para casa
Acontece tardiamente	Iniciado na admissão por equipe multidisciplinar
Motivado pelo gerenciamento de leitos em vez de centrado no paciente	Foco explícito nas necessidades do paciente e da família em casa

Fonte: adaptado de Covinsky KE, Pierluissi E, Johnston CB. Hospitalization-associated disability "she was probably able to ambulate, but I'm not sure". JAMA 2011; 306(16):1782-93.

sugeriu que os pacientes hospitalizados que recebem avaliação geriátrica abrangente em uma unidade geriátrica estariam mais propensos a permanecer vivos e em suas casas durante os seguimentos realizados no sexto e no 12º mês de acompanhamento.

Evitar a hospitalização e prestar cuidados dentro do ambiente domiciliar do paciente pode, às vezes, atender às necessidades médicas do paciente, bem como se alinhar com as metas de cuidado em relação à intensidade do tratamento. Levine e cols. (2018) constataram que o atendimento hospitalar domiciliar (ou seja, oferecer atendimento hospitalar na residência do paciente) em vez de hospitalização foi associado à melhora da atividade física e à redução dos custos do atendimento sem alterações na qualidade ou na segurança do paciente.

Os pacientes devem ser admitidos no hospital apenas se os cuidados necessários forem prestados exclusivamente lá. Para pacientes selecionados, os serviços de saúde domiciliar ou os cuidados dentro das casas de repouso podem fornecer apoio suficiente para os idosos com doenças como pneumonia ou infecção do trato urinário. Se esses serviços se alinharem com a intensidade de cuidado desejada pelo paciente, os riscos da hospitalização poderão ser evitados.

■ CUIDADOS PALIATIVOS

Foram sugeridas diretrizes para ajudar os médicos a identificarem no momento da admissão hospitalar os pacientes que poderiam se beneficiar de cuidados paliativos (Quadro 10.4). Os hospitais maiores geralmente contam com equipes especiais de cuidados paliativos para atender essa população. É fundamental minimizar os medicamentos e tratamentos considerados onerosos para o paciente que escolheu o cuidado com foco no conforto. Sintomas como dor, constipação intestinal, náusea, dispneia ou confusão mental devem ser identificados e abordados pelos profissionais da saúde a fim de garantir alívio ao paciente.

Quadro 10.4 Critérios para avaliação de cuidados paliativos no momento da admissão

Uma condição potencialmente limitadora da vida ou com risco de morte

Critérios primários*

A resposta negativa à "questão-surpresa": Você ficaria surpreso se o paciente morresse dentro de 12 meses?

Admissões frequentes (p. ex., mais de uma admissão para a mesma condição no intervalo de meses)

Admissão motivada por sintomas físicos ou psicológicos difíceis de controlar (p. ex., intensidade de sintomas moderada a grave por mais de 24 a 48 horas)

Requisitos de cuidados complexos (p. ex., dependência funcional; suporte domiciliar complexo para ventilação/antibióticos)

Declínio na função, intolerância alimentar ou perda não intencional de peso

Critérios secundários¹

Admissão oriunda de instituição de cuidado de longa permanência△

Paciente mais idoso, cognitivamente comprometido, com fratura de quadril aguda

Câncer incurável metastático ou localmente avançado

Uso crônico de oxigênio em casa△

Parada cardíaca fora do hospital

Programa de cuidados paliativos atual ou passado△

Suporte social limitado (p. ex., estresse familiar, doença mental crônica)△

Não há histórico de concluir uma discussão ou documento de planejamento antecipado de cuidados

*Critérios primários são indicadores globais que representam o mínimo que os hospitais devem usar para rastrear pacientes em risco de apresentar necessidades de cuidados paliativos não atendidas.
¹Os critérios secundários são indicadores mais específicos de alta probabilidade de apresentar necessidades de cuidados paliativos não atendidas e devem ser incorporados em uma abordagem com base em sistemas para a identificação do paciente, se possível.
△Esses indicadores são incluídos com base em uma opinião do painel de consenso.
Fonte: reproduzido com permissão de Weissman DE, Meier DE. Identificação de pacientes com necessidade de uma avaliação de cuidados paliativos no ambiente hospitalar. J Palliat Med 2011; 14:17.

■ ALTA PARA CASA

Na admissão de pacientes idosos, é importante a investigação da situação domiciliar e dos apoios sociais. Múltiplos aspectos da situação de vida podem afetar a saúde do paciente idoso (p. ex., morar com a família ou amigos, ter ajuda parcial ou integral, estar em uma casa *versus* moradia assistida e presença de escadas).

A transição segura para o domicílio depende da compreensão de como o paciente é cuidado quando não está no hospital. O planejamento da alta deve começar precocemente no curso da internação hospitalar para abordar todos os fatores relevantes e possibilitar tempo suficiente para mitigar os obstáculos identificados, evitando assim internações desnecessariamente prolongadas ou reinternamentos precoces.

Durante a transição do hospital para casa ou ILPI, os pacientes idosos são particularmente vulneráveis a erros de medicação e confusão sobre os cuidados de acompanhamento. É cada vez mais raro que um único clínico forneça cuidados de internação e ambulatoriais, o que aumenta ainda mais os desafios de manter um atendimento de alta qualidade durante essa transição. Além disso, em virtude das taxas mais elevadas de comprometimento cognitivo, os idosos podem ter menos capacidade de participar ativamente de seu plano de alta que os pacientes mais jovens.

Poucos dados demonstram que as intervenções de alta impedem a readmissão hospitalar. Os médicos e outros profissionais que trabalham com pacientes de idade mais avançada devem, no momento da alta, considerar fortemente a parceria com a família do paciente ou outros apoios sociais de modo a aumentar a probabilidade de uma transição dos cuidados sem problemas. A falta de apoio social foi identificada como um precipitante da perda de independência. Uma lista de verificação de alta pode ser particularmente útil para garantir que o médico aborde as questões mais relevantes para uma transição tranquila do hospital para casa (Quadro 10.5).

■ PROGNÓSTICO

A estratificação prognóstica pode ser desafiadora, mas a avaliação do prognóstico na alta pode ser útil para orientar o cuidado e aconselhar os pacientes e os familiares. O índice prognóstico de Walter (2001) pode ser usado na alta para estimar o prognóstico, em termos de mortalidade, dos pacientes hospitalizados (Quadro 10.6).

O mau prognóstico, que frequentemente está associado à incapacitação associada à hospitalização, sugere que a busca simultânea de cuidados de reabilitação e abordagens paliativas deve fazer parte

Quadro 10.5 Alta ideal do paciente idoso: uma lista de verificação hospitalar

Elementos	Resumo de alta	Instruções ao paciente	Comunicação ao médico assistente no dia da alta
Apresentar problema que precipitou a hospitalização	x	x	x
Principais achados e resultados de testes	x		x
Diagnósticos primários e secundários finais	x	x	x
Evolução breve da hospitalização	x		x
Condição na alta, incluindo *status* funcional	x		
Condição na alta: *status* cognitivo	o		
Destino do paciente na alta	x		x
Medicamentos da alta			
Receita médica escrita	x	x	x
Incluir indicações e cuidados para cada medicamento	o	x	o
Comparação com prescrição pré-admissão (novos fármacos, mudanças na dose/frequência e os lista de medicamentos suspensos)	x		x
Consulta de retorno com nome do médico, data, endereço, número de telefone, objetivo da visita, plano de gerenciamento sugerido	x	x	x
Todos os resultados de laboratórios ou testes pendentes e a pessoa responsável para a qual serão enviados	x		x
Recomendações de quaisquer consultores de subespecialidades	x		o
Documentação da orientação e compreensão do paciente	x		
Documentar possíveis problemas antecipados e intervenções sugeridas	x	x	x
Número de telefone para retorno	x	x	
Identificar médicos assistentes e referenciados	x	x	
Status de ressuscitação e quaisquer outras questões aos cuidados de fim de vida	o		

x: elemento requerido; o: elemento opcional.
Fonte: derivado e expandido de Halasyamani L, Kripalani S, Coleman E et al. Transition care for hospitalized elderly patients: Development of hospital discharge checklist. J Hosp Med 2006; 1:354.

Quadro 10.6 Índice de prognóstico de Walter

Fator de risco	Pontos
Sexo masculino	1
Dependência de AVD na alta:	
Dependente em 1 a 4 AVD	2
Dependências de todas as AVD	5
Comorbidades:	
Insuficiência cardíaca congestiva	2
Câncer não metastático	3
Câncer metastático	8
Valores de laboratório na admissão:	
Creatinina > 3mg/dL	2
Albumina 3,0 a 3,4mg/dL	1
Albumina < 3,0mg/dL	2
Escore de pontos e mortalidade em 1 ano correspondente:	
0 a 1: 4%	
2 a 3: 19%	
4 a 6: 34%	
> 6: 64%	

Fonte: dados adaptados de Walter et al., 2001.

da atenção voltada aos pacientes que desenvolvam incapacidades. Infelizmente, as necessidades paliativas dos pacientes não costumam ser consideradas, a menos que um paciente seja encaminhado para cuidados paliativos, o que, na prática, geralmente ocorre nos últimos dias de vida. No entanto, os cuidados paliativos são apropriados para todos os pacientes com doenças crônicas graves e incuráveis. É um erro acreditar que os pacientes devem optar entre cuidados médicos tradicionais e cuidados paliativos.

■ CONSIDERAÇÕES FINAIS

Reprojetar o cuidado hospitalar para o foco na função, incluindo avaliação da admissão e durante toda a internação, promoção da atividade física, evitando os processos hospitalares e complicações que prejudicam a recuperação funcional, é uma meta a ser alcançada. Planejar a alta domiciliar com o suporte necessário para complementar a capacidade funcional do paciente pode reduzir a incidência de incapacidades associadas à hospitalização. A adoção de modelos de atenção que possam reduzir a deficiência associada à hospitalização deve ser uma grande prioridade para hospitais e médicos que cuidam de pacientes idosos.

Bibliografia

Alley PDE, Koster A, Mackey D et al. Hospitalization and change in body composition and strength in a population-based cohort of older. J Am Geriatr Soc 2010 November; 58(11):2085-91.

American Geriatrics Society Ethics Committee and Clinical Practice and Models of Care Committee. American Geriatrics Society feeding tubes in advanced dementia position statement. J Am Geriatr Soc 2014; 62:1590.

Bachmann S, Finger C, Huss A et al. Inpatient rehabilitation specifically designed for geriatric patients: systematic review and meta-analysis of randomised controlled trials. BMJ 2010; 340:c1718.

Covinsky KE, Pierluissi E, Johnston CB. Hospitalization-associated disability "she was probably able to ambulate, but I'm not sure". JAMA 2011; 306(16):1782-93.

Cruz-Jentoft AJ, Bahat G, Bauer J et al. Sarcopenia: revised European consensus on definition and diagnosis. Writing Group for the European Working Group on Sarcopenia in Older People 2 (EWGSOP2), and the Extended Group for EWGSOP2. Age Ageing 2019; 48(1): 16-31.

Ellis G, Whitehead MA, O'Neill D et al. Comprehensive geriatric assessment for older adults admitted to hospital. Cochrane Database Syst Rev 2011; CD006211.

Farber JI, Korc-Grodzicki B, Du Q et al. Operational and quality outcomes of a mobile acute care for the elderly service. J Hosp Med 2011; 6:358.

Gill TM, Allore HG, Gahbauer EA, Murphy TE. Change in disability after hospitalization or restricted activity in older persons. JAMA 2010; 304(17):1919-928.

Gillick MR. When frail elderly adults get sick: alternatives to hospitalization. Ann Intern Med 2014; 160:201.

Halasyamani L, Kripalani S, Coleman E et al. Transition care for hospitalized elderly patients: Development of hospital discharge checklist. J Hosp Med 2006; 1:354

Hansen LO, Young RS, Hinami K et al. Interventions to reduce 30-day rehospitalization: a systematic review. Ann Intern Med 2011; 155:520.

Herzig SJ, LaSalvia MT, Naidus E et al. Antipsychotics and the risk of aspiration pneumonia in individuals hospitalized for nonpsychiatric conditions: A cohort study. J Am Geriatr Soc 2017; 65:2580.

Hshieh TT, Yue J, Oh E et al. Effectiveness of multicomponent nonpharmacological delirium interventions: a meta-analysis. JAMA Intern Med 2015; 175:512.

Levine DM, Ouchi K, Blanchfield B et al. Hospital-level care at home for acutely ill adults: Apilot randomized controlled trial. J Gen Intern Med 2018; 33:729.

Liu B, Moore JE, Almaawiy U et al. Outcomes of Mobilisation of Vulnerable Elders in Ontario (MOVE ON): a multisite interrupted time series evaluation of an implementation intervention to increase patient mobilisation. Age Ageing 2018; 47:112.

Marcantonio ER. Delirium in hospitalized older adults. N Engl J Med 2017; 377:1456.

Mattison, MD, Schmader KE, Auerbach AD, Kunins L, Hospital management of older adults. UpToDate. Jul 27, 2018. Disponível em: https://www.uptodate.com. ©2018 UpToDate, Inc. and/or its affiliates.

Mehta KM, Pierluissi E, Boscardin WJ et al. A clinical index to stratify hospitalized older adults according to risk for new onset disability. J Am Geriatr Soc 2011; 59(7):1206-16.

Neufeld KJ, Yue J, Robinson TN et al. Antipsychotic medication for prevention and treatment of delirium in hospitalized adults: A systematic review and meta-analysis. J Am Geriatr Soc 2016; 64:705.

Shorr RI, Chandler AM, Mion LC et al. Effects of an intervention to increase bed alarm use to prevent falls in hospitalized patients: a cluster randomized trial. Ann Intern Med 2012; 157:692.

Steinman MA, Hanlon JT. Managing medications in clinically complex elders: "there's got to be a happy medium." JAMA 2010; 304(14):1592-601.

Walter LC, Brand RJ, Counsell SR et al. Development and validation of a prognostic index for 1-year mortality in older adults after hospitalization. JAMA 2001; 285(23):2987-94.

Weissman DE, Meier DE. Identifying patients in need of a palliative care assessment in the hospital setting: a consensus report from the Center to Advance Palliative Care. J Palliat Med 2011; 14:17.

Welch C, K Hassan-Smith Z, A Greig C et al. Acute sarcopenia secondary to hospitalisation - An emerging condition affecting older adults.Aging Dis 2018 Feb 1; 9(1):151-64.

Zisberg A, Shadmi E, Sinoff G, Gur-Yaish N, Srulovici E, Admi H. Low mobility during hospitalization and functional decline in older adults. J Am Geriatr Soc 2011; 59(2):266-73.

Avaliação Neurocognitiva do Idoso

Breno José Alencar Pires Barbosa
Camila Lyra Gondim
Terce Liana Menezes

CAPÍTULO 11

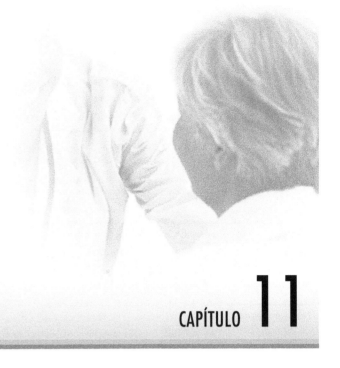

■ INTRODUÇÃO

A cognição é entendida como um conjunto de habilidades intelectuais necessárias ao aprendizado e ao desempenho adequado das atividades de vida diária. Do ponto de vista neurológico, os principais domínios cognitivos são atenção, funções executivas, linguagem, memória, praxias e habilidades visuoespaciais e visuoperceptivas. Além desses, o comportamento social também tem sido entendido como uma função cortical superior.

As queixas cognitivas e o declínio cognitivo do paciente idoso são problemas frequentes na prática médica, especialmente nos ambulatórios de clínica médica, geriatria, psiquiatria e neurologia. O envelhecimento cerebral, a alta prevalência de doenças neurodegenerativas, o uso de fármacos psicoativos e a presença de comorbidades clínicas e mentais tornam o idoso mais suscetível ao surgimento de sintomas cognitivos.

A avaliação da queixa cognitiva com anamnese e testes cognitivos deve ser ampla e estruturada, necessitando de tempo adequado e de um ambiente calmo com mínima interferência externa. Com frequência, é necessário dividir a avaliação em mais de uma consulta médica. A presença do acompanhante que tenha convívio próximo com o idoso é fundamental, pois o paciente pode não perceber suas dificuldades ou o impacto que elas determinam em sua funcionalidade.

■ ANAMNESE COGNITIVA

A primeira etapa consiste em identificar as características do paciente que interessam ao exame cognitivo, como idade, grau de escolaridade, função desempenhada e dominância manual.

O declínio cognitivo de início tardio (após os 65 anos) está mais frequentemente relacionado com as demências por doença degenerativa, enquanto as causas metabólicas e genéticas podem ser vistas mais comumente na faixa etária pré-senil.

A pontuação nos testes cognitivos pode variar bastante em função do grau de escolaridade e da função desempenhada pelo paciente. Enquanto a cópia dos pentágonos do miniexame do estado mental pode ser difícil para um indivíduo com baixa escolaridade, seria um teste inadequado (muito fácil) para testar habilidades visuoespaciais em um engenheiro com uma queixa visuoespacial.

A dominância cerebral para linguagem e praxias se encontra no hemisfério esquerdo em 99% dos destros e em até 70% dos sinistros.

Apesar de bastante frequente, a queixa de "perda da memória" pode estar associada a dificuldades cognitivas de outra natureza, como linguagem, atenção ou praxias.

Discriminar o tipo de queixa torna possível a escolha de testes mais precisos e tem valor no diagnóstico topográfico. O Quadro 11.1 sintetiza algumas queixas cognitivas que devem ser diferenciadas da queixa de memória.

A cronologia da história deve ser esmiuçada, como tempo de declínio cognitivo e curso da evolução (aguda, subaguda, insidiosa e lentamente progressiva):

- Evolução aguda e déficit de atenção de curso flutuante podem ser vistas nas encefalopatias tóxico-metabólicas (p. ex., *delirium*).
- Muitas vezes, o paciente e a família podem referir início recente e agudo para um declínio cognitivo que até então era subclínico, levando erroneamente à possibilidade de um quadro rapidamente progressivo. É fundamental estabelecer uma linha do tempo e entender se já existia declínio cognitivo previamente, muitas vezes confundido com envelhecimento

Quadro 11.1 Funções cognitivas e exemplos de queixas

Domínio cognitivo	Sintomas e sinais mais comuns	Patologias
Atenção	Distrai-se com facilidade e não consegue concluir tarefas? Concentra-se e discute um programa ou filme? Flutua o grau de dificuldade ao longo dos dias?	*Delirium*, depressão, doença corpos de Lewy
Linguagem	Comunica-se com dificuldade? Troca ou confunde o significado das palavras? Faz substituição por palavras genéricas (p. ex., coisas)? Erros gramaticais?	Afasias progressivas primárias
Funções executivas	Comete erros em tarefas de múltiplas etapas (p. ex., preparar uma refeição)? Tem dificuldade em resolver problemas ou toma decisões equivocadas? Tem menos flexibilidade mental?	Depressão, demência frontotemporal, comprometimento cognitivo vascular, doença de Alzheimer
Memória episódica	Repete a mesma pergunta e conta a mesma história? Esquece as conversas e os fatos recentes? Esquece o fogão ligado? Perde compromissos?	Doença de Alzheimer
Praxias	Tem dificuldade em vestir uma roupa? Usa os objetos de modo correto (pente, tesoura)?	Síndrome corticobasal, doença de Alzheimer
Habilidades visuoespaciais	Perde-se na rua, nos trajetos ou em casa? Organiza objetos adequadamente? Tem dificuldade em encontrar itens na geladeira ou na gaveta? Piorou a direção?	Doença por corpos de Lewy, atrofia cortical posterior
Habilidades visuoperceptivas	Não reconhece o rosto de familiares ou famosos? Não reconhece os objetos pela visão?	Espectro demência frontotemporal (p. ex., demência semântica)
Comportamento social	Está desinibido ou teve condutas socialmente inapropriadas? Houve mudança na personalidade? Está muito apático ou sem iniciativa? Não demonstra empatia ao ouvir uma notícia boa/ruim? Tem comportamentos ritualísticos ou perseverativos?	Variante comportamental da demência frontotemporal

normal. Algumas perguntas úteis são: "Até quando ele(a) era independente para pagar contas, pegar o transporte sozinho, tomar os remédios sem ajuda?", "Quando você percebeu as primeiras dificuldades? Dê um exemplo de uma situação mais difícil no início do quadro" ou "Suas dificuldades vêm piorando com o passar do tempo?".

Deve-se interrogar ativamente à procura de sintomas neuropsiquiátricos, como alteração comportamental, impulsividade/inadequação, apatia, anedonia/tristeza e riso ou choro imotivados:

- Dentre os sintomas neuropsiquiátricos, os mais frequentes no idoso com comprometimento cognitivo são humor deprimido, ansiedade, apatia e irritabilidade. A associação entre sintomas depressivos e comprometimento cognitivo é consistente na literatura, porém não existe clareza quanto a uma relação de causa e efeito.
- Mudanças comportamentais são frequentes nos pacientes com síndrome demencial, ocorrendo de maneira precoce nas demências frontotemporais. A expressão *comprometimento comportamental leve* (do inglês *Mild Behavioral Impairment* [MIB]) se aplica aos pacientes que têm cognição preservada e desenvolvem apatia, desregulação afetiva, impulsividade, comportamento socialmente inapropriado ou distúrbios da sensopercepção. Os indivíduos com MBI estão sob risco maior de desenvolver declínio cognitivo quando comparados aos controles de mesma faixa etária.

A abordagem dos antecedentes pessoais (comorbidades, medicações utilizadas) e a história familiar de demência devem fazer parte da anamnese:

- Deve-se obter uma lista completa das medicações de uso regular e de uso intermitente, com atenção redobrada aos remédios para insônia e psicotrópicos (antidepressivos tricíclicos, benzodiazepínicos, neurolépticos e anti-histamínicos).
- A história familiar positiva para doenças neurológicas, especialmente para doenças neurodegenerativas, tem relevância diagnóstica na medida em que existem formas geneticamente determinadas das principais síndromes demenciais. Dos pacientes com doença de Alzheimer de início precoce, 10% a 20% terão história familiar positiva com padrão mendeliano.

Para caracterizar o funcionamento basal do indivíduo em casa e no trabalho, observando o grau de prejuízo que a queixa determina em sua vida, podem ser utilizados instrumentos como as escalas funcionais Questionário de Atividades Funcionais (Quadro 11.2) e Inventário de Atividades Instrumentais. Nos casos mais graves, pode ser usada a escala de atividades básicas de vida diária de Katz.

Quadro 11.2 Questionário de atividades funcionais

1. Ele (ela) manuseia seu próprio dinheiro?
2. Ele (ela) é capaz de comprar roupas, comida, coisas para casa sozinho(a)?
3. Ele (ela) é capaz de esquentar a água para o café e apagar o fogo?
4. Ele (ela) é capaz de preparar uma comida?
5. Ele (ela) é capaz de se manter em dia com as atualidades, com os acontecimentos da comunidade ou da vizinhança?
6. Ele (ela) é capaz de prestar atenção, entender e discutir um programa de rádio ou televisão, um jornal ou uma revista?
7. Ele (ela) é capaz de se lembrar de compromissos, acontecimentos familiares ou feriados?
8. Ele (ela) é capaz de manusear seus próprios remédios?
9. Ele (ela) é capaz de passear pela vizinhança e encontrar o caminho de volta para casa?
10. Ele (ela) pode ser deixado(a) em casa sozinho(a) de maneira segura?

Cada uma das questões deve ser respondida conforme orientação abaixo e a pontuação somada ao final:

0 = normal
1 = faz, com dificuldade
2 = necessita de ajuda
3 = não é capaz

0 = nunca o fez, mas poderia fazê-lo agora
1 = nunca o fez e agora teria dificuldade

Interpretação:

O escore varia de zero a 30 e pontuações > 5 são sugestivas de demência (se o comprometimento funcional não for secundário a outras limitações físicas)

AVALIAÇÃO COM TESTES COGNITIVOS

A primeira etapa consiste na avaliação das funções cognitivas globalmente por meio de testes neuropsicológicos de rastreio rápidos e de fácil aplicação. No Brasil, é preferido o miniexame do estado mental (MEEM) ou, nos indivíduos de maior escolaridade, o *Montreal Cognitive Assessment* (MoCA) – ambos validados em língua portuguesa e normatizados para diferentes níveis educacionais na população brasileira. Outras baterias de rastreio podem ser aplicadas, porém exigem mais tempo e familiaridade, como o *Addenbrook's Cognitive Examination-Revised* (ACE-R) e o *Consortium to Establish a Registry for Alzheimer's Disease* (CERAD).

Quando alterados abaixo de um ponto de corte, os testes devem guiar uma investigação para comprometimento cognitivo leve ou síndrome demencial. Por exemplo, escores < 24 no MEEM sugerem comprometimento cognitivo, porém o ponto de corte é elevado a 27 para indivíduos com nível superior e reduzido a 18 para analfabetos.

Nos casos em que há dúvida diagnóstica, deve ser considerada a avaliação neuropsicológica especializada (Quadro 11.3), solicitando ao neuropsicólogo a aferição dos testes em Z-escore ou desvios-padrão (DP) da normalidade, devendo ser valorizados desempenhos < 1,5DP nos testes.

AVALIAÇÃO DE CADA DOMÍNIO COGNITIVO

Uma vez identificados a natureza da queixa e os domínios possivelmente alterados nos testes de rastreio, a segunda etapa consiste na avaliação das funções cognitivas de modo mais dirigido e minucioso.

Funções frontais

As funções frontais se referem a diversos domínios cognitivos relacionados não apenas com o lobo frontal, mas também com diversos circuitos subcorticais de associação. Lesões no sistema frontal causam limitações sociofuncionais, comprometendo a capacidade de adaptação a ambientes diversos. Nas funções frontais estão incluídos diversos domínios cognitivos, os quais são discutidos a seguir.

Atenção é a habilidade de manter o foco em um evento interno ou externo, selecionando informações relevantes em detrimento de outras informações e estímulos. De toda informação disponível no ambiente, apenas uma parcela limitada pode ser processada em determinada fração de tempo. Varia com o nível de vigília e está relacionada com a formação ativadora reticular ascendente (SARA). Esse domínio deve ser avaliado inicialmente, uma vez que o déficit de atenção prejudica a análise dos demais domínios cognitivos. A motivação, a expectativa, a importância do estímulo e a ansiedade do paciente podem influenciar a atenção.

A atenção complexa consiste na capacidade de sustentar, selecionar, dividir e alternar o foco, possibilitando a manipulação de informações e a execução de tarefas complexas. A atenção pode ser seletiva ou dividida para mais de uma informação ou estímulo.

A atenção é avaliada inicialmente durante a anamnese, observando a capacidade do paciente de se manter focado na entrevista a despeito de outros estímulos do ambiente.

As funções executivas constituem um conjunto de habilidades que permite planejar, executar e monitorar um comportamento dirigido a uma finalidade específica, tornando possível a resolução de problemas de maneira aceitável para o indivíduo e a sociedade. São responsáveis por criar estratégias, organizar o pensamento, manipular informações, inibir respostas inapropriadas, flexibilizar as respostas, tomar decisões e monitorar o comportamento apropriado. Possibilitam a adaptação ao meio externo e a avaliação de futuras possibilidades. Relacionam-se com o funcionamento da memória, porém não com seu conteúdo. Fazem parte das funções executivas:

- **Memória de trabalho ou operacional:** é a habilidade de registrar, processar e manipular uma informação por tempo limitado. A informação não é consolidada. A memória de trabalho intacta é essencial para a realização de atividades complexas, como planejar e tomar decisões.
- **Controle inibitório:** é a capacidade de suprimir uma resposta automática ou impulsiva a um estímulo que poderia ser inapropriada ou irrelevante em determinado contexto. Está relacionado com o comportamento adaptativo ao meio ambiente.
- **Flexibilidade mental:** é a habilidade de modificar o pensamento e o comportamento para se ajustar a novos contextos. Está associada à capacidade de realizar atos motores alternados.
- **Planejamento:** é a habilidade de identificar, eleger e organizar etapas de uma tarefa para alcançar uma meta. Avalia-se também a capacidade do paciente de julgamento e resolução de problemas. Os pacientes com déficit nesse sistema não são capazes de selecionar a escolha mais vantajosa em uma situação específica.

Como testar as funções frontais

- ***Digit Span* em ordem direta:** os números são preestabelecidos e devem ser lidos pausadamente. Em caso de erro, deve ser repetida a mesma quantidade de dígitos, porém com números diferentes. Após dois erros seguidos, o teste é interrompido. A pontuação corresponde ao último número de dígitos que o paciente acertou. O valor normal é de cinco ou mais dígitos (Quadro 11.4).
- ***Digit Span* em ordem inversa:** o paciente deve repetir os dígitos lidos pelo examinador em ordem inversa. O valor normal é de três ou mais dígitos (Quadro 11.4).
- **Teste de vigilância:** sequência de letras predeterminadas lidas pausadamente. O paciente deve ser instruído a levantar a mão sempre que o examinador ler a letra A.
- **Teste de trilhas A:** avaliação quantitativa a partir do tempo que o paciente leva para completar o teste.
- **Teste de trilhas B:** avaliação quantitativa e qualitativa. Avalia a atenção dividida e a flexibilidade mental. Avaliam-se os erros e a correção de erros, além do tempo levado pelo paciente para concluir a tarefa.

Quadro 11.3 Quando encaminhar para avaliação neuropsicológica

Pacientes com queixas cognitivas consistentes e poucas alterações nos testes

Pacientes com alto nível intelectual, quando pode ocorrer falso-negativo nos testes de rastreio

Em caso de suspeita de prejuízo de funções executivas, visuoespaciais ou visuoperceptivas não avaliadas adequadamente nos testes de rastreio

Para fins de pesquisa clínica e acompanhamento

Em caso de diagnóstico de declínio cognitivo subjetivo e classificação do comprometimento cognitivo leve

Quadro 11.4 Teste *Digit Span*	
Ordem direta (OD)	**Ordem inversa (OI)**
"Eu vou dizer alguns números. Escute com atenção e repita quando eu terminar de falar" (um número por segundo)	"Eu vou dizer outros números. Quando eu terminar de falar, quero que você repita na ordem inversa. Por exemplo, seu eu disser 3, 8, você deverá dizer 8, 3" (o comando pode ser repetido mais três vezes)
16	15
95	29
283	742
419	518
5273	3948
6917	6274
26158	95631
49327	47352
715294	835291
681495	294171
8472936	5927163
6185348	8362517

- **Meses do ano na ordem inversa**.
- **Subtração seriada:** usada no MEEM e no MoCa.
- **GO-NO-GO:** o paciente é instruído a levantar a mão quando o examinador bate uma vez na mesa e não levantá-la quando ele bate duas vezes. Avalia a capacidade de inibir uma resposta automática
- **Teste de antissacada:** o paciente é instruído a fazer sacada do olhar no sentido oposto ao alvo visual.
- *Stroop Test*: o paciente deve ser capaz de dizer o nome da cor em que a palavra está pintada, inibindo o reflexo de ler a palavra.
- **Teste de Luria:** punho, borda e palma. Inicialmente, o paciente imita o examinador; em seguida, deve ser capaz de executar a tarefa sozinho
- **Teste do aplauso:** avalia a perseveração. O paciente é instruído a bater o mesmo número de palmas que o examinador ou bater duas palmas quando o examinador bater uma. Os pacientes com déficit frontal podem apresentar dificuldade para interromper ou modular seu comportamento.
- **Teste de Ozerestki:** o paciente deve ficar com os braços estendidos e com uma mão aberta e a outra fechada de maneira alternada.
- **Teste do desenho do relógio (TDR):** avalia a capacidade de planejar e executar, a qual pode ser analisada de maneira quantitativa, por pontuação, e qualitativa, avaliando as estratégias adotadas pelo paciente para a conclusão da tarefa. A Figura 11.1 ilustra um prejuízo grave do planejamento e sinais de perseveração/perda do controle inibitório em uma paciente com demência frontotemporal. O TDR também avalia a função visuoespacial, a qual pode estar bastante prejudicada nos pacientes com síndrome de heminegligência.

A abstração é avaliada mediante a interpretação de provérbios e teste de semelhanças. Os pacientes com dificuldade de abstração tendem a interpretar os provérbios de modo concreto e relatar apenas as diferenças entre os objetos citados (p. ex., banana × maçã).

Linguagem

A linguagem se caracteriza como uma capacidade marcante do ser humano de elaboração e comunicação por meio de símbolos falados ou escritos e gestos motores.

A avaliação inicia durante a anamnese, observando a fala espontânea do paciente. Avaliam-se a fluência (por definição, mais de 140 palavras por minuto), a articulação das palavras e a prosódia. A presença de fala não fluente com erros sintáticos, pobreza de elementos de ligação, parafasia fonêmica (troca de letras ou fonemas) e dificuldade para iniciar a fala sugere alterações na área de Broca. Os casos com fluência preservada, porém sem significado, com circunlóquios, neologismos e parafasias semânticas (troca de palavras fora de contexto), sugerem alterações na área de Wernicke. A dificuldade para achar palavras pode ser um dos primeiros sintomas de alteração de linguagem na doença de Alzheimer. Avalia-se ainda a prosódia do discurso, que se refere à entonação e ao ritmo da fala, mais relacionados com o hemisfério não dominante. As afasias primárias progressivas têm como característica distúrbio de linguagem precoce e isolado por certo período de tempo.

Como testar a linguagem

- **Teste de nomeação:** confrontação de objetos e parte de objetos e do corpo. Deve-se diferenciar de agnosia visual, em que o paciente é capaz de identificar o objeto por tato ou audição. O teste de nomeação de Boston consiste em uma avaliação formal composta de 60 figuras que variam de comuns a raras.
- **Teste de fluência verbal semântica e fonêmica:** considera-se normal quando acima de 12 palavras em 1 minuto para pacientes alfabetizados. Além da linguagem, os testes de fluência verbal avaliam a capacidade de organização e de criação de estratégias para recuperar o maior número de palavras em um tempo determinado, sendo também uma avaliação da função executiva. A fluência verbal fonêmica analisa principalmente as funções frontais, sendo solicitado ao paciente que diga o maior número de palavras iniciadas por determinadas letras (F-A-S), exceto nomes de pessoas e lugares. A semântica avalia principalmente as funções temporais, sendo solicitadas palavras de uma determinada categoria (p. ex., animais).

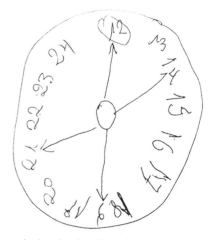

Figura 11.1 Teste do desenho do relógio de paciente com síndrome frontal. São percebidos prejuízo grave de planejamento e sinais de perseveração em paciente com síndrome frontal de início tardio.

- **Compreensão:** inicia-se com perguntas simples ("sim" e "não"). Em seguida, as perguntas se tornam mais elaboradas com voz passiva. Avalia-se também a capacidade de obedecer a comandos simples e complexos e de compreender textos escritos.
- **Repetição de frases curtas e longas e da escrita espontânea e através de ditado.**
- **Prancha do roubo dos biscoitos:** o paciente deve descrever a imagem de modo verbal ou por escrito.

Memória

Memória é a habilidade de aprender e consolidar novas informações para uso potencial em intervalo de tempo variável. A aquisição de novas informações passa por diversas etapas, como codificação, consolidação e recuperação.

A memória pode ser dividida em: imediata, que depende de atenção e retém a informação por menos de 1 segundo; de curto prazo, que propicia a seleção futura de informações relevantes, existindo um limite para estocagem; e de longo prazo, responsável pelo aprendizado propriamente dito.

A memória de longo prazo pode ser dividida em declarativa e implícita. Na declarativa, o conteúdo pode ser acessado conscientemente. A declarativa episódica é a memória autobiográfica, relacionada com experiências pessoais, enquanto a declarativa semântica se refere a conceitos e conhecimentos gerais para fatos, objetos e palavras. Na memória implícita, o conteúdo é inconsciente, como no aprendizado de um ato motor ou de um comportamento.

A avaliação também se inicia pela anamnese, observando-se a capacidade do paciente de contar a própria história, de expor em sequência temporal, de se lembrar de fatos do dia a dia ou acontecimentos sociais e políticos relevantes e suas queixas em relação à própria memória. Na demência de Alzheimer, o prejuízo inicial é maior para relembrar informações recentes que tardias, sendo a memória autobiográfica a preservada por mais tempo.

Como testar a memória

- **Lista de palavras:** a mais comumente usada é a bateria CERAD (*Consortium to Establish a Registry for Alzheimer's Disease*). São mostrados cartões com dez palavras lidas três vezes pelo paciente em ordens diferentes. São avaliadas memória incidental, aprendizagem, evocação tardia e reconhecimento.
- **Teste de figuras (Bateria Breve de Rastreio Cognitivo de Nitrini [BBRC]):** preferível para pacientes com menor escolaridade, nesse teste o paciente deve reconhecer e nomear as dez figuras (Figura 11.2). Em seguida, a folha é retirada e o paciente é solicitado a dizer quais figuras havia visto (memória incidental). Em seguida, pede-se que olhe novamente para as figuras e tente memorizá-las por até 30 segundos. Retirada a folha, solicita-se que diga de quais se lembra (memória imediata). Repete-se o procedimento uma última vez para obter o escore de aprendizado. São aplicadas, então, duas tarefas de interferência: a fluência verbal e o teste do desenho do relógio. As duas etapas finais são a evocação tardia e o reconhecimento. A primeira é realizada solicitando ao paciente que se lembre espontaneamente das figuras mostradas no cartão após as duas tarefas de interferência. Caso não se lembre de todas, procede-se ao teste de reconhecimento, mostrando uma folha de 20 figuras (Figura 11.3), contendo as dez iniciais entremeadas a outras dez novas para o paciente.

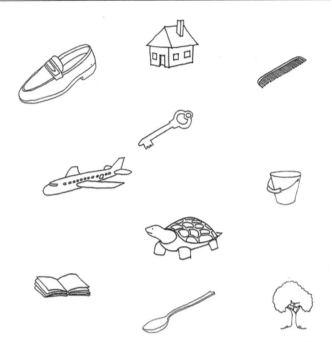

Figura 11.2 Desenhos utilizados na fase de nomeação e aprendizado da BBRC (Bateria Breve de Rastreio Cognitivo de Nitrini).

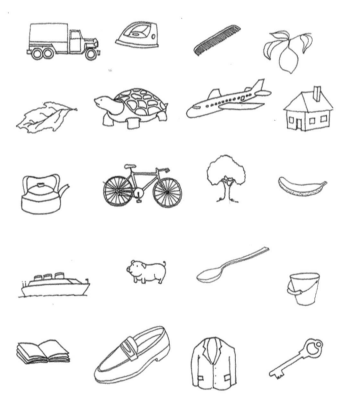

Figura 11.3 Desenhos para a fase de reconhecimento da BBRC (Bateria Breve de Rastreio Cognitivo de Nitrini).

Escores < 7 na evocação tardia espontânea sugerem prejuízo de memória recente. No entanto, pode tratar-se de um distúrbio frontal ou hipocampal. Os pacientes com prejuízo de atenção e função executiva não fazem a curva de aprendizado por terem estratégias de codificação prejudicadas, porém serão beneficiados pelas pistas na fase de reconhecimento.

Nos pacientes com distúrbio predominantemente amnéstico, como em caso de comprometimento cognitivo leve amnéstico ou na doença de Alzheimer leve, o maior prejuízo é na evocação tardia espontânea sem benefício com as pistas (sem melhora do escore na fase de reconhecimento), evidenciando déficit na consolidação de novas memórias.
- **Escala de memória de Wechsler:** apresentação de uma história para ser reproduzida de imediato e após um intervalo com distratores.
- **Memória verbal:** o examinador fornece um endereço para o paciente. Em seguida, faz diversas perguntas distratoras. Após cerca de 5 minutos, o endereço é novamente perguntado ao paciente.

Funções visuoespaciais e visuoperceptivas

A função visuoespacial está relacionada com o processamento de informações visuais. A integração das informações sobre "onde" e "o que" é obtida pela rede dorsal occipitoparietal e se associa à atenção espacial.

O lobo parietal é responsável pela atenção espacial por meio da integração das informações do ambiente com outras modalidades sensoriais. O hemisfério esquerdo é responsável pelo foco atencional à direita, enquanto o direito tem ação bilateral. Lesão localizada à direita pode causar heminegligência do campo visual à esquerda e do hemicorpo esquerdo, assim como o fenômeno de extinção, que ocorre quando o paciente não percebe estímulos sensitivos táteis ou visuais contralateralmente à lesão quando são realizados estímulos bilaterais simultaneamente.

O dano bilateral nessas redes causa a síndrome de Balint, caracterizada por ataxia óptica (o paciente é incapaz de alcançar um alvo visual com as mãos), apraxia oculomotora (a incapacidade de gerar sacadas direcionadas para o alvo) ou simultaneoagnosia (o paciente distingue apenas a parte de uma cena sem conseguir definir o todo).

A função visuoperceptiva é responsável pelo processamento de informações visuais da forma e cor, como reconhecimento de objetos e face.

Na agnosia visual para objetos aperceptiva, o paciente não reconhece nem o objeto nem a forma. Na associativa, o paciente reconhece a forma, porém é incapaz de identificar o objeto. Diferencia-se da anomia pela capacidade de reconhecer o objeto por outra modalidade sensitiva, tato ou audição.

A prosopagnosia consiste na incapacidade de reconhecer faces conhecidas, mas com a capacidade de reconhecer pela voz ou maneirismos.

A acromatopsia se caracteriza como a cegueira para cores: o paciente identifica apenas preto, branco e tons de cinza. Já na agnosia para cores o paciente vê as cores e tonalidades, porém é incapaz de nomeá-las.

A topografagnosia está relacionada com o reconhecimento de ambientes familiares e sua disfunção se caracteriza por desorientação espacial, sendo comum em pacientes com declínio cognitivo.

Como testar as funções visuoespaciais e visuoperceptivas
- Cópia de desenhos ou figuras geométricas.
- Teste do relógio (Quadro 11.5).
- Cancelamento de linhas: os pacientes com negligência só percebem as linhas de um lado do papel.

Quadro 11.5 Teste do desenho do relógio

Comando	Em uma folha em branco, desenhe um relógio com todos os números, marcando 2:45
Interpretação	
10 pontos	Hora certa
9 pontos	Leve distúrbio nos ponteiros
8 pontos	Distúrbio mais intenso nos ponteiros
7 pontos	Ponteiros completamente errados
6 pontos	Uso inapropriado (código digital ou círculos envolvendo números)
5 pontos	Números em ordem inversa ou concentrados em alguma parte do relógio
4 pontos	Números faltando ou situados fora dos limites do relógio
3 pontos	Números e relógio não conectados. Ausência de ponteiros
2 pontos	Alguma evidência de ter entendido o comando, mas com vaga semelhança a um relógio
1 ponto	Não tentou ou não conseguiu representar um relógio

- Estímulos sensitivos táteis, visuais e auditivos, unilaterais e em seguida bilaterais simultaneamente.
- Confrontação com objetos conhecidos.
- Confrontação com fotografias de conhecidos.
- Solicitar que o paciente agrupe objetos por cores.

Praxias

As praxias consistem nas memórias dos atos motores, caracterizadas pela habilidade de elaboração de um ato motor intencional, organizado e previamente aprendido com uma finalidade determinada. Para determinar que o paciente está apráxico, o déficit não pode ser explicado por dificuldade de compreensão ou falta de colaboração do paciente, além de não poder ser estabelecido por déficit motor ou sensorial, movimento involuntário ou incoordenação. Tem como objetivo a capacidade de interação com o meio ambiente.

Para que a praxe esteja preservada, o paciente deve ter a habilidade de reconhecer a ideia do movimento, de resgatar a memória da fórmula do movimento e de programar a execução do ato motor e então produzi-lo para uma ação definida e dirigida.

- **Praxia ideomotora:** caracterizada por gestos intransitivos, simbólicos (p. ex., sinal da cruz) ou não, e gestos transitivos, que necessitam do uso de ferramentas. A apraxia é bilateral quando há lesão no hemisfério dominante, podendo ser unilateral esquerda, quando há lesão do corpo caloso ou área motora suplementar à direita. A lesão parietal causa dano tanto para o reconhecimento da fórmula do movimento como para a execução motora. Na lesão frontal, o paciente tem dificuldade apenas na execução do ato motor.
- **Praxia ideatória:** capacidade de realizar sequência de ações de uma tarefa em múltiplas etapas.

Como testar as praxias

Pede-se ao paciente para mostrar determinada ação sem uso da ferramenta (p. ex., "Como se usa uma chave?"). Posteriormente, o paciente é solicitado a imitar o examinador, fazendo gestos intransitivos mono e bimanuais e gestos transitivos. Se há erros, mostra-se o objeto e pede-se ao paciente que mostre como seria usado. Finalmente, solicita-se que o paciente execute atividade com múltiplas etapas, inicialmente sem uso de objetos e em seguida usando objetos (p. ex., como faria para enviar uma carta).

Comportamento

Os seres humanos são essencialmente sociais, porém cada pessoa difere em sua capacidade de se conectar emocionalmente com outra pessoa, assim como empatizar e inferir emoções e pensamentos dos outros. Essa capacidade, referida como teoria da mente, permite que uma pessoa consiga perceber que outras pessoas têm pensamentos e sentimentos distintos dos próprios.

Atualmente, o comportamento e a cognição social são avaliados como domínio cognitivo específico, fazendo parte dos critérios diagnósticos para os distúrbios cognitivos. Os transtornos de comportamento estão entre as queixas mais frequentes dos familiares de pacientes com declínio cognitivo e são as que mais causam prejuízo ao convívio familiar, sendo a principal causa de institucionalização do paciente.

Os distúrbios comportamentais podem ter base biológica, e sempre que há alteração aguda do comportamento devem ser pesquisados distúrbios metabólicos, infecções, efeitos colaterais de medicação e dor.

Na doença de Alzheimer, é frequente o surgimento de delírios de ciúmes e persecutórios, como de roubo e troca de pessoas por impostores. Na demência de Lewy, as alucinações visuais ocorrem com mais frequência, e os sintomas neuropsiquiátricos tendem a ter caráter flutuante ao longo dos dias. Nas degenerações lobais frontotemporais, desinibição, alteração de personalidade, comportamento inapropriado ou impulsivo, perda de empatia e hiperoralidade surgem como queixas mais comuns. Podem ainda surgir sintomas de inquietação motora. Apatia, depressão e ansiedade podem estar presentes em diversos tipos de disfunção cognitiva, sendo os sintomas mais comuns.

A história clínica do paciente, principalmente o relato dos acompanhantes e de pessoas de convívio frequente, é a principal fonte de informações acerca do comportamento do paciente. A história deve ser interpretada no contexto do temperamento, comportamento e hábitos prévios do paciente, assim como com base no histórico de distúrbios psiquiátricos prévios ao adoecimento cognitivo.

A avaliação quantitativa à beira do leito pode ser feita por meio da escala geriátrica de depressão, do questionário do inventário neuropsiquiátrico ou do inventário de comportamento frontal. O reconhecimento da expressão facial é um teste sensível para diagnóstico de degeneração frontotemporal, forma comportamental.

■ CONSIDERAÇÕES FINAIS

A avaliação cognitiva do paciente idoso pode ser desafiadora na medida em que exige tempo adequado, a presença de um informante confiável e um ambiente apropriado. Contudo, se realizada de maneira objetiva e estruturada, a avaliação cognitiva possibilita ao clínico inferir a natureza da dificuldade cognitiva e a escolha dos exames complementares mais apropriados à condução do caso.

Em se tratando das síndromes demenciais, a avaliação cognitiva torna possível uma correlação clínico-patológica razoavelmente precisa. Na ausência do diagnóstico histopatológico – que na maioria dos casos só é possível pós-morte – as demências podem ser classificadas por meio de categorias sindrômicas, tendo em vista que algumas redes neurais são mais suscetíveis a determinadas proteínas anormais. Desse modo, a avaliação cognitiva continua sendo a primeira e principal etapa na classificação diagnóstica das síndromes demenciais.

Bibliografia

Apolinario D, Dos Santos MF, Sassaki E et al. Normative data for the Montreal Cognitive Assessment (MoCA) and the Memory Index Score (MoCA-MIS) in Brazil: Adjusting the nonlinear effects of education with fractional polynomials. Int J Geriatr Psychiatry 2018; 33(7):893-9.

Brucki SMD. Avaliação dos testes neuropsicológicos. In: Condutas em Neurologia. São Paulo: Manole, 2017.

Brucki SM, Nitrini R, Caramelli P, Bertolucci PH, Okamoto IH. Suggestions for utilization of the mini-mental state examination in Brazil. Arq Neuropsiquiatr 2003; 61(3B):777-81.

Buckner EL. Memory and executive function in aging and AD: multiple factor that cause decline and reserve factors that compensate. Neuron 2004; 44(1):195-208.

Caixeta L. Tratado de neuropsiquiatria: neurologia cognitiva e do comportamento e neuropsicologia. São Paulo: Atheneu, 2015: 291-323.

Elahi FM, Miller BL. A clinicopathological approach to the diagnosis of dementia. Nat Rev Neurol 2017; 13(8):457-76.

Folstein MF, Folstein SE, McHugh PR. "Mini-mental state". A practical method for grading the cognitive state of patients for the clinician. J Psychiatr Res 1975; 12(3):189-98.

Frota NAF, Siqueira-Neto JI, Balthazar MLF, Nitrini R. Neurologia cognitiva e envelhecimento: do conhecimento básico à abordagem clínica. 1. ed. São Paulo (SP): Editora Omnifarma Ltda., 2016.

Goldenberg G, Randerath J. Shared neural substrates of apraxia and aphasia. Neuropsychologia 2015; 75:40-9.

Jicha GA, Nelson PT. Management of frontotemporal dementia: targeting symptom management in such a heterogeneous disease requires a wide range of therapeutic options. Neurodegenerative Dis Manag 2011; 1(2):141-56.

Jurado MB, Rosselli M. The elusive nature of executive functions: a review of our current understanding. Neuropsychol Rev 2007; 17(3): 213-33.

Katz S. Assessing self-maintenance: activities of daily living, mobility, and instrumental activities of daily living. J Am Geriatr Soc 1983; 31(12):721-7.

Kaufer DI, Williams CS, Braaten AJ, Gil K, Zimmerman S, Sloane PD. Cognitive screening for dementia and mild cognitive impairments in assisted living: comparison of 3 tests. J Am Med Dir Assoc 2008; 9(8):586-93.

Leiguarda R, Clareans F, Amengual A, Drucaroff L, Hallett M. Short apraxia screening test. J Clin Exp Neuropsychol 2014; 36(8):867-74.

Mioshi E, Dawson K, Mitchell J, Arnold R, Hodges JR. The Addenbrooke's Cognitive Examination Revised (ACE-R): a brief cognitive test battery for dementia screening. Int J Geriatr Psychiatry 2006; 21(11):1078-85.

Nasreddine ZS, Phillips NA, Bédirian V et al. The Montreal Cognitive Assessment, MoCA: a brief screening tool for mild cognitive impairment. J Am Geriatr Soc 2005; 53(4):695-9.

Nitrini R, Caramelli P, Bottino CMC, Damasceno BP, Brucki SMD, Anghinah R. Diagnóstico da doença de Alzheimer no Brasil: avaliação cognitiva e funcional. Recomendações do Departamento Científico de Neurologia Cognitiva e do Envelhecimento da Academia Brasileira de Neurologia. Arq Neuropsiq 2005; 63(3a):720-7.

Nitrini R, Caramelli P, Porto CS et al. Brief cognitive battery in the diagnosis of mild Alzheimer's disease in subjects with medium and high levels of education. Dement Neuropsychol 2007; 1(1):32-6.

Pfeffer RI, Kurosaki TT, Harrah CH Jr, Chance JM, Filos S. Measurement of functional activities in older adults in the community. J Gerontol 1982; 37(3):323-9.

Rilling JK, Sanfey AG. The neuroscience of social decision-making. Annu Rev Psychol 2011; 62:23-48.

Tabert MH, Albert SM, Borukhova-Milov L et al. Functional deficits in patients with mild cognitive impairment: prediction of AD. Neurology 2002; 58(5):758-64.

Tang-Wai DF, Freedman M. Bedside approach to the Mental Status Assessment. Continnum (Minneap Minn) 2018; 24(3):672-703.

Welsh KA, Butters N, Mohs RC et al. The Consortium to Establish a Registry for Alzheimer's Disease (CERAD). Part V. A normative study of the neuropsychological battery. Neurology 1994; 44(4):609-14.

Investigação do Paciente com Comprometimento Cognitivo e Comprometimento Cognitivo Leve

Rafael Duncan Meira Tenório
Daniel Christiano de Albuquerque Gomes

CAPÍTULO 12

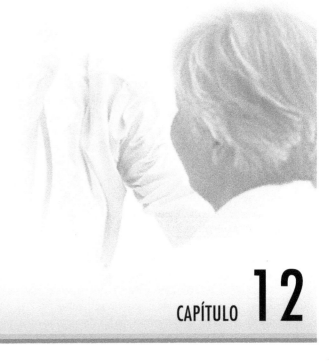

■ INTRODUÇÃO

A população nascida nas décadas de 1950 a 1970, conhecida como a dos *Baby Boomers*, quando houve grande aumento da fecundidade e declínio da mortalidade, compõe grande parte da população de idosos, sendo exposta ao principal fator de risco para demência: a idade. Atualmente, segundo o Instituto Brasileiro de Geografia e Estatística (IBGE), os idosos com mais de 65 anos representam 9,22% da população brasileira, e essa prevalência tende a aumentar com a evolução da pirâmide etária, sendo a previsão para 2050 de 21,87% do total.

À medida que a população mundial envelhece, espera-se que triplique o número de pessoas que vivem com demência – de 50 milhões para 152 milhões até 2050, segundo a Organização Mundial da Saúde (OMS).

O aumento da prevalência de declínio cognitivo tem se mostrado cada vez mais um problema de saúde pública e deve alertar as autoridades para as possíveis consequências desse processo, como os anos de vida perdidos e o custo para a sociedade, que chega a representar 1% do Produto Interno Bruto (PIB) mundial.

No presente capítulo, objetivou-se explorar as alterações da cognição próprias da idade e abordar o comprometimento cognitivo leve (transtorno neurocognitivo leve). São discutidas ainda a propedêutica investigativa inicial das síndromes demenciais e as ferramentas usadas para diagnosticar ou excluir etiologias.

■ ENVELHECIMENTO COGNITIVO NORMAL

O sucesso no envelhecimento cognitivo pode ser definido de inúmeras maneiras. O National Institutes of Health's Cognitive and Emotional Health Project (Hendrie e cols., 2006) o descreveu como:

> Não apenas a ausência de comprometimento cognitivo, mas o desenvolvimento e a preservação da estrutura cognitiva multidimensional que permite aos idosos manter a conectividade social, contínuo senso de propósito, a capacidade de viver independentemente e lidar com déficits cognitivos residuais.

Essa definição considera central a ligação entre saúde cognitiva e independência funcional e engajamento com a vida.

As habilidades cognitivas desempenham um papel crucial no funcionamento diário das pessoas idosas. Algumas dessas habilidades (p. ex., memória, atividades de solução de problemas ou velocidade de processamento) sofrem alterações com o envelhecimento. Vários fatores de risco parecem ter impacto no declínio cognitivo e podem ser divididos em modificáveis e não modificáveis. Os não modificáveis incluem idade mais avançada, etnia (maior prevalência em afrodescendentes), gênero (mulheres) e genética. De fato, ficou provado que 60% da capacidade cognitiva geral têm origem genética. Os fatores de risco modificáveis envolvem principalmente diabetes, traumatismos cranianos, estilo de vida e escolaridade.

Inteligência fluida e cristalizada

Conceitos são usados para descrever o padrão de mudança cognitiva ao longo da vida. Inteligência cristalizada se refere a habilidades e conhecimentos familiares, bem praticados e sedimentados. Como exemplo, temos o vocabulário e o conhecimento geral, que tendem a aumentar com o passar do tempo.

Já a inteligência fluida se relaciona com a capacidade de resolver problemas e racionalizar sobre assuntos menos familiares que não dependem da curva de aprendizado. Cognição fluida inclui a habilidade de aprender novas informações e processá-las, bem como resolver problemas. Função executiva, velocidade de processamento, memória e habilidades psicomotoras são consideradas domínios da cognição fluida e atingem o pico aos 30 anos de idade, tendendo ao declínio depois.

Memória

Entre as maiores queixas dos idosos estão as alterações da memória. De fato, os idosos não têm o mesmo desempenho que os adultos jovens, principalmente na capacidade de aprendizado e nos testes de memória. Essas alterações podem estar relacionadas com a diminuição da velocidade de processamento, do uso de estratégias para memorizar e da habilidade em ignorar informações irrelevantes. Apesar dessas alterações, ressalta-se que "esquecimento" não é algo considerado normal no processo de envelhecimento.

A memória pode ser dividida em declarativa e não declarativa. A primeira se refere à consciência para fatos e eventos, que pode ser dividida ainda em semântica e episódica. A memória semântica envolve o fundo de memórias, o uso da linguagem e os conhecimentos práticos, como aprender novas palavras. A memória episódica, a principal comprometida na doença de Alzheimer (DA) e conhecida como memória autobiográfica, relaciona-se com as experiências pessoais, como o que comeu no café da manhã, e pode ser avaliada com lembrança de histórias, lista de palavras ou figuras. A episódica tende a diminuir ao longo da vida, enquanto a semântica declina mais tardiamente.

A memória não declarativa, também conhecida como implícita, é a memória inconsciente, de procedimento, que envolve memorização e habilidades cognitivas (andar de bicicleta ou amarrar o cadarço). Ao contrário da declarativa, a memória não declarativa permanece intacta ao longo da vida.

Linguagem

A linguagem é um domínio cognitivo complexo que é composto tanto por memória fluida como cristalizada. O vocabulário tende a aumentar com o tempo, ao passo que a capacidade de nomear e reconhecer objetos tende a diminuir a partir dos 70 anos. A fluência verbal também é afetada pelo envelhecimento normal e tende a diminuir com o passar dos anos.

Habilidade visuoespacial

A habilidade visuoespacial e de construção envolve a capacidade de entender o espaço em três dimensões. A habilidade de construção visual, como montar um móvel tirado da caixa, diminui com o tempo. Entretanto, a habilidade visuoespacial permanece intacta.

Função executiva

A função executiva se refere à capacidade de uma pessoa se comportar de maneira independente, apropriada e com propósito. Isso inclui uma ampla gama de habilidades cognitivas, como planejar, organizar e resolver problemas. A formação de conceitos, abstração e flexibilidade mental diminuem com a idade, especialmente após os 70 anos.

Pode-se dizer que os idosos pensam de modo mais concreto que os jovens.

O Quadro 12.1 mostra as funções cognitivas preservadas e comprometidas com o envelhecimento normal.

Quadro 12.1 Efeitos na cognição com o envelhecimento normal

	Funções cognitivas preservadas	Funções cognitivas que apresentam declínio
Funcionamento intelectual	Inteligência cristalizada	Inteligência fluida, velocidade de processamento
Atenção	Atenção sustentada, atenção primária	Atenção em multitarefas
Funções executivas	Funções executivas do dia a dia que exigem planejamento e multitarefas	Formação de conceitos, abstração e flexibilidade mental diminuem com a idade
Memória	Memória remota, memória de procedimentos, memória semântica	Aprendizado e recordação de novas informações
Linguagem	Compreensão, vocabulário, habilidades sintáticas	Fluência verbal, busca de palavras espontaneamente
Habilidades visuoespaciais	Construção, cópias simples	Cópia complexa, montagem mental de objetos e rotação mental de objetos
Funções psicomotoras		Tempo de reação

COMPROMETIMENTO COGNITIVO LEVE

Definição e epidemiologia

O comprometimento cognitivo leve (CCL), mais recentemente denominado transtorno neurocognitivo leve pelo *Diagnostic and Statistical Manual of Mental Disorders* (DSM-5), é uma condição em que o indivíduo demonstra declínio cognitivo com mínima interferência em suas atividades de vida diária. Tipicamente, o paciente e os familiares relatam progressivos e recorrentes lapsos de memória ou, às vezes, perda de habilidades antes facilmente executadas.

Apesar de o CCL poder ser a primeira expressão cognitiva da DA, também pode ser secundário a outras condições (neurológicas, neurodegenerativas, sistêmicas ou desordens psiquiátricas). O que diferencia CCL de demência instalada é o comprometimento de funcionalidade que ocorre no quadro demencial.

Essa expressão foi inicialmente usada em 1988 por Reisberg e cols. para descrever um estado transicional entre a cognição normal e a demência. Em 1999, Petersen e cols. definiram o CCL como o que acontece com pacientes sem critérios para demência, que tinham comprovado declínio de memória, inconsistentes com sua idade, e ainda apresentavam bom desempenho em testes não amnésicos e atividades de vida diária.

Atualmente, o CCL é definido como um estado de declínio cognitivo que ainda não caracteriza demência, mas que não é normal para a idade e não afeta significativamente as habilidades de vida diária.

A prevalência estimada de CCL em estudos populacionais varia de 6,7% a 25,2% em pessoas com mais de 60 anos, aumentando com a idade e a diminuição da escolaridade.

Independentemente da definição, os pacientes portadores de CCL têm uma probabilidade maior de progredir para demência em comparação com a população normal, podendo apresentar taxa de conversão de 14,9%, em comparação com 1% a 2% da população geral. Pode haver ainda reversão para cognição normal, porém mantendo risco aumentado de conversão para demência. Não existem dados para a definição de quais pacientes com CCL irão progredir para demência.

Os fatores de risco são múltiplos e incluem gênero masculino, afrodescendentes, idosos, baixa escolaridade, apolipoproteína E (Apo-E) genótipo E4, sedentarismo, tabagismo, dieta rica em carboidratos e comorbidades, como hipertensão, hipercolesterolemia, *diabetes mellitus*, doença renal crônica e depressão.

A abordagem do CCL é importante porque pode identificar causas potencialmente reversíveis, além de ajudar os familiares e os pacientes a entenderem o processo patológico que está levando ao comprometimento cognitivo. Atribuir o comprometimento cognitivo ao envelhecimento normal sem investigar CCL pode acarretar falha na identificação de causas potencialmente reversíveis ou afetar as decisões das famílias e do paciente e impactar seu futuro.

O CCL pode ser dividido em dois fenótipos: amnéstico e não amnéstico (quando não há comprometimento da memória). Pode ser de domínio único ou de múltiplos domínios (como funções executivas, linguagem ou habilidades visuoespaciais) (Figura 12.1).

Sintomas

Diferenciar CCL de envelhecimento normal pode ser uma tarefa difícil, tendo em vista que esquecimentos sutis e a dificuldade de lembrar palavras podem ser alterações normais para a idade.

Os sintomas vivenciados por pacientes com CCL podem ser classificados como cognitivos e neuropsiquiátricos. Enquanto algum grau de declínio cognitivo faz parte do envelhecimento normal, os pacientes com CCL exibem declínio acentuado na velocidade de processamento e nas tarefas de controle executivo e prejuízo significativo da memória. Diferentemente do envelhecimento normal, no CCL amnéstico é mais proeminente o esquecimento de informações importantes que anteriormente seriam lembradas com facilidade, como compromissos, conversas ao telefone e eventos de interesse (p. ex., resultado de jogos esportivos). Às vezes, a queixa subjetiva de memória pode prever o declínio cognitivo global com precisão, enquanto em outros momentos se apresenta como um critério inespecífico.

Os pacientes com CCL, ao contrário daqueles com DA, são mais conscientes de seus sintomas e também se incomodam mais com eles. Já aqueles com CCL progredindo para demência relatam menor percepção dos sintomas e, portanto, isso pode ser usado como um indicador para identificar o agravamento da doença.

Sintomas comportamentais são comuns nos pacientes com CCL. A depressão é provavelmente o sintoma neuropsiquiátrico mais frequente, seguida de irritabilidade, ansiedade, agressividade e apatia. Quando presentes, esses sintomas aumentam a morbidade. O risco de progressão para DA pode ser aumentado quando estão presentes sintomas depressivos.

Diagnóstico

O teste neuropsicológico torna possível a avaliação mais objetiva do déficit cognitivo. Em geral, o desempenho está abaixo de –1,5 desvio-padrão em relação à população de mesma idade e escolaridade. A realização anual de testes permite vigiar a possível progressão da demência.

Os critérios para definição do quadro seriam:

- Queixas cognitivas provenientes do paciente e/ou familiar.
- A pessoa ou o informante relata declínio no funcionamento cognitivo em relação às habilidades prévias no último ano.
- Déficit cognitivo evidenciado por avaliação clínica em memória ou outro domínio cognitivo.
- O comprometimento cognitivo não tem repercussão importante na funcionalidade; no entanto, pode haver dificuldade em atividades mais complexas.
- Sem evidência de demência.

Uma forma reversível de CCL pode resultar de situações como depressão, apneia do sono ou do efeito colateral de medicação, e

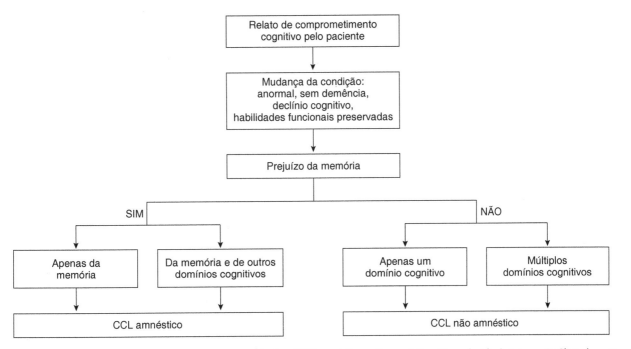

Figura 12.1 Algoritmo diagnóstico para o comprometimento cognitivo leve (CCL) amnéstico e não amnéstico. (Reproduzida de Petersen R. Clinical practice: mild cognitive impairment. N Engl J Med 2011; 364[23]:2227-34.)

essas possibilidades devem ser avaliadas no processo de obtenção da história.

Tratamento

Foram realizados vários ensaios clínicos com inibidores de acetilcolinesterase (donepezila, galantamina e rivastigmina), mas nenhuma dessas medicações se provou consistentemente eficaz nem para a redução da progressão para DA nem para a estabilização do quadro.

A diretriz da Sociedade Americana de Neurologia não recomenda o uso de inibidor de acetilcolinesterase. Entretanto, faz uma ressalva, permitindo que seja discutido com o paciente e ofertada a medicação de forma *off-label* para o tratamento nos casos em que as dificuldades de memória são particularmente problemáticas para um paciente específico.

A modificação no estilo de vida parece ser eficaz. Atividade física moderada, como caminhada rápida, provavelmente melhora os testes cognitivos com ganhos na orientação espacial e na linguagem verbal, assim como melhora na qualidade de vida. Suplementos nutricionais contendo óleo de peixe, monofosfato uridina, colina, vitaminas B_{12}, B_6, C, E e ácido fólico, fosfolipídios e selênio não mostraram benefícios consistentes no desempenho cognitivo.

■ ABORDAGEM DO COMPROMETIMENTO COGNITIVO

O envelhecimento promove uma queda inexorável da capacidade cognitiva com lentificação do raciocínio, e pequenos lapsos de memória são mais comuns. Entretanto, quando esse declínio cognitivo deve ser considerado maior que o esperado?

Os principais objetivos de uma avaliação clínica em um paciente com comprometimento cognitivo devem ser: estabelecer se há demência, encontrar e tratar causas reversíveis e caracterizar as áreas da cognição afetadas, a gravidade da deficiência e as consequências funcionais, além de determinar a provável etiologia. A avaliação ampla é importante em vista das graves implicações do diagnóstico para o paciente e os familiares, de modo que possam ser adquiridas informações suficientes para a discussão das consequências em curto e médio prazo e para traçar um plano de cuidado a longo prazo.

Caso o comprometimento cognitivo seja subagudo ou relacionado com flutuação cognitiva e déficit de atenção, faz-se necessário o diagnóstico diferencial de demência com *delirium*.

O paciente que apresenta comprometimento em pelo menos dois domínios cognitivos (aprendizagem e memória, linguagem, função executiva, atenção complexa, função perceptivo-motora, cognição social) com impacto funcional tem o diagnóstico sindrômico de demência pelos critérios do DSM-5.

O diagnóstico é essencialmente clínico e embasado nos testes de avaliação cognitiva e funcional. A maioria dos médicos está familiarizada com o padrão típico amnésico da DA, a causa mais comum de apresentação de síndrome demencial neurodegenerativa. Entretanto, são inúmeras as causas que levam à demência com os mais variados tipos de apresentação e etiologias.

A anamnese é fundamental para a suspeição clínica e para o diagnóstico correto. A obtenção de informações deve focar na cognição do paciente, em seu comportamento e nas funções de vida diária. Os familiares que convivem com o paciente são informantes de extrema importância, devendo ser consultados em momentos diferentes da consulta e individualmente. Essa conduta pode adicionar dados ao relato do paciente, exemplificar sintomas e determinar a progressão cronológica dos sinais e sintomas, assim como classificar se o acometimento é gradual, agudo, subagudo, flutuante ou em degraus.

A idade de acometimento (> 65 anos ou < 65 anos), apesar de não ser excludente, sugere alguns diagnósticos. Afecções neurodegenerativas tendem a acometer pacientes mais velhos, enquanto causas genéticas, vasculares, infecciosas ou metabólicas são mais frequentemente encontradas em pacientes mais jovens.

A escolaridade do paciente é fundamental para estimar a capacidade cognitiva prévia e a funcionalidade, assim como para auxiliar a interpretação dos testes cognitivos. As queixas devem ser exemplificadas para precisar o que o "déficit de memória" realmente significa. Por exemplo, o paciente que não consegue encontrar palavras para se expressar na verdade indica uma anomia ou alteração de linguagem e não da memória (Quadro 12.2).

O exame físico minucioso pode revelar fatores de risco e ajudar a direcionar a etiologia, como hipertensão arterial, arritmias ou desnutrição. O exame neurológico frequentemente está alterado em certos tipos de demência, apresentando alterações de marcha, assimetria de força, sinais extrapiramidais, hipertonia plástica, tremores e mioclonias, entre outros achados.

Convém questionar as atividades básicas de vida diária (ABVD) e as atividades instrumentais de vida diária (AIVD), podendo ser aplicado um questionário, como o de Pfeffer, para o acompanhante enquanto se examina o paciente ou à espera do início da consulta. Um escore > 5 sugere síndrome demencial, desde que causado por distúrbio cognitivo. Os escores de Katz (ABVD) e Lawton (AIVD) também podem ser utilizados para determinar a funcionalidade.

Mudanças no comportamento podem anteceder os sintomas cognitivos, progredir conjuntamente ou ser parte de um complexo de sintomas, como na encefalite límbica. Já foi descrito o comprometimento comportamental leve, condição em que o paciente cognitivamente normal desenvolve sintomas como diminuição motivacional, desregulação afetiva, impulsividade, comportamento social inapropriado, bem como percepção e pensamentos inapropriados.

Morbidades associadas devem ser investigadas, como doenças preexistentes, etilismo, uso de substâncias lícitas e ilícitas e traumatismo cranioencefálico, entre outras.

Na avaliação cognitiva, utilizam-se testes como o miniexame do estado mental (MEEM), que tem baixa sensibilidade e geralmente é inespecífico para alterações iniciais, mas de fácil aplicação e amplamente validado. Recomenda-se a realização da bateria cognitiva breve, que é calibrada como de alta sensibilidade, em associação ao MEEM. O diagnóstico de quadro demencial é fundamentado na avaliação clínica, determinando se há comprometimento cognitivo e se este acarreta alteração funcional, e não com base apenas no escore de um teste. Essa combinação se mostra útil tanto para o acompanhamento como para o diagnóstico.

A bateria cognitiva breve é composta pelo teste de figuras, o teste de fluência verbal e o teste do relógio e seguida da reaplicação do teste de figuras.

Uma variedade de métodos é usada para diagnosticar CCL, incluindo a escala *Clinical Dementia Rating* (CDR), uma escala semiestruturada de entrevista com o paciente e o cuidador que avalia a memória, juntamente com orientação, julgamento e resolução de problemas, conhecimento dos assuntos da comunidade, casa e *hobbies*, bem como os cuidados pessoais. Os pacientes com CCL se encaixam na CDR de 0 ou 0,5.

Quadro 12.2 Exemplos de perguntas para investigação de domínios cognitivos

Domínio cognitivo	Questões para avaliação
Função executiva	O paciente: Tem dificuldade de se planejar/organizar? Tem dificuldade de fazer multitarefas? Toma decisões ruins/julgamento ruim? Tem dificuldade na resolução de problemas? Demonstra inflexibilidade e rigidez de pensamento?
Atenção e concentração	O paciente: Perde a linha de raciocínio? Tem dificuldade em acompanhar programas de TV ou um filme? Facilmente se distrai?
Memória	O paciente: Esquece nomes? Guarda objetos em lugares errados? Repete perguntas e conversas? Rapidamente esquece o que lhe foi dito? Usa estratégias compensatórias (anota recados)? Confunde datas? Esquece compromissos? Deixa o fogão ligado?
Linguagem	O paciente: Tem dificuldade para encontrar palavras? Apresenta erros de fonética/parafraseia? Demonstra dificuldade de compreensão? Tem dificuldade de pronunciar ou articular palavras? Perda de significado das palavras? Fala arrastada? Nem sempre faz sentido o que está falando? Fala pouco?
Visuoespacial/orientação geográfica	O paciente: Perde-se? Tem dificuldade de orientação espacial? Tem dificuldade em reconhecer rostos familiares ou achar objetos? Tem dificuldade de ver objetos imediatamente à sua frente? Tem dificuldade de estacionar o carro, dirige muito próximo a outros carros?
Comportamento/personalidade	O paciente: Demonstra desinibição? (comportamento socialmente inapropriado; impulsividade, ações impensadas) Apresenta mudanças nas condutas sociais interpessoais? Perda de boas maneiras? Apresenta apatia? Apresenta mudanças em expressões de emoção, empatia, simpatia? Apresenta mudanças nos hábitos de alimentação? Demonstra comportamento perseverativo, compulsivo, estereotipado, ritualístico?

A avaliação neuropsicológica é particularmente importante em razão de sua alta sensibilidade na detecção de pacientes com demência inicial e CCL, principalmente em indivíduos com alta escolaridade.

A Academia Brasileira de Neurologia recomenda para o diagnóstico diferencial no declínio cognitivo a realização dos exames dispostos no Quadro 12.3.

Convém considerar o estudo do líquido cefalorraquidiano (LCR) em situações como demência de início precoce, quando há suspeita de doenças infecciosas e autoimunes, que habitualmente alteram a contagem celular e de proteínas, e em outras situações, como nas apresentações atípicas ou na hidrocefalia comunicante. Em casos de investigação de demência rapidamente progressiva (caracterizada pelo declínio cognitivo de um domínio no intervalo de 1 a 2 anos), também pode ser solicitada a pesquisa da proteína 14-3-3 ou de Tau total, se houver a suspeita de doença de Creutzfeldt-Jakob. A pesquisa de biomarcadores (como beta-amiloide, Tau fosforilada e Tau total) no LCR, em caso de dúvida diagnóstica, pode ser uma estratégia adicional na investigação.

Quadro 12.3 Exames laboratoriais para investigação de declínio cognitivo

Hemograma completo	Enzimas hepáticas
Ureia	Vitamina B_{12}
Creatinina	Cálcio
TSH	Reações sorológicas para sífilis
T4 livre	Sorologia para HIV
Albumina	

Neuroimagem na demência

A tomografia computadorizada (TC) ou, preferencialmente, a ressonância magnética (RM), se possível, devem ser realizadas com o intuito de descartar outras doenças, como tumor, hematoma subdural, hidrocefalia de pressão normal e acidente vascular encefálico (AVE) prévio, entre outras. A tomografia por emissão de fóton único (SPECT) e a tomografia por emissão de pósitron (PET-CT) podem ser úteis no diagnóstico diferencial.

Neuroimagem estrutural

O aspecto mais característico da DA é a atrofia do lobo temporal medial desde o início da doença, que afeta principalmente o hipocampo e o córtex entorrinal.

Na prática clínica, a avaliação visual é adotada com mais frequência. Uma das escalas de avaliação mais amplamente validadas é a escala *Medial Temporal lobe Atrophy* (MTA) de Schelten, que avalia a atrofia do hipocampo de acordo com a largura da fissura coroide, a largura do corno temporal e a espessura do hipocampo, usando uma escala de 0 a 4 (Quadro 12.4).

Existem também escalas para avaliação da substância branca, sendo a mais comumente utilizada a de Fazekas modificada, que leva em consideração as lesões periventriculares e de substância branca (Quadro 12.5 e Figura 12.2).

Quadro 12.4 Escala MTA (*Medial Temporal lobe Atrophy*) de Schelten

Escore 0	Sem atrofia
Escore 1	Apenas alargamento da fissura coróidea
Escore 2	Alargamento da fissura coróidea e do corno temporal do ventrículo lateral
Escore 3	Perda moderada do volume hipocampal (redução de sua altura)
Escore 4	Perda grave do volume hipocampal

Quadro 12.5 Pontuação da escala de Fazekas

Hiperintensidade da escala de Fazekas	0 – Ausente 1 – Linhas finas de hipersinal 1 – Halos tênues 2 – Extensão para substância branca
Lesões da substância branca	0 – Ausente 1 – Focos puntiformes 2 – Início de lesões confluentes 3 – Extensas lesões confluentes

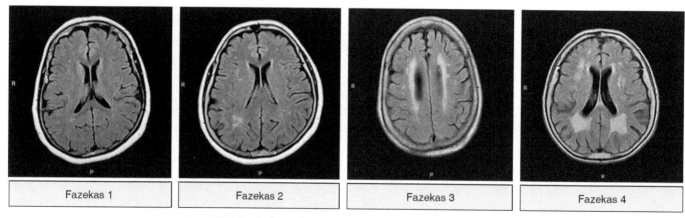

Figura 12.2 Escala de Fazekas. (Acervo do Dr. Francisco Sarmento, 2014.)

Tomografia computadorizada

A TC de crânio avalia adequadamente o objetivo básico principal nas doenças neurodegenerativas, que é descartar outras patologias, como o hematoma subdural (Figura 12.3). Entretanto, a RM tem maiores resolução e sensibilidade para a detecção de anormalidades.

Ressonância magnética

Com maior resolução e ampla capacidade, a RM é preferível para avaliação de pacientes com demência, sendo realizadas rotineiramente sequências sagitais, coronais e axiais, assim como protocolos sensíveis a edema (FLAIR), isquemia aguda (difusão), sangue (gradiente eco) e outros processos patológicos.

Neuroimagem funcional

SPECT e PET-CT

A imagem funcional e molecular tem papel importante nas demências. Alterações na função e composição molecular do tecido cerebral tipicamente precedem a atrofia detectável por imagem estrutural.

Ambas as técnicas podem ser realizadas para avaliar uma variedade de parâmetros fisiológicos no cérebro, usando vários compostos químicos. A PET-CT é mais frequentemente usada com fluorodesoxiglicose (FDG) para medir o metabolismo energético cerebral, ao passo que a SPECT é mais utilizada para estudar a perfusão cerebral com compostos como a ^{99m}Tc-hexametilpropilenoamina oxima.

Essas técnicas fornecem teoricamente informações exclusivas sobre estados cerebrais em paralelo à imagem estrutural, porque podem mostrar anormalidades metabólicas em um cérebro estruturalmente normal (Quadro 12.6).

■ TIPOS DE DEMÊNCIA

Diagnóstico diferencial de síndrome demencial

Uma vez classificado o paciente como portador de síndrome demencial por meio dos testes cognitivos e da avaliação funcional, o próximo passo consiste em detectar a entidade responsável pelos sintomas, e essa investigação é feita simultaneamente.

As causas reversíveis de demência podem ser consideradas raras, embora 10% a 20% dos casos de demência sejam considerados potencialmente tratáveis e apenas uma minoria desses pacientes realmente retorne à condição de base. Causas tratáveis podem representar cerca de 15% dos casos, porém as taxas de tratamento com a reversão plena dos sintomas podem ser tão baixas quanto 1,5%.

As síndromes demenciais podem ser divididas de acordo com o comprometimento estrutural do sistema nervoso central, se presente ou não. Podem ainda ser classificadas em reversíveis ou irreversíveis, degenerativas ou não degenerativas, de início precoce (ou pré-senil – antes de 65 anos) ou tardio (a partir dos 65 anos) e ainda rapidamente progressivas.

Demência × depressão

A depressão é frequentemente uma condição de longo prazo, ocorrendo recaídas e recorrências e tendendo a se tornar uma doença crônica. Segundo vários relatos, o comprometimento cognitivo é componente central da depressão maior, sendo um dos critérios para o diagnóstico na atual classificação do DSM-5. Esses déficits podem ser discretos ou muito significativos (Quadro 12.6).

Sabe-se que a depressão pode ser um sintoma inicial ou inaugural de alguns tipos de demência, e é ainda mais comum durante a evolução desses. Recomenda-se portanto que, quando um idoso apresenta declínio cognitivo leve a moderado (marcadamente declínio em atenção) associado a sintomas depressivos, esses devem ser tratados de modo a confirmar o diagnóstico de

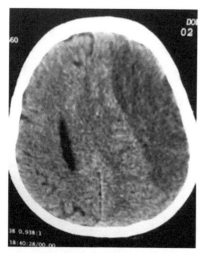

Figura 12.3 Hematoma subdural crônico. (Acervo do Dr. Rafael Duncan, 2018.)

Quadro 12.6 Resumo dos principais achados nas demências mais comuns

Exame	Doença de Alzheimer	Demência frontotemporal variante comportamental	Afasia primária progressiva	Demência vascular	Demência por corpúsculos de Lewy
Imagem estrutural	Atrofia do lobo temporal medial Atrofia parietal Ventriculomegalia Perda global de volume	Atrofia frontal e temporal anterior Atrofia do lobo temporal medial Assimetria frequente	Demência semântica: atrofia anterior, inferior e lateral de lobo temporal esquerdo Afasia progressiva não fluente: atrofia perissilviana Afasia progressiva logopênica: atrofia perissilviana	Infartos corticais e/ou lacunares Hipodensidade profunda e periventricular da massa branca (TC) e hiperdensidade em RM (T2) Perda global de volume Atrofia moderada do lobo temporal medial	Perda global de volume
Imagem funcional	Hipoperfusão ou redução do metabolismo temporoparietal	Hipoperfusão ou redução do metabolismo frontal e temporal	Demência semântica: hipoperfusão anterior temporal esquerda Afasia progressiva não fluente: hipoperfusão ou diminuição do metabolismo frontal esquerdo e peri-insular Afasia progressiva logopênica: hipoperfusão temporoparietal esquerda	Padrões não específicos de hipoperfusão	Hipoperfusão occipital Redução na captação nos núcleos da base na avaliação do transporte de dopamina

demência, mesmo que na grande maioria dos casos não haja a remissão completa do declínio. Dados da anamnese podem servir de guia para a definição de uma etiologia mais provável, como mostra o Quadro 12.7.

Demência rapidamente progressiva

A demência rapidamente progressiva é tipicamente definida como um comprometimento cognitivo que acontece em mais de um domínio e em menos de 1 a 2 anos, embora na maioria das vezes se estabeleça em semanas a meses. A etiologia varia de acordo com os centros estudados. Uma coorte em Atenas revelou a DA como a principal etiologia (17,6%), outras causas secundárias em 17,6%, e doença de Creutzfeldt-Jakob representou apenas 13,2% dos casos. Em virtude do rápido declínio e pelo fato de muitas causas serem tratáveis, é essencial uma investigação sistemática e ampla. O Quadro 12.8 apresenta um mnemônico com os principais diagnósticos diferenciais de demências rapidamente progressivas.

Quadro 12.7 Diferenças entre depressão e demência

Características	Depressão	Demência
Duração dos sintomas até a primeira consulta	Curta	Longa
Precisão da data de início dos sintomas	Usual	Pouco usual
Progressão rápida dos sintomas	Usual	Pouco usual
História de depressão	Usual	Pouco usual
Queixas de perda cognitiva	Enfatizadas	Minimizadas
Descrição do paciente de sua perda cognitiva	Detalhada	Vaga
Esforço para executar as tarefas	Pequeno	Grande
Respostas do tipo "não sei"	Usuais	Pouco usuais
Respostas do tipo "quase certo"	Pouco usuais	Usuais
Deterioração da capacidade para atividades sociais	Precoce	Tardia

Quadro 12.8 Mnemônico VITAMINS para diagnóstico diferencial de demência, incluindo demência rapidamente progressiva (DRP)

V	Vascular: múltiplos infartos, demência de infarto, malformações e fístulas arteriovenosas, encefalopatia hipertensiva
I	Infecciosa: neurossífilis, doença de Whipple, doença de Lyme, encefalites virais, incluindo HIV e herpes simples, coccidiomicose e outras infecções fúngicas
T	Tóxico-metabólicas: encefalopatia de Wernicke, síndrome de desmielinização osmótica, encefalopatia hepática, porfiria aguda intermitente, leucoencefalopatias e erros inatos do metabolismo
A	Autoimunes: encefalites autoimunes (paraneoplásicas ou não), encefalite disseminada aguda, cerebrite lúpica, sarcoidose, encefalopatia de Hashimoto
M	Malignidade: *gliomatosis cerebri*, linfoma de sistema nervoso central, metástases
I	Iatrogênica: medicamentos psicotrópicos (como benzodiazepínicos, anticonvulsivantes, neurolépticos e antidepressivos tricíclicos) particularmente com polifarmácia, anticolinérgicos
N	Neurodegenerativas: doença de Creutzfeldt-Jakob, doença de Alzheimer, demência por corpúsculos de Lewy, demência frontotemporal variante comportamental, paralisia supranuclear progressiva e degeneração corticobasal
S	Sistêmica/convulsiva/estrutural: sarcoidose, *status* epiléptico não convulsivo, hidrocefalia de pressão normal, hidrocefalia, hipotensão intracraniana espontânea

Doença de Alzheimer

A DA, doença neurodegenerativa mais comum, é caracterizada fisiopatologicamente pela perda progressiva de sinapses e neurônios com acúmulo de placas amiloides, emaranhados neurofibrilares e proeminente déficit colinérgico. Tipicamente diagnosticada entre a oitava e a nona década de vida, também pode acontecer o diagnóstico precoce. Para o diagnóstico de DA, é necessário haver o declínio de condição prévia em pelo menos dois domínios cognitivos, e um deles deve ser a memória. Deve haver piora constante e progressiva dos sintomas, de modo gradual.

A memória é inicialmente afetada em conjunto com funções executivas, tipicamente progredindo para funções visuoespacial, de linguagem e de cognição social em uma fase mais tardia da doença. Em casos mais atípicos, também pode se apresentar inicialmente como uma demência não amnéstica. Depressão e apatia também acontecem no espectro da doença. Entre a fase intermediária e a tardia, sintomas psicóticos, irritabilidade, agitação e perambulação podem acontecer; em fases avançadas, pode haver alterações de marcha, disfagia, incontinência, mioclonias e até convulsões.

Os testes cognitivos mostram mau desempenho da memória (*delayed recall*), e os exames de imagem podem mostrar atrofia no hipocampo, além de atrofia global. A PET-CT e a SPECT mostram tipicamente uma redução bilateral e frequentemente assimétrica do fluxo sanguíneo e do metabolismo em regiões posteriores ou temporoparietais.

Demência por corpos de Lewy

A demência por corpos de Lewy (DCL) é a segunda demência neurodegenerativa mais comum. A doença subjacente é caracterizada principalmente pelo acúmulo da alfa-sinucleína e agregação dentro dos corpos de Lewy, que também são encontrados na doença de Parkinson. O início dos sintomas ocorre entre a sexta e a nona décadas, e a média de sobrevida é de 5 a 7 anos.

Para a definição de DCL devem estar presentes o diagnóstico de demência e um ou mais critérios centrais: alucinações visuais (curiosamente, muitas vezes não incomodam o paciente), sinais parkinsonianos, flutuação na atenção e distúrbios do sono REM. Características adicionais podem sugerir o diagnóstico, como disfunção autonômica, sensibilidade importante aos neurolépticos, quedas frequentes, síncope e grandes oscilações de desempenho cognitivo de um dia para o outro ou mesmo de uma hora para a outra.

O diagnóstico pode ser confundido com o de DA ou demência associada ao Parkinson, porém a suspeição clínica aumenta bastante com os sintomas centrais de DCL. Na DCL, o comprometimento cognitivo antecede o estabelecimento de parkinsonismo, enquanto no curso da doença de Parkinson a cognição só é afetada tardiamente.

As características neuropsicológicas são semelhantes às da DA, mas os pacientes com DCL frequentemente exibem déficits relativamente maiores em atenção, funções executivas, visuoespacial, capacidade de construção, velocidade psicomotora e fluência verbal, enquanto os pacientes com DA têm prejuízo relativamente maior na memória.

Exames de imagem mostram TC e RM com preservação relativa das estruturas mediais, captação diminuída generalizada na SPECT e na PET-CT com redução na atividade occipital, além de redução na captação de traçador à cintilografia miocárdica com MIBG (meta iodo benzil guanidina).

Demência frontotemporal

A demência frontotemporal (DFT) é um distúrbio heterogêneo com fenótipos clínicos distintos associados a múltiplas entidades neuropatológicas. Trata-se de uma demência particularmente comum antes dos 65 anos. Atualmente, abrange desordens clínicas que incluem mudanças no comportamento, linguagem, controle executivo e frequentemente sintomas motores. Os principais transtornos do espectro DFT incluem: DFT variante comportamental (DFTvc), afasia progressiva primária não fluente/agramática variante (ANFP) e demência semântica (DS).

A DFTvc é caracterizada por alteração de comportamento, personalidade e condutas sociais. Os pacientes são descritos como grosseiros e antipáticos e agem de maneira inapropriada. Os primeiros sintomas incluem hiperoralidade, apatia, irritabilidade e desinibição. A evolução acarreta declínio progressivo das relações interpessoais. Prejuízo na função executiva pode diferenciar a DFTvc de outras desordens neurodegenerativas, visto ser proeminente.

A ANFP é um distúrbio de linguagem (afasia) manifestado por déficits na busca, uso e compreensão de palavras. A repetição também é afetada. Comumente está associada à degeneração corticobasal.

A afasia progressiva primária variante semântica, antigamente chamada de demência semântica, é uma síndrome clínica com atrofia assimétrica do lobo temporal anterior. Os pacientes apresentam tipicamente disfunção da capacidade de resgatar informações semânticas (conhecimento sobre o que são as coisas). Pode levar à dislexia, e o discurso é habitualmente vago e impreciso (p. ex., "aquele animal" em vez de "o gato" ou "o cachorro").

O diagnóstico pode ser estabelecido a partir de critérios clínicos, complementados por imagem. Convém levantar a suspeita quando o paciente preenche três dos seguintes critérios: apatia ou inércia, desinibição, perda de empatia, comportamento compulsivo e obsessivo, hiperoralidade ou disfunção executiva em teste cognitivo. Um diagnóstico de DFTvc *possível* se baseia unicamente na síndrome clínica e visa identificar os pacientes nos estágios mais leves da doença. O diagnóstico da DFTvc *provável* é fundamentado nos mesmos critérios clínicos, além de declínio funcional demonstrável e achados de imagem que refletem a principal localização anatômica da neurodegeneração na DFTvc (isto é, atrofia do lobo frontal e/ou temporal, hipometabolismo ou hipoperfusão). Tanto a DFTvc possível como a provável exigem a exclusão de outros distúrbios neurológicos, médicos e psiquiátricos que explicariam melhor o padrão de déficits e distúrbios comportamentais.

A imagem estrutural e funcional fornece uma evidência de apoio mas não diagnóstica para a DFT, já que a neuroimagem pode parecer normal no início do curso da doença. Conforme a doença progride, a atrofia focal frontal ou temporal se manifesta em 50% a 65% dos pacientes. Estudos de neuroimagem funcional (SPECT, RM de perfusão ou PET-CT), demonstrando hipoperfusão frontal ou temporal ou hipometabolismo, podem ser mais sensíveis que a RM nos estágios iniciais da doença, mas não são suficientes para o diagnóstico.

Demência vascular

Com frequência referida como demência aterosclerótica, demência por multi-infarto ou declínio cognitivo relacionado com doença vascular, a demência vascular (DV) é a segunda causa mais comum de demência no mundo, sendo muitas vezes associada à DA (demência mista). A localização do acometimento é mais importante que a extensão; portanto, os sintomas variam em um amplo espectro. A progressão se dá classicamente em degraus, podendo também haver um declínio gradual, um curso flutuante ou um curso rápido.

Habitualmente se associa a sinais focais e declínio cognitivo que nem sempre se relacionam anatomicamente, tendo em vista que em cerca de 50% dos casos a doença acomete pequenos vasos. A isquemia de pequenos vasos envolve a substância branca e casos subcorticais e, diferentemente da doença de grandes vasos, pode se apresentar com sinais neurológicos mais sutis, instabilidade de marcha, lentidão de movimentos, comprometimento disexecutivo com diminuição na velocidade de processamento e atenção. O diagnóstico diferencial entre DA e DV pode ser difícil dada a alta taxa de etiologia mista encontrada, e o escore de Hachinski pode auxiliar a diferenciação (Quadro 12.9).

O Quadro 12.10 mostra um resumo das principais características das demências neurodegenerativas.

■ CONSIDERAÇÕES FINAIS

A estruturação da investigação dos casos de comprometimento cognitivo possibilita a detecção de um maior número de casos, principalmente de maneira mais precoce. A grande morbidade gerada por essas condições e o número crescente de idosos devem servir de alerta para a necessidade de vigilância constante de modo a evitar erros e atrasos no diagnóstico.

Quadro 12.9 Pontuação isquêmica de Hachinski

Característica	Valor	Característica	Valor
Começo abrupto	2	Incontinência emocional	1
Deterioração gradual	1	Hipertensão	1
Curso flutuante	2	História de acidente vascular encefálico	2
Confusão noturna	1	Aterosclerose associada	1
Preservação da personalidade	1	Sintomas neurológicos focais	2
Depressão	1	Sinais neurológicos focais	2
Queixas somáticas	1		

Escore alto (≥ 7) sugere demência vascular, enquanto escore baixo (≤ 4) é indício de doença de Alzheimer.

Quadro 12.10 Apresentação clínica de algumas demências neurodegenerativas

Apresentação clínica	Sintomas	Achados clínicos	RM/imagens
Doença de Alzheimer típica	Esquece conversas, compromissos e planos	Dificuldade em aprendizado e memória Exame neurológico normal	Atrofia, em especial no hipocampo e lobo temporal, aumento dos ventrículos
Atrofia cortical posterior	Dificuldade em reconhecer faces ou objetos, localizar ou manipular objetos expostos, avaliar distâncias	Simultanagnosia, síndrome de Balint, dificuldade de ler ou de desenhar interseções ou desenhos complexos	Atrofia do lobo occipital
Demência de Alzheimer com afasia – logopênica	Dificuldade em encontrar palavras, pausas durante a fala	Dificuldade de repetição de frases, recordar palavras de uma conversa espontânea	Atrofia parietal ou perissilviana esquerda posterior ou hipometabolismo
Demência por corpos de Lewy	Atenção variável, alucinações visuais, distúrbio comportamental do sono REM	Comprometimento cognitivo, às vezes poupando memória, dificuldade em testes visuoespaciais, parkinsonismo	Menor atrofia que na DA, hipofluxo occipital na PET com FDG (fluordesoxiglicose)
Demência frontotemporal variante comportamental	Desinibição: mudança do comportamento, relação interpessoal inapropriada, impulsivo Apatia, inércia, perda de empatia, repetitividade, comportamento ritualístico, hiperoralidade, mudanças na dieta	Comprometimento executivo, relativa preservação de memória e habilidade visuoespaciais Exame neurológico normal ou parkinsonismo leve	Atrofia frontal ou do lobo temporal anterior (TC ou RM) ou hipometabolismo (FDG-PET)
Afasia progressiva primária – variante semântica	Dificuldade de pensar em palavras (p. ex., nomes de objetos) Linguagem fluente	Nomeação prejudicada, assim como compreensão de palavra única, reconhecimento de objetos, dislexia	Atrofia de lobo temporal anterior ou hipometabolismo no FDG-PET
Afasia progressiva primária – não fluente	Lentidão, fala pausada	Agramatismo, fala pausada, algumas vezes distorção e erro do som das palavras	Hipometabolismo ou atrofia da região frontoinsular posterior esquerda
Síndrome corticobasal	Variável: dificuldade de movimentos, rigidez, sintomas visuais e de linguagem	Rigidez, apraxia, perda sensorial cortical, membro fantasma, distonia, reflexo focal mioclônico – habitualmente iniciado em um membro	Atrofia cortical assimétrica, frequentemente parietal
Paralisia supranuclear progressiva	Fala lentificada, disartria, disfagia, marcha lenta, quedas e apatia	Prejuízo no movimento ocular, principalmente vertical, instabilidade postural, acinesia, rigidez, síndrome	Atrofia do mesencéfalo, sinal do beija-flor

Bibliografia

Allegri RF, Glaser FB, Taragano FE, Buschke H. Mild cognitive impairment: believe it or not? Int Rev Psychiatry 2008; 20(4):357-63.

American Academy of Neurology. Summary of Practice Guideline Update: mild cognitive impairment. Neulorogy 2017.

Anstey KJ, Cherbuin N, Christensen H et al. Follow-up of mild cognitive impairment and related disorders over four years in adults in their sixties: the PATH through Life Study. Dement Geriatr Cogn Disord 2008; 26:226-33.

Barnes DE, Yaffe K. The projected effect of risk factor reduction on Alzheimer's disease prevalence. Lancet Neurol 2011; 10(9):819-28.

Bennett DA, Schneider JA, Bienias JL, Evans DA, Wilson RS. Mild cognitive impairment is related to Alzheimer disease pathology and cerebral infarctions. Neurology 2005; 64:834-41.

Craik F, Salthouse T. The handbook of aging and congnition.2. ed. Mahwah (NJ): Lawrence Erlbaum, 2000.

Harada CN, Love MCN, Triebel K. Normal cognitive aging. Clin Geriatr Med 2013; 29(4):737-52.

Henderson VW. Dementia. Continuum (Minneap Minn) 2009; 15(2): 91-107.

Hugo J, Ganguli M. Dementia and cognitive impairment: epidemiology, diagnosis and treatment. Clin Geriatr Med 2014; 30(3):421-42.

Jahn H. Memory loss in Alzheimer's disease. Dialogues Clin Neurosci 2013; 15(4):445-54.

Mariani E, Monastero R, Mecocci P. Mild cognitive impairment: a systematic review. J Alzheimers Dis 2007; 12(1):23-35.

Matthews, BR. Memory dysfunction. Continnum (Minneap Minn) 2015; 21(3):613-26.

McClearn GE, Johansson B, Berg S et al. Substantial genetic influence on cognitive abilities in twins 80 or more years old. Science 1997; 276:1560-3.

Petersen R. Clinical practice: mild cognitive impairment. N Engl J Med 2011; 364(23):2227-34.

Tang-Way DF, Freedman M. Bedside approach to the mental status assessment. Continnum (Minneap Minn) 2018; 24(3):672-703.

Tartaglia MC, Vitali P, Migliaccio R, Agosta F, Rosen H. Neuroimaging in dementia. Continuum (Minneap Minn) 2010; 16(2):153-75.

Demências não Alzheimer

Andréa Figuerêdo Lopes Oliveira
Gutemberg Guerra Amorim

CAPÍTULO 13

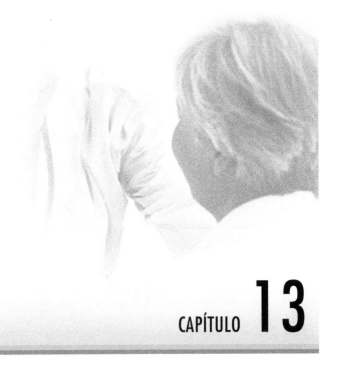

■ INTRODUÇÃO

A abordagem diagnóstica a um paciente com demência exige avaliação criteriosa e sistemática para a identificação de sua etiologia mais provável. Inicialmente, é fundamental afastar os quadros potencialmente reversíveis, de causas diversas, como alterações metabólicas, infecciosas, deficiências nutricionais e lesões estruturais do sistema nervoso central (como hidrocefalia de pressão normal, tumor cerebral e hematoma subdural). Apesar de corresponderem a menos de 1% dos casos de demência, a identificação precoce e o tratamento adequado dessas condições podem ter impacto significativo no prognóstico do paciente.

De modo geral, as quatro causas mais comuns de demência são: doença de Alzheimer, comprometimento vascular, demência por corpos de Lewy e demência frontotemporal. Existem ainda outras condições menos comuns, que são aquelas associadas a quadros parkinsonianos, como demência na doença de Parkinson, degeneração corticobasal e paralisia supranuclear progressiva.

Este capítulo foi estruturado de modo a oferecer uma visão geral sobre as principais demências não Alzheimer, visando facilitar o diagnóstico diferencial entre elas. Ao final do capítulo serão abordados ainda os aspectos centrais no tratamento dessas doenças.

■ PREMISSAS NA ABORDAGEM DIAGNÓSTICA DAS DEMÊNCIAS

Na abordagem clínica a um paciente com síndrome demencial já instalada, a descrição dos sintomas representa a fotografia de um momento em que a doença já se manifestou de modo exuberante. No início do quadro, entretanto, as características poderão ser sutis. Na busca de um diagnóstico precoce, é frequente a presença de síndromes nas quais há indefinição ou superposição de sintomas de diferentes quadros. Por vezes, será necessária a avaliação em vários momentos ao longo do tempo, a fim de esclarecer e definir melhor sua provável etiologia. Por outro lado, nas fases avançadas há uma convergência fenotípica com prejuízo cognitivo-funcional importante e generalizado.

■ DEMÊNCIA POR CORPOS DE LEWY

Caso 1 – Outra queda sem motivo

O Sr. R tinha 76 anos quando procurou ajuda médica por insistência da família. Havia cerca de 3 anos que os familiares vinham percebendo declínio progressivo da memória para fatos recentes: estava esquecendo compromissos, agendando dois compromissos no mesmo horário, esquecendo-se de pagar contas (ou pagando a mesma conta duas vezes) e repetindo várias vezes o mesmo assunto. Nesse mesmo período, vinha também perdendo o controle das finanças pessoais, o que resultou em endividamento importante. As filhas também estavam muito preocupadas porque ele vinha sofrendo várias quedas, a maior parte sem qualquer motivo aparente. Estavam angustiadas ainda porque ele vinha se envolvendo em vários pequenos acidentes de trânsito nos últimos meses, mas sempre atribuía o erro aos outros.

O Sr. R, entretanto, queixava-se apenas de certo desequilíbrio ao andar, demonstrando desconforto e discordância em relação ao relato dos familiares. Todos negaram a ocorrência de situações sugestivas de alucinações visuais. Outro aspecto que chamou a atenção das filhas foi que o quadro descrito parecia ter curso flutuante, pois havia períodos de exacerbação intercalados com períodos de relativa normalidade. Apesar de tudo, o Sr. R permanecia relativamente independente em suas tarefas habituais. Ademais, tinha antecedente de um pequeno acidente vascular encefálico isquêmico (AVEi) 9 anos antes, que deixou como sequela uma leve dificuldade de visão do lado direito (AVEi de artéria cerebral posterior esquerda, com hemianopsia homônima direita discreta). A esposa informou ainda episódio de depressão há 5 anos, logo após se aposentar. Havia casos de demência na família (pai, avó paterna e tia paterna).

Seu exame físico revelou lentificação psicomotora, marcha em passos curtos, diminuição simétrica das sincinesias de marcha, virada em bloco e discreta roda denteada simétrica em punhos. A ressonância magnética do encéfalo revelou atrofia compatível com a faixa etária e pequena área de encefalomalacia occipital esquerda. A avaliação cognitiva apontou prejuízo das habilidades visuoconstrutivas (Figura 13.1) e da memória episódica.

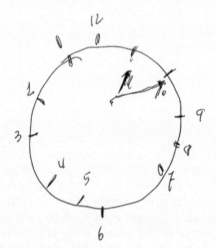

Figura 13.1 Teste do relógio anormal do paciente do Caso 1.

Fundamentos do diagnóstico

- A demência por corpos de Lewy é caracterizada pela presença de pelo menos um dos quatro sintomas centrais: flutuação (cognitiva e comportamental), parkinsonismo, alucinações visuais e distúrbio do sono REM (*Rapid Eyes Movement*).
- Naqueles que apresentam parkinsonismo, o comprometimento cognitivo pode ser concomitante ou começar em até 1 ano após o início do quadro motor.
- A presença de demência é essencial para o diagnóstico.

Epidemiologia

A demência por corpos de Lewy corresponde a cerca de 5% de todas as causas de demência em idosos com mais de 75 anos de idade. A doença é frequentemente subdiagnosticada: há dados de necropsia em centros de pesquisa com achados sugestivos da patologia em aproximadamente 20% a 25% dos casos de demência.

A idade é um fator de risco. A doença tipicamente se inicia em indivíduos mais idosos, entre 70 e 85 anos, sendo mais comum em homens (relação homem:mulher de 1,9:1).

Aspectos gerais do diagnóstico

Os sinais e sintomas clínicos da demência por corpos de Lewy são classificados em centrais ou de apoio, e os biomarcadores são divididos em indicativos ou de apoio com base em sua especificidade diagnóstica e em seu nível de evidência científica. Mediante a obtenção desses dados, é possível categorizar a demência por corpos de Lewy em "provável" ou "possível" (Figura 13.2).

Aspectos clínicos centrais

A demência por corpos de Lewy é marcada pela presença de pelo menos um dos quatro sintomas centrais: flutuação (cognitiva e comportamental), parkinsonismo, alucinações visuais e distúrbio do sono REM.

A presença de demência é essencial para o diagnóstico. O declínio cognitivo tem início gradual e progressão similar à demência na doença de Alzheimer, mas pode, às vezes, progredir mais rapidamente. Os domínios cognitivos afetados precocemente e de maneira mais marcante são a atenção, as habilidades visuoespaciais (p. ex., tropeçar nos degraus de escadas e ter dificuldade em estimar distâncias ao dirigir) e as funções executivas, enquanto a memória e a linguagem estão relativamente preservadas nas fases iniciais. Nas formas mistas, associadas à demência na doença de Alzheimer, assim como nas fases moderada e avançada da demência de Lewy, pode haver prejuízo de memória e de linguagem concomitantemente. Alguns testes de rastreio, como o miniexame do estado mental (MEEM), podem não distinguir inicialmente o domínio cognitivo comprometido, sendo necessária uma avaliação mais detalhada por meio do teste neuropsicológico.

A flutuação é outro aspecto central da doença e pode envolver mudanças no estado de alerta, na atenção e em outros domínios cognitivos, além de alterações do comportamento, com duração variável (horas a dias). Seu início é insidioso, fazendo diagnóstico diferencial com *delirium*, cuja instalação é aguda. Nem sempre o questionamento direto ao informante sobre a existência de flutuação ajuda a identificar esse sintoma facilmente, sendo importante investigar sua ocorrência mediante a busca de algumas situações, como sonolência diurna, letargia, olhar parado/distante/ausente ou discurso desorganizado.

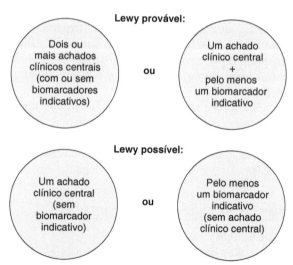

Figura 13.2 Diagrama dos critérios diagnósticos para a demência por corpos de Lewy.

A flutuação pode ocorrer em outras demências nas fases mais avançadas, porém seu surgimento é mais precoce na demência de Lewy.

As alucinações, mais comumente visuais, podem ocorrer em até 80% dos pacientes e são consideradas alucinações visuais complexas, ou seja, tipicamente bem formadas e descritas detalhadamente, envolvendo animais, pessoas ou crianças, e algumas vezes podem ser acompanhadas pela sensação da presença de algo próximo ao paciente. Curiosamente, esse sintoma não costuma causar incômodo, podendo haver a percepção de que o objeto visto não é real.

O parkinsonismo é comum na demência de Lewy, podendo ser encontrado em mais de 85% dos pacientes. Os sintomas motores são mais leves e menos proeminentes que os encontrados na doença de Parkinson. É frequente a presença de bradicinesia, instabilidade postural e sintomas axiais, como rigidez (roda denteada leve e simétrica) e postura fletida, sendo bem menos comum a observação de tremores de repouso.

O distúrbio do sono REM pode preceder em anos o aparecimento da doença, sendo caracterizado pela presença de sonhos vívidos e assustadores. O paciente costuma apresentar vocalizações e gritos, podendo se debater e dar socos ou chutes durante o sono. Esse sintoma nem sempre é percebido pelo paciente, sendo muitas vezes relatado por seu companheiro. Pode ocorrer também na doença de Parkinson, na atrofia de múltiplos sistemas e eventualmente como efeito colateral de medicações, como os inibidores de colinesterase.

Aspectos clínicos de apoio

Os sintomas clínicos considerados de apoio ao diagnóstico da doença de Lewy apresentam menor especificidade diagnóstica ou frequência que os aspectos clínicos centrais citados anteriormente. O paciente pode apresentar os seguintes achados que dão suporte ao diagnóstico: hipersensibilidade a neurolépticos (sonolência, piora do parkinsonismo e agitação paradoxal, mesmo com doses baixas), instabilidade postural, quedas recorrentes, síncope ou episódios transitórios de irresponsividade, disfunção autonômica (hipotensão ortostática, constipação intestinal, incontinência urinária, hipersonia, hiposmia e disfunção erétil), outras formas de alucinações e delírios sistematizados.

Biomarcadores

Não há biomarcadores disponíveis na prática clínica que evidenciem correlação direta com as alterações fisiopatológicas existentes na doença. No entanto, alguns exames são úteis para o diagnóstico, sendo classificados como indicativos ou de apoio em razão de sua sensibilidade e de sua especificidade.

A presença de pelo menos um dos três biomarcadores indicativos da doença citados a seguir, juntamente com um dos sintomas clínicos centrais, aumenta a probabilidade diagnóstica:

1. **Cintilografia de perfusão cerebral (SPECT) ou tomografia por emissão de pósitrons (PET):** demonstrando redução da captação do transportador de dopamina (TDA) nos gânglios da base.
2. **Cintilografia miocárdica com iodo-123-metaiodobenzilguanidina (^{123}I-MIBG):** demonstrando redução na captação desse marcador.
3. **Polissonografia:** confirmando a presença de distúrbio do sono REM.

Os biomarcadores de suporte são os seguintes:

1. Preservação relativa (ausência ou mínima atrofia) das estruturas do lobo temporal medial no exame tomográfico ou na ressonância magnética de encéfalo.
2. Baixa perfusão difusa no SPECT, baixo metabolismo difuso no PET, diminuição do fluxo/metabolismo do lobo occipital e sinal da ilha no cíngulo posterior (FDG-PET).
3. Eletroencefalograma com ondas lentas posteriores e flutuações periódicas na faixa pré-alfa/theta.

Dica importante

A sequência temporal de início dos sintomas parkinsonianos ajuda a diferenciar a demência por corpos de Lewy da demência na doença de Parkinson. Na primeira, esse achado ocorre concomitantemente ou em até 1 ano após o surgimento da demência, enquanto na segunda a demência ocorre pelo menos 1 ano após o diagnóstico de doença de Parkinson bem definida.

■ DEMÊNCIA NA DOENÇA DE PARKINSON

Caso 2 – Um fantasma brincando no chão da sala

O Sr. P tinha 79 anos e havia sido uma pessoa muito ativa em seus anos de trabalho. Havia 8 anos que recebera o diagnóstico de doença de Parkinson em razão de sintomas típicos que começaram com tremores na mão direita. Fazia acompanhamento médico regular e parecia ter bom controle dos sintomas. Nos últimos 2 anos, porém, o filho mais velho começou a perceber que o Sr. P estava se atrapalhando com dias da semana e datas. No início, os outros irmãos acharam que havia certo exagero dele e que aquilo era coisa esperada para a idade. Alguns meses depois, entretanto, o Sr. P se perdeu em um lugar muito conhecido, o que deixou a família em alerta. Isso passou a se repetir com frequência.

A luz vermelha acendeu para a família quando ele se perdeu nos arredores de casa. Reuniram-se então para decidir o que fazer e outros fatos acabaram vindo à tona: o Sr. P vinha falando muito sobre coisas de trabalho que não faziam nenhum sentido (pedia que fossem entregues relatórios a determinadas empresas), pois já estava aposentado havia muito tempo, e estava vendo coisas que ninguém mais conseguia ver. Na verdade, alguns parentes estavam evitando visitá-lo em razão do fantasma de um garoto que lhe aparecia e ficava brincando sentado no chão perto dele, embora não lhe respondesse nada nem lhe causasse qualquer medo ou inquietação.

A família percebia que esses sintomas tinham períodos espontâneos de melhora e de piora. No mais, desde a época do diagnóstico de doença de Parkinson, o paciente tinha o humor um pouco deprimido. Em razão das limitações motoras, precisava de ajuda em algumas atividades básicas diárias, como se vestir e tomar banho. Perguntada sobre a existência de casos semelhantes na família, a esposa acrescentou que uma tia dele "caducou".

Ao exame físico, o Sr. P apresentava uma síndrome parkinsoniana típica, assimétrica (pior à direita), com tremor tipo "contar dinheiro". Sua ressonância do encéfalo mostrava uma atrofia cerebral compatível com a faixa etária, microangiopatia leve periventricular e de substância branca e diminuição da nitidez da substância *nigra*. A avaliação cognitiva revelou lentificação psicomotora, prejuízo da atenção sustentada e disfunção executiva com comprometimento secundário da memória explícita.

Fundamentos do diagnóstico

- Demência iniciada pelo menos 1 ano após o diagnóstico bem estabelecido de doença de Parkinson.
- Prejuízo cognitivo nas funções executivas, nas habilidades visuoespaciais e na atenção. A linguagem e a memória costumam estar preservadas nas fases iniciais.
- Pode haver alucinações visuais, distúrbio do sono REM e alteração comportamental, como apatia, depressão e ansiedade.

Aspectos clínicos e epidemiológicos

A demência ocorre em 20% a 30% dos pacientes com doença de Parkinson. Do ponto de vista prático, um dos aspectos mais importantes para o diagnóstico diferencial entre demência na doença de Parkinson e demência por corpos de Lewy é o intervalo entre o início dos sintomas motores e os cognitivos. Na demência da doença de Parkinson, os sintomas motores costumam anteceder em pelo menos 1 ano o início dos sintomas cognitivos.

Os fatores de risco mais importantes para o surgimento de demência na doença de Parkinson são a idade, a gravidade do comprometimento motor extrapiramidal e o tempo de duração da doença.

O prejuízo cognitivo é semelhante ao descrito na demência de Lewy, com instalação gradual e afetando especialmente as funções executivas e as habilidades visuoespaciais. Pode haver comprometimento da atenção e apresentar caráter flutuante. A linguagem e a memória inicialmente estão preservadas. O paciente pode apresentar dificuldades na evocação espontânea de palavras, mas se beneficiar da recordação com o auxílio de pistas cognitivas.

Alucinações visuais são comuns e de características semelhantes às apresentadas na doença de Lewy. É importante atentar para a possibilidade de alucinações secundárias a medicações, como agonistas dopaminérgicos.

O paciente pode ainda apresentar alterações comportamentais, principalmente apatia, depressão e ansiedade.

Os achados da investigação complementar são semelhantes àqueles presentes na demência por corpos de Lewy.

■ SÍNDROME CORTICOBASAL

Caso 3 – Uma mão independente

O Sr. M tinha 73 anos quando seus familiares procuraram atenção médica. Há cerca de 2 anos vinham percebendo mudanças no comportamento que estavam interferindo em sua rotina. No trabalho, vinha apresentando dificuldades com tarefas rotineiras, atrapalhando-se principalmente com o planejamento e a execução das tarefas. Em casa, estava muito dependente da esposa e parecia não perceber o exagero. Assistia aos noticiários da TV, mas não parecia prestar atenção, porque estava ficando "completamente desatualizado". A filha informou que ele vinha fazendo uns movimentos "estranhos e sem propósito" com a mão direita nas últimas semanas.

Antes da instalação desse quadro, tinha boa saúde geral, com dislipidemia leve e intolerância à glicose razoavelmente bem controladas. A família estava preocupada com os sintomas porque a mãe do Sr. M "caducou quase com a mesma idade". Ao exame físico, apresentava hipertonia plástica discreta bilateral, mais bem percebida em membros direitos, além de movimentos involuntários da mão direita. A ressonância do encéfalo revelou atrofia hipocampal além do esperado para a faixa etária e microangiopatia discreta periventricular. A pesquisa dos biomarcadores não revelou anormalidades (beta-amiloide, proteína tau total e fosfo-tau dentro dos limites da normalidade). A avaliação cognitiva demonstrou prejuízos da atenção sustentada e das funções executivas (cálculo, abstração, planejamento e flexibilidade mental), além de prejuízos da evocação espontânea (memória episódica).

Fundamentos do diagnóstico

- Parkinsonismo rígido-acinético.
- Movimentos distônicos e mioclônicos.
- Sintomas corticais: apraxia ideomotora, fenômeno do membro alienígena, afasia e/ou negligência sensorial.

Aspectos clínicos e epidemiológicos

A síndrome corticobasal (SCB) é uma condição relativamente rara e que impõe dificuldades diagnósticas em razão de sua apresentação clínica variável. Entre as principais etiologias dessa síndrome estão a degeneração corticobasal (cerca de metade dos casos), a paralisia supranuclear progressiva, a doença de Alzheimer e a doença de Pick.

Vários critérios foram publicados para o diagnóstico da síndrome. Segundo o critério de Cambridge modificado, a SCB tem início insidioso e evolução gradual, sem resposta sustentada ao tratamento com levodopa. Além desses aspectos "obrigatórios", são necessários dois critérios maiores e dois critérios menores para o diagnóstico da síndrome (Quadro 13.1).

Por ocasião da primeira consulta, a síndrome rígido-acinética está presente em 60% dos pacientes. Possivelmente por ser mais comumente assimétrica, a SCB foi classificada no passado como uma síndrome *Parkinson plus*. Por sua vez, a apraxia de membro está presente em 75% dos pacientes. Eventualmente, pode não ser reconhecida por desconhecimento clínico ou por muitas vezes se apresentar no membro não dominante. Os prejuízos da fala e da linguagem estão presentes em 95% dos pacientes. Ao contrário do que se pensava anteriormente, quando a SCB era tratada sobretudo como uma síndrome motora, os sintomas cognitivos são mais frequentes e precoces. Embora pouco comum, o fenômeno do membro alienígena é típico da SCB, apoiando o diagnóstico diferencial.

Quadro 13.1 Critérios de Cambridge modificados para diagnóstico da síndrome corticobasal

Critérios obrigatórios
Início insidioso e progressão gradual
Ausência de resposta sustentada ao tratamento com levodopa

Aspectos	Critérios maiores	Critérios menores
Motores	Síndrome rígido-acinética	Mioclonia focal ou segmentar Distonia assimétrica
Motores e sensoriais corticais	Apraxia de membro	Fenômeno do membro alienígena Perda sensorial cortical ou discalculia
Cognitivos	Prejuízo da fala e da linguagem	Disfunção executiva frontal Déficits visuoespaciais

*Para o diagnóstico, são necessários dois critérios maiores e dois menores.

O diagnóstico etiológico de certeza ainda depende de estudos *post-mortem*, uma vez que a aplicabilidade de critérios clínicos para esse fim é bastante limitada. O tratamento da síndrome é essencialmente de suporte e sintomático. Pode-se utilizar a levodopa para controle dos sintomas parkinsonianos, mas a resposta é pobre. As mioclonias podem ser manejadas com benzodiazepínicos (clonazepam) ou com antiepilépticos (levetiracetam). Pode-se lançar mão da toxina botulínica para alívio das distonias. Para os sintomas comportamentais e de humor, podem ser usados estabilizadores do humor, antipsicóticos atípicos e antidepressivos.

■ PARALISIA SUPRANUCLEAR PROGRESSIVA

Caso 4 – Mais uma mossa no carro

O Sr. W era um homem muito ativo e aos 64 anos continuava à frente dos negócios da família. Entretanto, há cerca de 1 ano vinha apresentando dificuldades para dirigir automóveis, envolvendo-se em pequenos acidentes e fazendo mossas frequentes no carro. Nos últimos 6 meses, os familiares estavam percebendo desequilíbrio progressivo com inúmeras quedas, todas para trás, além de dificuldade para falar. Parecia também estar ficando muito distraído, porque já havia perdido muitos celulares e várias vezes havia deixado a carteira em balcões de lojas. A letra também havia piorado.

O Sr. W insistia que podia dirigir sem maiores problemas e que o desequilíbrio só atrapalhava quando ia descer escadas. Tinha antecedentes de *diabetes mellitus*, hipertensão arterial sistêmica e hiperplasia prostática benigna. O pai havia apresentado quadro demencial. Ao exame físico, apresentava disartria espástica leve (fala um pouco anasalada e explosiva), olhar de espanto, paresia do olhar vertical (pior para baixo), marcha levemente retrovertida e com base alargada e hipertonia plástica discreta e simétrica. A ressonância do encéfalo revelou atrofia discretamente assimétrica (pior à esquerda) em córtices frontais (incluindo transição frontoparietal mesial) e em córtex parietal esquerdo. A cintilografia de perfusão cerebral revelou hipoperfusão moderada em regiões frontoparietais mesiais (e discreta em região parietal esquerda).

Fundamentos do diagnóstico
- Disfunção da motricidade ocular extrínseca.
- Instabilidade postural.
- Acinesia.
- Disfunção cognitiva.

Aspectos clínicos e epidemiológicos

A paralisia supranuclear progressiva (PSP) foi descrita pela primeira vez em 1964 por Steele, Richardson e Olszewsky. O quadro descrito por esses autores era caracterizado por paralisia supranuclear do olhar vertical, rigidez axial, bradicinesia simétrica, alterações de personalidade e sinais cerebelares ou piramidais infrequentes. Atualmente, entende-se que essa síndrome representa apenas um dos fenótipos possíveis da PSP, respondendo por 24% a 54% dos casos.

Segundo os critérios da International Parkinson and Movement Disorder Society – PSP Study Group (MDS-PSP), publicados em 2017, existem dez fenótipos associados à PSP (Quadro 13.2).

Quadro 13.2 Fenótipos associados à paralisia supranuclear progressiva (PSP) (MDS-PSP, 2017)

Fenótipo	Abreviatura	Aspectos centrais
PSP – Síndrome de Richardson	PSP-RS	Disfunção da motricidade ocular extrínseca vertical, instabilidade postural precoce e quedas
PSP – Oculomotor	PSP-OM	Disfunção predominante da motricidade ocular
PSP – Instabilidade postural	PSP-PI	Instabilidade postural predominante
PSP – Parkinsonismo	PSP-P	Fenótipo semelhante à doença de Parkinson (mais tarde evoluindo para PSP-RS)
PSP – Frontal	PSP-F	Síndrome cognitiva comportamental ou frontal (podendo ser semelhante à DFT variante frontal)
PSP – Congelamento progressivo da marcha	PSP-PGF	Distúrbio de marcha isolado com hesitação para iniciar e progressivo congelamento da marcha
PSP – Síndrome corticobasal	PSP-CBS	Síndrome corticobasal (1 sinal motor + 1 sinal cortical)
PSP – Distúrbio da fala/linguagem	PSP-SL	Apraxia progressiva da fala e/ou afasia progressiva primária não fluente/agramática
PSP – Esclerose lateral primária*	PSP-PLS	Esclerose lateral primária
PSP – Ataxia cerebelar*	PSP-C	Ataxia cerebelar como sintoma inicial e predominante

*São reconhecidos como fenótipos clínicos, mas não estão incluídos no critério oficial em razão de evidência clínico-patológica limitada.

Para o diagnóstico de PSP, alguns aspectos obrigatórios precisam estar presentes, como quadro esporádico (ausência de evidência de doença hereditária), paciente com 40 anos ou mais e evolução gradual. Em seguida, para a identificação do fenótipo clínico predominante é necessário avaliar a presença de aspectos centrais, aspectos clínicos de suporte e aspectos de imagem de suporte. Os aspectos centrais são disfunção da motricidade ocular intrínseca, instabilidade postural, acinesia e disfunção cognitiva. Os aspectos clínicos de suporte são resistência à levodopa, disartria hipocinética/espástica, disfagia e fotofobia. Os aspectos de imagem de suporte são atrofia ou hipometabolismo predominante do mesencéfalo e degeneração dopaminérgica estriatal pós-sináptica.

No fenótipo mais comum – PSP-síndrome de Richardson (PSP-RS) –, a ressonância magnética estrutural habitualmente revela atrofia do mesencéfalo, e os achados característicos são o sinal do beija-flor (nas imagens sagitais) e o sinal do Mickey Mouse, também referido como *morning glory* (nas imagens axiais). A cintilografia com TRODAT pode evidenciar diminuição do transportador da dopamina no corpo estriado.

Como até o momento não se encontra disponível uma terapia que modifique a doença, o tratamento da PSP é essencialmente sintomático e de suporte. Para a rigidez e a bradicinesia, pode-se tentar a levodopa sem expectativas maiores que uma resposta modesta. A toxina botulínica pode ser utilizada nas distonias focais, inclusive na apraxia de abertura da pálpebra, e nos quadros mais importantes de sialorreia (para evitar os efeitos colaterais sistêmicos dos anticolinérgicos). As mioclonias podem ser aliviadas com levetiracetam ou benzodiazepínicos. Além do tratamento medicamentoso, o paciente pode se beneficiar de uma abordagem multidisciplinar. A fisioterapia pode ajudar desde as fases iniciais, contribuindo para o equilíbrio, a mobilidade, a força muscular e a prevenção de quedas. A fonoterapia pode ajudar no manejo das alterações da fala (método Lee Silverman) e da disfagia.

■ DEMÊNCIA FRONTOTEMPORAL
Fundamentos do diagnóstico
- Classificada em três subtipos: (1) demência frontotemporal (DFT) variante comportamental, (2) afasia primária progressiva (APP) variante não fluente/agramática e (3) afasia primária progressiva variante semântica.
- A DFT variante comportamental é caracterizada por alteração comportamental precoce e comprometimento nas funções executivas.
- A APP variante não fluente/agramática é marcada por déficit progressivo na linguagem com dificuldade na fala, gramática e nomeação de pessoas ou objetos.
- A APP variante semântica é caracterizada por dificuldade de compreensão do significado de palavras/objetos.

Epidemiologia
A DFT é a terceira causa de demência de natureza degenerativa em idosos, e sua prevalência varia de 3% a 26%, ficando atrás apenas da demência de Alzheimer e da demência de Lewy.

A doença tipicamente afeta indivíduos mais jovens, sendo a segunda maior causa de demência naqueles com menos de 65 anos de idade. A média de idade no início do quadro é de 45 a 65 anos, atingindo um pico de prevalência entre os 65 e os 69 anos. Não há predomínio de gênero, e a genética é considerada um importante fator de risco para o desenvolvimento de DFT.

Aspectos gerais
A DFT é composta por um grupo de síndromes clínicas marcadas pela degeneração focal progressiva dos lobos frontais e/ou temporais do cérebro. A depender da área acometida, haverá mudanças no comportamento, na linguagem, nas funções executivas e na motricidade.

A doença é classificada em três variantes clínicas: DFT variante comportamental (cerca de 50% dos casos), APP variante não fluente/agramática e APP variante semântica.

Com a evolução do quadro as três variantes clínicas podem convergir, observando-se prejuízo global da cognição e da motricidade (incluindo parkinsonismo e síndrome piramidal). A sobrevida média é mais curta e o declínio funcional e cognitivo é mais acelerado que na demência de Alzheimer.

Com frequência, a DFT mimetiza quadros psiquiátricos em virtude das alterações comportamentais pronunciadas, o que pode dificultar o diagnóstico diferencial. A avaliação neuropsicológica e os exames de neuroimagem são especialmente úteis nesses casos e podem ajudar a elucidar o diagnóstico.

Variantes clínicas da demência frontotemporal
Demência frontotemporal variante comportamental

> **Caso 5 – Sem graça e sem pudor**
>
> O Sr. C tinha 50 anos quando foi levado ao consultório pelos familiares. A esposa relatou que há cerca de 1 ano ele havia começado a apresentar mudanças importantes de comportamento com muitos transtornos para a vida dele e de toda a família: fazendo brincadeiras inadequadas com colegas do futebol (baixava o calção dos amigos durante o jogo), folheando revistas de pornografia em público ou se masturbando na sala de casa sem qualquer preocupação com a presença de outras pessoas. A esposa dizia também que ele parecia "uma pessoa insensível" porque não demonstrava mais qualquer emoção ou empatia quando ouvia relatos de fatos tristes. Parecia também não perceber as inadequações do próprio comportamento. Havia parado de trabalhar na lojinha da família porque estava se atrapalhando com trocos. Ao exame físico, apresentava fácies de indiferença, sem sinais neurológicos focais ou alterações do tônus muscular. A ressonância do encéfalo revelou atrofia frontal desproporcional em relação às demais regiões, sem sinais de doença vascular. A avaliação cognitiva revelou síndrome demencial de predomínio disexecutivo (prejuízo da capacidade de planejamento, abstração, cálculo e flexibilidade mental) com relativa preservação da memória.

Na DFT variante comportamental, os sintomas se manifestam por meio de declínio progressivo no funcionamento social, mudanças na personalidade e alterações comportamentais.

Para que seja diagnosticada, é necessária a presença de pelo menos três dos seis critérios clínicos a seguir: desinibição, apatia, falta de empatia/simpatia, compulsões, hiperoralidade e disfunção executiva. A presença de três desses critérios, juntamente com achado de neuroimagem compatível, aumenta a probabilidade de diagnóstico da doença.

O paciente pode apresentar mudança do comportamento, como desinibição, abordagem de desconhecidos de modo inapropriado, uso de palavras obscenas e ausência de pudor. Pode ainda adotar atitudes socialmente inadequadas, como roubos e comportamento impulsivo, tomando decisões sem pensar nas consequências.

A apatia pode ser confundida com depressão e se manifesta por perda do interesse pelo lazer, trabalho, interação social e cuidados com a higiene pessoal. O paciente pode também manifestar perda da simpatia e da empatia com seus familiares e amigos, apresentando comportamento indiferente diante das emoções e necessidades de outras pessoas. Por vezes, pode utilizar uma linguagem mais rude e grosseira sem qualquer constrangimento.

É possível haver ainda comportamentos compulsivos (gastos imprudentes, vício em jogos, hiper-religiosidade) e estereotipados (uso de frases "prontas", movimentos repetitivos, como bater palmas, e comportamentos ritualísticos). A hiperoralidade se manifesta pela tendência de levar objetos à boca. A mudança de hábito alimentar é observada a partir da preferência por doces, carboidratos ou álcool.

Do ponto de vista cognitivo, as funções executivas são afetadas mais precocemente, enquanto a memória e as habilidades visuoespaciais estão relativamente preservadas no início do quadro. A anosognosia também é um achado frequente.

Afasia primária progressiva variante não fluente/agramática

> **Caso 6 – Trocando palavras**
>
> A Sra. M era comerciante e tinha 58 anos quando começou a apresentar dificuldades para se comunicar. Esquecia nomes de objetos comuns, algumas vezes recorria a descrições das coisas para conseguir se expressar, trocava o nome de objetos pelo de outros objetos semelhantes ou falava o nome errado, trocando sílabas. Com o passar do tempo começou a ter dificuldades também para construir frases que fizessem sentido, o que impactou ainda mais sua capacidade de comunicação. Os familiares acreditavam que isso estava lhe causando muitos constrangimentos, sobretudo porque parecia entender tudo o que se falava com ela. O fato é que estava falando cada vez menos. Os sintomas estavam se acentuando pouco a pouco e interferindo cada vez mais em sua rotina. Apresentava certa labilidade emocional. No mais, tinha ótima saúde geral. Ao exame físico, sem outras anormalidades além das dificuldades de linguagem. A tomografia do crânio revelou atrofia cerebral levemente assimétrica, predominando em lobos frontal e temporal esquerdos, sem atrofia de hipocampos. A avaliação cognitiva confirmou a presença de síndrome afásica predominantemente de expressão, caracterizada por anomias, perifrasias, parafasias (semânticas e fonêmicas), disgramatismo e diminuição da fluência verbal.

A APP variante não fluente/agramática compromete primariamente a linguagem no início da doença. Pode haver também prejuízo nas funções executivas, porém a memória e as habilidades visuoespaciais se mantêm inicialmente preservadas.

O indivíduo pode apresentar déficit na produção de linguagem, nomeação de objetos, sintaxe ou compreensão de palavras. Inicialmente, o comportamento pode estar preservado.

Para o diagnóstico, é necessário que o paciente tenha pelo menos um dos critérios essenciais da doença, que são agramatismo e/ou apraxia da fala, assim como pelo menos duas das três características de suporte: dificuldade de compreensão de sentenças longas e sintaticamente complexas, conhecimento preservado sobre o significado do objeto e ausência de prejuízo no entendimento de palavras.

O quadro começa com a diminuição progressiva da fluência verbal, evoluindo para um discurso difícil, lento e entrecortado. É frequente a presença de intrusões, substituições, exclusões ou distorções de palavras. Observa-se a tendência de apresentar gagueira e pausas durante o discurso, além de alterações fonéticas, em virtude da dificuldade de articulação motora (apraxia da fala). Com frequência, ocorre agramatismo, inicialmente poupando a linguagem escrita. Com a progressão da doença haverá a evolução para o mutismo.

Afasia primária progressiva variante semântica

Esse quadro se caracteriza por afasia semântica e agnosia associativa. A afasia semântica é essencial para o diagnóstico, ocorrendo precocemente, e se caracteriza por anomias e déficit na compreensão de palavras isoladas. Com a progressão dos sintomas o paciente apresenta a agnosia associativa, que consiste na perda da capacidade de reconhecer e saber o significado de objetos. O paciente não consegue associar o objeto à sua função mesmo que sejam fornecidas pistas sobre o modo de utilização. O discurso é caracteristicamente fluente no início do quadro.

Para o diagnóstico, além da afasia semântica, são necessários três dos quatro critérios a seguir: prejuízo no reconhecimento de objetos, dislexia superficial (erros de adições, omissões ou substituições de letras nas palavras), repetição preservada e produção de fala preservada.

Neuroimagem na demência frontotemporal

A depender da variante clínica apresentada, alterações estruturais focais podem ser encontradas em diferentes regiões dos lobos frontal e temporal do cérebro. A ocorrência de sintomas característicos em conjunto com achados de neuroimagem consistentes aumenta a probabilidade diagnóstica da doença.

O Quadro 13.3 correlaciona as variantes clínicas com os achados de neuroimagem encontrados em cada quadro.

Quadro 13.3 Achados de neuroimagem nas variantes clínicas da demência frontotemporal (DFT)

Variantes clínicas da DFT	Tomografia ou ressonância cerebral	SPECT ou PET cerebral
Variante comportamental da DFT	Atrofia frontal e/ou temporal anterior	Hipoperfusão (SPECT) ou hipometabolismo (PET) frontal e/ou temporal anterior
Afasia primária progressiva, variante não fluente/agramática	Atrofia frontoinsular posterior, predominantemente à esquerda	Hipoperfusão (SPECT) ou hipometabolismo (PET) frontoinsular posterior, predominantemente à esquerda
Afasia primária progressiva, variante semântica	Atrofia assimétrica da região anterior de lobo temporal (esquerdo mais atrofiado que direito)	Hipoperfusão (SPECT) ou hipometabolismo (PET) na região anterior do lobo temporal

PET: tomografia por emissão de pósitrons; SPECT: cintilografia de perfusão cerebral.

■ COMPROMETIMENTO COGNITIVO VASCULAR

> **Caso 7 – Mãe, sou eu!**
>
> A Sra. B tinha 54 anos e tomava ônibus diariamente para trabalhar acompanhada de seu filho. Em uma dessas ocasiões, ao descer do ônibus, o rapaz percebeu que sua mãe não estava bem: seu olhar estava "diferente" e ela parecia "aérea". Supondo que estivesse passando mal por conta do calor, procurou um lugar com sombra e voltou a se dirigir à mãe, que disse estar se sentindo bem após tomar água. Os dias se passaram, mas algo continuava diferente com a Sra. B. Parecia não reconhecer as pessoas que se aproximavam, mas ficava surpresa quando elas falavam e então conseguia reconhecê-las. O filho percebeu também que ela parecia estar com problemas de memória porque com alguma frequência não conseguia se lembrar de coisas recentes e estava um pouco repetitiva. Ao exame físico, apresentava apenas restrição de hemicampo visual esquerdo.

> A ressonância magnética revelou encefalomalacia em região occipital anterior e inferior (transição occipitotemporal) direita e em região posterior do hipocampo direito. A avaliação cognitiva revelou diminuição da atenção em campo visual esquerdo, prejuízos no reconhecimento de faces e desempenho inferior de memória episódica.

Fundamentos do diagnóstico
- É necessário haver declínio cognitivo e alteração radiológica cerebrovascular correspondente.
- O comprometimento cognitivo vascular (CCV) pode ser classificado em:
    - **CCV multi-infartos:** evolução em degraus com piora do déficit motor focal e da cognição a cada novo episódio isquêmico cerebral com períodos de estabilidade no intervalo entre os eventos.
    - **CCV por isquemia subcortical:** declínio cognitivo lento e progressivo com prejuízo na atenção, na velocidade de processamento do pensamento e na função executiva.
    - **CCV por infartos estratégicos:** comprometimento cognitivo de início abrupto ou de instalação gradual.
    - **CCV hemorrágico:** alterações da cognição e do comportamento de acordo com a área cerebral acometida.
    - **CCV por hipoperfusão global:** déficits cognitivos em vários domínios, principalmente nas funções executivas.

Epidemiologia
O CCV é a segunda causa mais comum de demência no mundo, correspondendo a cerca de 15% a 30% dos casos. No entanto, a doença cerebrovascular isolada é menos comum, sendo mais frequentemente encontrada em sua forma mista, isto é, associada à doença de Alzheimer (DA).

Os fatores de risco principais são a idade e os relacionados com o sistema cardiovascular, como hipertensão arterial sistêmica, *diabetes mellitus*, tabagismo, dislipidemia e sedentarismo. O curso clínico da doença é variável, dependendo do controle desses fatores de risco e da presença de doença neurodegenerativa associada.

Aspectos gerais do diagnóstico e quadro clínico
O comprometimento cognitivo vascular corresponde a um espectro de variáveis clínicas amplas e diversas, cuja manifestação depende da localização, quantidade, extensão e distribuição da lesão cerebrovascular.

O grau de acometimento cognitivo envolve desde o comprometimento cognitivo leve até a demência. Para o diagnóstico, é essencial a realização de anamnese, exame físico (especialmente o exame neurológico) e neuroimagem do encéfalo, preferencialmente ressonância magnética, por apresentar maior acurácia na identificação de lesões cerebrovasculares em comparação com a tomografia computadorizada.

O CCV pode se apresentar de duas maneiras:

1. Forma sintomática, na qual o comprometimento cognitivo apresenta uma relação temporal com um insulto vascular isquêmico ou hemorrágico cerebral.
2. Forma silenciosa, em que o diagnóstico é confirmado apenas após a realização de neuroimagem com achados compatíveis com os sintomas cognitivos apresentados pelo paciente.

O prejuízo cognitivo após um AVE geralmente ocorre nos primeiros 3 meses após o insulto. Uma parcela dos pacientes, porém, pode apresentar declínio cognitivo após esse período. O CCV normalmente exibe manifestações clínicas variáveis, que incluem alterações cognitivas, distúrbios comportamentais e prejuízos da motricidade.

Os pacientes podem apresentar lentidão no pensamento, comprometimento da atenção, prejuízo das habilidades visuoespaciais e disfunções executivas (dificuldade para resolução de problemas e planejamento). O prejuízo de memória pode ser menos evidente quando comparado à DA. Pode haver ainda sintomas comportamentais associados, especialmente apatia, ansiedade e depressão. Os sinais neurológicos podem se apresentar por meio de disartria, parkinsonismo, incontinência urinária, rigidez, déficit motor e alteração da marcha.

A forma clássica é o CCV do tipo multi-infartos, caracterizado pela evolução em degraus, na qual a cada nova lesão isquêmica há novo prejuízo cognitivo com períodos de estabilidade no intervalo entre os eventos.

O quadro mais comum de CCV é a isquemia subcortical, afetando pequenos vasos cerebrais. Ocorre declínio cognitivo lento e progressivo com prejuízo da atenção, da velocidade de processamento e das funções executivas. Pode haver prejuízo da memória episódica de maneira menos pronunciada em comparação com a DA. Apatia é uma alteração comportamental frequentemente associada.

No CCV por infarto estratégico ocorre acometimento de áreas "nobres" da cognição (p. ex., núcleo anterior do tálamo, giro angular, hipocampo), onde pequenos infartos podem causar comprometimento cognitivo importante.

No CCV hemorrágico, o quadro cognitivo e comportamental se manifestará de acordo com a área acometida.

O CCV por hipoperfusão global pode ser causado por estenose significativa de artérias carótidas, parada cardíaca, arritmias, hipotensão e insuficiência cardíaca graves. Nessa situação, ocorrem déficits cognitivos em vários domínios, principalmente nas funções executivas.

■ TRATAMENTO
Atualmente, não há evidência de nenhuma terapia modificadora de doença no tratamento das DA. No entanto, há evidência robusta para o uso de inibidores da colinesterase (donepezila, rivastigmina e galantamina) no tratamento sintomático da demência por corpos de Lewy e na demência associada à doença de Parkinson, uma vez que acarretam déficit colinérgico importante, apresentando benefício na cognição, no comportamento e na funcionalidade do paciente. Não há comprovação científica de superioridade de um inibidor da colinesterase em relação a outro, sendo utilizadas doses e titulação idênticas às estabelecidas para o tratamento da DA.

A eficácia do uso de memantina nos pacientes com demência de Lewy e demência na doença de Parkinson é menos clara, mas, quando bem tolerada, pode promover benefícios no desempenho em testes de atenção. Cabe ficar atento, porém, à possibilidade de ocorrência de delírios e alucinações. O uso de antipsicóticos deve ser feito com cautela em virtude do risco de reações adversas de hipersensibilidade nessas doenças. No entanto, quando necessário, baixa dose de quetiapina pode ser bem tolerada e segura em comparação com outros neurolépticos.

A demência de Lewy apresenta baixa resposta aos agonistas dopaminérgicos, como levodopa, no tratamento dos sintomas motores em comparação com a doença de Parkinson. Além disso, em alguns pacientes tem sido descrito o risco de psicose e confusão mental, devendo ser usados, quando necessário, em doses baixas com titulação até a dose mínima efetiva para melhora dos sintomas.

Com relação ao CCV, não há medicamento aprovado especificamente para seu tratamento quando ocorre isoladamente. Entretanto, em alguns casos pode haver benefício com inibidores da colinesterase e memantina, sobretudo nas formas mistas com DA, sendo indispensável também o controle dos fatores de risco cardiovasculares.

Na DFT, também não há evidência de tratamento medicamentoso que melhore os sintomas cognitivos. Além disso, o uso de inibidores da colinesterase pode piorar os sintomas da DFT, e a memantina não demonstrou benefício na cognição ou no comportamento.

Alguns sintomas comportamentais da DFT podem ser mais bem controlados com o uso de antidepressivos da classe dos inibidores da recaptação de serotonina, e alguns estudos demonstraram melhora com o uso de trazodona. A evidência quanto à utilização dos estabilizadores do humor é limitada, e o uso de antipsicóticos deve ser feito com cautela em razão da maior vulnerabilidade a efeitos colaterais, especialmente os extrapiramidais.

O tratamento não farmacológico é fundamental em todas as formas de demência, especialmente para educação do cuidador e dos familiares sobre a doença, orientação no manejo dos sintomas comportamentais e adaptação ambiental. Além disso, é essencial a organização de uma rotina de atividades estruturada e individualizada de acordo com as preferências e as necessidades do paciente.

A terapia ocupacional é importante aliada no manejo e na orientação de medidas não farmacológicas, auxiliando o controle do comportamento e a estimulação cognitiva. Desse modo, dentro do possível, preserva a autonomia e a independência do paciente diante da evolução da doença.

Exercício físico, se bem tolerado e adaptado à afinidade e ao gosto do paciente, tem benefício comprovado e importante papel no controle comportamental, além de retardar a progressão do déficit cognitivo e funcional.

Por fim, é importante enfatizar que não basta o esforço da equipe multidisciplinar no manejo das demências. A adesão e o envolvimento da família e/ou dos cuidadores são pilares fundamentais no tratamento das demências, de modo a minimizar os prejuízos ocasionados ao paciente no decorrer de todo o processo de adoecimento.

Bibliografia

Abeysuriya R, Walker Z. Dementia with Lewy bodies. British Journal of Neuroscience Nursing 2015; 11(3):146-9.

Ali F, Josephs K. The diagnosis of progressive supranuclear palsy: current opinions and challenges. Expert Review of Neurotherapeutics 2018; 7:603-16.

Ali F, Josephs KA. Corticobasal degeneration: key emerging issues. J Neurol 2018; 265(2):439-45.

Armstrong MJ. Progressive supranuclear palsy: an update. Curr Neurol Neurosci Rep 2018; 18:12.

Bang J, Spina S, Miller BL. Non-Alzheimer's dementia 1: Frontotemporal dementia. Lancet 2015; 386:1672-82.

Bott NT, Radke A, Stephens ML, Kramer JH. Frontotemporal dementia: diagnosis, deficits and management. Neurodegener Dis Manag 2014; 4(6):439-54.

Dichgans M, Leys D. Vascular cognitive impairment. Circulation Research 2017; 120:573-91.

Finger EC. Frontotemporal dementias. Continuum (Minneap Minn) 2016; 22(2):464-89.

Galasko D. Lewy body disorders. Neurol Clin 2017; 35(2):325-38.

Gomperts SN. Lewy body dementias: dementia with Lewy bodies and Parkinson disease dementia. Continuum (Minneap Minn) 2016; 22(2):435-63.

Harrison SL, Tang EYH, Keage HAD et al. A systematic review of the definitions of vascular cognitive impairment, no dementia in cohort studies. Dement Geriatr Cogn Disord 2016; 42:69-79.

Jellinger KA. Dementia with Lewy bodies and Parkinson's disease-dementia: current concepts and controversies. Journal of Neural Transmission 2017; 125:615.

Jellinger KA, Korczyn AD. Are dementia with Lewy bodies and Parkinson's disease dementia the same disease? BMC Medicine 2018; 16:34.

Khan A, Kalaria RN, Corbett A, Ballard C. Update on vascular dementia. Journal of Geriatric Psychiatry and Neurology 2016; 29(5):281-301.

Mayo MC, Bordelon Y. Dementia with Lewy bodies. Semin Neurol 2014; 34:182-8.

Mathew R, Bak TH, Hodges JR. Diagnostic criteria for corticobasal syndrome: a comparative study. J Neurol Neurosurg Psychiatry 2012; 83:405-10.

McKeith IG, Boeve BF, Dickson DW et al. Diagnosis and management of dementia with Lewy bodies: Fourth consensus report of the DLB Consortium. Neurology 2017; 89:88-100.

Olney NT, Spina S, Miller BL. Frontotemporal dementia. Neurol Clin 2017; 35:339-74.

Parmera JB, Rodriguez RD, Neto AS, Nitrini R, Brucki SMD. Corticobasal syndrome – A diagnostic conundrum. Dement Neuropsychol 2016; 10(4):267-75.

Perneczky R, Tene O, Attems J et al. Is the time ripe for new diagnostic criteria of cognitive impairment due to cerebrovascular disease? Consensus report of the International Congress on Vascular Dementia working group. BMC Medicine 2016; 14:162.

Ridha BH, Josephs KA, Rossor MN. Delusions and hallucinations in dementia with Lewy bodies: worsening with memantine. Neurology 2005; 65(3):481-2.

Smith EE. Clinical presentations and epidemiology of vascular dementia. Clinical Science 2017; 131:1059-68.

van der Flier WM, Skoog I, SchneiderJA et al. Vascular cognitive impairment. Nature Reviews Disease Primers 2018; 4:18003.

Apresentação Clínica e Tratamento dos Sintomas Cognitivos da Doença de Alzheimer

Igor Silvestre Bruscky
Carolina da Cunha Correia
Ylmar Corrêa Neto

CAPÍTULO 14

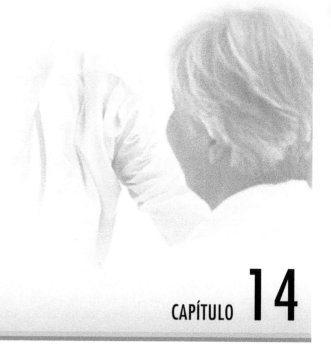

■ INTRODUÇÃO

A doença de Alzheimer (DA) é um distúrbio neurodegenerativo que afeta principalmente idosos e é a causa mais comum de demência.

Em geral, a DA se manifesta inicialmente como um acometimento seletivo da memória, mas há exceções. Embora existam tratamentos disponíveis para melhorar alguns sintomas da doença, ainda não há cura ou terapia disponível que modifique a doença, a qual invariavelmente progride em todos os pacientes.

■ APRESENTAÇÃO CLÍNICA

O fenótipo clássico da DA é o comprometimento precoce e significativo da memória episódica (isolado ou associado a outras alterações cognitivas ou comportamentais). Déficits em outros domínios cognitivos podem aparecer associados ou após o desenvolvimento do prejuízo da memória. Disfunção executiva e comprometimento visuoespacial são frequentes no curso inicial da doença, enquanto déficits na linguagem e sintomas comportamentais geralmente se manifestam mais tarde. Esses déficits se desenvolvem e progridem de maneira insidiosa.

Menos comumente, déficits de linguagem, anormalidades visuoespaciais ou disfunções executivas podem ser o sintoma inicial (fenótipos atípicos).

Os médicos devem comparar o relato de um informante com o do paciente sobre os sintomas e seu impacto no dia a dia, reconhecendo que muitos indivíduos mais velhos são repórteres pouco confiáveis de sua própria deficiência, podendo superestimar ou subestimar seus déficits. Além disso, a falta de discernimento pode levar os pacientes a negarem ou subnotificarem seus sintomas. Por isso, é fundamental a perspectiva de alguém que conheça bem o paciente.

Comprometimento da memória

O padrão de comprometimento da memória na DA é caracterizado por déficit acentuado na memória episódica (memória individual que uma pessoa tem de determinado evento). Esse tipo de memória depende da integridade do hipocampo e de outras estruturas do lobo temporal medial.

O déficit de memória se desenvolve insidiosamente e progride lentamente ao longo do tempo, evoluindo para incluir déficits de memória semântica e de recordação imediata. O déficit da memória procedural aparece apenas nos estágios finais da doença.

Disfunção executiva

Nos estágios iniciais da DA, o prejuízo na função executiva pode ser muito sutil. Os familiares podem considerar que o paciente está menos organizado ou menos motivado que o habitual. Além de maus *insights*, a capacidade reduzida de raciocínio abstrato pode ser proeminente.

À medida que a doença progride, surge tipicamente a incapacidade de completar tarefas muitas vezes simples. A percepção reduzida dos déficits (anosognosia) é uma característica comum na DA. Os pacientes costumam subestimar seus déficits e oferecem álibis ou explicações quando esses déficits são apontados por alguém.

A falta de percepção também pode afetar a segurança, e os pacientes podem tentar executar tarefas que já não têm a capacidade de realizar de maneira eficaz (p. ex., dirigir).

Comprometimento visuoespacial

Em geral, o comprometimento visuoespacial se apresenta clinicamente como dificuldade no reconhecimento de faces ou objetos comuns ou dificuldade para encontrar objetos no campo visual ou reconhecer percursos habituais.

Fenótipos atípicos

- **Atrofia cortical posterior:** há predomínio de sintomas visuais de processamento superior e preservação relativa da memória. No exame clínico é possível encontrar sinais que compõem a síndrome de Balint (ataxia óptica, apraxia ocular e simultanagnosia), de Gerstmann (acalculia, agrafia, desorientação esquerda/direita e agnosia digital) ou desorientação topográfica e defeitos no campo visual. Os exames de neuroimagem demonstram atrofia ou alterações metabólicas nas regiões posteriores do cérebro.
- **Variante logopênica da afasia progressiva primária:** ocorre um declínio em que o distúrbio da linguagem é a manifestação predominante. Caracteriza-se por fala lenta e pausada (por dificuldades em encontrar palavras) e dificuldades na repetição de sentenças. Os exames de neuroimagem demonstram atrofia ou alterações metabólicas predominantemente perissilvianas posteriores.
- **Variante frontal:** caracteriza-se pela presença de sintomas comportamentais proeminentes no início do quadro com mudanças na personalidade e no comportamento social.
- **Síndrome corticobasal:** síndrome clínica caracterizada por sinais motores e disfunção cortical assimétricos. Como sinais motores podem ser observados parkinsonismo assimétrico pouco responsivo à levodopa e distonia. Como manifestações de disfunção cortical é possível encontrar apraxia ideomotora, membro alienígena, perda sensitiva cortical, heminegligência e afasia. A síndrome corticobasal da DA costuma se apresentar com mais mioclonias e menos tremor em relação à síndrome corticobasal da degeneração corticobasal.

■ PRINCIPAIS FÁRMACOS UTILIZADOS NO TRATAMENTO DOS SINTOMAS COGNITIVOS DA DOENÇA DE ALZHEIMER

Os inibidores da acetilcolinesterase e a memantina são os únicos medicamentos disponíveis atualmente para o tratamento dos sintomas cognitivos.

Inibidores da acetilcolinesterase

Os inibidores da acetilcolinesterase (IAChE) visam minimizar o déficit de acetilcolina decorrente da perda de neurônios no núcleo basal de Meynert e suas projeções. Atuam por meio da inibição da enzima responsável pela degradação da acetilcolina (a acetilcolinesterase), aumentando assim o tempo de permanência da acetilcolina na fenda sináptica.

O tratamento com IAChE deve ser oferecido à maioria dos pacientes com diagnóstico recente de DA para tratamento sintomático da cognição e melhora do funcionamento global e dos sintomas neuropsiquiátricos.

O benefício esperado é modesto, e a terapia não deve ser continuada indefinidamente em pacientes que não parecem estar se beneficiando ou que têm efeitos colaterais importantes.

Quadro 14.1 Mecanismo de ação dos inibidores da AChE

Donepezila	Inibidor seletivo e reversível da AChE
Rivastigmina	Inibidor pseudoirreversível da AChE e da BuChE
Galantamina	Inibidor reversível e competitivo da AChE e agonista alostérico do receptor nicotínico

AChE: acetilcolinesterase; BuChE: butilcolinesterase.

Não há evidências convincentes de que os IAChE sejam neuroprotetores ou tenham capacidade de alterar a trajetória subjacente da doença. Todos os IAChE demonstraram eficácia comparativamente ao placebo, e um número limitado de comparações diretas não sugere grandes diferenças na eficácia ou tolerabilidade entre os IAChE, apesar de pequenas diferenças no mecanismo de ação (Quadro 14.1).

A metabolização da donepezila e da galantamina é realizada no fígado (CYO2D6 e CYO3A4), enquanto a rivastigmina não apresenta metabolização hepática.

A escolha de um agente em detrimento de outro é, portanto, fundamentada na disponibilidade, na facilidade de uso, na tolerância individual do paciente, no custo e na preferência do médico e do paciente.

Apresentação

- **Donepezila:** comprimidos de 5 e 10mg.
- **Galantamina:** cápsulas de liberação prolongada de 8, 16 e 24mg.
- **Rivastigmina:** cápsulas de 1,5, 3, 4,5 e 6mg; solução oral (2mg/mL) ou adesivo transdérmico (5cm² [4,6mg/24h], 10cm² [9,5mg/24h] e 15cm² [13,3mg/24h]).

Posologia

- **Donepezila:** iniciar com 5mg à noite, aumentando para 10mg após 30 dias. Dose mínima eficaz: 5mg.
- **Galantamina:** iniciar com 8mg pela manhã (com alimento) e aumentar a cada 30 dias até a dose máxima de 24mg/dia. Dose mínima eficaz: 16mg.
- **Rivastigmina:**
  - **Cápsulas e solução oral:** iniciar com 1,5mg duas vezes ao dia, progredindo para 3mg duas vezes ao dia após intervalo mínimo de 14 dias. Aumentos subsequentes para 4,5 ou 6mg duas vezes ao dia podem ser feitos após um mínimo de 14 dias de tratamento naquele nível de dose e devem ser baseados na tolerabilidade do paciente. Dose mínima eficaz: 6mg.
  - **Adesivo transdérmico:** o tratamento geralmente se inicia com o adesivo de 5cm² e a dose diária habitual é a de 10cm² (9,5mg/24h). Em casos selecionados, a dose pode ser aumentada para o adesivo de 15cm². Os aumentos devem ser realizados a intervalos de 30 dias. Dose mínima eficaz: 5cm².

Principais efeitos colaterais

Os principais efeitos colaterais dos IAChE são intolerância gastrointestinal (náuseas, vômitos, diarreia e dor abdominal), insônia, bradicardia, cefaleia e anorexia. O adesivo transdérmico pode causar reações locais, como prurido e hiperemia. Se houver intolerância, deve-se tentar outro IAChE.

Memantina

A memantina é um fármaco antagonista não competitivo de moderada afinidade de receptores NMDA (N-metil-D-aspartato) do glutamato e está indicada nas fases moderadas e avançadas da DA, sendo geralmente bem tolerada.

Apresentação

A memantina se encontra disponível em comprimidos de 10 e 20mg e solução oral (10mg/mL).

Existe ainda a apresentação de donepezila associada à memantina em comprimidos de 10mg (donepezila) + 5mg (memantina), 10mg (donepezila) + 10mg (memantina), 10mg (donepezila) + 15mg (memantina) e 10mg (donepezila) + 20mg (memantina).

Posologia

Inicia-se com 5mg ao dia até atingir 20mg/dia (aumentos semanais de 5mg).

Principais efeitos colaterais

Entre os principais efeitos colaterais estão diarreia, insônia, desorientação, alucinações, cefaleia e ansiedade.

ASPECTOS GERAIS DO TRATAMENTO

A DA avança inexoravelmente, e o progresso da doença pode ser medido com escalas como o miniexame do estado mental (MEEM). Embora o curso clínico medido por essa escala não seja necessariamente linear, os pacientes diminuem, em média, três pontos no MEEM a cada ano, com uma minoria (≤ 10%) apresentando declínio mais rápido e progressivo de cinco a seis pontos no MEEM anualmente.

Idade mais avançada de início da DA (> 80 anos) pode estar associada a uma taxa de declínio mais lenta em comparação com pacientes mais jovens. Por outro lado, sintomas neuropsiquiátricos precoces, incluindo psicose e agitação, têm sido associados ao declínio mais rápido.

A expectativa de vida média após o diagnóstico da DA varia de 3 a 11 anos e depende, em parte, de como o paciente está no momento do diagnóstico.

Os objetivos gerais do tratamento são: retardar a progressão dos sintomas cognitivos da doença, atenuar ou evitar os sintomas neuropsiquiátricos, manter a funcionalidade e melhorar a qualidade de vida dos pacientes.

MANEJO DA DOENÇA DE ALZHEIMER EM FASE INICIAL

A gravidade da DA é classificada de acordo com as pontuações obtidas em escalas. A classificação mais utilizada é a seguinte:

- **DA leve:** MEEM 19 a 26 – CDR (*Clinical Dementia Rating*) 1.
- **DA moderada:** MEEM 10 a 18 – CDR 2.
- **DA grave:** MEEM < 10 – CDR 3.

A terapia inicial deve ser instituída com um IAChE. A avaliação da resposta aos IAChE pode ser sutil e gradual. Tipicamente, deve-se aguardar um mínimo de 6 meses de uso antes de assegurar a eficácia ou não do fármaco. O MEEM não é suficientemente específico para acompanhar a resposta ao tratamento farmacológico, devendo ser levada em consideração também a impressão do cuidador sobre mudança funcional, sintomas cognitivos, sono e outros sintomas neuropsiquiátricos.

A ineficácia de um IAChE não prediz a ineficácia de todos, e o fármaco deve ser trocado.

MANEJO DA DOENÇA DE ALZHEIMER EM FASE MODERADA/AVANÇADA

A memantina pode ser adicionada aos IAChE em pacientes com DA moderada a grave. A terapia combinada promove modestos benefícios sintomáticos na cognição e no comportamento. A memantina também pode ser usada isoladamente nos pacientes que não toleram os IAChE.

Não há consenso quanto à duração do uso de IAChE em pacientes que estão tolerando a terapia, e mesmo os pacientes que respondem inicialmente acabarão evoluindo com a progressão da doença.

Como os IAChE são um tratamento sintomático e não modificam a doença, alguns médicos, pacientes e familiares optam por interromper o tratamento na fase avançada da doença.

A menos que a medicação já esteja no nível mais baixo, deve ser reduzida em 50% por 2 a 3 semanas antes da parada, de modo a minimizar o risco de piora. Um IAChE alternativo não é tipicamente usado nesse cenário de retirada da medicação em caso de doença avançada, a menos que o paciente seja incapaz de atingir a dose-alvo do fármaco inicial escolhido em razão dos efeitos colaterais ou da formulação.

Outros acreditam que não é possível determinar quais são os pacientes respondedores com base na resposta inicial da medicação e, portanto, sugerem a continuação da medicação, desde que o paciente tolere e ele e a família concordem.

Além da falta de benefício percebido, outros motivos para descontinuação dos IAChE incluem:

- Efeitos colaterais intoleráveis apesar da redução da dose. Se a principal razão para a descontinuação do medicamento foram os efeitos colaterais gastrointestinais, às vezes a mudança para uma formulação diferente ou fármaco pode ajudar.
- Comorbidades graves ou a não adesão tornam o uso continuado do medicamento inaceitavelmente arriscado ou fútil.
- Progressão para um estágio avançado de demência, no qual há pouca esperança de um benefício clinicamente significativo com a terapia continuada.

Em certas ocasiões, os pacientes pioram após a interrupção da terapia mesmo com a redução progressiva da dose durante o período de 2 a 3 semanas. Não está claro se isso é um sinal de que eles se beneficiariam da medicação, mas a conduta geralmente consiste em reintroduzir o fármaco quando há a relação temporal entre o declínio clínico e a retirada da medicação.

Embora os dados dos ensaios clínicos sugerissem que as lacunas de tratamento em que o paciente não tomou IAChE estariam relacionadas com piores resultados funcionais, um grande estudo observacional de pacientes idosos que utilizavam IAChE mostrou que o risco de institucionalização ou morte não parece ser aumentado entre aqueles que experimentaram lacunas de tratamento.

TRATAMENTO NUTRICIONAL

Numerosos estudos epidemiológicos sugerem que a dieta mediterrânea protege contra o desenvolvimento da DA.

O azeite extravirgem melhorou a memória em um modelo animal de Alzheimer (o *Senescence-Accelerated Prone Mouse* – SAMP8) e no estudo PREDIMED (*Prevención con Dieta Mediterránea*) em humanos.

Dietas ricas em ácidos graxos polinsaturados também melhoraram a memória no SAMP8. Nenhum efeito dos ácidos graxos ômega 3 foi demonstrado para o tratamento da demência em humanos.

Um suplemento utilizado no estudo LipiDiDiet, que contém ômega 3, uridina, colina, fosfolipídios, vitaminas do complexo B e micronutrientes antioxidantes, pode promover alguns efeitos na recordação verbal em caso de DA precoce, mas, de modo geral, o resultado do estudo foi decepcionante.

Outras abordagens nutricionais que podem ter algum benefício incluem o ácido alfalipoico e os polifenois; no entanto, até o momento não existem evidências suficientes para apoiar essas abordagens.

TRATAMENTO COM FÁRMACOS NEUROPROTETORES

Até o momento, não existem evidências científicas que corroborem a prescrição de um fármaco com finalidade de neuroproteção na DA.

TRATAMENTO NÃO FARMACOLÓGICO

O tratamento não farmacológico multidisciplinar deve fazer parte da prescrição de todos os pacientes portadores de DA e deve incluir exercícios físicos supervisionados, fisioterapia, socialização, terapia ocupacional, fonoterapia e acompanhamento nutricional.

A reabilitação cognitiva é parte fundamental do tratamento com a função de ajudar os pacientes nos estágios iniciais da demência a manterem a memória e outras funções cognitivas e elaborar estratégias para compensar o declínio funcional.

Uma revisão sistemática concluiu que os estudos fornecem evidências de que os programas de estimulação cognitiva são viáveis e promovem benefícios.

CONSIDERAÇÕES FINAIS

Todas as doenças não passíveis de cura estão sujeitas a intervenções terapêuticas sem comprovação científica, pois o paciente e seus familiares se tornam vulneráveis e fragilizados e se dispõem a pagar qualquer preço por algo que venha a mitigar o sofrimento imposto pela doença.

A função do profissional de saúde ético é trazer a ciência para a prática clínica com rigor metodológico, isenção e transparência, para identificar o que tem utilidade e beneficiar os pacientes que já sofrem a pior das perdas (a perda de seu próprio eu).

Bibliografia

Anand R, Gill KD, Mahdi AA. Therapeutics of Alzheimer's disease: past, present and future. Neuropharmacology 2014; 76:27-50.

Anastasiou CA, Yannakoulia M, Kosmidis MH et al. Mediterranean diet and cognitive health: initial results from the Hellenic longitudinal investigation of ageing and diet. PLoSOne 2017; 12(8):e0182048.

Caixeta L. Doença de Alzheimer. Porto Alegre: Artmed, 2012.

Campbell NL, Perkins AJ, Gao S et al. Adherence and tolerability of Alzheimer's disease medications: A pragmatic randomized trial. J Am Geriatr Soc 2017; 65:1497-504.

Dubois B, Feldman HH, Jacova C et al. Advancing research diagnostic criteria for Alzheimer's disease: the IWG-2 criteria. Lancet Neurol 2014; 13:614-29.

Farr SA, Price TO, Dominguez LJ et al. Extra virgin olive oil improves learning and memory in SAMP8 mice. J Alzheimer's Dis 2012; 28:81-92.

Fernández SSM, Ribeiro SML. Nutrition and Alzheimer's disease. Clin Geriatr Med 2018; 34:677-97.

Frota NAF, Siqueira-Neto JI, Balthazar MLF, Nitrini R. Neurologia cognitiva e do envelhecimento: do conhecimento básico à abordagem clínica. São Paulo: Omnifarma, 2016.

Husain M, Schott JM. Oxford textbook of cognitive neurology and dementia. United Kingdom: Oxford University Press, 2016.

Martinez-Lapiscina EH, Clavero P, Toledo E et al. Virgin olive oil supplementation and long-term cognition: the PREDIMED-NAVARRA randomized trial. J Nutr Health Aging 2013; 17:544-52.

Morley JE, Farr SA, Nguyen AD. Alzheimer disease. Clin Geriatr Med 2018; 34:591-601.

O'Regan J, Lanctôt KL, Mazereeuw G, Herrmann N. Cholinesterase inhibitor discontinuation in patients with Alzheimer's disease: a meta-analysis of randomized controlled trials. J Clin Psychiatry 2015; 76(11):1424-31.

Pariente A, Fourrier-Réglat A, Bazin F et al. Effect of treatment gaps in elderly patients with dementia treated with cholinesterase inhibitors. Neurology 2012; 78:957-63.

Parmera JB, Rodriguez RD, Studart Neto A, Nitrini R, Brucki SMD. Corticobasal syndrome: a diagnostic conundrum. Dement Neuropsychol 2016; 10(4):267-75.

Soininen H, Solomon A, Visser PJ et al. 24-month intervention with a specific multinutrient in people with prodromal Alzheimer's disease (LipiDiDiet): a randomized, double-blind, controlled trial. Lancet Neurol 2017; 16(12):965-75.

Vale FAC, Corrêa Neto Y, Bertolucci PHF et al. Tratamento da doença de Alzheimer. Dement Neuropsychol 2011; 5(S1):34-48.

Woods B, Aguirre E, Spector AE, Orrell M. Cognitive stimulation to improve cognitive functioning in people with dementia. Cochrane Database Syst Rev 2012; CD005562.

Alterações Comportamentais da Demência

Rafaella Italiano Peixoto
Lucas Rampazzo Diniz

CAPÍTULO 15

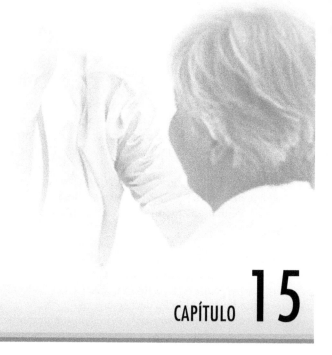

■ INTRODUÇÃO

As alterações comportamentais da demência são também chamadas de sintomas psicológicos e comportamentais da demência (do inglês *Behavioral and Psychological Symptoms of Dementia* [BPSD]). Definem-se como BPSD os sinais e sintomas de alterações de percepção, comportamento, personalidade, humor e conteúdo de pensamento decorrentes do quadro demencial. Incluem agitação, depressão, problemas no sono, apatia e uma grande variedade de condutas consideradas socialmente inapropriadas. As alterações comportamentais flutuam ou podem ser persistentes ao longo da doença. Em geral, surgem em agrupamentos (*clusters*) de sintomas.

Praticamente todos os pacientes apresentarão BPSD em algum momento da evolução do quadro demencial, até mesmo antes do surgimento do declínio cognitivo. Esses sintomas podem ter grande impacto na qualidade de vida do paciente e principalmente de seus cuidadores, que muitas vezes não são preparados e orientados quanto ao modo de lidar com as alterações comportamentais.

Comumente, os cuidadores têm a impressão de que determinados comportamentos são "de propósito", o que gera conflitos. Convém orientá-los quanto ao fato de que essas alterações fazem parte do espectro patológico e não são apenas teimosia, birra ou má educação. Cabe à equipe assistente informar, capacitar e explicar à família e aos cuidadores o quadro clínico esperado em caso de demência e ensinar a maneira mais apropriada de lidar com o indivíduo. Entre os sintomas que causam mais estresse ao cuidador estão perambulação (andar sem rumo), vocalização repetitiva, agressividade e rejeição de cuidado (não deixar dar banho, trocar roupa etc.).

O estudo do tema é de suma importância em vista de sua grande frequência, do impacto econômico (aumento dos custos com medicamentos, cuidadores formais e institucionalização) e na qualidade de vida (associação com estresse do cuidador e uso de contenções químicas e mecânicas), bem como do aumento de uso de medicamentos inapropriados e eventos adversos.

■ SINTOMAS PSICOLÓGICOS E COMPORTAMENTAIS DA DEMÊNCIA

Os tipos de alterações comportamentais estão resumidos na Figura 15.1. Os sintomas costumam surgir em grupos (p. ex., um mesmo paciente pode apresentar depressão e, também, agressividade).

São frequentes os sintomas de agitação (75%), perambulação (60%), depressão (50%), psicose (30%), gritos e agressividade (20%).

Alguns dos sintomas comportamentais estão relacionados com determinados tipos de demência. A depressão é muito comum na demência vascular e alucinações são marcantes na demência por corpos de Lewy. O quadro da demência frontotemporal é marcado por sintomas típicos de perda de função executiva, como desinibição, perambulação, apatia e condutas sociais inadequadas. Na demência de Alzheimer (DA), ansiedade e depressão são comuns na fase inicial. Apatia e agitação tendem a ser persistentes e podem piorar com a progressão do quadro demencial. Quadros de ilusões, alucinações e agressividade ocorrem de maneira episódica e são comuns nas fases moderada e avançada da DA.

■ FISIOPATOLOGIA

Vários fatores contribuem para o surgimento de alterações comportamentais na demência. Alterações neurodegenerativas dificultam

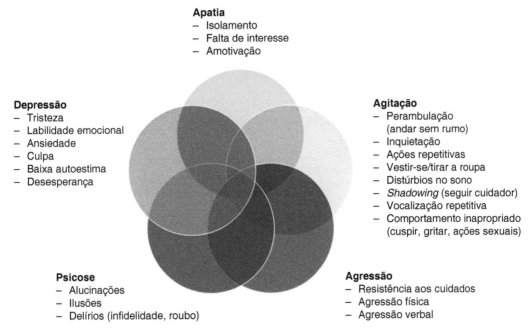

Figura 15.1 Agrupamento de sintomas comportamentais da demência.

a habilidade do paciente com demência de interagir com as outras pessoas e com o meio ambiente. Assim, ele se torna mais vulnerável a fatores estressores que podem estar relacionados com o próprio paciente, com o cuidador ou com o ambiente (Figura 15.2).

Os comportamentos devem ser encarados como formas de comunicação. Os cuidadores precisam adotar uma combinação de estratégias para entender que a BPSD pode ser uma expressão das necessidades não atendidas.

O declínio cognitivo não basta para explicar os sintomas comportamentais. Estudos de neuroimagem contribuíram com o entendimento da base neurobiológica para as BPSD. A depressão poderia ser explicada por redução da função dos neurotransmissores monoaminérgicos e diminuição do metabolismo frontoparietal. A apatia seria secundária à atrofia estrutural e aos déficits funcionais nas regiões frontais e mediais (associadas à motivação e aos mecanismos de recompensa). A agitação e a agressividade seriam decorrentes de disfunção no córtex cingulado anterior, ínsula, regiões frontolateral e temporolateral e déficits na transmissão colinérgica. Foi relatado, também, que pacientes com DA e sintomas psicóticos têm maior disfunção cerebral (eletroencefalograma com aumento de ondas delta e diminuição de ondas alfa). Estudos neuroquímicos mostraram a associação entre a redução de serotonina e seus

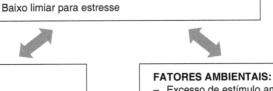

Figura 15.2 Triângulo paciente-cuidador-ambiente.

metabólitos nos lobos frontais e o comportamento agressivo e o déficit colinérgico em pacientes com agitação.

ESCALAS PARA AVALIAÇÃO DE BPSD

As escalas para avaliação de BPSD podem ser usadas como rastreio, para avaliação da frequência e intensidade dos sintomas, para determinação do grau de estresse provocado no cuidador e também para auxiliar a avaliação da eficácia terapêutica.

Uma das escalas mais usadas é o *Neuropsychiatric Inventory* (ou inventário neuropsiquiátrico [NPI]). O NPI-C (*Neuropsychiatric Inventory – Clinician Rating Scale*) é mais completo e tem maior acurácia que o tradicional (veja o anexo no final deste capítulo). A versão brasileira do NPI-C foi validada por Stella e cols. em 2010, e os domínios avaliados são: delírios, alucinações, agitação, agressão, depressão, ansiedade, euforia, apatia, desinibição, irritabilidade, distúrbio motor aberrante, distúrbios do sono, distúrbios do apetite e vocalizações aberrantes. Pode ser aplicado por domínios específicos para a avaliação isolada de uma determinada síndrome comportamental ou ser usado em sua totalidade. Cada domínio oferece perguntas para rastreio que, se positivas, permitem que o avaliador prossiga com as demais. Em cada questão são avaliadas a frequência, a gravidade e o grau de desgaste do cuidador para caracterizar bem o comportamento. O NPI-C é pontuado pelo clínico após considerar as informações do familiar ou cuidador e ele próprio observar o sintoma do paciente presente no último mês. A pontuação para cada domínio avaliado será a soma do item Gravidade referente a cada pergunta.

Outras escalas podem ser utilizadas, como a escala de patologia comportamental na doença de Alzheimer (*Behavioral Pathology in Alzheimer's Disease Scale* [BEHAVE-AD]), o *Cohen-Mansfield Agitation Index* (CMAI), a *Cornell Scale for Depression in Dementia* (CSDD) e o *Apathy Inventory* (AI).

ABORDAGEM

A queixa de alteração comportamental em um paciente com demência deve desencadear por parte da equipe de saúde uma abordagem estruturada em busca das origens e soluções do problema. Os principais objetivos do tratamento são prevenção, manejo e redução das alterações comportamentais, redução do estresse do cuidador e prevenção de consequências adversas para o paciente e o cuidador. Não existe uma única abordagem que funcione para todos os casos. Em geral, são necessárias medidas que envolvem múltiplos componentes.

A abordagem DICA (acrônimo para Descrever, Investigar, Criar e Avaliar – do inglês *DICE approach – Describe, Investigate, Create, Evaluate* [Figura 15.3]) consiste em uma intervenção estruturada criada para acessar causas subjacentes e elaborar um plano de cuidados que inclua medidas não farmacológicas e farmacológicas. A International Psychogeriatric Association elegeu essa abordagem como a preferida para avaliar e tratar BPSD.

As quatro etapas da avaliação são:

- **D – Descrever:** para iniciar a avaliação do paciente com alterações comportamentais, o cuidador e o paciente (a depender do grau do declínio cognitivo) devem ser entrevistados para caracterizar em detalhes o comportamento apresentado (Quadro 15.1). A escala NPI-C, descrita anteriormente, pode

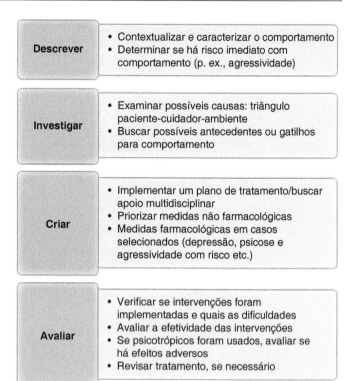

Figura 15.3 Abordagem DICA para avaliação dos sintomas comportamentais da demência.

Quadro 15.1 Perguntas norteadoras para entender as alterações comportamentais da demência

Qual o comportamento? Pode descrever o comportamento?
O que ele/ela fez?
O que ele/ela disse?
O que você fez ou disse?
Por que esse comportamento é um problema?
Qual o grau de estresse que esse comportamento causa?
Quando o comportamento acontece? Em que momento do dia?
Quantas vezes aconteceu na última semana? Quantas vezes aconteceu no último mês?
Onde o comportamento acontece? Em que lugar (dentro ou fora de casa)?
Consegue identificar algum padrão?
O que aconteceu imediatamente antes do evento? Onde você estava?
Quem está por perto quando ocorre o comportamento?
Como é a reação do cuidador quando acontece o comportamento?
Como é o ambiente onde acontece o comportamento?
Há muito estímulo ambiental (televisão, barulho, pessoas, ambiente tumultuado)?
O que você gostaria que mudasse? Quando consideraria o problema resolvido?

auxiliar essa avaliação. Devem ser entendidas as circunstâncias em que ocorreu o sintoma, bem como o grau de estresse causado ao cuidador. A segurança do paciente e do cuidador também é um ponto muito importante a ser considerado nessa etapa.

- **I – Investigar:** nessa etapa, busca-se entender as causas do comportamento, sempre envolvendo o triângulo paciente-cuidador-ambiente (Figura 15.2). Quanto aos fatores ligados ao paciente, devem ser excluídos: *delirium*, infecção, evento adverso relacionado com drogas, dor malcontrolada, além de necessidades não satisfeitas (p. ex., fome, sede, tédio, medo, problemas no sono ou vontade de ir ao banheiro).

  Questões relacionadas com o cuidador podem ser a causa de comportamentos disfuncionais em pacientes com demência. A educação do cuidador é essencial para que ele entenda o quadro demencial e seu prognóstico, alinhando expectativas e realidade com relação à gravidade do declínio cognitivo e funcional. O cuidador também deve ser educado sobre a maneira correta de lidar com o doente, pois a comunicação incorreta (falar rápido, de modo ríspido, expressão facial de raiva, tocar no paciente sem antes chamar delicadamente sua atenção) pode provocar agitação e agressividade. O examinador deve estar atento à sobrecarga do cuidador e orientá-lo a ter mais tempo para si e a dividir as responsabilidades no cuidado com outras pessoas da família ou cuidadores formais, se possível. Alterações comportamentais mínimas podem ser consideradas grande causa de estresse para um familiar com transtorno de humor ou sobrecarregado.

  O ambiente também pode ser fonte de comportamentos disfuncionais. Em virtude da diminuição da habilidade de processar estímulos, a pessoa com demência tem baixo limiar para frustrações. O estresse pode ser causado por mudanças na rotina, estímulos excessivos e concomitantes (ambiente barulhento e visualmente tumultuado) e grande demanda de habilidades funcionais (tarefas mais complexas que a habilidade cognitiva atual permita executar). Por outro lado, um ambiente com pouco estímulo e a falta de rotina estabelecida também podem acarretar alterações comportamentais.

- **C – Criar:** nessa fase, deve ser criado um plano de tratamento composto por medidas gerais e medidas-alvo para o comportamento em questão, após avaliação das possíveis causas identificadas. As medidas gerais são: educação do cuidador, comunicação efetiva entre o cuidador e a pessoa com demência (Quadro 15.2), atividades com significado para a pessoa com demência, simplificação de tarefas e rotinas estruturadas, segurança e adaptação do ambiente. Preferencialmente, a abordagem deve ser multidisciplinar, contando com a participação de terapeutas ocupacionais, fisioterapeutas, psicólogos, enfermagem e serviço social. Essa etapa pode envolver uma tempestade de ideias com cuidadores e a equipe multiprofissional.

- **A – Avaliar:** procura-se determinar se houve dificuldade na implantação das estratégias, se foram de fato seguidas corretamente e se houve a resolução do quadro comportamental. Caso tenha sido prescrita alguma terapia medicamentosa, avaliam-se os possíveis efeitos colaterais, como sedação excessiva, parkinsonismo secundário, quedas e acatisia. Como os sintomas são flutuantes, deve ser sempre considerado o desmame de psicotrópicos, principalmente antipsicóticos, após 6 meses de ausência das alterações comportamentais que levaram ao início do uso do medicamento.

■ TRATAMENTO NÃO FARMACOLÓGICO

A terapia de primeira escolha deve ser sempre a abordagem não farmacológica, que tende a ser centrada na pessoa e, por esse motivo, individualizada para cada paciente. Atividades relaxantes que estimulem maior convívio entre o paciente e os cuidadores/familiares parecem promover grande benefício no controle dos sintomas. Entretanto, apesar da segurança aparentemente maior, do risco menor de complicações e da melhor resposta em longo prazo, sua aplicação é muito difícil. Essa dificuldade tem relação com a falta de treinamento dos profissionais e dos cuidadores, a necessidade de mais tempo para a implementação e para a resposta clínica, a heterogeneidade das intervenções e a falta de estímulo financeiro para o cuidador formal.

A abordagem não farmacológica pode ser dividida em controle ambiental e treinamento do cuidador (descritos anteriormente) e terapias complementares.

Terapias complementares

Poucos são os trabalhos de boa qualidade na literatura que avaliaram o efeito das terapias complementares, havendo a tendência à heterogeneidade metodológica, ao número baixo de participantes na pesquisa etc. No entanto, em sua maioria, essas terapias apresentam risco baixo de complicações e seu uso pode ser considerado em casos específicos. Para sua adoção, devem ser considerados o custo para aplicabilidade (que envolve preparo do ambiente, material específico e presença de profissional treinado), o tempo para o treinamento e a implementação.

As terapias complementares podem ser divididas em três grupos: práticas sensoriais, abordagem psicossocial e protocolos de cuidado estruturados.

Práticas sensoriais

- **Aromaterapia:** os benefícios estão relacionados com o controle da temperatura corporal, o relaxamento e a associação do aroma a boas reminiscências. Ainda não estão bem estabelecidas a técnica de uso (inalação, difusão no ambiente, massagem com óleos etc.), a dose a ser adotada e a escolha

---

Quadro 15.2 Comunicação adequada com o paciente com demência

- Chamar o indivíduo pelo nome ou pelo apelido com o qual ele mais se identifica
- Manter contato visual
- Usar voz calma; não gritar ou usar tom de voz irritado
- Falar devagar; manter discurso simples
- Dizer uma frase ou dar um comando de cada vez
- Limitar o número de escolhas oferecidas
- Reduzir as distrações durante a comunicação (desligar televisão e rádio)
- Não contra-argumentar com o indivíduo e ignorar crenças que não causam estresse (p. ex., acreditar que os pais ainda estão vivos)
- Certificar-se de que o indivíduo está usando óculos ou prótese auditiva, se fizer uso
- Evitar tocar a pessoa sem antes ter conquistado sua atenção
- Não usar perguntas abertas (p. ex., no lugar de "o que está sentindo?", preferir "está com dor? Está com fome?")
- Não usar explicações prolongadas ou sobre eventos futuros
- Atenção na comunicação não verbal (pacientes com demência avançada que não entendam nenhuma palavra poderão responder bem a um sorriso e toque gentil)
- Usar mais comunicação positiva que negativa (p. ex., no lugar de "você não pode sair", usar "vamos para a sala?")

do aroma (lavanda, erva-cidreira, eucalipto etc.). Destaca-se o risco baixo de complicações (como alergia aos compostos ou irritação de pele e mucosas).
- **Toque terapêutico:** o toque das mãos para efeito terapêutico possibilita a comunicação e a conexão não verbal entre o paciente e o cuidador. Pode ser aplicado em qualquer parte do corpo, especialmente nas mãos e nos pés, com o uso ou não de técnicas específicas (como a reflexologia), associado ou não a óleos aromáticos. Ainda não estão bem definidos os protocolos de abordagem (p. ex., tempo utilizado, quantidade de sessões e técnica). Os resultados são conflitantes, mas parece ter efeito no controle de dor, ansiedade e agitação.
- **Terapia multissensorial:** baseia-se na criação de um ambiente não estressante que possibilite o relaxamento do paciente, o qual deve ser estimulado a explorar o ambiente para promover controle e autonomia. Alguns modelos são a sala de Snoezelen e os jardins sensoriais. Tem efeito no controle de ansiedade, agitação e apatia.
- **Shiatsu e acupressão:** técnicas baseadas na medicina tradicional japonesa e chinesa, respectivamente, envolvem a aplicação de pressão em pontos específicos. Há poucas evidências na literatura, e necessitam de profissional treinado para sua realização.
- **Terapia de luz clara:** tem por objetivo promover a regulação do ciclo de sono-vigília. Podem ser usados uma caixa de luz, um visor luminoso, o ajuste no ambiente para maior luminosidade e a exposição à luz natural. Estudos com diferentes metodologias (intensidade de 2.500 a 10.000 lux por 1 a 2 horas por dia e quantidade variável de sessões). Aparentemente, promove maior benefício em idosos institucionalizados. Pode ser implementada com medidas simples (p. ex., abrir as cortinas e as janelas, banho de sol) ou com o uso de aparelhos específicos.
- **Musicoterapia:** a memória musical tende a perseverar por mais tempo que outras e muitas vezes é associada a boas lembranças e a atividades prazerosas. É capaz de reduzir o estresse mediante a sensação de familiaridade e a conexão com o ambiente. Apresenta efeitos na apatia, agitação e ansiedade. Seu uso terapêutico (tempo e quantidade de sessões) é pouco estabelecido, mas pode ser utilizado livremente por familiares/cuidadores ou com a ajuda de profissionais capacitados. A terapêutica pode ser ativa (uso de instrumentos musicais, canto etc.) ou passiva (audição de músicas gravadas). Parece ser a abordagem sensorial mais benéfica.
- **Terapia com animais:** promove a socialização e o estímulo sensorial e cognitivo, bem como suporte emocional. Apresenta benefícios com abordagens estruturadas (sessões estabelecidas) e não estruturadas, utilizando animais ou robôs. Deve-se ter cuidado com a higiene, os fenômenos alérgicos e as experiências negativas anteriores.

Abordagem psicossocial

- **Psicoeducação:** essa talvez seja a medida mais adotada na rotina de consultas para os familiares e cuidadores. Pode ser realizada individualmente ou em grupos. Em geral, enfoca os eventos estressantes da rotina e como superá-los de maneira saudável. A abordagem em grupos resulta em troca de experiências e treinamento de técnicas para controle de comportamento. No Brasil, destacam-se os grupos de apoio promovidos pela Associação Brasileira de Alzheimer (ABRAz) em várias cidades do país.
- **Psicoterapia:** deve ser realizada por profissional treinado e apresenta benefícios nos estágios iniciais do quadro demencial para o controle da ansiedade e dos sintomas depressivos. Deve ser encorajado o engajamento dos cuidadores, tendo em vista que muitas vezes apresentam sintomas depressivos e também podem se beneficiar da abordagem.
- **Reabilitação cognitiva:** trata-se de uma série de abordagens a partir de déficits cognitivos específicos. Deve ser realizada por equipe multiprofissional (p. ex., fonoaudiólogos para linguagem, psicólogos para queixas de memória e de outros domínios cognitivos, terapeutas ocupacionais para treinamento de atividades de vida diária). Há poucos relatos na literatura sobre seus benefícios. A comparação entre os estudos é dificultada pelo uso de diversas abordagens e desfechos. Pacientes selecionados parecem se beneficiar na prática clínica, desde que sejam esclarecidos os objetivos da reabilitação. As atividades propostas devem estar dentro do escopo de limitações do indivíduo. Caso contrário, há o risco de aumento do estresse do paciente e de piora dos sintomas comportamentais.
- **Terapia de reminiscência:** envolve a discussão de fatos e experiências prévias com o objetivo de promover o bem-estar e a estimulação cognitiva. A abordagem pode ser individual ou em grupo, por meio de conversação livre, uso de estímulos (p. ex., fotografias, música, jornais antigos, objetos pessoais) ou do método de *life-review*. Apresenta maior benefício no controle de sintomas depressivos. Combate o isolamento e a solidão com o reconhecimento da história de vida do paciente. O terapeuta/cuidador treinado deve ter sempre o cuidado de guiar as reminiscências para fatos positivos ou poderá prejudicar o paciente.
- **Terapia da validação:** focada na aceitação da realidade do paciente com demência mediante abordagem emocional e de empatia com intuito de aliviar os sintomas negativos e estimular os positivos. O principal objetivo é proporcionar a oportunidade de resolver conflitos por meio da expressão de sentimentos. Utiliza técnicas de comunicação para facilitar o entendimento, refraseando palavras do paciente e com o uso do toque quando necessário. A forma de abordagem e a quantidade de sessões não estão estabelecidas, mas podem ser implementadas na rotina por um cuidador treinado.
- **Terapia da presença simulada:** consiste na utilização de gravações com a voz de familiares, uso de telefone ou de imagem por dispositivo eletrônico no intuito de promover o controle comportamental. Por ser simples, pode ser implementada por cuidadores e pode ser considerada de baixo custo.
- **Terapia com bonecas:** consiste no uso de bonecas-bebê para controle dos sintomas. A ligação do paciente com a boneca promove uma sensação de segurança e conexão com o ambiente. Além disso, estimula o engajamento em atividade de cuidado com o "bebê", maior interação social e estímulo para linguagem. Os benefícios parecem ser maiores em casos de demência avançada e nos institucionalizados.
- **Atividades significativas (*meaningful activities*):** envolvem atividades recreacionais e ocupacionais em que são estimuladas atividades cognitivas, funcionais, interação social, hábitos antigos, memórias e experiências prévias. Podem ser implementadas em grupo ou individualizadas, promovendo lazer ou atividade física. A literatura contém trabalhos com diferentes abordagens ou práticas, mas há algum benefício na ansiedade e nos sintomas depressivos e maior interação social.

Cuidados estruturados

A adoção de uma rotina estruturada e constante é essencial para o controle dos sintomas comportamentais, devendo ser pactuada com o cuidador e ajustada para melhor aceitação do indivíduo. Nela devem estar explícitos os horários de atividades marcantes do dia a dia, como horário de sono e vigília (despertar, cochilo, sono noturno), momentos de higiene (oral, banho, eliminações fisiológicas, trocas de fralda etc.), banho de sol, atividade física, interação social com familiares e/ou passeios, atividades para reabilitação e administração de medicamentos. Esses horários devem seguir um padrão semelhante todos os dias para o paciente poder se adaptar e para promover maior aceitação dos cuidados básicos. No entanto, uma rotina bem estruturada deve ser flexível para a realização de atividades que não se repitam sempre, como consultas médicas ou com outros profissionais, realização de exames complementares, viagens, passeios etc.

Para o melhor funcionamento da estratégia estruturada, os cuidadores devem ser instruídos sobre:

- Habilidades de comunicação (Quadro 15.2).
- Necessidade de flexibilização ocasional da rotina.
- Preservação da autonomia do paciente quanto às decisões sobre pequenas coisas, como adiar por pouco tempo a atividade, escolher a ordem dos passos a serem tomados, escolher suas próprias roupas, a parte do corpo a ser banhada primeiro e o que comer no lanche, entre outras.
- Preservação da independência para realização da atividade (dentro da limitação causada pela doença).
- Importância do uso de distratores (cantar, conversar, explicar a atividade).
- Tornar a rotina leve e gratificante e não batalhas a serem vencidas.
- Técnicas estruturadas para cuidados de higiene, como higiene oral e banho, com o objetivo de reduzir a incidência de BPSD nesses momentos.

■ TRATAMENTO FARMACOLÓGICO

Apesar de amplamente utilizada, há poucas evidências a respeito dos benefícios da terapia farmacológica. A principal vantagem é a resposta mais rápida no controle dos sintomas em relação à terapia não farmacológica. O uso de medicamentos como terapia de primeira linha pode ser considerado em caso de depressão grave com ou sem ideação suicida, sintomas psicóticos e risco elevado de auto ou heteroagressão. Devem ser considerados o perfil clínico do paciente (multimorbidade, fragilidade etc.) e o risco de efeitos adversos e de interações medicamentosas.

Cabe destacar a pressão exercida por parte dos familiares/cuidadores e de outros profissionais quanto ao uso de medicamentos como um pedido de *faça alguma coisa* pelos pacientes com BPSD. Convém pesar o real benefício do uso de medicamentos diante dos riscos relacionados com sua prescrição, avaliar o contexto em que o paciente está inserido e sempre tentar adotar medidas não farmacológicas. Quando indicados, devem ser usados por pouco tempo e desmamados e suspensos assim que houver melhora dos sintomas comportamentais. A terapia com psicotrópicos pode ser útil principalmente em pacientes com agitação, depressão, ansiedade, alucinações e comportamento sexual inadequado. No entanto, tem pouco impacto em casos de perambulação, *shadowing*, autocuidado, problemas de memória, apatia, verbalizações repetitivas ou aberrantes, atividades perseverantes, esconder e acumular objetos, comer algo não comestível, puxar e remover restrições.

Dentre as classes farmacológicas utilizadas se destacam: neurolépticos (para alucinações e agitação), antidepressivos (para sintomas de humor e hipersexualidade), anticonvulsivantes (como estabilizadores de humor) e anticolinesterásicos (terapia específica para demência) (Quadro 15.3).

Para a prescrição de psicotrópicos, deve ser seguida a máxima da geriatria: *start slow, go slow, but go* (comece devagar e vá devagar, mas siga), iniciando com cerca de 25% a 50% das doses que seriam prescritas para indivíduos jovens. O objetivo é sempre manter a menor dose necessária e, se possível, não utilizar medicação. Para a retirada da droga, deve-se adotar como cuidado o desmame lento,

Quadro 15.3 Principais medicações para BPSD

Fármaco	Classe/função	Apresentação	Posologia
Risperidona	Neuroléptico/antipsicótico	Solução: 1mg/mL Comprimidos: 0,25, 0,5, 1, 2 e 3mg	0,25 a 4mg/dia – uma a duas tomadas
Quetiapina	Neuroléptico/antipsicótico	Comprimidos (liberação rápida): 25, 100, 200 e 300mg Comprimidos (liberação lenta): 50, 200 e 300mg	12,5 a 300mg/dia – uma a duas tomadas
Olanzapina	Neuroléptico/antipsicótico	Cápsulas: 2,5, 5 e 10mg	1,25mg a 20mg/dia – 1×/dia
Aripiprazol	Neuroléptico/antipsicótico	Comprimidos: 10, 15, 20 e 30mg	5 a 20mg/dia – 1×/dia
Clozapina	Neuroléptico/antipsicótico	Comprimidos: 25 e 100mg	6,25 a 50mg/dia – 1×/dia
Sertralina	Antidepressivo	Comprimidos: 25, 50, 75 e 100mg	12,5 a 100mg/dia – 1×/dia
Citalopram	Antidepressivo	Comprimidos: 20mg	10 a 40mg/dia – 1×/dia
Escitalopram	Antidepressivo	Solução oral: 20mg/mL Comprimidos: 10 e 20mg	5 a 20mg/dia – 1×/dia
Ácido valproico	Anticonvulsivante/estabilizador de humor	Solução oral: 250mg/5mL Comprimidos: 250, 300 e 500mg	10 a 60mg/kg/dia – uma a três tomadas
Trazodona	Antidepressivo/indutor do sono	Comprimidos (liberação rápida): 50 e 100mg Comprimidos (liberação lenta): 150mg	50 a 400mg – uma a duas tomadas
Metilfenidato	Psicoestimulante	Comprimidos (liberação rápida): 10mg Comprimidos (liberação lenta): 10, 20, 30 e 40mg	10 a 80mg – uma a duas tomadas

para evitar síndromes de retirada (antidepressivos e neurolépticos) ou de abstinência (benzodiazepínicos).

Os antipsicóticos (ou neurolépticos) bloqueiam os receptores de dopamina do tipo 2 no sistema nervoso central (SNC) e ajudam no controle comportamental a partir de sua ação na via dopaminérgica mesolímbica. Apesar de amplamente utilizados, não são liberados para controle de sintomas comportamentais da demência na maioria dos países. Os raros estudos de qualidade mostram apenas discreta superioridade em relação ao placebo. Os atípicos (como risperidona, quetiapina, olanzapina e aripiprazol) são preferidos por apresentarem menos efeitos colaterais. O haloperidol pode ser considerado nos casos de *delirium*. Dentre as complicações potencialmente relacionadas com seu uso, encontram-se: sintomas extrapiramidais, como parkinsonismo, distonia e discinesia tardia (a incidência com quetiapina é aparentemente menor), piora cognitiva, sonolência, efeitos anticolinérgicos, hipotensão postural, risco maior de eventos cardiovasculares (aumento de mortalidade nos primeiros 30 dias de uso), aumento do intervalo QT, pior controle metabólico com dislipidemias e disglicemias, síndrome neuroléptica maligna e descarga papilar por aumento da secreção de prolactina. Essas medicações devem ser usadas com cuidado maior em portadores de demência por corpos de Lewy (em razão da maior incidência de efeitos colaterais) e naqueles com parkinsonismo (em virtude da possibilidade de piora motora por efeito extrapiramidal). Nesses casos, prefere-se o uso de anticolinesterásicos e, se necessário, quetiapina ou clozapina.

Os antidepressivos aumentam a ação das monoaminas no SNC e parecem promover algum benefício no domínio afetivo e cognitivo, bem como algum controle da agitação. Os tricíclicos não são recomendados em virtude de seu efeito anticolinérgico, devendo ser preferidos os inibidores seletivos da recaptação da serotonina (ISRS), como sertralina, citalopram e escitalopram. Dentre as complicações dos últimos se destacam alterações do sono, náuseas, hiponatremia (síndrome da antidiurese inapropriada [SIADH]), aumento do intervalo QT (citalopram), diminuição da libido (motivo pelo qual é possível considerar seu uso para tratar sintomas de hipersexualidade), sangramento digestivo e diarreia.

Os anticonvulsivantes apresentam benefício limitado para os sintomas comportamentais da demência, podendo ser indicados nos casos de instabilidade de humor e impedimento do uso de antipsicóticos por aumento do intervalo QT. Dentre as potenciais complicações do ácido valproico se destacam hepatite, pancreatite, hiperamonemia e trombocitopenia. No entanto, em um ensaio clínico o autor descreve piora da agitação com o uso de ácido valproico em comparação com placebo. A carbamazepina pode induzir agranulocitose, pancitopenia e toxicidade cardíaca, além de ser indutor enzimático e interagir com o metabolismo de outros medicamentos.

Os benzodiazepínicos não são recomendados para controle comportamental nos casos de demência, exceto nos agudos e com alto potencial de gravidade, mas por curto período. Estão contraindicados em razão do risco elevado de complicações, como quedas, sedação e piora cognitiva e da desinibição.

As medicações indutoras do sono (como zolpidem e zopiclona) têm efeitos colaterais semelhantes aos dos benzodiazepínicos e devem ser utilizadas por pouco tempo. Pode ser considerado o uso de trazodona como indutor do sono (também apresentando algum benefício no controle da agitação) e/ou de melatonina (ainda não fabricada no Brasil) para ajuste da insônia relacionada com o ciclo circadiano.

Quadro 15.4 Sintomas da BPSD e possíveis abordagens*

Sintoma	Apresentação	Abordagens possíveis
Agitação, agressividade, ansiedade	Perambulação, ações repetitivas, *shadowing*, agressão física, gritos	Terapia luminosa, musicoterapia, aromaterapia, presença simulada, atividade física, antidepressivos, anticolinesterásicos
Apatia	Falta de interesse, anedonia, abulia, isolamento	Musicoterapia (interativa), inibidores da acetilcolinesterase, metilfenidato
Depressão	Tristeza, choro fácil, culpa, ansiedade	Atividade física, musicoterapia, antidepressivos
Psicose	Alucinações, ilusões	Neurolépticos, escitalopram
Desinibição	Comportamentos social e sexualmente inadequados	Antidepressivos, trazodona, carbamazepina, valproato, antiandrogênicos, inibidores da acetilcolinesterase
Insônia	Dificuldade de iniciar ou manter o sono	Terapia luminosa, trazodona, melatonina

*Quadro ilustrativo. Os autores salientam que as terapias adotadas devem ser individualizadas.

Por diminuir a incidência de sintomas comportamentais de modo geral, a terapia específica para a síndrome demencial deverá ser considerada sempre que houver indicação. Os anticolinesterásicos parecem promover benefício nos sintomas negativos, como depressão, apatia e irritabilidade. Já a resposta da memantina é aparentemente melhor nos sintomas positivos, como agitação, alucinação, ilusão e agressividade. Os efeitos colaterais dos anticolinesterásicos estão relacionados com o aumento do tônus parassimpático, como diarreia, náusea, vômitos e bradicardia. A memantina pode causar cefaleia, confusão e tontura.

No Quadro 15.3 são listadas as principais medicações para uso em caso de BPSD e no Quadro 15.4 se encontram as possíveis abordagens a partir dos sintomas apresentados pelo paciente (cabe salientar a necessidade de individualizar o cuidado).

■ OUTRAS ABORDAGENS

Estudos iniciais recomendam a utilização de eletroconvulsioterapia e estimulação magnética transcraniana para casos selecionados em razão de alguns resultados promissores, podendo vir a ser considerada a terapia no futuro. Há relatos na literatura de controle dos sintomas a partir da acupuntura, mas ainda são necessários estudos mais aprofundados. A prazosina (bloqueador de receptor simpático alfa 1) parece ser agente promissor no controle da agitação/agressividade.

■ CONSIDERAÇÕES FINAIS

As alterações comportamentais relacionadas com a demência têm grande carga para o cuidador e estão associadas a eventos adversos e ao uso de medicamentos potencialmente inapropriados. A abordagem deve ser sempre individualizada e priorizadas as medidas não farmacológicas.

ANEXO

Escala NPI-C – versão brasileira de Medeiros K, Lyketsos C
Validação no Brasil: Stella F

DELÍRIOS
O paciente acredita em acontecimentos que você sabe não serem reais? Por exemplo, insiste em afirmar que as pessoas estão tentando prejudicá-lo ou roubá-lo? Afirma que membros de sua família ou cuidadores não são quem dizem ser ou que a casa onde mora não é a sua casa? Não estamos nos referindo a meras desconfianças. Estamos interessados em saber se o paciente está convencido de que essas ocorrências estão de fato acontecendo com ele.

1. O paciente acredita estar em perigo, que outras pessoas estão planejando feri-lo ou que já o tenham ferido?
2. O paciente acredita que os outros o estão roubando?
3. O paciente acredita que está sendo traído pelo cônjuge?
4. O paciente acredita que hóspedes não bem-vindos estão morando em sua casa?
5. O paciente acredita que membros de sua família, seus cuidadores ou outras pessoas não são quem eles alegam ser ou que são mentirosos?
6. O paciente acredita que sua casa não é a sua casa?
7. O paciente acredita que sua família planeja abandoná-lo?
8. O paciente acredita que personagens da televisão ou de revistas estão, de fato, presentes na casa? Ele tenta falar ou interagir com eles?

ALUCINAÇÕES
O paciente tem alucinações, como falsas visões ou vozes? O paciente parece ver, ouvir ou sentir algo que não está presente? Com estas perguntas não estamos nos referindo apenas a crenças falsas, como a de afirmar que alguém que morreu ainda vive. Mais exatamente, queremos saber se realmente ele tem sensações anormais quanto a sons ou visões.

1. O paciente refere que ouve vozes ou age como se ouvisse vozes?
2. O paciente conversa com pessoas que não estão presentes?
3. O paciente refere que vê objetos que não estão presentes ou age como se visse objetos que não estão presentes (pessoas, animais, luzes etc.)?
4. O paciente relata sentir odores não sentidos por outras pessoas?
5. O paciente refere ter sensações em sua pele ou parece sentir objetos rastejando em sua pele ou tocando-o?
6. O paciente diz ou age como se experimentasse gostos que não são reais?
7. O paciente refere algumas outras experiências sensoriais incomuns?

AGITAÇÃO
O paciente é ríspido, não cooperativo ou resiste aos cuidados?

1. O paciente se zanga quando as pessoas tentam cuidar dele ou resiste a atividades como trocar de roupas?
2. O paciente é teimoso, querendo fazer as atividades à sua maneira?
3. O paciente é não cooperativo, resistente à ajuda dos outros?
4. O paciente faz perguntas repetitivas ou tem atitudes repetitivas?
5. O paciente parece, em geral, inquieto?
6. O paciente é incapaz de permanecer sentado tranquilo, mantendo-se constantemente inquieto?
7. O paciente frequentemente pergunta ou se queixa de sua saúde, embora sem justificativa?
8. O paciente se recusa a tomar remédios?
9. O paciente caminha nervosamente ou com raiva, diferentemente do vagar comum?
10. O paciente tenta de maneira agressiva sair de casa ou ir a algum outro lugar (p. ex., ir ao quarto de outra pessoa)?
11. O paciente tenta inapropriadamente usar o telefone na tentativa de obter ajuda dos outros?
12. O paciente acumula objetos?
13. O paciente esconde objetos?

AGRESSÃO
O paciente grita raivosamente, bate portas ou tenta ferir os outros? O paciente cai intencionalmente ou tenta se ferir?

1. O paciente grita ou praguejaraivosamente?
2. O paciente bate portas, chuta móveis, atira objetos?
3. O paciente tenta bater nos outros ou feri-los?
4. O paciente agarra, empurra ou arranha os outros?
5. O paciente é argumentativo de maneira não razoável, o que não é sua característica?
6. O paciente é intrusivo, como ao pegar objetos dos outros ou entrar inapropriadamente no quarto de outra pessoa?
7. O paciente dissimula, disfarça ou entra em conflito com os cuidadores ou com outras pessoas?
8. O paciente procura ter comportamentos perigosos, como acender o fogo ou sair pela janela?

DEPRESSÃO/DISFORIA
O paciente parece triste ou deprimido? Ele diz se sentir triste ou deprimido?

1. O paciente tem períodos de choro ou soluços que parecem indicar tristeza?
2. O paciente diz que está triste, desanimado, ou age como se estivesse triste ou desanimado?
3. O paciente se desvaloriza ou diz que se sente inútil?
4. O paciente parece muito desencorajado ou diz não ter futuro?
5. O paciente diz ser um peso para a família e que a família estaria melhor sem ele?
6. O paciente expressa desejo de morrer ou fala em se matar?
7. O paciente diz ser uma pessoa má e que merece ser punido?
8. O paciente tem uma expressão de angústia ou de dor?
9. O paciente é pessimista ou muito negativista, esperando o pior?
10. O paciente fica repentinamente irritado ou facilmente aborrecido?
11. O paciente mudou seus hábitos de comer, como querer comer mais/menos ou com maior/menor frequência que o habitual?
12. O paciente fala sobre sentimento de culpa por fatos pelos quais não é responsável?
13. O paciente parece demorar mais para gostar de atividades anteriormente agradáveis?

ANSIEDADE
O paciente é muito ansioso, preocupado ou assustado sem razão aparente? Ele parece muito tenso ou inquieto? Ele receia ficar longe de você ou das pessoas nas quais confia?

1. O paciente fica muito preocupado com eventos programados, como compromissos ou visitas familiares?
2. O paciente tem períodos nos quais se sente inquieto, incapaz de relaxar ou se sente muito tenso?
3. O paciente tem períodos (ou se queixa) de falta de ar, respiração ofegante ou suspiros devido a nervosismo?
4. O paciente se queixa de aperto no estômago, palpitações ou de o coração acelerar por se sentir tenso (sintomas não explicados por alguma doença)?
5. O paciente evita determinados lugares ou situações que o tornam mais tenso, como se encontrar com amigos ou participar de atividades em público?
6. O paciente fica perturbado quando separado de você? Ele se segura em você para não se separar?
7. O paciente fala que se sente ameaçado ou age como se estivesse amedrontado?
8. O paciente tem expressão de preocupação?
9. O paciente repete declarações ou comentários sobre alguma coisa ruim que está para acontecer?
10. O paciente expressa preocupação ou aflição pela sua própria saúde ou pelas funções do próprio corpo (preocupações não justificadas)?
11. O paciente fica choroso com as preocupações?
12. O paciente tem medos irreais de ficar sozinho ou de ser abandonado?
13. O paciente pergunta repetidamente sobre o que ele deveria fazer ou para onde deveria ir?
14. O paciente parece excessivamente concentrado ou preocupado com tarefas ou atividades e não consegue facilmente se desligar delas?

EUFORIA/ELAÇÃO
O paciente parece excessivamente eufórico sem motivos? Não nos referimos à felicidade normal de ver amigos, de receber presentes ou de passar o tempo com os membros da família. Perguntamos se o paciente tem persistentemente ou demonstra uma alegria excessiva quando os outros não apresentam um bom humor dessa forma.

1. O paciente parece sentir-se excessivamente feliz ou age como se estivesse excessivamente feliz?
2. O paciente acha graça ou ri de assuntos que os outros não acham engraçados?
3. O paciente parece ter um senso de humor pueril, com tendência a zombar ou rir inapropriadamente (quando algo infeliz acontece com os outros)?
4. O paciente conta piadas ou diz coisas que não são engraçadas para os outros, mas que parecem engraçadas para ele?
5. O paciente faz brincadeiras infantis, como beliscar, ou brinca de "esconder-se" por achar engraçado?
6. O paciente "fala demais" ou alega que tem mais habilidades, dinheiro ou poder do que na verdade tem?

APATIA/INDIFERENÇA
O paciente perdeu ou diminuiu o interesse pelo mundo ao redor? Ele perdeu ou diminuiu o interesse em fazer as atividades ou lhe falta motivação para iniciar novas atividades? Ele tem mais dificuldade para se engajar na conversação ou para efetuar os afazeres cotidianos? Ele está apático ou indiferente?

1. O paciente parece ser menos espontâneo e ativo do que habitualmente era antes?
2. O paciente provavelmente inicia menos uma conversação?
3. O paciente está menos afetivo ou lhe faltam emoções em comparação com sua maneira habitual de ser?
4. O paciente reduziu a realização de suas atividades cotidianas?
5. O paciente parece menos interessado nas atividades ou naquilo que as outras pessoas planejam fazer?
6. O paciente perdeu ou diminuiu o interesse pelos amigos ou pelos membros da família?
7. O paciente está menos entusiasmado com os próprios interesses que habitualmente tinha antes?
8. O paciente fica sentado quieto, porém sem prestar atenção nos acontecimentos que ocorrem ao redor?
9. O paciente reduziu sua participação em atividades sociais, mesmo quando estimulado?
10. O paciente está menos interessado ou menos curioso sobre as atividades rotineiras ou sobre novos acontecimentos ao redor?
11. O paciente expressa menos emoção em resposta a acontecimentos positivos ou negativos?

DESINIBIÇÃO
O paciente parece agir impulsivamente, sem pensar? Ele faz ou diz coisas que não são usualmente feitas ou ditas em público? Ele tem atitudes que são constrangedoras para você ou para os outros?

1. O paciente age impulsivamente sem pensar nas consequências?
2. O paciente fala com estranhos como se os conhecesse?
3. O paciente diz coisas indelicadas e rudes às pessoas e que possam magoá-las?
4. O paciente diz coisas grosseiras ou faz comentários sexuais inapropriados que normalmente não faria?
5. O paciente fala abertamente sobre assuntos muito pessoais ou particulares, normalmente não comentados em público?
6. O paciente acaricia, toca ou abraça os outros de uma forma inconveniente ou inapropriada e que não é do seu caráter?
7. O paciente se veste ou se despe em lugares inapropriados ou se exibe?
8. O paciente tem pouca tolerância para frustrações ou é impaciente?
9. O paciente se comporta de forma socialmente inapropriada para a situação, como falar durante atos religiosos ou cantar durante a refeição?
10. O paciente parece ter perdido o julgamento social sobre o que dizer ou como se comportar?
11. O paciente ofende os outros?
12. O paciente é incapaz ou parece não propenso a controlar sua alimentação?
13. O paciente parece adequado, mas não leva em conta se suas palavras ou ações podem prejudicar os outros?
14. O paciente urina em lugares inapropriados (não por causa de incontinência)?
15. O paciente solicita persistentemente atenção sem consideração com os outros?
16. O paciente pega objetos dos outros?

IRRITABILIDADE/LABILIDADE
O paciente fica irritado e facilmente perturbado? Seu humor é muito instável? Ele é anormalmente impaciente? Não estamos nos referindo à frustração pela perda de memória ou pela incapacidade de fazer as tarefas habituais. Pretendemos saber se o paciente tem irritabilidade anormal, impaciência ou mudanças emocionais súbitas, diferentes de sua maneira habitual de ser.

1. O paciente fica de mau-humor, "perdendo o controle" facilmente por pequenas coisas?
2. O paciente rapidamente muda o estado de humor, estando muito bem em um minuto e irritado no minuto seguinte?
3. O paciente tem momentos súbitos de irritação?
4. Ele é impaciente, tendo dificuldade para lidar com atrasos ou esperar por atividades programadas?
5. O paciente é ranzinza ou irritável?
6. O paciente discute à toa, sendo difícil lidar com ele?
7. O paciente é excessivamente crítico para com os outros?
8. O paciente abertamente entra em conflito com amigos, familiares ou com cuidadores?
9. O paciente lacrimeja ou chora frequentemente e de forma imprevisível?
10. O paciente subitamente apresenta mudanças de humor?
11. O paciente se queixa frequentemente?
12. O paciente parou de expressar prazer ou alegria em resposta às atividades habituais do dia a dia?

DISTÚRBIO MOTOR ABERRANTE
O paciente anda de um lado para o outro, tem comportamentos repetidos, como abrir armários ou gavetas, ou repetidamente apanhar objetos e dar nó sem barbante ou fios?

1. O paciente perambula (ou se move em cadeira de rodas) sem propósito aparente?
2. O paciente remexe ao redor, abrindo e desarrumando gavetas e armários?
3. O paciente se veste ou tira as roupas repetidamente?
4. O paciente tem comportamentos repetitivos ou "hábitos" que faz repetidas vezes (p.ex., esfregar a mesa, abrir e fechar portas)?
5. O paciente faz atividades repetitivas, como manusear botões, pegar objetos, enrolar barbante etc.?
6. O paciente se mexe excessivamente, não consegue permanecer sentado quieto ou bate demais os pés ou os dedos?
7. O paciente tem comportamentos de autoestimulação, como balançar, esfregar-se ou gemer?
8. O paciente se move sem um propósito racional, parecendo negligenciar as recomendações necessárias para sua segurança?
9. Seus movimentos ou reações são mais lentos do que o usual?

DISTÚRBIOS DO SONO
O paciente tem dificuldade para adormecer (não considerar se o paciente simplesmente se levanta uma ou duas vezes à noite para ir ao banheiro e volta a dormir imediatamente). O paciente permanece de pé durante a noite, troca de roupas, entra nos quartos dos outros?

1. O paciente tem dificuldade para adormecer?
2. O paciente se levanta à noite (não considerar se o paciente se levanta uma ou duas vezes à noite para ir ao banheiro e volta a dormir imediatamente)?
3. O paciente perambula, anda de um lado para o outro ou se envolve em atividades inapropriadas à noite?
4. O paciente o acorda durante a noite ou perturba os outros?
5. O paciente se levanta à noite, se veste e procura sair de casa pensando que é de manhã ou que o dia está começando?
6. O paciente dorme excessivamente durante o dia?
7. O paciente se levanta muito cedo pela manhã (antes dos outros)?
8. O paciente fica agitado ou inquieto durante o sono, à noite, ou fica preocupado em não conseguir dormir ou em acordar à noite?

DISTÚRBIOS DO APETITE E DA ALIMENTAÇÃO
O paciente tem apresentado alguma mudança no apetite, no peso ou nos hábitos alimentares? Ele tem demonstrado alguma mudança no tipo de comida que prefere?

1. O paciente tem perdido o apetite?
2. O paciente tem tido o apetite aumentado?
3. O paciente tem perdido peso?
4. O paciente tem ganhado peso?
5. O paciente tem apresentado mudanças no comportamento alimentar, como colocar muita comida na boca de uma só vez?
6. O paciente tem tido mudanças na preferência pelo tipo de comida, como querer comer muito doce ou outros tipos específicos de alimento?
7. O paciente tem apresentado comportamentos alimentares como querer comer exatamente os mesmos tipos de comida todos os dias ou querer comer os alimentos exatamente na mesma ordem?
8. O paciente come ou bebe, ou tenta comer ou beber, substâncias inapropriadas ou produtos não alimentícios?
9. O paciente frequentemente solicita comida e/ou bebida mesmo que tenha comido ou bebido algo há pouco?

VOCALIZAÇÕES ABERRANTES
O paciente grita, fala excessivamente ou faz barulhos estranhos? Ele frequentemente tem explosões verbais?

1. O paciente faz barulhos esquisitos, como risos ou gemidos estranhos?
2. O paciente grita ou geme alto, aparentemente sem motivo?
3. O paciente fala excessivamente?
4. O paciente faz solicitações ou queixas repetitivas?
5. O paciente é verbalmente abusivo ou usa uma linguagem chula ou ameaçadora?
6. O paciente faz galanteios sexuais verbais?
7. O paciente apresenta explosões verbais?
8. O paciente participa das conversas dos outros mesmo que a conversação não lhe seja pertinente ou seja difícil para ele entender?

Bibliografia

Cummings JL, Mega M, Gray K. Rosenberg-Thomson S, Carusi DA, Gornbein J. The Neuropsychiatric Inventory: Comprehensive assessment of psychopathology in dementia. Neurology 1994; 44 (12):2308-14.

De Medeiros K, Robert P, Gauthier S et al. The Neuropsychiatric Inventory-Clinician rating scale (NPI-C): reliability and validity of a revised assessment of neuropsychiatric symptomsin dementia. Int Psychogeriatr 2010; 22 (6):984-94.

Gerlach LB, Kales HC. Managing behavioral and psychological symptoms of dementia. Psychiatr Clin N Am 2018; 41 (1):127-39.

Gitlin LN, Kales HC, Lyketsos CG. Managing behavioral symptoms in dementia using nonpharmacologic approaches: an overview. JAMA 2012; 308(19):2020-9.

Kales HC, Gitlin LN, Lyketsos CG. Assessment and management of behavioral and psychological symptoms of dementia. BMJ 2015; 350:h369. Doi: 10.1136/bmj.h369.

Kales HC, Gitlin LN, Lyketsos CG. Management of neuropsychiatric symptoms of dementia in clinical settings: recommendations from a multidisciplinary expert panel. J Am Geriatr Soc 2014; 62(4):762-9.

Kales HC, Lyketsos CG, Miller EM, Ballard C. Management of behavioral and psychological symptoms in people with Alzheimer's disease: an international Delphi consensus. Int Psychogeriatr 2018. Doi: 10.1017/s1041610218000534.

Nowrangi MA, Lyketsos CG, Rosenberg PB. Principles and management of neuropsychiatric symptoms in Alzheimer's dementia. Alzheimers Res Ther 2015; 7(1):12.

Maust DT, Kim HM, Seyfried LS et al. Antipsychotics, other psychotropics, and the risk of death in patients with dementia: Number needed to harm. JAMA Psychiatry 2015; 72(5):438-45.

Stella F. Assessment of neuropsychiatric symptoms in dementia: Toward improving accuracy. Dement Neuropsychol 2013; 7(3):244-51.

Stella F, Forlenza OV, Laks J et al. The Brazilian Version of the Neuropsychiatric Inventory-Clinician rating scale (NPI-C): reliability and validity in dementia. Int Psychogeriatr 2013; 25(9):1503-11.

Robert PH, Verhey FRJ, Byrne EJ et al. Grouping for behavioral and psychological symptoms in dementia: clinical and biological aspects. Consensus paper of the European Alzheimer disease consortium. Eur Psychiatry 2005; 20(7):490-6.

Acidente Vascular Encefálico no Idoso

Mário Luciano de Mélo Silva Júnior
Eduardo Sousa de Melo

CAPÍTULO 16

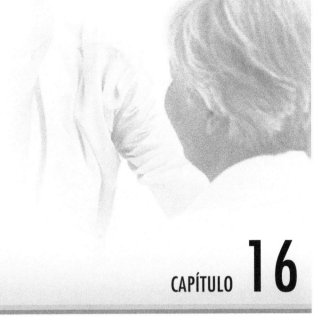

■ INTRODUÇÃO

O acidente vascular encefálico (AVE) está entre as principais causas de morbimortalidade no mundo. Nos sobreviventes, trata-se de condição que tende a causar dependência para a realização das atividades de vida diária e, consequentemente, altos custos para a família e o sistema de saúde. Como a maior parte dos casos decorre de fatores de risco modificáveis, a otimização do tratamento é essencial.

Neste capítulo são abordados os fatores de risco, a apresentação clínica, o manejo agudo e a investigação do AVE com foco especial nos idosos.

■ EPIDEMIOLOGIA E FATORES DE RISCO

Os avanços educacionais e em saúde têm reduzido a incidência de todos os tipos de AVE. No Brasil, há o registro de diminuição de casos, de 144 por 100.000 habitantes em 1995 para 91 por 100.000 habitantes em 2013, e essa é uma tendência mundial.

A ocorrência de AVE é tão mais frequente quanto mais idosa é a população, de modo que a idade é o fator de risco não modificável mais importante (cerca de 80% dos casos ocorrem em idosos).

A hipertensão arterial sistêmica (HAS) é o fator modificável mais frequente. Cerca de 50% dos casos de AVE podem ser atribuídos à HAS, e a redução de cada 10mmHg da pressão arterial (PA) sistólica pode reduzir em mais de 30% o risco de AVE. O controle medicamentoso e não medicamentoso da hipertensão, portanto, deve ser perseguido constantemente. Devem ser estimuladas medidas como restrição de sal na dieta, atividades físicas regulares e diminuição do consumo de álcool, além da adesão ao tratamento medicamentoso.

A hiperlipidemia é um problema frequente e deve ser avaliada em todos os pacientes com AVE, especialmente nos aterotrombóticos. A redução dos valores de LDL está associada a taxas menores de recorrência de eventos cardiovasculares.

O diabetes aumenta em torno de 60% o risco de AVE. Os mecanismos envolvidos são vários, mas podem ser resumidos à indução de inflamação sistêmica e disfunção endotelial, que acarretam alterações micro e macrovasculares, bem como à ocorrência e às complicações da síndrome metabólica. Todos os pacientes com AVE devem ser rastreados para diabetes e manejados de acordo. Deve-se ter como alvo uma hemoglobina glicada (HbA1c) < 7%.

O tabagismo dobra o risco de AVE, devendo ser desestimulado em todos os pacientes, e devem ser oferecidas estratégias para abstinência. Obesidade, sedentarismo e síndrome da apneia/hipopneia obstrutiva do sono também devem ser rastreados e tratados.

A estenose carotídea define doença vascular e um risco moderado de AVE e alto de infarto do miocárdio. Os pacientes com estenose assintomática (e que nunca tiveram AVE) devem receber tratamento farmacológico otimizado, enquanto os que tiveram AVE relacionado com estenose devem ser avaliados individualmente quanto à abordagem invasiva.

O achado de microangiopatia (também chamada de leucoaraiose), lesão na substância branca caracterizada por hipodensidade ou hipersinal T1 e T2, sobretudo em regiões periventriculares e nucleocapsulares, indica risco aumentado de AVE e de declínio cognitivo.

A fibrilação atrial (FA) é uma condição que se torna substancialmente mais frequente com a idade e faz com que o mecanismo mais comum de AVE nos idosos com mais de 80 anos seja o cardioembólico. Os pacientes com FA apresentam risco de 5%

de AVE ao ano, e esse risco deve ser estratificado pelo escore CHA2DS2VASc (escores ≥ 2 em homens e ≥ 3 em mulheres indicam anticoagulação).

■ APRESENTAÇÃO CLÍNICA

De modo geral, a instalação súbita de qualquer déficit neurológico focal em paciente reconhecidamente portador de fatores de risco é a principal apresentação do AVE na emergência. Entenda-se por déficit neurológico focal uma perda de função do sistema nervoso central capaz de causar a clínica do paciente.

A apresentação clássica consiste na hemiparesia com assimetria facial e afasia/disartria. O Serviço de Atendimento Médico de Urgência utiliza seu acrônimo (SAMU) para alertar a população sobre o AVE quando o indivíduo repentinamente não pode *sorrir*, *abraçar* ou cantar uma *música*. Entretanto, qualquer condição neurológica de instalação súbita deve lembrar um AVE: incoordenação ou desequilíbrio, incapacidade de marcha, ver os objetos "dobrados" (diplopia) ou perder a visão, dificuldade para se comunicar (tanto para compreender o que é dito como para se expressar), voz anasalada, perda de sensibilidade em parte do corpo ou mesmo cefaleia proeminente.

Com frequência, questiona-se a ocorrência de AVE diante de um idoso com rebaixamento do nível de consciência. Apesar de estar dentro do espectro de manifestações focais, não é frequente a apresentação de AVE com rebaixamento do nível de consciência na ausência de outros achados focais (anisocoria, assimetria na localização de estímulo doloroso) e devem ser consideradas outras causas, como infecção, choque, disglicemia e intoxicação.

No idoso, manifestações atípicas, como início súbito de quadro "demencial", de desorientação no tempo e no espaço, especialmente na ausência de infecção, devem fazer lembrar de lesões centrais.

Na emergência, é importante excluir condições que podem mimetizar um AVE, especialmente hipo ou hiperglicemias, estado pós-ictal de evento convulsivo e *delirium*. A anamnese e o exame físico devem ser dirigidos – com foco no modo de instalação da queixa, precisão do momento em que o déficit ocorreu e presença de fatores de risco (fibrilação atrial, prótese valvar, AVE ou eventos cardiovasculares prévios, entre outros); exame físico que corrobore o déficit e a busca por dados de pressão arterial, sopro carotídeo, pulso irregular e ausência de pulsos periféricos. Deve-se obter invariavelmente glicemia capilar (HGT), e não se deve retardar o tratamento agudo (ou o transporte) do paciente enquanto são aguardados outros resultados de exames, exceto em caso de história de trombocitopenia ou uso de varfarina.

■ AVALIAÇÃO DIAGNÓSTICA

Os AVE são divididos em dois grandes grupos, a saber:

- **AVE hemorrágico (AVEh):** corresponde a cerca de 20% dos casos e se subdivide em hemorragia subaracnóidea (HSA), relacionada com aneurismas intracranianos, e hemorragia parenquimatosa, associada a regimes hipertensivos não controlados, levando ao rompimento de artérias lobares. No idoso, uma causa frequente de AVEh parenquimatoso é a angiopatia amiloide.
- **AVE isquêmico (AVEi):** corresponde aos outros 80% dos casos e se categoriza, segundo a classificação TOAST (*Trial of ORG 10172 in Acute Stroke Treatment*), em cardioembólico, aterotrombótico, doença de pequenos vasos, outras causas específicas e causa desconhecida.

Outro grupo de eventos vasculares do sistema nervoso é representado pelo ataque isquêmico transitório. Nesse caso, o déficit que se instala se resolve sem deixar lesão anatômica. Trata-se de um grupo de pacientes que devem ser estratificados e avaliados preferencialmente em ambiente hospitalar, pois há risco de até 20% de recorrência dos sintomas em 3 meses.

A determinação do tipo do AVE (isquêmico ou hemorrágico) não é possível a partir de dados clínicos, sendo mandatória a obtenção de exame de neuroimagem do paciente. Entretanto, alguns achados, como níveis pressóricos muito elevados na instalação, rebaixamento da consciência e rigidez de nuca, são mais comuns nos eventos hemorrágicos.

O método de neuroimagem pode ser a tomografia computadorizada (TC) ou a ressonância magnética (RM), respeitadas as contraindicações, a disponibilidade e a duração do exame. No contexto da emergência, com proposta de trombólise venosa, a TC vai disponibilizar os dados necessários ao seguimento do protocolo (afastar sangramento intracraniano).

No caso de evento isquêmico, ainda na unidade de urgência, independentemente de ter sido submetido à trombólise, o paciente deve ter estudada sua anatomia vascular potencialmente comprometida, inicialmente por métodos não invasivos (angio-TC, angio-RM, ultrassonografia [USG] com Doppler de vasos cervicais e Doppler transcraniano). Nesse sentido, deve-se atentar para o fato de que os AVEi de circulação posterior são mal avaliados por USG Doppler cervical e devem ser preferidos outros métodos.

A monitoração cardíaca deve ser realizada nas primeiras 24 horas do evento em busca de arritmias. Todos os pacientes devem realizar ao menos um eletrocardiograma, e achados anormais podem ser indicação para um ecocardiograma (medição do átrio esquerdo, busca por trombos murais, aneurisma de ponta de ventrículo esquerdo, entre outros achados).

No caso de AVEh, a TC mostra hiperdensidade intracraniana-intra-axial (AVEh parenquimatoso) ou nos espaços liquóricos (HSA). Apesar de sangramentos parenquimatosos poderem extravasar para o líquido cefalorraquidiano (LCR), essa distinção não costuma ser difícil pelos padrões de imagem e territórios envolvidos. A angiopatia amiloide, condição que explica cerca de 10% dos casos de AVEh e que cresce em prevalência com o aumento da idade, ocorre por deposição de amiloide nos vasos de pequeno e médio calibre, sobretudo os corticais e leptomeníngeos. AVEh hipertensivos ocorrem principalmente em ponte, putâmen, tálamo e regiões lobares, enquanto os relacionados com a angiopatia amiloide são sobretudo córtico-subcorticais (não profundos), múltiplos, bilaterais e costumam ser menores. A presença de *microbleeds* na RM fala a favor de angiopatia amiloide.

■ TRATAMENTO

Acidente vascular encefálico isquêmico agudo

Como todos os pacientes críticos, os indivíduos com AVE agudo também devem receber o protocolo ABCDE: patência de vias aéreas, respiração confortável e parâmetros circulatórios adequados. O AVEi geralmente cursa com hipertensão arterial, que deve ser tolerada até cerca de 220/120mmHg, exceto se o paciente for candidato a trombólise/trombectomia. Pode tratar-se de mecanismo cerebral compensatório, e é importante manter a perfusão na zona de penumbra vascular (área adjacente ao infarto cerebral que está hipofuncionante, mas que pode ser recuperada).

O tratamento do AVE se tornou promissor com o advento da trombólise e posteriormente da trombectomia, atingindo taxas de funcionalidade muito interessantes nos pacientes tratados. Entretanto, poucos recebem esse tratamento, principalmente porque chegam tarde ao serviço especializado.

A terapia específica consiste em remover o trombo que está causando a síndrome clínica, o qual pode ser abordado via sistêmica (trombólise venosa) e/ou local (trombectomia mecânica). A trombólise consiste no uso do alteplase, um ativador do plasminogênio tecidual recombinante (rt-PA), para degradar o trombo e tornar o vaso pérvio novamente. Em virtude de seu caráter inespecífico e das alterações teciduais que ocorrem nas adjacências da isquemia, existe uma série de contraindicações ao uso da alteplase, bem como um limite de tempo (chamado de janela terapêutica) para sua aplicação. A trombectomia mecânica lança mão de um dispositivo (os vários disponíveis no mercado não apresentam superioridade clara de um sobre o outro) para chegar ao trombo e retirá-lo por via endovascular (procedimento radioguiado).

Para se candidatar à trombólise, o horário do início dos sintomas/sinais deve ser bem estabelecido, não podendo haver dúvida nesse sentido. Por exemplo, nos indivíduos que acordam com os sintomas (*wakeup stroke*), o início dos sintomas é considerado a partir do momento em que foram dormir (último momento em que foram vistos sem sintomas). São considerados critérios de inclusão para trombólise: > 18 anos, AVEi agudo com déficit neurológico significativo e estar na janela terapêutica (< 4,5 horas do início do *ictus*).

O déficit neurológico é mensurado a partir da escala NIH de AVE (*National Institute of Health Stroke Scale* [NIHSS]), que pode variar de zero a 42 (valores maiores indicam piores déficits). Déficit neurológico significativo é entendido como NIH > 3; entretanto, devem ser considerados déficits com valores menores que comprometem a linguagem e a visão.

Atualmente, a trombólise venosa com alteplase (0,9mg/kg, máximo de 90mg/dose, para correr em 1 hora – 10% da dose calculada em *bolus* e os demais em bomba de infusão contínua) pode ser feita em até 4,5 horas do *ictus*. Os resultados são tão melhores quanto mais rapidamente é iniciado o tratamento (número necessário para tratar [NNT] = 3,6 para tratamento nos primeiros 90 minutos e NNT = 5,9 quando o tratamento ocorre entre 3 e 4,5 horas). Tempo é cérebro!

Entretanto, antes da indicação de trombólise, deve ser checada uma série de critérios de exclusão (Quadro 16.1).

Devem ser discutidos alguns pontos sobre as contraindicações. Caso não haja contraindicação, o tratamento não deverá ser retardado enquanto se aguarda o resultado dos exames. Caso algum resultado laboratorial saia após o início da trombólise, contraindicando o procedimento, o tratamento deve ser suspenso imediatamente (p. ex., plaquetopenia). Se o paciente é candidato à trombólise, exceto em caso de PA proibitiva, deve-se introduzir um anti-hipertensivo venoso de meia-vida curta, como metoprolol, esmolol ou nitroprussiato, para adequação e estabilidade da PA. De modo geral, os critérios de exclusão

Quadro 16.1 *Checklist* de critérios de exclusão para trombólise venosa

Sangramento na tomografia de crânio ou história sugestiva de HSA

Sangramento ativo (exceto menstruação)

Hipertensão não controlada

AVEi há menos de 3 meses

Traumatismo craniano grave há menos de 3 meses

Cirurgia intracraniana/intraespinhal há menos de 3 meses

História de sangramento, malformação arteriovenosa ou aneurisma intracraniano

Punção arterial recente em sítio não compressível

Câncer de trato gastrointestinal presente ou hemorragia digestiva há menos de 3 semanas

Distúrbio da coagulação – trombocitopenia, TTPa > 40s, INR > 1,7, heparina plena há < 24h, uso de NOAC há < 48h

Endocardite infecciosa

Dissecção de arco aórtico

Neoplasia intracraniana

Idade > 80 anos*

AVE prévio*

Diabetes*

NIHSS > 25*

Infarto > 1/3 do território da ACM*

*Contraindicações para trombólise em janela estendida (3 a 4,5 horas).
ACM: artéria cerebral média; AVEi: acidente vascular encefálico isquêmico; HSA: hemorragia subaracnóidea; NIHSS: *National Institute of Health Stroke Scale*; NOAC: novos anticoagulantes orais.

devem ser considerados com rigor (risco de sangramento *vs.* risco de sequelas definitivas): um idoso de 84 anos, atleta em atividade, que se apresenta com AVEi (NIH = 8) há 3,5 horas do *ictus* provavelmente irá receber trombólise.

O candidato à trombectomia mecânica (NNT entre 3 e 7), por sua vez, tem uma janela terapêutica um pouco maior, de até 6 horas do *ictus*. Indicações para o procedimento incluem boa funcionalidade pré-AVE, ter como causa do AVE a oclusão da carótida interna ou do segmento proximal da artéria cerebral média (entenda-se: oclusão de vasos proximais acessíveis ao aparelho), idade > 18 anos, NIH > 5 e ASPECTS (*Alberta Stroke Program Early Computed Tomography Score*) > 5. Essa escala avalia alterações isquêmicas na tomografia de crânio, variando de 0 a 10 – escores mais altos inferem menores alterações isquêmicas na TC. Entre os riscos do procedimento estão hematoma no sítio de punção e dissecção arterial.

O paciente que recebeu trombólise venosa, mas que não apresentou melhora significativa, pode ser candidato à trombectomia mecânica. Em paralelo, se o paciente se apresenta em serviço que dispõe de trombectomia mecânica em janela para trombólise, ainda assim deve recebê-la, resguardadas as contraindicações. Os desfechos da combinação trombólise-trombectomia parecem ser melhores que o uso de qualquer uma isoladamente.

Apesar de não ter sido formalmente estudada em ensaios clínicos com esse objetivo, dados recentes apontam que a trombectomia melhora o prognóstico em indivíduos muito idosos (> 80 anos). Entretanto, a proporção de indivíduos nesse grupo que atingem independência funcional é menor que entre os mais jovens. Assim, a idade isoladamente não deve ser o fator que contraindica o procedimento.

Infartos grandes (isquemia proximal de artéria cerebral média ou carótida interna, especialmente no hemisfério dominante) podem evoluir com edema substancial, causando efeito de massa, risco de herniação cerebral e morte por hipertensão intracraniana. Nesses casos, a craniectomia descompressiva é uma abordagem que aumenta a sobrevida e a funcionalidade, principalmente quando realizada precocemente. Entretanto, os benefícios da craniectomia são menos evidentes em idosos (> 60 anos), não alterando a mortalidade e não melhorando a funcionalidade dos sobreviventes (os pacientes se mantêm dependentes). Assim, a indicação de craniectomia para os casos de AVEi malignos em idosos deve ser bem avaliada.

Após terapia de reperfusão cerebral, convém manter a vigilância rigorosa do paciente, incluindo avaliação neurológica seriada e monitoração em unidade especializada. Piora neurológica é indicação de nova TC com urgência em busca de complicações do tratamento (sangramento intracraniano). Após trombólise, cabe evitar punção venosa ou arterial em sítio não compressível, passagem de sondas (nasoenteral ou vesical) e administração de medicamentos anticoagulantes/antiagregantes por pelo menos 24 horas.

A possibilidade de dieta via oral deve ser avaliada caso a caso (a disfagia pode ser sutil), de preferência por fonoaudiólogo. A profilaxia de trombose venosa profunda deve ser instituída assim que possível. Deve-se ficar atento à ocorrência de úlceras por pressão secundárias à imobilidade.

Acidente vascular encefálico hemorrágico agudo

A apresentação do AVEh tende a ser mais grave que a do AVEi, com sinal focal que progride para vômitos, rebaixamento do nível de consciência, decorticação e descerebração. Assim, devem ser precoces os cuidados com as vias aéreas, a respiração e a circulação. O manejo específico do AVEh precisa da definição, com base em parâmetros de história e imagem, do mecanismo do sangramento, se aneurismático ou parenquimatoso. No grupo de idosos, cabe lembrar de tumores e metástases que podem sangrar, bem como da angiopatia amiloide e do uso de anticoagulantes, ao passo que as malformações arteriovenosas (causa frequente de AVEh em jovens) são raras.

As particularidades do tratamento do AVEh parenquimatoso consistem basicamente em deter a expansão do hematoma e tratar/prevenir hidrocefalia obstrutiva e herniação cerebral. Portanto, é importante o cuidado com esses pacientes em serviços com neurocirurgia de urgência. Em pacientes em uso de varfarina, deve ser induzida a reversão de seus efeitos com vitamina K e plasma fresco congelado ou concentrado do complexo protrombínico. A protamina deve ser prescrita em caso de uso de heparina em dose plena. No caso dos novos anticoagulantes orais (NOAC), não há disponibilidade de "antídoto", exceto para a dabigatrana, mas se extrapola a recomendação de transfusão de plasma fresco congelado. O uso de antiagregação plaquetária é comum nesses pacientes, e não há agente específico para reversão. A transfusão de plaquetas não parece melhorar os desfechos, podendo inclusive ser maléfica.

Outro pilar no tratamento para evitar a expansão do hematoma é o controle pressórico. Altos níveis pressóricos são frequentemente encontrados nos pacientes com AVEh, independentemente do diagnóstico prévio de HAS, tanto por mecanismo compensatório como por estresse. O nível ideal de pressão ainda não está claro, principalmente nas primeiras horas e em pacientes sem monitoração da pressão intracraniana. Entretanto, parece ser segura a obtenção de PA sistólica em torno de 140mmHg naqueles pacientes que se apresentam com PA entre 150 e 220mmHg. Como agentes hipotensores, devem ser preferidos os de meia-vida curta e que não causam aumento da pressão intracraniana, devendo, portanto, ser evitado o uso de nitroprussiato.

Todos os pacientes também devem ser avaliados por equipe de neurocirurgia para indicação ou não de monitoração invasiva da pressão intracraniana e intervenção (drenagem do hematoma, craniectomia descompressiva e derivação ventricular).

Em caso de hemorragia subaracnóidea, é importante abordar o aneurisma precocemente e evitar o ressangramento e a isquemia cerebral tardia. Em todos os pacientes neurocríticos, convém evitar disglicemias, febre, infusão de soluções hipotônicas e hipotensão. Não há indicação para o uso profilático de antiepilépticos.

Tratamento nas fases subaguda e crônica

O tratamento secundário consiste em reabilitação e busca do mecanismo que ocasionou o evento, bem como em prevenção secundária.

Em caso de AVEi, recomenda-se a introdução de antiagregantes plaquetários (ácido acetilsalicílico [AAS] 100mg/dia), nas primeiras 48 horas do evento, e de estatinas.

Os pacientes com ataque isquêmico transitório de alto risco (escore ABCD2 > 3 [Quadro 16.2] e AVEi minor [NIH < 4]) que não sejam candidatos à anticoagulação parecem se beneficiar de dupla antiagregação por 3 semanas (AAS e clopidogrel).

Os pacientes nos quais é definida uma fonte cardíaca de êmbolos (fibrilação atrial, trombo cardíaco) devem receber anticoagulação. O tempo para a introdução depende sobretudo da extensão da isquemia – quanto maior, maior o tempo para iniciar a anticoagulação. De modo geral, em caso de lesões pequenas, deve-se aguardar 3 dias para o início da anticoagulação, enquanto AVE extensos (> 1/3 da artéria cerebral média) em pacientes com potencial de complicações (p. ex., PA de difícil controle, transformação hemorrágica inicial) podem precisar de até 4 semanas para o início da anticoagulação. O intervalo ideal ainda não está claro, e o peso entre o risco de recorrência (novo êmbolo) e o de sangramento intracraniano deve ser ponderado caso a caso.

Quadro 16.2 Escala ABCD2

Critério	Pontuação
Idade ≥ 60 anos	1
PAS ≥ 140 e/ou PAD ≥ 90mmHg	1
Sintomas:	
Distúrbio da fala	1
Hemiparesia	2
Duração dos sintomas:	
10 a 60 minutos	1
> 60 minutos	2
Diabetes mellitus	1

Pontuação total > 3 indica ataque isquêmico transitório de alto risco.
PAD: pressão arterial diastólica; PAS: pressão arterial sistólica.

Os pacientes portadores de fibrilação atrial (FA) com AVEi já pontuam o suficiente no CHA2DS2VASc e devem receber anticoagulação. Nos casos de alto risco para transformação hemorrágica, os pacientes devem receber AAS durante o intervalo para anticoagulação. O risco de sangramentos maiores deve ser avaliado pelo HAS-BLED (escala que avalia hipertensão, disfunção hepática ou renal, história de AVE ou de sangramento, INR lábil, idade > 65 anos, uso de outras drogas que aumentem o sangramento e uso de álcool). Escore de três ou mais indica alto risco de sangramento. O risco de ocorrência de sangramentos, o suporte social para socorro e outros fatores devem ser ponderados com o risco de AVE. Em casos de risco proibitivo de anticoagulação, a associação de AAS e clopidogrel é superior ao uso isolado de AAS, mas também com risco maior de sangramento.

Uma alternativa mais recente para os pacientes com FA não valvar e risco alto de anticoagulação prolongada é o fechamento radioguiado do apêndice atrial esquerdo. Esse procedimento oclui o apêndice atrial esquerdo, local de maior estase sanguínea no coração esquerdo e consequentemente fonte da maioria dos trombos que serão embolizados. O paciente precisa de cerca de 45 dias de anticoagulação e antiagregação plaquetária após o procedimento. Assim, os candidatos ao procedimento são os pacientes com alto HAS-BLED (mas que toleram curto período de anticoagulação), que precisam de antiagregação por outros motivos (p. ex., doença coronariana) e os pacientes com baixa adesão ao tratamento medicamentoso e frágil com risco de quedas. A diretriz de 2019 da American Heart Association classifica o fechamento percutâneo do apêndice atrial como categoria IIb de evidência.

Para a FA não valvar, tanto a varfarina como os NOAC são terapias bem estudadas. A varfarina tem custo menor e seu efeito é passível de reversão, mas necessita de frequentes dosagens de INR e ajuste de medicação, além de interagir com várias outras medicações e com a dieta. Os NOAC têm custo ainda elevado, mas mantém o efeito terapêutico de modo mais uniforme, têm rápido início de ação, não necessitam de ajustes regulares e não interagem com a dieta nem com as medicações. Uma crítica ao uso dos NOAC apontava a falta de antídotos em caso de sangramento, mas recentemente foram aprovados o idarucizumabe (anticorpo contra dabigatrana – vale ressaltar que a dabigatrana também pode ser filtrada por hemodiálise) e o andexanet alfa (Xa recombinante, que foi aprovado para reversão dos efeitos da rivaroxabana e da apixabana), o que pode otimizar o tratamento de hemorragias.

Cabe ressaltar que os NOAC devem ser iniciados apenas 7 dias após o AVE e que os ensaios clínicos sobre trombólise retiraram os pacientes em uso de NOAC. Os trabalhos com NOAC em idosos têm mostrado eficácia (evitar AVE) e segurança (ausência de hemorragias) superiores ou equivalentes às dos inibidores da vitamina K, inclusive no grupo > 80 anos. Para FA valvar (isto é, FA relacionada com estenose mitral moderada/grave ou a prótese valvar mecânica), apenas a varfarina está bem estudada.

Os pacientes com doença carotídea com estenose > 70% responsável pelo AVE devem ser abordados de preferência nas primeiras 2 semanas após o evento. A indicação de endarterectomia ou angioplastia com *stent* deve levar em consideração a idade do paciente, a anatomia vascular e o risco do procedimento (risco > 6% favorece a angioplastia). Em casos de pacientes > 70 anos e com anatomia irregular do vaso, está favorecida a endarterectomia. Os pacientes com estenose entre 50% e 69% devem ter a placa responsável mais bem avaliada (presença de ulceração, hemorragia intraplaca e presença de embolia assintomática no Doppler transcraniano), devendo ser analisados o risco do procedimento, a idade, o sexo e as comorbidades (risco cirúrgico < 6%, idade > 70 anos, sexo masculino e poucas comorbidades favorecem a abordagem).

Os pacientes com AVE devem ter seus fatores de risco modificáveis controlados rigorosamente, em especial por equipe multidisciplinar, e adotar um estilo de vida saudável com atividade física, dieta com pouco sal e cessação do tabagismo.

O Quadro 16.3 lista os exames rotineiramente realizados nos pacientes com AVE. A abordagem foi dividida em níveis progressivamente complexos; assim, ao ser identificada uma causa, pode não ser necessário seguir com a busca nos demais níveis. Por exemplo, um paciente idoso, tabagista e diabético com história sugestiva de AVE aterotrombótico que tem obstrução de 80% em carótida ipsilateral à lesão não deverá realizar pesquisa de trombofilias.

Quadro 16.3 Investigação de AVEi/AIT de alto risco

Procedimento	Comentário
Primeiro atendimento	
TC de crânio	AVE prévios? Ateromatose? IC?
Eletrocardiograma de 12 derivações e radiografia de tórax	Ritmo sinusal? Acinesia de parede? Cardiomegalia?
Hemograma, função renal e hepática, perfil lipídico e avaliação de diabetes	Doença renal crônica? Plaquetopenia?
Ultrassonografia com Doppler de vasos cervicais	Estenose culpada?
Segunda avaliação	
Ecocardiograma transtorácico	Trombo cavitário? Átrio aumentado?
Ressonância magnética de crânio	Padrão sugere etiologia?
Angio-RM de artérias carótidas e arteriais cervicais*	Estenose culpada? Alto risco? Dissecção arterial?
Holter 24h	Arritmia emboligênica?
Terceira avaliação	
Angiografia com subtração digital	Diagnóstico e abordagem de lesão
Ecocardiograma transesofágico com pesquisa de *shunt***	Forame oval patente? Placa em arco aórtico?
Ultrassonografia transcraniana com Doppler e teste de microbolhas	Estenose IC? Presença de microêmbolos? *Shunt* direita-esquerda?
Sorologias (sífilis, hepatites, HIV)	Vasculite infecciosa?
Atividade inflamatória (PCR, VHS)	Causas sistêmicas?
Autoimunidade (FAN, FR, ANCA, complemento)	Causas sistêmicas?
Estudo de líquido cefalorraquidiano	Vasculite?
Trombofilias (síndrome do anticorpo antifosfolípide, mutações e proteínas hepáticas, homocisteína)	Trombofilia?
Monitoração eletrocardíaca prolongada	Forte suspeita de arritmia?

*Pode ser solicitado na primeira avaliação, principalmente em caso de evento de circulação posterior.
ANCA: anticorpo anticitoplasma de neutrófilos; AVEi: acidente vascular encefálico isquêmico; FAN: fator antinuclear; FR: fator reumatoide; HIV: vírus da imunodeficiência humana; IC: insuficiência cardíaca; PCR: proteína C reativa; VHS: velocidade de hemossedimentação.

Reabilitação

A reabilitação naturalmente vai depender do quadro clínico. Para a prescrição de fisioterapia, fonoterapia e/ou terapia ocupacional devem ser levadas em conta as necessidades de cada paciente e de sua família.

Orientações sobre os cuidados nas transferências do paciente e modificações na casa para auxiliar a mobilidade podem facilitar muito a vida e a preservação da funcionalidade do paciente. Cabe atentar para os cuidados com a pele no sentido de evitar úlceras de pressão.

Em pacientes pós-AVE, é frequente a ocorrência de depressão. A utilização de inibidores seletivos da recaptação da serotonina (fluoxetina, sertralina, citalopram) é benéfica para a qualidade de vida.

A síndrome do ombro doloroso também é frequente e decorre de múltiplos fatores, devendo ser sempre pesquisada subluxação. Deve ser considerado o uso de órteses e medicações (toxina botulínica ou relaxantes musculares centrais) para evitar contraturas e dor, bem como para facilitar os cuidados.

■ CONSIDERAÇÕES FINAIS

A boa condução dos pacientes idosos acometidos por AVE, tanto na fase aguda como na crônica, é fundamental para um melhor desfecho clínico. As particularidades dessa faixa etária devem ser ressaltadas no que diz respeito aos mecanismos e à abordagem terapêutica. Assim, serão alcançados melhor funcionalidade e o retorno às atividades previamente exercidas pelos idosos.

Bibliografia

Alawieh A, Chatterjee A, Feng W et al. Thrombectomy for acute ischemic stroke in the elderly: a 'real world' experience. Journal of NeuroInterventional Surgery 2018; 10:1209-17.

Alerhand S, Lay C. Spontaneous intracerebral hemorrhage. Emergency Medicine Clinics of North America 2017; 35(4):825-45. Doi: 10.1016/j.emc.2017.07.002.

Block F, Dafotakis M. Cerebral amyloid angiopathy in stroke medicine. Dtsch Arztebl Int 2017; 114:37-42.

Cabral NL, Cougo-Pinto PT, Magalhaes PSC et al. Trends of stroke incidence from 1995 to 2013 in Joinville, Brazil. Neuroepidemiology 2016, 46(4):273-81. Doi: 10.1159/000445060.

Chen RL, Balami JS, Esiri MM, Chen LK, Buchan AM. Ischemic stroke in the elderly: an overview of evidence. Nat Rev Neurol 2010; 6:256-65.

Etminan N, Macdonald RL. Management of aneurysmal subarachnoid hemorrhage. Handbook of Clinical Neurology 2017; 195-228. Doi:10.1016/b978-0-444-63600-3.00012-x.

Das S, Mitchell P, Ross N, Whitfield PC. Decompressive hemicraniectomy in the treatment of malignant middle cerebral artery infarction: a meta-analysis. World Neurosurg 2019; 123:8-16.

Guzik A, Brushnell C. Stroke epidemiology and risk factor management. Continuum (Minneap Minn) 2017; 23(1):15-39.

Hilditch CA, Nicholson P, Murad MH et al. Endovascular management of acute stroke in the elderly: A systematic review and meta-analysis. American Journal of Neuroradiology 2018; 39(5):887-91.

Holmes DR, Doshi SK, Kar S et al. Left atrial appendage closure as an alternative to warfarin for stroke prevention in atrial fibrillation. J Am Col Cardiology 2015; 65(24):2614-23.

January CT, Wann S, Calkins H et al. 2019 AHA/ACC/HRS Focused Update of the 2014 AHA/ACC/HRS Guideline for the Management of Patients with Atrial Fibrillation – A Report of the American College of Cardiology/American Heart Association Task Force on Clinical Practice Guidelines and the Heart Rhythm Society. Circulation, 2019. Doi: org/10.1161/CIR.0000000000000665.

Kosturakis R, Price MJ. Current state of left atrial appendage closure. Curr Cardiol Rep 2018; 20:42. Doi: 10.1007/s11886-018-0981-z.

Lindley RI. Stroke prevention in the very elderly. Stroke 2018; 49(3):796-802. Doi: 10.1161/STROKEAHA.117.017952.

O'Carroll CB, Barrett KM. Cardioembolic stroke. Continuum (Minneap Minn) 2017; 23(1):111-32.

Rabinstein AA. Treatment of acute ischemic stroke. Continuum (Minneap Minn) 2017; 23(1):62-81.

Smith EE. Leukoaraiosis and stroke. Stroke 2010; 41(10, Suppl 1): S139-S143. Doi: 10.1161/strokeaha.110.596056.

Spence JD, Song H, Cheng G. Appropriate management of asymptomatic carotid stenosis. Stroke and Vascular Neurology 2016; 1:e000016. Doi: 10.1136/svn-2016- 000016.

Streib CD, Hartman LM, Molyneaux BJ. Early decompressive craniectomy for malignant cerebral infarction. Neurology Clinical Practice 2016; 6(5):433-43.

Thabet AM, Kottapally M, Hemphill JC. Management of intracerebral hemorrhage. Handbook of Clinical Neurology 2017; 177-94.

Tsivgoulis G, Katsanos AH, Schellinger PD et al. Successful reperfusion with intravenous thrombolysis preceding mechanical thrombectomy in large-vessel occlusions. Stroke 2018; 49:232-5.

Wang Y, Wang Y, Zhao X et al. Clopidogrel with aspirin in acute minor stroke or transient ischemic attack. New Engl J Med 2013; 369(1):11-9.

Winstein CJ, Stein J, Arena R et al. Guidelines for adult stroke rehabilitation and recovery. Stroke 2016; 47(6):e98-e169.

Yannoutsos A, Dreyfuss-Tubiana C, Safar ME, Blacher J. Optimal blood pressure target in stroke prevention. Current Opinion in Neurology 2017; 30(1):8-14. Doi: 10.1097/wco.0000000000000407.

Movimentos Anormais em Idosos

Clélia Maria Ribeiro Franco
Marcos Eugênio Ramalho Bezerra
Márcio da Cunha Andrade

CAPÍTULO 17

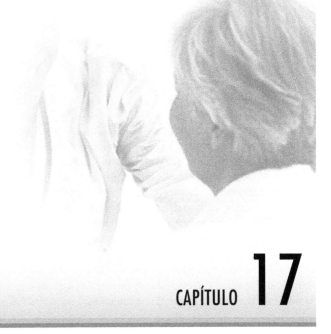

■ INTRODUÇÃO

Movimentos involuntários ou anormais ocorrem em consequência de disfunções ou lesões que comprometem o sistema motor. Embora possam surgir em decorrência do comprometimento das diversas partes do sistema nervoso central ou periférico, a expressão *distúrbios do movimento* está mais associada aos movimentos anormais causados pelo acometimento dos núcleos ou gânglios da base e suas conexões com o sistema extrapiramidal, muitas vezes envolvendo a função do cerebelo.

Os distúrbios do movimento são particularmente prevalentes nos idosos, causando prejuízos na marcha e na mobilidade, sendo a segunda queixa neurológica nessa população, atrás apenas dos prejuízos cognitivos. O prejuízo da mobilidade está associado à perda de independência, à redução substancial da qualidade de vida, ao incremento nos índices de hospitalização e à morte prematura. Nos idosos, a maior parte dos distúrbios do movimento surge como sintomas decorrentes do uso de medicamentos, estados dismetabólicos ou enfermidades neurodegenerativas, quando as células são expostas a estresse ambiental e fisiológico, associados a uma predisposição genética plurigênica, quando proteínas mutantes ou danificadas são cronicamente expressas, causando a disfunção celular e a doença.

A apresentação clínica dos distúrbios do movimento é complexa, muitas vezes variável e por vezes bizarra. Para a maioria dos transtornos, não há marcador clínico, laboratorial ou de imagem específico disponível. Portanto, é imprescindível o reconhecimento preciso do tipo de movimento anormal com base na perspicácia clínica, permitindo inclusive a simplificação da investigação clínica, uma vez que a abordagem de cada tipo de distúrbio de movimento se torna mais focalizada. A classificação adequada da síndrome clínica tem implicações nas orientações terapêuticas, no aconselhamento genético e no prognóstico.

Tipicamente, os distúrbios do movimento não acarretam falta de força ou alterações dos reflexos. A marca característica é o surgimento do movimento involuntário, tecnicamente chamado de *discinesia*, que pode ser acompanhado de alterações na velocidade, amplitude, postura corporal e do tônus muscular envolvidos na execução do movimento. Essa discinesia pode ocorrer por aumento (hipercinesia) ou diminuição (hipocinesia) dos movimentos. Assim, é possível classificar os movimentos anormais clinicamente, de acordo com a fenomenologia, em síndromes hipocinéticas e hipercinéticas (Quadro 17.1).

■ PARKINSONISMO

As síndromes hipocinéticas são caracterizadas pela redução da amplitude e/ou da velocidade dos movimentos, tendo os parkinsonismos como seus principais representantes. A doença de Parkinson (DP) é, após a doença de Alzheimer, a causa neurodegenerativa mais comum de parkinsonismo e a segunda

Quadro 17.1 Principais síndromes de distúrbio do movimento quanto à fenomenologia

Síndromes hipocinéticas
Parkinsonismo
Outras formas de hipocinesia e rigidez

Síndromes hipercinéticas
Tremor
Distonia
Coreia
Mioclonia
Tique
Outras discinesias

Síndromes de ataxia

doença neurodegenerativa mais comum relacionada com a idade, afetando mais de 1% na população entre 65 e 85 anos e em torno de 5% daqueles com mais de 85 anos, com destaque para o impacto que o avanço da idade tem sobre o risco de desenvolvimento dessa condição.

As síndromes parkinsonianas ou parkinsonismos que acometem indivíduos idosos são mais comumente consequências de processos neurodegenerativos – quando mutações genéticas e fatores tóxicos ambientais levam à agregação e ao depósito tóxico principalmente da proteína alfa-sinucleína e da proteína tau, dentre outras, causando a morte progressiva de neurônios em várias regiões do sistema nervoso central e prejudicando a função dopaminérgica e de outros neurotransmissores.

Assim, embora tenham sido esclarecidos muitos aspectos da patogênese desse distúrbio, como fatores genéticos, neurotoxinas ambientais, estresse oxidativo e excitotoxicidade, ainda não foi respondida a questão fundamental sobre os fatores específicos relacionados com a idade que predispõem alguns indivíduos ao desenvolvimento de DP. Efeitos do envelhecimento promovem uma cascata de estressores celulares no sistema nervoso central, em especial na substância *nigra* mesencefálica. Ocorrem mutações do DNA mitocondrial e alterações nas vias de degradação de proteínas com acúmulo de muitos defeitos metabólicos, tornando os neurônios vulneráveis aos insultos adicionais e ao depósito de espécies tóxicas de alfa-sinucleína, o que leva à morte celular em uma extensão que faz surgir os sintomas. O processo degenerativo na DP parece ter progressão caudal-cranial, iniciando-se no tronco cerebral, no nível do bulbo (na fase pré-motora), e evoluindo de maneira ascendente, passando pelo mesencéfalo (fase motora), até atingir estruturas corticais que integram as funções cognitivas (fase avançada).

O diagnóstico correto da DP é essencial para a adequada orientação do prognóstico e o manejo terapêutico. Apesar de todos os recentes avanços na neuroimagem e na genética, o diagnóstico da DP continua sendo basicamente um exercício clínico. Na ausência de um marcador biológico específico da doença, um diagnóstico definitivo de DP pode ser estabelecido apenas por estudo de necropsia mediante a presença de achados neuropatológicos específicos, incluindo corpos de Lewy.

Atualmente, o diagnóstico clínico da DP deve ser fundamentado nos critérios da International Movement Disorder Society (MDS). Esses critérios exigem a presença da bradicinesia para o diagnóstico de parkinsonismo, associada pelo menos a uma das duas outras características cardinais: a rigidez ou o tremor em repouso (Quadro 17.2). Outros sinais e sintomas, apesar de não contemplados nos critérios diagnósticos da MDS, são bastante característicos da DP, como início assimétrico dos sintomas motores com persistência dessa assimetria até as fases mais avançadas da doença, fáscies em máscara (hipomimia), marcha em pequenos passos com postura anterofletida, micrografia e fala hipofônica e monótona, entre outros.

A característica mais definidora do parkinsonismo é a bradicinesia, expressa por decréscimo e degradação dos movimentos repetitivos (semelhante a uma fatigabilidade). Uma bradicinesia sutil pode ocorrer na população idosa normal, refletindo uma lentidão não específica, em vez da bradicinesia parkinsoniana, conforme definido previamente.

O tremor de repouso parkinsoniano se caracteriza por uma frequência de 4 a 6 Hertz (Hz), surgindo no membro totalmente em repouso (eliminando-se o efeito da gravidade), desaparecendo durante o movimento voluntário (apesar de poder estar presente em movimentos automáticos, como a marcha) e podendo ressurgir após um período de latência durante uma postura mantida (quando é chamado de tremor reemergente).

Quadro 17.2 Critérios diagnósticos da International Movement Disorder Society para a doença de Parkinson

Diagnóstico de parkinsonismo

Presença de bradicinesia mais um dos dois:
 Rigidez
 Tremor de repouso

Sinais de suporte clínico

Resposta boa a muito boa à terapia dopaminérgica
Presença de discinesias induzidas pela levodopa
Presença do tremor de repouso ao exame clínico em algum momento da doença
Presença de hiposmia ou denervação simpática cardíaca através de cintilografia com MIBG

Critérios de exclusão absolutos

Anormalidades cerebelares inequívocas
Paralisia supranuclear do olhar vertical ou lentidão seletiva de sácades verticais para baixo
Sinais de demência frontotemporal ou suas variantes nos primeiros 5 anos de doença
Sinais parkinsonianos restritos aos membros inferiores por mais de 3 anos
Passado de uso de medicamentos bloqueadores de dopamina ou depletor de dopamina com dose e tempo compatíveis com parkinsonismo induzido por medicamentos
Resposta pobre ou ausente à terapia com levodopa
Déficit sensorial cortical inequívoco
Neuroimagem dopaminérgica funcional pré-sináptica normal
Diagnóstico de outra síndrome de parkinsonismo mais provável feito por especialista

Sinais de alerta (*redflags*)

Rápida progressão e comprometimento da marcha com restrição à cadeira de rodas em menos de 5 anos
Ausência de progressão dos sintomas motores por 5 anos ou mais, exceto se estabilidade estiver relacionada com o tratamento
Disfunção bulbar precoce nos primeiros 5 anos (disfonia severa ou disartria)
Disfunção respiratória inspiratória (estridor laríngeo) noturna ou diurna
Disfunção autonômica severa em 5 anos (hipotensão ortostática ou disfunção urinária)
Quedas recorrentes nos primeiros 3 anos de doença
Anterocolodistônico desproporcionado ou contraturas em mãos ou pés em 10 anos
Ausência de quaisquer sintomas não motores nos primeiros 5 anos da doença
Sinais piramidais não explicados por outra patologia
Sintomas simétricos bilaterais

Diagnóstico da doença de Parkinson: exige diagnóstico de parkinsonismo associado aos outros critérios

DP clinicamente estabelecida
 Ausência de critérios de exclusão absolutos
 Presença de pelo menos dois critérios de suporte
 Sem sinais de alerta
DP clinicamente provável
 Ausência de critérios de exclusão absolutos
 Presença de sinais de alerta:
  Se um sinal de alerta presente – um sinal de suporte deve estar presente
  Se dois sinais de alerta presentes – dois sinais de suporte devem estar presentes
  Não mais que dois sinais de alerta nessa categoria

MIBG: metaiodobenzilguanidina combinada com iodo-131.
Fonte: adaptado de Postuma e cols., 2015.

A rigidez parkinsoniana, ou hipertonia plástica, pode ser avaliada por meio de movimentos passivos de grandes articulações (punho, cotovelo, pescoço), sendo observado aumento do tônus independentemente da velocidade da manobra com a associação da típica roda denteada articular. A instabilidade postural (não causada por disfunção visual primária, vestibular, cerebelar ou proprioceptiva) era previamente considerada um quarto sinal cardinal da DP, porém foi verificado que sua obrigatoriedade no diagnóstico não aumenta a sensibilidade ou a especificidade dos critérios clínicos, sendo atualmente considerada apenas mais um sintoma associado aos parkinsonismos.

A aplicação dos critérios diagnósticos para DP deve seguir alguns passos. Inicialmente, o paciente deverá preencher o diagnóstico clínico de parkinsonismo. Se algum dos critérios absolutos de exclusão estiver presente, deverá ser buscado outro diagnóstico alternativo que não DP. Então, deverá ser contabilizada a quantidade de sinais de alerta e de suporte presentes. Se dois sinais de suporte e nenhum de alerta estiverem presentes, o paciente preencherá os critérios para DP clinicamente estabelecida. O objetivo dos critérios mais rígidos para os casos considerados clinicamente estabelecidos é aumentar a própria especificidade. Se o número de sinais de suporte for igual ou maior que o de sinais de alerta (no máximo dois sinais de alerta), o paciente preencherá os critérios para DP clinicamente provável. Se mais de dois sinais de alerta estiverem presentes, deverá ser considerado um diagnóstico alternativo.

Tradicionalmente, o diagnóstico da DP é embasado na presença dos sintomas motores e em sua evolução. Entretanto, já se sabe que a neurodegeneração encefálica na DP vai muito além da substância negra mesencefálica e dos núcleos da base, o que faz surgir também um número crescente de sintomas não motores da DP (Quadro 17.3), inclusive sujeitos à mesma flutuação que os sintomas motores.

Estima-se que a demência associada à DP afete pelo menos 20% dos pacientes, com prevalência maior entre os pacientes mais velhos e menos comum entre aqueles com doença de início recente. Entre 40% e 60% dos pacientes com DP sofrem de depressão, o que parece estar relacionado com a duração da doença. Outros transtornos comportamentais podem ocorrer como efeitos adversos de medicamentos e são muito mais prováveis em pacientes com características predisponentes, como demência, idade avançada, doença psiquiátrica pré-mórbida e exposição a altas doses diárias de levodopa.

Muitas opções se encontram disponíveis para o tratamento dos sintomas motores e não motores da DP. Para a escolha da estratégia devem ser consideradas as recomendações baseadas em evidências científicas, além de fatores como a disponibilidade do medicamento/intervenção, o custo, o uso concomitante de outros medicamentos relacionados, a presença de efeitos colaterais e a tolerabilidade do paciente. Recentes metanálises (Fox e cols., 2018; Seppi e cols., 2019) publicadas pela MDS revisaram os princípios de tratamento para os sintomas motores e não motores da DP.

Com relação às medidas neuroprotetoras/modificadoras de doença, nenhuma terapia ou intervenção se mostrou clinicamente útil, apesar dos diversos estudos clínicos já realizados. Há perspectivas de novas terapias neuroprotetoras a partir dos recentes conhecimentos sobre a fisiopatologia da DP e do reconhecimento de novos potenciais/alvos terapêuticos, bem como diversos ensaios clínicos em andamento.

O tratamento (Quadro 17.4) dos sintomas motores e das flutuações e complicações motoras da terapia é complexo e deve

Quadro 17.3 Principais sintomas não motores da doença de Parkinson

Sintomas comportamentais e psiquiátricos

Declínio cognitivo leve e demência
Depressão e ansiedade
Psicose e alucinações
Apatia e fadiga

Distúrbios autonômicos

Disfunção gastrointestinal (principalmente constipação)
Disfunção cardiovascular autonômica
Disfunção urológica e sexual
Disfagia e sialorreia
Disfunção respiratória

Distúrbios do sono

Insônia
Sonolência excessiva diurna
Distúrbio comportamental do sono REM
Síndrome de apneia obstrutiva do sono

Distúrbios da sensibilidade

Dor
Hiposmia
Disfunção vestibular
Disfunção visuoespacial

REM: *Rapid Eye Movement*.

Quadro 17.4 Principais classes de medicamentos para tratamento dos sintomas motores na doença de Parkinson

Levodopa + carbidopa ou levodopa + benserazida	Liberação padrão Dispersível Liberação prolongada Liberação dual Gel duodenal contínuo*
Anticolinérgicos** (restritos a pacientes mais jovens com tremor de repouso não responsivo à levodopa)	Biperideno Triexifenidil
Agonistas dopaminérgicos	Pramipexol – liberação padrão e prolongada Rotigotina (transdérmico) Ropinirol* Bromocriptina** (efeitos colaterais pronunciados, risco de fibrose retroperitoneal) Apomorfina subcutânea*
IMAO-B	Rasagilina Selegilina Zonisamida* (também tem ação anticonvulsivante e antiglutamatérgica)
Inibidores da COMT	Entacapona Tolcapona* (risco de falência hepática aguda) Opicapona*
Antiglutamatérgicos e antidiscinéticos	Amantadina Safinamida* (também tem ação inibitória da MAO-B)
Antagonistas do receptor A2A da adenosina	Istradefilina*
Agonista inverso do receptor se serotonina 5-HT-2A	Pimavanserina* (uso aprovado para tratamento da psicose da DP)

*Não disponíveis no Brasil.
**Uso em ocasiões especiais.
COMT: catecol-O-metiltransferase; DP: doença de Parkinson; IMAO-B: inibidores da monoaminoxidase B.

ser sempre individualizado. Costuma-se dividir o tratamento de acordo com as fases da doença, se inicial, intermediária ou avançada. A levodopa ainda é a principal medicação utilizada no tratamento da DP, apesar das conhecidas complicações motoras por seu uso prolongado e em doses maiores. Em virtude de suas propriedades farmacocinéticas, é importante lembrar que a levodopa deve ser sempre associada a algum inibidor da enzima dopa-descarboxilase (carbidopa ou benserazida) para que não seja metabolizada perifericamente e possa cruzar a barreira hematoencefálica. Também cabe lembrar que as formulações de levodopa não devem ser administradas com alimentos, o que poderia reduzir sua absorção intestinal.

Nas fases iniciais da DP, com sintomas motores leves e sem flutuações motoras, geralmente se opta pela monoterapia. Nessa situação, são eficazes a levodopa, os agonistas dopaminérgicos ou os inibidores da monoaminoxidase B (IMAO-B). A terapia mais eficaz para controle dos sintomas motores é a levodopa. Entretanto, especialmente em pacientes jovens com sintomas leves, inicialmente é possível optar por uma estratégia poupadora de levodopa, visando postergar as complicações motoras inevitáveis associadas a seu uso por tempo prolongado.

Nas fases intermediárias da DP, o uso de levodopa será imprescindível, surgindo assim as flutuações motoras e as discinesias. Para adiar ao máximo o surgimento dessas complicações, deve-se optar pela menor dose possível ao longo do dia, de modo a promover um bom controle dos sintomas, assim como maior fracionamento das doses, evitando os chamados picos e vales em sua concentração plasmática. A administração de outras classes de medicamentos também se impõe nessa fase, como agonistas dopaminérgicos, IMAO-B, inibidores da enzima catecol-orto-metil-transferase (COMT), antiglutamatérgicos, antagonistas do receptor A2A da adenosina e até mesmo os anticolinérgicos, quando necessário. O objetivo dessas medicações adjuvantes seria reduzir os períodos de *off* (desligamento) associados às flutuações motoras, assim como o tratamento das discinesias induzidas por levodopa, ou até mesmo um tremor de repouso incapacitante e pouco responsivo à terapia tradicional.

Na fase intermediária, também pode ser avaliada a terapia cirúrgica para implantação da estimulação cerebral profunda (*deep brain stimulation* [DBS]), indicada em caso de persistência dos sintomas mesmo após a otimização terapêutica medicamentosa. A depender dos sintomas, pode-se optar por estimulação no globo pálido interno (GPi), núcleo subtalâmico (SN), núcleo ventral intermédio do tálamo (Vim) ou núcleo pedúnculo-pontino (PPN), sendo a decisão quanto ao alvo terapêutico tomada em conjunto entre o neurologista e o neurocirurgião funcional.

Nas fases avançadas da DP, o tratamento, apesar de otimizado, demonstra falhas, predominando sintomas pouco responsivos à terapia dopaminérgica e outros sintomas não motores, como instabilidade postural, *freezing* (congelamento) da marcha, demência, incontinência urinária, disfagia e disartria, entre outros. Nessa fase, o tratamento dos sintomas deve ser diverso e individualizado, visando sempre à proteção, ao bem-estar e à melhora da qualidade de vida dos pacientes.

Cabe também pontuar que, além das terapias farmacológicas, em todas as fases da doença os pacientes com DP se beneficiam de um acompanhamento multidisciplinar com equipes de enfermagem, fisioterapia, fonoaudiologia, terapia ocupacional, psicologia e nutrição especializadas no tratamento da DP.

Atividades físicas supervisionadas devem ser estimuladas, muitas das quais demonstram resultados positivos no equilíbrio, na marcha e na postura, melhorando a qualidade de vida dos pacientes.

■ OUTRAS FORMAS DE PARKINSONISMO

Outras condições neurodegenerativas que cursam com parkinsonismo, porém com a presença de sinais e sintomas não compatíveis com a DP, ou que não preenchem seus critérios diagnósticos são agrupadas sob a expressão *parkinsonismo atípico* ou síndromes de parkinsonismo-*plus*. Essas formas podem ser agrupadas, do ponto de vista etiopatogênico, de acordo com a proteinopatia predominante: a atrofia de múltiplos sistemas (AMS) e a demência por corpos de Lewy estão associadas às patologias da alfa-sinucleína, assim como a DP, enquanto a paralisia supranuclear progressiva (PSP) e a síndrome corticobasal (SCB) estariam relacionadas com as patologias da proteína tau, assim como a doença de Alzheimer. Em 2018, Berg e cols. publicaram a avaliação de 152 pacientes com parkinsonismo atípico que foram classificados de acordo com os critérios considerados o padrão-ouro de cada patologia como: AMS (38%), PSP (30%), SCB (12%) e parkinsonismo vascular (6%). Essas formas de parkinsonismo atípico não costumam responder tão bem aos tratamentos dopaminérgicos e geralmente têm pior prognóstico e menor sobrevida em comparação com a DP típica.

A AMS é uma sinucleinopatia caracterizada pela presença de parkinsonismo associada a sinais disautonômicos, ataxia e sinais piramidais em graus variados. De acordo com os sintomas predominantes, é possível dividir a AMS em subtipo parkinsoniano (AMS-P), quando os sinais e os sintomas do parkinsonismo são predominantes, ou cerebelar (AMS-C), quando predominam sinais e sintomas cerebelares. A disautonomia pode estar presente em graus variados em ambos os subtipos, em especial no tocante à hipotensão postural e à incontinência urinária. Convém destacar a associação de estridor laríngeo inspiratório diurno ou noturno à ocorrência de morte súbita nos pacientes com AMS, sendo importantes o reconhecimento e o tratamento desse sintoma. A sobrevida média dos pacientes com AMS pode variar de 6 a 10 anos.

A PSP é uma taupatia caracterizada pela presença de um parkinsonismo simétrico associada a sintomas variados, como instabilidade postural precoce e quedas, disfunção cognitiva precoce de padrão frontal, alterações da oculomotricidade (em especial lentificação das sácades e paralisia supranuclear do olhar vertical), distúrbios da fala ou linguagem (afasia primária progressiva variante não fluente ou apraxia da fala), sinais piramidais de disfunção do neurônio motor superior e distúrbios da marcha com *freezing* precoce e ataxia cerebelar.

A MDS reconhece atualmente diversas variantes fenotípicas de PSP, a depender dos sintomas predominantes ou iniciais, as quais são classificadas como síndrome de Richardson (a forma clássica de PSP – PSP-RS), PSP-parkinsonismo (PSP-P), PSP com predomínio oculomotor inicial (PSP-OM), PSP com predomínio de instabilidade postural inicial (PSP-PI), PSP com *freezing* de marcha progressivo (PSP-PGF), PSP-síndrome corticobasal (PSP-CBS), PSP com distúrbio da fala e linguagem predominante (PSP-SL), PSP com distúrbio frontal predominante (PSP-F), PSP associada à esclerose lateral primária (PSP-PLS) e PSP com ataxia cerebelar predominante (PSP-C). A sobrevida média dos pacientes com PSP pode variar de 5 a 10 anos, a depender da variante fenotípica, sendo considerados fatores de pior prognóstico: idade mais avançada, presença de sintomas bulbares precoces e distúrbios do sono associados.

A SCB é uma taupatia que se caracteriza pela associação de parkinsonismo a outros distúrbios do movimento, como distonias e mioclonias, e a sintomas corticais, como apraxia ideomotora, fenômeno do membro alienígena, déficit cortical sensorial, disfunção visuoespacial, afasia e declínio cognitivo. Uma característica marcante dessa condição é a acentuada assimetria dos sintomas motores com correspondente assimetria na atrofia encefálica avaliada pelos estudos de neuroimagem. Previamente, essa condição era conhecida como degeneração corticobasal ganglionar, mas, em virtude da falta de correlação clínico-patológica entre os fenótipos que recebiam esse diagnóstico e a real patologia que os pacientes exibiam em estudos de necropsia, atualmente a expressão degeneração corticobasal é reservada para o diagnóstico histopatológico dessa condição. Em geral, a SCB tem prognóstico mais reservado que as outras formas de parkinsonismo atípico com sobrevida média de 4,6 anos.

Além das formas neurodegenerativas, os parkinsonismos também podem ser secundários ou sintomáticos como resultado, por exemplo, de lesões vasculares, uso de algumas classes de medicamentos, hidrocefalia de pressão normal (HPN), lesões infecciosas, uso de substâncias tóxicas e transtornos metabólicos, dentre outros. Dentre essas formas de parkinsonismo secundário, o induzido por drogas é provavelmente o mais comum entre os idosos e será discutido adiante.

O parkinsonismo vascular (pseudoparkinsonismo arteriosclerótico) é causado por lesões vasculares isquêmicas ou hemorrágicas nas regiões dos gânglios da base, mesencéfalo ou em suas conexões com o lobo frontal. Nessa forma de parkinsonismo, há envolvimento proeminente dos membros inferiores e da marcha, com pouca resposta à terapia dopaminérgica, geralmente havendo comprometimento cognitivo concomitante.

A HPN é outra condição que pode causar parkinsonismo em idosos. Classicamente, a HPN tem como tríade clínica a presença de apraxia de marcha, declínio cognitivo e incontinência urinária como as principais manifestações, sendo o parkinsonismo uma das manifestações associadas mais comuns, possivelmente presente em cerca de 70% dos casos. Transtornos metabólicos, como hepatopatias crônicas que evoluem com encefalopatia hepática, também podem estar associados ao parkinsonismo na forma da degeneração hepatocerebral.

■ TREMORES

Os tremores são os distúrbios do movimento mais comuns, podendo ser definidos como movimentos anormais involuntários, rítmicos e oscilatórios de um segmento corporal. Trata-se de uma queixa comum entre os idosos, apresentando prevalência e incidência aumentadas após os 65 anos, apesar de poder estar presente em todas as idades. Os tremores podem ser fonte de grande incapacidade motora, ocasionando também um impacto psicológico proeminente e podendo representar uma enfermidade neurológica subjacente, neurodegenerativa ou não. Portanto, é importante conhecer os diversos tipos de tremores que podem afetar a população geriátrica para melhor assisti-la.

Quadro 17.5 Classificação dos tremores de acordo com suas características clínicas

Repouso
Ação
Postural
Cinético
Tremor cinético simples
Tremor de intenção
Tremor cinético tarefa-específico
Isométrico

Os tremores podem ser classificados de acordo com suas características clínicas e sua etiologia. O Quadro 17.5 apresenta a classificação dos tremores segundo as principais características clínicas de ativação do tremor. Também é possível classificar os tremores de acordo com sua frequência: baixa frequência (< 4Hz), média frequência (4 a 8Hz), alta frequência (8 a 12Hz) e muito alta frequência (> 12Hz), ou de acordo com sua distribuição corporal: focal, segmentar, hemitremor ou generalizado.

O tremor de repouso surge quando a musculatura está relaxada, e a melhor maneira de garantir esse estado é com o paciente deitado ou com os membros totalmente apoiados, eliminando a gravidade. Manobras de distratibilidade podem ser necessárias para que o paciente relaxe o suficiente para evidenciar o tremor de repouso. Primordialmente, o tremor de repouso é o clássico tremor parkinsoniano, já discutido previamente.

O tremor de ação é o mais comum em todas as faixas etárias, sendo definido como aquele que ocorre durante a ação muscular voluntária, podendo ser subdividido em postural (surge ao se manter uma postura ou posição de membros ou cabeça), cinético (durante o movimento voluntário propriamente dito) ou isométrico (durante uma contração muscular sustentada estacionária e mantida). Os tremores cinéticos podem ser subdivididos ainda em tremor cinético simples, que acontece durante todo o movimento, tremor de intenção, presente ao final do movimento ao se aproximar do alvo desejado, e tremor tarefa-específico, que surge apenas com a execução de algumas tarefas, como escrever, tocar instrumentos, praticar esportes etc.

A análise e a classificação do tremor por exame físico, assim como a pesquisa de outros sintomas neurológicos (possibilitando sua classificação como isolado ou combinado), além de uma boa história clínica sobre o modo de surgimento, idade de início, história familiar, evolução e sintomas associados ao tremor, podem tornar possível a identificação de algumas síndromes de tremor mais conhecidas.

O tremor essencial é a síndrome de tremor mais comum entre os idosos, cuja prevalência aumenta com a idade, podendo estar presente em até 5% dos idosos com mais de 65 anos, o que explica a antiga denominação de tremor senil. Apesar de ser uma preocupação recorrente nos consultórios de neurologia e geriatria, a maioria dos tremores entre os idosos não consiste em tremores de repouso e portanto não representariam um sintoma da DP. Entretanto, evidências atuais sugerem a possibilidade de uma associação de risco entre o tremor essencial e a DP, apesar de ambos serem doenças mais prevalentes entre os idosos, podendo representar apenas doenças comórbidas. O Quadro 17.6 compara as características clínicas mais comuns do tremor essencial e do tremor da doença de Parkinson, auxiliando o diagnóstico diferencial entre essas condições.

Quadro 17.6 Comparação entre a doença de Parkinson e o tremor essencial

Características	Doença de Parkinson	Tremor essencial
História familiar	Usualmente ausente	Frequentemente presente
Ativação	Repouso (podendo ser reemergente)	Cinético e postural
Frequência	4 a 6Hz	6 a 12Hz
Localização	Membros superiores, inferiores, língua, mandíbula, lábios	Membros superiores, cabeça e voz
Início dos sintomas	Unilateral, persiste assimétrico	Bilateral, usualmente simétrico
Sinais associados	Bradicinesia, rigidez	Usualmente ausentes
Resposta ao álcool	Ausente	Presente
Escrita	Micrografia	Tremulante

O tremor essencial se caracteriza por um tremor de ação cinético e postural envolvendo principalmente os membros superiores, em geral simétrico e familiar, e lentamente progressivo. Uma característica marcante é a melhora desse tremor com a ingestão de pequenas quantidades de álcool. O Quadro 17.7 enumera os critérios atuais da MDS para o diagnóstico e a exclusão do tremor essencial. Quando está presente algum outro sinal neurológico leve de significado indeterminado, o tremor pode ser chamado de tremor essencial *plus*.

Todos os músculos na análise eletrofisiológica, quando em contração voluntária, apresentam um tremor discreto, descrito como tremor fisiológico, que geralmente não é visível, exceto em situações especiais, como em caso de fadiga ou ansiedade, ou até mesmo secundário a algumas patologias, como hipertireoidismo ou uso de medicações. Nessas situações, o tremor é chamado de fisiológico exacerbado e se caracteriza por ser de alta frequência, bilateral, cinético e postural. Muitos fármacos podem estar associados ao tremor fisiológico exacerbado, como valproato, carbamazepina, fenitoína, lítio, amiodarona, broncodilatadores, beta-2-agonistas, neurolépticos, hormônios tireoidianos e alguns quimioterápicos.

Lesões cerebelares ou das vias cerebelotalâmicas são consideradas outra causa de tremor nos idosos, podendo se apresentar como tremor de intenção isolado de membros ou até como tremor mais incapacitante, de ação, cinético e de intenção, de alta amplitude e baixa frequência. O tremor cerebelar pode também estar acompanhado de titubeação de tronco e cabeça, o que não deve ser confundido com tremor. Em idosos, o surgimento súbito ou subagudo de um tremor cerebelar unilateral pode sugerir um quadro vascular cerebral ou até mesmo a presença de lesão expansiva, enquanto quadros mais lentamente progressivos podem estar presentes no contexto de doenças neurodegenerativas, como atrofia de múltiplos sistemas ou formas tardias de ataxias espinocerebelares.

O tremor distônico é outra forma de tremor combinado, de características variadas, geralmente postural e cinético, podendo também surgir em repouso. A principal característica é sua associação à distonia, podendo haver a possibilidade de alívio do tremor em determinadas posturas, ao se permitir voluntariamente que a postura distônica prevaleça, assim como é possível melhorar o tremor ou a postura distônica com o uso dos truques sensitivos. As distonias são transtornos do movimento classicamente definidas como síndromes de contração muscular sustentada com características torcionais, repetitivas, estereotipadas e/ou tremulantes, podendo levar a posturas anormais. A presença de gesto ou manobra de alívio (truque sensitivo), em que o paciente consegue melhorar seus sintomas ao tocar a região afetada, é uma característica típica das distonias.

Para o tratamento dos tremores se encontra disponível um arsenal medicamentoso restrito quanto às boas evidências terapêuticas, especialmente na faixa etária geriátrica, em razão dos potenciais efeitos colaterais associados. A classificação dos tremores e a identificação da etiologia são imprescindíveis para um tratamento bem-sucedido.

O uso de levodopa ou anticolinérgicos nos casos de tremores de repouso associados às síndromes parkinsonianas foi discutido previamente. O propranolol, na dose de 40 a 320mg/dia, dividida em duas ou mais tomadas, é considerado de primeira linha para o tratamento do tremor essencial. Alternativamente, pode-se usar a primidona, na dose de 50 a 750mg/dia, com boa evidência clínica, porém a tolerabilidade é um importante fator que limita a progressão da dose. Outros fármacos podem ser usados como segunda escolha, como a gabapentina, o topiramato e os benzodiazepínicos. Em casos refratários, pode ser considerado o uso de toxina botulínica ou até mesmo a neurocirurgia funcional, principalmente mediante implantação de DBS no núcleo ventral intermédio (Vim) do tálamo.

DISTÚRBIOS DO MOVIMENTO INDUZIDOS POR MEDICAMENTOS

Desde a introdução do uso de medicações antidopaminérgicas (neurolépticos) na prática clínica para o tratamento de transtornos psiquiátricos, cada vez mais vêm sendo descritas as chamadas reações extrapiramidais, hoje conhecidas como distúrbios do movimento induzidos por drogas. Outras classes de medicações também podem ser associadas ao surgimento desses movimentos (Quadro 17.8), os quais podem surgir de modo agudo ou subagudo, podendo inclusive se apresentar como urgências neurológicas, ou de maneira tardia ou crônica.

Os distúrbios do movimento induzidos por fármacos que se desenvolvem de modo agudo surgem dentro de poucas horas ou em alguns dias (em geral, nos primeiros 5 dias) após o uso inaugural de uma medicação suspeita ou incremento na dose habitual. A forma mais comum de apresentação desses distúrbios agudos entre os pacientes mais jovens é a reação distônica

Quadro 17.7 Critérios diagnósticos e de exclusão do tremor essencial

Critérios diagnósticos
1. Síndrome isolada de tremor de ação bilateral envolvendo os membros superiores
2. Pelo menos 3 anos de duração
3. Pode se acompanhar de tremor em outras localidades (cabeça, voz, membros inferiores etc.)
4. Ausência de outros sinais neurológicos, como distonia, ataxia ou parkinsonismo

Critérios de exclusão
1. Tremores focais isolados (voz, cabeça)
2. Tremor em ortostatismo com frequência > 12Hz
3. Tremores tarefa ou posição-específicos
4. Início súbito ou progressão em degraus

Fonte: adaptado de Bhatia e cols., 2018.

Quadro 17.8 Principais classes de medicamentos associadas a distúrbios do movimento induzidos por fármacos

Neurolépticos

Típicos: butirofenonas (haloperidol, droperidol), fenotiazinas (clorpromazina, levomepromazina, tioridazina, flufenazina), pimozida
Atípicos: risperidona, aripiprazol, ziprasidona, olanzapina, quetiapina* e clozapina*

Outras medicações com efeito antidopaminérgico

Metoclopramida
Bromoprida
Domperidona
Cisaprida
Sulpirida

Antidepressivos e estabilizadores do humor

Inibidores da recaptação de serotonina: fluoxetina, paroxetina, sertralina, citalopram, escitalopram, fluvoxamina
Antidepressivos duais: venlafaxina, duloxetina, bupropiona, mirtazapina
Antidepressivos tricíclicos
Valproato
Lítio
Carbamazepina
Lamotrigina

Bloqueadores do canal de cálcio

Flunarizina, cinarizina
Verapamil, diltiazem
Anlodipino, nifedipino

Depletores dopaminérgicos

Reserpina
Tetrabenazina

Outros medicamentos

Amiodarona
Hormônios tireoidianos
Anfotericina B
Metildopa
Dissulfiram
Xantinas e simpaticomiméticos
Anfetamínicos
Imunossupressores: ciclosporina, ciclofosfamina, arabinosídeo-C, citarabina, tacrolimus
Opioides: morfina, meperidina, fentanil, oxicodona, tramadol

*Medicamentos geralmente não associados a distúrbios do movimento.

aguda, geralmente sob a forma de distonia craniocervical, crises oculógiras ou distonias em membros, porém sua incidência diminui com o aumento da idade, sendo incomum entre os pacientes idosos.

A acatisia, outra forma de reação extrapiramidal aguda, é caracterizada por uma sensação subjetiva de inquietude principalmente nos membros inferiores, e o paciente se torna incapaz de ficar parado em um mesmo local ou posição, o que pode resultar em agitação psicomotora ou até mesmo em sintomas psicóticos. O reconhecimento precoce da reação distônica aguda e da acatisia, bem como seu pronto tratamento, geralmente com anticolinérgicos, benzodiazepínicos, anti-histamínicos ou betabloqueadores (para a acatisia), é imprescindível para evitar complicações e emergências associadas aos distúrbios do movimento.

Entre os mais idosos, a forma mais comum de reação extrapiramidal medicamentosa é o parkinsonismo induzido por medicamentos, que tende a se manifestar de maneira aguda ou subaguda e surge dentro dos primeiros 3 meses de uso da medicação em até 90% dos casos. A forma mais comum de apresentação é a síndrome rígido-acinética (parkinsonismo) simétrica, pouco responsiva à levodopa, associada ou não a discinesias orobucolinguais com pouco comprometimento da marcha ou tremor de repouso, e que tende a melhorar com a suspensão da medicação suspeita após um período variável de semanas a meses. É importante ainda diferenciar o parkinsonismo induzido por medicamentos (forma secundária de parkinsonismo) da DP precipitada pelo uso de medicamentos, que em geral se manifesta clinicamente como uma DP típica em paciente em uso crônico de medicações com potencial de indução de distúrbios do movimento (p. ex., uso crônico de neurolépticos). A explicação fisiopatológica nessas situações é que o uso crônico dessas medicações em um paciente na fase pré-clínica ou pré-motora da DP poderia precipitar o surgimento dos sintomas motores ou até mesmo contribuir para o processo neurodegenerativo já em curso.

Os distúrbios do movimento associados à exposição crônica aos fármacos com esse potencial são chamados de discinesias ou distúrbios do movimento tardios. Classicamente, surgem após a exposição continuada, por no mínimo 3 meses, sendo necessário excluir outra causa aparente que justifique os movimentos involuntários. A discinesia tardia pode inclusive surgir alguns meses após a suspensão do medicamento. Clinicamente, as discinesias tardias podem se manifestar com qualquer fenomenologia de distúrbios do movimento, como distonia, tremor, coreia, mioclonias, tiques, discinesias orobucolinguais, acatisia ou formas mistas.

Classicamente, as discinesias tardias tendem a persistir mesmo após a suspensão do agente envolvido, sendo potencialmente incapacitantes e de difícil manejo, o que explica a necessidade de evitar o uso crônico e/ou em altas dosagens de medicações com maior potencial ofensor (como neurolépticos típicos, depletores dopaminérgicos e outras medicações antidopaminérgicas), em especial em grupos de risco particularmente suscetíveis, como o de idosos. Cabe destacar que apenas raramente medicações que não agem no sistema dopaminérgico podem cursar com distúrbios do movimento tardios.

OUTROS DISTÚRBIOS DO MOVIMENTO PREVALENTES NOS IDOSOS

Movimentos ou discinesias orofaciais são movimentos rítmicos, repetitivos e estereotipados que envolvem a face, os lábios e a língua e que podem estar presentes em 1,5% a 4,0% das pessoas com mais de 60 anos de idade, apresentando incidência aumentada em pacientes demenciados ou institucionalizados. Podem ocorrer de modo espontâneo, porém mais comumente constituem uma forma de discinesia tardia secundária ao uso de medicamentos. Outra forma secundária comum dessas discinesias é a relacionada com a ausência parcial ou total de elementos dentários ou até mesmo com o uso de prótese dentária oral mal adaptada, conhecida como discinesia dos desdentados (ou dos edêntulos).

O espasmo hemifacial ocorre como contraturas breves ou persistentes, intermitentes e unilaterais da musculatura inervada pelo nervo facial, acometendo principalmente a musculatura dos orbiculares dos olhos e da boca. Essa condição se inicia mais comumente após a sexta década de vida e sua prevalência aumenta com a idade, sendo mais frequente em mulheres. Pode ter etiologia primária ou secundária, sendo importante a investigação da condição com exames de neuroimagem.

Os principais diagnósticos diferenciais das discinesias oromandibulares e do espasmo hemifacial incluem outros movimentos craniofaciais, como tiques, blefaroespasmo, que ocorre como uma distonia cranial focal que envolve ambos os olhos e a musculatura frontal, e apraxia da abertura ocular, caracterizada pela incapacidade de abertura voluntária dos olhos sem o auxílio das mãos, geralmente associados a condições neurodegenerativas envolvendo os lobos frontais.

Em idosos, outras condições clínicas comuns também podem se manifestar com distúrbios do movimento associados. O hipotireoidismo pode se apresentar com lentidão dos movimentos semelhante ao parkinsonismo e o hipertireoidismo com tremores, coreia, mioclonias e distonia. O *diabetes mellitus* descompensado, promovendo o estado hiperglicêmico não cetótico, pode levar ao aparecimento de coreia, geralmente unilateral, conhecido como hemicoreia, com alteração típica na neuroimagem de hipersinal espontâneo no T1 em gânglios da base. Acidentes vasculares encefálicos, além do parkinsonismo vascular, podem cursar com distonia, coreia ou tremor, especialmente quando envolvem os núcleos caudados e o putâmen, bem como o tálamo posterolateral, podendo inclusive se manifestar tardiamente, 6 meses após o evento isquêmico ou hemorrágico.

Por fim, cabe destacar que doenças autoimunes e, em especial entre os idosos, as síndromes paraneoplásicas podem cursar com uma miríade de sintomas que incluem uma série de distúrbios do movimento. Quadros agudos ou subagudos de alteração do nível de consciência ou do comportamento associados em graus variados a crises convulsivas refratárias, crises distônicas faciobraquiais, opsoclônus, síndrome do homem rígido, mioclonias, ataxia, transtornos do sono e/ou disautonomias podem estar relacionados a quadros de encefalites autoimunes ou paraneoplásicas. As principais neoplasias associadas a essas situações são os tumores de pulmão (em especial o de pequenas células), mama, timoma, testículo, ovário e linfoma. O início desses sintomas pode preceder a identificação da neoplasia causadora e, como a etiologia paraneoplásica costuma ser menos suspeitada, o diagnóstico é mais difícil e muito custoso, em particular quanto à identificação no soro e no líquido cefalorraquidiano dos anticorpos paraneoplásicos associados a essas condições.

A fim de reduzir a morbimortalidade, a pronta terapia, a partir da identificação e do tratamento da causa-base de uma encefalite causada por desregulação imune, é essencial através da imunoterapia com imunoglobulina humana endovenosa, pulsoterapia com corticoides em alta dosagem, plasmaférese ou uso de outras terapias imunossupressoras e imunomoduladoras, como azatioprina, ciclofosfamida ou rituximabe.

Bibliografia

Abado WF, van de Warrenburg BP, Burn DJ, Quinn NP, Bloem BR. The clinical approach to movement disorders. Nat Rev Neurol 2010; 6(1):29-37.

Baizabal-Carvallo JF, Jankovic J. Autoimmune and paraneoplastic movement disorders: An update. J Neurol Sci 2018; 385:175-84.

Berg D, Adler CH, Bloem BR et al. Movement Disorder Society Criteria for clinically established early Parkinson's disease: Clinically established early PD criteria. Mov Disord 2018; 33(10):1643-46.

Bhatia KP, Bain P, Bajaj N et al. Consensus statement on the classification of tremors. From the task force on tremor of the International Parkinson and Movement Disorder Society: IPMDS Task Force on Tremor Consensus Statement. Mov Disord 2018; 33(1):75-87.

Boxer AL, Yu JT, Golbe LI, Litvan I, Lang AE, Höglinger GU. Advances in progressive supranuclear palsy: new diagnostic criteria, biomarkers, and therapeutic approaches. Lancet Neurol 2017; 16(7):552-63.

Deuschl G, Petersen I, Lorenz D, Christensen K. Tremor in the elderly: Essential and aging-related tremor: Tremor in the elderly. Mov Disord 2015; 30(10):1327-34.

Fox SH, Katzenschlager R, Lim SY et al. International Parkinson and Movement Disorder Society evidence-based medicine review: Update on treatments for the motor symptoms of Parkinson's disease: Treatment of Motor Symptoms in PD. Mov Disord 2018; 33(8):1248-66.

Krismmer F, Wenning GK. Multiple system atrophy: insights into a rare and debilitating movement disorder. Nat Rev Neurol 2017; 13(4):232-43.

Mehta S H, Morgan JC, Sethi KD. Drug-induced movement disorders. Neurol Clin 2015; 33(1):153-74.

Parmera JB, Rodriguez RD, Studart Neto A, Nitrini R, Brucki SMD. Corticobasal syndrome: A diagnostic conundrum. Dement Neuropsychol 2016; 10(4):267-75.

Poewe W, Seppi K, Tanner CM et al. Parkinson disease. Nat Rev Dis Primers 2017; 3:17013.

Poewe W, Djamshidian-Tehrani A. Movement disorders in systemic diseases. Neurol Clin 2015; 33(1):269-97.

Postuma RB, Berg D, Stern M et al. MDS clinical diagnostic criteria for Parkinson's disease: MDS-PD clinical diagnostic criteria. Mov Disord 2015; 30(12):1591-601.

Seppi K. Update on treatments for nonmotor symptoms of Parkinson's disease - An evidence-based medicine review: Treatment of the nonmotor symptoms in PD. Mov Disord 2019; 34(2):180-98.

Skármeta NP, Espinoza-Mellado P, Chana P. Orofacial dystonia and other oromandibular movement disorders. In: Rizk TMG (ed.). Dystonia - Different Prospects. [s.l.] InTech, 2018.

Tratamento da Doença de Parkinson no Idoso

Igor Silvestre Bruscky
Adriana Barbosa de Lima
Eduardo Raniere Pessoa de Aquino

CAPÍTULO 18

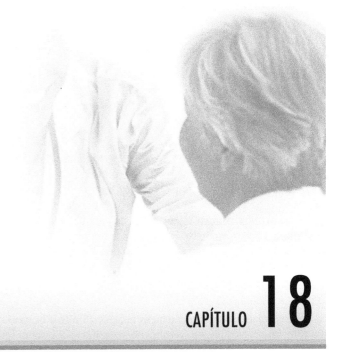

▪ INTRODUÇÃO

Descrita inicialmente como *paralisia agitante* por James Parkinson em 1817, a doença de Parkinson (DP) sempre representou um desafio para o clínico. Logo após a descrição inicial, surgiram várias propostas terapêuticas para a DP, como o uso de alcaloides naturais obtidos da planta beladona, sugerido por Jean Martin Charcot. Posteriormente, os alcaloides da beladona foram substituídos por fármacos anticolinérgicos sintéticos, que se tornariam o único recurso farmacológico disponível até o final da década de 1960, quando importantes descobertas científicas levaram ao surgimento de um tratamento farmacológico racional e efetivo para a DP.

Desde essa época, o tratamento com levodopa (L-dopa) é considerado o padrão-ouro para a DP. Seu grande efeito sintomático se traduz em melhora importante na qualidade de vida dos pacientes.

É importante educar o paciente sobre a natureza de sua doença e os tratamentos disponíveis, bem como recomendar mudanças no estilo de vida que podem ser apropriadas. O contato com uma associação de pacientes é aconselhável, e terapias não farmacológicas são muito importantes, bem como manter atividades sociais e intelectuais. A necessidade de cuidador profissional também deve ser considerada.

▪ PRINCIPAIS FÁRMACOS UTILIZADOS NO TRATAMENTO DA DOENÇA DE PARKINSON

- Levodopa (L-dopa).
- Agonistas dopaminérgicos não ergolínicos.
- Inibidores da monoaminoxidase B (IMAO-B).
- Inibidores da catecol-O-metiltransferase (ICOMT).
- Amantadina.
- Anticolinérgicos.

Levodopa (L-dopa)

A dopamina é sintetizada nos neurônios dopaminérgicos a partir da tirosina, que é transportada ativamente através da barreira hematoencefálica. A enzima tirosina-hidroxilase (etapa que controla a velocidade de síntese da dopamina) transforma a tirosina em DOPA, que é convertida em dopamina pela DOPA-descarboxilase. Após sua liberação, a dopamina é metabolizada pela catecol-O-metiltransferase (COMT) e pela monoaminoxidase (MAO), resultando na produção do ácido 3-metóxi-4-hidróxi-fenilacético, que é eliminado pela urina.

A L-dopa é administrada rotineiramente em combinação com um inibidor periférico da DOPA-descarboxilase (benserazida ou carbidopa) para impedir sua transformação em dopamina e o desenvolvimento de náuseas e vômitos devido à ativação de receptores de dopamina na área postrema que não são protegidos pela barreira hematoencefálica.

L-dopa continua a ser o tratamento oral sintomático mais efetivo para a DP e o padrão-ouro com o qual novas terapias são comparadas.

Apresentação

- Comprimidos de 100/25mg e de 200/50mg (levodopa/benserazida).
- Comprimidos de 250/25mg (levodopa/carbidopa).
- Comprimidos de liberação modificada de 200/50mg (levodopa/benserazida).

- Cápsula de liberação prolongada de 100/25mg (levodopa/benserazida).
- Comprimido dispersível de 100/25mg (levodopa/benserazida).

Posologia

Doses iniciais de 25 a 50mg 3×/dia (no período que o paciente está mais ativo – manhã, meio do dia e à tarde), até uma dose máxima de 1.400mg/dia. A absorção da L-dopa é influenciada pelo tempo de esvaziamento gástrico, pelo pH gástrico e pela competição no transporte ativo através da parede intestinal com os aminoácidos aromáticos. Por isso, recomenda-se a administração de L-dopa com intervalo mínimo de 1 hora antes ou após alimentação.

Principais efeitos colaterais

Os efeitos colaterais agudos incluem náusea, vômito e hipotensão ortostática, os quais são geralmente transitórios e podem ser evitados por meio da titulação gradual.

Complicações motoras (flutuações motoras e discinesia) se desenvolvem na maioria dos pacientes tratados por mais de 5 anos e podem ser incapacitantes em alguns deles. Quando os pacientes tomam inicialmente L-dopa, os benefícios são duradouros (muitas horas), embora o medicamento tenha uma meia-vida de 60 a 90 minutos. No entanto, com o tratamento continuado a duração do benefício após uma dose individual de L-dopa vai se tornando progressivamente mais curta até se aproximar da meia-vida do medicamento.

Alterações comportamentais podem ser encontradas no tratamento com L-dopa. A síndrome de desregulação dopaminérgica é caracterizada por um desejo incontrolável de ingerir L-dopa, e o paciente passa a tomar doses frequentes e desnecessárias do fármaco. Os pacientes com DP que utilizam doses elevadas de L-dopa também podem apresentar comportamentos estereotipados, como a montagem e desmontagem sem sentido ou a coleta e classificação de objetos, conhecidos como *punding*. A hipersexualidade e outros distúrbios do controle dos impulsos são vistos ocasionalmente nos pacientes que usam L-dopa, embora sejam mais frequentes com os agonistas dopaminérgicos.

Agonistas dopaminérgicos não ergolínicos

Os agonistas dopaminérgicos constituem um grupo de fármacos que atuam diretamente nos receptores pós-sinápticos da dopamina, ativando-os de maneira alternativa à ação da dopamina. Ao contrário da L-dopa, eles não requerem metabolização para um produto ativo.

Os agonistas iniciais da dopamina eram derivados da ergotamina (p. ex., cabergolina), os quais demonstraram estar associados a efeitos colaterais relacionados com o ergot, incluindo dano valvar cardíaco, sendo retirados do mercado e substituídos por agonistas dopaminérgicos não ergolínicos (p. ex., pramipexol e rotigotina).

Os agonistas da dopamina foram inicialmente introduzidos como adjuvantes da L-dopa para melhorar os sintomas motores da doença e reduzir o tempo *off* nas complicações motoras. Posteriormente, foi demonstrado que o início da terapia com um agonista dopaminérgico promovia risco menor de complicações motoras quando comparado à monoterapia com L-dopa. Por essa razão, muitos médicos iniciam a terapia com um agonista dopaminérgico, embora a L-dopa suplementar seja eventualmente necessária.

Os agonistas dopaminérgicos não ergolínicos apresentam boa eficácia nos sintomas da DP, perdendo em potência de efeito sintomático apenas para a L-dopa.

A manutenção da terapia com agonista dopaminérgico em combinação com L-dopa ajuda a manter baixa a dose desta última e a diminuir o risco de complicações motoras subsequentes. O pramipexol está disponível em comprimidos de liberação prolongada, o que possibilita a administração em dose única diária, aumentando a adesão ao tratamento. O rotigotina é um agonista da dopamina administrado como adesivo transdérmico, tendo também como benefício a administração uma vez ao dia.

Apresentação

- **Pramipexol:** comprimidos de 0,125mg/0,25mg/1mg e comprimidos de liberação prolongada de 0,375mg/0,75mg/1,5mg/3mg.
- **Rotigotina:** adesivo transdérmico de 2mg/4mg/6mg/8mg.

Posologia

- **Pramipexol:** iniciar com doses de 0,375mg/dia com progressão lenta até dose máxima diária de 4,5mg.
- **Rotigotina:** iniciar com dose de 2 ou 4mg/dia até dose máxima de 16mg/dia.

Principais efeitos colaterais

Os efeitos colaterais agudos incluem náuseas, vômitos e hipotensão ortostática. Assim como acontece com a L-dopa, esses sintomas podem ser evitados mediante titulação lenta da dose. Alucinações podem ocorrer, particularmente em idosos, bem como instabilidade postural com tendência a quedas. A sedação é um efeito colateral dose-dependente, podendo ocorrer episódios não intencionais súbitos de sono. Os agonistas dopaminérgicos estão associados a uma variedade de transtornos do controle dos impulsos, incluindo jogo patológico, hipersexualidade, compulsão alimentar e compulsão por fazer compras.

Inibidores da monoaminoxidase B

Os IMAO-B bloqueiam a degradação central da dopamina, aumentando suas concentrações sinápticas, sendo utilizados inicialmente para o tratamento da depressão. Promovem melhora sintomática modesta na DP com redução média de dois pontos na escala motora da *Unified Parkinson's Disease Rating Scale* (UPDRS) com efeito inferior ao dos agonistas dopaminérgicos. São indicados como monoterapia nas fases iniciais da doença ou, nas fases avançadas, em combinação com outros fármacos.

A selegilina e a rasagilina são inibidores seletivos irreversíveis da enzima MAO-B, mas não causam *cheese-reaction* nas doses habituais. Os IMAO-B costumam ser seguros e bem tolerados.

Tanto a selegilina como a rasagilina têm evidências experimentais de exercer potencial efeito neuroprotetor na DP, o que não foi confirmado em ensaios clínicos.

Apresentação

- **Selegilina:** comprimidos de 5mg.
- **Rasagilina:** comprimidos de 1mg.

Posologia
- **Selegilina:** iniciar com 5mg/dia (dose máxima de 10mg/dia).
- **Rasagilina:** 1mg/dia.

Principais efeitos colaterais
Os IMAO-B podem aumentar a discinesia em pacientes tratados com L-dopa, o que pode ser controlado com a redução da dose de L-dopa.

A selegilina é metabolizada para uma anfetamina que pode causar insônia, mas isso pode ser evitado administrando-se o medicamento antes da metade do dia (a biodisponibilidade da selegilina triplica quando ingerida com alimentos). O metabólito anfetamínico exige cautela em pacientes cardiopatas.

A rasagilina é dez vezes mais potente que a selegilina e não forma o metabólito anfetamínico, apresentando maior segurança cardiovascular (menos risco de arritmia e hipotensão postural).

Existem riscos teóricos de síndrome serotoninérgica nos pacientes que utilizam concomitantemente IMAO-B e inibidores seletivos da recaptação de serotonina (ISRS), mas esse fenômeno é raramente encontrado na prática clínica.

Inibidores da catecol-O-metiltransferase
Quando a L-dopa é administrada com um inibidor da descarboxilase, ela é principalmente metabolizada pela COMT. Os ICOMT aumentam a meia-vida da L-dopa, elevando sua disponibilidade no cérebro. O resultado clínico é a potencialização do efeito clínico da L-dopa com aumento de 30 a 40 minutos na duração de seu efeito em pacientes que apresentam deterioração de fim de dose. Os ICOMT não produzem efeito antiparkinsoniano quando prescritos sem L-dopa.

Apresentação
- Comprimidos de 200mg (entacapona).

Posologia
- 200mg até 8×/dia (administrada com L-dopa).

   Obs.: encontra-se disponível uma apresentação comercial em que a levodopa e a carbidopa já estão combinadas com a entacapona nas seguintes proporções: 50/12,5/200mg, 100/25/200mg, 150/37,5/200mg e 200/50/200mg.

Principais efeitos colaterais
Dentre os principais efeitos colaterais há aqueles decorrentes da potencialização dos efeitos da L-dopa, como aumento das discinesias. Outros eventos incluem dor abdominal, diarreia e náuseas.

Amantadina
A amantadina é um fármaco com ação anticolinérgica e antiglutamatérgica que aumenta a liberação de dopamina na fenda sináptica. Trata-se de um dos fármacos mais antigos usados no tratamento da DP, e seu efeito antiparkinsoniano é discreto. Costuma ser indicada nas fases mais avançadas da DP, pois é o único agente oral disponível com ação antidiscinética, agindo para reduzir as discinesias induzidas pela L-dopa. Esse efeito supostamente se deve a seus efeitos antiglutamatérgicos.

Apresentação
- Comprimidos de 100mg.

Posologia
- Dose inicial de 100mg/dia com progressão lenta até a dose máxima diária de 400mg.

Principais efeitos colaterais
Os efeitos colaterais incluem livedo *reticularis*, insônia, ganho de peso, edema de membros inferiores e sintomas relacionados com seus efeitos anticolinérgicos, como comprometimento cognitivo, retenção urinária e constipação intestinal. A amantadina deve ser sempre descontinuada gradualmente, pois podem ocorrer sintomas de abstinência com a retirada súbita do fármaco.

Anticolinérgicos
Os medicamentos anticolinérgicos de ação central, como triexifenidil e biperideno, foram utilizados historicamente para o tratamento da DP, mas entraram em desuso com a introdução de outros fármacos. Seu principal benefício clínico é um efeito sobre o tremor, embora não seja superior ao obtido com outros agentes, como L-dopa e agonistas dopaminérgicos.

Seu uso é limitado, particularmente em idosos, em virtude de sua propensão para induzir uma variedade de efeitos colaterais, incluindo retenção urinária, glaucoma e comprometimento cognitivo. Evidências científicas sugerem que os anticolinérgicos não devem ser prescritos para idosos.

Apresentação
- **Biperideno:** comprimidos de 2mg.
- **Triexifenidil:** comprimidos de 2mg e 5mg.

Posologia
- **Biperideno:** 2 a 10mg/dia.
- **Triexifenidil:** 2 a 12mg/dia.

Principais efeitos colaterais
Os principais efeitos colaterais relatados foram retenção urinária, boca seca, constipação intestinal, glaucoma, delírios, alucinações e comprometimento cognitivo.

■ ASPECTOS GERAIS DO TRATAMENTO DA DOENÇA DE PARKINSON
O tratamento da DP é fundamentado em diretrizes e recomendações, mas deve ser sempre personalizado. Os objetivos gerais são: (1) controlar os sintomas da doença, (2) manter a funcionalidade e (3) melhorar a qualidade de vida dos pacientes.

Com frequência, o manejo clínico do paciente com DP é bastante complexo por causa da presença concomitante de sintomas não motores, dos efeitos adversos dos fármacos ou da presença de flutuações motoras. Isso justifica a recomendação de que pelo menos periodicamente os pacientes sejam avaliados por um especialista em distúrbios do movimento.

Os idosos apresentam suscetibilidade maior para reações adversas aos fármacos e interações entre esses em razão das alterações dos metabolismos hepático e renal.

■ MANEJO DA DOENÇA DE PARKINSON EM FASE INICIAL

Em idosos, a monoterapia inicial pode ser feita com L-dopa, agonista dopaminérgico não ergolínico (para pacientes < 65 anos) ou IMAO-B (de preferência a rasagilina).

A amantadina pode ser usada como monoterapia para o tratamento da DP em sua fase inicial, porém não é o fármaco de primeira escolha. A amantadina é usada principalmente para o controle das discinesias.

A monoterapia com L-dopa é a opção farmacológica de escolha para os idosos e é a mais eficaz para o controle dos sintomas motores iniciais. A L-dopa de liberação prolongada não previne o aparecimento de complicações motoras, cujo risco é maior com doses mais altas de L-dopa. Por isso, recomenda-se manter a menor dose eficaz possível.

Os agonistas dopaminérgicos podem ser utilizados para controle dos sintomas motores na fase inicial da DP em pacientes < 65 anos. Essa classe farmacológica reduz o aparecimento das discinesias, podendo postergar a introdução da L-dopa ou possibilitar seu uso em doses baixas.

A rasagilina pode ser utilizada como monoterapia para controle dos sintomas motores leves na DP inicial, pois apresenta efeito sintomático discreto quando comparada com a L-dopa ou os agonistas dopaminérgicos.

Em geral, os primeiros 5 anos de tratamento (chamados de período de lua de mel) são caracterizados por melhora motora importante e sustentada com a utilização de doses baixas de medicação (geralmente em monoterapia)

■ MANEJO DA DOENÇA DE PARKINSON EM FASE AVANÇADA

Em geral, em 50% dos pacientes, as complicações motoras da DP se iniciam após 5 anos de tratamento (após o período de lua de mel) com o aparecimento de flutuações motoras e discinesias.

As flutuações motoras podem estar ou não relacionadas com farmacoterapia (Quadro 18.1).

O benefício do sono consiste na melhora dos sintomas motores da DP após o despertar pela manhã. Com a progressão da doença esse fenômeno tende a desaparecer e sua fisiopatologia é incerta.

A cinesia paradoxal é caracterizada pela melhora motora da DP quando os pacientes são submetidos a situações de estresse.

Os bloqueios motores (*freezing*) se caracterizam por episódios súbitos de incapacidade de produzir um passo adiante. Em geral, ocorrem no início da marcha, ao efetuar um giro ou ao cruzar uma porta. Os pacientes relatam a sensação de estarem com os pés colados ou de estarem sendo puxados por um ímã.

Além da otimização da terapia farmacológica, para o tratamento dos bloqueios motores são usadas pistas auditivas (som ritmado), visuais (linhas no chão) ou sensitivas (como tocar a cabeça). Atualmente, encontram-se disponíveis um aplicativo para telefone móvel que produz pista auditiva e uma bengala que produz pista visual através de uma linha vermelha projetada no chão. As pistas visuais, auditivas ou sensitivas ajudam o paciente a interromper o episódio de bloqueio, permitindo passadas mais largas. A realidade virtual também pode auxiliar o tratamento dos bloqueios motores.

A latência prolongada (*delay on*) no efeito terapêutico da L-dopa pode ser decorrente da redução da absorção do fármaco. A L-dopa é absorvida no jejuno por meio de um mecanismo de transporte comum a todos os aminoácidos aromáticos de cadeia longa. Assim, uma dieta rica em proteínas pode interferir na absorção da medicação. A velocidade de esvaziamento gástrico é outro fator determinante na absorção da L-dopa. Retardo no esvaziamento gástrico pode resultar em latência prolongada entre a ingesta da medicação e o início de seu efeito.

Em fases avançadas da doença, pode não haver melhora clínica após a ingesta de L-dopa, fenômeno conhecido como *no-on*.

O encurtamento da duração da L-dopa (*wearing off*) decorre provavelmente da perda acentuada de neurônios dopaminérgicos, tornando o cérebro incapaz de armazenar dopamina. Com isso, o paciente apresentará o efeito da L-dopa apenas enquanto ela estiver circulando no sangue. Por outro lado, nos pacientes com quadros iniciais leves de DP, o fármaco costuma agir por 8 horas.

Cabe salientar que, apesar de pouco reconhecidas, podem ocorrer flutuações não motoras na DP, as quais podem se apresentar com alterações autonômicas (como sudorese), psiquiátricas (depressão no período *off* e mania no período *on*) ou sensoriais (dor no período *off*).

A interrupção súbita da ação da L-dopa (*on/off*) se caracteriza pela perda súbita imprevisível da ação farmacológica da L-dopa, levando o paciente a um prejuízo na capacidade de executar tarefas (*período off*) em relação ao desempenho quando está sob efeito adequado da L-dopa (*período on*). Essa perda súbita é causada por alterações farmacodinâmicas associadas a alterações moleculares acarretadas pelo estímulo não contínuo de receptores dopaminérgicos.

O manejo das complicações motoras relacionadas com o tratamento com L-dopa se encontra descrito no Quadro 18.2.

As discinesias são movimentos involuntários (como coreia e distonia) secundários ao tratamento da DP. Vale salientar que nem sempre as discinesias são observadas com a ingesta da medicação e que alguns pacientes podem apresentar vários subtipos de discinesias. A organização de um diário de sintomas pelo paciente é de extrema importância para a classificação correta das discinesias e o manejo adequado.

A classificação e o manejo das discinesias estão descritos nos Quadros 18.3 e 18.4.

Alguns sintomas motores são refratários ao tratamento dopaminérgico e podem exigir manejo específico (Quadro 18.5).

Quadro 18.1 Flutuações motoras na doença de Parkinson

Flutuações motoras não relacionadas com o tratamento farmacológico	Flutuações motoras relacionadas com o tratamento com L-dopa
Benefício do sono Cinesia paradoxal Bloqueio motor (*freezing*)	Latência prolongada (*delay on*) Encurtamento da duração da L-dopa (*wearing off*) Interrupção súbita da ação da L-dopa (*on/off*)

Quadro 18.2 Manejo das flutuações motoras relacionadas com o tratamento com L-dopa

Flutuações motoras relacionadas com o tratamento com L-dopa	Tratamento
Latência prolongada (*delay on*)	Ingerir medicação longe das refeições Associar procinético (domperidona) Aumento da dose de L-dopa ou fracionamento Associação de ICOMT, IMAO-B ou agonista dopaminérgico
Encurtamento da duração da L-dopa (*wearing off*)	Aumentar dose da L-dopa Fracionar a L-dopa Adicionar ICOMT Adicionar IMAO-B Adicionar agonista dopaminérgico
Interrupção súbita da ação da L-dopa (*on/off*)	Levodopa dispersível pelo rápido início de ação Fracionar L-dopa Associar procinético nas refeições (domperidona) para aumentar absorção da L-dopa Adicionar ICOMT Adicionar IMAO-B Adicionar agonista dopaminérgico

ICOMT: inibidores da catecol-O-metiltransferase; IMAO-B: inibidores da monoaminoxidase B.

Quadro 18.3 Classificação das discinesias

Classificação	Características
Discinesia de pico de dose	Movimentos coreicos que acometem mais as extremidades, podendo apresentar certa estereotipia (movimentos assumindo determinado padrão). Ocorre no pico de concentração plasmática da L-dopa, durando de poucos minutos a 1 ou 2 horas. É a forma mais frequente de discinesia
Discinesia bifásica	Movimentos principalmente distônicos que ocorrem no início e no final da ação da L-dopa. Tendem a ocorrer na região axial do corpo (principalmente região cervical). A oscilação do nível plasmático da L-dopa parece ser o fator determinante
Discinesia em onda quadrada (*contínua*)	Iniciam assim que a L-dopa começa sua ação e duram até o término do efeito do fármaco. Podem ser coreicos, mioclônicos, distônicos ou a combinação deles
Discinesia do período *off*	Em geral, movimentos distônicos (particularmente nos pés) relacionados com queda do nível plasmático da L-dopa. Com frequência, ocorrem no período matinal, muitas vezes despertando o paciente do sono
Discinesia inclassificável	Quando não é possível classificar as discinesias segundo as formas descritas anteriormente

Quadro 18.4 Manejo das discinesias

Discinesia	Tratamento
Discinesia de pico de dose	Reduzir dose da L-dopa e ICOMT Fracionar L-dopa Utilizar L-dopa de liberação modificada Adicionar amantadina Associar clozapina
Discinesia bifásica	Adicionar amantadina Adicionar agonista dopaminérgico Baclofeno
Discinesia do período *off*	L-dopa de liberação prolongada noturna L-dopa dispersível ao acordar Baclofeno

ICOMT: inibidores da catecol-O-metiltransferase.

Quadro 18.5 Manejo de sintomas motores refratários à terapia dopaminérgica

Tremor	Clozapina
Deformidades posturais	Toxina botulínica
Instabilidade postural	Rivastigmina

■ TRATAMENTO DOS SINTOMAS NÃO MOTORES DA DOENÇA DE PARKINSON

A grande maioria (62%) dos sintomas não motores não é relatada espontaneamente porque os pacientes se sentem constrangidos ou porque não sabem que esses sintomas têm ligação com a DP. O questionamento do médico é importante, pois esses sintomas podem acarretar grande prejuízo na qualidade de vida do paciente, muitos dos quais são tratáveis.

Tratamento das complicações neuropsiquiátricas

As complicações neuropsiquiátricas são frequentes na DP e podem inclusive ser ocasionadas pelos fármacos utilizados no tratamento (Quadro 18.6).

Tratamento das disautonomias

Os principais tipos de disautonomias e seu manejo são encontrados no Quadro 18.7.

Quadro 18.6 Principais complicações neuropsiquiátricas na doença de Parkinson e seu tratamento

Complicação	Apresentação	Tratamento
Demência	Prevalência de 20% a 40% Ocorrem principalmente lentificação cognitiva e disfunção executiva	Rivastigmina
Depressão e ansiedade	Prevalência de 40% Mais comuns e mais graves nos pacientes com início da DP < 55 anos	ISRS
Apatia	Prevalência de 10% Pode ocorrer como parte da depressão e da demência ou de modo isolado	Agonista dopaminérgico
Distúrbios neuropsiquiátricos induzidos por fármacos antiparkinsonianos	Prevalência de 25% a 40% As alucinações visuais são o tipo mais frequente de efeito colateral dos fármacos antiparkinsonianos. Em geral, imagens bem estruturadas e silenciosas de pessoas ou animais que surgem à noite	Retirar na seguinte ordem: Anticolinérgicos Amantadina IMAO-B Agonistas dopaminérgicos ICOMT L-dopa Se necessário, utilizar clozapina ou quetiapina

ICOMT: inibidores da catecol-O-metiltransferase; IMAO-B: inibidores da monoaminoxidase B; ISRS: inibidores seletivos da recaptação de serotonina; L-dopa: levodopa.

Quadro 18.7 Principais disautonomias da doença de Parkinson e seu tratamento

Disautonomia	Apresentação	Tratamento
Hipotensão ortostática	Pode ser assintomática. Anemia e medicações dopaminérgicas podem agravar	Exercícios físicos. Evitar banhos quentes e refeições copiosas. Aumentar ingesta de líquidos. Reavaliar medicações em uso. Fludrocortisona se necessário
Constipação intestinal	Presente em 80% dos pacientes	Exercícios físicos. Aumentar ingesta de fibras e água. Tratamento farmacológico inclui formadores de bolo fecal, agentes colinomiméticos, laxantes osmóticos e enemas
Disfagia	Ocorre em 40% dos pacientes	Realizar refeições no período *on* e utilização de domperidona
Retardo no esvaziamento gástrico	Pode resultar em prejuízo na absorção da L-dopa	Domperidona
Perda do apetite	Comum na fase avançada	Mirtazapina ou ADT
Sialorreia	Sintoma comum nas fases avançadas	ADT, toxina botulínica ou colírio de atropina 1% sublingual
Distúrbios urinários	Noctúria, urgência urinária e dificuldades na micção (principalmente hiper-reflexia do detrusor) são os mais frequentes	Reduzir ingesta líquida no período noturno. Uso de anticolinérgicos periféricos
Distúrbios sexuais	Redução da libido, disfunção erétil, anorgasmia, vaginismo	Investigação hormonal. Reavaliação das medicações. Tratamento farmacológico se necessário
Distúrbios da termorregulação	Aumento da sudorese e sensações anormais de calor ou frio principalmente no período *off*	Pesquisar fatores associados, como uso de álcool, disfunção tireoidiana e climatério. Toxina botulínica pode ser utilizada para hiperidrose localizada
Dor	Ocorrem em até 50% dos pacientes, principalmente no período *off*	Otimizar tratamento farmacológico dos sintomas motores
Dermatite seborreica	Ocorre frequentemente	Xampus à base de selênio e medicações tópicas com hidrocortisona
Distúrbios respiratórios	Dispneia no período *off*	Otimizar tratamento farmacológico da DP. Vacina contra gripe e pneumococo

ADT: antidepressivo tricíclico.

Tratamento dos distúrbios do sono

Na descrição inicial da doença, feita por James Parkinson, já havia referência a sono perturbado. Os distúrbios do sono são tratáveis, mas, sem tratamento, podem ter um efeito negativo significativo na qualidade de vida.

Os principais distúrbios do sono e seu manejo são mostrados no Quadro 18.8.

TRATAMENTO CIRÚRGICO

O critério fundamental para a indicação cirúrgica é a refratariedade ao tratamento farmacológico otimizado. Além disso, as manifestações da doença devem ocasionar comprometimento funcional ou social.

O candidato ideal para a cirurgia é aquele que apresenta uma pontuação na parte motora da UPDRS (*Unified Parkinson's*

Quadro 18.8 Principais distúrbios do sono na doença de Parkinson e seu tratamento

Distúrbio do sono	Apresentação	Tratamento
Insônia	Afeta 60% a 98% dos portadores, sendo classificada como grave pelos pacientes em 33% dos casos. A queixa mais comum é de despertares noturnos frequentes com dificuldade de voltar a dormir	Sempre orientar tratamento não farmacológico. Podem ser utilizados medicamentos como zolpidem, trazodona, mirtazapina e quetiapina (principalmente em pacientes com sintomas psicóticos)
Distúrbios respiratórios do sono	Pacientes com DP têm o triplo de frequência de ronco e apneia obstrutiva do sono	Tratamento da apneia
Síndrome das pernas inquietas	Caracteriza-se pela necessidade de mover as pernas, o que ocorre em repouso e principalmente à noite e é aliviado com o movimento	Pode corresponder a um déficit de estimulação dopaminérgica à noite (se beneficiaria de uma dose adicional noturna de um agonista dopaminérgico) ou corresponder a um excesso de estimulação dopaminérgica durante o dia com pernas inquietas de rebote à noite, uma condição chamada de aumentação (nesse caso, o tratamento consistiria na redução da dose diária de dopamina)
Transtorno comportamental do sono REM	Ocorrência de atividade muscular durante a fase REM com sonhos vívidos. Pode preceder o início dos sintomas motores	Clonazepam ou melatonina. Sempre que possível, tratar para prevenção de acidentes
Sonolência excessiva diurna	Tendência indesejável de cochilar durante o dia	Avaliação de distúrbios noturnos do sono e efeitos adversos de medicamentos. Modafinila pode ser usada

REM: *Rapid Eye Movement*.

Disease Rating Scale) > 30 em *off* e < 30 em *on*. O paciente também deve apresentar boa resposta (redução de pelo menos 35% na parte motora da UPDRS) no teste agudo com sobrecarga de L-dopa (paciente em *off* por pelo menos 12 horas é avaliado antes e após dose efetiva de L-dopa).

Embora não exista uma idade máxima de corte para a indicação do tratamento cirúrgico, a maioria dos autores excluiu de suas séries pacientes com mais de 75 anos de idade. Assim, não foram estabelecidas a eficácia e a segurança do tratamento cirúrgico nessa faixa etária.

As principais cirurgias são a estimulação cerebral profunda bilateral do núcleo subtalâmico, a estimulação cerebral profunda bilateral do globo pálido interno e a palidotomia unilateral.

O quadro demencial instalado contraindica o tratamento cirúrgico, assim como qualquer doença sistêmica que possa comprometer seriamente o resultado cirúrgico ou aumentar de modo considerável seu risco.

Cabe salientar que os sintomas não motores são não responsivos à cirurgia, bem como a instabilidade postural.

■ TRATAMENTO COM FÁRMACOS NEUROPROTETORES

Até o momento não existem evidências científicas que corroborem a prescrição de um fármaco com finalidade de neuroproteção na DP.

■ TRATAMENTO NÃO FARMACOLÓGICO

O tratamento não farmacológico multidisciplinar deve fazer parte da prescrição de todos os pacientes portadores de DP e deve incluir exercícios físicos supervisionados, fisioterapia, terapia ocupacional, fonoterapia, acompanhamento nutricional e acompanhamento psicológico, quando necessário.

■ CONSIDERAÇÕES FINAIS

Convém procurar orientar o tratamento da maneira mais simples possível de modo a garantir que o paciente seja capaz de utilizá-lo corretamente.

Deve-se associar um fármaco por vez, o que facilita a identificação do responsável por eventos adversos.

Cabe atentar para as interações medicamentosas, principalmente de fármacos que podem piorar os sintomas parkinsonianos.

Utiliza-se a politerapia de modo racional. Só é possível estabelecer a politerapia racional quando o paciente é escutado atentamente.

A principal medida em todo e qualquer tratamento consiste em tentar suprir as necessidades do paciente, sempre o ouvindo atentamente, procurando saber o que ele espera do tratamento, qual sintoma ele gostaria de priorizar e fornecendo expectativas reais.

Bibliografia

Andrade LAF, Barbosa ER, Cardoso F, Teive HAG. Doença de Parkinson: estratégias atuais de tratamento. 4. ed. São Paulo: Omnifarma, 2014.

Aquino CC, Fox SH. Clinical spectrum of levodopa-induced complications. Mov Disord 2015; 30(1):80-9.

Barbosa ER, Ferraz HB, Tumas V. Doença de Parkinson: recomendações. 2. ed. São Paulo: Omnifarma, 2015.

Burn D. Oxford textbook of movement disorders. United Kingdom: Oxford University Press, 2013.

Donaldson IM, Marsden CD, Schneider SA, Bhatia KP. Marden's book of movement disorders. United Kingdom: Oxford University Press, 2012.

Fox SH, Katzenschlager R, Lim SY et al. International Parkinson and Movement Disorder Society evidence-based medicine review: Update on treatments for the motor symptoms of Parkinson's disease. Mov Disord 2018; 33(8):1248-66.

Miyasaki JM. Treatment of advanced Parkinson's disease and related disorders. Continuum Neurol 2016; 22(4):1104-16.

Morgan JC, Fox SH. Treating the motor symptoms of Parkinson disease. Continuum Neurol 2016; 22(4):1064-85.

Nonnekes J, Janssen S, Bloem BR. Superficial brain stimulation to overcome freezing of gait in Parkinson disease. Neurology 2017; 88(17):1681-2.

Nonnekes J, Snijders AH, Nutt JG, Deuschl G, Gliadi N, Bloem BR. Freezing of gait: a practical approach to management. Lancet Neurol 2015; 14(7):768-78.

Parkinson J. An essay on the shaking palsy. London: Whittingham and Rowland, 1817.

Poewe W, Seppi K, Tanner CM et al. Parkinson disease. Nat Rev Dis Primers 2017; 3(17013):1-21.

Silva DJ, Fen CH, Coletta MVD. Transtornos do movimento – diagnóstico e tratamento. 2. ed. São Paulo: Omnifarma, 2016.

Epilepsia no Idoso

Mário Luciano de Mélo Silva Júnior
Luciana Patrizia Alves de Andrade-Valença

CAPÍTULO 19

■ INTRODUÇÃO

A epilepsia nos idosos se apresenta com particularidades clínicas, diagnósticas e terapêuticas distintas, de modo que pode representar um desafio clínico até mesmo para o especialista. As manifestações ictais são mais atípicas, com sintomas pouco localizatórios, cursando com menos auras e automatismos e menor progressão para generalização secundária. O período de confusão pós-ictal pode ser prolongado (horas a dias), podendo até mesmo ser confundido com um quadro demencial.

Além da elevada incidência (cerca de 25% de todos os casos novos de epilepsia ocorrem em idosos), esse grupo apresenta maior morbimortalidade. Também há risco aumentado de lesões secundárias, incluindo fraturas ósseas, bem como chance maior de os pacientes se tornarem inseguros e dependentes.

Em vista das apresentações clínicas atípicas e das múltiplas considerações sobre o tratamento, incluindo interações medicamentosas e maior incidência de efeitos adversos, é necessário que o idoso seja encarado sob uma perspectiva singular.

■ EPIDEMIOLOGIA E ETIOLOGIA

A epilepsia apresenta um padrão de distribuição bimodal, com um pico na infância e outro no grupo de idosos. Em razão do rápido envelhecimento da população, o grupo de pacientes com epilepsia que mais cresce é o de idosos. A incidência é da ordem de 100 a cada 100.000 idosos por ano, cerca de seis vezes maior que entre os adultos. A prevalência é estimada em 1,5% dos idosos – quanto mais idosa é a população, mais alta é a taxa. Acredita-se, contudo, que esses valores sejam subestimados, uma vez que existem dificuldades na identificação dos eventos e na realização do diagnóstico.

A etiologia na maioria dos casos (50% a 70%) está relacionada com danos estruturais causados por acidente vascular encefálico (AVE), principalmente em países subdesenvolvidos, nos quais o AVE é causa maior de morbimortalidade. Estima-se que 10% desses pacientes desenvolverão epilepsia, principalmente em eventos inicialmente hemorrágicos ou isquêmicos com transformação hemorrágica envolvendo o córtex cerebral.

Outras condições, como lesões intracranianas expansivas, especialmente tumores de crescimento lento e metástases, também podem predispor a epilepsia. Os traumatismos cranianos são frequentes nessa população e mais comumente evoluem para epilepsia (risco 2,5 vezes maior que em adultos jovens), sendo responsáveis por cerca de 20% dos casos. Entretanto, até 20% dos casos de epilepsia nos idosos têm etiologia indeterminada.

As doenças neurodegenerativas, sobretudo a demência de Alzheimer, também cursam com risco aumentado de epilepsia. Os pacientes com Alzheimer têm chance cerca de 10 vezes maior de desenvolver epilepsia. Por outro lado, os idosos que desenvolvem epilepsia também apresentam risco aumentado para o desenvolvimento da doença de Alzheimer. Essa relação bidirecional entre demência e epilepsia envolve fatores de risco em comum e processos patológicos convergentes, mas que ainda não estão bem elucidados.

■ APRESENTAÇÃO CLÍNICA

A história deve ser fornecida preferencialmente por uma testemunha que presenciou o evento, o que costuma oferecer dados mais apurados.

Em cerca de dois terços dos casos, as crises epilépticas no idoso costumam ser de início focal, podendo evoluir para movimentos tônico-clônicos bilaterais ou não. As crises focais mais frequentemente são não motoras, como lapsos de memória, confusão mental e períodos de inatenção. Quedas imotivadas e que cursam com arranhaduras e escoriações desproporcionais ao trauma também devem chamar a atenção. Sintomas associados, como mordedura lateral da língua, liberação esfincteriana, confusão, afasia e paresia pós-ictais, são informações adicionais para caracterizar o episódio como de natureza epiléptica.

Há dois grupos principais de idosos com epilepsia: aqueles pacientes que adquiriram a condição na infância ou na idade adulta e se tornaram idosos e aqueles que desenvolvem epilepsia na senectude. Ambos os grupos merecem atenção diferenciada, pois se distinguem especialmente em relação à etiologia.

As pessoas que vivem com epilepsia e se tornam idosas costumam estar bem adaptadas ao fármaco antiepiléptico (FAE) de uso crônico. Entretanto, podem descompensar o controle de crises em função do tratamento de outras comorbidades (interação medicamentosa) ou podem exigir mudanças no esquema terapêutico para iniciar outras terapias (p. ex., quimioterapia ou anticoagulação) ou por distúrbios metabólicos (p. ex., dislipidemia e osteoporose associada à indução enzimática de alguns FAE). Nesse grupo é mais frequente a presença de epilepsias genéticas e idiopáticas, como ausência juvenil ou epilepsia mioclônica juvenil, bem como etiologias com prognósticos menos favoráveis e com maior refratariedade aos FAE, como esclerose mesial temporal e displasia cortical.

Os idosos que desenvolvem epilepsia, por outro lado, manifestam mais frequentemente efeitos adversos com os FAE (lentificação do pensamento, sedação, dificuldade em "encontrar palavras", náuseas e quedas) e receio de usá-los. Esse grupo geralmente terá suas crises controladas com doses de FAE menores que as demais faixas etárias, pois a etiologia da epilepsia *per se* – como os quadros pós-AVE – responde melhor ao tratamento. Os indivíduos desse grupo costumam apresentar outras doenças além das que provocaram a epilepsia e, portanto, tendem a ser mais frágeis.

A crise epiléptica provocada consiste em eventos epilépticos que ocorrem em contextos clínicos específicos capazes de causar disfunção cerebral, reduzindo o limiar para crise. Nesse caso, as crises são geralmente do tipo tônico-clônico generalizada. São várias as situações, as quais devem ser sempre investigadas no primeiro evento e incluem libação ou abstinência alcoólica, distúrbios hidroeletrolíticos, infecção/sepse, intoxicação por agentes terapêuticos (antibióticos, especialmente quinolonas e carbapenêmicos, antidepressivos, relaxantes musculares, antineoplásicos, opioides, digoxina, neurolépticos, entre outros) e distúrbios metabólicos (hipoglicemia, estado hiperosmolar hiperglicêmico, uremia, hipotireoidismo, hepatopatia). Os eventos que ocorrem nesse contexto costumam ser autolimitados, reversíveis após resolução da disfunção de base, e o indivíduo não é diagnosticado como portador de epilepsia.

Por sua vez, a crise sintomática aguda diz respeito a crises epilépticas que ocorrem temporalmente correlatas a agressões cerebrais diretas (p. ex., crise que ocorre na primeira semana após AVE, traumatismo cranioencefálico, incluindo cirurgia intracraniana, encefalopatia hipóxico-isquêmica, bem como neuroinfecção ou doença autoimune ativa e primeira identificação de hematoma subdural). Trata-se de evento que pode ser focal e cuja ocorrência também não implica o diagnóstico de epilepsia, apesar de o tratamento com FAE poder ser instituído para profilaxia de outros eventos ainda na fase aguda – nesse cenário, especialmente em idosos, ainda não há consenso sobre o tempo indicado para a retirada do FAE. Trata-se de pacientes sob risco maior de apresentar evolução para epilepsia que a população geral (haja vista a lesão estrutural), mas esse risco de recorrência é menor que o das crises que surgem tardiamente, após a fase aguda da lesão cerebral.

O estado de mal epiléptico (convulsivo e não convulsivo) é mais frequente em idosos, e a letalidade também é maior nesse grupo; entretanto, o prognóstico depende da etiologia, e da identificação e tratamento precoces dessa condição. Convém se manter atento à presença de estado de mal não convulsivo nos quadros de agitação, confusão ou hipoatividade (*delirium*) repetidos e de coma sem causa identificada na investigação metabólica/infecciosa.

■ AVALIAÇÃO DIAGNÓSTICA

As crises focais nos idosos, que são as mais comuns, têm menor probabilidade de identificação como evento epiléptico que as crises tônico-clônicas generalizadas, o que contribui para o subdiagnóstico. Por outro lado, eventos de "confusão mental" e abalos mioclônicos do sono podem ser mal interpretados como de natureza ictal e tratados erroneamente.

O primeiro passo consiste na adequada interpretação da anamnese para determinação da natureza epiléptica ou não dos eventos paroxísticos apresentados pelo paciente. Na próxima seção serão discutidos os diagnósticos diferenciais com outros eventos paroxísticos.

A neuroimagem é importante ferramenta na investigação desses pacientes. A presença de lesões que envolvem o córtex cerebral, principalmente quando há compatibilidade entre a região cerebral lesionada e a manifestação clínica do paciente, é altamente sugestiva de epilepsia. A ressonância magnética (RM) se mostra superior à tomografia computadorizada na avaliação desses pacientes. Nessa faixa etária, também é mais comum a presença de anormalidades ou lesões na RM de significado incerto.

Mesmo com o envelhecimento saudável, surgem anormalidades no eletroencefalograma (EEG) interictal. Essas alterações, geralmente inespecíficas, exigem um contexto clínico adequado para sua valorização. A presença de descargas epileptiformes é menos frequente entre os idosos; desse modo, é necessário ter cautela na interpretação do EEG. Em caso de suspeita de estado de mal não convulsivo, o EEG é imperativo por ser a única ferramenta capaz de diagnosticar e auxiliar a condução da situação.

O videoeletroencefalograma é uma técnica neurofisiológica com maior potencial para diagnosticar os eventos paroxísticos. Nesse caso, a monitoração contínua e prolongada da atividade elétrica cerebral aumenta a probabilidade de registro de atividade epileptiforme interictal e correlaciona as manifestações clínicas com o padrão eletrográfico, possibilitando um diagnóstico acurado das crises epilépticas.

Nesse grupo etário, é muito importante estar atento à possibilidade de eventos paroxísticos não epilépticos, como diagnósticos diferenciais e comórbidos. Cabe considerar que várias condições médicas podem coexistir no idoso e exames como monitoração eletrocardiográfica, *tilt-test* e polissonografia podem ser úteis nesse sentido.

■ DIAGNÓSTICO DIFERENCIAL

Dados apontam que quase metade dos idosos em uso de FAE referenciados para centros especializados em epilepsia apresenta outros diagnósticos que justificam os eventos paroxísticos.

Eventos paroxísticos, estereotipados ou não, podem ocorrer em diversas condições clínicas. Dentre as situações neurológicas, convém lembrar particularmente de ataque isquêmico transitório (podendo haver inclusive a recorrência em um vaso claudicante), migrânea com aura e aura sem migrânea, síndrome das pernas inquietas e distúrbios do sono, sobretudo narcolepsia, apneia do sono e transtorno comportamental do sono REM.

Doenças não neurológicas que merecem atenção como causa de eventos paroxísticos são síncope (cardiogênica, vasovagal, hipotensão ortostática), sensibilidade do seio carotídeo, hipo e hiperglicemias, infecção/sepse e crises psicogênicas. Síncopes em idosos também podem exigir período de recuperação mais longo e cursar com liberação esfincteriana e clonias.

Vale salientar, entretanto, que várias condições médicas podem coexistir no idoso.

■ TRATAMENTO

A indicação para o início do tratamento medicamentoso, de modo geral, segue a orientação padrão para as demais faixas etárias, ou seja, duas ou mais crises epilépticas espontâneas com intervalo maior que 24 horas ou crise epiléptica espontânea isolada, porém com etiologia identificável e elevado potencial de recorrência (> 60%). Nessa faixa etária, as taxas de recorrência e morbidade (p. ex., fraturas, dependência) relacionadas com as crises devem ser consideradas maiores.

Uma vez iniciado o tratamento farmacológico da epilepsia, alguns aspectos devem ser considerados. O envelhecimento cursa com alterações na composição corporal e, consequentemente, na farmacocinética e farmacodinâmica dos medicamentos. Há também questões referentes à comodidade posológica, ao perfil dos efeitos adversos (de modo geral, os idosos são mais sensíveis a esses) e aos custos, além de potenciais interações medicamentosas. O início do tratamento e a definição do FAE devem ser um processo bem ponderado que considere todos os aspectos citados.

As opções farmacológicas são diversas e não há um fármaco ideal. De modo geral, recomenda-se a titulação lenta da dose para diminuição da frequência dos efeitos adversos. Contudo, nem sempre há tempo disponível para a progressão posológica gradual, sobretudo quando as crises são frequentes.

As mudanças fisiológicas na composição corporal que ocorrem com o envelhecimento são várias e podem influenciar a farmacocinética e a farmacodinâmica dos FAE, incluindo redução da motilidade gastrointestinal, nível menor de albumina circulante, maior proporção de tecido adiposo, taxa menor de depuração hepática e renal, entre outras. Em geral, a dose final para o idoso será cerca de três quartos menor que a utilizada em adultos. A dosagem do nível sérico dos FAE, especialmente os de alta ligação proteica, como carbamazepina e ácido valproico, pode não refletir a dose efetiva no paciente, pois resultados laboratoriais na faixa terapêutica podem ser tóxicos em função da menor quantidade de proteínas circulantes e, consequentemente, da maior fração livre disponível.

Devem ser considerados o mecanismo de *clearance* do FAE escolhido, a presença de disfunções renais e/ou hepáticas no paciente, a interação com outras medicações em uso (atual ou planejado) e o perfil dos efeitos adversos. O objetivo do tratamento é utilizar a menor dose efetiva para controle das crises, sobretudo com FAE único (monoterapia) e sem nenhum ou com poucos efeitos adversos.

Os pacientes, familiares e cuidadores devem ser esclarecidos sobre a ação profilática de crises dos FAE e, portanto, deve ser ressaltada a adesão ao tratamento.

Como a taxa de controle das crises focais (mecanismo da maioria dos casos de epilepsia no idoso) é similar entre os FAE, as questões que vão guiar a escolha ambulatorial de um fármaco específico sobre outros incluirão interação medicamentosa, comorbidades, efeitos adversos e custos. Alguns aspectos dos principais FAE disponíveis no Brasil se encontram no Quadro 19.1 e serão descritos a seguir.

Fenobarbital

Medicação de fácil acesso e de posologia cômoda, o fenobarbital exerce efeito sedativo importante e alta indução enzimática (diminuindo a dose circulante de vários fármacos, além do potencial de diminuir a massa óssea, e interferir negativamente com o perfil cardiovascular). Não é considerado um FAE de primeira linha para a epilepsia focal e, portanto, deve ter seu uso limitado na população idosa.

Fenitoína

Fármaco muito utilizado em razão de sua apresentação endovenosa, sobretudo no serviço público. Entretanto, partilha dos efeitos adversos, relacionados com a indução enzimática, e tem farmacocinética de ordem zero por via oral (aumentos ou diminuições mínimas na dosagem oferecida podem não alterar a concentração sérica ou mesmo levar à intoxicação). Apesar de ser um FAE de primeira linha para a epilepsia focal em virtude de seu perfil farmacocinético e de efeitos adversos, também é preferível que não seja usado ambulatorialmente como primeira escolha em idosos.

Carbamazepina e oxcarbazepina

Os idosos podem se queixar de náusea, sonolência, diplopia e cefaleia, mas o efeito mais preocupante é a hiponatremia, que deve ser lembrada nos casos de rebaixamento do nível de consciência. A preocupação com autoindução medicamentosa e *rash* é menos comum entre os idosos. A oxcarbazepina apresenta melhor tolerabilidade gástrica, porém taxas maiores de hiponatremia, e por isso tende a não ser utilizada em idosos, sobretudo quando associada ao uso de diuréticos e inibidores da recaptação da serotonina. Ambas as medicações são indutoras enzimáticas e com alto potencial de interação medicamentosa. No caso da carbamazepina, devem ser preferidas formulações de liberação prolongada (CR).

Ácido valproico

O ácido valproico é um fármaco de amplo espectro de ação, mas não é considerado de primeira linha para epilepsia focal, podendo ser utilizado em caso de dúvida entre aura migranosa e epilepsia, bem como para controle de distúrbios do humor. Esse inibidor enzimático pode aumentar o nível sérico de outras medicações.

Quadro 19.1 Fármacos antiepilépticos (FAE) mais utilizados em idosos

FAE (nome comercial®)	% de redução do *clearance**	Dose para adultos	Efeitos adversos	Apresentações
Carbamazepina (Tegretol®)	25% a 40%	400 a 1.400mg/dia	Sedação, diplopia, ataxia, vertigem, cefaleia, hiponatremia, SJS	Comprimidos (200 e 400mg e CR**), solução (20mg/mL)
Fenobarbital (Gardenal®)	~20%	50 a 100mg/dia	Sonolência, lentificação cognitiva, ataxia, distúrbio do tecido conjuntivo, SJS, osteoporose	Comprimidos (50 e 100mg), ampola (200mg/2mL), solução (40mg/mL)
Fenitoína (Hidantal®)	~25%	100 a 300mg/dia	Ataxia, lentificação cognitiva, hiperplasia gengival, pancitopenia, arritmias (infusão venosa), SJS, osteoporose	Comprimidos (100mg), ampola (250mg/5mL), solução (20mg/mL)
Gabapentina (Neurontin®)	~30% a 50%	900 a 2.400mg/dia	Sedação, ataxia, diplopia, edema periférico, tremor, DRESS	Cápsulas (300 e 400mg) e comprimidos (600 e 800mg)
Lacosamida (Vimpat®)	Sem dados	100 a 400mg/dia	Tontura, cefaleia, arritmias, síncope, bloqueio de condução	Comprimidos (50, 100, 150 e 200mg), solução (10mg/mL), ampola (200mg/20mL)
Lamotrigina (Lamictal®)	~35%	100 a 400mg/dia	Insônia, *rash*, vômito, SJS	Comprimidos (25, 50 e 100mg)
Levetiracetam (Keppra®)	~20% a 40%	500 a 3.000mg/dia	Sonolência, fadiga, sintomas psiquiátricos (ideação suicida e distúrbio do comportamento)	Comprimidos (250, 500, 750 e 1000mg), solução (100mg/mL)
Oxcarbazepina (Trileptal®)	25% a 35%	600 a 2.400mg/dia	Mesmos que carbamazepina, com mais hiponatremia, SJS	Comprimidos (300 e 600mg), solução (60mg/mL)
Pregabalina (Lyrica®)	Sem dados	150 a 600mg/dia	Tontura, edema, boca seca, ganho de peso, angioedema, broncoespasmo	Cápsulas (25, 75 e 150mg)
Topiramato (Topamax®)	~20%	50 a 400mg/dia	Parestesias, perda de peso, lentificação cognitiva, glaucoma, nefrolitíase, acidose metabólica	Comprimidos (25, 50, e 100mg)
Valproato e divalproato (Depakene®)	~40%	500 a 2.000mg/dia	Hiperamonemia, trombocitopenia, alopecia, diarreia, tremor, epigastralgia, ganho de peso, hepatopatia, pancreatite, faringite	Comprimidos (250, 500mg e ER** e *sprinkle* 125mg), solução (50mg/mL)

*Percentual de redução do *clearance* no idoso em relação ao adulto jovem.
**Comprimidos de liberação prolongada.
SJS: síndrome de Stevens-Johnson; DRESS: *rash*, eosinofilia e sintomas sistêmicos induzidos por medicamentos.

Costuma ser bem tolerado, mas pode ocasionar sintomas extrapiramidais, como tremores de extremidades, intolerância gástrica e plaquetopenia. Nos hepatopatas, pode desencadear encefalopatia por aumentar os níveis de amônia circulantes.

Lamotrigina

A lamotrigina é uma medicação bem tolerada em idosos e com baixo potencial de efeito sedativo ou negativo sobre a cognição. Apresenta pouco potencial de interação medicamentosa (outras medicações podem aumentar seus níveis séricos, como o valproato, ou diminuir, como reposição hormonal e agentes indutores). Seu uso é limitado sobretudo em razão da necessidade de progressão lenta da dose e do risco de *rash*; a dose-alvo só costuma ser alcançada 1 mês após o início do tratamento. Trabalhos recentes têm destacado a segurança da lamotrigina em pacientes em uso dos novos anticoagulantes orais.

Levetiracetam

Medicação de depuração renal e de amplo espectro de ação, o levetiracetam está indicado para os casos de epilepsia focal. Seu uso é relevante em pacientes com disfunção hepática e nos que utilizam medicações indutoras enzimáticas, pois não sofre interferência por esse processo. Suas limitações são o custo e o potencial de efeitos adversos comportamentais (depressão, irritabilidade e ideação suicida).

Pregabalina e gabapentina

A pregabalina e a gabapentina apresentam perfis farmacocinéticos favoráveis com baixa interação medicamentosa e excreção renal. Também têm efeito sobre as dores neuropáticas (polineuropatia diabética, neuralgia pós-herpética), condição comum nesses pacientes. Há um corpo crescente de evidências sobre seu uso como primeira linha de tratamento para os casos de epilepsia focal (gabapentina), mas ainda costumam ser utilizadas como terapia adjuvante em casos de crises focais.

Topiramato

O topiramato é um medicamento com amplo espectro de ação e de eliminação renal, mas que pode ocasionar queixas cognitivas, cálculos renais e perda de peso.

Lacosamida

Medicação relativamente nova com baixo perfil de interação medicamentosa e de efeitos adversos, a lacosamida está indicada para o tratamento de epilepsias focais, possui apresentação venosa e tem como principal limitação o custo.

CONSIDERAÇÕES FINAIS

A epilepsia é frequente na faixa etária geriátrica e deve integrar o diagnóstico diferencial dos eventos de natureza paroxística, em especial quando há algum grau de comprometimento da consciência. Anamnese cuidadosa, EEG e exames de neuroimagem são essenciais na investigação, sendo necessário correlacionar os achados, uma vez que as alterações nesses exames podem ser inespecíficas e as comorbidades são fontes frequentes de confusão diagnóstica.

A epilepsia iniciada na senitude costuma ser focal e é bem controlada com o uso de FAE. O tratamento deve levar em consideração as particularidades fisiológicas do envelhecimento, o potencial de interação medicamentosa e o perfil de efeitos adversos dos FAE, bem como a orientação e a prevenção das complicações (traumas, fraturas e perda da autonomia).

Bibliografia

Abou-Khalil BW. Antiepileptic drugs. Continuum 2016; 22(1): 132-56.

Assis TL, Nascimento OJM, Costa G, Bacellar A. Antiepileptic drugs patterns in elderly inpatients in a Brazilian tertiary center, Salvador, Brazil. Arq Neuropsiquiatr 2014; 72(11):874-80.

Carlson C, Anderson CT. Special issues in epilepsy: The elderly, the immunocompromised, and bone health. Continuum 2016; 22(1): 246-61.

Galgani A, Palleria C, Iannone LF et al. Pharmacokinetic interactions of clinical interest between direct oral anticoagulants and antiepileptic drugs. Front Neurol 2018; 9:1067.

Glauser T, Ben-Menachem E, Bourgeois B et al. Updated ILAE evidence review of antiepileptic drug efficacy and effectiveness as initial monotherapy for epileptic seizures and syndromes. Epilepsia 2013; 54(3):551-63.

Ghosh S, Jehi LE. New-onset epilepsy in the elderly: challenges for the internist. Cleve Clin J Med 2014; 81:490-8.

Jacob L, Bohlken J, Schmitz B, Kostev K. Incidence of epilepsy and associated factors in elderly patients in Germany. Epilepsy Behav 2018; 90:107-11.

Liu S, Yu Y, Lü Y. The causes of new-onset epilepsy and seizures in the elderly. Neuropsychiatr Dis Treat 2016; 12:1425-34.

McBride A, Shih T, Hirsch L. Video-EEG monitoring in the elderly: A review of 94 patients. Epilepsia 2002; 43:165-9.

Sen A, Capelli V, Husain M. Cognition and dementia in older patients with epilepsy. Brain 2018; 141(6):1592-608.

Stephen LJ, Brodie MJ. Epilepsy in elderly people. Lancet 2000; 355: 1441-6.

Transtornos de Humor no Idoso

Rodrigo Cavalcanti Machado da Silva
Frederico Maciel Camara Freire

CAPÍTULO 20

■ INTRODUÇÃO

Um grave problema de saúde pública, a depressão no idoso é o transtorno mental que causa mais redução na qualidade de vida e sofrimento e, apesar de comum, consiste em uma doença pouco reconhecida e inadequadamente tratado. Quando o primeiro episódio depressivo surge após os 60 anos de idade, estamos diante do que a literatura chama de depressão de início tardio (DIT). Os transtornos do humor não fazem parte do processo natural do envelhecimento, sendo um desafio, inclusive para os profissionais da saúde, diferenciar um idoso triste de um idoso deprimido. Infelizmente, muitas vezes, o fato de o idoso estar mais isolado, desanimado e triste é percebido como algo natural no processo de envelhecer – "são coisas da idade".

Nos idosos, a depressão afeta principalmente pessoas portadoras de doenças crônicas e com comprometimento cognitivo. Desse modo, pode acarretar sofrimento, desestruturação familiar e incapacidade de exercer atividades básicas, além de piorar o seguimento de doenças clínicas e aumentar a mortalidade. Assim, o tratamento de doenças clínicas preexistentes, como o diabetes tipo 2 e a hipertensão, pode estar comprometido e piorar o prognóstico tanto das comorbidades clínicas como da depressão em si.

A busca pelo especialista muitas vezes é retardada, uma vez que há um grande intervalo entre o aparecimento dos primeiros sintomas e o reconhecimento do quadro tanto pelo paciente e familiares como por parte dos profissionais. Na primeira consulta com o generalista, é comum o idoso trazer queixas somáticas, de dores difusas pelo corpo, e omitir sintomas de tristeza, desânimo e irritabilidade.

Reconhecer os principais sinais e sintomas e diferenciar o que é esperado na velhice daquilo que seria patológico possibilitará um melhor entendimento do problema tanto pelo paciente como por seus familiares. Conhecer possíveis medicamentos e doenças clínicas que levam a sintomas depressivos é uma das preocupações abordadas neste capítulo. Em consequência, o diagnóstico preciso proporcionará tratamento adequado, resultando em melhora na qualidade de vida do idoso.

■ EPIDEMIOLOGIA

A depressão é o transtorno mental mais comum na velhice. Apesar de se tratar de um período da vida marcado por perdas, seja de entes queridos, seja de amigos ou do emprego, os idosos saudáveis e independentes apresentam menor taxa de prevalência de transtorno depressivo maior quando comparados aos adultos jovens. As mulheres são duas vezes mais acometidas que os homens e uma das explicações é que elas assumem maior responsabilidade na sociedade ao longo da vida, o que tem grande impacto em sua saúde mental. As mulheres são mães, gestoras, educadoras e são as principais cuidadoras quando seus pais envelhecem.

Apesar de o diagnóstico de episódio depressivo ser menos comum nos idosos, a prevalência dos denominados sintomas depressivos clinicamente significativos (SDCS) ou depressão subsindrômica parece ser maior em populações geriátricas. Os critérios diagnósticos para transtorno depressivo são os mesmos em qualquer faixa etária, não havendo distinção entre adultos jovens e idosos.

A queixa principal e o conjunto de sinais e sintomas do paciente muitas vezes não são suficientes para preencher os critérios diagnósticos de um episódio depressivo maior. O idoso deprimido se apresenta em muitas ocasiões de modo singular, não clássico, em comparação com outras faixas etárias. O uso de critérios e escalas diferentes é uma discussão que ainda não está bem esclarecida.

Segundo Barcelos e cols. (2010), entre idosos brasileiros na comunidade, foi encontrada maior prevalência de SDCS (26%) em relação à distimia (3,3%) e a outros tipos de depressão (7% para depressão maior). Essa superioridade não é exclusividade do Brasil, havendo dados semelhantes em países desenvolvidos. Percebeu-se, também, uma associação positiva entre depressão maior ou SDCS e doenças cardiovasculares. Desse modo, fica evidente a importância do diagnóstico dos SDCS e do início rápido do tratamento, evitando assim o surgimento de doenças cardiovasculares com o aumento da morbidade e da mortalidade.

As taxas sofrem grandes variações de acordo com a metodologia empregada na pesquisa. A depressão maior é encontrada em 16% a 50% dos idosos residentes em instituições de longa permanência. As taxas de depressão são mais altas em idosos com comorbidades clínicas e em ambientes hospitalares. Entre os idosos hospitalizados, espera-se que mais de 30% apresentem depressão. Nos acometidos por acidente vascular encefálico (AVE), infarto agudo do miocárdio ou câncer, esses números podem alcançar valores superiores a 40%.

■ FATORES DE RISCO

Vários fatores aumentam a probabilidade de depressão nos idosos. Ser do sexo feminino, viuvez, estar divorciado, ser solitário com pouco ou nenhum apoio social, perdas significativas recentes de pessoas próximas, presença de comorbidades médicas e baixo nível socioeconômico aumentam as chances do surgimento de sintomas depressivos. O risco é ainda maior em caso de história familiar compatível com depressão, abuso de substâncias, episódios depressivos recorrentes ou tentativas de suicídio prévias.

Dor não controlada, insônia, prejuízos funcionais, comprometimento cognitivo e déficit auditivo e visual, tão comuns nessa faixa etária, também aumentam a probabilidade de surgimento de humor deprimido. Outros fatores de risco, como tabagismo, sedentarismo, obesidade, doença cardiovascular e diabetes, também devem ser valorizados. O próprio processo de envelhecimento, aliado às doenças arterioscleróticas e alterações endocrinológicas e imunológicas, compromete a integridade das vias frontoestriatais, da amígdala e do hipocampo, aumentando a vulnerabilidade à depressão.

■ APRESENTAÇÃO CLÍNICA

A depressão tem curso variável nos idosos, muitas vezes diferente do esperado em relação aos sinais e sintomas clássicos quando comparados aos mais jovens. A queixa principal muitas vezes é de dor difusa pelo corpo. Ao longo da anamnese, quebradas algumas resistências, o paciente pode revelar seu desânimo, um cansaço que não melhora com o repouso, tristeza, choro fácil e irritabilidade. Outras reclamações comuns são: desesperança, desamparo, preocupações excessivas com tudo e com todos, perda de memória, raciocínio lento, descuido com a aparência e a higiene pessoal, sentimento de inutilidade e culpa.

Os idosos deprimidos, quando comparados aos adultos jovens com humor semelhante, são percebidos como mais agitados, hipocondríacos, preocupados em ter uma doença grave ainda não descoberta, com queixas somáticas generalizadas, inclusive desconforto gastrointestinal, e sofrem menos com sentimento de culpa e de perda do interesse sexual.

A depressão de início tardio é caracteristicamente diagnosticada por meio de evidências de humor deprimido e/ou perda de interesse e de prazer em atividades antes satisfatórias (como estar com os netos). Isso deve chamar a atenção de um clínico mais atento. Essa mudança de comportamento pode ser um sinal de alerta e deve ser valorizada em uma boa anamnese com o paciente e seus familiares. É importante perguntar sobre as atividades pelas quais o paciente deixou de ter interesse ou motivação e que não se deve a uma limitação física. Diante do paciente que costumava caminhar todos os dias pela vizinhança e que sofreu queda recente com fratura de quadril e dificuldade em deambular, uma pergunta pertinente seria: "Se o senhor(a) conseguisse andar normalmente, teria gosto em passear como antes?"

Perda de apetite, insônia ou hipersonia, agitação ou retardo psicomotor, perda de energia, fadiga, sentimentos de inutilidade, dificuldade de concentração e/ou pensamentos recorrentes de morte ou suicídio são sinais e sintomas típicos muitas vezes encarados erroneamente como normais nessa etapa da vida. Sentimento de culpa, choro fácil, tristeza, medo e sentimento de que a vida foi um fracasso podem estar presentes.

Apatia, uma certa indiferença – "tanto faz como tanto fez" – é uma queixa comum na clínica associada a sentimentos de tédio, aborrecimento crônico, irritabilidade aumentada, sensibilidade aumentada a ruídos, barulhos, choro de criança ou a voz de pessoas conversando. Tudo incomoda. Também são comuns na fala dos pacientes deprimidos os sentimentos de vazio, angústia, desespero e desesperança.

A causa mais comum de sofrimento emocional no idoso são os transtornos psiquiátricos, particularmente demência e depressão. O idoso deprimido se queixa de que sua memória não é mais a mesma, apresenta dificuldade em se concentrar, fica disperso em situações que exigem sua atenção e precisa ler duas ou três vezes a mesma página para entender do que se trata. Percebem-se o aumento do período de latência entre as perguntas e as respostas, uma fala mais arrastada e redução do tom de voz. São comuns, também, o sentimento de inutilidade e incapacidade, mais tempo de permanência na cama e uma vida menos sociável. Muitas vezes os idosos recusam visitas de pessoas queridas e se tornam mais solitários.

A depressão é mais comum entre as pessoas com demência que nas sem demência e pode agravar sintomas de doenças físicas coexistentes, como a dor na artrite.

Os pacientes com determinadas condições médicas, como doença de Parkinson e insuficiência cardíaca, podem assumir o aspecto de um indivíduo deprimido mesmo quando a depressão não está presente, em razão de sintomas físicos da doença de base, e o profissional de saúde deve ficar atento a essas situações.

Assim, fica claro que, apesar de os critérios não diferirem em relação à depressão no indivíduo mais jovem, muitas vezes os idosos não apresentam os sinais e sintomas de humor depressivo clássicos que satisfazem os critérios para um transtorno depressivo maior.

■ CLASSIFICAÇÃO

Transtorno depressivo maior

Quando de início tardio, a depressão maior é mais propensa a recorrer e a se tornar crônica. A recuperação muitas vezes é transitória e sujeita a frequentes recaídas. Cinco ou mais dos seguintes sintomas presentes no *Manual Diagnóstico e Estatístico de Transtornos Mentais – Quinta Edição* (DSM-5) devem estar presentes: humor deprimido, interesse diminuído, perda de prazer em todas ou em quase todas as atividades, perda ou ganho de peso (> 5% do peso corporal), insônia ou hipersonia, agitação ou retardo psicomotor, fadiga, sentimentos de inutilidade ou culpa inadequada, capacidade reduzida de concentração e pensamentos recorrentes de morte ou suicídio. A síndrome deve durar pelo menos 2 semanas, causar sofrimento e prejuízo no dia a dia e não ser uma consequência direta do uso de substâncias, de uma condição médica ou de luto.

Transtorno depressivo menor (depressão subsindrômica ou SDCS)

Devem ser identificados dois a quatro critérios diagnósticos do DSM-5 e que não sejam suficientes para classificar o episódio como depressivo maior. A síndrome deve durar pelo menos 2 semanas, causar sofrimento e prejuízo da funcionalidade e não ser um efeito direto do uso de substâncias ou de condição médica geral. Aproximadamente 25% dos pacientes com transtorno depressivo menor desenvolverão depressão maior em 2 anos.

Distimia

A distimia é um transtorno depressivo de intensidade leve e persistente, caracterizado por humor deprimido e perda de interesse ou prazer na maior parte das atividades. Os sintomas não são suficientemente graves ou sua duração não cumpre os critérios para um episódio depressivo maior. Tem no mínimo 2 anos de duração.

Depressão psicótica

A presença de depressão psicótica indica maior gravidade e sugere mau prognóstico. Normalmente, exige a administração de medicações antipsicóticas, além de antidepressivos e estabilizadores de humor, e pode necessitar de eletroconvulsoterapia (ECT) para a melhora clínica.

Depressão vascular

A doença cerebrovascular pode predispor, precipitar ou perpetuar algumas síndromes depressivas da velhice. Os indivíduos afetados têm mais apatia, retardo, porém são menos agitados e expressam menos sentimento de culpa quando comparados aos idosos que estão deprimidos sem fatores de risco vasculares. Os fármacos utilizados para a prevenção de doenças cerebrovasculares podem reduzir o risco de depressão vascular.

Depressão bipolar

O paciente deve apresentar ao longo da vida critérios para depressão maior associados a pelo menos um episódio de hipomania ou mania. Este último é caracterizado por períodos distintos de humor persistentemente elevado ou irritável, agitação, loquacidade, fuga de ideias, autoestima elevada e distração. Estima-se que cerca de 10% dos pacientes diagnosticados com depressão unipolar em algum momento de suas vidas na verdade apresentavam depressão bipolar. Em termos de comorbidades, os idosos com depressão bipolar costumam apresentar transtornos relacionados com abuso de álcool, ataques de pânico, transtorno de ansiedade generalizado e distimia.

Depressão com sintomas cognitivos e demência potencialmente reversível

Alguns idosos apresentam algum grau de comprometimento cognitivo durante os episódios de depressão e que desaparece após a remissão dos sintomas depressivos (pseudodemência). A maioria desses pacientes apresenta depressão maior de início tardio. Além disso, após a remissão da depressão, grande parte desses pacientes permanece com algum prejuízo cognitivo e cerca de 40% desenvolvem demência dentro de 3 anos do seguimento.

■ DIAGNÓSTICO

Representa um desafio, até mesmo para os médicos, diferenciar idosos apenas infelizes daqueles deprimidos ou ainda diferenciar depressão maior de outras formas de depressão. Nessa faixa etária, é comum os sintomas depressivos ocorrerem na presença de doenças clínicas e neurológicas, bem como da polifarmácia. O ponto de partida para o diagnóstico de depressão é uma anamnese cuidadosa, que pode ser complementada com informações fornecidas pelo cuidador. Os sintomas devem causar sofrimento significativo ou comprometimento funcional e não devem ser efeito direto de uma doença clínica ou do uso de medicamentos. Testes laboratoriais podem ser úteis para a detecção de sinais que possam excluir causas médicas, como hipotireoidismo e *delirium*. Para o diagnóstico de depressão maior é utilizado o DSM-5, como mostra o Quadro 20.1.

Alguns sintomas de doenças clínicas podem se sobrepor a outros da depressão, como fadiga, letargia, perda de apetite, insônia e prejuízo de memória, dificultando seu diagnóstico. Cabe lembrar também que o uso de determinados medicamentos pode induzir sintomas depressivos. Até mesmo a interrupção de um tratamento medicamentoso pode simular sintomas depressivos. Por isso, é importante conhecer as principais substâncias envolvidas no surgimento de humor depressivo secundário a seu uso, conforme demonstrado no Quadro 20.2.

Quadro 20.1 Critérios diagnósticos do DSM-5* para depressão

A. Cinco (ou mais) dos seguintes sintomas estiveram presentes durante o mesmo período de 2 semanas e representam uma mudança ao funcionamento anterior; pelo menos um dos sintomas é (1) humor deprimido ou (2) perda do interesse ou prazer

Nota: não incluir sintomas nitidamente decorrentes de outra condição médica

1. **Humor deprimido na maior parte do dia, quase todos os dias**
2. **Diminuição acentuada do interesse ou prazer em todas ou em quase todas as atividades na maior parte do dia, quase todos os dias**
3. Perda ou ganho significativo de peso sem estar fazendo dieta, ou aumento ou redução do apetite
4. Insônia ou hipersonia
5. Agitação ou retardo psicomotor
6. Fadiga ou perda de energia
7. Sentimentos de inutilidade ou culpa excessiva ou inapropriada (que podem ser delirantes)
8. Capacidade diminuída para pensar ou se concentrar ou indecisão
9. Pensamentos recorrentes de morte (não somente medo de morrer), ideação suicida recorrente em um plano específico ou uma tentativa de suicídio ou plano específico para cometer suicídio

B. Os sintomas causam sofrimento clinicamente significativo ou prejuízo no funcionamento social, profissional ou em outras áreas importantes da vida do indivíduo

C. O episódio não é atribuível aos efeitos fisiológicos de uma substância ou a outra condição médica

*DSM-5: *Manual Diagnóstico e Estatístico de Transtornos Mentais – Quinta Edição.*

Quadro 20.2 Substâncias que podem causar depressão			
Álcool	Verapamil	Bromocriptina	Ciprofloxacino
Benzodiazepínicos	Hidralazina	Cimetidina	Sulfonamida
Haloperidol/ clorpromazina	Reserpina	Clonidina	Isoniazida
Metildopa	Esteroides	Progesterona	Tamoxifeno
Propranolol	Levodopa	Estatinas	Vimblastina

Alguns fatores tornam o diagnóstico ainda mais desafiador, como queixas somáticas múltiplas, dificuldade na comunicação com o examinador, perda da audição e resistência do paciente em reconhecer o problema e buscar ajuda devido ao estigma dos portadores de transtorno mental. Nessa abrangente anamnese não pode faltar a identificação do início dos sintomas, do tempo e do curso da doença, questionando sobre episódios prévios e tratamentos farmacológicos prescritos anteriormente. A avaliação neuropsicológica pode ajudar a esclarecer casos de queixas cognitivas e esquecimento tão comuns nos pacientes idosos deprimidos e a diferenciar se se trata de depressão dentro de uma síndrome demencial ou o contrário.

Testes laboratoriais não são solicitados rotineiramente, mas contribuem para o diagnóstico ou a exclusão de doenças como o hipotireoidismo e o *delirium*. Entre os mais recomendados estão o hemograma, para descartar anemia, e a dosagem de hormônios tireoidianos (o hipotireoidismo pode mimetizar sintomas depressivos). A medida dos níveis séricos de vitamina B_{12} e folato também é comumente solicitada. A deficiência de B_{12} aumenta com o avançar da idade, e níveis baixos dessa vitamina e de folato podem favorecer o surgimento ou a persistência do humor deprimido.

Instrumentos de triagem

Vários instrumentos de triagem foram desenvolvidos e validados para pesquisa de depressão em idosos. A *Geriatric Depression Scale* (GDS) e o *Patient Health Questionnaire* (PHQ-9) são muito utilizados e já foram validados em amostras de idosos brasileiros.

- **GDS:** a escala mais frequentemente utilizada na prática clínica, consiste em uma escala de triagem para sintomas depressivos. Identifica a gravidade dos sintomas e pode ser utilizada para monitorar a melhora do quadro, sendo disponíveis escalas de 30, 15, 5 e 2 itens. Na GDS-15, pontuações entre 5 e 9 sugerem depressão leve; escore de 10 ou mais pontos indica depressão de intensidade moderada a grave.
- **PHQ-9:** essa escala curta, de nove itens, é uma ferramenta adicional que pode confirmar ou refutar um diagnóstico de depressão. A depressão maior é diagnosticada quando cinco ou mais dos nove critérios de sintomas depressivos estão presentes pelo menos "mais da metade dos dias" nos últimos 15 dias e se um dos sintomas for humor deprimido ou anedonia. O questionário avalia os sintomas do paciente e seu comprometimento funcional, incluindo outra seção que estabelece um escore de gravidade.
- ***Cornell Depression Scale*:** desenvolvida para pesquisa de depressão nos idosos com demência, incorpora o relato do paciente e do cuidador. Trata-se de uma ferramenta importante, uma vez que o paciente pode não identificar em si sinais de depressão percebidos pelo cuidador.
- ***Stroke Aphasic Depression Questionnaire*:** tem sido utilizado para avaliação da depressão em idosos com AVE.

■ SUICÍDIO: TEMOS QUE CONVERSAR SOBRE ISSO

O suicídio é quase duas vezes mais frequente entre os idosos que na população geral. Apesar de a ideia de tirar a própria vida diminuir com o envelhecimento, é maior a letalidade das tentativas de suicídio entre os idosos, quando comparados aos adultos jovens. Com relação ao sexo e à etnia, homens brancos apresentam taxas de suicídio mais elevadas nessa faixa etária. Os transtornos depressivos estão presentes em 80% das pessoas com mais de 74 anos que cometem suicídio.

Tentativas prévias e pobre suporte social aumentam as chances do ato suicida. Outros fatores de risco para o suicídio são o abuso de substâncias e os transtornos psicóticos e de ansiedade. Perguntar se o paciente pensa em atentar contra a própria vida causa grande desconforto nos profissionais da área da saúde. Durante a consulta, é importante questionar sobre ideias de suicídio, pois boa parte dos que cometem o ato buscou ajuda médica antes da investida. Esse é um momento precioso, muitas vezes único, e pode salvar vidas. Perguntar sobre suicídio não é sugestionar, muito menos dar ideias, devendo integrar a rotina de uma boa anamnese diante de pacientes com humor deprimido.

■ TRATAMENTO

A depressão no idoso (DI) frequentemente não é tratada e, quando medicada, muitas vezes o é de modo inadequado. A maioria dos pacientes recebe doses menores de antidepressivos (AD) que as recomendadas ou por período mais curto que o necessário.

Existem várias maneiras de tratar a DI: psicoterapia, psicofármacos (incluindo antidepressivos e medicações adjuvantes) e outras terapias biológicas, como ECT e estimulação magnética transcraniana (EMT).

Se comparado ao oferecido aos adultos, o tratamento do idoso costuma ser muitas vezes complicado em virtude da presença de comprometimento cognitivo, outras doenças médicas gerais e do uso de polifarmácia, além das alterações farmacocinéticas que são típicas do envelhecimento, em especial as alterações da metabolização hepática pelo sistema do citocromo P450.

Algumas perguntas importantes devem ser respondidas *sistematicamente* pelos médicos antes do início do tratamento de um episódio de depressão maior:

1. Estou diante de um episódio de depressão unipolar? Há elementos na história para diagnóstico de transtorno bipolar?
2. Existem sintomas psicóticos presentes?
3. Há risco atual de suicídio? Existe história de tentativas de suicídio?
4. Qual foi a idade de início da depressão? Trata-se de uma depressão de início tardio?

Essas questões foram abordadas anteriormente, mas devem ser fixadas pelo leitor, pois têm importantes implicações no manejo inicial, no tratamento a ser escolhido e no prognóstico da DI.

Com o devido cuidado, a maioria dos idosos consegue ser adequadamente tratada, e um desfecho positivo no tratamento tem profundo impacto na qualidade de vida do paciente. Assim, deve ficar muito clara a mensagem de que, apesar de comum, *não é normal o idoso estar deprimido*, e a depressão deve ser tratada com todo o cuidado pelos médicos em geral, especialmente pelos geriatras, com a mesma atenção empregada no controle rigoroso e adequado dos níveis pressóricos e da glicemia do indivíduo idoso.

Os conceitos de resposta, remissão e recuperação devem ser esclarecidos em relação à avaliação da terapêutica:

- **Resposta:** considera-se resposta à terapia quando há diminuição do valor de uma escala padronizada (como GDS ou PHQ-9) em 50%.
- **Remissão:** o paciente entra em remissão quando todos os sintomas são superados após o tratamento.
- **Recuperação:** ocorre quando há manutenção da remissão após cerca de 6 a 12 meses.

Qual o papel da terapia não farmacológica?

Os tratamentos psicoterapêuticos têm eficácia na DI, especialmente quando estão incluídas a depressão menor e a distimia. Um dos grandes problemas metodológicos enfrentados nos estudos em psicoterapias diz respeito ao tipo de tratamento do grupo de controle (p. ex., lista de espera ou terapia de suporte), o que muitas vezes dificulta a interpretação e a avaliação dos resultados encontrados.

Diversos tipos de psicoterapia podem ser empregados, porém a que apresenta melhor nível de evidência de eficácia no idoso é a terapia de solução de problemas (TSP). Trata-se de um tipo específico de terapia cognitiva que promove redução significativa nos escores das escalas de depressão e diminuição da incapacidade, tornando-a uma das poucas terapias estudadas em pessoas mais velhas com comprometimento cognitivo e disfunção executiva.

Todos os idosos com depressão devem ser encorajados a iniciar atividade física como parte de seu tratamento. Há evidências de que os exercícios físicos de moderada intensidade reduzem os sintomas depressivos. Além disso, a adição de exercícios à terapia farmacológica com AD leva a um melhor desfecho clínico que o uso isolado de AD. Adicionalmente, há evidências de que exercícios podem melhorar a funcionalidade e a cognição em idosos, as quais se encontram sabidamente comprometidas na depressão.

O suporte social tem papel crítico na aderência às medicações, em especial no início do tratamento agudo, além de demonstrar o poder de amenizar os efeitos psicológicos de possíveis fatores estressores envolvidos na depressão e nas consequências psicológicas do próprio adoecimento.

Outra importante recomendação consiste no estímulo ao engajamento em atividades prazerosas e no incentivo à maior interação social. Essas recomendações, no entanto, podem ser um desafio para um idoso com depressão, o que por si só dificultará a iniciativa do indivíduo, e as mudanças no estilo de vida na grande maioria das vezes são insuficientes isoladamente e devem ser realizadas em conjunto com a psicoterapia ou a terapia farmacológica.

Terapia não farmacológica ou farmacológica?

Escolher o melhor tratamento inicial envolve uma série de questões e muitas vezes não há evidências claras e precisas para a escolha de um tipo de tratamento em detrimento de outro. A maioria dos casos de depressão leve a moderada parece responder tanto à psicoterapia como aos AD. Nesses casos, a escolha do paciente quanto ao tratamento pode ser levada em conta e ajudará na aderência. Os tratamentos não são excludentes e em muitos casos serão iniciados simultaneamente ou combinados posteriormente.

Como regra geral, quanto mais grave o episódio depressivo, maior a indicação de terapia farmacológica, que deverá ser a escolha inicial, em especial quando houver sintomas psicóticos ou risco de suicídio. Deve-se optar pelos AD em caso de recorrência de episódios depressivos e história de boa resposta às medicações, naqueles casos que não respondem inicialmente à psicoterapia ou quando a psicoterapia é uma opção não disponível.

Quais os mecanismos de ação dos antidepressivos?

De que maneira os AD atuam na depressão permanece um assunto controverso. A hipótese monoaminérgica afirma que a depressão se deve a um desbalanço ou deficiência nos neurotransmissores monoaminérgicos: serotonina, noradrenalina e dopamina. Farmacologicamente, a maioria dos AD age inibindo a recaptação da serotonina, noradrenalina e/ou dopamina.

No entanto, não se sabe ao certo se a inibição de recaptação das monoaminas é o mecanismo responsável por sua eficácia terapêutica ou apenas um epifenômeno secundário, sem relação causal com sua eficácia. Desse modo, outros mecanismos de ação alternativos incluem a neurotransmissão do glutamato, os mecanismos epigenéticos (cada vez mais implicados nos transtornos mentais) e a hipersecreção do cortisol.

Além disso, com o entendimento cada vez maior de que a depressão é uma doença sistêmica, a hipótese inflamatória afirma que as citocinas inflamatórias têm papel importante na depressão e que a eficácia dos AD pode estar relacionada com seus efeitos específicos anti-inflamatórios. O bloqueio crônico do transportador da serotonina está associado a aumento dos fatores neurotróficos, inclusive o fator neurotrófico derivado do cérebro (BDNF), com consequente aumento na sinaptogênese, na neurogênese e na resiliência neuronal.

Qual é o arsenal terapêutico para tratar a depressão do idoso?

Os AD são as medicações mais utilizadas em idosos, em especial os inibidores seletivos da recaptação de serotonina (ISRS). Além dos AD, usados isoladamente ou em associação, outros agentes podem ser empregados, como o lítio e os antipsicóticos atípicos. Esses últimos, porém, costumam ser prescritos apenas por psiquiatras ou clínicos com experiência no tratamento da depressão. Para uma visão geral e consulta de doses e informações individuais dos AD, consulte o Quadro 20.3.

Inibidores seletivos da recaptação de serotonina

Há seis AD da classe dos ISRS: escitalopram, citalopram, sertralina, fluoxetina, paroxetina e fluvoxamina. Em geral, os ISRS constituem o tratamento de primeira linha na depressão geriátrica, em especial sertralina, escitalopram e citalopram. A popularidade desses agentes decorre da segurança e do perfil de efeitos colaterais mais favoráveis, se comparados aos antidepressivos tricíclicos (ADT), conseguindo atingir mais facilmente a faixa terapêutica usual.

Essas medicações apresentam comodidade posológica, em geral com meia-vida de aproximadamente 24 horas e possibilidade de uso uma vez ao dia, com exceção da fluvoxamina, que tem meia-vida menor e precisa ser administrada duas vezes ao dia em

Quadro 20.3 Arsenal terapêutico para o tratamento da depressão

Classe	Agente farmacológico	Dose inicial	Dose terapêutica usual	Observações importantes
ISRS	Escitalopram	5 a 10mg/dia	10 a 20mg/dia	Efeitos colaterais comuns aos ISRS
	Citalopram	10 a 20mg/dia	Dose máxima (FDA): 20mg/dia	Risco maior de cardiotoxicidade dos ISRS
	Sertralina	25 a 50mg/dia	100mg/dia, máx. 200mg/dia	Efeitos colaterais comuns aos ISRS
IRSN	Venlafaxina	37,5mg/dia	150mg/dia, máx. 225mg/dia	Risco ↑ PA, menor tolerabilidade que ISRS
	Desvenlafaxina	50mg/dia	50 a 100mg/dia, máx. 200mg/dia	Eficácia em sintomas vasomotores da menopausa. Menos efeitos colaterais sexuais
	Duloxetina	30mg/dia	60 a 120mg/dia (doses > 90 a 120mg/dia devem ser divididas)	Muito utilizada na prática geriátrica (primeira escolha em algumas diretrizes), benefícios para síndromes dolorosas
Outros AD	Mirtazapina	15mg/dia – tomar à noite (vigiar sedação excessiva)	30 a 45mg/dia (na Europa, dose máxima recomendada de 60mg/dia)	Efeitos adversos: sedação, ganho de peso. Para insônia: dose de 15mg à noite
	Vortioxeina	10mg/dia (em caso de intolerância, 5mg/dia e posterior titulação)	10 a 20mg/dia	Principais causas de suspensão e efeitos colaterais: náuseas e vômitos
	Nortriptilina	25mg/dia à noite, aumentar para 50mg/dia após 3 a 4 dias	75 a 100mg/dia. máx. 150mg/dia (doses > 75 a 100mg/dia devem ser fracionadas – dose maior à noite)	Monitoração do nível sérico bem estabelecida, entre 50 e 150ng/mL, clara janela terapêutica
	Bupropiona	150mg/dia, pela manhã	150 a 300mg/dia, máx. 450mg/dia (se bupropiona de liberação rápida, dividir dose para a manhã e 16h)	Risco ↑ PA, convulsões. Sem efeitos adversos sexuais; pode melhorar libido; redução de peso e apetite
	Trazodona	50mg/dia, aumentos graduais em 2 a 4 dias (até 150mg/dia)	150 a 600mg/dia (maior parte à noite)	Dose hipnótica: 25 a 100mg dia (com essa indicação, usar fórmula de liberação rápida)
Outras classes	Lítio	150mg/dia	Aumento de dose a cada 5 dias até 0,5 a 0,7mEq/L	Início de litemias frequentes; manutenção de litemia a cada 3 a 6 meses e função tireoidiana a cada 6 meses
	Aripiprazol	2,5mg/dia (avaliar manipular, apresentação mínima 10mg)	5mg/dia, máx. 15mg/dia (em caso de acatisia, dias alternados)	Principais efeitos colaterais: acatisia e tonturas. Risco ↑ de AVE em pacientes idosos com demência
	Quetiapina	25 a 50mg/dia	50 a 300mg/dia	Risco maior de síndrome metabólica e menor de efeitos extrapiramidais que aripiprazol

AD: antidepressivos; AVE: acidente vascular encefálico; ISRS: inibidores seletivos da recaptação de serotonina; IRSN: inibidores da recaptação de serotonina e noradrenalina.

doses > 100mg/dia para otimizar biodisponibilidade. Em contrapartida, a fluoxetina tem a meia-vida mais prolongada (2 a 4 dias) e conta com um metabólito ativo (norfluoxetina) com meia-vida de 7 a 15 dias, o que pode ser um inconveniente no caso de efeitos colaterais em idosos. A *overdose* com ISRS raramente irá resultar em óbito, e estudos demonstram que apenas 14 em cada 1.000 casos de *overdose* podem ser fatais.

Em geral, a fluoxetina, a paroxetina e a fluvoxamina são evitadas, em relação aos outros ISRS, em razão do perfil desfavorável de interações medicamentosas, especialmente a fluvoxamina, em virtude da maior inibição de uma série de isoenzimas hepáticas (embora tenha um perfil favorável de efeitos adversos). A paroxetina, além disso, tem efeitos anticolinérgicos indesejados em idosos.

Inibidores da recaptação de serotonina e noradrenalina (antidepressivos duais)

Os IRSN, também chamados de AD duais, são três: venlafaxina, seu metabólito ativo, a desvenlafaxina, e a duloxetina, os quais exercem ações adicionais aos ISRS na inibição da recaptação da noradrenalina. A duloxetina tem ação noradrenérgica mais potente, seguida pela desvenlafaxina e, por último, a venlafaxina (doses menores têm ação predominantemente serotoninérgica). Essas medicações são consideradas tão eficazes quanto os ADT no tratamento de depressões graves e melancólicas. Entretanto, é questionável se são realmente mais efetivas que os ISRS. Há evidência de início de ação mais rápido em relação aos ISRS em idosos. São relativamente seguras em caso de *overdose*, havendo, porém, uma preocupação maior em relação à venlafaxina.

Esses fármacos são amplamente utilizados no tratamento de síndromes dolorosas, incluindo fibromialgia e dores musculoesqueléticas, principalmente a duloxetina, porém essas indicações são extensivas aos outros AD. Essa ação parece não depender da ação antidepressiva.

Outros antidepressivos

A *mirtazapina* tem mecanismo de ação totalmente diferente dos demais AD disponíveis, agindo como antagonista dos receptores centrais pré-sinápticos alfa-2-adrenérgicos, aumentando a neurotransmissão serotoninérgica e noradrenérgica, além de bloquear receptores 5-HT2 e 5-HT3. Assim, não causa inibição da recaptação das monoaminas e não tende a causar efeitos secundários a esse mecanismo, como hiponatremia, risco de sangramentos ou disfunção sexual. Seu efeito potente nos receptores histamínicos H1 é responsável por seus efeitos adversos mais significativos, como sedação e ganho de peso, os quais, entretanto, são muitas vezes esperados e bem-vindos no tratamento da DI. É muito importante salientar que a mirtazapina é mais sedativa em doses mais baixas (como 15mg), uma vez que em doses mais altas os efeitos anti-histamínicos são suplantados pelo maior efeito noradrenérgico. Como não tem ação anticolinérgica e não bloqueia receptores alfa-1-adrenérgicos, não costuma causar hipotensão postural. Tem farmacocinética favorável no idoso, uma vez que não inibe ou induz as enzimas hepáticas do citocromo P450. Além disso, em virtude do perfil favorável de interações e do mecanismo de ação diferente, é muito utilizada em combinação com outros AD. Em razão do mecanismo de ação antagonista 5-HT3, pode ser utilizada para o tratamento de náuseas em pacientes em quimioterapia e como pós anestésicos.

A *trazodona* é um agonista 5-HT2 e inibe a recaptação da serotonina em doses maiores, podendo ser utilizada com segurança em idosos, embora doses mais altas, necessárias para a ação antidepressiva, possam causar sedação. Em geral, não causa hipotensão ortostática (exceto por 2 horas após a tomada), mas esse deve ser um efeito especialmente monitorado em pacientes com mais de 75 anos. A trazodona é usada comumente como agente hipnótico em doses de 25 a 100mg à noite, sendo uma ótima opção em relação aos benzodiazepínicos. Um efeito colateral grave e raro é o priapismo (1 em cada 6.000 pacientes), o que torna necessário atendimento quando a ereção dura mais de 1 hora.

A *vortioxetina* é um AD com ação multimodal, que atua inibindo a recaptação de serotonina, além de agir em uma série de receptores de serotonina com funções antagonistas ou agonistas. Inibe pouco as isoenzimas hepáticas, mas é extensivamente metabolizada pelo fígado. Não causa efeitos colaterais sexuais nem ganho de peso. Parece ter efeito pró-cognitivo, porém ainda não está bem estabelecido se essa vantagem se reproduz na prática clínica.

A *bupropiona* inibe a recaptação da dopamina e noradrenalina e parece ser bem tolerada no tratamento da depressão geriátrica, embora muitos indivíduos experimentem desconforto e aumento da irritabilidade, sendo muito utilizada para potencializar os efeitos antidepressivos dos ISRS ou IRSN (devendo haver cautela com essa última classe quanto ao aumento da pressão arterial), especialmente para aqueles que melhoraram do afeto negativo, mas não do afeto positivo (pacientes não estão mais tristes, mas também não se sentem alegres nem conseguem ter energia e prazer). Convém ter cuidado com o aumento da pressão arterial e o risco de convulsões, em especial com doses > 300mg/dia.

Os *ADT* são medicações com contraindicação relativa em idosos. Quando utilizados, devem ser monitorados rigorosamente os efeitos anticolinérgicos (confusão mental, *delirium*, constipação intestinal). Eletrocardiogramas (ECG) devem ser realizados para mensuração do intervalo QT corrigido pela frequência cardíaca (QTc) antes e depois de iniciados. Uma exceção em relação ao uso dos ADT em idosos é a nortriptilina, que apresenta pouca ação anticolinérgica, além de haver evidências consistentes de sua eficácia até mesmo em casos mais graves de depressão com características melancólicas. A nortriptilina também tem uma clara dose linear e janela terapêutica, com a possibilidade da dosagem de níveis séricos.

O *lítio* tem excreção diminuída em idosos devido à redução da função renal associada à idade. Embora os riscos sejam aumentados, trata-se de um dos tratamentos mais eficazes da depressão refratária em idosos e um dos poucos que contam com evidências científicas. Em geral, deve ser iniciado com doses de 300mg/dia nos idosos mais jovens e 150mg/dia nos mais velhos (70 a 75 anos). A progressão deve ser cuidadosa, sendo necessárias dosagens séricas seriadas para manter os níveis em torno de 0,5 a 0,7mEq/L. Os níveis séricos do lítio e os sinais de toxicidade devem ser monitorados rigorosamente em idosos em razão de sua maior suscetibilidade à intoxicação. O uso concomitante de diuréticos, anti-inflamatórios não esteroides (AINE) e inibidores da enzima de conversão da angiotensina pode aumentar a toxicidade do lítio. Litemias devem ser realizadas regularmente, em geral entre 3 e 6 meses, ou em qualquer momento em caso de início, suspensão ou alteração nas dosagens das medicações que aumente o risco de toxicidade, bem como em situações de desidratação.

Antipsicóticos atípicos

Os antipsicóticos atípicos, assim como o lítio, fazem parte do arsenal para tratar a depressão refratária no idoso, embora existam poucos estudos controlados. Em estudo de Lenze e cols. (2015), quando foram randomizados grupos para aripiprazol e placebo, o primeiro demonstrou eficácia claramente superior (taxa de remissão do aripiprazol = 44% *vs.* placebo = 29%).

A quetiapina também integra o arsenal de tratamento da depressão. Um estudo em adultos com mais de 65 anos demonstrou a eficácia da quetiapina XR (dose média de 158,7mg/dia) em relação ao placebo nas taxas de resposta e remissão da depressão, embora no grupo apenas de idosos com mais de 75 anos as análises estatísticas tenham mostrado apenas uma tendência na redução dos escores de depressão.

Os antidepressivos são realmente eficazes nos idosos?

Um importante aspecto a ser compreendido diz respeito à existência de um paradoxo no tratamento da DI em razão da dissonância entre a prática clínica e as evidências de ensaios clínicos randomizados (ECR). Muitas vezes os resultados de estudos em adultos são extrapolados para a população geriátrica. Quando se analisam os ECR em idosos com depressão, a heterogeneidade dos grupos, o pequeno número de participantes, a presença de múltiplas comorbidades físicas e a cronicidade do transtorno de humor devem ser considerados para a compreensão da dificuldade em separar os efeitos da droga e do placebo. Desse modo, é necessário ter cautela na interpretação dos resultados encontrados. Deve-se ter em mente que pode ser difícil fazer recomendações para a prática clínica com base no estado atual de evidências.

Por exemplo, enquanto o escitalopram e o citalopram são considerados em geral AD de primeira linha na DI em virtude da tolerabilidade e das menores interações medicamentosas, nenhum dos ECR envolvendo esses fármacos demonstrou superioridade em comparação com o placebo. Entretanto, apesar de se evitar a prescrição de paroxetina (em razão dos efeitos colinérgicos e das possíveis interações) e fluoxetina (devido à maior interação medicamentosa), essas medicações têm ECR positivos na DI.

Ainda com relação à eficácia dos AD individualmente, a metanálise realizada por Thorlund e cols. (2015) para avaliar a eficácia comparativa entre ISRS e IRSN em indivíduos com mais de

60 anos selecionou apenas 15 ECR elegíveis para análise com citalopram, escitalopram, paroxetina, duloxetina, venlafaxina, fluoxetina e sertralina. Nos resultados, apenas a sertralina, a paroxetina e a duloxetina demonstraram clara evidência de efetividade.

Uma das primeiras revisões publicadas a respeito da eficácia dos AD em idosos, realizada por Gerson e cols. (1988), concluiu que os AD eram claramente superiores ao placebo e que os idosos, assim como os indivíduos mais jovens, obtêm remissão com o tratamento adequado. Todas as revisões de estudos controlados por placebo publicadas desde então também concluem que os AD são mais eficazes que placebo em populações geriátricas e com eficácia comparável à dos estudos com adultos em geral. Algumas evidências, no entanto, demonstram que a eficácia dos AD é menor nas populações geriátricas que nas não geriátricas, com NNT (*number needed to treat*) maior em idosos, ou seja, mais pacientes devem ser tratados para que se observe o benefício esperado.

Uma importante questão é se existem diferenças na eficácia entre as classes de AD usadas em pacientes idosos. Em adultos em geral, estudos iniciais mostraram que os ADT eram mais eficazes quando comparados aos ISRS em pacientes hospitalizados, porém sem diferença entre os pacientes com depressão mais grave e aqueles com depressão menos grave. Em idosos, no entanto, a maioria das evidências não aponta superioridade em termos de eficácia entre as várias classes de AD, uma vez que não houve diferença significativa em estudos comparando diretamente ADT e ISRS. Não houve, ainda, diferença na eficácia em revisões mais recentes que compararam os AD com apenas um mecanismo de ação com os AD de ação dual.

Em acordo com os dados mencionados, uma metanálise conduzida por Kok e cols. (2012) verificou a eficácia dos AD em idosos e avaliou a resposta e a remissão da depressão em três grupos distintos (ISRS, ADT e outros antidepressivos, incluindo venlafaxina, bupropiona e trazodona). Todos os grupos apresentaram significância estatística no desfecho *resposta* do AD quando comparados com placebo. No entanto, para o desfecho *remissão* os grupos isoladamente não apresentaram eficácia quando comparados com placebo, possivelmente em virtude dos vieses metodológicos, uma vez que vários estudos não apresentaram dados de remissão, consequentemente com prejuízo nos resultados. Quando colocados como classe única, juntando os três grupos, os AD foram eficazes na remissão dos sintomas depressivos em comparação com o placebo. Não foram encontradas diferenças em nenhuma das três classes, quando comparadas entre si em todos os estudos nem quando comparadas em subgrupos específicos, como pacientes internados ou pacientes mais gravemente deprimidos.

Ainda há poucas evidências sobre a eficácia de AD em idosos, o que não representa necessariamente ausência de eficácia. Em recente atualização de metanálise anterior, Nelson (2018) considerou que não havia estudos controlados com mirtazapina e desvenlafaxina em indivíduos com mais de 60 anos. Os testes para diferenciar os grupos (ISRS *versus* IRSN *versus* bupropiona) não foram significativos. A bupropiona e a venlafaxina falharam em se separar do placebo, porém só havia um ensaio para cada um desses fármacos, o que demonstra a falta de estudos e dificulta a interpretação desses resultados na prática clínica, especificamente em relação à venlafaxina, um AD que conta com vários estudos em populações adultas que comprovaram sua eficácia em relação ao placebo e em comparação com outros AD.

A maioria dos ECR com antidepressivos em idosos excluiu indivíduos com depressão bipolar, depressão psicótica, demência e associação a outras doenças neurológicas, como depressão pós-AVE. Conclui-se que há maior indicação, com base em evidências, para depressão unipolar não psicótica, ainda que existam poucos estudos.

Quais são os riscos do tratamento da depressão no idoso?

Os ECR com os AD de segunda geração (ISRS e IRSN) demonstram que, apesar das taxas de descontinuação maiores que com placebo, elas se assemelham às de populações não geriátricas, embora os maiores estudos tenham sido realizados com idosos jovens (< 75 anos) e o cuidado deva ser maior em indivíduos mais velhos. Em geral, as medicações devem ser iniciadas em doses baixas, progredindo lentamente, e o profissional deve se manter disponível ao paciente e aos familiares. Algumas vezes, manter por mais tempo doses reduzidas e manejar os efeitos colaterais previne uma possível descontinuação precoce do tratamento medicamentoso.

Os efeitos adversos comuns dos ISRS e IRSN costumam ser leves e transitórios, incluindo náusea e cefaleia, além de tremores, ativação do sistema nervoso central, sonolência ou insônia. Em geral, os efeitos colaterais no trato gastrointestinal (TGI) tendem a diminuir ao longo das primeiras 2 a 4 semanas. Iniciar sempre a medicação junto ou após as refeições ajuda a reduzir esses efeitos colaterais. Estratégias adicionais incluem reduzir temporariamente a dose para permitir a adaptação, além do uso de medicações antagonistas 5-HT3 (receptor responsável pelas náuseas), como ondansetrona e mirtazapina. Os efeitos ativadores, como insônia, nervosismo e agitação, ocorrem em 10% a 20% dos casos (em especial com a fluoxetina) e podem ser manejados com a administração do medicamento pela manhã. Ocasionalmente, em casos de sintomas mais intensos, pode ser necessário o uso de benzodiazepínicos em doses baixas (clonazepam, 0,5mg – 2×/dia, ou alprazolam, 0,25mg – 2 ou 3×/dia) e por curto período (no máximo por 2 a 4 semanas).

Os IRSN compartilham muitos efeitos colaterais com os ISRS. Os efeitos no TGI são mais comuns e costumam ser menos tolerados que com os ISRS. Um efeito colateral diferente dos IRSN é a hipertensão arterial decorrente do efeito noradrenérgico, sendo mais encontrado com a venlafaxina. Embora o aumento médio na pressão arterial (PA) seja modesto, pode ocorrer em 5% dos pacientes que usam doses < 200mg/dia de venlafaxina e em 13% dos que recebem doses > 300mg/dia. A duloxetina parece acarretar menor aumento pressórico, talvez em razão de sua maior ligação proteica em relação à venlafaxina e à desvenlafaxina. Desse modo, todos os pacientes devem ser cuidadosamente monitorados quanto ao aumento da PA, especialmente nos primeiros 2 meses de tratamento e em caso de doses mais elevadas. Outro efeito colateral causado pelo mesmo mecanismo é o aumento da frequência cardíaca. Podem também aumentar a propensão para boca seca, constipação intestinal e retenção urinária (a duloxetina pode ser usada no tratamento da incontinência urinária).

Os efeitos colaterais sexuais, embora não ponham em risco a vida, são muito comuns em virtude da ação serotoninérgica e muitas vezes são a causa da interrupção do tratamento. Os idosos podem ter uma vida sexual ativa e saudável, e esse aspecto não deve ser ignorado devido à falsa ideia de que não há mais sexo na velhice.

Alguns efeitos colaterais mais raros nos adultos, como perda de massa óssea, síndrome serotoninérgica, sintomas extrapiramidais e síndrome neuroléptica maligna, podem ser mais frequentes em pessoas mais velhas. Em idosos, convém ter atenção especial com o risco de quedas, hiponatremia e sangramentos gastrointestinais, especialmente com o uso de ISRS e IRSN, além do risco de prolongamento do QTc especificamente com o citalopram (dose máxima recomendada pela Food and Drug Administration [FDA] de 20mg/dia em maiores de 60 anos).

A hiponatremia, um dos efeitos colaterais mais preocupantes, parece ser mediada pela inibição da recaptação da serotonina. O risco de hospitalização por hiponatremia aumenta cinco vezes com o uso de ISRS e parece ser mais frequente nos primeiros 14 dias após o início do tratamento. A realização de ionograma nesse período poderia ser útil para detectá-la. O risco de hiponatremia é particularmente reduzido com o uso de mirtazapina e bupropiona. Alguns autores relataram taxas menores com os IRSN, em comparação com os ISRS, embora outros estudos não tenham evidenciado essa diferença.

O risco maior de sangramento com o uso de ISRS e ISRN tem recebido considerável atenção nos últimos anos. Presume-se que esse efeito seria decorrente da inibição na captação de serotonina pelas plaquetas e da alteração na agregação plaquetária. O sangramento ocorre mais comumente no TGI, especialmente em caso de uso concomitante de AINE ou agentes antiplaquetários. Em contrapartida, o uso de inibidores da bomba de prótons poderia reduzir o risco de sangramentos nos pacientes em uso de ISRS, embora o benefício ainda não seja bem estabelecido. Há evidências também de aumento do risco de AVE tanto hemorrágico como isquêmico nos pacientes que usam ISRS e IRSN (sem diferença em relação a essas duas classes). No entanto, embora seja estatisticamente significativo, o risco ainda parece muito pequeno mesmo para os ISRS, seja para AVE isquêmico (1 caso para cada 2.976 pacientes tratados), seja para AVE hemorrágico (1 caso para cada 33.333 pacientes tratados).

Vale ressaltar ainda que cerca de 30% dos pacientes pós-AVE irão apresentar depressão, e esses pacientes têm risco de mortalidade três vezes maior que os não deprimidos em 10 anos. Estudos evidenciaram que o escitalopram pode melhorar a cognição em 1 ano se comparado com placebo, com efeitos independentes de seu efeito antidepressivo. A fluoxetina e a nortriptilina podem aumentar em duas vezes a sobrevida no tratamento de depressão pós-AVE. Assim, os benefícios devem ser pesados contra os possíveis riscos, e estudos posteriores são necessários para melhor esclarecimento dessas questões.

Quais outros tratamentos biológicos para depressão?

A ECT é o tratamento mais efetivo para os pacientes gravemente deprimidos, sendo ainda pouco empregada em pacientes idosos devido ao estigma que envolve o procedimento, além do desconhecimento por grande parte da população e, infelizmente, também por boa parte dos médicos. A ECT é um dos poucos tratamentos que tem sido considerado mais efetivo em pacientes mais velhos quando comparados aos mais jovens. Algumas das vantagens em idosos em relação aos AD são sua segurança, a rápida resposta e o fato de ser isento de muitos dos riscos decorrentes dos AD.

Embora os AD sejam o tratamento de primeira linha, a ECT deve ser considerada principalmente em pacientes com risco elevado de suicídio, nos casos de depressão com sintomas psicóticos e naqueles com condição física deteriorada ou que apresentem incapacidades causadas pela depressão que ameacem a vida, além dos que não responderam à terapia farmacológica com AD. Ensaios abertos com ECT, geralmente em pessoas que não responderam aos AD, sugerem taxas de remissão de até 70% a 90%, embora tendam a ser mais baixas em amostras da comunidade (30% a 50%), mas ainda consideráveis quando comparadas às taxas de remissão com AD. A ECT costuma ser realizada três vezes por semana e exige uma média de seis a 12 sessões.

A não ser pelos riscos da anestesia, os protocolos de ECT atuais são seguros, com poucas contraindicações, e o principal efeito adverso em idosos é a confusão pós-procedimento com amnésia tanto anterógrada como retrógrada. No entanto, os procedimentos mais atuais com o posicionamento unilateral dos eletrodos e com pulso elétrico ultrabreve reduziram significativamente esse efeito colateral. Os efeitos adversos cognitivos costumam se resolver completamente após o término do tratamento, e o procedimento pode ser realizado com segurança e benefícios até mesmo em pacientes com depressão e demência.

Outras opções incluem a EMT, que também parece ter importância no tratamento da DI, porém com evidências de menor eficácia quando comparada à ECT, necessitando de maior comprometimento, uma vez que é realizada cinco vezes por semana por 4 a 6 semanas. A eficácia da estimulação do nervo vago, outra terapia biológica para depressão, para adultos mais velhos ainda não foi reportada.

Como tratar na prática a depressão no idoso?

Comece devagar, vá devagar... mas vá!

Um grande erro no tratamento da depressão é a dificuldade em determinar ou estabelecer o início do tratamento, principalmente no manejo dos efeitos colaterais, seja ao iniciá-lo com doses mais elevadas que as recomendadas para essa população, seja pela falta de comunicação com o paciente e seus familiares. Deve ser esclarecido que muitos dos efeitos adversos no início do tratamento (em especial os gastrointestinais) são temporários e reversíveis, principalmente quando mais leves.

Além disso, outro erro comum diz respeito à manutenção de doses baixas e à não progressão das doses conforme a faixa terapêutica em casos sem a remissão total dos sintomas, uma vez que, apesar da recomendação de iniciar com doses menores que as dos adultos em geral, as doses devem ser progredidas, se necessário, e as doses máximas podem ser iguais às usadas em adultos mais jovens, respeitando a tolerabilidade individual.

Muitas evidências dão suporte a uma abordagem sequencial no tratamento da DI, de acordo com os estudos IMPACT e PROSPECT, que evidenciam chance maior de resposta e remissão. Uma revisão sistemática e metanálise conduzida para avaliar a depressão resistente (definida por falha em responder ao menos a um tratamento) em pacientes com mais de 55 anos identificou uma carência de estudos sobre essa população.

Em geral, recomenda-se iniciar com antidepressivos considerados mais eficazes e mais seguros em idosos. A diretriz canadense para tratamento de desordens de humor e ansiedade, o *Canadian Network for Mood and Anxiety Treatments* – CANMAT (MacQueen e cols., 2016), recomenda praticamente todos os AD descritos nas seções anteriores como tratamento de primeira linha, destacando-se a duloxetina, a mirtazapina e a nortriptilina como nível 1 de evidência em idosos e os demais como nível 2 de evidência (bupropiona, escitalopram/citalopram, sertralina, duloxetina, venlafaxina, desvenlafaxina e vortioxetina). Nas etapas subsequentes, o CANMAT recomenda duas condutas:

- Mudar o AD em uso para nortriptilina (nível 1 de evidência), quetiapina, trazodona (nível 2 de evidência) ou bupropiona (nível 3 de evidência).
- Associar ao AD em uso o aripiprazol ou o lítio (ambos nível 1 de evidência).

Com o primeiro esquema terapêutico, apenas cerca de um terço dos indivíduos conseguirá a remissão. Quando não há melhora com a dose inicial adequada (dose média recomendada) do AD, deve ser trocado por outro AD com mecanismo de ação diferente ou da mesma classe com maior eficácia comprovada. Quando há alguma resposta antidepressiva, porém com remissão parcial, deve-se tentar otimizar a dose do AD, caso haja tolerabilidade e segurança. Em geral, considera-se como resposta a redução de 50% na escala de depressão utilizada. Por exemplo, se for obtida uma resposta adequada com a dose de 150mg/dia de venlafaxina ou 10mg/dia de escitalopram, porém sem a remissão total dos sintomas, deve-se tentar chegar a uma dose de 225mg/dia de venlafaxina ou 15 a 20mg/dia do escitalopram. No entanto, se existe preocupação com risco maior de descontrole pressórico com o primeiro medicamento ou efeitos colaterais sexuais não tolerados com o segundo, é possível decidir não aumentar a dosagem e seguir as próximas etapas do tratamento.

Diante de uma depressão resistente, muitas vezes será necessária a associação de medicamentos. Na prática clínica, costumam ser combinados AD com ação sinérgica, embora existam poucas evidências sobre seu uso em idosos. Associação com lítio é a única com boa evidência de efetividade nesse grupo populacional, com taxa de resposta de 42%. Um ECR recente de alta qualidade evidenciou que a adição do aripiprazol ao tratamento de pacientes que vinham fazendo uso de venlafaxina resultou em taxa de remissão de 44%, enquanto com placebo foi obtida a taxa de 29%. A ECT é outra terapia considerada muito efetiva em pacientes que não respondem à associação de medicamentos.

No Quadro 20.4 são encontradas recomendações gerais, adaptadas da CANMAT, para o início do tratamento e como prosseguir com ele. De maneira geral, é possível afirmar que várias diretrizes recomendam inicialmente tratamento diferentes, mas pode-se iniciar o tratamento com qualquer AD que seja seguro em idosos, respeitando os efeitos colaterais e as interações medicamentosas previstas.

Após a prescrição inicial, caso não haja nenhuma melhora com o AD, não se deve insistir, mas trocar o AD. Convém ter cuidado para não considerar a falha terapêutica a partir de avaliações prematuras, e não se deve esperar uma resposta com menos de 2 semanas. Se obtida a resposta ao esquema, mas ainda com sintomas depressivos residuais, duas opções são possíveis: associar outro AD, em geral com efeitos sinérgicos e mecanismos de ação diferentes, ou associar outro agente com ação antidepressiva, como lítio, aripiprazol ou quetiapina. Embora existam mais evidências de eficácia com a última estratégia, na prática é comum tentar inicialmente a associação de AD (p. ex., ISRN ou IRSN + mirtazapina ou ISRS + bupropiona ou ISRS ou IRSN + trazodona). Nesse momento, vale lembrar das estratégias de neuromodulação, como ECT e EMT, que deveriam ser muito mais utilizadas em idosos.

Quando encaminhar para a psiquiatria?

O encaminhamento ao psiquiatra não deve ocorrer apenas nos casos mais difíceis, complicados ou refratários, quando já foram tentados vários antidepressivos isolados ou combinados. Pelo contrário, o especialista deve ser lembrado já no início, diante da identificação dos primeiros sinais e sintomas depressivos, ou ainda diante da dificuldade do generalista em diferenciar o normal do patológico. Por exemplo, no caso de um idoso que anda mais reservado, triste e desanimado após a perda de um ente querido, vale questionar se isso seria algo esperado devido ao evento ou se valeria a pena iniciar um tratamento medicamentoso, sempre lembrando de perguntar ao idoso com humor deprimido sobre ideação suicida, pois a consulta é um momento precioso e pode salvar uma vida.

■ CONSIDERAÇÕES FINAIS

A depressão no idoso costuma ser subdiagnosticada, inadequadamente tratada e necessita de atenção especial diante do envelhecimento da população brasileira. Apesar das peculiaridades em relação à apresentação clínica do indivíduo mais velho em relação aos adultos em geral, os critérios diagnósticos empregados são os mesmos. Todo idoso que apresenta sintomas de tristeza, isolamento social e perda de prazer em realizar atividades antes prazerosas deve receber a atenção dos profissionais da saúde. Em linhas gerais, o tratamento da depressão também não será diferente do adotado para outros grupos etários, mas um cuidado especial é necessário em relação aos efeitos colaterais e às possíveis interações medicamentosas, assim como a necessidade de instituir o tratamento com doses terapêuticas e pelo período adequado até a remissão dos sintomas.

Bibliografia

Alexopoulos GS. Depression in elderly. Lancet 2005; 365:1961-70.
Association AP. DSM-5 – Manual diagnóstico e estatístico de transtornos mentais. Porto Alegre: Artmed, 2013.
Barcelos-Ferreira R, Izbicki R, Steffens DC, Botinno C. Depressive morbidity and gender in community-dwelling Brazilian elderly: systematic review and meta-analysis. Int P 2010; 22(5):712-26.

Quadro 20.4 Recomendações gerais para o tratamento de depressão em idosos

Tratamento inicial	Maioria das diretrizes: escitalopram Alternativas: sertralina, duloxetina Em geral, recomenda-se iniciar um ISRS ou, alternativamente, um IRSN
Se resposta mínima ou ausente	Primeiro passo: 　Mudar para duloxetina 　Alternativa: mudar para venlafaxina ou desvenlafaxina Segundo passo: 　Mudar para nortriptilina 　Alternativa: mudar para bupropiona
Se resposta parcial	Associar com lítio ou antipsicótico atípico (aripiprazol ou quetiapina) Associar outro AD: ISRS ou IRSN com mirtazapina ou bupropiona
Duração de cada etapa antes de novas mudanças	6 semanas Alternativamente: 4 ou 8 semanas

Bergdahl E, Allard P, Gustafson Y. Depression among the very old with dementia. Int Psychogeriatrics 2011; 23(5):756-63.

Blazer D. Depressão em idosos. São Paulo, SP: Andrei, 2003.

Bottino CMC, Blays SL, Laks J (eds.). Diagnóstico e tratamento dos transtornos do humor em idosos. São Paulo, SP: Atheneu, 2012.

Cooper C, Katona C, Lyketsos K, Blazer D, Brodaty H, Rabins P. A systematic review of treatments for refractory depression in older people. Am J Psychiatry 2011; 168:681-8.

Kok RM, Nolen WA, Heeren TJ. Efficacy of treatment in older depressed patients: A systematic review and meta-analysis of double-blind randomized controlled trials with antidepressants. J Affect Disord 2012; 141(2-3):103-15.

Kok RM, Reynolds CF. Management of depression in older adults: A review. JAMA 2017; 317(20):2114-22.

MacQueen GM, Ravindran AV, Kennedy SH et al. Canadian Network for Mood and Anxiety Treatments (CANMAT) 2016 clinical guidelines for the management of adults with major depressive disorder: Section 6. Special Populations: youth, women, and the elderly. Can J Psychiatry 2016; 61(9):588-603.

Mulsant B, Blumberger B, Ismail Z, Rabheru K, Rapoport M. A systematic approach to pharmacotherapy for geriatric major depression. Clin Geriatr Med 2014; 30(3):517-34.

Nelson JC. Management of late-life depression. Handb Exp Pharmacol 2018.

Neviani F, Murri MB, Mussi C et al. Physical exercise for late life depression: Effects on cognition and disability. Int Psychogeriatrics 2017; 29(7):1105-12.

Sadock BJ, Sadock VA, Ruiz P. Psiquiatria geriátrica. In: Sadock BJ, Sadock VA, Ruiz P (eds.). Compêndio de psiquiatria: ciência do comportamento e psiquiatria clínica. Porto Alegre: Artmed, 2017:1334-51.

Taylor WD. Depression in the elderly. N Engl J Med 2014; 371(13):1228-36.

Thorlund K, Druyts E, Wu P, Balijepalli C, Keohane D, Mills E. Comparative efficacy and safety of selective serotonin reuptake inhibitors and serotonin-norepinephrine reuptake inhibitors in older adults: a network meta-analysis. J Am Geriatr Soc 2015; 63:1002-9.

Manejo do Idoso com Ansiedade

Marcos Holmes Carvalho
Mariana Lacerda de Mello
Rafael Alex Barbosa de Siqueira Sobrinho

CAPÍTULO 21

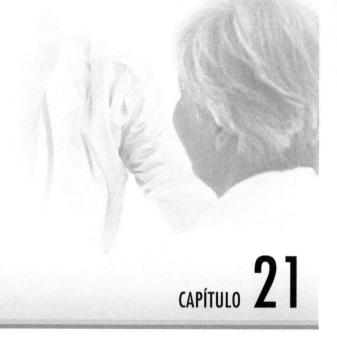

■ INTRODUÇÃO

O medo, compreendido como reação a um risco considerado iminente, e a ansiedade, a antecipação de riscos futuros potenciais, são sensações frequentes e comuns em todas as etapas da vida e em todas as faixas etárias. Ambos se fundamentam em princípios que perpassam concepções da biologia evolucionista e estudos elementares da psicopatologia. A identificação do estágio a partir do qual o medo e a ansiedade se diferenciam de reações fisiológicas transitórias a estados patológicos persistentes, excessivos, desproporcionais e com impacto social está no cerne do diagnóstico dos transtornos de ansiedade.

Desse modo, embora a instrumentalização dos sintomas por meio de critérios objetivos (DSM-5, CID-10) seja útil na prática médica, a interpretação desses critérios exige um julgamento clínico inevitavelmente influenciado por aspectos culturais, morais e psicossociais de maneira bilateral na relação médico-paciente. Na população geriátrica, essa perspectiva sofre ainda influência das concepções relacionadas com o processo de envelhecimento, o papel do indivíduo idoso na família e as próprias trajetórias demográficas da sociedade.

Em virtude da relativa dificuldade em estabelecer o diagnóstico dos transtornos de ansiedade em idosos, esses, sobretudo o transtorno de ansiedade generalizada (TAG), são causas frequentes e não reconhecidas de declínio funcional e de sofrimento físico, psíquico e espiritual nessa população.

O TAG foi relacionado, de modo independente, com o aumento do risco de acidente vascular encefálico (AVE) e eventos cardiovasculares, mesmo após o controle dos demais fatores de risco, talvez em razão da relação desfavorável bidirecional entre eles. São exceção os pacientes com síndrome coronariana aguda, pois, quando preenchem critérios para TAG, sobretudo de maneira isolada, apresentam melhora dos desfechos em 5 anos de acompanhamento. Sugere-se, com plausibilidade, que esses pacientes têm maior adesão aos tratamentos propostos e tendem a procurar auxílio médico mais rapidamente. Em sentido oposto, a agorafobia constitui um fator de risco para piores desfechos cardíacos.

Quando se avalia o risco de mortalidade global, os estudos são conflitantes: enquanto alguns relatam aumento, outros assumem que o TAG e os demais transtornos de ansiedade podem ser fatores de proteção.

■ EPIDEMIOLOGIA, FATORES DE RISCO E COMORBIDADES

No espectro das doenças psiquiátricas, os transtornos de ansiedade são as desordens mais comuns. De acordo com o *Global Burden of Disease Study*, são a sexta causa de incapacidade tanto em países desenvolvidos como em desenvolvimento. Em 2003, uma revisão sistemática com metarregressão (Baxter e cols.) identificou que 11,1% da população global haviam sido diagnosticados com algum transtorno de ansiedade no ano anterior. Estima-se que 1 a cada 14 pessoas terá o diagnóstico de ansiedade em algum momento da vida, sendo o risco duas vezes maior no gênero feminino e 20% menor em adultos com mais de 55 anos de idade.

Os transtornos de ansiedade em idosos consistem em desordens comuns, de natureza crônica, frequentemente subdiagnosticadas e associadas a declínio cognitivo, fragilidade, polifarmácia e perda funcional, sendo não raramente subestimada a relevância nesses cenários. Estima-se que a prevalência de transtornos de ansiedade varie entre 5% e 15%, com distribuição entre gêneros semelhante à dos indivíduos mais jovens, sendo a prevalência duas vezes maior em mulheres.

Dentre os subtipos, o TAG é o mais comum, com prevalência de 2,4% a 6,3%, representando praticamente metade de todos os transtornos de ansiedade diagnosticados na população geriátrica. Em contrapartida, as fobias específicas e a síndrome de pânico têm menor incidência com o avançar da idade e normalmente estão relacionadas com quadros previamente diagnosticados. A relevância desse dado epidemiológico implica, por exemplo, a recomendação por alguns autores de investigação de causas secundárias em pacientes que desenvolvem episódios de pânico após os 65 anos. Cabe ressaltar que a fobia específica é o subtipo mais frequente depois da TAG, pois representa aproximadamente 40% dos transtornos de ansiedade em idosos, sendo a "fobia de queda" (ptofobia) a mais comum.

Os transtornos de ansiedade apresentam elevada correlação com outros transtornos psiquiátricos. Alguns dados apontam que 80% a 90% dos pacientes com TAG exibem transtornos de humor, abuso de substâncias e outros transtornos de ansiedade. Além disso, cerca de 55% a 80% dos novos casos de TAG surgem no contexto de depressão maior. Essa associação parece ser ainda mais importante entre os idosos, com relevância prognóstica e aumento do risco de suicídio.

As associações mais estudadas entre as condições clínicas e os transtornos de ansiedade são provavelmente a doença de Parkinson e o AVE isquêmico (AVEi). Estima-se uma incidência de TAG de 3% a 30% em até 1 ano após episódio de AVEi. Já com a doença de Parkinson a relação é menos perceptível: cerca de 5% desses pacientes parecem também sofrer com TAG, prevalência similar à da população idosa em geral, o que levanta um questionamento sobre a relevância dessa associação isoladamente.

■ TRANSTORNOS DE ANSIEDADE E COMPROMETIMENTO COGNITIVO

A associação entre desordens neurodegenerativas e transtorno de ansiedade, ambas condições de alta prevalência em idosos, tem relação bidirecional bem estabelecida. A ansiedade é relacionada com pior *status* cognitivo, e analogamente a insuficiência cognitiva é implicada na exacerbação de sintomas ansiosos. Os transtornos de ansiedade parecem ainda ser fatores de risco para a progressão do comprometimento cognitivo leve (CCL) para demência, com aumento de até cinco vezes na taxa de conversão.

Em pacientes com TAG, a memória de trabalho, a memória episódica e a capacidade de resolução de problemas representam os domínios cognitivos mais acometidos, havendo uma relação direta entre a gravidade dos sintomas ansiosos e o grau de comprometimento cognitivo.

O cortisol, assim como a hiperprodução de corticotrofina, está relacionado com o aumento de depósitos de proteína beta-amiloide e de fosforilação da proteína tau. Desse modo, o estresse crônico pode estar diretamente ligado ao processo fisiopatológico da doença de Alzheimer. Dentro da perspectiva topográfica, as lesões degenerativas de várias regiões cerebrais parecem estar relacionadas com a modulação da resposta à ansiedade, principalmente no córtex pré-frontal dorsolateral e no córtex orbitofrontal, esse mais envolvido na adequação emocional.

Adicionalmente, os transtornos de ansiedade podem representar condições prodrômicas de desordens neurodegenerativas, incluindo as amiloidopatias, como a doença de Alzheimer, e as alfa-sinucleionopatias, como a doença de Parkinson e a demência por corpos de Lewy.

Diante disso, o declínio cognitivo se relaciona com os transtornos de ansiedade de maneira ampla e multifatorial, assumindo simultaneamente relações de causa e consequência.

■ FISIOPATOLOGIA

São escassos os estudos que avaliam o processo fisiopatológico dos transtornos de ansiedade em idosos. O conhecimento vigente é fruto de extrapolações a partir de evidências que avaliam a neurobiologia envolvida em adultos de meia-idade.

Sabe-se que as respostas dos indivíduos ao estresse, ao medo e às preocupações são ímpares e determinadas por fatores biológicos, psíquicos e sociais. Entretanto, neurobiologicamente, há padrões específicos de neuroconexões para cada tipo de transtorno de ansiedade.

A exacerbação na resposta ao medo, especialmente pela hiperativação da amígdala e da ínsula, é marcante em pacientes com fobias específicas e fobia social. Já no TAG, o padrão neurobiológico é diverso e variável. Em estudos de ressonância magnética (RM) funcional, percebe-se uma hiperativação amigdaliana ante as ameaças antecipatórias, bem como aumento da conectividade entre a amígdala dorsolateral e o córtex pré-frontal e da conectividade insulaorbitofrontal durante episódios de preocupação.

A avaliação por meio de neuroimagem funcional também se relaciona com a gravidade dos sintomas dos transtornos de ansiedade. A ativação aumentada da amígdala e a diminuição da atividade do córtex pré-frontal foram demonstradas em estudos de TAG, ao passo que em pacientes com transtorno de ansiedade social a hiper-reatividade da amígdala prediz a intensidade dos sintomas.

Esses achados podem retratar, pelo menos em parte, o funcionamento do cérebro de idosos com transtornos de ansiedade. No entanto, não é possível, a partir dos dados atuais, estabelecer a relevância no processo fisiopatológico das alterações neurobiológicas e neuroanatômicas decorrentes do envelhecimento, como isquemias, microlesões de substância branca e atrofia, dentre outras. Soma-se a isso o fato de avaliações por RM funcional demonstrarem que a atividade cerebral de indivíduos jovens e idosos diante do estresse/preocupação não é similar. Essas diferenças, ainda pouco conhecidas, podem explicar a distinção entre as manifestações clínicas e as menores taxas de sucesso terapêutico entre os idosos.

Por outro lado, quando são avaliados os mecanismos neuroendócrinos, percebe-se que a hiperativação límbica/paralímbica está relacionada com a resposta autonômica de elevação do cortisol. Esse, cronicamente elevado, induz atrofia hipocampal, talâmica, e redução da ativação do córtex pré-frontal, o que pode retroalimentar um prejuízo na regulação emocional. Os idosos, em virtude das alterações intrínsecas do envelhecimento, estão mais vulneráveis às modificações anatomofuncionais, tornando-se mais suscetíveis ao estresse.

Alguns estudos sugerem inclusive que o cortisol pode ser um marcador de resposta ao tratamento. Idosos com TAG, quando submetidos à terapêutica farmacológica com inibidores seletivos da recaptação de serotonina (ISRS) ou não farmacológica, com terapia cognitivo-comportamental (TCC), experimentam redução significativa dos níveis de cortisol.

QUADRO CLÍNICO E DIAGNÓSTICO

Em função de peculiaridades relacionadas com os mecanismos fisiopatológicos, as questões socioculturais e o próprio processo de envelhecimento, a natureza dos quadros de ansiedade em idosos exibe características singulares. O conteúdo de preocupações relacionadas com as condições físicas de saúde é mais comumente evidenciado em comparação com populações mais jovens. Paralelamente, os sintomas físicos durante paroxismos ansiosos são por sua vez menos intensos na população geriátrica – fenômeno parcialmente explicado pela menor resposta autonômica.

É igualmente frequente que a descrição dos sintomas seja considerada atípica, incluindo uma multiplicidade de queixas, que vão de desconforto respiratório a sintomas dispépticos. Atenção especial deve ser dada ao impacto dos quadros de ansiedade nas dinâmicas sociais e nas complexas relações com condições típicas do envelhecimento, como constrangimentos relacionados com incontinência urinária, hipoacusia, baixos limiares de controle emocional e percepção da autoimagem.

Na entrevista, dimensionar o sofrimento relacionado com os sintomas ansiosos e identificar as estratégias comportamentais utilizadas para atenuá-los compõem a parte central da abordagem. Atitudes evitativas em relação a possíveis fatores "gatilho" constituem aspectos relevantes a serem identificados, e em alguns casos será necessário obter informações adicionais de acompanhantes para melhor elucidação.

Em geral, os idosos trazem ao consultório queixas que se confundem com sintomas relacionados com o processo de envelhecimento, como mudanças no padrão de sono e fadiga. Os transtornos ansiosos podem causar prejuízos na memória de trabalho, na atenção e na capacidade de resolução de problemas, o que frequentemente resulta em queixas relacionadas com déficits de memória. O desempenho cognitivo desses pacientes pode, portanto, ficar aquém do esperado. Por sua vez, em pacientes com comprometimento cognitivo estabelecido, a ansiedade pode ser um sintoma relacionado com a conscientização quanto às perdas cognitivas atuais e com o receio pelo declínio funcional futuro.

Sintomas físicos, como taquicardia, dor no peito, lipotimia, cefaleia, tensões musculares, formigamentos, epigastralgias e dores difusas, são os mais frequentemente encontrados, mas também podem indicar doenças clínicas. Desse modo, e inserido no contexto da avaliação geriátrica ampla (AGA), é imperativa uma abordagem sistemática para a identificação de condições que precipitem, mimetizem ou exacerbem sintomas de ansiedade, a exemplo de potenciais efeitos colaterais a medicamentos, polifarmácia, iatrogenia e potenciais relações multifatoriais com desordens gastrointestinais, cardiorrespiratórias, tireoidopatias e neurológicas.

Portanto, o discernimento entre os processos patológicos e não patológicos pode ser um exercício complexo, potencialmente mais bem compreendido a partir de abordagens amplas, multidimensionais e transdisciplinares da pessoa idosa.

Transtorno de ansiedade generalizada

O TAG se caracteriza por sintomas que envolvem preocupações excessivas voltadas para diversos temas, como família, saúde, trabalho e questões financeiras, associadas a inquietação motora, dificuldade de concentração, irritabilidade, tensão muscular, sintomas somáticos de hiperatividade simpática e alterações do sono. O medo e a ansiedade antecipatória são caracteristicamente desproporcionais aos eventos relacionados e são persistentes. As preocupações excessivas limitam de modo importante o funcionamento psicossocial do paciente no dia a dia, acarretando restrições nas atividades sociais e ocupacionais. A despeito da elevada prevalência entre os idosos, o início do transtorno costuma ocorrer na idade adulta, aos 30 anos em média, e tem caráter crônico, com períodos de flutuação entre os sintomas proeminentes e as fases subsindrômicas.

Transtorno de pânico

Episódios de pânico são caracterizados por períodos com duração de cerca de 5 a 10 minutos. Ocorre uma hiperativação autonômica marcada por sintomas como taquicardia, sudorese, tremores, dores no peito e alterações cognitivas. Esses resultam em medo de morte iminente ou sensação de "perda de controle". O transtorno de pânico apresenta como característica episódios de natureza recorrente e receio significativo de apresentar novos sintomas, com evitação de situações que possam desencadear as crises. Esse quadro clínico promove importantes limitações sociais e laborais.

O transtorno de pânico que inicia na terceira idade é incomum e apresenta sintomas menos exuberantes. Quando ocorre após os 65 anos, é maior a probabilidade de ser consequência de condições clínicas, que devem ser investigadas de maneira cautelosa, como exacerbações de asma, hipertireoidismo, doença pulmonar crônica e doenças cardiovasculares.

Agorafobia

A agorafobia, previamente incluída no espectro do transtorno de pânico, atualmente é considerada uma desordem independente (DSM-5), apesar de por vezes ambas se apresentarem como condições concomitantes. Os portadores de agorafobia caracteristicamente evitam frequentar locais públicos e espaços onde imaginam dificuldades em escapar de situações emergenciais, como transportes públicos, aeronaves e multidões.

O conteúdo das preocupações se insere no contexto de receio excessivo de episódios de mal-estar e crise de pânico, além de outros sintomas incapacitantes ou embaraçosos. Essa condição exerce impacto relevante em atividades de rotina com comprometimento da funcionalidade, principalmente para atividades instrumentais de vida diária (AIVD).

Transtorno de ansiedade social (fobia social) e fobia específica

No transtorno de ansiedade social, o indivíduo teme situações em que possa se sentir julgado por terceiros. Situações como falar em público, interagir socialmente e comer na frente de outras pessoas se tornam motivo de sintomas ansiosos significativos e evitação. Em idosos, sua prevalência é menor, quando comparada à observada em adultos jovens.

A fobia específica envolve medo ou ansiedade desproporcionais relacionados com o receio de exposição a situações ou objetos, levando a comportamentos evitativos. Em idosos, o medo de quedas é um dos mais frequentes e acarreta limitações, como isolamento social, e índices maiores de morbimortalidade e institucionalização. Está associado a transtornos depressivos, comprometimento cognitivo, história de queda e dificuldade de mobilidade e de equilíbrio. Para o diagnóstico, não é necessário histórico prévio de quedas.

■ TRATAMENTO NÃO FARMACOLÓGICO

A resistência ao tratamento psicoterapêutico e muitas vezes o declínio cognitivo associado podem diminuir a eficácia dos tratamentos não farmacológicos convencionais. Desse modo, são necessárias alternativas para essa população, e a integração social por meio da religião, voluntariado, grupos de idosos, entre outros, pode aumentar o desempenho cognitivo, além de melhorar a aceitação e a adesão ao tratamento. Na verdade, a qualidade das relações interpessoais, sejam advindas da juventude ou estabelecidas posteriormente, prediz maior qualidade de vida e melhor autopercepção acerca da saúde física, psíquica e espiritual. Assim, os idosos devem ser encorajados a se manter socialmente ativos.

Além da importância da socialização, é necessário destacar o papel das atividades físicas regulares no tratamento da ansiedade. Continuam incertas a duração, a frequência, a intensidade e a modalidade mais apropriada; entretanto, são claros os benefícios das atividades no controle e na redução dos sintomas ansiosos em idosos. Quando o exercício físico está relacionado com a socialização, como em esportes coletivos ou realizados em grupos, os ganhos são potencialmente ainda maiores.

Os benefícios da psicoterapia, mais precisamente da TCC, estão evidenciados na literatura médica. Embora revisões sistemáticas anteriores (Gonçalvez e cols., 2012; Wolitzky-Taylor e cols., 2010) tenham sugerido benefício menor da TCC em idosos que em adultos jovens, existem controvérsias metodológicas relacionadas com essas conclusões e evidências médicas crescentes no sentido inverso.

A eficácia da TCC em idosos com TAG foi demonstrada em metanálise (Hall e cols., 2016) de 14 ensaios clínicos randomizados, envolvendo um total de 985 idosos (média de idade: 68,16 anos). Foram relatados redução de sintomas e aumento da qualidade de vida. Adicionalmente, uma metanálise (Kishita e cols.) publicada em 2017 com 22 ensaios, comparando a magnitude dos efeitos benéficos de TCC entre idosos e adultos jovens, não encontrou superioridade significativamente estatística na população mais jovem, o que incorpora mais robustez à indicação de TCC na população geriátrica.

Alguns princípios são preconizados para orientar a indicação de TCC em idosos, incluindo a identificação do momento ideal para o início da terapia. Recomendam-se a estabilização da estratégia psicofarmacológica e a otimização dos efeitos sedativos indesejados, potencialmente implicados no prejuízo do aprendizado de novas estratégias de enfrentamento, mecanismo fundamental para a TCC.

A TCC deve ser considerada uma opção para os idosos, principalmente para os que oferecem maior resistência ao tratamento medicamentoso, representando uma oportunidade para o desenvolvimento de recursos psíquicos diante de questões estressoras, dentre as quais são identificadas como preocupações mais comuns: medo de se tornar dependente, medo de doenças crônicas e enfermidades mentais, medo da solidão, medo de quedas e preocupações com o bem-estar familiar.

Restam lacunas com relação à durabilidade a longo prazo ou estudos *head-to-head* com outras estratégias psicoterapêuticas. Até o momento, os ensaios clínicos com outros métodos falham em demonstrar benefícios que recomendem seu uso especificamente para TAG. Mais recentemente, evidências crescentes têm apontado positivamente para abordagens baseadas em técnicas meditativas e de *mindfullness*.

■ TRATAMENTO FARMACOLÓGICO

Antes do início do tratamento medicamentoso, é necessário avaliar a gravidade e a duração da doença, bem como o impacto na qualidade de vida. Em vista das comorbidades clínicas associadas, das alterações farmacocinéticas e farmacodinâmicas e das interações medicamentosas, os idosos apresentam incidência maior de efeitos adversos. Eventos como sedação, confusão mental, *delirium*, retenção urinária, hipotensão ortostática e alteração de intervalo QT podem ser mais frequentes nessa população.

Para uso racional das medicações no idoso, é fundamental questionar se há algum fármaco ansiogênico que possa ser reduzido ou retirado, como alguns analgésicos, broncodilatadores, corticoides, anti-hipertensivos, anticonvulsivantes, hormônio tireoidiano e anticolinérgicos.

A psicoeducação do paciente e dos acompanhantes sobre os possíveis efeitos colaterais e a abordagem dos receios a respeito da terapia medicamentosa constituem uma das mais relevantes ferramentas para otimizar a adesão ao plano de cuidados. É comum, nesses pacientes, uma preocupação excessiva em relação a possíveis efeitos colaterais, o que leva ao abandono do tratamento. Tranquilizar o paciente e os familiares quanto à transitoriedade da maioria das reações adversas, com ênfase na relevância da manutenção do tratamento, pode ser considerada uma estratégia eficaz. A despeito disso, é imperativa a reavaliação precoce com a monitoração das queixas para controle dos efeitos colaterais.

Até o momento, existem poucos estudos sobre farmacoterapia dos transtornos ansiosos em idosos, e os resultados geralmente são extrapolados de estudos com adultos de meia-idade ou com grupos pequenos e heterogêneos em relação à faixa etária. ISRS e inibidores da recaptação de serotonina e noradrenalina (ISRN) constituem as medicações de primeira escolha. As doses iniciais usualmente recomendadas correspondem à metade das utilizadas em adultos jovens, como mostra o Quadro 21.1.

Quadro 21.1 Tratamento medicamentoso inicial – Doses

Antidepressivos	Dose inicial	Dose terapêutica
ISRS		
Citalopram	10mg	20mg
Escitalopram	5mg	10mg
Sertralina	25mg	50 a 200mg
Paroxetina	10mg	20 a 40mg
Fluoxetina	10mg	20 a 40mg
ISRN		
Venlafaxina	37,5mg	75 a 225mg
Duloxetina	30mg	30 a 60mg
ANaSE		
Mirtazapina	15mg	30 a 45mg
Outras medicações	**Dose inicial**	**Dose terapêutica**
Buspirona	5mg de 12/12h	20 a 60mg
Pregabalina	50mg	150 a 600mg

ISRS: inibidores seletivos da recaptação de serotonina; ISRN: inibidores da recaptação de serotonina e noradrenalina; ANaSE: antidepressivo noradrenérgico e serotoninérgico específico.

Os antidepressivos devem ser iniciados com cautela em pessoas com epilepsia, relatos de episódios de mania ou hipomania, glaucoma de ângulo fechado, cardiopatias, *diabetes mellitus* e história prévia ou atual de sangramento gastrointestinal. O uso concomitante de medicamentos arritmogênicos, hipotensores, sedativos, diuréticos, anticoagulantes e antiagregantes também deve ser avaliado, sobretudo em função das potenciais interações medicamentosas.

Segundo recomendações da Food and Drug Administration (FDA) e do Health Canada, os ISRS escitalopram e citalopram devem ser usados até a dose máxima de 10 e 20mg, respectivamente, em virtude do risco maior de alargamento do intervalo QT em idosos. Apesar disso, a redução da dose em pacientes no curso do tratamento pode não se justificar em razão da baixa incidência dessa complicação e do alto risco de recaída em alguns cenários. A sertralina apresenta bom perfil de tolerabilidade e eficácia. Já a fluoxetina demonstra risco maior de interações medicamentosas em função de sua meia-vida longa e de seu efeito inibidor do citocromo p450. A paroxetina, o ISRS com mais ações anticolinérgicas, apresenta incidência aumentada de confusão mental, retenção urinária, constipação intestinal e boca seca. Além disso, sedação, ganho de peso e efeitos colaterais sexuais compõem um conjunto desfavorável de possíveis efeitos desse fármaco, conforme descrito no Quadro 21.2.

Evidências sobre a eficácia da mirtazapina são limitadas, mas os pacientes podem se beneficiar de seus efeitos sedativos e orexígenos. Doses baixas de mirtazapina costumam causar mais sedação e devem ser, portanto, utilizadas com cautela.

Os ISRN venlafaxina e duloxetina apresentam eficácia no tratamento da ansiedade, sendo a última preferida em virtude do perfil de efeitos adversos, semelhante aos ISRS, além de boa resposta em pacientes com síndromes dolorosas. A venlafaxina apresenta incidência maior de efeitos colaterais sexuais e risco dose-dependente de hipertensão arterial e taquicardia. A duloxetina tem potencial hepatotóxico e não deve ser utilizada em pacientes com comprometimento prévio.

Quadro 21.2 Principais efeitos colaterais do tratamento medicamentoso

Medicações	Principais efeitos colaterais
Citalopram	Náusea, xerostomia, tontura, insônia, prolongamento do intervalo QT, disfunção sexual, SIADH
Escitalopram	Cefaleia, náusea, insônia, prolongamento do intervalo QT, disfunção sexual, SIADH
Sertralina	Diarreia, náusea, insônia, xerostomia, disfunção sexual, SIADH
Paroxetina	Ganho de peso, tontura, sintomas de retirada mais frequentes, náusea, disfunção sexual, SIADH
Fluoxetina	Insônia, agitação, náusea, anorexia, tremores, disfunção sexual, SIADH
Venlafaxina	Insônia, agitação, aumento da pressão arterial e da frequência cardíaca, diaforese, sintomas de retirada mais frequentes, SIADH
Duloxetina	Náusea, cefaleia, tontura, SIADH
Mirtazapina	Sedação, tontura, aumento de peso, hipotensão
Pregabalina	Sedação, tontura, aumento de peso
Buspirona	Tontura, cefaleia.

SIADH: síndrome da secreção inapropriada de hormônio antidiurético.

A prescrição de trazodona e da vortioxetina ainda não conta com o respaldo da literatura médica que justifique seu uso como tratamento de primeira linha.

A pregabalina tem se mostrado eficaz tanto no tratamento agudo como na prevenção de recaída de TAG, apresentando boa tolerância, eficácia e rápido início de ação. Embora mais relacionada em estudo placebo-controlado com tontura, sonolência, cefaleia e náuseas, tem segurança e efetividade estabelecidas na população idosa, sendo indicada como tratamento de primeira linha e como terapia adjuvante após falha ou resposta parcial a outras classes, como ISRS e ISRN. Adicionalmente, em função dos benefícios estabelecidos no tratamento de síndromes dolorosas, especialmente no contexto de dores neuropáticas, a pregabalina representa uma boa opção em caso de sintomas ansiosos.

A terapia adjuvante para os transtornos de ansiedade em idosos permanece controversa, pois, conforme citado previamente, a literatura extrapola dados de estudos com populações mais jovens. Antes de ser considerada inadequada a resposta ao tratamento, devem ser avaliados possíveis fatores, como presença de comorbidades, não aderência ao tratamento e particularidades de farmacodinâmica/farmacocinética.

Diante de resposta inadequada aos antidepressivos de primeira linha (ISRS ou ISRN) ou à pregabalina, recomenda-se a troca por outro agente de primeira linha ou, considerando o risco de polifarmácia, a associação de medicações adjuvantes.

A buspirona pode ser usada como agente de segunda linha no TAG ou como terapia adjuvante, associada a antidepressivos, quando há resposta parcial a esses medicamentos. Tem bom perfil de efeitos colaterais e menos riscos quando comparada aos benzodiazepínicos. No entanto, apresenta resultados controversos, havendo poucos dados em relação à eficácia, quando comparada aos antidepressivos, além de posologia não favorável, sendo necessária a administração duas a três vezes ao dia, e com início dos efeitos terapêuticos em cerca de 15 dias, o que dificulta a adesão.

O uso de benzodiazepínicos, apesar de promover rápida resposta ansiolítica, deve ser evitado, pois a relação risco-benefício no tratamento do idoso não é favorável. Há maior chance de queda, confusão mental e dependência. Quando utilizados, recomendam-se doses baixas, curta duração e fármacos de meia-vida menor, como o lorazepam. Com relação ao declínio cognitivo, os estudos são conflitantes, pois já está bem estabelecido o comprometimento durante o uso, porém é incerta a associação a síndromes demenciais propriamente ditas em longo prazo.

Embora recomendada para quadros de ansiedade refratários em adultos jovens, a terapia adjuvante com quetiapina, olanzapina, risperidona e hidroxizina deve ser evitada em idosos em função dos riscos potenciais de efeitos adversos.

■ RESPOSTA E DURAÇÃO DO TRATAMENTO

Normalmente, a resposta ao tratamento é lenta com alívio parcial dos sintomas após 2 a 8 semanas e remissão completa em aproximadamente 12 semanas. Considera-se a resposta adequada quando há redução de 25% a 50% dos sintomas, os quais podem ser avaliados por meio de escalas específicas, como a *Clinical Global Impression* (CGI) e a *Hamilton Anxiety Rating Scale* (HARS). A resposta ao tratamento também pode ser avaliada de modo subjetivo na prática clínica por meio de dados de anamnese, com a observação do médico assistente e dados relatados pelo paciente, familiares e cuidadores. A farmacoterapia deve permanecer por

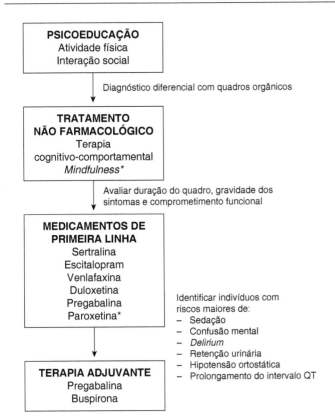

Figura 21.1 Algoritmo para abordagem de idosos com TAG. (*Risco maior de sedação e efeitos anticolinérgicos.)

12 a 24 meses após a remissão dos sintomas para reduzir a incidência de recaídas.

A Figura 21.1 mostra um algoritmo para a abordagem do transtorno de ansiedade em idosos.

■ CONSIDERAÇÕES FINAIS

Os transtornos de ansiedade em idosos são considerados um desafio diagnóstico e terapêutico. A apresentação clínica frequentemente inespecífica e os limites imprecisos entre intervenções iatrogênicas e terapêuticas constituem o obstáculo central à abordagem do idoso ansioso.

Bibliografia

Abejeula HR, Osser DN. The psychopharmacology algorithm project at the Harvard South Shore Program: An algorithm for generalized anxiety disorder. Harv Rev Psychiatry 2016; 24(4):243-56.

Andreescu C, Varon D. New research on anxiety disorders in the elderly and an update on evidence-based treatments. Curr Psychiatry Rep 2015; 17:53.

Barton S, Karner C, Salih F, Baldwin DS, Edwards SJ. Clinical effectiveness of interventions for treatment-resistant anxiety in older people: a systematic review. Health Technol Assess 2014; 18(50):1-59.

Baxter AJ, Scott KM, Vos T, Whiteford HA. Global prevalence of anxiety disorders: a systematic review and meta-regression. Psychol Med 2013; 43:897-910.

Beck JG. Cognitive aspects of anxiety and depression in the elderly. Curr Psychiatry Rep 2005; 7:27-31.

Blay SL, Marinho V. Anxiety disorders in old age. Curr Opin Psychiatry 2012; 25:462-7.

Bower ES, Wetherell JL, Mon T, Lenze, EJ. Treating anxiety disorders in older adults: Current treatments and future directions. Harv Rev Psychiatry 2015; 23(5):329-42.

Craske MG, Rauch SL, Ursano R, Prenoveau J, Pine DS, Zinbarg RE. What is an anxiety disorder? Depress Anxiety 2009; 26:1066-85.

Goodwin RD, Faravelli C, Rosi S et al. The epidemiology of panic disorder and agoraphobia in Europe. Eur Neuropsychopharmacol 2005; 15:435-43.

Creighton AS, Davison TE, Kissane DW. The prevalence of anxiety among older adults in nursing homes and other residential aged care facilities: a systematic review. Int J Geriatr Psychiatry 2016; 31:555-66.

Creighton AS, Davison TE, Kissane DW. The correlates of anxiety among older adults in nursing homes and other residential aged care facilities: a systematic review. Int J Geriatr Psychiatry 2017; 32(2):141-54.

Crocco E, Jaramillo S, Cruz-Ortiz C, Camfield K. Pharmacological management of anxiety disorders in the elderly. Curr Treat Options Psychiatry 2017; 4(1):33-46.

Flint AJ. Generalized anxiety disorder in elderly patients: Epidemiology, diagnosis and treatment options. Drugs Aging 2005; 22(2):101-14.

Golden J, Lawlor BA, Conroy RM et al. The spectrum of worry in the community-dwelling elderly. Aging Ment Health 2011; 15:985-94.

Gonçalves DC, Byrne GJ. Interventions for generalized anxiety disorder in older adults: Systematic review and meta-analysis. J Anxiety Disord 2012; 26:1-11.

Hall J, Kellett S, Berrios R, Bains M K, Scott S. Efficacy of cognitive behavioral therapy for generalized anxiety disorder in older adults: Systematic review, meta-analysis, and meta-regression. Am J Geriatr Psychiatry 2016; 24(11):1063-73.

Hofmann SG, Sawyer AT, Witt AA, Oh D. The effect of mindfulness-based therapy on anxiety and depression: A meta-analytic review. J Consult Clin Psychol 2010; 78(2):169-83.

Hohls JK, Konig HH, Raynik YI, Hajek A. A systematic review of the association of anxiety with health care utilization and costs in people aged 65 years and older. J Affect Disord 2018; 232:163-76.

Katzman MA, Bleau P, Blier P et al. Canadian clinical practice guidelines for the management of anxiety, posttraumatic stress and obsessive-compulsive disorders. BMC Psychiatry 2014; 14(Suppl 1):S1.

Kessler RC, Keller MB, Wittchen HU. The epidemiology of generalized anxiety disorder. Psychiatr Clin N Am 2001; 24:19-39.

Kessler RC, Ruscio AM, Shear K, Wittchen HU. Epidemiology of anxiety disorders. Curr Top Behav Neurosci 2010; 2:21-3.

Kessler RC, Wang PS. The descriptive epidemiology of commonly occurring mental disorders in the United States. Annu Rev Public Health 2008; 29:115-29.

Kishita N, Laidlaw K. Cognitive behavior therapy for generalized anxiety disorder: Is CBT equally efficacious in adults of working age and older adults? Clin Psychol Rev 2017; 52:124-36.

Kozasa EH, Sato JR, Lacerda SS et al. Meditation training increases brain efficiency in an attention task. Neuroimage 2012; 59(1):745-9.

Lazar SW, Kerr KE, Wassermanet RH. Meditation experience is associated with increased cortical thickness. Neuroreport 2005; 28:1893-7.

MacQueen GM, Frey BN, Ismail Z et al. Canadian Network for Mood and Anxiety Treatments (CANMAT) 2016 Clinical guidelines for the management of adults with major depressive disorder: Section 6. Special populations: youth, women, and the elderly. Can J Psychiatry 2016; 61(9):588-603.

Markota M, Rummans TA, Bostwick JM, Lapid MI. Benzodiazepine use in older adults: Dangers, management, and alternative therapies. Mayo Clin Proc 2016; 91(11):1632-9.

Mitte K. Meta-analysis of cognitive-behavioral treatments for generalized anxiety disorder: a comparison with pharmacotherapy. Psychol Bull 2005; 131:785.

Montgomery S, Chatamra K, Pauer L, Whalen E, Baldinetti F. Efficacy and safety of pregabalin in elderly people with generalized anxiety disorder. Br J Psychiatry 2008; 193(05):389-94.

Paukert AL, Phillips L, Cully JA et al. Integration of religion into cognitive-behavioral therapy for geriatric anxiety and depression. J Psychiatr Pract 2009; 15(2):103-12.

Power KG, Simpson RJ, Swanson V, Wallace LA. A controlled comparison of cognitive-behavior therapy, diazepam, and placebo, alone and in combination, for the treatment of generalized anxiety disorder. J Anxiety Disord 1990; 4:267.

Power KG, Simpson RJ, Swanson V, Wallace LA. Controlled comparison of pharmacological and psychological treatment of generalized anxiety disorder in primary care. Br J Gen Pract 1990; 40:2.

Sachdev SP, Mohan A, Taylor L, Jeste DV. DSM-5 and mental disorders in older individuals: an overview. Harv Rev Psychiatry 2015; 23(5):320-8.

Rickels K, Shiovitz TM, Ramey TS, Weaver JJ, Knapp LE, Miceli JJ. Adjunctive therapy with pregabalin in generalized anxiety disorder patients with partial response to SSRI or SNRI treatment. Int Clin Psychopharmacol 2012; 27(3):142-50.

Sami MB, Nilforooshan R. The natural course of anxiety disorders in the elderly: a systematic review of longitudinal trials. Int Psychogeriatr 2015; 27(7):1061-9.

Shimada-Sugimoto M, Otowa T, Hettema JM. Genetics of anxiety disorders: genetic epidemiological and molecular studies in humans. Psychiatry Clin Neurosci 2015; 69:388-401.

Skapinakis P, Lewis G, Davies S et al. Panic disorder and subthreshold panic in the UK general population: Epidemiology, comorbidity, and functional limitation. Eur Psychiatry 2011; 26:354-62.

Vink D, Aartsen MJ, Schoevers RA. Risk factors for anxiety and depression in the elderly: A review. J Affect Disord 2008; 106(1-2):29-44.

Walkup JT, Albano AM, Piacentini J et al. Cognitive behavioral therapy, sertraline, or a combination in childhood anxiety. N Engl J Med 2008; 359:2753.

Wetherell JL, Lenze EJ, Stanley MA. Evidence-based treatment of geriatric anxiety disorders. Psychiatr Clin North Am 2005; 28(4):871-96.

Wetherell JL, Petkus AJ, White KS et al. Antidepressant medication augmented with cognitive-behavioral therapy for generalized anxiety disorder in older adults. Am J Psychiatry 2013; 170:782.

Wittchen HU, Jacobi F, Rehm J et al. The size and burden of mental disorders and other disorders of the brain in Europe 2010. Eur Neuropsychopharmacol 2011; 21:655-79.

Wolitzky-Taylor KB, Castriotta N, Lenze EJ et al. Anxiety disorders in older adults: a comprehensive review. Depress Anxiety 2010; 27:190-211.

Distúrbios do Sono

Ivan Batista Barros

CAPÍTULO 22

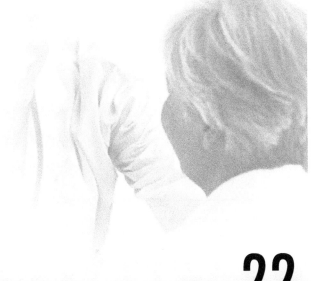

◼ INTRODUÇÃO

A correlação entre insônia e envelhecimento é importante e não pode ser desprezada. O tratamento generalizado com benzodiazepínicos é extremamente nocivo e impactante em diversas esferas do bem-estar do paciente.

A prevalência de queixas de insônia chega a atingir um terço dos idosos, a depender da região pesquisada (Mazzotti e cols., 2012). Quem não dorme bem tende a apresentar problemas de concentração, memória, relacionamento social, redução da qualidade de vida, incidência maior de distúrbios de ansiedade e depressão, além de risco maior de se envolver em acidentes automobilísticos, e até mesmo aumento da mortalidade geral para os que dormem menos de 5 horas ao dia.

Com vistas a um entendimento lógico e eficaz para a definição do tratamento, a abordagem dos distúrbios do sono exige a compreensão do que ocorre normalmente durante o envelhecimento e da influência das comorbidades e das doenças do sono propriamente ditas.

◼ SONO NORMAL

O sono é dividido em duas partes principais: REM (*Rapid Eye Movement*) e não REM (NREM). O sono NREM, por sua vez, é dividido em fases N1, N2 e N3.

Na fase N1, o sono é superficial (facilmente despertável), havendo pouco relaxamento muscular. Na fase N2, o sono se aprofunda tanto em termos de atividade elétrica cerebral como de relaxamento muscular. Na fase N3 ocorre a maior lentificação elétrica, sendo denominada *sono de ondas lentas*. A privação do sono NREM acarreta dores crônicas, fadiga e mal-estar.

O sono REM difere do NREM por apresentar atividade oculomotora acelerada, intensa hipotonia muscular e a formação dos sonhos. O indivíduo privado do sono REM apresenta ansiedade, excitabilidade, déficit de atenção e amnésia.

Durante o sono normal, o indivíduo adormece em NREM, progredindo da fase N1 para N2 e depois para N3. Segue-se então a fase REM. Cada ciclo tem a duração de 90 a 120 minutos, e em uma noite normal ocorrem cerca de quatro ciclos.

◼ COMO OCORRE O ADORMECIMENTO?

Diversas teorias tentam explicar como acontece o adormecimento. A primeira está relacionada com a temperatura corporal, que ao longo do dia se eleva progressivamente, tendo dois descensos principais que deflagram o adormecimento: um por volta das 22 horas (sono usual) e outro por volta das 15 horas (*siesta*).

Outro fator que influi nesse ritmo circadiano são as atividades diárias do indivíduo: trabalhar, estudar, ler, comer, atividades sociais etc. – quanto mais atividades, menos "janelas" de permissividade para o sono.

A luminosidade também influi, em especial na chamada faixa de luz azul (luz clara e branca). Ocorre a estimulação da retina e, por meio de conexões nervosas, a luminosidade atua de forma inibitória no núcleo supraquiasmático. Este, por sua vez, deixa de enviar estímulos para a liberação da melatonina (conhecido hipnótico) pela glândula pineal. O inverso é verdadeiro, ou seja, a ausência de luz estimula o sono.

◼ ENVELHECIMENTO NORMAL E SONO

Conforme o processo de envelhecimento, ocorre naturalmente o avanço de fase do sono, ou seja, o indivíduo tende a dormir e

161

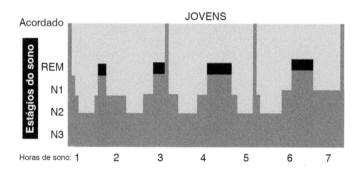
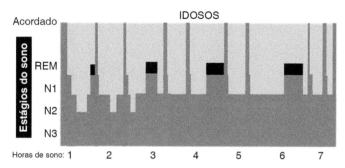

Figura 22.1 Diferenças na estrutura do sono entre jovens e idosos. (*REM: rapid eye movement.)* (Adaptada de Swift CG, Shapiro CM. Sleep and sleep problems in elderly people. BMJ 1993.)

a acordar mais cedo. Ocorre redução da duração total do sono, da eficiência do sono e do tempo no estágio N3 (sono de ondas lentas). Por isso, o idoso tem naturalmente um sono menos recuperador, tanto física como mentalmente, em relação ao adulto jovem (Figura 22.1).

■ INSÔNIA PRIMÁRIA *VERSUS* SECUNDÁRIA

A insônia primária é definida como a falta de sono não atribuída a outra doença, condição psiquiátrica ou causa ambiental. Essa situação responde por 15% dos quadros de insônia, ao passo que os transtornos psiquiátricos correspondem a 50%.

Os critérios para o transtorno de insônia estabelecidos pelo *Manual Diagnóstico e Estatístico de Transtornos Mentais*, em sua quinta edição (DSM-5), são mostrados no Quadro 22.1.

São consideradas causas secundárias: insônia aguda, condições médicas (p. ex., dor crônica, doenças pulmonares, noctúria), doenças psiquiátricas, uso de substâncias estimulantes, higiene do sono inadequada e doenças primárias do sono (p. ex., apneia do sono, síndrome das pernas inquietas), entre outras.

■ COMO AVALIAR UM PACIENTE COM INSÔNIA?

Três pontos principais devem ser abordados: avaliação clínica, avaliação imediata do sono e acompanhamento com diário do sono. Os exames complementares mais utilizados são a actigrafia e a polissonografia.

A avaliação geriátrica ampla (AGA) auxilia bastante a análise clínica, devendo ser dada atenção especial a distúrbios de ansiedade e humor, história medicamentosa (causam insônia: betabloqueadores, clonidina e inibidores seletivos da recaptação da serotonina [ISRS], entre outros), história familiar de insônia,

Quadro 22.1 Transtorno de insônia segundo o DSM-5

A. Queixas de insatisfação predominantes com a quantidade ou a qualidade do sono associadas a um (ou mais) dos seguintes sintomas:
  1. Dificuldade para iniciar o sono
  2. Dificuldade de manter o sono, caracterizada por frequentes despertares ou problemas em voltar a dormir após despertar
  3. Despertar precoce pela manhã com dificuldade em retornar ao sono

B. A perturbação do sono causa sofrimento clinicamente significativo e prejuízo na funcionalidade social, profissional, educacional, acadêmica, comportamental ou em outras áreas importantes da vida do indivíduo
C. As dificuldades relacionadas com o sono ocorrem pelo menos três noites por semana
D. As dificuldades relacionadas com o sono permanecem durante pelo menos 3 meses
E. As dificuldades relacionadas com o sono ocorrem a despeito de oportunidades adequadas para dormir
F. A insônia não é mais bem explicada ou não ocorre exclusivamente durante o curso de outro transtorno do sono-vigília (p. ex., narcolepsia, transtorno do sono relacionado com a respiração, transtorno do sono-vigília do ritmo circadiano, parassonia)
G. A insônia não é atribuída aos efeitos fisiológicos de alguma substância (p. ex., abuso de substâncias ilícitas, medicamentos)
H. A coexistência de transtornos mentais e de condições médicas não explica adequadamente a queixa predominante de insônia

DSM-5: *Manual Diagnóstico e Estatístico de Transtornos Mentais*, quinta edição.

condições sociais e sinais clínicos sugestivos de apneia do sono (p. ex., obesidade, pescoço largo, língua grande, palato mole rebaixado) e parkinsonismo, principalmente.

Na avaliação imediata do sono são indagados inicialmente os hábitos de sono do paciente: a que horas vai dormir, o que faz antes de dormir, se tem dificuldade em adormecer, quantas vezes desperta, horário em que acorda, duração média do sono, entre outros. A pesquisa de sonolência excessiva diurna (SED) por meio da escala de Epworth também é importante (Quadro 22.2).

Quadro 22.2 Escala de Epworth	
Situação	Chance de cochilar
Sentado e lendo	
Vendo TV	
Sentado em um lugar público, sem atividade (sala de espera, cinema, reunião)	
Como passageiro de trem, carro ou ônibus andando 1 hora sem parar	
Deitado para descansar à tarde, quando as circunstâncias permitem	
Sentado e conversando com alguém	
Sentado, calmamente, após almoço sem álcool	
Se estiver de carro, enquanto para por alguns minutos no trânsito intenso	
Marque: 0 – nenhuma chance de cochilar 1 – pequena chance de cochilar 2 – chance moderada de cochilar 3 – grande chance de cochilar	**TOTAL** ( )

Interpretação:
  0 a 10: normalidade
  11 a 12: SED leve
  13 a 15: SED moderada
  16 a 24: SED severa	

SED: sonolência excessiva diurna.

Por fim, a elaboração do diário do sono por pelo menos 2 semanas ajuda a refinar o diagnóstico, no qual são registradas as seguintes informações: horário em que foi se deitar, horário em que adormeceu, quantidade de despertares, tempo acordado na cama e horário em que se levantou. A American Academy of Sleep Medicine (AASM) recomenda o diário apresentado na Figura 22.2.

TRATAMENTO NÃO FARMACOLÓGICO DA INSÔNIA

Uma vez investigado, o paciente será classificado como portador de insônia primária ou secundária. A despeito dos tratamentos específicos para a insônia secundária, ambas se beneficiam de medidas não farmacológicas, que compreendem higiene do sono, terapia cognitivo-comportamental (TCC) e terapias de relaxamento, controle de estímulos e restrição do sono.

As principais medidas de higiene do sono consistem em evitar o uso de cafeína e álcool, controlar o isolamento acústico e a temperatura do quarto e evitar assistir TV na cama. Manter horários regulares de sono, evitar ficar na cama a não ser para dormir, diminuir o ritmo de atividades antes de dormir, exercitar-se diariamente e não forçar o sono por mais que 30 minutos (caso demore, deve sair da cama e tentar relaxar antes de retornar) também constituem medidas importantes.

O tratamento das doenças de base que causem insônia é primordial, mesmo que não tenham relação direta com o sono, como diabetes, prostatismo e ansiedade, entre outras.

TRATAMENTO FARMACOLÓGICO DA INSÔNIA PRIMÁRIA

O Quadro 22.3 apresenta as opções farmacológicas para o tratamento da insônia primária com base em diretriz da AASM de 2017. Vale aqui o aforismo geriátrico: *start slow, go slow, but go*, iniciando sempre pela dose mínima e progredindo de acordo com a eficácia do tratamento e os efeitos colaterais que porventura apareçam. Cabe destacar que, atualmente, nenhum dos benzodiazepínicos indicados nessa diretriz se encontra disponível para venda no Brasil.

Os medicamentos devem ser utilizados pelo menor tempo possível, evitando o uso diário e reavaliando sua necessidade sempre que possível.

Os fármacos indicados para indução do sono se destinam ao tratamento da insônia inicial, os recomendados para manutenção tratam o excesso de despertares noturnos e a insônia terminal, e todos devem ser tomados na hora habitual de dormir.

Quadro 22.3 Fármacos utilizados no tratamento da insônia primária (American Academy of Sleep Medicine, 2017)

Fármaco	Indicação	Dose	Efeitos colaterais
Zolpidem*	Indução e manutenção	LI: 5 a 10mg LC: 6,25 a 12,5mg	Cefaleia, vertigem etc.
Zaleplon	Indução	5 a 20mg	Cefaleia, náusea, vertigem etc.
Eszoplicone	Indução e manutenção	1 a 3mg	Cefaleia, quedas, disgeusia etc.
Ramelteon	Indução	8mg	Cefaleia, vertigem, disgeusia etc.
Triazolam	Indução	0,125 a 0,5mg	Cefaleia, vertigem, nervosismo etc.
Temazepam	Indução e manutenção	7,5 a 30mg	Vertigem, letargia etc.
Suvorexant	Manutenção	10 a 20mg	Cefaleia, vertigem etc.
Doxepina	Manutenção	3 a 6mg	Cefaleia, xerostomia, constipação intestinal etc.

*Disponível no Brasil.
LI: liberação imediata; LC: liberação controlada.

Data	Dia da semana	Tipo do dia*	Meio-dia	13h	14h	15h	16h	17h	18h	19h	20h	21h	22h	23h	Meia-noite	01h	02h	03h	04h	05h	06h	07h	08h	09h	10h	11h
Ex.	Terça	Trabalho							E**	A**		I**		***							C** M**					

*Trabalho, descanso ou férias.
**Escrever E para exercício, A para álcool, C para café, M para medicamento e um traço (|) para o horário em que se deitar.
*** Hachurar os horários em que dormiu.

Figura 22.2 Diário do sono. (Adaptada da American Academy of Sleep Medicine.)

O zolpidem, o zaleplon e o eszoplicone, conhecidos com *Z-drugs*, compõem o grupo das imidazopiridinas. Dos fármacos indicados pela AASM, zolpidem é o único à venda no Brasil, sendo comercializado nas apresentações de liberação imediata (deglutível ou orodispersível) e prolongada. Para a insônia inicial, recomendam-se os comprimidos de liberação imediata, enquanto para a manutenção estão indicados os de liberação prolongada.

O ramelteon é agonista do receptor da melatonina, o triazolam e o temazepam são benzodiazepínicos, o suvorexant é antagonista do receptor da orexina e a doxepina é antidepressivo com ação anti-histaminérgica.

■ DOENÇAS PRIMÁRIAS DO SONO MAIS COMUNS EM IDOSOS

Síndrome da apneia obstrutiva do sono (SAOS)

A SAOS chega a acometer mais da metade da população idosa, sendo responsável por aumento da incidência de hipertensão arterial sistêmica e pulmonar, arritmias, policitemia e crises convulsivas.

O paciente se queixa de roncos, excesso de despertares noturnos, cefaleia matinal e sonolência excessiva diurna. Os eventos de hipopneia e apneia ocorrem mais frequentemente na posição supina, e o diagnóstico definitivo é estabelecido por meio da polissonografia, a qual pode ser realizada mediante a monitoração de diversas variáveis durante o sono, essencialmente o fluxo aéreo oronasal, o esforço respiratório e a oximetria de pulso. Podem ser monitorados, também, eletroencefalografia, eletro--oculografia, eletromiografia, eletrocardiografia, capnografia e registro audiovisual. Como parâmetro básico é verificado o índice de apneia-hipopneia (IAH): quando > 5/hora, é estabelecido o diagnóstico de SAOS; quando o IAH fica entre 5 e 14, a doença é classificada como leve; quando de 15 a 29, moderada; e quando ≥ 30, grave.

O tratamento envolve medidas como perda ponderal (em caso de obesidade), evitar bebidas alcoólicas, dormir em posição não supina e a utilização de aparelhos orofaciais específicos (equipamentos moldados por dentistas com o intuito de protrair e abaixar a mandíbula, facilitando a ventilação) e pressão positiva nas vias aéreas (PAP) provida por dispositivo eletrônico. Associam-se também a abordagem fonoaudiológica miofuncional e as cirurgias modificadoras das vias aéreas.

Síndrome das pernas inquietas (SPI)

A SPI atinge cerca de 5% dos idosos na oitava década de vida e sua prevalência aumenta com a idade, sendo as mulheres duas vezes mais acometidas que os homens. Pode ser primária ou secundária a diversas situações, como anemia ferropriva, diabetes, parkinsonismo, hipotireoidismo e uso de antidepressivos.

Clinicamente, caracteriza-se por uma sensação de urgência em mover as pernas, geralmente acompanhada por disestesias, piorando à noite e ao repouso e melhorando com a movimentação.

O paciente pode melhorar com alongamento dos membros inferiores, compressa morna local e interrupção do uso de álcool, cafeína e nicotina.

Os agonistas dopaminérgicos são os mais indicados para o tratamento farmacológico (p. ex., pramipexol e rotigotina). A gabapentina, a pregabalina, os opioides e os benzodiazepínicos de curta duração podem ser considerados como segunda linha de tratamento.

Uma situação altamente correlata à SPI é o transtorno dos movimentos periódicos dos membros, cuja concomitância é registrada em 95% dos casos. Trata-se de movimentos repetitivos e estereotipados que ocorrem durante o sono com a extensão do hálux e a flexão concomitante de tornozelo, joelho e quadril, o que acarreta diversos despertares noturnos e é tratada da mesma maneira que a SPI.

■ O SONO NA DOENÇA DE ALZHEIMER

Cerca de 30% dos pacientes com doença de Alzheimer apresentam distúrbios do sono. A morte neuronal contínua que ocorre nessa doença leva à progressiva atrofia do núcleo supraquiasmático, que, como citado, tem importante função na homeostase do sono, pois regula a secreção de melatonina.

Essa desregulação na dinâmica da melatonina promove a fragmentação do sono, a redução de sua eficiência e a inversão do ciclo sono-vigília. O uso de inibidores de acetilcolinesterase (donepezila, galantamina ou rivastigmina – tratamento padrão para Alzheimer) melhora a eficiência do sono REM, mais destacadamente a donepezila.

■ O SONO NA DOENÇA DE PARKINSON

O paciente com doença de Parkinson tende a apresentar mais episódios de hipersonia que propriamente de insônia, principalmente os que têm demência associada. No entanto, as medicações dopaminérgicas, pilares do tratamento da doença de Parkinson, causam frequentemente sonolência excessiva diurna, insônia noturna e alucinações. Contribuem ainda para um sono ruim os distúrbios motores do parkinsonismo e as dores associadas.

Uma condição frequente nesses pacientes é o transtorno comportamental do sono REM (TCSREM), caracterizado por sonhos vívidos e com movimentos corporais ativos, por vezes acarretando lesões traumáticas e quedas da cama. Nesses casos, ocorre a perda da atonia relativa atrelada ao sono REM. O tratamento consiste na administração de melatonina ou clonazepam.

■ O SONO NOS DISTÚRBIOS DE HUMOR

Queixas de sono chegam a atingir 90% dos pacientes com depressão maior. O conhecimento atual revela que, muito mais que um sintoma, a insônia é comorbidade da depressão: uma doença tende a piorar a outra, assim como o tratamento de uma tende a melhorar a outra.

No transtorno afetivo bipolar (TAB), a principal alteração é a necessidade reduzida de sono.

O paciente com depressão tem mais dificuldade em iniciar o sono (insônia inicial), mais despertares noturnos, menos eficiência e acorda mais cedo (insônia terminal). Esse paciente também permanece menos tempo no sono de ondas lentas e apresenta incidência maior de sonhos e pesadelos em razão da maior densidade do sono REM.

Alguns antidepressivos têm efeito sedativo, como trazodona, mirtazapina e tricíclicos, os quais são boas escolhas em caso de comorbidade insônia-depressão. Os tricíclicos merecem algumas ressalvas em virtude de seus efeitos anticolinérgicos deletérios.

Os ISRS e os inibidores da recaptação de serotonina e noradrenalina (IRSN), conhecidos como duais, apesar de sua consolidada indicação como antidepressivos em idosos, estão associados à insônia por supressão do sono REM e à incidência maior de SPI e movimentos periódicos dos membros.

A TCC é considerada de primeira linha para o tratamento da insônia como comorbidade da depressão e inclui terapia de restrição de sono, práticas de higiene do sono e terapia cognitiva. A TCC melhora a depressão e a ideação suicida. O tratamento da insônia com indutores do sono (p. ex., zolpidem) associados a antidepressivo mostrou superioridade na melhora dos sintomas depressivos quando comparado a placebo mais antidepressivo.

A terapia de ritmo social (estruturação da rotina com horários fixos para cada atividade diária) e a fototerapia com luz brilhante vespertina apresentaram eficácia simultaneamente no tratamento da insônia e do TAB como comorbidades.

O SONO NOS DISTÚRBIOS DE ANSIEDADE

O transtorno do pânico cursa com alta incidência de queixas relacionadas com o sono, acometendo quase 80% dos pacientes. Entre as queixas usuais, como a insônia inicial, aparecem também os episódios de ataque de pânico no sono, sendo o paciente acordado em estado de pânico (cerca de um terço dos pacientes com transtorno do pânico apresentam essa queixa).

Até 70% dos pacientes com transtorno de ansiedade generalizada (TAG) se queixam de problemas com o sono, principalmente de insônia inicial e despertares noturnos. Comparativamente aos idosos deprimidos, os distúrbios do sono tendem a ser menos intensos nos casos de TAG.

O Quadro 22.4 apresenta os fármacos mais utilizados para o tratamento direcionado à insônia secundária (todos devem ser tomados à noite).

Quadro 22.4 Fármacos utilizados no tratamento da insônia secundária

Fármaco	Indicação	Dose	Efeitos colaterais
Pramipexol	SPI	0,125 a 0,5mg	Tontura, discinesia, náusea e alucinações
Rotigotina	SPI	Adesivo transdérmico de 1 a 3mg/24h	Tontura, dermatite, náusea e fadiga
Clonazepam	TCSREM	0,25 a 2mg	Tontura, ataxia, amnésia, fadiga e depressão
Melatonina	TCSREM	3 a 5mg	Tontura, fadiga e cefaleia
Trazodona	Depressão com insônia	50 a 100mg	Tontura, xerostomia, fadiga, cefaleia e náusea
Mirtazapina	Depressão com insônia	15 a 45mg	Ganho ponderal, xerostomia e constipação intestinal

SPI: síndrome das pernas inquietas; TCSREM: transtorno comportamental do sono REM.

CONSIDERAÇÕES FINAIS

Uma das queixas mais frequentes entre os idosos, a insônia se revela uma condição complexa, multifatorial e com diagnósticos e condutas bastante diferenciadas a depender da situação. Entender sua complexidade e conduzir o caso direcionando-se para o alvo correto do problema torna possível melhorar a satisfação do paciente e de seus familiares, além de promover menos iatrogenia.

Bibliografia

Fava M, Asnis GM, Shrivastava R et al. Zolpidem extended-release improves sleep and next-day symptoms in comorbid insomnia and generalized anxiety disorder. J Clin Psychopharmacol 2009; 29: 222-30.

Hening W, Walters AS, Allen RP, Montplaisir J, Myers A, Ferrini-Strambi L. Impact, diagnosis and treatment of restless legs syndrome (RLS) in a primary care population: the REST (RLS epidemiology, symptoms, and treatment) primary care study. Sleep Med 2004; 5:237-46.

Kim YE, Jeon BS. Clinical implication of REM sleep behavior disorder in Parkinson's disease. J Parkinson Dis 2014; 4:237-44.

Kit DK, McGowan J, Wiltrout C et al. Adjunctive bright light therapy for bipolar depression: a randomized double-blind placebo-controlled trial. Am J Psychiat 2017; 175(2):131-9.

Mazzotti DR, Guindalini C, Sosa AL, Ferri CP, Tufik S. Prevalence and correlates for sleep complaints in older adults in low- and middle-income countries: A 10/66 Dementia Research Group study. Sleep Med 2012; 13:697-702.

Nagandla K, De S. Restless legs syndrome: pathophysiology and modern management. Postgrad Med J 2013; 89:402-10.

Nascimento VMR, Nascimento YCAM. Intervenção miofuncional orofacial em indivíduos com sobrepeso e/ou obesidade portadores de SAHOS: revisão de literatura. Rev Cien Escol Estad Saud Publ Cândido Santiago - RESAP 2017; 3(3):194-207.

Ng SSS, Chan T-O, To K-W et al. Prevalence of obstructive sleep apnea syndrome and CPAP adherence in the elderly Chinese population. PLoS ONE 2015; 10(3):1-15.

Panossian L, Daley J. Sleep-disordered breathing. Continuum 2013; 19(1):86-103.

Papadimitriou GN, Linkowski P. Sleep disturbance in anxiety disorders. Int Rev Psychiatr 2005; 17(4):229-36.

Rumble ME, White KH, Benca RM. Sleep disturbances in mood disorders. Psychiatr Clin North Am 2015; 38(4):743-59.

Rye DB, Trotti LM. Restless legs syndrome and periodic leg movements of sleep. Neurol Clin 2012; 30(4):1137-66.

Sateia MJ, Buysse DJ, Krystal AD, Neubauer DN, Heald JL. Clinical practice guideline for the pharmacologic treatment of chronic insomnia in adults: an American Academy of Sleep Medicine clinical practice guideline. J Clin Sleep Med 2017; 13(2):307-49.

Schutte-Rodin S, Broch L, Buysse D, Dorsey C, Sateia M. Clinical guideline for the evaluation and management of chronic insomnia in adults. J Clin Sleep Med 2008; 4(5):487-504.

Swift CG, Shapiro CM. Sleep and sleep problems in elderly people. Brit Med J 1993; 306:1468-71.

Tosini G, Fergunson I, Tsubota K. Effects of blue light on the circadian system and eye physiology. Mol Vis 2016; 22:61-72.

Delirium

Mayara Laís Coêlho Dourado
Laisa Monteiro Barreto da Costa

CAPÍTULO 23

■ INTRODUÇÃO

O *delirium* e os estados confusionais estão entre as desordens mentais mais comumente encontradas em pacientes com doenças clínicas, particularmente entre os pacientes idosos e especialmente nos internados. Trata-se de uma síndrome cerebral secundária a uma doença e/ou alteração orgânica que se manifesta por meio de sinais e sintomas neuropsiquiátricos, podendo estar associado a diversas condições médicas subjacentes e ser de difícil reconhecimento.

Apesar de ser uma síndrome descrita há muitos séculos, é uma condição ainda pouco reconhecida e diagnosticada. Além disso, frequentemente é manejada de maneira inadequada.

O diagnóstico correto é importante, pois com frequência o *delirium* se constitui na única ou principal manifestação de doença física, podendo representar um prognóstico mais comprometedor.

A definição de *delirium* na quinta edição do *Manual Diagnóstico e Estatístico de Transtornos Mentais* (DSM-5) inclui distúrbio na consciência e na atenção do indivíduo de início agudo com tendência à flutuação ao longo do dia.

Os mecanismos fisiopatológicos ainda são pobremente entendidos, porém parecem envolver neuroinflamação e desequilíbrio de neurotransmissores.

■ DEFINIÇÃO

O DSM-5 lista cinco fatores que caracterizam o *delirium* (Quadro 23.1). Características adicionais que podem acompanhar o *delirium*:

- Distúrbio comportamental psicomotor, como hipoatividade, hiperatividade com aumento da atividade simpática e prejuízo da arquitetura e duração do sono.
- Distúrbios emocionais diversos, como medo, depressão e euforia.

Quadro 23.1 Critérios diagnósticos de *delirium* segundo o DSM-5

A. Distúrbio da atenção (capacidade reduzida de direcionar, focar, sustentar e mudar a atenção) e do nível de consciência

B. Distúrbio se desenvolve em curto período (horas a dias) e tende a flutuar em severidade ao longo do dia

C. Distúrbio cognitivo adicional (déficit de memória, orientação temporal e espacial, linguagem, habilidade visuoespacial) ou da percepção

D. Distúrbios nos critérios A e C não são mais bem explicados por outro distúrbio neurocognitivo preexistente, estabelecido ou em evolução nem ocorrem no contexto de uma redução severa do estado de consciência, a exemplo do coma

E. Há evidência de que o distúrbio não é consequência direta de outra condição médica – orgânica ou não orgânica (como intoxicação ou abstinência de substâncias, bem como efeito colateral de medicação)

Não há consenso quanto à distinção entre *delirium* e estados confusionais, sendo ambos englobados pela definição de *delirium* do DSM-5.

■ EPIDEMIOLOGIA

O acometimento pelo *delirium* é amplamente estudado e publicado na literatura, porém sua ocorrência é bastante variável em decorrência da heterogeneidade das populações estudadas, dos locais avaliados e dos fatores associados.

Delirium e estados confusionais são primariamente estudados no contexto hospitalar. Aproximadamente 30% dos pacientes idosos hospitalizados desenvolvem *delirium*, seja no momento da admissão, seja em algum período ao longo da internação. A ocorrência de *delirium* em idosos na comunidade varia em torno de 1% a 2%.

Entre os pacientes idosos cirúrgicos, o risco de *delirium* varia de 10% a 50%, sendo as taxas mais altas verificadas em pacientes idosos frágeis ou submetidos a procedimentos complexos, como cirurgia cardíaca e cirurgia de correção de fratura de quadril.

Além disso, são encontradas taxas mais elevadas de *delirium* nas unidades de cuidado intensivo (70%), nos *hospices* (42%) e nos departamentos de emergência (10%). Vale destacar que a prevalência de *delirium* pode chegar a 85% nas unidades de cuidados paliativos.

QUADRO CLÍNICO

O quadro clínico do *delirium* é bastante variado, incluindo diversas manifestações do espectro da disfunção cerebral. Caracteriza-se por alteração do nível de consciência e da cognição que tipicamente se desenvolve de modo agudo e tende a flutuar ao longo do dia. O quadro clínico varia de leve a extremamente grave, estando o maior grau de acometimento associado a piores desfechos.

Seu início é caracterizado por acontecer em poucas horas ou poucos dias, podendo persistir por dias, semanas ou até mesmo meses. No idoso, o surgimento dos sintomas pode ser mais insidioso e precedido por sintomas prodrômicos, como insônia, irritabilidade e redução da concentração.

Os sintomas variam ao longo do dia, podendo estar mais exacerbados ao entardecer ou à noite, e essa flutuação pode dificultar ou retardar o diagnóstico.

O distúrbio de consciência se manifesta por meio da incapacidade de focar, manter e desviar a atenção, o que dificulta aos familiares e à equipe médica estabelecer e manter o fluxo de uma conversação com o paciente. Outras manifestações evidentes durante a conversação são a distraibilidade e o discurso desorganizado. Os pacientes podem se apresentar mais letárgicos ou até mesmo semicomatosos, em casos mais graves, ou então agitados.

A alteração da cognição inclui déficit de memória e desorientação temporal e espacial, além de dificuldade com a linguagem e com o discurso, como perda da capacidade de escrever, disnomias e disgrafias. Podem ocorrer distúrbios de percepção, incluindo ilusões e alucinações (visuais, auditivas e somatossensoriais).

Outras características não essenciais e mas que podem acometer os pacientes em *delirium*, são irritabilidade, ansiedade, labilidade emocional, medo, raiva, aumento de sensibilidade à luz e ao som, agitação psicomotora, bem como alteração do ciclo sono-vigília com sonolência diurna e redução e/ou fragmentação do sono noturno. Existem ainda as manifestações autonômicas eventualmente presentes: taquicardia, sudorese, elevação de pressão arterial e rubor facial.

Delirium hiperativo representa cerca de 25% dos casos, enquanto os demais pacientes são acometidos pelo *delirium* hipoativo, o qual está associado a pior prognóstico, provavelmente em razão do atraso em seu diagnóstico. É possível que o mesmo paciente apresente essas duas formas de alteração do comportamento psicomotor alternadamente. A forma hiperativa pode estar vinculada a intoxicação ou abstinência de álcool e medicações. A hipoativa tem relação com processos infecciosos ou distúrbios metabólicos.

FISIOPATOLOGIA

A patogênese do *delirium* ainda não foi totalmente elucidada. Por existirem diversas etiologias, é improvável que ele seja causado por um mecanismo único. *Delirium* é a via comum final de muitos distúrbios que reduzem ou alteram o metabolismo oxidativo cerebral. Atualmente, atribui-se sua fisiopatologia a um distúrbio do metabolismo cerebral e da neurotransmissão.

A base biológica é pouco compreendida devido à dificuldade operacional em estudar pacientes doentes com testes eletrofisiológicos convencionais, imagem cerebral e avaliação de neurotransmissores. Além disso, é difícil diferenciar o fenômeno fisiopatológico atribuído ao *delirium* daquele mecanismo subjacente à doença ou à medicação.

Entretanto, alguns dados referentes à fisiopatologia do *delirium* têm sido reportados e dão suporte a um importante papel de estruturas subcorticais (tálamo, gânglios da base, formação reticular pontina), bem como de estruturas corticais.

Alterações nos neurotransmissores, especialmente envolvendo um desequilíbrio colinérgico-dopaminérgico, parecem estar relacionadas com a fisiopatologia do *delirium*. Evidências apontam para o déficit colinérgico como um dos mecanismos mais importantes, uma vez que agentes anticolinérgicos podem desencadear alterações clínicas e eletroencefalográficas do *delirium*, sendo revertidas com a administração de medicação colinérgica, como fisostigmina. O déficit colinérgico está associado à redução da excitabilidade e do nível de consciência, bem como à alteração da memória. Hipoxia, hipoglicemia, deficiência de tiamina e outros distúrbios afetam a função colinérgica. Além disso, a redução de acetilcolina pode diminuir a perfusão do córtex cerebral.

Outros neurotransmissores e hormônios podem estar envolvidos, como dopamina, serotonina, noradrenalina, glutamina e histamina. No entanto, ainda é difícil estabelecer seu envolvimento com precisão. A dopamina, por exemplo, tem efeito inibitório na liberação de acetilcolina e, portanto, o excesso dos níveis dopaminérgicos pode ser considerado causador de *delirium*, o que explica por que os bloqueadores de receptores de dopamina, como o haloperidol, são utilizados no tratamento do *delirium*.

Citocinas inflamatórias, como interleucinas, interferon e fator de necrose tumoral alfa (TNF-α), podem contribuir para o *delirium* por afetarem a permeabilidade da barreira hematoencefálica. Esse fenômeno desencadeia uma cascata inflamatória no sistema nervoso central, podendo levar ao comprometimento funcional dos neurônios e, portanto, da neurotransmissão.

DIAGNÓSTICO

O diagnóstico de *delirium* pressupõe duas etapas. A primeira diz respeito a seu reconhecimento, o que exige história clínica associada a um exame do *status* mental focado na atenção e no uso de escalas de diagnóstico ou dos critérios para tal. A segunda etapa consiste na identificação da causa diante dos inúmeros potenciais predisponentes e desencadeantes. Uma vez que as manifestações clínicas dão pistas sobre as causas, para o diagnóstico diferencial são cruciais uma história geral, um exame físico detalhado e os achados laboratoriais.

Embora o paciente possa não ter condições de contar sua própria história, familiares e cuidadores podem fornecer informações sobre o comportamento e o passado clínico. O observador pode ter notado pródromos ou sintomas precoces de *delirium*, como dificuldade para desempenhar uma tarefa habitual, redução do *status* basal de consciência e atenção para detalhes complexos, insônia, pesadelos ou sonhos vívidos. Devem ser levados em consideração fármacos em uso, doenças sistêmicas, traumas recentes, exposições ocupacionais, desnutrição, alergias e sintomas prévios.

Fatores predisponentes e precipitantes

Na maioria dos casos, a causa do *delirium* é multifatorial: há interação entre o paciente, os fatores predisponentes e os múltiplos fatores precipitantes. O desenvolvimento do quadro clínico decorre de um paciente vulnerável, cujos fatores predisponentes e precipitantes se somam e se confundem.

Quatro fatores, independente e particularmente, favorecem a ocorrência de *delirium*:

- Comprometimento visual (< 20/70).
- Gravidade de doença sistêmica.
- Comprometimento cognitivo prévio.
- Desidratação (alta relação ureia/creatinina sérica).

Dentre esses, o comprometimento cognitivo prévio é o principal determinante, uma vez que os pacientes idosos com demência têm cinco vezes mais chances de apresentar *delirium* que aqueles sem demência. A ocorrência de *delirium* é ainda associada, por outro lado, à piora do declínio cognitivo, à admissão em instituições e à mortalidade (Elie e cols., 1998; Inouye e cols., 2014).

Outros importantes fatores predisponentes são: idade avançada (especialmente > 80 anos), alterações medicamentosas e presença de doença crônica preexistente (Johnson, 2001; Inouye e cols., 2014). Não é incomum a evidência de atrofia cerebral global e alterações isquêmicas em substância branca e gânglios da base à neuroimagem desses pacientes idosos com predisposição ao *delirium*.

Por fim, são fatores adicionais: grau de comprometimento físico, fratura de ossos do quadril e outras fraturas, alterações séricas do sódio, infecções, febre e polifarmácia (principalmente por substâncias com efeitos narcóticos, anticolinérgicos e psicoativas). Os idosos são mais suscetíveis em virtude das alterações que os acometem, como menor reserva hepática e renal, o que compromete a farmacocinética e a farmacodinâmica e menor capacidade de resposta ao estresse.

Os fatores predisponentes ao *delirium* (Quadro 23.2) são aditivos, e cada novo fator aumenta consideravelmente o risco de ocorrência.

Assim, um paciente inicialmente fragilizado se torna suscetível à síndrome de *delirium* diante de uma intercorrência clínica, ambiental ou, frequentemente, iatrogênica. Os cinco fatores que podem precipitar independentemente o *delirium* em pacientes predispostos são:

- Contenção física.
- Desnutrição ou perda de peso (albumina < 3g/dL).
- Uso de cateteres de demora.
- Adição de mais de três medicações no período de 24 horas.
- Complicações médicas iatrogênicas.

Outros fatores associados ao *delirium* desencadeado especialmente por internamento hospitalar incluem: distúrbios hidroeletrolíticos (hiponatremia, hipercalcemia etc.), doença sistêmica, falência respiratória, infecção oculta, dor, medicações sedativas e hipnóticas ou anti-histamínicas, distúrbios do sono e alterações ambientais. Internamentos em unidades de terapia intensiva

Quadro 23.2 Fatores predisponentes para *delirium*

Idade avançada (especialmente > 80 anos)
Demência, comprometimento cognitivo e outra desordem do SNC
Distúrbios hidroeletrolíticos e desidratação
Outros distúrbios metabólicos (falência renal ou hepática)
Número e severidade de acometimentos sistêmicos, incluindo neoplasias
Infecções, incluindo do trato urinário e AIDS
Desnutrição e nível baixo de albumina sérica
Falência cardiorrespiratória e hipoxemia
AVE prévio e outras desordens não demenciais
Polifarmácia, uso de analgésicos, agentes psicoativos ou anticolinérgicos
Abuso de substâncias ilícitas, álcool ou dependência de sedativos
Comprometimento sensorial, especialmente visual
Hiperestimulação sensorial, especialmente psicose ligada à UTI
Distúrbio do sono
Comprometimento funcional
Febre ou hipotermia
Trauma físico ou queimaduras graves
Sexo masculino
Depressão
Cirurgias específicas:
   Cardíacas
   Ortopédicas: fraturas de fêmur ou quadril ou próteses de joelho
   Oftalmológicas: especialmente catarata
   Torácicas não cardíacas e correção de aneurisma de aorta
   Ressecção transuretral de próstata

AIDS: síndrome da imunodeficiência adquirida; AVE: acidente vascular encefálico; SNC: sistema nervoso central; UTI: unidade de terapia intensiva.

(UTI) podem desencadear, especialmente em idosos, um fenômeno conhecido com *psicose relacionada com a UTI* devido à associação de hiperestimulação sensorial de um ambiente desconhecido e à ausência de familiares em torno do paciente.

Quanto aos fatores genéticos, encontram-se em estudo os possíveis fatores hereditários relacionados com a ocorrência de *delirium*, em particular aqueles ligados à apolipoproteína E (APOE), genes receptores de dopamina (DRD2 e DRD3) e genes ligados ao transporte de dopamina (SLC6A3).

O Quadro 23.3 mostra possíveis causas do quadro por meio de um mnemônico.

Exame do *status* mental

A observação de mudanças comportamentais iniciais é parte importante do diagnóstico, principalmente alterações de atenção e quedas do estado geral. O nível de atenção é flutuante, e o comportamento pode variar de dificuldade de conciliação do sono a agitação e agressividade. Lentificação e perda da conexão de ideias e da fala podem estar presentes, manifestando-se com palavras inapropriadas, perseveração, repetições, intrusão e confabulação. O examinador deve avaliar a aparência geral, a atividade motora e a espontaneidade, o humor e o afeto e a interação e percepção do ambiente.

Quadro 23.3 Causas de *delirium* – Regra mnemônica

D	Drogas (especialmente psicofármacos)
E	Eletrólitos (especialmente sódio sérico)
L	*Lack of drugs*, ou seja, abstinência de drogas
I	Intracranianas (p. ex., neoplasias, AVE, meningoencefalites)
R	Retenção ao leito (mudança de ambiente e contenções)
I	Infecções (especialmente urinária, respiratória e de partes moles)
U	Urinárias (ITU, procedimentos urinários)
M	Metabólicas e causas miocárdicas

AVE: acidente vascular encefálico; ITU: infecção do trato urinário.
Fonte: adaptado de Marcantonio, 2017.

Os testes de atenção à beira do leito podem ser divididos em:

- **Exercícios de repetição em série:** pode ser apresentada uma série de dígitos (um dígito por segundo) e solicitada a repetição após o término da série. A correta citação de sete dígitos (mais ou menos dois) é considerada normal. Pode-se ainda solicitar ao paciente que soletre uma palavra ou faça cálculos simples de divisão sucessiva por um, em seguida por três e por sete.
- **Exercícios de *performance* contínua:** pode-se solicitar ao paciente que indique quando a letra A é ouvida entre a citação de letras aleatórias, o que também pode ser feito visualmente, ao solicitar que o paciente marque uma dada letra em um texto oferecido.
- **Exercícios de respostas alternadas:** pode ser solicitada a repetição de três passos de uma sequência motora (p. ex., teste de sequência manual de Luria: *palm-side-fist test*), ao pedir que o paciente bata em sequência, sobre uma superfície, palma-lado da mão-punho fechado; esses testes servem também para a avaliação de funções frontais.

Esses exercícios não são específicos ou extremamente sensíveis, podendo ser afetados por fatores como nível educacional, colaboração, distúrbios do humor ou outros comprometimentos cognitivos. Em resumo, para uma melhor avaliação deverão ser considerados o estado geral de comportamento e o quanto o paciente é "entrevistável".

Déficits de atenção e dificuldade de estabelecer contato podem ser pródromos de um comprometimento acentuado do *status* mental. Os pacientes que erram a data em 3 dias ou mais, erram o dia da semana em 2 ou mais e confundem o horário em mais de 4 horas (sejam essas variações para mais ou para menos) podem estar significativamente desorientados no tempo. Deve-se ainda questionar onde o paciente está, qual o tipo de lugar e quais as circunstâncias que o levaram ao local. Distúrbios de memória recente são demonstrados ao pedir ao paciente que decore o nome do examinador ou três palavras por 5 minutos. Um exame de linguagem deve diferenciar confusão mental de afasia primária.

Critérios diagnósticos

Os exames comuns de *status* mental podem não ajudar a diferenciar *delirium* de demências e outras alterações cognitivas. Escalas e critérios específicos estão disponíveis para o diagnóstico de *delirium*.

Inouye e cols. (2006) verificaram que apenas 12% a 35% dos casos de *delirium* são devidamente diagnosticados. Revisões sistemáticas apoiam a utilização do CAM (*Confusion Assessment Method*) como a ferramenta de avaliação mais útil. O algoritmo CAM (Figura 23.1) estabelece o diagnóstico de *delirium* de acordo com a presença ou a ausência de quatro achados (sendo os dois primeiros obrigatórios associados a pelo menos um dos outros dois):

1. Início agudo de alteração do *status* mental com curso flutuante.
2. Desatenção.
3. Desorganização do raciocínio.
4. Alteração do nível de consciência.

Existem variedades de escala com base no CAM para utilização em UTI (CAM-ICU), emergência e para aplicação mais objetiva. O CAM-ICU (Quadro 23.4) se tornou a ferramenta mais popularizada, sendo largamente utilizado na terapia intensiva.

Quadro 23.4 Avaliação do *delirium* em unidade de terapia intensiva (CAM-ICU – *Confusion Assessment Method – Intensive Care Unit*)

Características e descrições	Ausente	Presente
Característica 1: início agudo ou curso flutuante A. Há evidência de alteração aguda no estado mental em relação ao estado basal? *ou* B. Esse comportamento (anormal) flutuou nas últimas 24 horas, isto é, apresentou tendência de ir e vir ou aumentar ou diminuir em sua gravidade, tendo sido evidenciado por flutuações na escala de sedação (p. ex., RASS), Glasgow ou avaliação de *delirium* prévio?		
Característica 2: falta de atenção A. O paciente teve dificuldades em focar a atenção, como evidenciado por índices < 8, quer no componente visual, quer no componente auditivo do teste de atenção (*Attention Screening Examination – ASE*)?		
Característica 3: pensamento desorganizado Existem sinais de pensamento desorganizado ou incoerente, como evidenciado por respostas incorretas a duas ou mais das quatro questões e/ou incapacidade de obedecer aos seguintes comandos: **Questões (alternar conjunto A e conjunto B)** **Conjunto A** 1. Uma pedra pode flutuar na água? 2. Existem peixes no mar? 3. Um quilo pesa mais que dois quilos? 4. Pode-se usar um martelo para pesar uma agulha? **Conjunto B** 1. Uma folha pode flutuar na água? 2. Existem elefantes no mar? 3. Dois quilos pesam mais que um quilo? 4. Pode-se usar um martelo para cortar madeira?		
Característica 4: nível de consciência alterado O nível de consciência do paciente é outro qualquer que não o alerta*, tal qual como vigil**, letárgico*** ou estuporoso****? (p. ex., RASS diferente de "0" na altura da avaliação)		

CAM-ICU Global (características 1 e 2 e quaisquer características 3 ou 4).
*Alerta: completamente ciente do ambiente e interage apropriadamente de maneira espontânea.
**Vigil: vigilante, hiperalerta.
***Letárgico: sonolento, mas facilmente despertável. Não está ciente de alguns elementos do ambiente ou não interage de modo apropriado com o entrevistador; torna-se completamente ciente do ambiente e interage de maneira apropriada quando minimamente estimulado.
****Estuporoso: completamente alheio mesmo quando estimulado vigorosamente; só despertável com estímulos vigorosos e repetidos, e assim que o estímulo cessa o indivíduo estuporoso volta para o estado anterior de não despertável.
Fonte: adaptado de Ely e cols., 2001.

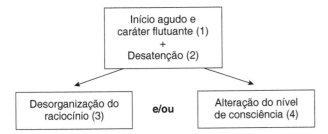

Figura 23.1 Avaliação do estado confusional (*Confusion Assessment Method* – CAM).

Exame físico

O exame clínico deve ser direcionado para a busca de sinais de doença sistêmica, anormalidades neurológicas focais, meningismo, sinais de aumento de pressão intracraniana, doença cerebral extracraniana ou traumatismo cranioencefálico.

No *delirium*, são sinais menos específicos, porém eventualmente encontrados:

- Tremor postural e de ação de alta frequência (8 a 10Hz).
- Asterixe ou breves lapsos no tônus (especialmente no punho).
- Mioclonias multifocais.
- Movimentos coreiformes.
- Disartria.
- Instabilidade de marcha.

Os pacientes podem apresentar agitação ou retardo psicomotor, apatia, catatonia ou sinais de hiperatividade do sistema nervoso autônomo (neste último caso em particular, cabe investigar desidratação, distúrbio hidroeletrolítico e taquiarritmias).

Exames complementares

Diante da necessidade de investigação de fatores predisponentes e precipitantes, bem como de diagnósticos diferenciais, são indicados para rastreio:

- **Exames laboratoriais:** hemograma, velocidade de hemossedimentação (VHS), eletrólitos, função renal e hepática, glicemia e exame simples de urina. A dosagem sérica de alguns fármacos pode ser útil em caso de suspeita de intoxicação exógena. Dosagens de hormônio estimulante da tireoide (TSH), T4 livre, dosagem de vitamina B_{12}, eletrocardiograma e marcadores de necrose miocárdica devem ser indicados de acordo com o quadro clínico.
- **Estudo de líquido cefalorraquidiano (LCR):** indicado em caso de sinais meníngeos, para investigação de meningites ou meningoencefalites.
- **Eletroencefalograma (EEG):** em geral, demonstra lentificação difusa do ritmo cerebral (ritmos beta e teta), sendo inespecífico para o diagnóstico de *delirium*. No entanto, tem grande importância para o diagnóstico diferencial de estado de mal não convulsivo, ritmos rápidos medicamentosos, alterações focais e doença priônica, entre outros.
- **Exames de neuroimagem (tomografia computadorizada ou ressonância magnética):** são comumente indicados quando se suspeita de lesões estruturais ou caso não haja etiologia definida após investigação inicial.

■ TRATAMENTO E PREVENÇÃO

A prevenção e as medidas de tratamento não farmacológicas são as estratégias mais efetivas e seguras para reduzir a frequência do *delirium* e suas complicações. Entre as opções estão:

- Terapias e atividades cognitivas (reabilitação cognitiva).
- Mobilização precoce.
- Minimização do uso de medicações psicotrópicas e neurolépticas.
- Intervenção para prevenção de privação do sono.
- Controle de dor e balanço hídrico.
- Nutrição adequada.
- Comunicação com familiares, controle de ruídos no ambiente e garantia de iluminação (especialmente da luz solar).

Quadro 23.5 Tratamento farmacológico para *delirium*

Antipsicóticos típicos: permanecem como primeira linha de tratamento

Haloperidol VO: 0,25 a 0,5mg, 12/12h, doses adicionais a cada 4h; pico de ação a cada 6h – máx.: 3mg
Haloperidol IM: 0,5 a 1mg, com pico de ação a cada 20 a 40min. Avaliar nova dose após 40 a 60min
Efeitos colaterais: sintomas extrapiramidais e alargamento do intervalo QT no ECG. Não utilizar por via venosa em virtude do curto período de ação e da potencialização dos riscos cardíacos. Evitar em pacientes em abstinência alcoólica, com disfunção hepática, síndrome neuroléptica maligna (ou alto risco para tal) ou doença por corpúsculos de Lewy

Antipsicóticos atípicos

Quetiapina VO: 12,5 a 25mg, 1 a 2×/dia – máx.: a depender do quadro clínico
Risperidona VO: 0,5mg, 2×/dia – máx.: 3mg
Olanzapina VO: 2,5 a 5mg, 1×/dia – máx.: 20mg
Efeitos colaterais: semelhantes aos do haloperidol, em geral com menos intensidade. Aparente aumento da mortalidade em idosos com demência

Benzodiazepínicos

Lorazepan VO: 0,5 a 1mg, com doses adicionais a cada 4h, se necessário – máx.: 2g
Efeitos colaterais: agitação paradoxal, hipersonolência e depressão respiratória
Fármacos de segunda linha em razão do risco de piorar ou de prolongar os sintomas. Úteis para controle de abstinência alcoólica, risco ou síndrome neuroléptica maligna e pacientes com parkinsonismos
Obs.: nunca suspender abruptamente em pacientes com uso prévio

Antidepressivos

Trazodona VO: 25 a 150mg, 1×/dia
Efeitos colaterais: sedação excessiva, especialmente em idosos. Poucos ensaios clínicos comprovam a eficácia nesse contexto

Fonte: adaptado de Marcantonio, 2017.

O tratamento também parte da identificação e correção da causa-base, quando identificada. Entretanto, se necessário, podem ser utilizadas opções farmacológicas, com preferência para os antipsicóticos. A escolha e as doses devem ser individualizadas para cada paciente, incluindo doses iniciais e máximas (Quadro 23.5).

■ PROGNÓSTICO

O *delirium* é um fator de risco potencial para o prognóstico, estando associado a tempo maior de internação, institucionalização e até risco de morte. Somado a isso, pode estar associado à progressão do declínio cognitivo basal do paciente em *delirium*.

Sabidamente, o *delirium* é conhecido pelo acometimento transitório, porém o prognóstico para sua recuperação é variável. Revisão sistemática publicada por Cole e cols (2019). indica que ele pode persistir em quase 45% dos casos após a alta hospitalar, em até 33% dos pacientes 1 mês após a alta e 6 meses após em mais de 20% dos casos. Esse risco de manutenção do *delirium* aumenta em idosos e adultos frágeis. Além disso, há relato de manutenção de alguns dos critérios diagnósticos do *delirium* em muitos pacientes idosos.

■ CONSIDERAÇÕES FINAIS

O *delirium* deve ser compreendido como um acometimento de caráter multifatorial, devendo ser considerados seus fatores predisponentes e desencadeantes. A prevenção e a priorização de medidas não farmacológicas ainda são as estratégias mais eficientes e seguras na condução do *delirium*.

Bibliografia

Aya AGM. Incidence of postoperative delirium in elderly ambulatory patients: A prospective evaluation using the FAM-CAM instrument. J Clin Anesth 2019; 53:35-8.

Bellelli G. The impact of psychomotor subtypes and duration of delirium on 6-month mortality in hip-fractured elderly patients. Int J Geriatr Psychiatry 2018 May.

Cole MG. Persistent delirium in older hospital patients: a systematic review of frequency and prognosis. Age Ageing 2019 Jan; 38(1):19-26.

Freitas EV. Tratado de geriatria e gerontologia. Rio de Janeiro: Guanabara Koogan, 2016.

Feast AR. Pain and delirium in people with dementia in the acute general hospital setting. Age Ageing 2018 Nov; 47(6):841-6.

Gual N. Delirium subtypes and associated characteristics in older patients with exacerbation of chronic conditions. Am J Geriatr Psychiatry 2018 Dez; 26(12):1204-12.

Gual N. Impairment in balance and mobility identify delirium in patients with comorbid dementia. International Psychogeriatrics 2018 Out:1-5.

Gual N. Risk factors and outcomes of delirium in older patients admitted to postacute care with and without dementia. Dement Geriatr Cogn Disord 2018 mai; 45(1-2):121-9.

Hapca S. Mortality in people with dementia, delirium, and unspecified cognitive impairment in the general hospital: Prospective cohort study of 6,724 patients with 2 years follow-up. Clin Epidemiol 2018; 10:1743-53.

Inouye SK. Delirium in older persons. New Engl J Med 2006; 354:1157-65.

Inouye SK. Delirium in elderly people. Lancet 2014 Mar; 383(9920):911-22.

Inouye SK. Precipitating factors for delirium in hospitalized elderly persons: Predictive model and interrelationship with baseline vulnerability. JAMA 1996; 275:852-7.

Lonergan E. Antipsychotics for delirium. Cochrane Database Syst Rev 2007(2):CD005594.

Lonergan E. Benzodiazepines for delirium. Cochrane Database Syst Rev 2009(1):CD006379.

Marcantonio ER. Delirium in hospitalized older adults. New Engl J Med 2017 Out; 377:1456-66.

Pereira FB. Delirium in elderly inpatients admitted to clinical wards – Prevalence and investigation of clinical conditions in a Brazilian sample. Dement Neuropsychol 2018 abr-jun; 12(2):152-6.

Persico I. Frailty and delirium on older adults: a systematic review and meta-analysis of the literature. J Am Geriatric Soc 2018 Oct; 66(10):2022-30.

Reade MC. Sedation and delirium on the intensive care unit. New Engl J Med 2014 Jan.

Restrepo D. Risk factors and hospital mortality in surgical and non-surgical patients with delirium. Rev Colomb Psiquiatr 2018 Jul; 47(3):148-54.

Rivière J. Efficacy and tolerability of atypical antipsychotics in the treatment of delirium: a systematic review of the literature. Psychosomatics 2018.

Yu A. Cholinesterase inhibitors for the treatment of delirium in non-ICU settings. Cochrane Database Syst Rev 2018 Jun.

Wang Y. Postoperative delirium in the elderly: the potential neuropathogenesis. Aging Clinical and Experimental Research 2018 Jul.

Instabilidade Postural e Quedas

Ana Rachel Cabral Mota Matos
Daniel Christiano Gomes
Rafaella Italiano Peixoto

CAPÍTULO 24

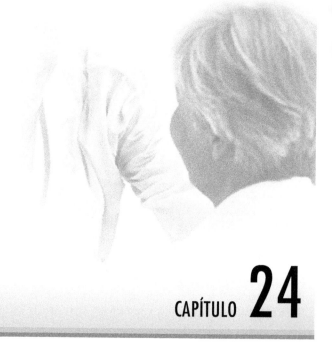

■ INTRODUÇÃO

Com o envelhecimento, problemas de causas multifatoriais relacionados com a força, a massa muscular e o equilíbrio se tornam cada vez mais comuns, e as consequências mais preocupantes são as quedas, importantes causas de incapacidade funcional no idoso e responsáveis pelo aumento do risco de óbito.

As quedas ocorrem em um terço dos idosos a cada ano e constituem uma das principais causas de morbidade e mortalidade por motivos externos nessa população. São consideradas marcadores de fragilidade, principalmente se ocorrem no ambiente domiciliar, no momento em que o idoso realiza suas atividades cotidianas, como ir ao banheiro, subir e descer escadas ou executar as tarefas domésticas.

As quedas podem acarretar fortes encargos financeiros em função de internações, tratamentos e cuidados de urgência.

Dadas a importância da mobilidade para a qualidade de vida e a longevidade da população idosa, é necessário trabalhar na prevenção de quedas, visando minimizar as consequências desses eventos. A prevenção do evento de queda é considerada uma conduta de boa prática geriátrica e gerontológica, sendo um dos indicadores de qualidade de serviços para idosos.

■ INSTABILIDADE POSTURAL

A postura é uma resposta neuromecânica que visa à manutenção do equilíbrio. O controle postural é o conjunto dos processos estáticos e dinâmicos que condicionam a posição do corpo e de suas partes móveis no espaço. Esses processos devem agir em conformidade, em razão da manutenção e da orientação característica do corpo em relação à força da gravidade e à atitude em curso, e de modo ótimo em respeito à constituição individual, diante da realização de um movimento.

O equilíbrio depende da integração complexa de diferentes estruturas: ossos, articulações, músculos, sistema nervoso periférico, medula, órgãos vestibulares, cerebelo, gânglios da base, olhos e centro de visão. Do ponto de vista psicomotor, a capacidade de equilíbrio corporal (CEC) é uma qualidade coordenativa específica, fruto da sensação de postura balanceada.

O sistema estará em equilíbrio quando as forças que agem sobre ele tiverem como resultante zero e somente terá estabilidade se, depois de uma perturbação, retornar à posição de equilíbrio. Entretanto, quando acontece uma falha em um desses sistemas (postural e equilíbrio) ou nos dois, a queda é inevitável.

A instabilidade postural no idoso se encontra associada a causas diversas, como perda de força muscular, alterações esqueléticas e articulares, redução funcional dos sistemas neurológicos adaptativos, problemas de visão e polifarmácia, entre outras. Quando a estabilidade e a orientação estão comprometidas por essas questões, acabam por provocar alteração da posição do centro de gravidade, aumento do tempo de reação, desadaptação ambiental e, consequentemente, maior predisposição para as quedas.

Níveis adequados de força muscular e flexibilidade são fundamentais para um bom funcionamento musculoesquelético. Declínios da força muscular e da flexibilidade dificultam gradativamente a realização de tarefas cotidianas, causando, muitas vezes, a perda precoce da independência funcional.

■ QUEDA

A queda é definida como o deslocamento não intencional do corpo para um nível inferior à posição inicial com incapacidade de correção em tempo hábil. Excluem-se dessa definição: episódios de síncope, acidentes vasculares encefálicos, atropelamentos, acidentes em exercício de alto desempenho e causas violentas.

Perracini e Ramos (2002) descreveram que, no Brasil, cerca de 29% dos idosos caem ao menos uma vez ao ano e 13% apresentam episódios recorrentes de queda. Em seguimento de 2 anos, somente 52% dos idosos não relataram nenhum evento de queda. Em indivíduos com mais de 80 anos, a incidência desses eventos sobe para 50% ao ano. Após uma queda, as chances de uma nova ocorrência aumentam três vezes.

As consequências mais graves, como fraturas (principalmente de quadril), traumatismo cranioencefálico e lacerações sérias, podem ocorrer em até 10% dos idosos que caem. Os riscos de quedas fatais crescem exponencialmente com a idade em ambos os sexos, sendo muito elevados a partir dos 80 anos de idade.

A prevenção de fratura de quadril está intrinsecamente relacionada com a prevenção de quedas, pois cerca de 95% dos casos com esse tipo de fratura em idosos são decorrentes desses eventos. Sabe-se que metade dos que fraturam o quadril não recupera a mobilidade prévia ao acidente.

As quedas podem ser classificadas, segundo sua frequência, em acidentais ou recorrentes. As primeiras são eventos únicos e que dificilmente se repetem, sendo normalmente decorrentes de causas extrínsecas ao indivíduo. Já as recorrentes expressam a presença de fatores etiológicos intrínsecos, como doenças crônicas, perturbações de equilíbrio corporal, déficits sensoriais e cognitivos, entre outros.

Síndrome pós-queda

O medo de cair, ou ptofobia, é uma das consequências comuns das quedas, mas também pode ser sua causa. A prevalência do medo relacionado com as quedas é alta entre os idosos da comunidade, variando de 41% a 61%. O medo ou a preocupação com uma possível queda é um fator associado à redução da mobilidade, à perda da confiança no equilíbrio e à restrição de atividades. Essa restrição torna o idoso ainda mais propenso a quedas, na medida em que se torna menos capacitado fisicamente em termos de força e equilíbrio. Cria-se então um círculo vicioso chamado de síndrome pós-queda (Figura 24.1).

A *Falls Efficacy Scale – International*, validada para uso em idosos brasileiros por Camargos e cols. (FES-I-BRASIL), é um instrumento que possibilita quantificar o medo de um idoso de cair por meio de questionário que avalia a segurança que o indivíduo sente ao realizar diversas atividades funcionais no cotidiano.

A síndrome pós-queda, após identificada, deve ser tratada de modo multidisciplinar com foco em reabilitação física, adaptação do meio ambiente e tratamento psicológico, em geral com terapia cognitivo-comportamental (TCC).

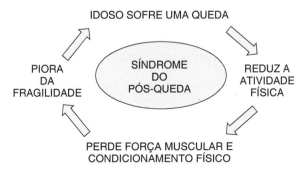

Figura 24.1 Síndrome pós-queda.

CAUSAS E FATORES DE RISCO DE QUEDAS

As pessoas de todas as idades apresentam risco de sofrer quedas, as quais têm significado muito relevante no idoso, pois podem acarretar incapacidade, injúria física e morte. Qualquer falha no processo de manutenção do equilíbrio, seja sensorial, vestibular, no sistema nervoso central, seja no aparelho locomotor, resulta em aumento do risco de quedas.

Diversos são os fatores predisponentes para quedas, os quais podem ser divididos em extrínsecos e intrínsecos (Quadro 24.1) ou classificados em fatores modificáveis e não modificáveis.

A chance de cair aumenta proporcionalmente ao número de fatores de risco presentes. O conhecimento desses fatores de risco torna possível identificar os idosos mais suscetíveis e traçar estratégias de prevenção e intervenção. Revisão publicada por Pighills e cols. em 2019 sugere a classificação do risco de quedas em alto, moderado e baixo, sendo considerados fatores de risco: idade > 65 anos, história de quedas no último ano, uso de tecnologia assistiva para deambular, dependência para atividades básicas de vida diária, uso de medicamentos psicoativos e medo de quedas. O risco é considerado baixo quando há apenas um fator de risco, sendo considerado moderado caso o paciente tenha mais de 65 anos e apresente outro fator descrito anteriormente. Por fim, apresenta alto risco o idoso com mais de 65 anos com história prévia de quedas e um ou mais fatores de risco.

AVALIAÇÃO CLÍNICA

Segundo a American Geriatric Society (AGS) e o National Institute for Health and Care Excellence (NICE), a detecção de história de quedas é essencial para o funcionamento de um programa de redução de risco desses eventos. Por isso, os idosos devem ser questionados anualmente se sofreram quedas no último ano, visto ser esse o maior fator de risco para recorrência.

Em caso de história positiva de queda no último ano, o idoso deve ter sua marcha avaliada. Em caso de anormalidades detectadas ou história de quedas recorrentes (duas ou mais em 1 ano), deve ser realizada avaliação multifatorial de risco para quedas com a busca ativa de fatores de risco, em especial os potencialmente modificáveis, sejam intrínsecos ou extrínsecos. Essa avaliação multifatorial também está indicada se há alteração de marcha e equilíbrio (reportadas ou observadas em teste), mesmo sem história de quedas, e se houve a necessidade de procurar atenção médica devido à queda.

Na anamnese, o examinador deve aplicar um protocolo de avaliação geriátrica ampla (AGA) para analisar funcionalidade, síndromes geriátricas, história clínica e adequação do ambiente. Deve perguntar ativamente se houve quedas nos últimos 12 meses e tentar caracterizá-las a partir de diversas perguntas, como:

- Qual o número de quedas?
- Qual o mecanismo de queda (presença de obstáculo [tropeço], escorregão, perda de equilíbrio, falseamento das pernas, fraqueza súbita [*dropattack*])?
- Onde ocorreu (em domicílio ou área externa)?
- Quais os sintomas associados (alterações visuais, sudorese, dor, fraqueza muscular, náuseas e vômitos, vertigem, perda de consciência – veja o Quadro 24.2)?
- Quais as consequências? Leves? Graves?
- Houve necessidade de assistência médica?

Quadro 24.1 Fatores de risco para quedas

Fatores de risco intrínsecos

Sociodemográficos	Sexo feminino Idade ≥ 75 anos Isolamento social Internamento hospitalar recente (< 1 mês) História prévia de queda História prévia de fratura

Fatores sensoriais	Déficit auditivo
	Déficit visual:
	   Perda da visão de contraste
	   Redução na percepção de profundidade
	   Redução da acuidade visual
	   Uso de lentes multifocais

Medicamentos	Polifarmácia Benzodiazepínicos/zolpidem e similares Antipsicóticos Antidepressivos Anticonvulsivantes Antiarrítmicos Anti-hipertensivos Digoxina Diuréticos Anti-inflamatórios não esteroides Opiáceos Laxativos
Condições clínicas	Comorbidades crônicas (acidente vascular encefálico, doença de Parkinson, diabetes, osteoartrite, demência, cardiopatias e arritmias, hipertensão, neuropatia periférica) Sarcopenia/fraqueza muscular Problemas no equilíbrio Desnutrição Desidratação Deficiência de vitamina D Déficit cognitivo Depressão *Delirium* Dor crônica musculoesquelética Doença aguda Anemia Labirintopatias Hipotensão postural Incontinência urinária Deformidades nos pés
Fatores comportamentais	Uso inadequado de medicamentos Álcool Sedentarismo Negação da fragilidade Exposição a atividades de risco Baixa ingesta hídrica Medo de cair Má aderência ao plano de tratamento

Fatores de risco extrínsecos

Ambientais	Iluminação inadequada (ambiente escuro ou brilho excessivo, principalmente em pisos) Superfícies escorregadias Tapetes soltos ou com dobras Escadas com *design* inadequado (degraus altos ou estreitos com altura inapropriada ou com diferentes alturas) Obstáculos no caminho com perigo de tropeçar (móveis baixos, pequenos objetos, fios) Ausência de corrimão em corredores e escadas Falta de barras de apoio em banheiro Prateleiras excessivamente baixas ou elevadas Via pública com buracos ou irregularidades
Calçados	Solas gastas, salto alto Uso de chinelos Cadarços desamarrados Tamanho inadequado (folgados)
Dispositivo auxiliar de marcha e órteses	Se mal-adaptados Se usados inadequadamente Com manutenção atrasada

Fonte: adaptado de CDC. American Family Physician, 2017.

Quadro 24.2 Possíveis mecanismos de quedas em idosos

Atitude no momento da queda	Possível etiologia
Queda ao movimentar segmento cefálico, como se inclinar para a frente (para abrir uma gaveta, alcançar algo no chão) ou olhar para um dos lados Sensação de vertigem e desequilíbrio súbito	Vertigem posicional paroxística benigna
Queda ao estender a cabeça (alcançar algo acima da cabeça ou subir em escadas)	Insuficiência vertebrobasilar Hipersensibilidade do seio carotídeo
Queda em poucos minutos após assumir posição ortostática Lipotímia Alterações visuais, sudorese, palidez	Hipotensão postural
Queda ao sentar	Fraqueza muscular, instabilidade articular
Queda ao virar o corpo sobre o próprio eixo (mudando de direção ou velocidade)	Disfunção vestibular, em sistema nervoso central, neuropatia periférica

Na história clínica, as seguintes informações são importantes:

- Houve início recente de medicamentos ou outras substâncias?
- Quais as medicações em uso?
- Quais os problemas de saúde do indivíduo?
- Passado de fraturas? Diagnóstico de osteoporose?
- Como é a casa do paciente? Há tapetes ou outros obstáculos? Tem adaptação com barras de apoio no banheiro?
- Qual o tipo de calçado mais utilizado?
- Sente dificuldade para andar e manter o equilíbrio?
- Tem medo de cair?
- Há necessidade de uso de tecnologia assistiva (bengala, muleta, cadeira de rodas)?

O exame físico deve ser cuidadoso e se deter à busca de possíveis fatores associados a quedas:

- Avaliar acuidade visual.
- Exame neurológico (reflexos, sensibilidade, propriocepção, provas vestibulares, marcha, equilíbrio, coordenação motora, pesquisa de parkinsonismo – observar sinais de tremor, rigidez e bradicinesia).
- Exame cardiovascular (pesquisar hipotensão postural e arritmias).
- Exame do sistema musculoesquelético (avaliar as articulações de membros inferiores, pés, força muscular, velocidade de marcha e equilíbrio).
- Avaliação neurocognitiva.
- Verificar necessidade e uso correto de instrumentos auxiliares da marcha, além dos pés e calçados.

Vários instrumentos foram desenvolvidos com o objetivo de avaliar funcionalmente o equilíbrio e a marcha. Entretanto, não há um único teste físico-funcional capaz de predizer de maneira robusta o risco de queda.

O algoritmo desenvolvido pelo Centers for Disease Control and Prevention (CDC) para acessar o risco de quedas recomenda realizar sempre o teste *Timed Up and Go* (TUG) e, de modo opcional, o *30-Second Chair Stand* e o *4-Stage Balance Test*. Esses e outros testes serão descritos a seguir.

- **TUG:** um dos testes mais indicados por diversas diretrizes (AGS, NICE, CDC) e um dos mais estudados, possibilita várias interpretações a partir de seus achados (Quadro 24.3). Consiste em orientar o paciente a se levantar de uma cadeira com apoio para os braços, andar a distância com marcação para 3 metros, virar 180 graus, retornar à cadeira e se sentar. Nesse teste é permitido que o paciente use bengalas ou outras tecnologias de uso diário. Deve-se cronometrar o tempo necessário para completar o teste. Alexandre e cols. (2012) sugeriram um ponto de corte > 12,47 segundos para identificar idosos na comunidade com risco de quedas no Brasil. Pode-se também graduar o risco de quedas de 1 a 5 (*Get-up and Go Test* modificado), segundo as características da marcha (ritmo, equilíbrio, oscilação, comprimento dos passos, movimento dos braços e postura):
  - **Sem risco de quedas:** movimentos normais, sem sinal de qualquer risco de queda durante o teste. Movimentos bem coordenados, sem esforço e sem auxílio para marcha.
  - **Risco baixo:** marcha basicamente segura, sinais de movimentos ajustados/cuidadosos. Marcha com base maior de suporte.
  - **Algum risco para queda:** há desvio do normal, movimentos rápidos ou hesitantes. Movimentos não coordenados, desempenho irregular ou exagerado.
  - **Alto risco:** supervisão necessária, claramente com desvio do normal, problemas para se levantar, sentar ou usar a tecnologia assistiva.
  - **Muito alto risco:** desvia fortemente de um desempenho seguro com evidente risco de quedas. Suporte físico necessário.
- *Stage Balance Test*: tem por objetivo a aferição do equilíbrio estático do indivíduo. Consiste em observar o paciente realizar quatro posições diferentes, desafiando progressivamente seu equilíbrio (Figura 24.2). Recomenda-se que o examinador fique ao lado do paciente para dar apoio caso seja necessário. Se o paciente conseguir manter a posição por 10 segundos, orienta-se a próxima posição. Caso contrário, o teste deve ser interrompido. Caso o paciente não consiga passar da posição três, interpreta-se que existe risco de quedas.
- *30-Seconds Chair Stand Test*: o objetivo do teste é verificar distúrbio de força de membros inferiores. As instruções para realizar o teste são (Figura 24.3):
  - Sentar-se na cadeira.
  - Colocar as mãos apoiadas no ombro contralateral, ficando com os braços cruzados.
  - Estar com os pés apoiados no chão.

Quadro 24.3 Intervenções para observações feitas através do *TUG test*

Observação	Suspeita clínica	Intervenção
Dificuldade de se levantar da cadeira	Fraqueza muscular proximal de membros inferiores	Encaminhamento à fisioterapia para aumento de força de extremidades
Tontura ao se levantar ou após pouco tempo em pé	Hipotensão postural	Pesquisar hipotensão postural, revisão de medicamentos que podem contribuir para ortostase, estimular ingesta hídrica adequada
Tremor, postura inclinada, marcha, passos curtos, marcha festinante	Parkinsonismo	Revisão de medicamentos que possam causar parkinsonismo, avaliação neurológica
Marcha oscilante, marcha magnética	Hidrocefalia de pressão normal	Pesquisar achados sugestivos, como incontinência urinária, déficit cognitivo, exame de imagem de encéfalo
Desvio do caminho	Neuropatia periférica, doença cerebrovascular	Considerar exame dos pés, avaliar propriocepção, investigação laboratorial e por eletroneuromiografia, referir à terapia ocupacional (avaliar tecnologia assistiva) e fisioterapia motora para treinamento de marcha
Marcha lenta, antálgica	Osteoartrite, neuropatia periférica, desordens podiátricas	Controle de dor, exame dos pés e articulações

TUG: *Timed Up and Go*.
Fonte: adaptado de Lee e cols., 2013.

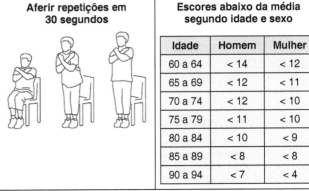

Figura 24.2 *4-Stage Balance Test* (CDC/STEADI 2015).

Figura 24.3 *30-Second Chair Stand Test* (CDC/STEADI).

- Levantar-se e depois se sentar novamente.
- Repetir por 30 segundos.
- Quantificar quantas vezes o paciente conseguiu ficar na posição em pé.
- Caso o paciente só consiga se levantar com apoio dos braços, o escore é zero e o teste deve ser interrompido.

Os valores de referência variam conforme a idade do paciente e, quando abaixo, considera-se o teste indicativo de déficit de força de membros inferiores.

- **Virar 180 graus:** contar quantos passos o idoso consegue se levantar de uma cadeira e fazer um giro de 180 graus sem se apoiar nos móveis. Uma contagem maior que quatro passos foi associada a risco aumentado de quedas.
- *Short Physical Performance Battery* (**SPPB**): o teste combina velocidade de marcha, teste de se levantar da cadeira e testes de equilíbrio. O escore varia de zero (pior desempenho) a 12 (melhor resultado), e as pontuações dependem do tempo necessário para cumprir cada etapa do teste (Figura 24.4). O SPPB é preditivo para risco de quedas, mortalidade, admissão em instituições de longa permanência e dependência funcional. Instruções para aplicação:
  - Levantar-se da cadeira e se sentar rapidamente cinco vezes seguidas. Manter os braços cruzados no tórax. Cronometrar.
  - Parar o teste se o paciente começar a usar o apoio dos braços para se levantar ou se demorar mais de 1 minuto para completar essa primeira etapa.
  - Ficar 10 segundos em pé nas posições com um pé ao lado do outro, semi-*tandem* e *tandem*.
  - Percorrer a distância de 3 ou 4 metros. Repetir o teste e cronometrar.

  Em 2007, o SPPB foi validado por Nakano para uso no Brasil.
- **Escala de equilíbrio de Berg (BBS –** *Berg Balance Scale*): acessa o equilíbrio com base em 14 itens comuns ao cotidiano. O escore máximo é 56, e cada item analisado contém cinco opções de pontuação (zero a quatro). O teste pode levar 15 minutos para ser aplicado. Um ponto de corte para risco de quedas seria abaixo de 45 pontos. Os itens avaliados são: da posição sentada para a posição em pé; permanecer em pé sem apoio; permanecer sentado sem apoio; da posição em pé para a posição sentada; transferências; permanecer em pé com os olhos fechados; permanecer em pé com os pés juntos; alcançar a frente com os braços estendidos; pegar um objeto do chão; virar-se para olhar para trás; girar 360 graus; posicionar os pés alternadamente no degrau; permanecer em pé com um pé à frente e permanecer em pé sobre um pé só.
- **Escala de equilíbrio e marcha de Tinetti (POMA –** *Performance Oriented Mobility Assessment*): possibilita avaliar o equilíbrio e a marcha no idoso. Para sua realização são necessários um cronômetro, uma cadeira sem braços de assento firme e um percurso de marcha de 4,57 metros, sendo o tempo de execução de aproximadamente 10 a 15 minutos. Apresenta 16 itens, cada um com pontuação entre zero, correspondendo ao maior nível de incapacidade, e dois. A pontuação total de 25 a 28 classifica o indivíduo como de risco baixo para quedas; de 19 a 24, risco médio, e < 19, risco elevado de queda.

■ PREVENÇÃO DE QUEDAS

Apesar de comuns, as quedas são potencialmente preveníveis, seja com a cessação de novos eventos, seja com a diminuição de sua frequência. A prevenção pode ser obtida mediante a correção de fator de risco isolado ou intervenção multifatorial (Quadro 24.4). O CDC recomenda um programa de prevenção de quedas que contempla as diretrizes da AGS, que consistem em três elementos: rastreio para identificar risco de quedas, avaliação de fatores de risco modificáveis e intervenção usando estratégias clínicas efetivas para redução de risco.

Intervenções multifatoriais

As intervenções multifatoriais incluem uma análise inicial dos fatores de risco modificáveis para quedas com plano subsequente de intervenção individualizado. A abordagem inicial do paciente inclui componentes da AGA, como exame da marcha e equilíbrio, visão, *status* nutricional, cognição, saúde psicológica, pesquisa de parkinsonismo, rastreio para hipotensão postural, revisão dos medicamentos em uso e pesquisa de agravos no ambiente.

Componentes descritos pela U.S. Preventive Services Task Force (USPSTF) em recomendações publicadas em 2018 para prevenção de quedas em idosos da comunidade foram: atividade física, intervenções psicológicas (TCC), terapia nutricional, educação em prevenção de quedas, revisão de medicamentos, manejo de incontinência urinária, modificação do ambiente, fisioterapia motora, terapia ocupacional, avaliação oftalmológica e auditiva e avaliação da neurologia ou cardiologia. Segundo a USPSTF, o grau de recomendação para indicar intervenção multifatorial é C.

De acordo com a AGS, a avaliação de equilíbrio e mobilidade, visão e hipotensão postural, a revisão de medicamentos (se possível com a suspensão ou o desmame dos agentes psicotrópicos) e a análise do ambiente são componentes essenciais da abordagem multifatorial de risco para quedas, sendo também recomendados o manejo de problemas nos pés e a avaliação da adequação dos calçados. O manejo de todos os fatores de risco identificados e o seguimento do plano de intervenção são essenciais para a efetividade da estratégia de intervenção multifatorial.

Teste	Pontuação	
Equilíbrio: Posição pés juntos (1) Posição semi-*tandem* (2) Posição *tandem* (3)	**Para posição 1 e 2:** Manteve por 10 segundos: 1 ponto Não manteve por 10 segundos: 0 **Para posição 3:** Manteve por 10 segundos: 2 pontos Entre 3 e < 10 segundos: 1 ponto < 3 segundos: 0	
Velocidade de marcha: Percorrer 3 ou 4 metros Cronometrar a segunda tentativa	**Para 3 metros** < 6,52s: 1 ponto 4,66 a 6,52s: 2 pontos 3,62 a 4,65s: 3 pontos < 3,62s: 4 pontos	**Para 4 metros** > 8,7s: 1 ponto 6,21 a 8,7s: 2 pontos 4,82 a 6,2s: 3 pontos < 4,82s: 4 pontos
Levantar-se da cadeira cinco vezes seguidas	> 16,7s: 1 ponto 13,7 a 16,69s: 2 pontos 11,2 a 13,69: 3 pontos < 11,19s: 4 pontos	
Interpretação do resultado		
Zero a 3 pontos – incapacidade ou desempenho muito ruim 4 a 6 pontos – baixo desempenho 7 a 9 pontos – desempenho moderado 10 a 12 pontos – bom desempenho		

Figura 24.4 *Short Physical Performance Battery* (SPPB). (Nakano, 2007.)

Quadro 24.4 Abordagem para prevenção de quedas

Fatores	Tratamento
Fatores relacionados com a idade ou causados por doença crônica	Diagnosticar e tratar doenças específicas (doença de Parkinson, acidente vascular encefálico, hidrocefalia de pressão normal)
Prejuízo no equilíbrio, marcha e mobilidade	Fisioterapia Treinamento de equilíbrio e marcha Corrigir dispositivos de marcha
Demência com prejuízo de marcha, apraxia	Avaliação da segurança ambiental Adaptações apropriadas (p. ex., cadeira mais alta e firme, elevação do assento sanitário, barra de apoio no banheiro)
Doença musculoesquelética Fraqueza muscular Artrites com deformidades de coluna ou articulações causando instabilidade postural Pés com dor ou deformidades	Encaminhar para podologia, se indicado Fisioterapia para fortalecimento muscular, treino de marcha e equilíbrio Corrigir dispositivos de auxílio à marcha Corrigir calçados inadequados Avaliar segurança do ambiente Adaptações apropriadas
Prejuízo de percepção ou concentração	Atenção a efeitos colaterais de medicamentos Avaliação dos riscos ambientais
Hipotensão postural	Diagnosticar e tratar doenças específicas Revisar medicamentos Adequar ingesta de sal e líquidos Exercícios de dorsiflexão e flexão de mãos antes de se levantar
Polifarmácia	Revisão regular dos medicamentos Considerar tratamentos não farmacológicos
Comportamento de risco	Avaliar os riscos ambientais Avaliar necessidade de supervisão Avaliar suporte social
Comprometimento sensorial	
Visão	Encaminhamento para avaliação da refração Correção de catarata Treinamento de equilíbrio e marcha Avaliação dos riscos ambientais
Audição	Avaliação da indicação de prótese auditiva Evitar fármacos ototóxicos Ablação cirúrgica
Disfunção vestibular	Exercícios de reabilitação Boa iluminação Avaliação dos riscos ambientais
Propriocepção	Diagnosticar e tratar doenças específicas (deficiência de vitamina B_{12}, *diabetes mellitus*) Fisioterapia: treino de marcha e equilíbrio Correção de dispositivos de auxílio à marcha Boa iluminação Calçados adequados Avaliação dos riscos ambientais

Metanálise publicada por Tricco e cols. em 2017 mostrou que a combinação de atividade física com a avaliação e o tratamento de problemas com a visão foi a intervenção multifatorial mais fortemente associada à redução de quedas.

Além das medidas citadas, indicam-se a pesquisa de deficiência de vitamina D e o rastreio para osteoporose.

Em paciente com quedas recorrentes não explicadas, deve ser questionada a possibilidade de hipersensibilidade do seio carotídeo. O uso de marca-passo nessa situação se mostrou efetivo na redução de quedas como parte do programa de intervenção multifatorial.

Atividade física

Em 2018, a USPSTF publicou intervenções para a prevenção de quedas em idosos vivendo na comunidade. Segundo a entidade, o grau de recomendação para indicação de atividade física de maneira isolada é B, e as intervenções mais efetivas incluem tanto atividade supervisionada individual como em grupos. Os componentes mais efetivos são treinamento de marcha, equilíbrio, funcional, treinamento de resistência e flexibilidade. A frequência mais estudada foi a de três sessões por semana por no mínimo 12 meses, embora resultados positivos tenham sido encontrados em trabalhos de menor duração.

Em revisão da Cochrane de 2019, Gillespie e cols. descrevem que programas de exercício que incluem atividades de força, equilíbrio e resistência podem reduzir em até 34% o número de quedas e em 22% o de caidores, encontrando benefício na prática de Tai Chi Chuan e benefício incerto com os exercícios isolados de resistência, dança e caminhada.

O U.S. Department of Health and Human Services recomenda que os idosos tenham pelo menos 150 minutos por semana de atividade física aeróbica com intensidade moderada ou 75 minutos de atividade de alta intensidade. Recomenda também atividades para aumento da força muscular duas vezes por semana. Treinamento de equilíbrio em 3 dias ou mais na semana deve ser indicado para os idosos com alteração de equilíbrio ou história positiva de quedas.

A execução de exercícios pode ser uma intervenção efetiva mesmo se aplicados isoladamente das outras medidas; entretanto, devem sempre fazer parte da intervenção multifatorial para os idosos residentes na comunidade. Idealmente, os treinos devem ser prescritos e supervisionados por fisioterapeuta ou educador físico treinado.

A atividade física melhora a saúde global do idoso, sendo seu incentivo uma importante medida para a prevenção das quedas, oferecendo aos idosos maior segurança na realização de suas atividades de vida diária. Além disso, o exercício proporciona aumento do contato social, diminui os riscos de doenças crônicas, melhora a saúde física e mental, garante a melhora do desempenho funcional e, consequentemente, promove maior independência, autonomia e qualidade de vida do idoso.

O declínio das capacidades físicas e as alterações fisiológicas decorrentes do processo de envelhecimento acarretam perdas da capacidade funcional, contribuindo para a dependência física do idoso. Desse modo, a prescrição de exercícios deve ser direcionada às alterações provocadas pelo envelhecimento. A prescrição de exercícios deverá ser direcionada ao nível de dependência funcional do idoso para que ela seja mais focada nas necessidades dessa população, aumentando a efetividade do programa e reduzindo inclusive os riscos de quedas durante o exercício.

Sabe-se que antes de cogitar qualquer forma de exercício físico é necessária uma avaliação física para identificação dos possíveis riscos relativos à sua prática, bem como das qualidades físicas que devem ser trabalhadas para melhor atender às necessidades do praticante. Avaliações físicas periódicas também devem ser realizadas para verificar a eficácia do treinamento realizado.

Uma atividade física simples que o paciente frágil pode ser orientado a fazer em casa, segundo o CDC em material publicado em 2017, é o treinamento de se levantar de uma cadeira (*chair rise exercise*). São fornecidas as seguintes instruções:

1. Sente-se em uma cadeira e apoie bem seus pés no chão, mantendo suas costas eretas.
2. Inspire devagar, incline-se para a frente, sentindo seu peso nos pés.
3. Expire e se levante devagar, usando suas mãos o mínimo possível.
4. Pausa para inspirar e expirar.
5. Sente-se devagar, controlando cada movimento e não se deixando cair para trás.
6. Repita o movimento 10 a 15 vezes (ou menos, se achar difícil). Vá aumentando conforme for se sentindo mais capaz.
7. Descanse por 1 minuto e repita outra série de 10 a 15 vezes.

Adaptações ambientais

O meio ambiente perigoso para os idosos pode estar implicado em 30% a 50% das quedas. As adaptações ambientais são mais efetivas quando realizadas por profissional da terapia ocupacional, principalmente na população de maior risco, na qual podem promover até 39% de redução das quedas. No Reino Unido, diretrizes do NICE recomendam que a avaliação e a adaptação do ambiente doméstico sejam sempre realizadas por terapeutas ocupacionais para a população de alto risco para quedas e após admissão hospitalar motivada pelo evento.

As adaptações devem incluir a diminuição dos riscos domiciliares, a promoção de segurança na realização das atividades da vida diária, o treinamento em soluções de problemas e a avaliação da necessidade de instalação de dispositivos, como barras de segurança no banheiro, melhora da acessibilidade, corrimão nas escadas e corredores e melhora da iluminação do ambiente.

O terapeuta também avalia a indicação de tecnologia assistiva para deambulação, como bengalas, muletas e andadores. Essa avaliação é individualizada de acordo com a cognição do paciente e sua necessidade de apoio unilateral ou bilateral para maior estabilidade da marcha. Idealmente, o paciente deve testar cada dispositivo na presença do profissional, que orientará o uso correto, ajustará a altura do instrumento e avaliará a efetividade na redução de risco. Um instrumento mal utilizado pode aumentar o risco de quedas.

Medicamentos

A retirada gradual ou o ajuste de dose de psicotrópicos como medida isolada tem diminuído a taxa de quedas. A suspensão desses medicamentos associada à intervenção multidisciplinar promove a redução do número de quedas em até 66%. Se houver contraindicação clínica para a descontinuidade de uma medicação associada a alto risco de quedas, deverá ser sempre considerada a redução da dose.

Qualquer medicamento que foi iniciado ou teve a dose aumentada poucos dias antes de uma queda deve ser considerado como possível causa.

Os pacientes e os cuidadores devem ser educados sobre o risco aumentado de quedas e consequentes fraturas causado pela polifarmácia e por alguns tipos de medicamentos, especialmente benzodiazepínicos, opioides e outros sedativos.

Indica-se a revisão periódica de medicações, mantendo o uso quando realmente necessário e na dose eficaz mais baixa possível, principalmente aquelas diretamente relacionadas com risco maior de quedas (Quadro 24.1).

Correção de déficits visuais

A idade é associada a mudanças na acuidade visual com o desenvolvimento de catarata, degeneração macular e glaucoma, o que aumenta o risco de quedas. Segundo a AGS, o risco de quedas com lesão pode aumentar logo após a correção de catarata em um olho apenas. Não deve haver retardo na correção de catarata no segundo olho, visto que o risco de quedas diminui após o procedimento. Indivíduos idosos devem ser orientados a não usar lentes multifocais enquanto caminham, particularmente em escadas. Em atividades externas, devem usar óculos com lentes unifocais.

Correção da hipotensão postural

Deve-se pesquisar hipotensão postural ao aferir a pressão arterial do paciente sentado e depois em pé após 1 e 3 minutos. Uma queda de 20mmHg na pressão sistólica ou de 10mmHg na diastólica confirma a hipotensão postural, que pode ser causada por desidratação, medicamentos (particularmente anti-hipertensivos) e neuropatia autonômica.

A correção da hipotensão postural deve ser incluída como componente da intervenção multifatorial para prevenir quedas em idosos. Entre as intervenções sugeridas estão hidratação, meias elásticas, cintas abdominais e uso de medicamento (fludrocortisona), além da orientação de não se levantar de maneira brusca quando o indivíduo estiver deitado (sentar-se primeiro).

Cuidado com pés e calçados

A identificação de problemas nos pés (unhas encravadas, deformidades em dedos e unhas, úlceras) e o tratamento apropriado devem ser incluídos na avaliação e intervenção multifatorial para prevenção de quedas. Os idosos devem ser aconselhados a usar sapatos com numeração apropriada, com saltos baixos e com alta superfície de contato com o chão.

Educação em prevenção de quedas

Todos os programas de prevenção de quedas devem incluir a educação de pacientes e cuidadores e componentes de promoção à saúde. A educação é uma estratégia de prevenção primária e, também, secundária. Ações educativas são importantes para auxiliar a adesão às outras estratégias de prevenção de quedas (modificação ambiental, escolha de calçados, adesão aos exercícios) e devem ser consideradas parte da intervenção multifatorial.

O CDC publicou material destinado ao público idoso em geral e estimula sua divulgação principalmente para idosos com risco maior de quedas (Quadro 24.5). Um dos materiais traz as seguintes orientações aos idosos:

- Inicie atividade física: exercícios melhoram seu equilíbrio e deixam suas pernas mais fortes. Também o ajudam a se sentir melhor e mais confiante.
- Peça para seu médico revisar seus medicamentos. Alguns deles podem deixá-lo mais sonolento ou provocar tontura.
- Uma vez por ano, faça um exame de sua visão.
- Quando estiver deitado, levante-se devagar.
- Use sapatos seguros. Evite andar descalço ou com chinelos.

Quadro 24.5 Educação em prevenção de quedas

Checklist para segurança em domicílio

Escadas e degraus
Consertar degraus quebrados ou desiguais
Não deixar objetos no meio da escada
Instalar interruptores de luz no início e fim das escadas, de preferência os que brilham no escuro
Trocar lâmpadas queimadas
Considerar instalar lâmpadas com detector de movimento
Se houver carpete, certificar-se de que esteja fixo em cada degrau
Considerar colocar borracha antiderrapante nos degraus
As bordas dos degraus devem ter faixas de cor contrastante com o acabamento para facilitar a visualização
Deve haver corrimãos nos dois lados da escada, firmes e que ultrapassem sua extensão

Cozinha
Não guardar objetos usados com frequência em estantes altas. Deixá-los em locais acessíveis (altura da cintura)
Se precisar pegar objeto alto, nunca usar cadeira como escada. Usar escada apropriada e firme que tenha barra de apoio
Limpar imediatamente qualquer líquido ou comida que caia no chão

Chão
Deixar o caminho livre de móveis (mesinhas, bancos) e objetos (lençóis, calçados, caixas, revistas, plantas)
Remover tapetes ou colá-los ao chão com fita adesiva dupla face
Optar por tapetes antiderrapantes
Não deixar objetos no chão
Não deixar fios soltos (telefone, eletrônicos, carregadores) no meio do caminho, fixando-os à parede se necessário
Não encerar ou usar produtos de limpeza que tornem o chão escorregadio
Optar por pisos que não sejam espelhados

Quartos
Se o interruptor de luz não fica próximo à cama, colocar abajur que seja fácil de alcançar
Se o caminho entre o quarto e o banheiro for escuro, providenciar iluminação adequada (existem luzes de corredor que acendem ao detectarem movimento)

Banheiros
Se o chão for escorregadio, colocar tapete antiderrapante ou tiras autocolantes no chão do chuveiro
Se precisa de suporte para se levantar do vaso sanitário ou da banheira, instalar barras de apoio ao lado. Também considerar barras de apoio no chuveiro e uso de assento
Considerar assento sanitário mais alto caso tenha dificuldade para se levantar
Deixar as luzes do banheiro acesas à noite, caso tenha o hábito de usá-lo nesse período

Sala de estar
Sofás e cadeiras não devem ser tão baixos que tornem difícil se levantar
Móveis como mesinhas de lado, mesas de centro, apoio para pés, bancos e plantas não devem ficar no meio do caminho; deixar o trânsito pela casa sem obstáculos
Interruptores de luz devem estar na entrada de cada cômodo

Outros cuidados

Calçados
Numeração adequada
Evitar salto alto
Nunca andar só de meias
Amarrar bem o cadarço
Solas antiderrapantes

Animais de estimação
Considerar colocar sino nos animais pequenos para encontrá-los facilmente e não se surpreender com o animal aos pés, criando o risco de tropeços
Treinar cachorros para andarem ao lado e não na frente
Treinar o cachorro para não puxá-lo em caminhadas

Para o caso de queda
Deixar números de emergência ao lado do telefone
Deixar o telefone em mesinha próxima ao chão, caso caia e não consiga se levantar
Existem botões de alarme que podem ser fixados nas roupas e acionados para emitir chamado de emergência

Fonte: adaptado de STEADI – Stopping Elderly Accidents D & I. Check for safety: a home fall prevention checklist for older adults. Centers for Disease Control and Prevention. 2017. Acesso em 27 de maio de 2019. Disponível em: https://www.cdc.gov/steadi/.

- Melhore a iluminação de sua casa.
- Coloque fitas de cor contrastante na borda dos degraus das escadas para vê-los melhor.

Suplementação de vitamina D

Consenso publicado em 2014 pela AGS sobre suplementação de vitamina D para prevenção de quedas em idosos defende sua prescrição com essa finalidade, sendo possível destacar as seguintes recomendações:

- Recomenda-se o nível sérico mínimo de 25-OH-vitamina D de 30ng/mL para a meta de prevenção de quedas e fraturas em idosos frágeis e com alto risco de quedas. Níveis séricos menores estão associados a déficit de força muscular e equilíbrio, menor densidade mineral óssea, alteração da função motora de membros inferiores e número maior de quedas.
- A suplementação mínima indicada é de 1.000UI por dia de vitamina D para idosos vivendo na comunidade e com risco de quedas. Na prescrição, pode-se optar pela administração de doses diárias, semanais ou mensais, a depender de qual esquema contará com a melhor adesão do paciente.
- Não é necessário o monitoramento do nível sérico da vitamina D para garantir a segurança ou a eficácia da suplementação.
- Indica-se monitoração dos níveis de 25-OH-vitamina D nos seguintes casos: uso de medicamentos que impedem a absorção (p. ex., colestiramina) ou aumentam o metabolismo do suplemento (p. ex., fenitoína, fenobarbital); obesidade (índice de massa corporal > 30kg/m^2); síndromes malabsortivas; preocupação com o risco de hipercalcemia, como em caso de doença renal crônica avançada, malignidades e sarcoidose (nesses casos, monitorar também o cálcio sérico). Para o monitoramento, solicita-se a dosagem da 25-OH-vitamina D após 4 meses de reposição.

Apesar dessas recomendações, em 2018 a USPSTF se posicionou contra a suplementação de vitamina D para a prevenção de quedas em idosos na comunidade com risco de quedas. A prescrição deve ser feita apenas no contexto de osteopenia, osteoporose ou deficiência comprovada da vitamina.

Nos casos de idosos com alto risco de quedas vivendo em instituições de longa permanência, uma revisão da Cochrane de 2012 mostrou que a suplementação da vitamina D diminui o número de eventos.

Protetores pélvicos

Os protetores pélvicos ou de quadril são elementos plásticos ou almofadas de espuma geralmente encaixados nos bolsos de roupas íntimas especialmente projetadas com o objetivo de reduzir o impacto na região do quadril e diminuir o risco de fratura em caso de queda, sendo descrita pouca aderência a seu uso, com menos de 20% dos idosos fazendo uso diário quando prescritos.

Tricco e cols. (2017) concluíram, após metanálise, que o uso de protetores de quadril pode ser uma opção potencial para a redução de fraturas em instituições de longa permanência, porém sempre como parte de intervenção multifatorial com modificações do meio ambiente e atividade física.

Revisão da Cochrane de 2014 mostrou que, em idosos residindo em instituições de longa permanência, o uso dos protetores provavelmente reduz levemente a chance de fratura de quadril, porém também aumenta a chance de fratura pélvica. Para idosos vivendo na comunidade, não houve diferença com relação à prevenção ou ao aumento do risco de fraturas.

■ CONSIDERAÇÕES FINAIS

As quedas podem ter grande impacto na vida do idoso, incluindo morbidade significativa, mortalidade, hospitalização, deterioração funcional, dependência e institucionalização. As complicações decorrentes das quedas são a principal causa de morte por acidente em indivíduos dessa faixa etária. Múltiplos fatores podem contribuir para a ocorrência de quedas entre os idosos. Questionar sua ocorrência e avaliar as causas e os fatores de risco, bem como propor medidas para a prevenção de quedas, são ações essenciais que devem fazer parte de todo atendimento prestado ao paciente idoso (Figura 24.5).

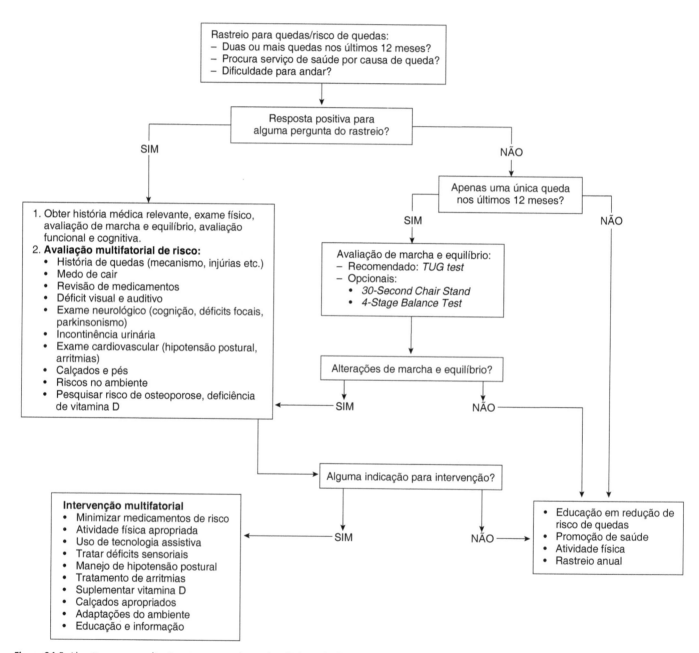

Figura 24.5 Algoritmo para avaliação e tratamento de quedas. (Adaptada de CDC 2015 e UpToDate – Topic on risk factors and patient evaluation for falls in older persons.)

Bibliografia

Alexandre TS, Meira DM, Rico NC, Mizuta SK. Acurácia do Timed Up and Go Test para rastrear risco de quedas em idosos na comunidade. Braz J Phys Ther 2012; 16(5):381-8.

American Geriatrics Society. Recommendations abstracted from the American Geriatrics Society Consensus statement on vitamin D for prevention of falls and their consequences. J Am Geriatr Soc 2014; 62(1):147-52.

Beauchet O, Fantino B, Allali G, Muir SW, Montero-Odasso M, Annweiler C. Timed up and go test and risk of falls in older adults: A systematic review. J Nutr Health Aging 2011; 15(10):933-8.

Camargos FFO, Dias RC, Dias JMD, Freire MTF. Adaptação transcultural e avaliação das propriedades psicométricas da Falls Efficacy Scale – International em idosos brasileiros (FES-I-BRASIL) – Cross-cultural adaptation and evaluation of the psychometric properties of the Falls Efficacy Scale – International. Rev Bras Fisioter 2010; 1414(33):237-43.

CDC. Preventing falls: A guide to implementing effective community-based fall prevention programs. Atlanta: National Center for Injury Prevention and Control 2015.

Cunha AA, Lourenço RA. Quedas em idosos: prevalência e fatores associados. Revista HUPE 2014; 13(2):21-9.

Drootin M. Summary of the updated American Geriatrics Society/British Geriatrics Society clinical practice guideline for prevention of falls in older persons. J Am Geriatr Soc 2011; 59(1):148-57.

Gillespie LD, Robertson MC, Gillespie WJ et al. Interventions for preventing falls in older people living in the community. Cochrane Database Syst Ver 2019; 9(1):CD007146.

Grossman DC, Curry SJ, Owens DK et al. Interventions to prevent falls in community-dwelling older adults: US Preventive Services Task Force recommendation statement. J Am Med Assoc 2018; 319(16):1696-704.

Lee A. Preventing falls in the geriatric population. Perm J 2013; 17(4):37-9.

National Institute for Health and Care Excellence (NICE). Falls in older people: assessing risk and prevention – Clinical guideline. 2013:1-31.

Nakano MM. Versão brasileira da Short Physical Performance Battery – SPPB: Adaptação cultural e estudo da confiabilidade. [tese]. Campinas: Faculdade de Educação da Universidade Estadual de Campinas, 2007.

Miyamoto ST, Junior IL, Berg KO, And LRR, Natour J. Brazilian version of the Berg balance scale. Braz J Med Biol Res 2004; 37(9):1411-21.

Paixão Jr CM, Heckmann MF. Distúrbios da postura, marcha e quedas. In: Freitas EV, Py L, Néri AL et al. Tratado de geriatria e gerontologia. 2. ed. Rio de Janeiro: Guanabara Koogan, 2006:950-60.

Perracini MR, Ramos LR. Fatores associados a quedas em uma coorte de idosos residentes na comunidade. Rev Saúde Públ 2002; 36(6):709-16.

Pighills A, Drummond A, Crossland S, Torgerson DJ. What type of environmental assessment and modification prevents falls in community dwelling older people? BMJ 2019; 364:2-5.

Portella MR, Lima A. Quedas em idosos: reflexões sobre as políticas públicas para o envelhecimento saudável. Arq Cienc Saúde 2018; 22(2):109-11.

Santesso N, Carrasco-Labra A, Brignardello-Petersen RG. Hip protectors for preventing hip fractures in older people. Cochrane Database Syst Rev 2014; 3:CD001255.

Tricco AC, Thomas SM, Veroniki AA et al. Comparisons of interventions for preventing falls in older adults: A systematic review and meta-analysis. J Am Med Assoc 2017; 318(17):1687-99.

Van Vost Moncada L, Mire LG. Preventing falls in older patients. Am Fam Physician 2017; 96(4):240-7.

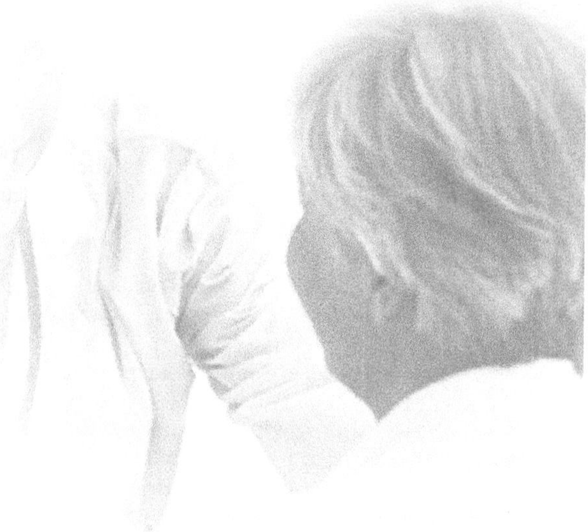

Síndrome da Imobilidade e Lesões por Pressão

Isaura Romero Peixoto
Amanda Vilma Brito Pires do Rêgo Barros

CAPÍTULO 25

■ INTRODUÇÃO

Nos últimos 20 anos, a população idosa vem aumentando exponencialmente, e esse crescimento tende a se manter nas próximas décadas. Segundo a Organização Mundial da Saúde (OMS), em 2050 haverá 2 bilhões de idosos no mundo, 80% dos quais vivendo em países em desenvolvimento, como o Brasil. Sabe-se que com o avançar da idade algumas condições vão surgindo e se somando, de maneira que a partir dos 75 anos há um declínio funcional mais acelerado, o que implica maiores incapacidade, fragilidade, imobilidade e mortalidade. Os idosos fragilizados tendem a ficar mais restritos ao leito, evoluindo rapidamente para imobilidade e suas complicações, o que caracteriza a síndrome da imobilidade (SI), como demonstrado na Figura 25.1.

A SI está presente no dia a dia da prática geriátrica e é considerada um conjunto de sinais e sintomas resultantes da supressão dos movimentos de uma ou mais articulações, dificultando a mudança postural e consequentemente levando à dependência, à vulnerabilidade e à morte. Diversas são as patologias que podem resultar em imobilidade e suas complicações, e a própria restrição ao leito (mesmo que por curto período) pode piorar as funções metabólicas e dos sistemas cardiovascular, respiratório e osteomuscular (Quadro 25.1).

Declínio funcional → Fragilidade → Restrição ao leito/Imobilidade → Complicações ⇨ SI

Figura 25.1 Evolução para SI.

Quadro 25.1 Alterações nos diversos órgãos e sistemas induzidas pela imobilização prolongada

Sistema nervoso	Piora cognitiva, inversão do ciclo sono-vigília, depressão, *delirium*
Sistema cardiovascular	Hipotensão postural, isquemia arterial, TVP, TEP, má distribuição (edema linfático)
Sistema respiratório	Pneumonias de repetição, falência respiratória
Sistema gastrointestinal	Disfagia, gastroparesia, fecalomas, obstrução
Sistema geniturinário	Incontinência ou retenção urinária, ITU de repetição
Sistema musculoesquelético	Atrofia muscular, encurtamento de tendões, hipertonia, contraturas, artrose, anquilose, osteoporose, fraturas
Pele	Atrofia, dermatites, micoses, equimoses, escoriações, lesões de decúbito
Sistema endocrinometabólico	Aumento da resistência insulínica, menor aerobiose, hipercortisolismo, maior catabolismo, desnutrição, redução do ADH, desidratação

ADH: hormônio antidiurético; ITU: infecção de trato urinário; TEP: tromboembolismo pulmonar; TVP: trombose venosa profunda.

■ EPIDEMIOLOGIA

Como na própria literatura a entidade "síndrome da imobilidade" ainda não é encontrada nesses termos e os critérios objetivos para caracterizá-la são pouco empregados na prática clínica, não há dados específicos sobre sua prevalência. No entanto, considerando o número de idosos que se tornam dependentes e incapacitados, é esperado que seja elevada. Após um internamento prolongado, cerca de 25% a 50% dos idosos permanecem confinados ao leito.

FISIOPATOLOGIA

A ausência de atividade física induz um descondicionamento global do organismo, agravando as funções física, cognitiva e emocional. Isso pode ser parcialmente explicado pela supressão da síntese proteica e o aumento nos marcadores proteolíticos. As limitações do envelhecimento resultam em maior dependência do indivíduo, levando-o equivocadamente a ser mantido no leito mesmo quando ainda poderia exercer alguma atividade. Essa restrição à mobilidade acarretaria a síndrome de desadaptação psicomotora (SDP), que se caracteriza pela perda dos mecanismos de reserva postural, impedindo o idoso de manter um nível funcional satisfatório. A SDP pode resultar de várias situações, como quadros demenciais, quedas/fraturas e outras doenças crônicas.

DIAGNÓSTICO

Nem todos os pacientes restritos ao leito terão SI. Para que o idoso seja enquadrado, é necessária a presença de algumas características. Ambos os critérios maiores são obrigatórios, associados a pelo menos dois menores (Quadro 25.2).

Na prática, nem sempre é possível identificar o ponto de transição de um quadro de imobilidade para a síndrome, existindo um amplo espectro entre os casos mais brandos e os de maior gravidade. Esses geralmente são representados por um idoso portador de declínio cognitivo avançado, contraturado, caquético, disfágico, em uso de sonda nasoenteral ou gastrostomia, duplamente incontinente e com lesões/úlceras cutâneas com odor fétido.

AVALIAÇÃO

Na avaliação de idosos imobilizados são indispensáveis a história e o exame físico (Quadro 25.3). É importante ouvir o paciente e/ou o cuidador para tentar identificar a causa da imobilidade.

Quadro 25.2 Critérios para a síndrome de imobilidade*

Critérios maiores	Déficit cognitivo de moderado a grave Presença de múltiplas contraturas
Critérios menores	Sofrimento cutâneo/lesões de decúbito Disfagia Afasia Dupla incontinência

*Para o diagnóstico da síndrome de imobilidade é obrigatória a presença dos dois critérios maiores e de pelo menos dois menores.

Quadro 25.3 Avaliação do paciente com síndrome da imobilidade

História	Possíveis causas da imobilidade Medicamentos/intervenções médicas Ambiente físico e familiar/cuidador
Exame físico	Avaliação cutânea Exame cardiopulmonar Avaliação musculoesquelética: Tônus e força muscular Amplitude dos movimentos articulares Mobilidade no leito/cadeira de rodas Capacidade de transferência Equilíbrio/marcha/dor ao movimento
Avaliação neuropsicológica	Déficit cognitivo Humor

Certos fatores precisam ser pontuados, como medicamentos em uso, intervenções médicas, dor e estados psicológico e nutricional. A avaliação do ambiente domiciliar e da relação interpessoal (com os familiares e especificamente com o cuidador) tem grande valor, pois eles podem ser fatores que limitam a atividade física e o bem-estar emocional. Outros componentes da equipe de saúde (fisioterapeuta, assistente social e psicólogo, dentre outros) podem prestar inestimável colaboração nesse momento.

TRATAMENTO

O ideal em caso de SI é evitá-la, seja no domicílio, seja em ambiente hospitalar, sempre buscando uma melhora funcional ou, no mínimo, evitando seu declínio. Até 65% dos idosos que andam de modo independente irão perder essa capacidade durante uma internação hospitalar. A restrição ao leito e a mobilização limitada estão entre os principais fatores de risco para a dependência e o desfecho adverso em idosos hospitalizados.

Algumas medidas efetivas são:

- Fisioterapia motora e respiratória (lembrando que a síndrome tem acometimento multissistêmico).
- Relaxantes musculares ou bloqueios nervosos em casos de espasticidade grave.
- Evitar medicamentos que contribuam para a imobilidade, como sedativos e neurolépticos.
- Manter bom suporte nutricional.
- Controle das comorbidades.
- O tônus e a força muscular são importantes no seguimento para mensurar a evolução do paciente.

Praticamente todos os órgãos e sistemas sofrem alguma consequência decorrente da inatividade física e imobilidade prolongada, como listado no Quadro 25.1.

LESÕES INDUZIDAS POR PRESSÃO

Fisiopatologia

A pele, assim como todos os outros órgãos, sofre algumas modificações em sua estrutura e função durante o processo de senescência. A produção de células epiteliais decresce, causando um adelgaçamento de 20% a 30% na espessura da epiderme, o que, associado à redistribuição da gordura subcutânea para regiões mais profundas, contribui para a maior exposição das proeminências ósseas. Além disso, há redução do número e do tamanho das glândulas sebáceas e sudoríparas, bem como da liberação de suas secreções. A vascularização é igualmente comprometida, fazendo a pele desidratar mais facilmente, perdendo seu turgor e elasticidade.

Esses fatores contribuem para a maior vulnerabilidade a lesões cutâneas, as quais são mais evidentes no paciente acamado. Apenas nos EUA, estima-se que 2,5 milhões de lesões induzidas por pressão sejam tratadas a cada ano em serviços que atendem pacientes com quadros mais agudos.

A compressão por mais de 2 horas de uma determinada região (ou por menos tempo sob pressão maior) colaba os vasos, acarretando hipoperfusão, isquemia, reação inflamatória e necrose dessa área. Os tecidos variam em suscetibilidade à hipoperfusão, sendo o músculo o mais vulnerável, seguido da gordura subcutânea e, por fim, da derme. Essas lesões surgem de dentro para fora – dos tecidos mais subjacentes às proeminências ósseas até a superfície da pele. Assim, seu aspecto externo nem sempre corresponde à sua profundidade. As regiões mais frequentemente acometidas são: isquiática, sacrococcígea, trocantérica, calcânea, maléolos laterais, cotovelos, região occipital e região escapular.

Classificação

Segundo o National Pressure Ulcer Advisory Panel (NPUAP), as úlceras por pressão podem ser classificadas em I a IV de acordo com as estruturas expostas da seguinte maneira:

- **Grau I:** área de hiperemia, mas que não empalidece ao ser comprimida. A pele se mantém íntegra, indicando apenas pacientes sob risco (Figura 25.2).
- **Grau II:** ferida superficial, com base rosada/avermelhada, sem crosta. Pode se apresentar como bolha preenchida por líquido seroso (Figura 25.3).
- **Grau III:** lesão que atravessa todas as camadas da pele, podendo ser visível o tecido adiposo subjacente (Figura 25.4).
- **Grau IV:** há exposição de estruturas mais profundas – tendões, ligamentos, músculos e ossos. É comum a presença de tecido necrótico, descolamentos e túneis (Figura 25.5).
- **Profundidade indeterminada:** as lesões são recobertas por tecido necrótico, sendo difícil mensurar sua extensão sem a remoção da área necrosada. Contudo, entende-se que seu grau é, no mínimo, o terceiro (Figura 25.6).

Vale ressaltar que a profundidade das lesões de graus III e IV irá depender da área acometida. Em regiões com tecido gorduroso escasso, como asas do nariz, orelhas, regiões maleolares e occipital,

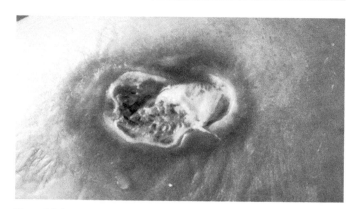

Figura 25.4 Lesão por pressão grau III – veja encarte colorido. (Imagem gentilmente cedida pela enfermeira Carla Cavalcante – HC-UFPE.)

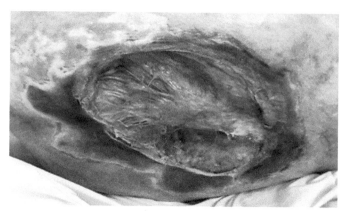

Figura 25.5 Lesão por pressão grau IV – veja encarte colorido. (Imagem gentilmente cedida pela enfermeira Juliana Cavalcanti – HC-UFPE.)

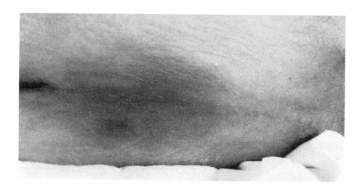

Figura 25.2 Lesão por pressão grau I – veja encarte colorido. (Imagem gentilmente cedida pela enfermeira Juliana Cavalcanti – HC-UFPE.)

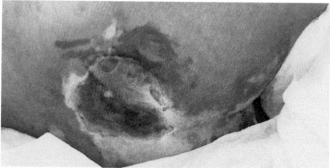

Figura 25.6 Lesão por pressão de grau indeterminado – veja encarte colorido. (Imagem gentilmente cedida pela enfermeira Karla Figueirôa – HC-UFPE.)

pode ser superficial e ainda assim corresponder aos graus III ou IV. Em contrapartida, em regiões com tecido adiposo mais abundante, como nas nádegas, é possível encontrar uma lesão profunda, porém sem a exposição de tendões, músculos ou ossos.

Essa classificação não deve ser utilizada para estratificar a profundidade de outros tipos de úlceras com mecanismos fisiopatológicos diferentes (por insuficiência vascular ou neuropatias, lacerações etc.).

Fatores de risco

Múltiplos fatores, intrínsecos e extrínsecos, contribuem para a formação de uma lesão por pressão, sendo frequente a concomitância

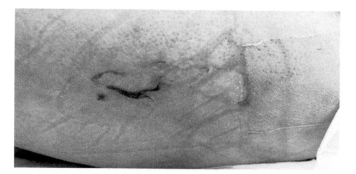

Figura 25.3 Lesão por pressão grau II – veja encarte colorido. (Imagem gentilmente cedida pela enfermeira Juliana Cavalcanti – HC-UFPE.)

de vários. Dentre os principais, podem ser citados: imobilidade, desnutrição, redução da perfusão e perda sensorial. A pressão, o cisalhamento e o atrito são forças exercidas sobre esses pacientes no leito.

Avaliação

Para a avaliação do risco atribuído a cada paciente, duas principais ferramentas foram propostas: as escalas de Norton e de Braden (Quadros 25.4 e 25.5). Em ambas, quanto menor a pontuação, maior o risco de desenvolvimento. A escala de Braden é a única validada para a língua portuguesa; no entanto, não parece haver diferença no que se refere ao surgimento de uma lesão por pressão entre as condutas tomadas com base na pontuação nessas escalas e a avaliação rotineira pelas equipes de enfermagem. A escala de avaliação de risco deverá ser aplicada à admissão e repetida a intervalos regulares ou em caso de mudança no estado clínico do paciente.

Abordagem

O posicionamento correto do paciente sobre uma superfície adequada é a principal medida de prevenção contra o surgimento de lesões por pressão. Dispositivos estáticos (colchonetes de espuma, ar, água ou gel) são aceitáveis na maioria das situações, enquanto superfícies dinâmicas (geralmente dependentes de energia elétrica) podem ser mais apropriadas aos pacientes sob risco maior.

A escolha do dispositivo deve levar em consideração não só a vulnerabilidade de cada paciente, mas a viabilidade do uso no que se refere aos custos. Vale ressaltar que, apesar de mais dispendiosas, as superfícies dinâmicas podem ter seu custo compensado pela redução do tempo de hospitalização e dos recursos requeridos durante o internamento.

Quadro 25.4 Escala de Norton

Estado físico geral	Bom	4
	Regular	3
	Ruim	2
	Muito ruim	1
Estado mental	Alerta	4
	Apático	3
	Confuso	2
	Torporoso/comatoso	1
Mobilidade	Plena	4
	Reduzida	3
	Muito limitada	2
	Ausente (imóvel)	1
Atividade	Deambula sem ajuda	4
	Deambula com ajuda	3
	Sentado	2
	Acamado	1
Continência	Nenhuma	4
	Ocasional	3
	Urinária ou fecal	2
	Urinária e fecal	1

Quadro 25.5 Escala de Braden

Percepção sensorial (a estímulo doloroso)	Não prejudicada	4
	Pouco limitada	3
	Muito limitada	2
	Nenhuma	1
Umidade da pele (por suor, urina)	Livre de umidade	4
	Ocasionalmente	3
	A maior parte do tempo	2
	Constante	1
Atividade física	Caminha frequentemente	4
	Caminha ocasionalmente	3
	Restrito à cadeira	2
	Restrito ao leito	1
Mobilidade	Sem limitações	4
	Pouco limitada	3
	Muito limitada	2
	Ausente (imóvel)	1
Nutrição (aceitação alimentar)	Excelente	4
	Adequada	3
	Inadequada	2
	Deficiente	1
Fricção e cisalhamento	Não necessita de assistência para se posicionar	3
	Assistência mínima para se posicionar	2
	Assistência máxima para se posicionar	1

Além das mudanças periódicas de decúbito (preferencialmente a cada 2 horas), colocação de apoios apropriados, atenuação dos fatores predisponentes e suporte psicológico, a abordagem geral de um paciente com lesão por pressão deve incluir as seguintes medidas:

- **Controle da dor:** o alívio da dor deve ser fornecido, pois as lesões por pressão podem ser muito dolorosas. Analgésicos comuns (dipirona, paracetamol) podem ser usados nos casos mais leves. Opioides podem ser necessários nas dores de moderada a grave intensidade, principalmente antes das trocas de curativo, limpeza e desbridamento dessas lesões.
- **Identificação e tratamento das infecções:** todas as lesões abertas são colonizadas por bactérias, mas apenas infecções clinicamente evidentes devem ser tratadas com antibióticos, preferencialmente guiados por culturas. Para a coleta de material de uma lesão por pressão, deve-se limpar a superfície com soro fisiológico estéril e coletar material na parte mais profunda, utilizando-se aspirado com seringa e agulha; *swab* é menos recomendado, devendo ser utilizado quando não for possível o procedimento anterior. Os pacientes com feridas profundas devem ser avaliados quanto à presença de osteomielite por meio de exames de imagem.
- **Suporte nutricional:** os pacientes com lesões por pressão se encontram em um estado catabólico crônico. A otimização da ingesta proteica e calórica total é particularmente importante para os pacientes com lesões nos estágios III e

IV. Laboratorialmente, os valores de hemoglobina, linfócitos e albumina podem oferecer uma noção do *status* nutricional do paciente.

Tratamento específico das lesões

O tratamento específico é guiado pelo estágio de cada lesão conforme o estadiamento preconizado pela NPUAP:

- **Grau I:** deve ser entendida como uma indicação de que o paciente está sob risco de desenvolver uma lesão mais grave, e devem ser adotadas medidas preventivas, como a proteção da área com filme transparente.
- **Grau II:** essas feridas geralmente exigem pouco desbridamento; assim, são empregados curativos semioclusivos (filme transparente) ou oclusivos (hidrocoloides ou hidrogéis). No entanto, eles não devem ser usados em caso de suspeita/presença de infecção.
- **Graus III e IV:** geralmente exigem desbridamento de tecido necrótico, cobertura com curativos apropriados (Quadro 25.6) e, em alguns casos, antibioticoterapia.

As infecções das lesões por pressão são um problema comum e são responsáveis por morbidade significativa, prolongando a permanência hospitalar. São tipicamente polimicrobianas, e a microbiologia entre as lesões superficiais e profundas é semelhante. Os organismos mais comumente isolados incluem estafilococos, estreptococos, enterococos, enterobácter, proteus e anaeróbios.

As lesões superficiais infectadas podem apresentar dor, calor, hiperemia e dificuldade de cicatrização na ausência de sinais sistêmicos. O manejo consiste em cuidados locais com a ferida, sendo possível lançar mão de antibióticos tópicos.

As lesões profundas infectadas podem evoluir com celulite, osteomielite, bacteriemia/sepse, devendo ser tratadas com antibióticos parenterais, preferencialmente guiados por culturas.

Como a maioria das lesões por pressão ocorre em pacientes institucionalizados ou residentes em clínicas de repouso, são comuns as infecções por microrganismos resistentes, e o controle também é importante para limitar sua disseminação por contaminação cruzada.

Algumas informações relevantes são apresentadas resumidamente nos Quadros 25.6 e 25.7.

Quadro 25.6 Curativos e substâncias utilizadas no tratamento das lesões por pressão e outras feridas

Substância	Indicações	Contraindicações	Frequência de trocas
Ácidos graxos essenciais (óleo mineral)	Prevenção de lesões por pressão Lesões de pele em geral	Presença de necrose	Diariamente
Filme transparente	Proteção de pele íntegra Prevenção de lesões por pressão Fixação de CVC	Quando a pele não estiver íntegra	A cada 7 dias
Hidrocoloide	Lesões mais superficiais, bolhosas (epiderme ou derme) Prevenção de lesões por pressão em áreas de fricção	Lesões infectadas ou necrosadas	Primeira troca no terceiro dia para avaliação; após, a cada 7 dias
Hidrogel	Lesões por pressão estágios I e II Remoção de crostas/tecidos desvitalizados Dermoabrasão Lesões dolorosas	Lesões infectadas	A cada 1 a 3 dias
Colagenase	Desbridamento enzimático de crostas e tecidos necróticos	Feridas limpas; em cicatrização por primeira intenção	1 ou 2×/dia
Membranas permeáveis ao vapor (substitutos de pele)	Lesões superficiais (incluindo queimaduras de primeiro ou segundo grau)	Lesões sangrantes, infectadas ou necrosadas	Geralmente não é necessária
Alginato de cálcio	Lesões nos estágios III e IV, infectadas ou não, sangrantes e/ou exsudativas	Queimaduras de terceiro grau Presença de necrose seca Sangramento intenso	Se infectada: diariamente Se não infectada: 2 a 7 dias ou se o curativo estiver saturado
Sulfadiazina de prata/ nitrato de cério	Prevenção de infecção ou tratamento de feridas infectadas	Alergia às sulfas	Diariamente
Carvão ativado	Quando houver infecção (odor/exsudato)	Na presença de exposição óssea ou de tendões Queimaduras Necrose de coagulação	Diariamente. Reduzir para 3 a 7 dias à medida que houver redução do exsudato
Hidropolímero (espuma absorvente)	Lesões exsudativas/infectadas, cirúrgicas ou cavitárias	Lesões necrosadas	A cada 4 a 7 dias
Papaína	Feridas abertas, exsudativas Desbridamento de tecido necrótico Promoção de tecido de granulação	Dor insuportável após os primeiros 20 minutos da aplicação	Diariamente
Curativo por pressão negativa (VAC)	Feridas crônicas, abertas e profundas	Feridas oncológicas Feridas necrosadas Osteomielite Fístulas orgânicas/cavitárias	A cada 3 dias (ou antes)

CVC: cateter venoso central.

Quadro 25.7 Recomendações de acordo com o aspecto das lesões

Grau da lesão	Exsudato	Recomendações
I	Nenhum	AGE Hidrocoloide Filmes transparentes
II	Escasso	AGE Hidrocoloide Hidropolímero Hidrogel Membramas permeáveis Sulfadiazina de prata e/ou cério
III e IV	Moderado	Alginato de cálcio Hidrocoloide Hidropolímero Hidrogel Papaína
III e IV	Abundante	Alginato de cálcio Hidropolímero Papaína VAC
III e IV	Infecção	Alginato de cálcio Carvão ativado VAC
III e IV	Hemorrágico	Alginato de cálcio
Indeterminado	Nenhum	Colagenase Hidrogel Papaína

AGE: ácidos graxos essenciais; VAC: *vacuum assisted closure*.

Cabe salientar que durante o processo de cicatrização os tecidos perdidos são substituídos principalmente por células endoteliais, fibroblastos, colágeno e matriz extracelular. Uma lesão inicialmente identificada como de grau IV não irá regredir para uma de grau I após estar sanada. Portanto, essa classificação "inversa" não deve ser utilizada. Para isso, é mais importante observar a regressão das dimensões da lesão.

Cuidados paliativos

Os pacientes com doença avançada estão mais predispostos ao desenvolvimento de lesões por pressão. Em geral, são idosos, portadores de mais de uma comorbidade e com baixo *status* de desempenho. Soma-se a isso a fragilidade cutânea adquirida com a senescência. Nesse cenário, deve-se focar não apenas no tratamento da lesão, mas principalmente no paciente e nos vários fatores que possam influenciar sua sobrevida.

Essas lesões comumente promovem o desenvolvimento de sintomas físicos e psicológicos, como dor, exsudação/odor, prurido, sangramento, ansiedade, depressão e isolamento. Uma ferramenta útil para a avaliação da morbidade ocasionada por uma lesão é o *Toronto Symptom Assessment System for Wounds* (TSAS-W), ainda não validado para a língua portuguesa. Com base nele é possível direcionar de maneira mais adequada (e individualizada) os cuidados propostos.

Em muitos casos, impedir a progressão de uma lesão ou o surgimento de outras é mais sensato que almejar sua cicatrização, tendo em vista que o paciente pode vir a falecer antes da conclusão desse processo. Otimizar a analgesia e neutralizar sangramentos e odores (mesmo que lançando mão de antibióticos), além de todo o apoio de uma equipe multidisciplinar, consistem em medidas mandatórias. A presença de uma lesão por pressão é considerada marcador de mau prognóstico; porém, pacientes com doenças avançadas tendem a falecer com suas lesões e não em decorrência delas.

■ CONSIDERAÇÕES FINAIS

Com o aumento da expectativa de vida e da prevalência de doenças crônico-degenerativas, observam-se cada vez mais pessoas envelhecendo e descompensadas de suas patologias, sendo internadas de maneira recorrente e com o tempo perdendo a funcionalidade. À medida que se tornam mais vulneráveis, os idosos ficam mais dependentes até apresentarem grande dificuldade de locomoção e, por fim, restrição ao leito e suas complicações. Impedir ou retardar essa evolução é um dos grandes desafios da geriatria e da gerontologia.

Bibliografia

Advisory Panel, European Pressure Ulcer Advisory Panel. Pressure ulcer treatment recommendations. In: Prevention and treatment of pressure ulcers: clinical practice guideline. National Pressure Ulcer Advisory Panel, Washington, DC 2009.

Balzer K, Köpke S, Meyer G. NICE recommendation on the use of pressure ulcer risk scores is flawed. BMJ 2014; 348:g3638.

Brown-Etris M, Milne C, Orsted H et al. A prospective, randomized, multisite clinical evaluation of a transparent absorbent acrylic dressing and a hydrocolloid dressing in the management of stage II and shallow stage III pressure ulcers. Adv Skin Wound Care 2008; 21:169.

Chou R, Dana T, Bougatsos C et al. Pressure ulcer risk assessment and prevention: a systematic comparative effectiveness review. Ann Intern Med 2013; 159:28.

European Pressure Ulcer Advisory Panel (EPUAP). Guidelines on treatment of pressure ulcers. EPUAP Review 1999; 1:31.

Grey JE, Harding KG, Enoch S. Pressure ulcers. BMJ 2006; 332:472.

Lyder CH. Pressure ulcer prevention and management. JAMA 2003; 289:223.

Lyder, CH, Ayello, EA. Pressure ulcers: a patient safety issue. Disponível em: www.ahrq.gov/qual/nurseshdbk/docs/LyderC_PUPSI.pdf.

Maida V. Wound management in patients with advanced illness. Curr Opin Support Palliat Care 2013; 7(1):73-9.

McInnes E, Jammali-Blasi A, Bell-Syer SE et al. Support surfaces for pressure ulcer prevention. Cochrane Database Syst Rev 2015; CD001735.

Méan M, Bula C, Waeber G. Can mobilization preserve the elderly hospitalized from functional decline? Rev Med Suisse 2017 Jan 25; 13(547):279-81.

National Pressure Ulcer Advisory Panel Support Surface Standards Initiative. Terms and definitions related to support surfaces. Disponível em: www.npuap.org/NPUAP_S3I_TD.pdf. Acesso em 11/12/2008.

Reddy M, Gill SS, Kalkar SR et al. Treatment of pressure ulcers: a systematic review. JAMA 2008; 300:2647.

Reddy M, Gill SS, Rochon PA. Preventing pressure ulcers: a systematic review. JAMA 2006; 296:974.

Schultz GS, Sibbald RG, Falanga V et al. Wound bed preparation: a systematic approach to wound management. Wound Repair Regen 2003; 11(Suppl 1):S1-28.

Sebern MD. Pressure ulcer management in home health care: efficacy and cost effectiveness of moisture vapor permeable dressing. Arch Phys Med Rehabil 1986; 67:726.

Shi C, Dumville JC, Cullum N. Support surfaces for pressure ulcer prevention: A network meta-analysis. PLoS One 2018; 13: e0192707.

Sourdet S, Lafont C, Rolland Y, Nourhashemi F, Andrieu S, Vellas B. Preventable iatrogenic disability in elderly patients during hospitalization. J Am Med Dir Assoc 2015; 16(8):674-81.

Stechmiller JK, Cowan L, Whitney JD et al. Guidelines for the prevention of pressure ulcers. Wound Repair Regen 2008; 16:151.

Tanner RE, Brunker LB, Agergaard J et al. Age-related differences in lean mass, protein synthesis and skeletal muscle markers of proteolysis after bed rest and exercise rehabilitation. J Physiol 2015; 593(18): 4259-73.

Thomas DR. Does pressure cause pressure ulcers? An inquiry into the etiology of pressure ulcers. J Am Med Dir Assoc 2010; 11:397.

Valenzuela PL, Morales JS, Pareja-Galeano H et al. Physical strategies to prevent disuse-induced functional decline in the elderly. Ageing Res Rev 2018 Nov;4 7:80-8.

Webster J, Coleman K, Mudge A et al. Pressure ulcers: effectiveness of risk-assessment tools. A randomized controlled trial (the ULCER trial). BMJ Qual Saf 2011; 20:297.

Incontinência Urinária

Lucas Rampazzo Diniz
Rebeca Costa Barbosa

CAPÍTULO **26**

■ INTRODUÇÃO

A incontinência urinária (IU) é definida como qualquer perda involuntária de urina. Apesar de comum e de impactar negativamente a qualidade de vida, a IU é pouco relatada pelos pacientes e pouco questionada pelos profissionais. Por isso, muitas vezes é subdiagnosticada e subtratada. Há uma crença geral de ser algo normal no idoso e de que não teria tratamento. Associam-se o constrangimento para relatar o sintoma e o medo da possibilidade cirúrgica. Como consequência, a IU pode acarretar restrição da atividade física, isolamento social, baixa autoestima, interferência na sexualidade, piora da qualidade do sono, insegurança, depressão, aumento do risco de quedas e institucionalização.

Os diversos fatores de risco para a IU, assim como os protetores, são mostrados no Quadro 26.1.

■ EPIDEMIOLOGIA

A incidência de IU e a proporção entre seus subtipos variam de acordo com as populações, o sexo e a idade. Na literatura, há grande variação na prevalência por pesquisa em diferentes populações e com o uso de diversos critérios. Verifica-se a tendência de aumento da prevalência geral com o envelhecimento para ambos os sexos. Entre os homens, a prevalência é de 1% a 39%, havendo maior prevalência de urgeincontinência (40% a 80%) e IU por transbordamento (10% a 48%), seguido de incontinência mista (10% a 30%) e IU por estresse (< 10%). Na população feminina, a prevalência varia de 10% a 55% para as mulheres de 15 a 65 anos e de 13% a 71% entre aquelas com mais de 65 anos. A IU por estresse é a mais comum (11,7% a 26,1%), seguida pela incontinência mista (13% a 37,5%), urgeincontinência (1,1% a 24,2%) e IU por transbordamento (12% a 45%).

Quadro 26.1 Fatores de risco e de proteção para incontinência urinária

Fatores de risco	Fatores protetores
Idade avançada	Partos cesáreos
Indivíduos brancos	Atividade física regular
Mulheres na pós-menopausa	Dieta rica em fibras vegetais
Multiparidade por via pélvica	Uso de serotoninérgicos (em caso de depressão)
Histerectomia	
Sobrepeso e obesidade	
História familiar	
Declínio cognitivo	
Depressão	
Noctúria	
Diabetes mellitus	
Infecção do trato urinário de repetição	
Constipação intestinal	
Doença pulmonar e tosse	
Alcoolismo	
Tabagismo	

■ FISIOLOGIA DA MICÇÃO

A continência urinária é garantida a partir de mecanismos complexos que envolvem desde o sistema nervoso central (SNC), como o córtex cerebral e a medula, até a musculatura vesical. Ocorre essencialmente um reflexo medular, o qual é modulado pelo sistema nervoso autônomo (SNA) simpático e parassimpático. A função vesicouretral adequada será dependente da ação integrada e equilibrada desses componentes e se resume a duas fases: armazenamento e esvaziamento (Figura 26.1).

A fase de armazenamento se caracteriza pelo acúmulo crescente de urina na bexiga sem resultar em variações significativas da pressão intravesical. Isso se deve à boa elasticidade da

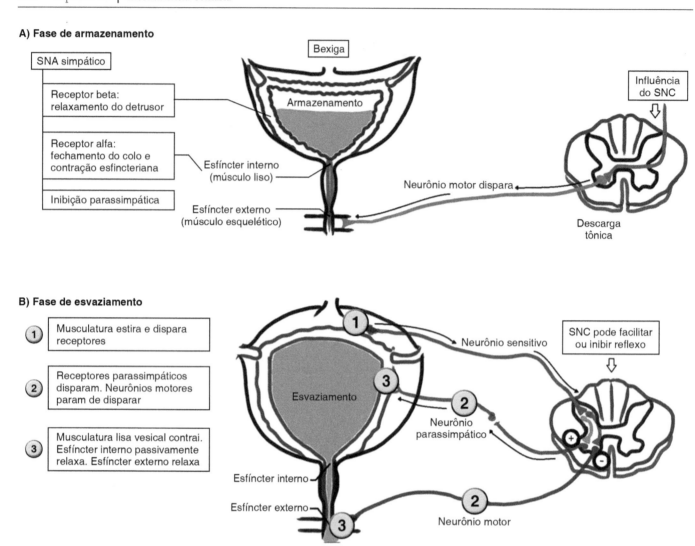

Figura 26.1 Fases da função vesicouretral.

parede vesical. Nessa fase, há o predomínio da ação do SNA simpático atuando em receptores beta-adrenérgicos que promovem o relaxamento do detrusor (também atuam inibindo o SNA parassimpático). Já o estímulo em receptores alfa-adrenérgicos promove o fechamento do colo vesical e a contração da uretra proximal. Essa ação causa constrição e o consequente aumento da pressão uretral. Contribuem ainda para reforçar os mecanismos de continência o esfíncter externo e os músculos elevadores do ânus. A inervação da musculatura estriada periuretral é promovida por fibras que trafegam pelos ramos S2-S4 e compõem o nervo pudendo.

A fase de esvaziamento é desencadeada pelo aumento do volume armazenado de urina. A distensão vesical, quando há cerca de 15mL de urina, ativa receptores do urotélio e promove o desejo miccional. O controle cortical cognitivo da micção, localizado no lobo frontal, regula a micção voluntária. O córtex se comunica com a substância cinzenta periaquedutal (SCPA), localizada no mesencéfalo, e com o centro pontino da micção. Há ainda a influência da região hipotalâmica posterior, dos núcleos da base e do cerebelo. Após a ativação do SNA parassimpático, através de um arco reflexo medular simples, há a contração do músculo detrusor. Essa é mediada pela ação do neurotransmissor acetilcolina em receptores muscarínicos, principalmente no subtipo M3. Concomitantemente, há o relaxamento de esfíncter uretral e da musculatura do assoalho pélvico. Após o término do esvaziamento da bexiga, cessa a contração vesical e o tônus uretral retorna ao nível basal.

■ FISIOPATOLOGIA DA INCONTINÊNCIA URINÁRIA

Quando ocorre algum dano em qualquer parte do sistema nervoso, incluindo encéfalo, ponte, medula espinhal ou nervos periféricos, todo o ciclo da micção é afetado. Os sintomas podem variar desde retenção urinária até bexiga hiperativa. Apesar de haver padrões de disfunção miccional de acordo com o nível da lesão neurológica, não há uma previsibilidade completa. Os sintomas podem variar a depender da fase da doença. Como exemplo, a fase aguda do acidente vascular encefálico (AVE) e a fase inicial do choque medular podem apresentar transitoriamente uma arreflexia detrusora e posteriormente evoluir para hiper-reflexia.

Doenças que acometem estruturas do SNC acima do tronco cerebral tendem a promover sintomas de urgência, urgeincontinência e noctúria. Ocorrem contrações detrusoras involuntárias e perda urinária, apesar de a coordenação vesicoesfincteriana estar preservada. Algumas etiologias possíveis incluem AVE, doença de Parkinson e hidrocefalia de pressão normal.

Em uma lesão medular acima do segmento sacral, o padrão mais frequente é o de dissinergia vesicoesfincteriana, em que há urgência urinária e urgeincontinência decorrentes da incoordenação vesical e esfincteriana. Pode apresentar elevado resíduo miccional, tendo como possíveis complicações as infecções de repetição do trato urinário. São exemplos de doenças associadas: esclerose múltipla, traumatismo raquimedular, mielite pelo vírus T-linfotrópico humano (HTLV) e neuroesquistossomose.

Uma lesão abaixo do segmento S2 resulta em perda da função vesical por lesão do centro parassimpático da micção. Ocorre retenção urinária por arreflexia do detrusor com consequente IU por transbordamento. Pode haver redução total ou parcial da sensibilidade vesical. O acometimento esfincteriano é variável, geralmente mantendo algum grau de tonicidade. O traumatismo raquimedular e as mielodisplasias sacrais são as principais causas.

As lesões de nervos periféricos se assemelham à clínica das lesões medulares sacrais inferiores, apresentando deficiência esfincteriana mais grave. Entre as causas possíveis estão as cirurgias pélvicas radicais, como a cirurgia de Wertheim-Meigs ou a amputação de reto, bem como traumatismos pélvicos graves. Também pode haver comprometimento por neuropatia diabética ou alcoólica.

FISIOPATOLOGIA DA INCONTINÊNCIA URINÁRIA NO IDOSO

A IU é uma doença, não apenas parte inevitável do processo de envelhecimento, e por isso há a possibilidade de reabilitação. Sua patogênese ainda não é completamente compreendida. Pode surgir em virtude da ação de medicações (Quadro 26.2), do fato de o paciente não ser funcionalmente capaz de ir ao banheiro (IU funcional), de doenças do próprio trato geniturinário ou de alterações do SNC e do sistema nervoso periférico.

Dentre as alterações vesicais relacionadas com o envelhecimento se destacam maior gasto de energia para a contração do detrusor, aumento de colágeno em meio à musculatura, menor liberação colinérgica, menor número de receptores M3 e menor sensibilidade dos sensores aferentes. Essas alterações levarão à redução na capacidade elástica da bexiga, ao aumento da frequência urinária, à hiperatividade do detrusor, à contratilidade menos eficaz, ao aumento do volume residual e à redução na velocidade do jato urinário.

As alterações da uretra na senescência são mais estudadas nas mulheres, havendo relação com a maior prevalência de IU por estresse. A deficiência de estrogênio após a menopausa promove alterações semelhantes às que ocorrem na vagina: afilamento da mucosa e redução da musculatura estriada e dos vasos sanguíneos. Assim, ocorre redução da elasticidade e da complacência com declínio de sua pressão máxima de fechamento. Nos homens, o aumento prostático promove alongamento da uretra posterior e pode ocasionar obstrução urinária. A obstrução prostática influencia também a expressão de receptores do detrusor e do urotélio, induzindo a hipertrofia detrusora.

Estipula-se que em pacientes mais longevos possa haver falhas na ativação das áreas corticais relacionadas com a continência, como orbitofrontal e região da ínsula. Essas alterações podem diminuir a habilidade de suprimir a urgência em urinar. Alterações microangiopáticas subcorticais são associadas ao declínio cognitivo e à redução da funcionalidade, juntamente com a maior incidência de urgeincontinência e hiperatividade do detrusor.

CLASSIFICAÇÃO DA INCONTINÊNCIA URINÁRIA

A IU pode ser caracterizada tanto pela ocorrência de problemas de armazenamento vesical (Quadro 26.3) como por dificuldades de esvaziamento (Quadro 26.4) ou ainda ocorrer apesar de a fisiologia miccional estar preservada (Quadro 26.5). No entanto, para a investigação clínica e para guiar a terapêutica é possível classificá-la, a partir de sintomas clínicos, em IU de esforço, urgeincontinência, IU por transbordamento, funcional e mista. Cabe salientar que é comum encontrar em um mesmo paciente a presença de dois ou mais fatores para IU.

A IU de esforço é caracterizada pela perda urinária decorrente do aumento da pressão intra-abdominal (p. ex., tosse, espirro, esforço físico, gargalhar) e na ausência de contração vesical. Mais prevalente em mulheres jovens, sua incidência é maior dos 45 aos 49 anos de idade. Caracteristicamente, há o relato de perda de pouco volume de urina, sendo mais comum se a bexiga estiver repleta. Ocorre por alterações em região periuretral, como a hipermobilidade uretral e a deficiência de esfíncter uretral:

- **Hipermobilidade uretral:** apresenta relação com a alteração de força em tecidos conjuntivos ou na musculatura pélvica por aumento de pressão local (obesidade, atividades de alto impacto), traumatismos (partos pélvicos, cirurgias) ou distopia genital.
- **Deficiência de esfíncter uretral:** perda da função da mucosa e do tônus muscular do esfíncter, ocorrendo maior dificuldade de mantê-lo fechado. Relacionada com déficit de estrogênio, traumatismos, partos pélvicos e cirurgias ginecológicas, cirúrgias prostáticas, como ressecção transuretral ou prostatectomia radical, radioterapia local e tabagismo.

Quadro 26.2 Efeitos da função vesical relacionados com medicamentos

Efeito na função vesical	Medicamentos
Reduzem a contratilidade por efeito anticolinérgico	Antimuscarínicos Antagonistas H1 de primeira geração Medicações antiparkinsonianas Espasmolíticos Antidepressivos tricíclicos Antipsicóticos Relaxantes musculares Antiarrítmicos (disopiramida, flecainida)
Aumento do tônus esfincteriano	Descongestionantes nasais Alfa-agonistas IRNS (duloxetina e reboxetina) Opioides
Redução do tônus esfincteriano	Alfa-1-bloqueadores
Dificultam a micção por efeito sedativo	Benzodiazepínicos
Tosse crônica	IECA
Aumento da produção, fluxo urinário e contratilidade	Diuréticos
Redução de contratilidade por efeito anestésico local no urotélio	Antiarrítmicos (disopiramida, flecainida)
Redução da contratilidade	IECA Álcool
Aumento da contratilidade	Cafeína
Efeitos diversos	Bloqueadores do canal de cálcio

IECA: inibidores da enzima conversora de angiotensina; IRNS: inibidores da recaptação de noradrenalina e serotonina.

Quadro 26.3 Causas de incontinência urinária por dificuldade de armazenamento vesical

Fisiopatologia	Classificação	Definição e apresentação	Causas	Perguntas condutoras
Problemas de armazenamento vesical	Esforço	Perda ocasional de urina com aumento da pressão abdominal e relacionada com situações específicas	Hipermobilidade uretral: obesidade, atividades de alto impacto, traumatismos (partos pélvicos, cirurgias ginecológicas ou urológicas), distopia genital. Deficiência de esfíncter uretral: déficit de estrogênio, traumatismo (partos pélvicos e cirurgias ginecológicas ou urológicas), radioterapia local, tabagismo	Perda urinária com prensa abdominal? Perda em pequenas quantidades? Qual a história obstétrica? E o passado cirúrgico? Aumento da pressão abdominal por obesidade? Passado de tabagismo ou radioterapia? Anormalidades na região genital?
	Urgeincontinência	Perda urinária ocasional por contração vesical súbita e involuntária	Hiperatividade detrusora: lesões neurológicas suprassacrais, anormalidades estruturais da bexiga, alteração de microbioma (como na ITU), mesmo idiopática	Há necessidade incontrolável de urinar? Pouco tempo para chegar ao banheiro? Associação com disúria?

Quadro 26.4 Causas de incontinência urinária por dificuldade de esvaziamento vesical

Fisiopatologia	Classificação	Definição e apresentação	Causas	Perguntas condutoras
Dificuldade de esvaziamento vesical	Transbordamento	Perda urinária contínua, muitas vezes de modo insensível por repleção vesical progressiva	Hipocontratilidade detrusora: decorrente do envelhecimento, causas neurológicas: sacral ou nervos periféricos, medicamentos com ação anticolinérgica. Aumento da pressão da via de saída: aumento do volume prostático, prolapso genital, contratura do colo vesical (cirurgia ou radioterapia), invasão local por neoplasia, estenose de canal uretral	Perda urinária de modo contínuo? Inclusive em períodos noturnos? Sensação de bexiga cheia mesmo após micção? Presença de bexigoma ocasionalmente? História de patologias neurológicas?

Quadro 26.5 Causas de incontinência urinária com fisiologia miccional preservada

Fisiopatologia	Classificação	Definição e apresentação	Causas	Perguntas condutoras
Fisiologia miccional preservada	Funcional	Perda urinária por dificuldade de locomoção ou volição para o ato miccional	Dificuldades de locomoção: amputações, sarcopenia, doença de Parkinson, pacientes acamados etc. Volição: *delirium*, poliúria e uso de diuréticos, síndrome demencial, uso de medicações sedativas etc.	Há capacidade de reter urina? Qual o déficit motor presente? Paciente relata querer urinar? Paciente com sonolência ou pouco colaborativo?

A urgeincontinência é a apresentação mais comum em idosos e se caracteriza pela necessidade urgente de esvaziamento vesical. O paciente descreve uma sensação de contração vesical incontrolável e necessita esvaziar a bexiga o mais rapidamente possível. Pode ocorrer apenas a urgência, quando não há perda urinária, ou a urgeincontinência. Quando ocorre, a perda urinária pode ser discreta ou alcançar grande volume. É comum o relato de noctúria. A principal causa é a hiperatividade detrusora. Parece ser decorrente de contrações não inibidas durante a fase de enchimento da bexiga. Pode ser causada por lesões neurológicas em medula, anormalidades estruturais da bexiga, alteração de microbioma na infecção de trato urinário (ITU) ou mesmo idiopática. Há maior prevalência em pacientes com história familiar, pacientes com ITU de repetição, alterações de funcionalidade e uso de diuréticos.

Na IU por transbordamento, o paciente se queixa de perda urinária de moderados a grandes volumes. A perda, muitas vezes, acontece de modo insensível, podendo ser quase contínua por longos períodos, inclusive à noite. Nela há o enchimento progressivo da bexiga até alcançar a pressão necessária para vencer a barreira da via de saída da urina. Após a micção é comum a sensação de esvaziamento vesical incompleto. Quando há grande repleção vesical, pode simular uma IU de esforço ou urgeincontinência. Ocorre por aumento de pressão em região pós-vesical ou por hipocontratilidade detrusora:

- **Aumento de pressão em região pós-vesical:** há a necessidade de contração mais intensa do músculo detrusor para vencer a barreira em região pós-vesical. Inicialmente, podem ocorrer hipercontratilidade e urgência. Nessa fase, há alterações anatômicas com hipertrofia do detrusor e presença de trabéculas. Com o avançar da obstrução pode ocorrer a incapacidade de superá-la, causando retenção urinária. São causas comuns: aumento do volume prostático, prolapso genital, contratura do colo vesical após procedimento cirúrgico ou radioterapia, invasão local por neoplasia de colo uterino, estenose de canal uretral (que pode ser decorrente de instrumentação ou de cateterização de repetição), balanite xerótica, correção de hipospadia, traumatismo ou radiação.
- **Hipocontratilidade detrusora:** há a contração reduzida em força ou duração, resultando em tempo maior para o esvaziamento vesical ou esvaziamento incompleto. Seu diagnóstico, idealmente, deve ser estabelecido por meio de estudo

urodinâmico. Pode estar relacionada com o próprio envelhecimento, possivelmente associado à insuficiência arterial pélvica, a alterações uroteliais e à anormalidade na aferência sensorial, mas devem ser pesquisadas causas patológicas, as quais podem ser de origem nervosa e divididas em lesões em região sacral (lesões iatrogênicas após cirurgia, traumatismos e insultos vasculares) e em nervos periféricos (neuropatia autonômica do diabetes, álcool). Pode estar também relacionada com medicamentos que alterem a função detrusora, como aqueles com ação anticolinérgica.

Alguns pacientes com hiperatividade detrusora podem se apresentar clinicamente com IU por transbordamento, quando há a associação entre a hiperatividade e a alteração da contratilidade.

A IU mista pode ocorrer com a associação de duas entidades, sendo a mais comum a de IU de esforço com urgeincontinência.

Já a IU funcional está relacionada com a dificuldade de locomoção ou volição para o ato miccional sem necessariamente apresentar qualquer anormalidade na fisiologia da micção. Pode estar associada a dificuldades de locomoção (amputações, sarcopenia, uso de dispositivos assistidos, doença de Parkinson, pacientes acamados) ou volição e colaboração para a micção (*delirium*, poliúria e uso de diuréticos, síndrome demencial, uso de medicações sedativas etc.).

■ ABORDAGEM INICIAL

No atendimento ao paciente idoso, deve-se investigar ativamente a IU durante a anamnese. A pesquisa deve ser motivada também por manifestações não verbais, como odor do paciente, episódios de urgência durante a consulta e preocupações com posicionamento e vestuário.

Na anamnese, devem ser detalhados o início dos sintomas, a frequência, o volume de urina perdido e as circunstâncias das micções. Convém questionar o grau de incômodo do paciente e o quanto o sintoma afeta sua qualidade de vida. Devem ser discutidos os cuidados adotados para a higiene e o uso de dispositivos para proteção. Na história ginecológica, deverão ser questionados paridade, tipo e complicações do parto e o peso da criança ao nascer. Os antecedentes cirúrgicos, as queixas ginecológicas e a atividade sexual devem ser sempre questionados. Cabe levantar possíveis causas secundárias ou relacionadas com a IU, como incontinência fecal, constipação intestinal, sintomas de doenças orificiais e prostáticos, histórico de ITU de repetição e litíase renal, bem como avaliar hábitos de vida, como atividade física, tabagismo e etilismo.

É ponto fundamental na abordagem afastar as causas reversíveis da IU: *delirium*, ITU, mobilidade reduzida, medicamentos, constipação intestinal, distúrbios psiquiátricos, vaginite atrófica e excesso de volume urinário (como na hiperglicemia). Também é essencial tentar determinar o *status* cognitivo e a funcionalidade do paciente, investigando a capacidade de ir ao banheiro e de se vestir.

Deve ser estimulado o uso de diário miccional, no qual devem ser registrados o volume e os tipos de líquido consumidos, os episódios de incontinência com detalhes a respeito dos fatores desencadeantes, a frequência miccional e o respectivo volume, que deve ser medido em coletor graduado. Consideram-se normais volume miccional de 200 a 400mL por micção e frequência de oito a 12 micções por dia, incluindo uma noturna.

Convém tentar diferenciar IU de estresse da urgeincontinência e da IU mista, podendo ser usado o questionário 3IQ (proposto por Brown e cols.), que apresenta sensibilidade de 75% e especificidade de 77%. No entanto, esse questionário aguarda publicação da validação brasileira (Quadro 26.6).

No exame físico, deve ser maior o cuidado na avaliação das regiões abdominal e pélvica, além da proctológica e neurológica, de acordo com as queixas. Em caso de suspeição de IU de estresse, deve ser realizado o teste da tosse, que é considerado positivo quando visualizada perda urinária na saída da uretra após tosse, estando o paciente com a bexiga cheia durante o exame.

A avaliação laboratorial deve incluir os exames iniciais para investigação (hemograma, perfil glicídico, ionograma, função renal e urinálise). A urocultura deve ser solicitada nos casos de suspeita de ITU. A interpretação do resultado deve ser pautada pela clínica do paciente, para evitar o tratamento desnecessário nos casos de bacteriúria assintomática, dados os potenciais efeitos adversos da antibioticoterapia.

Nos casos suspeitos de perda urinária por transbordamento, pode-se avaliar a medida do volume residual após micção por meio de ultrassonografia ou, de preferência, por sondagem vesical de alívio (considerada padrão-ouro, apesar de invasiva). O ponto de corte exato para estabelecer um volume residual anormal ainda é controverso, sendo aceitável considerar sugestivo de retenção urinária volume ≥ 150mL, quando feita a aferição em duas ocasiões.

Quadro 26.6 Questionário 3IQ*

1. **Nos últimos 3 meses, você teve perda involuntária de urina (mesmo em pequena quantidade)?**
   [ ] Sim
   [ ] Não → Término do questionário

2. **Nos últimos 3 meses, você teve perda involuntária de urina (checar todos os que se aplicam):**
   [ ] a. Quando realizando alguma atividade física, como tossir, espirrar, levantar peso ou se exercitar?
   [ ] b. Quando você sentiu urgência ou necessidade de esvaziamento da bexiga, mas não conseguiu chegar a tempo ao banheiro?
   [ ] c. Sem envolver atividades físicas ou sem sensação de urgência?

3. **Nos últimos 3 meses, você teve perda urinária involuntária com maior frequência (checar apenas um):**
   [ ] a. Quando realizando alguma atividade física, como tossir, espirrar, levantar peso ou se exercitar?
   [ ] b. Quando você sentiu urgência ou necessidade de esvaziamento da bexiga, mas não conseguiu chegar a tempo ao banheiro?
   [ ] c. Sem envolver atividades físicas ou sem sensação de urgência?
   [ ] d. Quase na mesma frequência durante atividades físicas e com sensação de urgência?

Definições dos tipos de incontinência urinária com base nas respostas à questão 3

Resposta à questão 3	Tipos de incontinência
a. Mais frequente durante atividade física	Apenas ou predominantemente de estresse
b. Mais frequente com sensação de urgência urinária	Apenas ou predominantemente de urgência
c. Sem atividade física ou urgência	Apenas ou predominantemente outras causas
d. Igualmente envolvendo atividade física e urgência	Mista

*Tradução proposta pelos autores.

No entanto, esse procedimento é incapaz de diferenciar a hipocontratilidade detrusora da obstrução de via de saída urinária. Em caso de dúvida, pode ser necessário o estudo urodinâmico.

Os estudos de urodinâmica, com medição da função uretral, eletromiografia e cistometria, não são necessários na avaliação inicial para todos os pacientes. Na maioria dos casos, o tratamento pode ser iniciado sem esses testes, os quais são habitualmente realizados antes de intervenções cirúrgicas para dar suporte ao diagnóstico de IU de estresse sem contração vesical e para documentar a função miccional. São utilizados, também, quando há dúvida quanto à classificação da IU.

Para a escolha da terapêutica, devem ser levados em consideração o impacto na qualidade de vida e a presença de anormalidades anatômicas que potencialmente necessitem de terapia cirúrgica, como distopias genitais em mulheres ou aumento do volume prostático em homens. A queixa de dor ou hematúria pode indicar a associação a neoplasias. Se presentes, anormalidades neurológicas podem indicar etiologias específicas com a necessidade de abordagens próprias.

Os objetivos primordiais do tratamento são melhorar a qualidade de vida, reduzir o número dos episódios de incontinência e, se possível, recuperar a continência. Uma boa resposta clínica deve consistir em diminuir o número de eventos em pelo menos 70%. Por esse motivo, idealmente, o número de eventos deve ser sempre quantificado por meio de diários miccionais.

Em vista da relação com piora da qualidade de vida, o profissional deve sempre focar na educação em saúde sobre o diagnóstico e as terapias possíveis, promovendo o engajamento do paciente e dos cuidadores para o cuidado. A preservação ou reabilitação da funcionalidade deve ser a meta para todos os pacientes idosos. A orientação sobre quando usar fraldas ou absorventes deve ser discutida a cada consulta, além da sugestão acerca de produtos específicos para a higiene geniturinária e para a proteção da pele. Esses produtos visam diminuir o odor, o que causa constrangimento ao paciente, e à preservação da barreira cutânea contra lesões. Cabe orientar sobre possíveis alterações na estrutura domiciliar, de modo a facilitar o acesso ao banheiro, evitando camas com altura elevada, luz insuficiente e uso de tapetes. Vale lembrar que os acessórios e as roupas pessoais podem vir a aumentar a pressão abdominal. Devem ser discutidas ainda quais estratégias adotar em casos de longos períodos fora de casa (localizar banheiros, uso de fraldas ou absorventes, esvaziamento vesical programado).

As medidas higiênico-dietéticas devem ser encorajadas e reforçadas a cada consulta:

- Diminuir a ingestão de bebidas alcoólicas em virtude da ação inibitória do álcool sobre o hormônio antidiurético.
- Diminuir a ingestão de alimentos que sejam irritantes vesicais, como bebidas ricas em cafeína, incluindo café, chá-preto e refrigerantes de cola.
- Diminuir a ingestão de líquidos nos períodos da tarde e da noite e evitar volumes > 2L.
- Controlar sobrepeso e obesidade (a perda de 5% da massa corporal já é associada a alguma melhora dos sintomas).
- Cessar o tabagismo.
- Combater a constipação intestinal e a impactação fecal.

Deve ser estimulada a adoção de técnicas de modificação de conduta, as quais envolvem o treinamento vesical e os exercícios de assoalho pélvico. Essas medidas têm impacto maior nos casos de IU de esforço, urgeincontinência ou IU mista, e as respostas são melhores principalmente nas mulheres. A primeira medida consiste no esvaziamento vesical programado. O paciente deve urinar antes do intervalo do próximo escape urinário. O diário miccional pode ser utilizado para guiar essa conduta. Pode-se programar o esvaziamento vesical a cada 2 a 4 horas e progressivamente espaçar os intervalos entre as micções.

Os exercícios do assoalho pélvico têm o objetivo de fortalecer e conscientizar o paciente quanto ao uso da musculatura pélvica. As mulheres podem ser orientadas quanto à contração vaginal com o dedo no interior da vagina ou utilizando cones ou bolas específicas. Os homens são orientados a contrair os glúteos como se estivessem evitando a liberação de flatos. Recomenda-se a repetição de 10 a 15 contrações três vezes ao dia por no mínimo 3 dias na semana (idealmente em ritmo diário). A musculatura deve ser contraída por 6 a 10 segundos. A resposta pode ocorrer já no primeiro mês, mas deve-se esperar pelo menos 3 meses para a reavaliação. Idealmente, essa rotina de exercícios deve ser acompanhada por profissional treinado, como um fisioterapeuta. Esses exercícios não são recomendados durante o ato miccional, com o paciente controlando o fluxo urinário, parando e reiniciando o ciclo, em virtude do risco de piora dos sintomas por disfunção na fase de esvaziamento.

O *biofeedback* consiste em promover estímulos (táteis, visuais, auditivos) de alguma função biológica no sentido de o paciente percebê-la e regular o autocontrole. Para a IU, pode ser utilizada a monitoração das contrações vesicais por meio de equipamento de urodinâmica (*biofeedback* vesical) e os pacientes treinados a inibir a contração involuntária. Pode-se utilizar eletromiografia para treinamento de recrutamento da musculatura pélvica (*biofeedback* muscular). Pode-se tentar ainda a combinação dos dois métodos (*biofeedback* vesicoesfincteriano). O acompanhamento dessa terapêutica deve ser também realizado por profissional de fisioterapia.

Tanto as técnicas de modificação de conduta como a adoção de *biofeedback* devem ser indicadas para os pacientes com capacidade cognitiva de entender o programa de exercícios e que tenham motivação para mantê-los de modo a obter o benefício terapêutico.

A Figura 26.2 mostra um fluxograma diagnóstico-terapêutico para a IU.

■ TRATAMENTO DA INCONTINÊNCIA URINÁRIA DE ESFORÇO

No tratamento da IU de esforço (ou por estresse), os dispositivos absorventes têm um papel importante no tratamento, principalmente para as mulheres. Existem dispositivos específicos para IU, mas são também utilizados absorventes menstruais e guardanapos, com menor predileção, mas também de custo menor. Os dispositivos descartáveis proporcionam menores alterações cutâneas que os não descartáveis. Lenços pré-umedecidos também podem ser utilizados na limpeza da região urogenital para controle do odor.

Para as mulheres, a primeira linha de tratamento consiste nos exercícios pélvicos de contrações da musculatura e algumas mudanças de comportamento descritas anteriormente.

Apesar da falta de evidência científica em relação aos tratamentos não farmacológicos para os homens, como fisioterapia

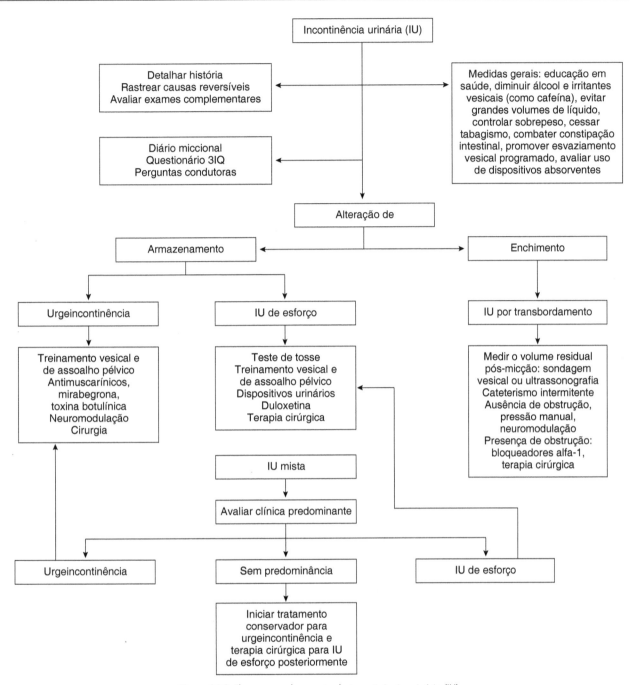

Figura 26.2 Fluxograma de manejo da incontinência urinária (IU).

da musculatura pélvica e *biofeedback*, é razoável recomendá-los em razão de sua segurança e baixo custo.

Outros dispositivos usados são os tampões e os pessários, que são aparelhos intravaginais que dão suporte aos órgãos pélvicos. Os pessários têm botões que ficam sob a uretra, aumentando o suporte e a pressão uretrais e devem ser higienizados e removidos regularmente. Os riscos são mínimos, mas incluem erosão do tecido vaginal e corrimento. Não há estudo evidenciando diferença na eficácia entre os tampões e os pessários, mas, considerando a variedade de tamanhos e tipos, é necessário se adequar ao tipo específico escolhido, visando ao conforto do paciente.

Em homens, os cateteres urinários de preservativo podem ser úteis no manejo da incontinência, apresentando menor morbidade em comparação com o cateter de demora, só precisando garantir a aderência do invólucro do preservativo ao pênis. Outra opção é o uso de clampe peniano, o qual é mais adequado para o paciente ambulatorial com incontinência urinária de estresse e boa repleção vesical. Deve ter usado de maneira intermitente e evitado nos pacientes com alteração de sensibilidade devido ao risco de lesão cutânea em razão do uso prolongado.

A duloxetina (Quadro 26.7), um inibidor da recaptação de serotonina e noradrenalina, pode ser utilizada, havendo alguns estudos que mostram um possível benefício com redução na frequência urinária, melhora de qualidade de vida e poucos efeitos colaterais. Não é indicada formalmente, mas pode ser considerada nos casos em que haja outras doenças nas quais a duloxetina poderia ser uma opção medicamentosa, como dor crônica ou depressão. As apresentações disponíveis no Brasil são de 30 e 60mg, o que dificulta a adoção da dose indicada, a qual varia entre 40 e 80mg.

O uso de alfa-agonistas, como a clonidina, e de terapia hormonal com estrogênio já foi prescrito empiricamente, porém não há nenhum benefício comprovado e não está indicado.

As cirurgias padrão-ouro para as mulheres são a colpossuspensão de Burch e o *sling* fascial autólogo. Ambos são métodos destinados a aumentar o suporte uretral. O segundo procedimento é associado à maior taxa de cura, mas, em contrapartida, apresenta maior quantidade de efeitos adversos, como infecção urinária, disfunção miccional e bexiga hiperativa. Há alguns procedimentos minimamente invasivos baseados no *sling*, os quais necessitam apenas de anestesia local com tempo menor de recuperação pós-operatória. O mais estudado deles é o *sling* TVT (*tension free vaginal tape*), que mostrou taxa de sucesso semelhante à colpossuspensão de Burch. Existem ainda outros diversos métodos cirúrgicos, mas que ainda precisam de melhores validações científicas.

Nos homens, boa parte da IU de esforço surge como complicação da prostatectomia radical. Nesses casos, recomenda-se aguardar o período de 6 a 12 meses após a cirurgia, uma vez que a maioria evolui com melhora espontânea. Se os sintomas forem muito incômodos e persistirem após esse período, o que ocorre em até 10% desses pacientes, deve ser considerado o tratamento cirúrgico. As técnicas mais adotadas são o esfíncter urinário artificial, que é a primeira escolha, os *slings* perineais e a utilização de agentes expansores uretrais.

As taxas de cura do tratamento da IU de esforço para homens e mulheres variam bastante (de 30% a 100%). Essa heterogeneidade se dá principalmente em razão da diferença de método para a definição de cura, seja tradicionalmente por métodos urodinâmicos, pelo próprio médico assistente, seja pela percepção e satisfação do paciente. É necessário conversar de maneira realista com o paciente, considerando suas principais queixas, expectativas e objetivos para melhor definir o tratamento. Uma minoria reduzirá as perdas urinárias por completo, mas grande parte relatará boa satisfação com a percepção do aumento da qualidade de vida.

■ MANEJO DA URGEINCONTINÊNCIA

O manejo inicial consiste na adoção das medidas gerais, das técnicas de modificação de conduta e dos exercícios para o assoalho pélvico.

Para o tratamento farmacológico (Quadro 26.7), a terapia inicial deve ser feita com os antimuscarínicos, os quais impedem a ação da acetilcolina. Os receptores muscarínicos podem ser classificados de M1 a M5. Os presentes em vias urinárias inferiores são o M2 e, principalmente, o M3. Seu bloqueio impede a contração do detrusor e tem efeito em epitélio urotelial. As medicações com bloqueio seletivo são preferíveis em razão da menor incidência de efeitos colaterais, como xerostomia, constipação intestinal, retenção urinária e diplopia. O antagonismo em receptores M1 no SNC está relacionado com paraefeitos que incluem sonolência, confusão mental e piora cognitiva. Cabe salientar o risco de efeitos graves, como aumento do intervalo QT e da pressão intraocular nos casos de glaucoma de ângulo fechado.

A avaliação da resposta clínica deve ser realizada de 4 a 6 semanas após o início do uso. Caso não haja resposta, pode-se tentar outro fármaco da mesma classe antes da mudança da estratégia terapêutica. A dose inicial deve ser baixa e com aumentos progressivos, sempre vigiando o surgimento de efeitos colaterais. Não há aparente superioridade de um medicamento em relação aos outros. No entanto, na prática clínica, os efeitos colaterais parecem ser mais frequentes com o uso de oxibutinina. A definição deve ser embasada no custo, na comodidade posológica e na presença de efeitos colaterais. Vale destacar a existência de apresentações de liberação lenta (com menor flutuação do nível sérico). Em outros países, há formulações de uso transdérmico, as quais não sofrem o efeito de primeira passagem hepática e podem ser prescritas nos casos de disfagia.

A mirabegrona (Quadro 26.7) é um agonista adrenérgico beta-3 vesical que promove o relaxamento ativo do detrusor durante a fase de enchimento, inibindo a hiperatividade detrusora. Parece exercer também alguma ação bloqueadora em receptores simpáticos alfa-1. Promove o aumento da capacidade vesical sem alterar a função de esvaziamento. Está indicada principalmente quando há intolerância aos antimuscarínicos, podendo ser utilizada em combinação com esses, quando a resposta se mostra aquém do esperado. Devem ser vigiados o aumento dos níveis pressóricos e a incidência de taquicardia e outras arritmias cardíacas. Seu uso também pode estar associado ao surgimento de ITU, nasofaringite e cefaleia. Parece ser promissora em pacientes com demência devido à ausência de efeitos anticolinérgicos. Recomenda-se idealmente iniciar com a dose de 25mg e observar o efeito após 8 semanas, havendo a possibilidade de aumentar a dose para 50mg após esse período; no entanto, a apresentação de 25mg tem disponibilidade limitada no Brasil.

Em casos refratários, pode-se avaliar a aplicação de toxina botulínica A na região intravesical. Essa toxina é produzida pela bactéria *Clostridium botulinum* e seu uso resulta no bloqueio da liberação de acetilcolina em terminações nervosas locais. Recomenda-se uma dose não inferior a 100 unidades, podendo ser aplicada, através de cistoscopia, em região intradetrusora ou suburotelial. A dose deve ser distribuída em diferentes sítios de aplicação e, em geral, poupa-se a região de trígono vesical. O uso da toxina está relacionado com a melhora da qualidade de vida, mas há o risco de retenção urinária, ITU e dor no local de aplicação. Usualmente, são necessárias novas aplicações a cada intervalo de 6 a 12 meses. Essa terapêutica deve ser discutida com profissional da urologia e/ou ginecologia.

A desmopressina (vasopressina) é uma opção para o tratamento de enurese noturna em crianças e adultos. Entretanto, não é recomendada para idosos em virtude do risco de retenção hídrica e hiponatremia dilucional.

As mulheres idosas com atrofia vulvovaginal e uretral podem se beneficiar com terapia tópica com estrogênio associado ou não à progesterona. Embora a melhora possa ser discreta, aparentemente é menor a incidência de episódios de IU e urgência. Os possíveis efeitos adversos incluem sangramento genital, irritação no local de aplicação, dor mamária e cefaleia. A terapia sistêmica já se mostrou ineficaz para o controle da IU, podendo até mesmo piorá-la. Está ainda associada ao aumento do risco de neoplasias de mama e endométrio, além de fenômenos trombóticos. A terapia tópica, aparentemente, é livre desses riscos. Mesmo assim, o risco-benefício da terapia local deve ser avaliado para o uso em mulheres com passado de neoplasias sensíveis a estrogênio, passado de eventos trombóticos, AVE ou infarto agudo do miocárdio. Ainda não são bem definidos o tempo de uso, a posologia ou os riscos do uso a longo prazo. Sugere-se a

Quadro 26.7 Principais medicamentos para incontinência urinária			
Fármaco	**Classe/função**	**Apresentação**	**Posologia**
Duloxetina	Antidepressivo inibidor seletivo da recaptação de serotonina e noradrenalina/uso para IU de esforço	Comprimidos: 30mg e 60mg	80mg/dia, em duas tomadas. Pode iniciar com 40mg/dia em duas tomadas, por 2 semanas, e aumentar a dose
Oxibutinina	Antimuscarínico relativamente seletivo M1 e M2	Comprimidos de liberação rápida: 5mg Comprimidos de liberação prolongada: 10mg Xarope: 1mg/mL	Liberação rápida: 5 a 15mg/dia, 1 a 3×/dia Máximo: 20mg/dia
Tolterodina	Antimuscarínico seletivo M2 e M3	Comprimido: 1 e 2mg Cápsula de liberação prolongada: 4mg	2 a 4mg/dia, em uma a duas tomadas
Darifenacina	Antimuscarínico seletivo M2 e M3	Comprimidos: 7,5 e 15mg (liberação prolongada)	7,5 a 15mg, 1×/dia
Solifenacina	Antimuscarínico relativamente seletivo M3	Comprimidos: 5 e 10mg	5 a 10mg/dia, 1×/dia
Mirabegrona	Agonista beta-3-adrenérgico	Comprimidos de liberação prolongada: 25 e 50mg	25 a 50mg, 1×/dia

aplicação de cremes vaginais com estrogênio diariamente nas primeiras semanas. A depender da evolução dos sintomas, convém aplicar de uma a duas vezes por semana, por 3 a 6 meses, e acompanhar a resposta. Em algumas pacientes é possível a diminuição dos sintomas com o uso diário de cremes hidratantes vaginais sem a necessidade de terapia estrogênica.

Há casos entre os pacientes masculinos de bexiga hiperativa com baixa contratilidade, podendo haver apresentação clínica de urgeincontinência ou transbordamento. Essa apresentação parece ser decorrente do aumento do volume prostático, causando irritação vesical. Esses pacientes podem ser beneficiados por terapia com alfabloqueadores e inibidores da fosfodiesterase-5.

Outras terapias

Para os casos com pouca resposta farmacológica, pode-se avaliar a neuromodulação elétrica sacral (eletrodo implantado no nível de S3) ou de nervo tibial posterior (estímulo percutâneo). Por se tratar de terapia de terceira linha, recomenda-se a avaliação de especialista. Há relatos experimentais de estimulação de nervo pudendo por eletrodo implantado por via laparoscópica e estimulação nervosa por terapia magnética.

Pode-se avaliar a terapia cirúrgica nos casos em que a bexiga tem baixa capacidade de armazenamento. O alargamento cirúrgico pode ser realizado utilizando-se segmento ileal ou através de incisão na camada muscular por técnica cirúrgica específica. A terapia cirúrgica também deve ser aventada nos casos relacionados com tumores ou nefrolitíase.

Nos casos refratários a tratamento ou quando há efeitos colaterais incontornáveis, podem ser consideradas medidas paliativas. Essas consistem no alívio dos sintomas do paciente com o uso de absorventes, fraldas e dispositivos coletores não invasivos. A utilização de sonda vesical de demora não é recomendada para a maioria dos casos em virtude do risco de infecção, além da possibilidade de piora dos sintomas por indução de espasmo vesical, e seu uso deve ser individualizado.

■ MANEJO DA INCONTINÊNCIA URINÁRIA POR TRANSBORDAMENTO

O uso de diário miccional pode ajudar a esclarecer os sintomas e guiar a terapêutica. Os medicamentos em uso devem ser sempre revisados para avaliação daqueles que possam alterar a contração vesical. Os pacientes diabéticos com bexiga neurogênica devem ter seus níveis glicêmicos controlados, já que o estresse oxidativo e a presença de radicais livres induzem a deposição de colágeno no músculo detrusor e na matriz extracelular, agravando a disfunção vesical. A fisioterapia para o assoalho pélvico e o *biofeedback* apresentam taxas de sucesso variáveis.

A recomendação mais utilizada é a cateterização vesical intermitente, a ser realizada com intervalos de 4 a 6 horas. A técnica deve ser utilizada quando há grande volume residual após a micção, podendo ser realizada pelo próprio paciente ou por um cuidador treinado. Contudo, devem ser sempre recomendados os cuidados de higiene para a realização do procedimento. Para os pacientes nos quais não seja possível a cateterização intermitente, pode-se avaliar a sondagem vesical de demora ou a cateterização suprapúbica através de cistostomia (quando a passagem de sonda por via uretral é impedida pelo grau de obstrução). A sondagem de demora, preferencialmente, deve ser indicada como terapia-ponte até a resolução da obstrução, já que está relacionada com o aumento de ITU e pode trazer prejuízo ao paciente em razão da necessidade da bolsa coletora de urina.

Como terapia medicamentosa, é possível a utilização de agonistas muscarínicos, principalmente o betanecol, pelos pacientes com hipocontratilidade, mas cujo detrusor e a sensação de repleção vesical estão intactos. No entanto, devido ao risco elevado de efeitos adversos, essa prática não é recomendada pela maioria das diretrizes. Há também relatos pouco promissores sobre os inibidores da acetilcolinesterase, como piridostigmina e neostigmina.

Para os casos obstrutivos, a terapia com bloqueadores de receptor alfa-1 (tansulosina, prazosina, doxazosina) pode ser considerada por diminuir o tônus uretral. O uso deve ser cauteloso em pacientes idosos em virtude da possibilidade de hipotensão e risco de quedas. Podem ser associados à terapia antiandrogênica nos casos de aumento do volume prostático (veja o Capítulo 56).

Os casos relacionados com dificuldade de relaxamento do esfíncter uretral podem ser beneficiados pela injeção local de toxina botulínica.

A terapia cirúrgica por via transuretral deve ser aventada nos casos de disfunção de colo vesical em mulheres, bem como ressecção prostática em homens com aumento do volume prostático, quando não responsivo à terapia farmacológica. A estenose uretral pode ser corrigida pela mesma via em qualquer dos sexos.

As terapias de reconstrução, como cistectomia parcial para divertículo vesical, podem ser indicadas em casos selecionados.

Naqueles casos sem obstrução da via de saída, pode ser útil a terapia de pressão manual (manobra de Credé). Em caso de obstrução da via de saída, a manobra deve ser evitada em virtude do risco de ocorrer refluxo vesicoureteral. Ainda para os casos não obstrutivos, pode-se avaliar o uso da terapia com estimulação elétrica mediante neuromodulação sacral. No entanto, o sucesso terapêutico pode ser obtido apenas em cerca de 50% dos casos. Logo, a seleção do paciente para essa terapia deve ser criteriosa, e as melhores taxas de resposta são observadas em pacientes que mantêm algum grau de contratilidade detrusora. Há relatos observacionais do uso de eletroterapia intravesical, embora seu benefício seja questionável. A eletroterapia transcutânea parece ser mais promissora, mas carece de mais estudos.

A terapia regenerativa com o uso de células-tronco pode ser promissora nos casos de hipocontratilidade. No entanto, há dificuldade em recriar a complexa rede neural que possibilite o esvaziamento vesical voluntário.

■ MANEJO DA INCONTINÊNCIA URINÁRIA MISTA

Define-se como IU mista a perda involuntária de urina associada a esforço físico e a sinais de urgência. Pode ser decorrente de doenças associadas ou de uma única doença capaz de diminuir a pressão de via de saída da urina e promover a contração detrusora involuntária (como pode ocorrer nos casos de incompetência esfincteriana).

A prevalência aumenta com o envelhecimento. No entanto, em virtude das dificuldades para a identificação do quadro, há grande variabilidade de prevalência em estudos epidemiológicos (de 8% a 93%). Essa dificuldade pode acarretar frustração com os resultados de terapia cirúrgica nos casos inicialmente classificados como IU de esforço.

Não há diferenças na investigação inicial em relação a outros tipos de IU. Convém tentar caracterizar se há predomínio de sintomas de IU de estresse ou urgeincontinência. O tratamento inicial deve ser voltado para a apresentação clínica predominante com abordagem posterior daquela que causa menos incômodo. Deve-se sempre esclarecer o objetivo do tratamento, explicar a possibilidade de terapia combinada e guiar as expectativas dos resultados. Se não houver predomínio de um dos sintomas, aqueles concernentes à urgeincontinência devem ser abordados inicialmente. As medidas gerais devem ser adotadas para todos os pacientes.

Nos casos com predominância de urgeincontinência, deve-se avaliar o uso de terapia anticolinérgica associada ou não à mirabegrona. Quando há predomínio de IU de estresse, pode-se tentar a duloxetina.

Para os casos refratários à terapia conservadora, cabe avaliar a abordagem cirúrgica semelhante à adotada para IU de esforço, especialmente a terapia por *sling*. Piora dos sintomas e predomínio da urgeincontinência podem ocorrer após a terapia cirúrgica. Nesses casos, pode-se complementar a propedêutica com estudo urodinâmico, cistoscopia, sumário de urina e urocultura para afastar complicações como obstrução urinária, presença de corpos estranhos ou infecção. Nos casos sem essas complicações, é possível avaliar a otimização de terapia farmacológica e o uso de toxina botulínica ou neuromodulação. No entanto, recomenda-se aguardar pelo menos 6 semanas após o procedimento cirúrgico para a avaliação da resposta.

■ COMPLICAÇÕES

Como mencionado previamente, o não tratamento da IU pode ter diversos impactos negativos e causar algumas doenças secundárias.

A dermatite associada à incontinência é um tipo específico de dermatite de contato irritativa, que pode se manifestar como eritema, com ou sem lesões bolhosas, erosão ou perda da barreira cutânea, como consequência da exposição repetida à urina ou às fezes. As alterações que predispõem ao surgimento de úlcera por pressão e seu manejo consistem essencialmente na limpeza para remoção de sujidades, debris e microrganismos. Hidratantes e pomadas tópicas devem ser utilizados para preservar a integridade da pele, além de aumentar a barreira cutânea.

Algumas complicações estão diretamente relacionadas com o sistema geniturinário, como infecções urinárias, insuficiência renal aguda e nefrolitíase, ocorrendo principalmente em associação aos quadros obstrutivos.

A ausência de controle sobre os sintomas urinários tem também impacto psicológico. Pode haver isolamento social para evitar situações de constrangimento, reduzindo a produtividade laboral, as atividades diárias e a atividade sexual. Todos esses fatores agem como gatilho para a diminuição da autoestima e os transtornos do humor, principalmente a depressão.

Outras complicações associadas são as quedas, acarretando lesões e fraturas, sendo ainda necessário estabelecer melhor os tipos de intervenção na incontinência que teriam impacto na redução desse desfecho.

■ CONSIDERAÇÕES FINAIS

A abordagem da incontinência urinária é abrangente, devendo ser sempre multidisciplinar e centrada na pessoa. No diagnóstico e tratamento dos idosos frágeis, ainda são necessárias mais evidências de alta qualidade, devendo o profissional ponderar os riscos e benefícios quando precisar extrapolar para o público idoso as condutas aplicadas à população mais jovem, bem como considerar a perspectiva do cuidador no tratamento.

Bibliografia

Brown JS, Bradley CS, Subak LL et al. The sensivity and specificity of a simple test to distinguish between urge and stress urinary incontinence. Ann Intern Med 2006; 144(10):715-23.

Chung A, Noguchi N, Chan L, Tse V. Voiding dysfunction in older men. Curr Opin Urol 2016; 26(2):177-83.

Gibson W, Wagg A. Incontinence in the elderly, 'normal' ageing, or unadressed pathology. Nat Rev Urol 2017; 14(7):440-8.

Myers D. Female mixed urinary incontinence: A clinical review. JAMA 2014; 311(19):2007-14.

Wagg A, Gibson W, Ostaszkiewicz J et al. Urinary incontinence in frail elderly persons: Report from the 5th International Consultation on Incontinence. Neurourol Urodyn 2015; 34(5):398-406.

Wolff GF, Kuchel GA, Smith PP. Overactive bladder in the vulnerable elderly. Res Rep Urol 2014; 6:131-8.

Peculiaridades da Hipertensão Arterial do Idoso

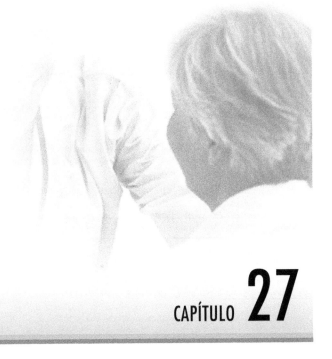

Adriana de Melo Gomes
Lucíulo Melo
Victor do Amaral Dias

CAPÍTULO 27

A medicina é a ciência da incerteza e a arte da probabilidade.
(William Osler)

INTRODUÇÃO

O envelhecimento é um processo heterogêneo, e os idosos apresentam grande variabilidade em suas características, estado de saúde e capacidade física e mental. A hipertensão arterial sistêmica (HAS) está intimamente relacionada com esse processo. Doença silenciosa em grande parte de sua evolução, a HAS está longe de ser um evento benigno. Representa um importante fator de risco cardiovascular, aumentando a morbimortalidade dos idosos. Seu tratamento reduz esses eventos, melhorando a qualidade e a sobrevida dessa população.

Contudo, quando se pensa no diagnóstico e tratamento da HAS no idoso, pairam muitas dúvidas em relação ao manejo adequado. Sub-reconhecimento e subtratamento são fatores que favorecem o impacto negativo da doença. Muitos dos questionamentos atuais surgem da variabilidade no processo de envelhecimento já citada e de outras particularidades do idoso.

Devem ser levadas em consideração as alterações fisiológicas do envelhecimento, a maior prevalência de comorbidades e fragilidade, as apresentações atípicas ou subclínicas das doenças, a polifarmácia frequente e o risco maior de efeitos colaterais e iatrogenia no idoso. Custo das medicações, insuficiência familiar e outros fatores que contribuem para a má aderência ampliam o problema. Soma-se a isso o fato de muitas vezes os estudos sobre o tema, até passado recente, não contemplarem os idosos, especialmente os mais longevos e frágeis. Felizmente, há uma tendência recente da literatura especializada em buscar dados que preencham essa lacuna.

Portanto, o presente capítulo se destina, à luz dos conhecimentos atuais, a minimizar as incertezas que ainda cercam o manejo da hipertensão na população idosa, especialmente em relação ao diagnóstico e tratamento.

CONCEITOS IMPORTANTES

- **Hipertensão arterial sistêmica:** condição multifatorial caracterizada por níveis elevados e sustentados da pressão arterial (PA), associados a alterações funcionais e/ou estruturais de órgãos-alvo. A sétima Diretriz Brasileira de Hipertensão define seu valor como PA ≥ 140 × 90mmHg. O Quadro 27.1 mostra a definição da HAS em idosos.
- **Hipertensão sistólica isolada:** elevação apenas da PA sistólica (PAS) com valores normais ou baixos da PA diastólica (PAD).
- **Hipertensão do jaleco branco:** a PA se apresenta elevada em aferição no consultório e tem valores normais quando medida durante as atividades cotidianas.
- **Hipertensão mascarada:** ocorre o contrário da hipertensão do jaleco branco: a PA se apresenta adequada no consultório e elevada nas atividades cotidianas.
- **Pressão de pulso:** diferença (em mmHg) entre PAS e PAD.
- **Hipotensão ortostática (HO):** queda da PA de pelo menos 20mmHg para PAS e/ou 10mmHg para PAD depois de 2 a 5 minutos de posição ortostática precedida por período de 5 minutos de posição supina.
- **Hipertensão supina (HS):** não há uma definição formal para HS. No entanto, tem sido considerada como uma PAS de pelo menos 150mmHg e uma PAD de 90mmHg em decúbito dorsal.

> **Quadro 27.1** Definição de hipertensão arterial sistêmica nos idosos
>
> Os níveis de pressão arterial ideais na população idosa ainda são motivo de grandes debates. As metas de pressão têm mudado ao longo de décadas em paralelo às diretrizes atualizadas (muitas vezes elas próprias são discordantes entre si)
>
> A última diretriz (2018) da European Society of Cardiology (ESC)/European Society of Hypertension (ESH), por exemplo, vai de encontro às recomendações das mais recentes diretrizes americanas
>
> Na publicação europeia, valores de PAS ≥ 140 e/ou PAD ≥ 90mmHg definem a HAS no idoso. As recomendações da diretriz americana para manejo de HAS, publicada em 2017 com o aval da American Heart Association (AHA) e do American College of Cardiology (ACC), estabelecem valores mais rígidos de PA para a definição diagnóstica. Os pontos de corte para definir HAS na publicação são de 130mmHg para PAS e 80mmHg para PAD para todas as idades
>
> O motivo da discussão é o fino equilíbrio entre a redução do risco cardiovascular *versus* os efeitos deletérios do próprio tratamento (hipoperfusão de órgãos-alvo e intolerabilidade às medicações), especialmente em grupos de risco maior e com vulnerabilidades coexistentes, como os idosos, especialmente os mais frágeis. Mais detalhes podem ser encontrados em *Metas Terapêuticas*

■ EPIDEMIOLOGIA

Há uma relação direta e linear entre a PA e a idade. A prevalência global da HAS é de 60% na faixa etária acima de 65 anos, alcançando valores superiores a 80% nos muito idosos (> 80 anos). Metanálise de estudos realizados no Brasil por Picon e cols. (2013), incluindo 13.978 indivíduos idosos, mostrou 68% de prevalência de HAS. A hipertensão sistólica isolada (HSI), entidade característica, mas não exclusiva do idoso, é responsável por 60% a 80% dos casos de hipertensão nessa faixa etária e é tanto mais frequente quanto maior a idade.

A HAS é considerada um dos principais fatores de risco modificáveis para as doenças cardiovasculares e é a principal causa de mortalidade na população. A mortalidade por doença cardiovascular aumenta progressivamente com a elevação da hipertensão. Projeções da Organização Mundial da Saúde (OMS) para 2040 preveem aumento de cerca de 250% na mortalidade cardiovascular no Brasil. Dados do DATASUS (2016) mostram que, dos 863.117 óbitos registrados em idosos, mais de 30% aconteceram por doenças do aparelho circulatório. Os dados corroboram o reconhecimento e o tratamento adequado da hipertensão como medida preventiva.

A morbidade da doença também é digna de nota. Os idosos, seja pelo maior tempo de hipertensão, seja pela soma dos fatores de risco, apresentam maior prevalência de lesões de órgãos-alvo. Entre as complicações da HAS se encontram: doença renal crônica, retinopatia hipertensiva, insuficiência cardíaca, doença arterial periférica e acidente vascular encefálico (AVE).

O aumento da pressão de pulso (fenômeno fisiológico do envelhecimento), mesmo sem hipertensão, está associado ao risco de eventos cardiovasculares e mortalidade em idosos, sendo um importante fator de risco independente e cada vez mais valorizado.

O risco futuro de um idoso aos 65 anos vir a desenvolver hipertensão nos próximos 20 a 25 anos pode chegar a 90%. Esse fenômeno pode ser explicado, pelo menos em parte, pelas alterações estruturais fisiológicas que ocorrem durante o processo do envelhecimento. Essas alterações predispõem o idoso à hipertensão, notadamente à custa do aumento de sua PAS, como se verá adiante.

■ FISIOPATOLOGIA

É tentador atribuir à força da contratilidade cardíaca a principal determinante da PA. Sabe-se, contudo, que a PA é influenciada por uma série de outros fatores anatômicos e fisiológicos de maior importância, especialmente a integridade da árvore vascular.

O coração tem em seu ciclo um breve período de sístole. A onda de pulso atinge o pico durante a fase de ejeção sistólica. Esse é o pico gerador da PAS. A onda de pulso arterial originada pela sístole ventricular incidente é transmitida livremente ao longo da aorta, artéria notadamente viscoelástica, até encontrar pontos de ramificação arterial e de maior resistência oferecidos pelas arteríolas, predominantemente musculares.

Nesse ponto, uma onda refletida é gerada, retornando para o coração e aumentando assim a onda de frente que se aproxima em sentido contrário. Ao chegar ao início da diástole, a onda refletida é fator de origem da PAD.

Basicamente, a aorta e os grandes vasos elásticos são complacentes e usam a energia potencial ganha na sístole (como um elástico após ser esticado), transformando-a em energia cinética durante seu recolhimento diastólico. Esse recolhimento diastólico é um importante componente do aumento e manutenção da PAD (Figura 27.1). Como a diástole é muito mais duradoura que a sístole, a integridade da árvore vascular também é fator de extrema importância para manter a PAD até a próxima sístole.

Observa-se na Figura 27.1 que a forma da onda de pulso arterial central depende da velocidade com a qual essa onda se propaga pelo sistema arterial e de um equilíbrio entre os fatores vasoconstritores e vasodilatadores endógenos, bem como da integridade estrutural vascular.

■ O QUE ACONTECE ENTÃO NO IDOSO?

Dois processos principais justificam a HSI no idoso:

1. Rigidez da parede vascular com perda de sua elasticidade.
2. Disfunção endotelial.

Com o envelhecimento fisiológico, os grandes vasos e as arteríolas aumentam a espessura de sua parede com redução de sua luz, pois há aumento do componente de colágeno e diminuição do componente elástico em sua parede. O efeito é a menor complacência dos vasos em razão da perda de sua elasticidade. Essa perda de complacência acaba por aumentar a velocidade da onda de pulso, que é acompanhada por aumento da velocidade da onda reflexa, a qual retorna da periferia para a circulação central. Com isso ocorrem os picos sistólicos de pressão.

Quando a elasticidade arterial diminui, como ocorre no envelhecimento, a velocidade de propagação da onda de pulso aumenta e consequentemente a onda é refletida de maneira mais precoce, atingindo a raiz da aorta ainda durante a ejeção ventricular (nos jovens, só acontece mais tardiamente, no início da diástole). Isso ocasiona o aumento do componente sistólico da curva e da pressão de pulso (uma vez que o menor recolhimento dos vasos acaba por diminuir a PAD e apenas a PAS aumenta). Aumenta ainda a sobrecarga para o ventrículo esquerdo.

A onda de reflexão também pode ser acentuada quando há disfunção endotelial, uma vez que a diminuição da vasodilatação mediada por óxido nítrico resulta em maior amplitude da onda e acarreta um retorno mais precoce da onda reflexa. Essas

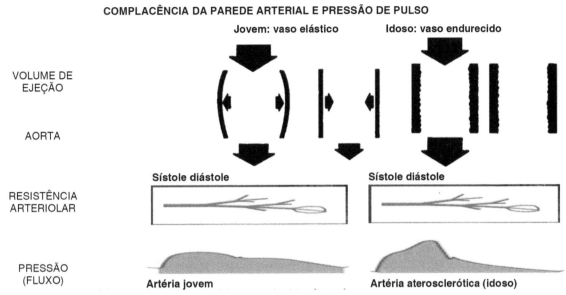

Figura 27.1 Complacência da parede arterial e pressão de pulso.

características são típicas da conformação da onda de pulso aumentada observada em pacientes idosos com HSI.

■ AVALIAÇÃO CLÍNICA

A avaliação inicial de um paciente com HAS inclui a confirmação do diagnóstico, a suspeição e a identificação de causa secundária, quando pertinente, além da avaliação do risco cardiovascular. As lesões de órgão-alvo e as doenças associadas também devem ser consideradas (como diabetes e dislipidemia).

Uma série de particularidades deve ser levada em consideração quando da avaliação clínica do paciente idoso. Armadilhas de aferição, por exemplo, são especialmente importantes no paciente geriátrico, podendo levar a um diagnóstico falsamente positivo ou negativo de HAS (Quadro 27.2).

Vale salientar ainda que os idosos são mais propensos a apresentar arritmias cardíacas, como fibrilação atrial, as quais podem dificultar a leitura da PA. Outras características relevantes na avaliação dos idosos são a perda do descenso noturno e a maior prevalência de hipotensão postural/pós-prandial, descritas a seguir.

A idade avançada está relacionada com menor redução da pressão noturna, a qual se associa a pior prognóstico. O paciente progride com lesões de órgãos-alvo a despeito de bom controle ambulatorial. A medida da pressão ambulatorial (MAPA) é diagnóstica, e o ajuste da medicação com uma dose noturna pode contornar o problema.

Em virtude da menor resposta dos barorreceptores à hipotensão, os idosos estão mais propensos a apresentar hipotensão postural e pós-prandial com risco maior de quedas e fraturas. Por isso, é importante medir a pressão do paciente idoso deitado, sentado e se possível de pé, pois muitas vezes ele é assintomático.

Se não for dada atenção a essas peculiaridades, os pacientes serão tratados de maneira inadequada, impondo-lhes riscos.

■ DIAGNÓSTICO

O diagnóstico é estabelecido a partir de pelo menos duas medições feitas em consultório, em dias distintos, com valores > 140 × 90mmHg. Medições adicionais devem ser realizadas se as pressões aferidas forem muito diferentes. A grande variação da PA nos idosos ao longo das 24 horas e as "armadilhas" de aferição já descritas tornam a MAPA uma ferramenta muitas vezes útil para confirmação do diagnóstico.

Cabe ressaltar, contudo, que outros pontos de corte são utilizados quando o método diagnóstico é a MAPA ou a monitoração residencial da PA (MRPA). O Quadro 27.3, retirado da sétima Diretriz Brasileira de Hipertensão Arterial, mostra os pontos de corte para cada um dos métodos.

Quadro 27.2 Armadilhas na aferição da pressão arterial

Armadilha	O que é?	Como suspeitar?	O que fazer?
Pseudo-hipertensão	PA falsamente elevada em razão da rigidez arterial	Ausência de LOA Hipotensão ao iniciar tratamento	Manobra de Osler (identifica "armadilha" quando se palpa a artéria radial mesmo após pressões superiores à PAS)
Hiato auscultatório	Período silencioso entre o primeiro e o terceiro ruídos de Korotkoff, ocasionando valores falsamente baixos da PAS ou falsamente elevados da PAD	Aferições da PA muito discordantes entre os examinadores	Insuflação do manguito de 20 a 30mmHg acima da PAS, palpando pulso radial para garantir que está ouvindo o primeiro ruído de Korotkoff
Hipertensão do jaleco branco	Medidas elevadas da PA no consultório e normais em casa	Ausência de LOA Hipotensão ao iniciar tratamento	Medidas repetidas em consultório MAPA/MRPA

LOA: lesão de órgão-alvo; MAPA: monitoração ambulatorial da pressão arterial; MRPA: monitoração residencial da pressão arterial; PA: pressão arterial; PAD: pressão arterial diastólica; PAS: pressão arterial sistólica.

Quadro 27.3 Valores de referência para definição de hipertensão arterial pelas medidas de consultório, MAPA e MRPA

Categoria	PAS (mmHg)		PAD (mmHg)
Consultório	≥ 140	e/ou	≥ 90
MAPA			
Vigília	≥ 135	e/ou	≥ 85
Sono	≥ 120	e/ou	≥ 70
24 horas	≥ 130	e/ou	≥ 80
MRPA	≥ 135	e/ou	≥ 85

MAPA: medida ambulatorial da pressão arterial; MRPA: monitoração residencial da pressão arterial; PAD: pressão arterial diastólica; PAS: pressão arterial sistólica.
Fonte: adaptado da sétima Diretriz Brasileira de Hipertensão Arterial.

CLASSIFICAÇÃO

Segundo a sétima Diretriz Brasileira de Hipertensão Arterial, a HAS pode ser classificada como mostra o Quadro 27.4.

ESTRATIFICAÇÃO DE RISCO CARDIOVASCULAR ADICIONAL

Apenas uma pequena minoria dos pacientes hipertensos não apresenta outros fatores de risco. De modo a facilitar a estratificação, recomenda-se a utilização do sistema de classificação mostrado no Quadro 27.5, incluindo apenas riscos baixo, moderado e alto.

A definição do risco depende de uma série de fatores cardiovasculares conhecidos, como idade (homem > 55 anos e mulheres > 65 anos), tabagismo, dislipidemias (triglicerídeos > 150mg/dL, LDL > 100mg/dL e HDL < 40mg/dL) e história familiar prematura de doença cardiovascular (homens com eventos antes dos 55 anos e mulheres antes dos 65 anos). O *diabetes mellitus* e a ocorrência de evento isquêmico cerebral ou coronariano prévio já definem o paciente como de alto risco. Cabe observar ainda como exceção a HAS no estágio 3, que define o paciente como de alto risco cardiovascular de maneira imediata, sem a necessidade de outros fatores adicionais.

O risco cardiovascular adicional, quando baixo ou moderado, é ferramenta útil na avaliação da necessidade de investigação complementar adicional com MAPA ou MRPA (Figura 27.2).

TRATAMENTO

O tratamento da hipertensão arterial é fundamentado em dois pilares: modificações do estilo de vida (MEV) e abordagem farmacológica.

Benefícios do tratamento

As evidências de benefícios do tratamento da HAS no idoso, incluindo aqueles com mais de 80 anos, são inequívocas. O controle pressórico adequado nos idosos resulta em maior redução absoluta na mortalidade total e na mortalidade cardiovascular, bem como em redução de outros desfechos, como AVE, síndrome coronariana aguda, insuficiência cardíaca (IC), insuficiência renal e demência.

O tratamento anti-hipertensivo nessa faixa etária é mais efetivo que nos mais jovens, e o benefício é tanto maior quanto maior for o risco cardiovascular. O controle adequado da HAS em idosos com risco cardiovascular muito alto é até quatro vezes mais efetivo em prevenir eventos que em idosos de baixo risco.

Apesar das evidências fortes em benefício do tratamento, a maioria dos idosos hipertensos não é diagnosticada, e os que são diagnosticados são subtratados. Por exemplo, no estudo *Epidemiologia do idoso* (EPIDOSO), realizado em São Paulo, 53% dos idosos não estavam sendo tratados e apenas 16% dos tratados se apresentavam com controle adequado da pressão.

Modificações do estilo de vida

Intervenções não farmacológicas devem ser sempre consideradas no tratamento da HAS e podem contribuir para o controle ou a prevenção de patologias associadas, como obesidade e dislipidemia, que também são fatores de risco cardiovasculares evidentes.

A abordagem não farmacológica envolve medidas nutricionais, perda ponderal, prática de atividades físicas e cessação do tabagismo, dentre outras medidas.

O início das atividades físicas dos idosos deve ser sempre supervisionado, especialmente naqueles com alto risco cardiovascular, em que pode ser considerada a realização de teste ergométrico.

Quadro 27.4 Classificação da hipertensão arterial sistêmica segundo a sétima Diretriz Brasileira de Hipertensão Arterial

Classificação	PAS (mmHg)	PAD (mmHg)
Normal	≤ 120	≤ 80
Pré-hipertensão	121 a 139	81 a 89
Hipertensão estágio 1	140 a 159	90 a 99
Hipertensão estágio 2	160 a 179	100 a 109
Hipertensão estágio 3	≥ 180	≥ 110

PAD: pressão arterial diastólica; PAS: pressão arterial sistólica.
Observações:
1. Quando PAS e PAD se situam em categorias diferentes, deve ser utilizada a maior para definição da classificação.
2. Considera-se hipertensão sistólica isolada se PAS ≥ 140mmHg e PA < 90mmHg, devendo ser classificada nos estágios 1, 2 ou 3.

Quadro 27.5 Estratificação de risco no paciente hipertenso

	Pré-hipertensão	Hipertensão estágio 1	Hipertensão estágio 2	Hipertensão estágio 3
Sem fator de risco	Sem risco adicional	Risco baixo	Risco moderado	Risco alto
Um ou dois fatores de risco	Risco baixo	Risco moderado	Risco alto	Risco alto
≥ 3 fatores de risco	Risco moderado	Risco alto	Risco alto	Risco alto
Presença de DCV, LOA, DRC ou DM	Risco alto	Risco alto	Risco alto	Risco alto

DCV: doença cardiovascular; DM: *diabetes mellitus*; DRC: doença renal crônica; LOA: lesão de órgão-alvo.
Fonte: adaptado da sétima Diretriz Brasileira de Hipertensão Arterial.

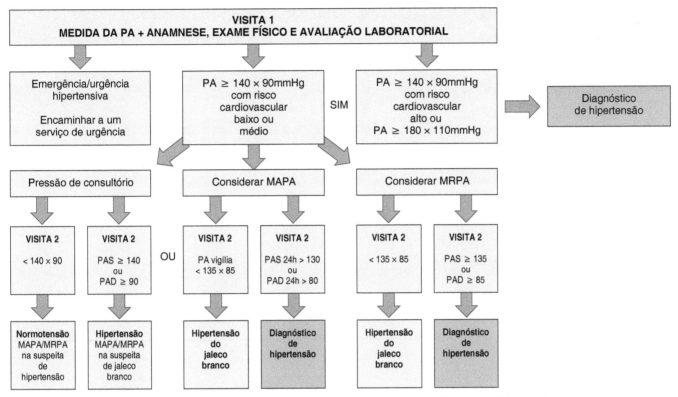

Figura 27.2 Fluxograma para o diagnóstico de HAS. (Adaptada do Canadian Hypertension Education Program.)

A restrição de sódio consegue reduzir comprovadamente a PA em idosos. A ingestão diária recomendada varia de 2.000 a 2.800mg/dia (a ingestão média brasileira é estimada em 11.000mg/dia). Os idosos podem responder particularmente bem à moderação dietética: o sódio tem efeito maior na pressão conforme a idade – com o envelhecimento, há diminuição da excreção de sódio relacionada com as alterações renais próprias do envelhecimento; há, comumente, maior consumo de sal devido à menor sensibilidade gustativa.

O estudo *Trial of Nonpharmacologic Intervention in the Elderly* (TONE), realizado em 1995, demonstrou que a redução da ingestão de sódio e a perda de peso são efetivas no controle de HAS e têm ação sinérgica, potencializando a redução quando adotadas concomitantemente.

Tratamento farmacológico: estudos relevantes

Como ressaltado previamente, o benefício do tratamento farmacológico foi amplamente demonstrado na literatura. O Quadro 27.6 resume os principais ensaios clínicos e desfechos estudados.

Alguns pontos nesses estudos merecem destaque:

- O Syst-EUR (*Systolic Hypertension in Europe*), um braço do estudo com 2.400 pacientes publicado em 1998, analisou em um seguimento médio de 2 anos a diminuição da incidência de demência vascular em pacientes tratados: foi estimado que, para cada 1.000 pacientes tratados por 5 anos, poderiam ser prevenidos 19 casos de demência.
- No MRC (*Medical Research Council*), a redução nos desfechos foi evidenciada apenas com o uso de hidroclorotiazida em associação à amilorida. O atenolol não promoveu redução nesses desfechos, o que foi confirmado em metanálises e em outros trabalhos publicados desde então.

Boa parte dos estudos citados analisou o tratamento da HSI. Metanálise de Staessen e cols., publicada em 2000 com um total de 15.693 idosos, confirmou o benefício do tratamento em pacientes com PAS isolada > 160mmHg, especialmente em homens e naqueles pacientes com alto risco cardiovascular.

O tratamento de HAS deve ser bem monitorado. Ainda não há dados concretos na literatura que guiem as metas em relação à PAD nesses pacientes. Dados do *Systolic Hypertension in the Elderly Program* (SHEP) sugerem aumento de eventos cardiovasculares no grupo de pacientes tratados que atingiram PAD < 60mmHg. Outros estudos também apresentaram conclusões semelhantes.

Metas terapêuticas

As metas pressóricas vêm constantemente sendo revisadas ao longo dos últimos anos. A publicação do *Systolic Pressure Intervention Trial* (SPRINT), em 2016, reacendeu a discussão sobre as diferenças entre o tratamento mais e o menos intensivo. O SPRINT estudou 2.636 pacientes com mais de 75 anos (dentre eles, 815 com síndrome de fragilidade, população ausente no *Hypertension in Very Elderly Trial* [HYVET]) com HSI, os quais foram randomizados em grupos com PAS de 120 e 140mmHg. Foram excluídos os pacientes portadores de diabetes, sintomas de insuficiência cardíaca nos últimos 6 meses ou fração de ejeção reduzida (< 35%), diagnóstico clínico ou tratamento para demência, expectativa de vida < 3 anos, perda de peso > 10% do peso corporal durante os últimos 6 meses (não intencional), PAS < 110mmHg após 1 minuto em ortostase e história de AVE. O estudo foi interrompido precocemente em razão da taxa significativamente inferior de desfecho primário composto no grupo de tratamento intensivo comparado com o grupo de

Quadro 27.6 Principais estudos sobre o tratamento da hipertensão arterial sistêmica no idoso

	Principais características do estudo	Redução em AVE	Redução em DAC	Redução em IC
HYVET	3.845 pacientes > 80 anos (média 84 anos) Seguimento: 1,8 anos (média) Fármacos utilizados: indapamida ± perindopril PA inicial: 173 × 91mmHg PA (grupo tratado): 143 × 78mmHg	– 30%	– 23%	– 64%
SHEP	4.763 pacientes > 60 anos (média 72 anos) Seguimento: 1 ano Fármacos utilizados: clortalidona ± atenolol PA inicial: 170 × 77mmHg PA (grupo tratado): 143 × 68mmHg	– 32%	– 27%	– 55%
STOP	1.627 pacientes 70 a 84 anos Fármacos utilizados: metoprolol, atenolol, pindolol ou hidroclorotiazida ± amilorida PA inicial: 195 × 102mmHg PA (grupo tratado): 167 × 87mmHg	– 47%	– 13%	– 51%
Syst-EUR	4.695 pacientes > 60 anos (média 70 anos) Seguimento: 2 anos Fármacos utilizados: nitrendipino ± enalapril ou hidroclorotiazida PA inicial: 174 × 86mmHg PA (grupo tratado): 151 × 78mmHg	– 42%	– 30%	– 29%
MRC	4.396 pacientes 65 a 74 anos Seguimento: 5,8 anos Fármacos utilizados: hidroclorotiazida com amilorida ou atenolol PA inicial: 185 × 91mmHg PA (grupo tratado): descrita apenas em forma de gráfico	– 31%	– 44%	– 35%

HYVET: *Hypertension in Very Elderly Trial* (publicado em 2008); SHEP: *Systolic Hypertension in the Elderly Program* (publicado em 1991); STOP: *Swedish Trial in Old Patients* (publicado em 1991); Syst-EUR: *European Systolic Hypertension in the Elderly* (publicado em 1997); MRC Trial: *Medical Research Council* (publicado em 1992); AVE: acidente vascular encefálico; DAC: doença arterial coronariana; IC: insuficiência cardíaca.
±: associação ou não entre as medicações.

tratamento padrão. Com o seguimento de 3,1 anos, os desfechos (mortalidade e eventos cardiovasculares) foram expressivamente melhores no grupo intensivo, mesmo entre os pacientes frágeis, sem diferença em termos de efeitos adversos.

Uma metanálise (Moraes e cols.) que incluiu o SPRINT, publicada em 2017, apresentou resultados similares: a meta de tratamento mais intensivo resultou em redução de 28% na mortalidade cardiovascular e 14% na mortalidade por todas as causas em relação ao tratamento mais conservador.

Apesar dessas publicações, os últimos consensos publicados persistem divergindo em relação às metas para o idoso, e ainda, em geral, essas são mais permissivas, como mostra o Quadro 27.7.

A despeito da falta de consenso, em razão da grande quantidade de metas sugeridas, é essencial que sejam sempre estabelecidas

Quadro 27.7 Últimos consensos mundiais publicados sobre hipertensão arterial sistêmica

Diretriz	Ano/local	Metas
ESC/ESH *Guidelines for the management of arterial hypertension*	2018 – Europa	< 140 × 90mmHg Se bem tolerado, a meta deve ser < 130 × 80mmHg Em hipertensão sistólica, o alvo em idosos deve ser PAS = 130 a 139mmHg
ACC/AHA/AAPA/ABC/ACPM/AGS/APhA/ASH/ASPC/NMA/PCNA *Guideline for the Prevention, Detection, Evaluation, and Management of High Blood Pressure in Adults*	2017 – EUA	PAS < 130mmHg em idosos da comunidade Individualizar tratamento em pacientes multimórbidos e/ou com expectativa de vida limitada
Pharmacologic Treatment of Hypertension in Adults Aged 60 Years or Older to Higher Versus Lower Blood Pressure Targets: A clinical practice guideline from the American College of Physicians and the American Academy of Family Physicians	2017 – EUA	PAS < 150mmHg Considerar PAS < 140mmHg em pacientes com antecedente de AVE/AIT e de alto risco cardiovascular
Sétima Diretriz Brasileira de Hipertensão Arterial	2016 – Brasil	< 140 × 90mmHg < 130 × 80mmHg em pacientes com alto risco cardiovascular (evitar < 120 × 70mmHg em pacientes com DAC)
2014 Evidence-Based Guideline for the Management of High Blood Pressure in Adults – Report from the Panel Members Appointed to the Eighth Joint National Committee (JNC 8)	2014 – EUA	< 150 × 90mmHg

AIT: ataque isquêmico transitório; AVE: acidente vascular encefálico; DAC: doença arterial coronariana; PAS: pressão arterial sistólica.

metas individualizadas, como em qualquer abordagem geriátrica, em que o benefício do tratamento proposto não seja suplantado por efeitos adversos.

No SPRINT, como citado, foram incluídos pacientes com diagnóstico de síndrome de fragilidade. No entanto, pacientes com dependência funcional grave ou institucionalizados ainda não foram estudados para que sejam estendidas essas metas pressóricas. Nesses, a ocorrência de efeitos colaterais, como hipotensão ortostática e piora de função renal, é maior e o tratamento deve ser sempre individualizado.

Principais medicamentos

Atualmente, sabe-se que o nível de redução na PA atingido é mais importante que o fármaco utilizado, uma vez que os anti-hipertensivos aparentemente têm a mesma eficácia. Assim, a escolha do tratamento deve ser baseada em características do paciente (como no uso de inibidores da enzima de conversão da angiotensina [IECA] em pacientes diabéticos). Contudo, betabloqueadores, anti-hipertensivos de ação central e vasodilatadores diretos não são considerados medicamentos de primeira escolha. Os betabloqueadores, como citado anteriormente, não demonstraram efeitos tão benéficos em pacientes idosos como em adultos jovens; os vasodilatadores diretos aumentam o risco de hipotensão ortostática e os anti-hipertensivos de ação central são associados a efeitos sedativos.

No oitavo Joint National Committee (JNC8-2014), no consenso europeu (ESH 2018) e no consenso americano (com várias sociedades participantes, dentre elas a American Geriatrics Society [AGS], 2017) é sugerido como primeira escolha o uso de quatro classes: IECA, bloqueadores do receptor de angiotensina (BRA), diuréticos tiazídicos e bloqueadores de canal de cálcio. A sétima Diretriz Brasileira de Hipertensão (2017) não faz recomendações específicas para a primeira escolha de anti-hipertensivo. O Quadro 27.8 lista algumas características das principais classes.

Outras recomendações importantes:

- Ao iniciar a terapia medicamentosa, especialmente em pacientes frágeis, multimórbidos ou com dependência funcional, convém começar com a metade da dose usual e aumentar conforme a tolerabilidade/surgimento de efeitos adversos e a resposta clínica.

- Como os idosos têm reflexos barorreceptores e simpáticos lentificados e autorregulação cerebral prejudicada, na ausência de emergências ou urgências hipertensivas a pressão deve ser baixada gradualmente ao longo de semanas ou meses.
- O tratamento combinado é geralmente necessário para a maioria de hipertensos no estágio 2. No entanto, em idosos frágeis, o tratamento combinado deve ser evitado como terapêutica inicial. Evitar a terapia combinada inicial também é a recomendação para HAS no estágio 1 ou em indivíduos com risco cardiovascular baixo.
- Em idosos que não necessitam de terapia combinada, o uso de formulações combinadas em dose única diária pode aumentar a adesão medicamentosa e consequentemente a efetividade do tratamento.
- Caso sejam necessários três fármacos para controle pressórico, recomenda-se o uso de IECA ou BRA associado a bloqueador de canal de cálcio e tiazídicos. O quarto medicamento recomendado para associação em pacientes que ainda não atingiram a meta é preferencialmente a espironolactona (diurético poupador de potássio).

Temas especiais

Hipertensão supina

Os pacientes com hipotensão ortostática (HO) por insuficiência autonômica (primária ou secundária) podem, às vezes, desenvolver hipertensão em supino (HS). A HS pode ser resultado da disfunção do barorreflexo na presença de fluxo simpático residual, particularmente em pacientes com degeneração autonômica central, como na doença de Parkinson. Pode ainda ser resultado dos medicamentos utilizados para o tratamento da HO.

Medicamentos anti-hipertensivos usados para tratar HS e agentes simpatomiméticos para tratar HO podem resultar em uma síndrome HS/HO. O momento da administração do medicamento e o tipo de anti-hipertensivo podem piorar esse efeito. Deve-se preferir o uso de IECA, BRA e betabloqueadores, além de evitar bloqueadores dos canais de cálcio e nitratos no período diurno, podendo ser administrado à noite um nitrato com duração < 12 horas. Portanto, um anti-hipertensivo de meia-vida curta deve ser empregado para tratar a hipertensão nesses pacientes de modo a evitar a exacerbação da HO. Da mesma maneira, os

Quadro 27.8 Características das principais classes de anti-hipertensivos

Classe anti-hipertensiva	Vantagens	Desvantagens	Lembrar em	Evitar em
Diuréticos tiazídicos	Boa atuação em PAS Aumenta DMO Custo baixo	Hipocalemia Hiponatremia Incontinência urinária	Hipertensão sistólica	Hiponatremia Gota
IECA e BRA	Diminuição de proteinúria e preservação de função renal Efeito benéfico em IC	Hipercalemia Tosse, no caso dos IECA	IC DM	Insuficiência renal Estenose de artéria renal
Bloqueador dos canais de cálcio	Ausência de efeitos metabólicos	Edema periférico Constipação intestinal	Hipertensão sistólica	
Betabloqueadores		Efeitos no SNC Efeitos metabólicos não recomendados em monoterapia	Pós-IAM	DPOC DAOP Depressão DM

BRA: bloqueadores do receptor de angiotensina; DAOP: doença arterial obstrutiva periférica; DM: *diabetes mellitus*; DMO: densidade mineral óssea; DPOC: doença pulmonar obstrutiva crônica; IAM: infarto agudo do miocárdio; IC: insuficiência cardíaca; IECA: inibidores da enzima de conversão da angiotensina; PAS: pressão arterial sistólica; SNC: sistema nervoso central.

agentes usados para tratar a HO devem ter sua escolha baseada em seu tempo de atuação a fim de evitar a HS noturna.

Hipertensão e funcionalidade

A hipertensão a longo prazo pode ter impacto avassalador sobre a funcionalidade do idoso. A multimorbidade, expressa pelo risco maior para infarto agudo do miocárdio, IC e déficit cognitivo, bem como déficits funcionais motores por sequelas de AVE, problemas visuais por retinopatia hipertensiva e também por ação direta dos efeitos da hipertensão sobre o cérebro e os músculos esqueléticos, aumenta o risco de declínio funcional.

Metanálise realizada por Canavan e cols. a partir de ensaios clínicos randomizados e publicada em 2015 mostrou que o tratamento anti-hipertensivo estava associado à menor dependência funcional em comparação com o grupo de controle (*odds ratio* = 0,84; IC95% = 0,77 a 0,92). Foram encontradas limitações, como pequena quantidade de trabalhos elegíveis (ainda menos colocando a funcionalidade como desfecho) e heterogeneidade das escalas de funcionalidade aplicadas.

Hipertensão e fragilidade

Como destacado, com exceção do SPRINT, os grandes ensaios clínicos randomizados que atestam os benefícios do tratamento da HAS no idoso não incluíram os pacientes mais frágeis.

Odden e cols. realizaram estudo com 2.340 idosos e observaram que os pacientes frágeis com níveis maiores de PA apresentaram índices menores de mortalidade. A relação conhecida entre os níveis maiores de PA e a mortalidade foi confirmada nos idosos não frágeis.

A evidência mais robusta no manejo da HAS em idosos frágeis, contudo, vem do SPRINT. Nesse estudo foram incluídos mais de 2.600 pacientes ambulatoriais, dos quais 815 foram categorizados como frágeis de acordo com ferramenta validada. Foi encontrado benefício similar entre os frágeis e os não frágeis no controle anti-hipertensivo mais intenso em comparação com o controle menos intenso. Os efeitos adversos também foram similares nos dois grupos de tratamento.

Como explicitado no item tratamento, há uma lacuna a ser preenchida em relação aos benefícios e à segurança do tratamento em pacientes com dependência funcional grave. Nesses, a escolha do tratamento deve ser individualizada.

Hipertensão e déficit cognitivo

A associação entre hipertensão e doenças cardiovasculares é inquestionável. Há evidência adicional para se interpretar a hipertensão também como fator de risco para o desenvolvimento de déficit cognitivo e demência (doença de Alzheimer e vascular/mista), como mostram os dados do estudo de Framingham, o qual avaliou 1.702 pacientes e observou correlação positiva entre declínio cognitivo e níveis elevados de PA.

Apesar de o estudo *Hypertension in the Very Elderly Trial Cognitive Function Assessment* (HYVET-COG) não ter relatado redução significativa da chance de desenvolver demência (provavelmente em razão do tempo insuficiente de seguimento), dados na literatura de Forette e cols. (1998) corroboram a redução de até 50% na chance de demência vascular em pacientes tratados para hipertensão sistólica quando comparados aos não tratados.

Hipertensão arterial secundária no idoso

A hipertensão secundária é significativamente mais frequente na população idosa (até 17% de prevalência, comparada a 5% em adultos jovens). As causas mais frequentes são: estenose de artéria renal (uni ou bilateral), uso de fármacos que aumentam a PA, síndrome da apneia e hipopneia obstrutiva do sono (SAHOS) e alterações da função tireoidiana. Outras causas endócrinas, especialmente as relacionadas com a glândula suprarrenal, que cursam com aumento de catecolaminas (feocromocitoma) de origem medular, de aldosterona (doença de Conn) ou de glicocorticoides (doença de Cushing), deverão ser consideradas quando houver sintomas ou sinais sugestivos dessas doenças.

A estenose de artéria renal surge como causa importante no grupo geriátrico, caminhando passo a passo com a maior prevalência da arterioesclerose nessa faixa etária. Dicas para suspeição diagnóstica incluem: surgimento após os 50 anos, piora da função renal após uso de IECA ou BRA, doença aterosclerótica instalada em outra localização e insuficiência renal sem causa aparente. Cabe lembrar que a insuficiência renal por qualquer outra causa também pode ser a etiologia da hipertensão.

Outro tema que merece destaque diz respeito ao uso de medicamentos que originam ou agravam a hipertensão arterial. A maioria dos medicamentos apresenta efeito variável sobre os níveis tensionais. Destacam-se, pelo potencial de aumento da PA, as medicações com efeitos anti-inflamatórios (não esteroides e glicocorticoides), imunossupressores (tacrolimus e ciclosporina), a terapia de reposição hormonal estrogênica (combinada ou não) e o uso de alguns antidepressivos (inibidores de monoaminoxidase e tricíclicos).

■ CONSIDERAÇÕES FINAIS

- Existe um aumento dramático da prevalência de hipertensão com o envelhecimento.
- A HSI e a pressão de pulso têm importância como fatores isolados de risco cardiovascular em idosos.
- Os benefícios do diagnóstico e do tratamento são reais.
- Devem ser estimuladas mudanças no estilo de vida.
- Convém considerar sempre as comorbidades na escolha da melhor opção de tratamento para melhor adequação de medicação, minimizando os riscos, os efeitos colaterais e a iatrogenia.
- A idade cronológica não é um fator que limite o tratamento, mas sim a capacidade funcional e a expectativa de vida do idoso, que são avaliadas por meio da avaliação geriátrica global.

Bibliografia

Bavishi C, Goel S, Messerli FH. Isolated systolic hypertension: An update after SPRINT. Am J Med 2016; 129(12):1251-8.

Beckett NS, Peters R, Fletcher AE. HYVET Study Group. Treatment of hypertension in patients 80 years of age or older. N Engl J Med 2008; 358(18):1887-98.

Bortolotto LA. Mecanismos fisiopatológicos da hipertensão no idoso. Rev Bras Hipertens 2012; 19(3):61-4.

Canavan M, Smyth A, Bosch J et al. Does lowering blood pressure with antihypertensive therapy preserve independence in activities of daily living? A systematic review. Am J Hypertens 2015; 28(2):273-9.

Forette F, Seux ML, Staessen JA et al. Prevention of dementia in randomized double-blind placebo-controlled Systolic Hypertension in Europe (Syst-Eur) trial. Lancet 1998; 352:1347.

Gravina CF, Rosa RF, Franken RA et al. Sociedade Brasileira de Cardiologia. II Diretrizes Brasileiras em Cardiogeriatria. Arq Bras Cardiol 2010; 95(3 supl.2):1-112.

Iyer S, Naganathan V, McLachlan A, Le Couteur D. Medication withdrawal trials in people aged 65 years and older: a systematic review. Drugs Aging 2008; 25(12):1021-31.

Malachias MVB, Souza WKSB, Plavnik FL et al. Sétima Diretriz Brasileira de Hipertensão Arterial. Arq Bras Cardiol 2016; 107(3 Supl.3):1-83.

Medical Research Council trial of treatment of hypertension in older adults: principal results. MRC Working Party. BMJ 1992; 304(6824):405.

Moraes AAI, Baena CP, Muka T et al. Achieved systolic blood pressure in older people: a systematic review and meta-analysis. BMC Geriatr 2017 Dec 5; 17(1):279.

Naschitz JE, Slobodin G, Elias N, Rosner I. The patient with supine hypertension and orthostatic hypotension: a clinical dilemma. Postgrad Med J 2006; 82(966):246-53.

Odden MC, Peralta CA, Haan MN, Covinsky KE. Rethinking the association of high blood pressure with mortality in elderly adults. Arch Intern Med 2012 Aug 13; 172(15):1162-8.

Picon RV, Fuchs FD, Moreira LB, Fuchs SC. Prevalence of hypertension among elderly persons in urban Brazil: a systematic review with meta-analysis. Am J Hypertens 2013; 26(4):541-8.

Prevention of stroke by antihypertensive drug treatment in older persons with isolated systolic hypertension: final results of the Systolic Hypertension in the Elderly Program (SHEP). SHEP Cooperative Research Group. JAMA 1991; 265(24):3255-64.

Romero-Ortuno R, O'Connell MDL, Finucane C, Soraghan C, Fan CW, Kenny RA. Insights into the clinical management of the syndrome of supine hypertension – orthostatic hypotension (SH-OH): The Irish Longitudinal Study on Ageing (TILDA). BMC Geriatr 2013; 13:73.

Staessen JA, Gasowski J, Wang JG et al. Risks of untreated and treated isolated systolic hypertension in the elderly: meta-analysis of outcome trials. Lancet 2000; 355:865.

SPRINT Research Group; Wright JT Jr, Williamson JD, Whelton PK et al. A randomized trial of intensive versus standard blood-pressure control. N Engl J Med 2015; 373(22):2103-16.

Viera AJ, Neutze DM. Diagnosis of secondary hypertension: an age-based approach. Am Fam Physician 2010; 82(12):1471-8.

Whelton PK, Appel LJ, Espeland MA et al. Sodium reduction and weight loss in the treatment of hypertension in older persons: a randomized controlled trial of nonpharmacologic interventions in the elderly (TONE). TONE Collaborative Research Group. JAMA 1998; 279:839.

Whelton PK, Carey RM, Aronow WS et al. 2017 ACC/AHA/AAPA/ABC/ACPM/AGS/APhA/ASH/ASPC/NMA/PCNA Guideline for the prevention, detection, evaluation, and management of high blood pressure in adults. J Am Coll Cardiol 2018; 71(19):e127-248.

Williams B, Mancia G, Spiering W et al. ESC Scientific Document Group; 2018 ESC/ESH Guidelines for the management of arterial hypertension. European Heart Journal 2018 Sep 1; 39(33):3021-104.

Insuficiência Cardíaca no Idoso

Jessica Myrian de Amorim Garcia
Dinaldo Cavalcanti de Oliveira

CAPÍTULO 28

■ INTRODUÇÃO

A insuficiência cardíaca (IC) é um importante problema de saúde pública em todo o mundo, acarretando altas morbidade e mortalidade, bem como custos proibitivos. Essa síndrome crônica se associa à queda da funcionalidade e da qualidade de vida. A maioria dos pacientes com IC é idosa, e a incidência e prevalência aumentam com a idade. Isso se deve ao progressivo envelhecimento da população, bem como à melhor sobrevida após insultos cardíacos, como infarto do miocárdio, especialmente nos países desenvolvidos.

Os pacientes idosos com insuficiência cardíaca frequentemente apresentam comorbidades (hipertensão, fibrilação atrial, infecções, doença vascular, doença arterial coronariana, doença valvar, insuficiência renal ou anemia) e polifarmácia. Além disso, algumas características clínicas comuns na população idosa podem complicar ainda mais o curso da doença. Apesar de todos esses fatores serem bem conhecidos por impactar o prognóstico de pacientes idosos com IC, eles são frequentemente negligenciados ou simplesmente não considerados no diagnóstico abrangente e na abordagem necessária a esses pacientes. Por outro lado, os pacientes idosos muitas vezes têm baixo *status* funcional, o que pode dificultar a interpretação dos sintomas relacionados com o esforço como resultado do nível baixo de atividade física diária.

A fragilidade também é muito comum em idosos com IC e está associada a pior prognóstico em termos de qualidade de vida, hospitalização e mortalidade. Depressão e ansiedade, bem como comprometimento cognitivo e demência, frequentemente não reconhecidos, também são encontrados nesses pacientes e estão relacionados com piores desfechos clínicos.

A mortalidade de pacientes com IC sofreu grande modificação nas últimas décadas com o advento de novos medicamentos, como betabloqueadores cardiosseletivos, inibidores da enzima conversora da angiotensina, antagonistas do receptor de angiotensina, bem como a associação de fármacos que têm mostrado superioridade no tratamento. Questões relativas aos cuidados no final de vida devem ser abordadas com atenção maior ao subconjunto de pacientes muito idosos com IC.

■ EPIDEMIOLOGIA

A síndrome de IC tem diferentes aspectos epidemiológicos, principalmente diversidade na etiopatogenia. No Brasil, é considerada a segunda causa de internação entre os idosos.

A situação das internações por IC no Brasil pode ser observada por meio das análises dos registros dos Dados do Departamento de Informática do Sistema Único de Saúde (DATASUS), apresentando as limitações inerentes a um banco de dados de caráter administrativo. Segundo dados recentes, foram realizadas 1.848.099 internações por IC nos últimos 10 anos. As três regiões nas quais as internações foram mais frequentes foram a Sudeste (767.058), a Sul (433.449) e a Nordeste (423.607). Nesse período, no Brasil, 199.906 pacientes faleceram, sendo 41% dessas mortes registradas naqueles com idade > 80 anos e 35% nos com idade > 70 anos. Estima-se um gasto maior que 2 bilhões de reais com IC.

O estudo BREATHE (*Brazilian Registry of Acute Heart Failure*), conduzido por Albuquerque e cols. em 2015, é o primeiro registro nacional e multicêntrico de IC aguda a incluir todas as regiões do país, envolvendo 51 hospitais públicos e privados em 21 cidades. O objetivo da análise foi descrever as características clínicas, tratamento e prognóstico intra-hospitalar de pacientes admitidos com IC aguda, sendo identificada uma mortalidade intra-hospitalar de 12,6%.

Sabe-se que em climas frios (durante o outono e o inverno), em razão da redução da temperatura ambiente, ocorrem maior grau de estresse e maior liberação de neuro-hormônio adrenérgico (o que pode aumentar a incidência de isquemia e a ocorrência de arritmias), podendo contribuir para o aumento de casos de IC. Além disso, os pacientes ficam mais suscetíveis às infecções respiratórias, principalmente por *Haemophilus influenzae* e por pneumococos, que também podem contribuir para o desencadeamento ou o agravamento da disfunção miocárdica. Desde 1999 o Ministério da Saúde vem realizando campanhas de vacinação no início do outono com a finalidade de reduzir as infecções respiratórias na população, especialmente nos idosos. Finalmente, quando diminui a temperatura ambiente, aumenta o consumo de bebidas alcoólicas, o que por si só pode reduzir o inotropismo, além de predispor o aparecimento de arritmias, entre as quais cabe chamar a atenção para a fibrilação atrial, que aumenta de prevalência com o envelhecimento.

■ FISIOPATOLOGIA

Alterações específicas na estrutura e função cardiovascular estão associadas ao envelhecimento cardíaco, o que explica uma série de características fisiopatológicas e fenotípicas dos idosos. Entre essas, é particularmente importante a maior predisposição dos idosos para o desenvolvimento de IC, especialmente com fração de ejeção (FE) preservada.

A IC se caracteriza como uma síndrome clínica complexa que costuma se iniciar com um evento que lesiona o coração. Esse processo é progressivo e, ao surgir disfunção ventricular, é ativada uma série de mecanismos compensatórios que, mesmo inicialmente benéficos, contribuirão para a continuada progressão do processo.

Essa síndrome resulta de anormalidades intrínsecas e extrínsecas do coração em que estão envolvidos vários mecanismos celulares. Há perda de miócitos por necrose celular e apoptose. Ocorrem, também, alterações estruturais nos miócitos por hipertrofia celular, bem como alterações envolvendo mudanças no padrão da matriz extracelular, anormalidades no complexo contração-excitação, deficiência na utilização de energia e alteração na responsividade neuro-humoral – todos esses mecanismos levam a uma falência cardíaca global.

Independentemente da causa inicial da lesão ao coração, este vai sofrer eventos que acarretam mudanças profundas em sua geometria e eficiência mecânica. Esse conjunto de eventos que resultam em disfunção ventricular é conhecido como remodelamento ventricular (Figura 28.1).

O desenvolvimento de hipertrofia celular e das câmaras cardíacas inicialmente representa um importante mecanismo adaptativo ao estresse hemodinâmico. Os benefícios iniciais da resposta hipertrófica incluem aumento no número de elementos contráteis, diminuição do estresse da parede por meio do aumento da espessura na hipertrofia concêntrica e aumento do volume sistólico pelo incremento do volume diastólico final na hipertrofia excêntrica.

A ativação adrenérgica e do sistema renina-angiotensina-aldosterona está intrinsecamente ligada ao processo fisiopatológico da IC, contribuindo com múltiplos efeitos biológicos adversos. A endotelina e o fator de necrose tumoral alfa também têm sido implicados em muitos desses efeitos, introduzindo o conceito de que mecanismos inflamatórios podem contribuir para a progressão dessa síndrome.

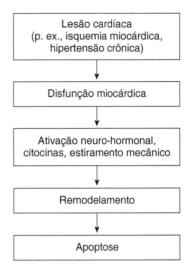

Figura 28.1 Evolução entre lesão e remodelamento cardíaco.

Alterações na função dos miócitos associadas à idade incluem metabolismo e regulação prejudicados do cálcio, o que altera os processos de contração e relaxamento. Além disso, as proteínas contráteis mudam com a idade de forma semelhante às alterações observadas em corações hipertróficos. Finalmente, a utilização de adenosina trifosfato (ATP) é menos eficiente com o envelhecimento do coração. Essas anormalidades podem fornecer o substrato para piorar a função cardíaca no cenário de exacerbação de condições mesmo em corações saudáveis. Outro mecanismo potencial associado ao risco maior de desenvolvimento de IC em idade avançada é o encurtamento dos telômeros, que tem sido sugerido como um marcador biológico e celular do envelhecimento.

Simultaneamente, com o número reduzido de miócitos, a piora da função e a consequente compensação hipertrófica, o miocárdio senescente é afetado por um desequilíbrio do metabolismo da matriz extracelular com aumento prejudicial no conteúdo do colágeno miocárdico e desenvolvimento de fibrose. A fibrose miocárdica é promovida por vários mecanismos conhecidos por serem suprarregulados em qualquer idade e que são constitutivamente ativados em idosos.

Na IC, a redução do débito cardíaco é o sinal inicial para que seja recrutada uma série de mecanismos compensatórios com a finalidade de manter a perfusão de órgãos-alvo. Assim, a redução crônica do enchimento arterial, secundária ao baixo débito cardíaco (DC), promove um aumento significativo na resistência vascular sistêmica. Nesse contexto, ocorre ainda aumento da atividade adrenérgica com vasoconstrição sistêmica.

A IC é caracterizada por concentrações teciduais e circulantes elevadas de angiotensina II, um vasoconstritor que aumenta a pós-carga e causa hipertrofia dos miócitos, apoptose, fibrose intersticial, remodelamento cardíaco e vascular e secreção de aldosterona. Esta última também desempenha um papel importante no remodelamento cardíaco, na proliferação de fibroblastos e na deposição de colágeno.

Na disfunção diastólica (também chamada IC com fração de ejeção preservada ou IC com fração de ejeção normal), há comprometimento do enchimento ventricular, resultando em redução do volume diastólico final ventricular e/ou aumento da pressão diastólica final. A contratilidade e a fração de ejeção permanecem normais; a fração de ejeção pode até aumentar, à medida que o ventrículo esquerdo (VE) com enchimento baixo se esvazia mais completamente para manter o DC. A redução excessiva do enchimento do VE pode acarretar baixo DC e sintomas sistêmicos. O aumento da pressão atrial esquerda pode provocar congestão e hipertensão pulmonar.

A disfunção diastólica geralmente resulta do comprometimento do relaxamento ventricular (processo ativo) e do aumento da rigidez ventricular. A resistência ao enchimento aumenta com a idade, provavelmente refletindo a perda de miócitos e o aumento da deposição de colágeno intersticial; portanto, a disfunção diastólica é particularmente comum entre os idosos. Presume-se que a disfunção diastólica predomine na miocardiopatia hipertrófica, nas doenças com hipertrofia ventricular (p. ex., hipertensão e estenose aórtica significativa) e na infiltração de amiloide no miocárdio. Enchimento e função do VE também podem ser comprometidos se o aumento excessivo da pressão no ventrículo direito (VD) deslocar o septo interventricular para a esquerda.

No envelhecimento, observa-se aumento da densidade e do diâmetro transversal das fibrilas associado ao incremento das ligações cruzadas entre suas moléculas (Quadro 28.1).

■ DIAGNÓSTICO

A identificação em indivíduos assintomáticos de alterações cardiovasculares estruturais ou funcionais oferece ao médico a oportunidade de intervir de maneira antecipada e possivelmente evitar a evolução clínica desfavorável.

No idoso, o diagnóstico costuma ser mais difícil em virtude da influência dos hábitos ou da presença de condições concomitantes que podem mimetizar ou mascarar a IC, à medida que causem, por exemplo, tosse crônica, náusea, vômitos, fadiga, dispneia, estertores de base ou edema. Por outro lado, a IC no idoso pode se exteriorizar por manifestações atípicas, que incluem distúrbios do sono e do paladar e até mesmo alterações comportamentais.

A fadiga, o cansaço, a dispneia e a baixa tolerância aos esforços são manifestações frequentes, porém inespecíficas de IC. Por outro lado, dispneia paroxística noturna e ortopneia parecem constituir manifestações mais específicas de IC (Quadro 28.2).

O exame físico pode demonstrar a presença de taquicardia, sopro cardíaco, ritmo de galope ventricular, alteração do *ictus cordis*, estase jugular, edema de membros inferiores, hepatomegalia e estertoração pulmonar. Diante do diagnóstico de IC, cabe avaliar a classe funcional do paciente com base tradicionalmente nos sintomas segundo a Classificação da New York Heart Association (NYHA), que, apesar do grau de subjetividade, tem boa correlação com o prognóstico e a qualidade de vida (Quadro 28.3). Para o diagnóstico de IC aguda, devem estar presentes dois critérios maiores e um menor ou um maior e dois menores dentre os critérios de Framingham (Quadro 28.4).

Quadro 28.1 Alterações cardiovasculares associadas ao envelhecimento

Enrijecimento arterial
Hipertrofia miocárdica
Diminuição da complacência ventricular
Diminuição da resposta beta-adrenérgica
Comprometimento da função endotelial
Diminuição da função do nó sinusal
Diminuição da resposta barorreceptora
Redução da reserva cardiovascular
Menor produção de ATP pelos cardiomiócitos

ATP: adenosina trifosfato.

Quadro 28.2 Sinais e sintomas no diagnóstico de insuficiência cardíaca

Sintomas típicos	Sinais mais específicos
Dispneia	Pressão venosa jugular elevada
Ortopneia	Refluxo hepatojugular
Dispneia paroxística noturna	Terceira bulha cardíaca
Fadiga/cansaço	Impulso apical desviado
Intolerância ao exercício	

Quadro 28.3 Classificação da IC de acordo com a presença de cardiopatias estruturais (ACC/AHA) ou a capacidade funcional (NYHA)

ACC/AHA	Estágios NYHA	Classes funcionais
Estágio	Classe	Descrição
A – Presença de fatores de risco para IC, como hipertensão, *diabetes mellitus* ou DAC. Sem sinais, sintomas ou evidência de anormalidade estrutural		Sem correspondência
B – Presença de sinais ou sintomas de IC. Presença de cardiopatia estrutural	I	Sem limitações para atividades físicas Atividades habituais não causam dispneia ou palpitações
C – Presença de sintomas e/ou sinais de IC associados a cardiopatia estrutural	II	Discreta limitação para as atividades habituais
	III	Importante limitação para as atividades habituais
D – Cardiopatia estrutural avançada	IV	Sintomas de IC em repouso

DAC: doença arterial coronariana; IC: insuficiência cardíaca.
Fonte: adaptado de The Criteria Committee of the New York Heart Association. Nomenclature and Criteria for Diagnosis of Diseases of the Heart and Great Vessels. 9. ed. Boston: Little Brown, 1994.

Quadro 28.4 Critérios de Framingham*

Critérios maiores	Critérios menores
Dispneia paroxística noturna	Edema de tornozelo bilateral
Turgência jugular	Tosse noturna
Refluxo hepatojugular	Dispneia aos mínimos esforços
Estertores pulmonares crepitantes	Derrame pleural
Cardiomegalia à radiografia de tórax	Taquicardia
Edema pulmonar agudo	
Galope de terceira bulha	

*Para o diagnóstico de insuficiência cardíaca aguda devem estar presentes dois critérios maiores e um menor ou um maior e dois menores.

Na ausência de evidências adequadamente documentadas, a relação de exames diagnósticos recomendados no diagnóstico da IC reflete a opinião consensual de cardiologistas experientes.

Exames complementares

1. **Radiografia de tórax:** é importante e possibilita a avaliação da área cardíaca, de alterações da aorta, da circulação pulmonar e da presença e intensidade de congestão pulmonar.
2. **Eletrocardiograma:** pode demonstrar sobrecargas ventricular e atrial, arritmias, perda do comando sinusal, bloqueios intraventriculares, áreas eletricamente inativas e sinais de isquemia miocárdica.

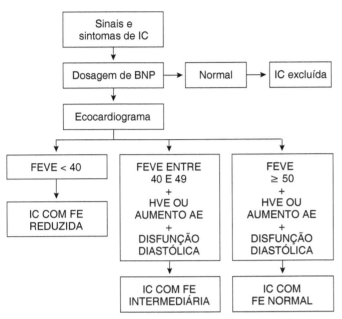

Figura 28.2 Algoritmo para o diagnóstico de insuficiência cardíaca. (AE: átrio esquerdo; BNP: peptídeo natriurético cerebral; FE: fração de ejeção; FEVE: fração de ejeção do ventrículo esquerdo; HVE: hipertrofia ventricular esquerda; IC: insuficiência cardíaca.)

3. **Ecocardiograma:** fornece informações anatômicas e funcionais sobre o coração. Associado a manifestações clínicas da doença, torna possível o estabelecimento do padrão de IC, com implicação direta na definição da melhor abordagem a ser adotada. Utiliza-se o ecocardiograma para o diagnóstico diferencial entre IC com FE reduzida e IC com FE preservada e para a detecção das principais anormalidades estruturais (Figura 28.2).
4. **Cintilografia de perfusão miocárdica:** está indicada principalmente para pacientes com diagnóstico ou suspeita de etiologia isquemia, sendo fundamental para a avaliação da viabilidade miocárdica.
5. **Holter de 24 horas:** não é um exame a ser realizado de rotina. Arritmia ventricular complexa, no entanto, pode ser um indicador de mau prognóstico ou de inadequação do regime terapêutico adotado.
6. **Estudo eletrofisiológico:** pode ser indicado após recuperação de parada cardíaca, em casos de síncope e na disfunção ventricular grave, visando à detecção de arritmia ventricular complexa.
7. **Cineangiocoronariografia:** está indicada diante da necessidade de definição da etiologia isquêmica e tratamento intervencionista. Não deve ser solicitada naqueles pacientes que não possam ou não queiram se submeter a alguma modalidade de tratamento intervencionista.
8. **Prova de função pulmonar:** pode ser necessária no estabelecimento diagnóstico diferencial com causas primariamente pulmonares de dispneia e limitação da capacidade funcional.

Exames laboratoriais

São recomendados na complementação da investigação diagnóstica da IC: hemograma completo, dosagens plasmáticas de creatinina, ureia, sódio, potássio, glicose, enzimas hepáticas, hormônio tireotrófico e ácido úrico. Esses exames podem identificar possíveis causas de IC, reforçar a suspeita clínica e até mesmo orientar a melhor opção terapêutica.

Peptídeos natriuréticos

Dentre os diversos biomarcadores estudados em IC se destacam os peptídeos natriuréticos BNP (*Brain Natriuretic Peptide*) e NT-proBNP, cujo papel no diagnóstico está bem estabelecido tanto no cenário da sala de emergência como em pacientes com IC crônica ambulatoriais. Apesar das evidências claramente favoráveis ao BNP e ao NT-proBNP para o diagnóstico de IC, devem ser destacadas algumas limitações de seu uso na prática clínica: esses peptídeos podem se elevar na presença de anemia, insuficiência renal crônica (IRC) e idade avançada. Podem também apresentar níveis mais baixos na presença de obesidade. Os peptídeos natriuréticos têm demonstrado ainda papel prognóstico em pacientes com IC.

Em pacientes com IC e fração de ejeção preservada (ICFEp), os peptídeos natriuréticos também têm papel importante. Embora se postule que sua dosagem seja incluída como critério diagnóstico de ICFEp (sinais e sintomas de IC, níveis elevados de peptídeos natriuréticos e sinais ecocardiográficos que sugiram alteração estrutural e/ou disfunção diastólica), esses valores podem sofrer influência de comorbidades muito frequentes na população com ICFEp, como anemia, idade avançada e insuficiência renal. Seu papel é ainda mais marcante como biomarcador prognóstico, uma vez que níveis elevados estão associados a taxas maiores de mortalidade ou hospitalização por IC nessa população.

Assim, utilizam-se para o diagnóstico de IC a identificação dos sinais e sintomas clínicos, a dosagem do BNP e a definição da fração de ejeção do ventrículo esquerdo (FEVE) pelo ecocardiograma (Figura 28.2).

■ TRATAMENTO

Tratamento não farmacológico, das comorbidades e dos fatores precipitantes

No manejo de pacientes com IC, objetiva-se a prevenção dos sintomas e/ou da progressão da cardiopatia, além da prevenção da morte.

O controle adequado da pressão arterial, o abandono do tabagismo, a redução do consumo de bebida alcoólica, o tratamento da dislipidemia e de doença arterial coronariana, o controle do *diabetes mellitus* e uma dieta apropriada, associada à manutenção do peso ideal e à atividade física regular e orientada por equipe de profissionais capacitados, são medidas que têm impacto positivo na evolução dos pacientes.

Os pacientes idosos em risco ou com IC devem ser atendidos por equipe multidisciplinar focada na identificação de fatores de risco físicos, ambientais, sociais, econômicos e medicamentosos para uma abordagem apropriada a fim de minimizar a chance de dano para os pacientes.

Além do aumento da longevidade, são almejadas boa qualidade de vida, independência, funcionalidade, redução da dor, evitação de hospitalizações e redução de eventos clínicos e medicações. Por outro lado, existem riscos de aumento do *delirium* e dos custos, polifarmácia, desnutrição, fragilidade, quedas, comprometimento da cognição, incontinências e depressão. Portanto, apesar de o manejo dos idosos com IC objetivar um impacto positivo na saúde dos pacientes, existem riscos inerentes à doença *per se*, comorbidades, medicações etc., sendo recomendada a vigilância rigorosa desses pacientes.

Anamnese detalhada, exame físico e avaliação geriátrica ampla são necessários para identificar os fatores desencadeantes da IC, os quais, quando identificados, devem ser tratados da maneira adequada, como infecções, anemias e a exclusão de medicação adequada.

A busca pela identificação da etiologia também assume importância. Algumas vezes a IC é idiopática, mas em outras é possível a identificação de causas que podem exigir tratamentos adicionais específicos, como doença arterial coronariana (DAC), estenose aórtica, insuficiência mitral, miocardiopatia hipertensiva e miocardiopatias restritivas. Cabe ressaltar que com o tratamento cirúrgico ou percutâneo da etiologia pode haver melhora substancial dos sintomas e da IC, bem como da DAC e da estenose de valva aórtica.

No tratamento da IC em idosos, devem ser considerados o fenótipo morfofuncional, as possíveis lesões de órgãos, o padrão genético, a etiologia e o estado funcional do paciente.

Preconiza-se a vacinação contra pneumococo e influenza, pois estudos demonstraram a redução das internações.

Tratamento farmacológico

Insuficiência cardíaca com fração de ejeção preservada

Em caso de ICFEp, deve ser realizada rigorosa avaliação de possíveis doenças cardíacas e não cardíacas, as quais, quando presentes, devem ser tratadas de modo adequado para melhora dos sintomas, do bem-estar e do prognóstico.

Nenhum tratamento demonstrou de maneira convincente promover a redução da morbidade e mortalidade em pacientes com ICFEp ou moderadamente alterada.

Entretanto, muitas vezes esses pacientes são idosos e bastante sintomáticos, apresentando comprometimento da qualidade de vida; nesse contexto, é importante o tratamento para alívio dos sintomas e aumento da sensação de bem-estar dos pacientes.

Diuréticos para aliviar os sintomas congestivos têm indicação robusta, inclusive nos pacientes idosos. Convém ter prudência para não provocar redução da volemia e desidratação.

Não existem evidências científicas robustas, ou seja, ensaios clínicos randomizados, de que betabloqueadores, inibidores da enzima de conversão da angiotensina (IECA) ou inibidores da aldosterona melhorem os eventos cardiovasculares nesses pacientes com ICFEp.

Entretanto, em alguns estudos observacionais, o antagonista do receptor AT1 candesartana demonstrou algum benefício na melhora dos sintomas. Com base também em estudos observacionais, o nebivolol reduziu o objetivo composto de re-hospitalizações e óbito.

Naqueles pacientes com ritmo sinusal, a digoxina, a candesartana, o nebivolol e a espironolactona contribuíram para a redução das hospitalizações, mas os dados não são consistentes para que seu uso seja recomendado com base em evidência de qualidade.

Em síntese, os diuréticos devem ser prescritos para alívio dos sintomas congestivos, e os demais fármacos não apresentam evidências de alto valor para que sejam fortemente recomendados.

Insuficiência cardíaca de fração de ejeção reduzida

Em linhas gerais, as recomendações para os pacientes jovens são consideradas para os idosos, apesar de algumas peculiaridades. Uma delas diz respeito às doses das medicações, que inicialmente devem ser baixas e aumentadas até chegar às recomendadas, quando possível, respeitando-se as características individuais dos pacientes, além de ser realizado rigoroso monitoramento dos efeitos colaterais e das interações medicamentosas.

Os sintomas de IC em idosos podem ser típicos ou atípicos. Por vezes, em idosos, os sintomas atípicos induzem os profissionais de saúde a considerarem algumas hipóteses diagnósticas. Quando é estabelecido o diagnóstico de IC, os sintomas típicos ou não passam a ser considerados sintomas-guias e, como descrito a seguir, a administração dos diversos fármacos é guiada pela remissão ou não desses sintomas (ou seja, permanecer ou não sintomático após a administração das medicações).

A primeira linha de tratamento farmacológico é fundamentada nos betabloqueadores associados aos IECA. Para os pacientes que permanecem sintomáticos, deve ser acrescentado um inibidor da aldosterona. Inibidor do receptor AT1 da angiotensina (BRA) pode ser utilizado naqueles pacientes que não possam fazer uso de IECA.

Para os pacientes que recebem as três classes de medicações e permanecem sintomáticos, outras três opções podem ser adicionadas isoladamente ou combinadas: substituir o IECA (ou BRA) pelo sucubitril/valsartana e/ou, naqueles com QRS no eletrocardiograma >150ms, considerar terapia de ressincronização cardíaca (em alguns casos, também com QRS > 130ms) e/ou, em pacientes com ritmo sinusal com frequência cardíaca > 70bpm, administrar ivabradina (Figura 28.3).

Quando os pacientes ainda apresentam sintomas a despeito da estratégia de tratamento farmacológico descrita, podem ser considerados: digoxina, associação de nitrato à hidralazina, dispositivos de assistência ventricular ou transplante cardíaco.

Os benefícios dos betabloqueadores no tratamento da IC com FEVE reduzida não são decorrentes do efeito de classe. Demonstraram benefícios: carvedilol, metoprolol, bisoprolol, nebivolol e bucindolol. Esses medicamentos não são isentos de efeitos colaterais, dentre os quais se destacam fadiga, depressão, bradicardia e bloqueios cardíacos, broncoespasmo, vasoconstrição periférica, hipotensão postural, hipoglicemia e mascaramento dos sinais de hipoglicemia. As principais contraindicações ao uso desses fármacos são frequência cardíaca baixa, distúrbios de condução avançados, choque cardiogênico, asma, doença arterial periférica severa descompensada, insuficiência

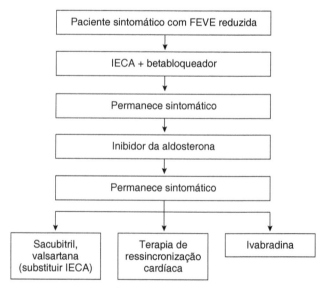

Figura 28.3 Manejo da insuficiência cardíaca com fração de ejeção reduzida. (FEVE: fração de ejeção do ventrículo esquerdo; IECA: inibidor da enzima conversora da angiotensina.)

cardíaca congestiva e alguns casos de doença pulmonar obstrutiva crônica. Nos pacientes idosos, os efeitos colaterais são mais comuns e potencialmente danosos.

Embora os IECA e os BRA tenham reduzido os eventos cardiovasculares em estudos clínicos randomizados, o número de idosos recrutados foi apenas modesto. No estudo randomizado *Synergism or Long Duration* (SOLD), por exemplo, nenhum paciente com mais de 80 anos foi recrutado. Os principais efeitos colaterais desses fármacos são tosse, hipotensão ortostática na primeira dose, erupção cutânea, perda do paladar, proteinúria, leucopenia e hipersensibilidade com edema angioneurótico. Em idosos, destacam-se hipotensão, hipercalemia e azotemia.

Os inibidores da aldosterona em idosos são associados a risco de insuficiência renal e hipercalemia, mas sua prescrição deve ser considerada. O sucubitril/valsartana demonstrou redução da mortalidade no estudo clínico randomizado *Prospective comparison of ARNI with ACEI to Determine Impact on Global Mortality and morbidity in Heart Failure* (PARADIGM-HF), sendo esse benefício também encontrado no subgrupo de pacientes com mais de 75 anos de idade. Os efeitos colaterais são mais comuns nos idosos, mais frequentemente hipotensão, insuficiência renal e hipercalemia.

A ivabradina, que atua na corrente alfa de canais iônicos, demonstrou redução do número de re-hospitalizações naqueles pacientes em ritmo sinusal com frequência cardíaca > 70bpm e pode ser considerada nos idosos. Seus principais efeitos colaterais são náusea, palpitações, dispneia, tontura e alterações visuais.

O Quadro 28.5 mostra os fármacos com suas dosagens utilizados em caso de IC com fração reduzida.

Os diuréticos têm sido recomendados na presença de sintomas congestivos. Os principais efeitos colaterais dessa classe medicamentosa são acidose metabólica, litíase renal, hipocalemia, sonolência, neurotoxicidade, reações alérgicas, alcalose metabólica (diuréticos de alça), ototoxicidade, hipomagnesemia, hipercalcemia, desidratação, aumento do ácido úrico, hiponatremia, parestesias, impotência sexual e hiperlipidemia, entre outros.

As recomendações da terapia de ressincronização cardíaca (TRC) para indivíduos mais jovens devem ser aplicadas também aos idosos, mas, dependendo das características do paciente, o risco do procedimento é maior. Estudos clínicos, como o *Cardiac Resynchronization in Heart Failure Study* (CARE-HF) e o *Comparison of Medical Therapy, Pacing, and Defibrillation in Heart Failure* (CAMPANION), revelaram o benefício dessa terapia. Os pacientes idosos candidatos ao uso definitivo de marca-passo por distúrbios de condução são considerados para TRC associada.

Apesar de toda a controvérsia existente quanto ao uso da digoxina, no estudo DIG houve redução da re-hospitalização com seu uso em caso de IC, a qual foi contrabalançada pelo número de internações por angina do peito. Em pacientes idosos, é necessário ter bastante cautela com seus efeitos colaterais, como a possibilidade de bloqueios cardíacos, tontura, náusea, cefaleia e diarreia; por isso, recomenda-se dose de 0,125mg ou menor, além da monitoração sérica de seus níveis.

Dispositivos de longa permanência de assistência ao VE podem ser utilizados em idosos, e acredita-se que tenham impacto positivo na qualidade de vida daqueles com mais de 80 anos, embora com risco de infecção, sangramento e trombose, o qual deve ser monitorado rigorosamente.

Os cardiodesfibriladores implantáveis demonstraram seus benefícios em ensaios clínicos, e não existem recomendações com base na idade dos pacientes. Em idosos, entretanto, são maiores os riscos do procedimento de implante e das complicações com o dispositivo. Portanto, devem ser consideradas a qualidade de vida, as comorbidades e a expectativa de vida quando for cogitado o uso de implante em idosos. A avaliação individual criteriosa é mandatória.

Os pacientes idosos com IC devem ser vacinados contra influenza e pneumococos.

Insuficiência cardíaca aguda descompensada

Na admissão dos pacientes com suspeita clínica de IC, deve-se inicialmente identificar se o paciente apresenta alto risco imediato de vida por meio da avaliação do fator causal, da apresentação clínica, da presença de arritmias ou bradiarritmias ou de alterações isquêmicas agudas no eletrocardiograma, bem como da presença de elevação de troponina ou dos indicadores de inflamação. Esses pacientes devem ser identificados e tratados nos primeiros 30 minutos após a admissão por meio de fluxogramas terapêuticos específicos, pois a intervenção terapêutica específica precoce é um importante determinante na evolução prognóstica intra-hospitalar desses pacientes.

Em pacientes idosos com IC aguda descompensada, são adotados os princípios da abordagem para o tratamento de pacientes jovens, embora respeitando algumas diferenças.

Síndromes coronarianas agudas, emergência hipertensiva, arritmias, causas de defeitos mecânicos e embolia pulmonar devem ser sempre consideradas como causas de IC aguda descompensada e, quando presentes, deve ser prontamente iniciado seu tratamento específico.

Os principais fármacos utilizados nessa fase aguda são os diuréticos, furosemida isolada ou associada à hidroclorotiazida em casos resistentes, sendo possível ainda associar a espironolactona.

Quadro 28.5 Fármacos utilizados na insuficiência cardíaca com fração de ejeção reduzida

Fármaco	Dose inicial		Dose-alvo	
IECA				
Captopril	6,25mg	3×/dia	50mg	3×/dia
Enalapril	2,5mg	2×/dia	10 a 20mg	2×/dia
Ramipril	1,25 a 2,5mg	1×/dia	10mg	1×/dia
Lisinopril	2,5 a 5,0mg	1×/dia	20 a 40mg	1×/dia
Perindopril	2mg	1×/dia	8 a 16mg	1×/dia
BRA				
Candesartana	4 a 8mg	1×/dia	32mg	1×/dia
Losartana	25 a 50mg	1×/dia	100 a 150mg	1×/dia
Valsartana	40 a 80mg	1×/dia	320mg	1×/dia
Antagonista de aldosterona				
Espironolactona	25mg	1×/dia	25 a 50mg	1×/dia
Betabloqueadores				
Bisoprolol	1,25mg	1×/dia	10mg	1×/dia
Carvedilol	3,125mg	2×/dia	50mg	2×/dia
Succinato de metoprolol	25mg	1×/dia	200mg	1×/dia
INRA				
Sacubitril/valsartana	24/26mg	2×/dia	97/103mg	2×/dia
Ivabradina	5mg	2×/dia	7,5mg	2×/dia
Hidralazina/dinitrato de isossorbida	25/20mg	3×/dia	100/40mg	3×/dia

BRA: bloqueadores do receptor da angiotensina II; IECA: inibidores da enzima conversora de angiotensina; INRA: inibidor da neprilisina e do receptor de angiotensina.

Por vezes, administram-se furosemida em bomba de infusão contínua, vasodilatadores (nitroglicerina, nitrato de isossorbida, nitroprussiato de sódio, nesiritida), inotrópicos (dobutamina, dopamina, milrinona e levosimendana), vasopressores (adrenalina e noradrenalina) e fármacos para profilaxia de fenômenos trombóticos (p. ex., heparina não fracionada, heparina de baixo peso molecular etc.).

Uma das abordagens mais utilizadas consiste no manejo desses pacientes com base na classificação de Stevenson, que leva em consideração a perfusão do paciente e a presença de congestão e classifica o paciente de acordo com seu perfil hemodinâmico (Figura 28.4).

Os pacientes bem perfundidos e sem congestão (perfil A) necessitarão de ajuste da terapêutica de uso crônico para IC. Por sua vez, aqueles bem perfundidos, mas que apresentam congestão (perfil B), são divididos em tipo vascular, nos quais predomina a hipertensão e por isso devem receber primeiro vasodilatadores e depois diuréticos, ou tipo cardíaco, nos quais predomina a congestão e por isso devem receber primeiro diuréticos e depois vasodilatadores; se houver resistência aos diuréticos, cabe considerar a ultrafiltração.

Nos pacientes com perfusão inadequada e congestos (perfil C), deve-se avaliar a pressão arterial sistólica e, quando < 90mmHg, administrar inotrópicos; se não houver resposta, administram-se vasopressores, seguidos de diuréticos, e considera-se suporte circulatório. Em caso de pressão arterial sistólica > 90mmHg, devem ser usados diuréticos e vasodilatadores e considerado o uso de inotrópicos nos casos refratários.

O Quadro 28.6 apresenta os principais diuréticos e suas doses, e o Quadro 28.7, os inotrópicos e vasoconstritores.

Quadro 28.7 Medicações inotrópicas e vasoconstritoras

Inotrópico	Posologia	Dose máxima
Dobutamina	2,5µg/kg/min Avaliar ajuste a cada 10 minutos Efeito hemodinâmico em até 2 horas	10 a 20µg/kg/min
Milrinona	Inicial: 0,375µg/kg/min Ajuste a cada 4 horas	0,75µg/kg/min 0,5µg/kg/min se LRA
Levosimendana	Inicial: 0,05µg/kg/min Ajuste a cada 4 horas de 0,05µg/kg/min Infusão por 24 horas	0,2µg/kg/min
Noradrenalina	Inicial: 0,1 a 0,2µg/kg/min Ajuste a cada 15 minutos	1,0µg/kg/min

LRA: lesão renal aguda.

Por fim, se o paciente se encontra com perfusão inadequada e sem congestão, a conduta inicial consiste em administração de fluidos endovenosos e, se não houver melhora, são considerados os agentes inotrópicos.

Após a compensação volêmica e de perfusão dos pacientes, deve-se ajustar a terapia oral para IC de acordo com o descrito nos tópicos anteriores, levando em consideração a FEVE, a etiologia, as comorbidades e os fatores precipitantes e/ou agravantes. O tratamento não farmacológico também deve ser associado ao manejo desses pacientes.

Na alta hospitalar, os idosos com IC devem ser acompanhados por equipe multidisciplinar e encaminhados para reabilitação cardiovascular.

Perfil A	Perfil B
Quente e seco	Quente e congesto
Perfil L	**Perfil C**
Frio e seco	Frio e congesto

Figura 28.4 Perfis hemodinâmicos para insuficiência cardíaca aguda descompensada.

Quadro 28.6 Diuréticos e doses utilizadas em caso de insuficiência cardíaca aguda

Diuréticos	Via	Dose inicial (mg)	Intervalo (horas)	Dose máxima (mg)
Diuréticos de alça				
Furosemida	EV	20	4/4 ou 6/6	240
Bumetanida	EV	0,5 a 2,0	6/6	10
Tiazídicos				
Hidroclorotiazida	VO	25	24/24 ou 12/12	100
Clortalidona	VO	12,5	24/24 ou 12/12	50
Indapamida	VO	2,5	24/24	5,0
Poupadores de potássio				
Espironolactona	VO	25	24/24 ou 12/12	50
Amilorida	VO	2,5	24/24	20
Triantereno	VO	25	24/24	100

EV: endovenosa; VO: via oral.

■ CONSIDERAÇÕES FINAIS

A IC em idosos exibe características peculiares e geralmente é complicada por comorbidades. A modificação efetiva de alguns fatores de risco pode prevenir o desenvolvimento e/ou a progressão dessa doença. Essas medidas incluem o tratamento da hipertensão arterial, do diabetes e da dislipidemia e o abandono do tabagismo e do abuso do álcool, além da perda de peso e o estímulo à prática regular de atividade física. Alguns programas com abordagem multidisciplinar têm alcançado êxito em aumentar a adesão ao tratamento e reduzir a incidência de reinternações hospitalares por descompensação da IC em populações idosas.

O perfil clínico dos pacientes idosos com IC difere do apresentado pelos mais jovens, acarretando um prognóstico significativamente pior. A combinação de limitação funcional e doenças coexistentes representa o maior desafio na condução clínica desses pacientes.

Bibliografia

Albuquerque DC, Neto JD, Bacal F et al. Brazilian Registry of Heart Failure - Clinical aspects, care quality and hospitalization outcomes. Arq Bras Cardiol 2015; 104(6):433-42.

Booth RA, Hill SA, Don-Wauchope A et al. Performance of BNP and NT-proBNP for diagnosis of heart failure in primary care patients: A systematic review. Heart Fail Rev 2014; 19(4):439-45.

CIBIS-II Investigators and Committees. The Cardiac Insufficiency Bisoprolol Study II (CIBIS-II): A randomised trial. Lancet 1999; 353:9-13.

Comitê Coordenador da Diretriz de Insuficiência Cardíaca. Diretriz Brasileira de Insuficiência Cardíaca Crônica e Aguda. Arq Bras Cardiol 2018; 111(3):436-539.

Digitalis Investigation Group. The effect of digoxin on mortality and morbidity in patients with heart failure. N Engl J Med 1997; 336:525-33.

Hjalmarson A, Goldstein S, Fagerberg B et al. Effect of metoprolol CR/XL in chronic heart failure: Metoprolol CR/XL Randomised Intervention Trial in Congestive Heart Failure (MERIT-HF). Lancet 1999; 353:2001-7.

Faris RF, Flather M, Purcell H et al. Diuretics for heart failure. Cochrane Database Syst Rev 2012; 2:CD003838.

Ferrari R, Bohm M, Cleland JGF et al. Heart failure with preserved ejection fraction: uncertainties and dilemmas. Eur J Heart Fail 2015; 17:665-71.

Go AS, Mozaffarian D, Roger VL et al. American Heart Association Statistics Committee and Stroke Statistics Subcommittee. Heart disease and stroke statistics - 2014 update: a report from the American Heart Association. Circulation 2014; 129(3):e28-e292.

Kemp CD, Conte JV. The pathophysiology of heart failure. Cardiovasc Pathol 2012 Sep-Oct; 21(5):365-71.

Lazzarini V, Mentz RJ, Fiuzat M et al. Heart failure in elderly patients: distinctive features and unresolved issues. European Journal of Heart Failure 2013; 15:717-23.

Magalhães J, Soares F, Noya M et al. O NT-ProBNP da admissão versus da alta como preditor prognóstico na insuficiência cardíaca agudamente descompensada. Int J Cardiovasc Sci 2017; 30(6)469-75.

McMurray JJ, Packer M, Desai AS et al. PARADIGM-HF Investigators and Committees. Angiotensin-neprilysin inhibition versus enalapril in heart failure. N Engl J Med 2014; 371:993-1004.

Ministério da Saúde. DATASUS: mortalidade pela CID-10. Disponível em: http://tabnet.datasus.gov.br/cgi/deftohtm.exe?sim/cnv/obt10uf.def.

Najafi F, Jamrozik K, Dobson AJ. Understanding the epidemic of heart failure: a systematic review of trends in determinants of heart failure. Eur J Heart Fail 2009; 11(5):472-9.

Nakano UM, Eqstrup K, Svendsen ML et al. Age and sex related differences in use of guideline-recommended care and mortality among patients with incident heart failure in Denmark. Age Ageing 2016 Sep; 45(5):635-42.

Packer M, Poole-Wilson PA et al. ATLAS Study Group. Comparative effects of low and high doses of the angiotensin-converting enzyme inhibitor, lisinopril, on morbidity and mortality in chronic heart failure. Circulation 1999; 100:2312-31.

Pitt B, Pfeffer MA, Assmann SF et al. Spironolactone for heart failure with pre-served ejection fraction. N Engl J Med 2014; 370:1383-92.

Ponikowski A, Voors A, Anker S et al. 2016 ESC Guidelines for the diagnosis and treatment of acute and chronic heart failure: The Task Force for the diagnosis and treatment of acute and chronic heart failure of the European Society of Cardiology (ESC) developed with the special contribution of the Heart Failure Association (HFA) of the ESC. Eur Heart J 2016 Jul 14; 37(27):2129-200.

Redfield MM, Chen HH, Borlaug BA et al. RELAX Trial. Effect of phosphodiesterase-5 inhibition on exercise capacity and clinical status in heart failure with preserved ejection fraction: a randomized clinical trial. JAMA 2013; 309:1268-77.

Santos AS, Santo FHE. Qualidade de vida de idosos com insuficiência cardíaca. R Pesq Cuid Fundam 2010; 2(Ed.Supl.):568-71.

Scolari FL, Leitão SAT, Faganello LS et al. Insuficiência cardíaca - Fisiopatologia atual e implicações terapêuticas. Rev Soc Cardiol Estado de São Paulo 2018; 28(1):33-41.

Senni M, Paulus WJ, Gavazzi A et al. New strategies for heart failure with preserved ejection fraction: The importance of targeted therapies for heart failure phenotypes. Eur Heart J 2014; 35:2797-815.

Shah MA, Claggett B, Loehr LR et al. Heart failure stages among older adults in the community. The atherosclerosis risk in communities' study. Circulation 2017; 135:224-40.

Solomon SD, Zile M, Pieske B et al. The angiotensin receptor neprilysin inhibitor LCZ696 in heart failure with preserved ejection fraction: A phase 2 double-blind randomised controlled trial. Lancet 2012; 380:1387-95.

Stewart S, Jenkins A, Buchan S et al. The current cost of heart failure to the National Health Service in the UK. Eur J Heart Fail 2002; 4:361-71.

SOLVD Investigators. Effect of enalapril on survival in patients with reduced left ventricular ejection fractions and congestive heart failure. N Engl J Med 1991; 325:293-302.

Swedberg K, Komajda M, Böhm M et al. Ivabradine an outcome in chronic heart failure (SHIFT): a randomised placebo-controlled study. Lancet 2010; 376:875-85.

Yancy CW, Jessup M, Bozkurt B et al. 2017 ACC/AHA/HFSA Focused Update of the 2013 ACCF/AHA Guideline for the Management of Heart Failure - A report of the American College of Cardiology/American Heart Association Task Force on Clinical Practice Guidelines and the Heart Failure Society of America.

Doença Coronariana na População Idosa

Eduardo Lapa

CAPÍTULO 29

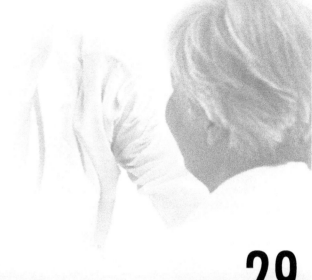

INTRODUÇÃO

Nas últimas décadas, observou-se em grande parte do mundo o aumento significativo do número de idosos. Entre 2000 e 2030, estima-se que a porcentagem de idosos com mais de 65 anos deverá passar de 6,9% para 12%.

O processo de envelhecimento é complexo e determinado pelo contínuo de mudanças agregadas ao longo do tempo. Envolve múltiplos fatores além da contabilidade de anos vividos, bem como as diferenças biológicas inerentes à idade.

O peso dos hábitos de vida, a presença de comorbidades, a maior predisposição aos fatores de risco cardiovasculares, os fatores psicológicos e os fatores culturais e econômicos contribuem na construção desse processo.

A doença cardiovascular é a principal causa de mortalidade na população geral. Mais da metade de todos os pacientes que morrem de doença cardiovascular tem mais de 70 anos, e a mortalidade é tanto maior quanto mais elevada a idade.

ALTERAÇÕES CARDIOVASCULARES NO IDOSO

Com o envelhecimento aumenta o risco de doenças cardiovasculares decorrentes de mudanças silenciosas na morfologia e função cardiovascular. Esse processo pode ser acelerado e agravado por alterações causadas por fatores relacionados com o ambiente e a hereditariedade, conforme descrito no Quadro 29.1.

Há progressivo e irreversível envelhecimento dos miócitos, das células endoteliais e das células do marca-passo do sistema de condução, aumentando o risco de doença arterial coronariana, doença valvar, insuficiência cardíaca, arritmia, doença arterial periférica e doença cerebrovascular.

O aumento da rigidez vascular central amplia progressivamente o trabalho miocárdico, a pós-carga e as alterações na perfusão diastólica que estão diretamente relacionadas com a isquemia miocárdica e a disfunção cardíaca.

O envelhecimento também promove alterações na modulação do sistema nervoso autônomo com aumento progressivo da atividade simpática secundária à dessensibilização dos receptores beta-adrenérgicos e a consequente redução no cronotropismo, no inotropismo e na vasodilatação arterial.

Além do risco maior de processos cardiovasculares concomitantes (p. ex., síndrome coronariana aguda, insuficiência cardíaca e fibrilação atrial), a população idosa apresenta risco maior de outras tantas patologias não cardíacas, como pneumonia, insuficiência renal, anemia, doença pulmonar crônica, *diabetes mellitus* e acidente vascular encefálico (AVE). Essa realidade transforma o idoso em um indivíduo frágil.

Com o envelhecimento, observam-se também mudanças na absorção e no metabolismo, alterando toda a farmacocinética e a farmacodinâmica da maioria dos medicamentos.

A título de exemplo, em virtude da menor quantidade de água corporal, o fluxo hepático reduz, aumentando a biodisponibilidade de agentes hidrossolúveis. Do mesmo modo, o estado nutricional, com a redução da albumina, diminui a ligação dos fármacos às proteínas, aumentando sua fração livre no plasma.

A redução da função renal atua aumentando a meia-vida plasmática das medicações e contribuindo para o aumento do risco de efeitos adversos. Logo, são observadas respostas diferentes das apresentadas pelos indivíduos jovens (p. ex., quanto à dosagem, efeitos benéficos, efeitos adversos e utilidade clínica real).

Quadro 29.1 Diferenciação entre as mudanças relacionadas com a idade e a doença cardiovascular em pessoas idosas

Órgão	Mudanças relacionadas com a idade	Doença cardiovascular
Vasculatura	Espessamento intimal aumentado Enrijecimento arterial Pressão de pulso aumentada Velocidade de onda de pulso aumentada Reflexos de onda central precoces Vasodilatação mediada pelo endotélio diminuída	Hipertensão sistólica Obstrução arterial coronariana Obstrução arterial periférica Obstrução arterial de carótida
Átrios	Aumento do átrio esquerdo Complexos prematuros atriais (extrassístoles)	Fibrilação atrial
Nódulo sinusal	Batimentos cardíacos máximos diminuídos Variabilidade dos batimentos cardíacos diminuída	Disfunção do nó sinusal, doença do nó sinusal
Nódulo atrioventricular	Tempo de condução aumentado	Bloqueio de tipo II, bloqueio de terceiro grau
Valvas	Esclerose, calcificação	Estenose, regurgitação
Ventrículo	Tensão de parede ventricular esquerda aumentada Contração miocárdica prolongada Taxa de enchimento diastólico precoce prolongada Débito cardíaco máximo diminuído Bloqueio de ramo direito do feixe Complexos ventriculares prematuros	Hipertrofia ventricular esquerda Insuficiência cardíaca (com e sem função sistólica preservada) Taquicardia ventricular, fibrilação

Além disso, são comuns as interações entre a polifarmácia e as várias comorbidades, tornando ainda mais complexo o manejo adequado desses pacientes.

■ APRESENTAÇÃO CLÍNICA

A apresentação clínica é bastante variável, abrangendo desde as formas assintomáticas até outras manifestações, como a angina do peito estável crônica, a angina instável e o infarto agudo do miocárdio.

A presença de angina nessa idade é incomum em virtude da própria restrição ao esforço físico, bem como das modificações da sensibilidade à dor.

A angina do peito, quando presente, está menos associada ao esforço e se apresenta com menores intensidade e duração. A dor pode ainda ser atípica com queimação epigástrica pós-prandial ou se apresentar como dor torácica posterior ou nos ombros.

Os sintomas atípicos são muito comuns, o que leva poucos idosos a procurarem assistência médica nas primeiras 6 horas após o início da doença. Por vezes, os sintomas se apresentam como equivalentes isquêmicos (dispneia [49%], náusea e vômitos [24%], síncope [19%]), bem como outros, como sudorese, tontura, fadiga, confusão mental e *delirium*).

A dispneia é mais comum que a dor torácica típica e está relacionada com aumento transitório da pressão diastólica final do ventrículo esquerdo causado por isquemia sobreposta a uma complacência reduzida do ventrículo esquerdo.

Diante das apresentações atípicas de isquemia, é importante pensar em doença coronariana; no entanto, convém cogitar outros diagnósticos diferenciais comuns e potencialmente graves em idosos, como úlcera péptica e hérnia de esôfago.

■ DIAGNÓSTICO

A adoção de métodos diagnósticos pode ajudar a suprir as limitações da anamnese e do exame físico.

A identificação de alterações isquêmicas ao eletrocardiograma (ECG) é mais difícil em virtude da presença de alterações comuns nos idosos.

No "coração do idoso", é frequente a presença de alterações inespecíficas da repolarização ventricular, aumento do intervalo PR, desvios patológicos do eixo, maior propensão para alterações patológicas, como sobrecargas ventriculares e bloqueios de ramo, além de arritmias, como fibrilação atrial.

Por outro lado, a normalidade no ECG também não exclui o diagnóstico de isquemia miocárdica, pois em cerca de 50% dos casos os resultados são normais mesmo na presença de doença coronariana significativa.

O teste ergométrico, quando possível, é útil na avaliação funcional, na identificação e no prognóstico da isquemia miocárdica. Nessa população, no entanto, tem especificidade reduzida (ao redor de 70%).

A realização do método em idosos é dificultada pela presença de limitações físicas próprias da idade (por instabilidade postural, incapacidade cognitiva, problemas osteoarticulares ou disfunção do sistema autônomo), além de alterações no ECG de base, as quais limitam a execução e a interpretação.

O ecocardiograma de repouso é um exame seguro, de baixo custo e disponível em larga escala, podendo ser realizado em indivíduos com suspeita de doença coronariana para a estratificação de risco, além de ser útil na avaliação de outros diagnósticos diferenciais de dor precordial, como dissecção aórtica, pericardite, embolia pulmonar ou estenose aórtica. Na doença coronariana, possibilita a avaliação da função sistólica e diastólica dos ventrículos e a identificação de alterações na contratilidade segmentar.

O ecocardiograma com estresse (esforço físico ou sob ação de agentes vasodilatadores [dipiridamol] ou adrenérgicos [dobutamina]) também tem utilidade na detecção de isquemia miocárdica.

Em geral, o estresse farmacológico é a escolha na maioria dos casos em razão das limitações físicas próprias do idoso. Em diversos estudos que avaliam a acurácia do exame, foram encontrados valores médios de sensibilidade de 88% e especificidade de 83% para a presença de estenose coronariana > 50%.

A cintilografia miocárdica para avaliação direta da perfusão miocárdica é uma ferramenta importante no diagnóstico e na estratificação de isquemia mesmo em indivíduos idosos com sensibilidade em torno de 90% e especificidade de 87% para detecção de isquemia miocárdica. No entanto, sabe-se que características clínicas associadas, como idade avançada, hipertensão arterial, *diabetes mellitus*, presença de dispneia, uso de betabloqueadores, uso de nitratos e ECG de repouso anormal, aumentam o risco relativo de eventos cardíacos mesmo com cintilografia miocárdica sem alterações significativas.

A angiotomografia de coronária é um exame para avaliação anatômica das coronárias, sendo utilizada para excluir doença significativa em virtude de seu alto valor preditivo negativo. Sua utilidade é maior em pacientes sintomáticos com probabilidade intermediária de doença coronariana e com testes funcionais não diagnósticos ou conflitantes.

Em pacientes muito idosos, a indicação da angiotomografia também tem limitações, pois a presença de calcificação coronariana, comum no processo de envelhecimento vascular, dificulta a visualização do lúmen vascular, reduzindo sua sensibilidade e especificidade e levando à identificação de lesões não obstrutivas. Outra limitação é a necessidade de contraste iodado nos pacientes com disfunção renal.

O cateterismo cardíaco é exame invasivo utilizado para estratificação anatômica da doença coronariana, possibilitando a avaliação da extensão, do grau e da localização das estenoses coronarianas.

A partir dessas informações é possível avaliar a viabilidade da revascularização tanto por angioplastia como por cirurgia. Em caso de doença coronariana crônica, está indicada nos pacientes com angina no estágio III ou IV (segundo a Sociedade Canadense de Cardiologia), apesar da terapêutica clínica otimizada para angina, bem como naqueles com angina associada à insuficiência cardíaca.

As possíveis complicações, apesar de raras, são infarto, AVE, sangramento no local da punção, alergia ao contraste e nefropatia induzida pelo contraste.

■ TRATAMENTO

O tratamento da fase aguda é bastante similar ao recomendado para os pacientes mais jovens. Atenção especial deve ser dada ao risco maior de sangramento com o uso de antiagregantes plaquetários e de anticoagulantes, além da possibilidade de maior frequência de efeitos adversos.

Recomendam-se sempre o reconhecimento e o cálculo da disfunção renal, e as medicações devem ser ajustadas ao *clearance* de creatinina. Algumas informações relacionadas com o tratamento do idoso com doença arterial coronariana estão detalhadas no Quadro 29.2.

Uso de estatinas em idosos

Como as taxas de morbidade e mortalidade da doença coronariana aumentam com a idade, o risco atribuível de colesterol total elevado é maior nos idosos, embora o risco relativo diminua com a idade (ou seja, uma porcentagem menor de um número maior de eventos resulta em aumento maior no risco absoluto).

Os idosos têm janela terapêutica estreita, geralmente estão submetidos à polifarmácia e apresentam alterações renais e hepáticas prévias, tornando-se menos tolerantes às estatinas em razão do aumento dos efeitos adversos. Cabe lembrar que as estatinas são metabolizadas pelo citocromo P450 e que o potencial para interações medicamentosas poderá estar elevado.

Quadro 29.2 Recomendações para manejo das síndromes isquêmicas agudas nos pacientes mais idosos

Ácido acetilsalicílico (AAS)
- O benefício do AAS na prevenção secundária de coronariopatia no idoso é bem definido. O uso da medicação na população acima dos 65 anos com eventos vasculares prévios diminuiu em 19,4% o risco de morte por doença vascular, AVEi ou IAM
- A redução do risco absoluto nos pacientes com mais de 65 anos foi superior à obtida em pacientes mais jovens. O uso de AAS aumenta um pouco o risco de sangramento, mas a relação risco/benefício é nitidamente favorável ao uso da medicação
- Devem ser usadas doses entre 75 e 150mg/dia

Antagonistas da adenosina
- Não se recomenda a administração de dose de ataque de clopidogrel nos pacientes com mais de 75 anos que serão submetidos à trombólise
- O prasugrel deve ser evitado nesses pacientes (a diminuição dos eventos isquêmicos é anulada pelo aumento do risco de sangramento)

Heparina de baixo peso molecular
- Nos pacientes com mais de 75 anos, a dose da heparina de baixo peso molecular deve ser ajustada para 0,75mg/kg a cada 12 horas
- Os inibidores diretos de trombina (bivalirrudina) diminuem bastante o risco de sangramento, principalmente no grupo de pacientes com mais de 75 anos com IAM sem supra de ST
- A medicação parece ser uma excelente alternativa à heparina nesse subgrupo, porém não se encontra disponível no Brasil

Betabloqueadores
- Devem ser usados independentemente da idade. Cuidado especial para vigilância de efeitos inotrópicos negativos associados a distúrbios de condução comuns nessa faixa etária

IECA/BRA
- Podem ser usados normalmente, devendo ser evitados naqueles pacientes com disfunção renal aguda e hipercalemia

Terapias de reperfusão coronariana
- O melhor método de reperfusão coronariana é a angioplastia primária, quando comparada ao uso de trombolítico
- O uso de trombolítico está relacionado com risco de complicações mecânicas, como ruptura de parede livre e aumento de sangramento maior, como hemorragia cerebral. A estratégia invasiva é evidentemente benéfica nos pacientes de idade mais avançada

Inibidores da glicoproteína 2b3a
- Nos pacientes com mais de 70 anos, parece haver perda do efeito benéfico dessas medicações com aumento de 62% no risco de sangramento
- É fundamental atenção caso se opte por utilizá-los em idosos para correção da dose pelo peso corporal e correção da tirofibana pela função renal

AVEi: acidente vascular encefálico isquêmico; IAM: infarto agudo do miocárdio.

Nos pacientes mais idosos, é importante a identificação das causas secundárias de dislipidemias (como as associadas à insuficiência renal, ao diabetes e ao hipotireoidismo).

Além disso, sabe-se que os diuréticos tiazídicos podem alterar o perfil lipídico e que os macrolídeos podem aumentar os níveis de estatina, elevando o risco de toxicidade muscular.

A decisão de tratar a dislipidemia em um indivíduo idoso deve ser individualizada e baseada na idade cronológica e fisiológica. Por exemplo, um paciente com tempo de vida limitado devido a uma doença concomitante provavelmente não se beneficiará da terapia medicamentosa, ao passo que a terapia medicamentosa não deve ser negada a um idoso saudável com base apenas na idade. Desse modo, os pacientes mais velhos com expectativa de vida razoável (> 10 anos) também podem se beneficiar da prevenção primária com o uso de estatinas.

Em síntese, o uso de terapia com estatina está indicado para prevenção secundária em pacientes idosos com doença cardiovascular estabelecida sem comorbidades que limitem suas vidas. Esses pacientes devem ser tratados como os mais jovens.

Doença arterial coronariana e fragilidade no idoso

As decisões clínicas envolvendo o tratamento da doença arterial coronariana devem considerar a fragilidade, a expectativa e a qualidade de vida, assim como os riscos e os custos.

A fragilidade no idoso se refere à estimativa da incapacidade parcial ou total do paciente para realizar atividades cotidianas básicas, como comer sozinho ou tomar banho.

Vários estudos vêm mostrando que os pacientes com grau mais elevado de fragilidade apresentam pior prognóstico ao serem submetidos a procedimentos invasivos, como a angioplastia.

Para tornar essa avaliação menos subjetiva, vários escores foram criados para mensurar de maneira mais objetiva o grau de fragilidade. A American Heart Association (AHA) recomenda em suas diretrizes sobre valvopatias, publicadas em 2014, a avaliação de dois pontos importantes:

1. Capacidade de realizar seis atividades básicas sem ajuda, comer, vestir-se, tomar banho, usar o banheiro, locomover-se e ter continência urinária.
2. Capacidade de percorrer uma distância de 5 metros em menos de 6 segundos sem ajuda e sem usar nenhum tipo de aparato (p. ex., bengala).

Assim, o grau de fragilidade pode ser subdividido em três grupos:

- **Grupo 1:** caso o paciente consiga cumprir os dois itens, é considerado sem fragilidade.
- **Grupo 2:** se ele não conseguir realizar uma das atividades do primeiro item ou não conseguir realizar o segundo item, a fragilidade é discreta.
- **Grupo 3:** caso não consiga realizar duas ou mais atividades do primeiro item, a fragilidade é considerada moderada/importante.

Os pacientes do último grupo, por exemplo, são considerados de alto risco para cirurgia cardíaca independentemente de qualquer outro fator. Como se vê, o termo *fragilidade* deve ser conhecido e usado não apenas por geriatras, mas por todos os médicos que atendam pacientes adultos.

■ CONSIDERAÇÕES FINAIS

A assistência médica para o gerenciamento de doenças cardiovasculares em idosos e o atual arsenal terapêutico não conseguem integrar todas as complexidades e necessidades específicas dos pacientes mais velhos.

Como resultado, o manejo rotineiro frequentemente negligencia problemas de saúde não cardíacos (p. ex., declínio cognitivo, limitações funcionais, dor ou presença de múltiplas morbidades).

Não somente a idade cronológica, mas também a idade biológica e o *status* de fragilidade devem ser considerados durante o tratamento desses pacientes. Quando possível, o paciente e os familiares devem participar no processo de decisão e questões relacionadas com a qualidade de vida devem ser consideradas para que se alcance a melhor relação risco × benefício no manejo da população geriátrica.

Bibliografia

Forman DE, Rich MW, Alexander KP et al. Cardiac care for older adults. Time for a new paradigm. J Am Coll Cardiol 2011; 57(18):1801-10.

Forman DE, Wenger NK. CAD and the elderly: Diagnostic and therapeutic considerations. Disponível em: https://www.thecardiologyadvisor.com/cardiology/cad-and-the-elderly-diagnostic-and-therapeutic-considerations/article/584601. Acesso em: 21/01/2019.

Harris R. Overview of preventive medicine in adults. Up-To-Date 2009. Disponível em: http://www.uptodate.com.

Lewington S, Whitlock G, Clarke R et al. Blood cholesterol and vascular mortality by age, sex, and blood pressure: A meta-analysis of individual data from 61 prospective studies with 55,000 vascular deaths. Lancet 2007; 370(9602):1829-39.

US Preventive Services Task Force. Aspirin for the prevention of cardiovascular disease: U.S. Preventive Services Task Force recommendation statement. Ann Intern Med 2009; 150(6):396-404.

Tratamento da Dislipidemia no Idoso

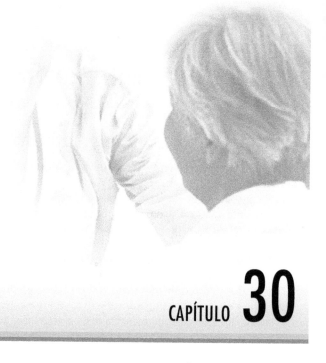

Ícaro Sampaio Inácio
Liana Alencar
Patrícia Sampaio Gadelha

CAPÍTULO 30

■ INTRODUÇÃO

A população de idosos vem aumentando em todo o mundo. O envelhecimento, por sua vez, está associado a maiores incidência e prevalência de doença cardiovascular (DCV). A presença de fatores de risco para DCV, incluindo *diabetes mellitus* tipo 2, hipertensão arterial sistêmica e dislipidemia, também aumenta com o avançar da idade, contribuindo para o maior risco absoluto de DCV observado em idosos.

Sabe-se que o envelhecimento é acompanhado por mudanças na distribuição dos lipídios. Em todas as faixas etárias, os níveis de triglicerídeos aumentam com a idade e atingem o pico entre 50 e 59 anos nos homens e entre 60 e 69 anos nas mulheres. A apolipoproteína B (Apo-B) também aumenta progressivamente com a idade, e esse aumento está associado ao incremento na prevalência de LDL-c (*low density lipoprotein cholesterol*) pequeno e denso. No entanto, o HDL-c (*high density lipoprotein cholesterol*) não parece variar com a idade.

Ainda existe uma lacuna de conhecimento a respeito do benefício do tratamento da dislipidemia em pacientes idosos, de modo que muitas diretrizes fazem menção à adoção do julgamento clínico nesses casos. Há um benefício definido de prevenção cardiovascular com a redução do colesterol mediante o uso de estatinas em pacientes considerados em risco dos 65 aos 75 anos de idade.

Quanto aos pacientes com 75 anos ou mais, não só faltam dados de ensaios clínicos, mas os dados epidemiológicos mostram uma associação entre colesterol baixo e mortalidade por todas as causas e nenhuma proteção contra o risco de eventos cardiovasculares.

■ CAUSAS SECUNDÁRIAS DE DISLIPIDEMIA

Em muitos pacientes, a hiperlipidemia está associada a alguma causa subjacente, não se tratando de um distúrbio primário do metabolismo lipídico. As diretrizes atuais afirmam que devem ser avaliadas as condições subjacentes que poderiam estar causando ou exacerbando as dislipidemias antes do início ou da intensificação do tratamento.

Dentre as causas secundárias de dislipidemia estão:

- Hipotireoidismo.
- Síndrome nefrótica.
- Disgamaglobulinemia (lúpus eritematoso sistêmico e mieloma múltiplo).
- Uso de progestogênios ou anabolizantes esteroides.
- Inibidores de protease.
- Colestase.

No caso da hipertrigliceridemia, podem ser destacados como causas secundárias: *diabetes mellitus* tipo 2, insuficiência renal crônica, obesidade, ingestão excessiva de álcool, hipotireoidismo, medicações anti-hipertensivas (diuréticos tiazídicos e bloqueadores beta-adrenérgicos), uso de corticoides, estrogênio oral e anticoncepcionais orais e gravidez.

■ RASTREIO DA DISLIPIDEMIA

A Associação Americana de Endocrinologistas (AACE) defende a triagem para dislipidemia em todos os adultos até 75 anos de idade independentemente do *status* de risco de DCV e em adultos com mais de 75 anos que apresentam múltiplos fatores de risco para DCV.

A dosagem de colesterol total, LDL-c, triglicerídeos (TG) e colesterol não HDL deve ser feita em jejum. Caso não seja possível, a medida pode ser realizada após alimentação.

O LDL-c também pode ser estimado pela fórmula de Friedewald:

$$LDL\text{-}c = (colesterol\ total - HDL\text{-}c) - TG/5$$

No entanto, essa fórmula é válida apenas para valores obtidos durante o estado de jejum e se torna cada vez mais imprecisa e inválida nos casos com níveis de TG > 200mg/dL e > 400mg/dL, respectivamente.

■ INDICAÇÕES E METAS DE TRATAMENTO

Com o objetivo de individualizar as metas de tratamento foram criados algoritmos com base na estimativa de risco de doença aterosclerótica de cada paciente.

A diretriz publicada em 2018 pela American Heart Association (AHA) fornece recomendações específicas para o uso de estatinas como prevenção primária em pacientes com mais de 75 anos de idade.

Nesse grupo, a AHA recomenda que seja considerado o uso de estatina de moderada intensidade quando os níveis de LDL-c estiverem entre 70 e 189mg/dL. Entretanto, os pacientes com até 80 anos seriam candidatos à realização de escore de cálcio coronariano, podendo ser evitado o uso de estatinas em caso de escore igual a zero.

A diretriz da AHA destaca ainda que os adultos com 75 anos de idade ou mais podem interromper o tratamento com estatinas quando o declínio funcional (físico ou cognitivo), a multimorbidade, a fragilidade ou a redução da expectativa de vida limitarem os benefícios potenciais do tratamento.

Um escore adotado pelas sociedades brasileiras é o escore de risco global (ERG), que estima o risco de infarto do miocárdio, acidente vascular encefálico (AVE) ou insuficiência cardíaca em 10 anos, bem como de insuficiência vascular periférica. O ERG deve ser utilizado na avaliação inicial ou mesmo em pacientes em uso de estatinas, entre os indivíduos que não foram enquadrados nas condições de risco muito alto ou de alto risco (apresentadas a seguir). Esse escore pode ser encontrado no *site* do Departamento de Aterosclerose da Sociedade Brasileira de Cardiologia (SBC). A partir do escore e da gradação do risco, é possível classificar o paciente e otimizar o objetivo terapêutico, como mostra o Quadro 30.1.

- **Risco muito alto:** indivíduos que apresentam doenças ateroscleróticas significativa (coronariana, cerebrovascular, vascular periférica, com ou sem eventos clínicos, ou obstrução ≥ 50% em qualquer território arterial).
- **Alto risco:**
  - Portadores da forma subclínica de aterosclerose documentada por metodologia diagnóstica: ultrassonografia de carótidas com presença de placa; índice tornozelo-braquial (ITB) < 0,9; escore de cálcio arterial coronariano (CAC) > 100 ou presença de placas ateroscleróticas na angiotomografia (angio-TC) de coronárias.
  - Aneurisma de aorta abdominal.

Quadro 30.1 Metas terapêuticas para dislipidemia

Risco	Metas LDL	Metas Não HDL
Muito alto	50	80
Alto	70	100
Moderado	100	130
Baixo	130	160

Fonte: adaptado de Atualização da V Diretriz Brasileira de Dislipidemias e Prevenção da Aterosclerose.

  - Doença renal crônica definida por taxa de filtração glomerular (TFG) < 60mL/min e em fase não dialítica.
  - Aqueles com concentrações de LDL-c ≥ 190mg/dL.
  - Presença de *diabetes mellitus* tipos 1 ou 2 e com LDL-c entre 70 e 189mg/dL e presença de estratificadores de risco (ER) ou doença aterosclerótica subclínica (DASC).
- **Risco intermediário:** indivíduos do sexo masculino com ERG entre 5% e 20% e entre 5% e 10% no sexo feminino, ou ainda os diabéticos sem os critérios de DASC ou ER listados anteriormente.
- **Baixo risco:** pacientes dos sexos masculino e feminino com risco em 10 anos < 5% calculado pelo ERG.

■ TERAPIA FARMACOLÓGICA

Estatinas

Agentes farmacológicos mais comumente prescritos para reduzir o LDL-c, as estatinas atuam mediante a inibição da 3-hidróxi-3-metil-glutaril-coenzima A redutase (HMG-CoA redutase), enzima fundamental na síntese do colesterol. Promovem redução do colesterol tecidual com consequente aumento na expressão dos receptores de LDL.

Os benefícios das estatinas para prevenção primária e secundária de eventos cardiovasculares foram demonstrados em vários estudos. Uma metanálise de Roberts e cols. (2007) a partir de ensaios sobre a prevenção de doença cardiovascular utilizando estatinas em pacientes com mais de 60 anos relatou reduções significativas na mortalidade por todas as causas (15%), de mortes por doença coronariana (23%), de infarto do miocárdio fatal ou não fatal (26%) e de AVE fatal ou não fatal (24%).

Outra metanálise (Afilalo e cols., 2008) de nove estudos que incluíram pacientes idosos tratados com estatinas estimou em 28 o número necessário para tratar (NNT) para salvar uma vida.

A redução do LDL-c varia entre as estatinas, e essa diferença está fundamentalmente relacionada com a dose inicial (Quadro 30.2). A cada vez que a dose de qualquer uma das estatinas é dobrada, a redução média adicional do LDL-c é de 6% a 7%.

O risco de efeitos adversos associados às estatinas em pacientes idosos desperta preocupação. As mialgias estão entre os principais motivos de interrupção do medicamento, e permanece incerto o efeito desses sintomas no estado funcional e no risco de quedas e incapacidade em pacientes idosos. Há também preocupações adicionais, ainda não confirmadas, de que as estatinas poderiam ter uma influência adversa na função cognitiva.

Quadro 30.2 Redução do LDL-c de acordo com o uso de estatina

Estatina	Baixa intensidade (redução LDL-c < 30%)	Moderada intensidade (redução LDL-c 30% a 50%)	Alta intensidade (redução LDL-c > 50%)
Atorvastatina	–	20mg	40 a 80mg
Fluvastatina	20 a 40mg	80mg	–
Pitavastatina	1mg	2 a 4mg	–
Pravastatina	10 a 20mg	40 a 80mg	–
Rosuvastatina	–	5 a 10mg	20 a 40mg
Sinvastatina	10mg	20 a 40mg	–

Fonte: adaptado de Stone NJ, Robinson J, Lichtenstein AH et al. 2013 ACC/AHA Guideline on the treatment of blood cholesterol to reduce atherosclerotic cardiovascular risk in adults – A report of the American College of Cardiology/American Heart Association Task Force on Practice Guidelines. J Am Coll Cardiol 2013; 63(25 Pt B):2889-934.

Ezetimiba

A ezetimiba atua inibindo seletivamente a proteína de Niemann-Pick C1-*Like* 1 (NPC1L1) no jejuno, impedindo a absorção do colesterol. Quando utilizada em monoterapia para hipercolesterolemia, reduz significativamente os níveis séricos de LDL-c comparada com o placebo. Quando adicionada a uma estatina, o tratamento combinado foi capaz de reduzir significativamente o LDL-c em mais 23% a 24%.

No estudo IMPROVE-IT (*IMProved Reduction of Outcomes: Vytorin Efficacy International Trial*), pacientes com síndrome coronariana aguda foram randomizados para receber sinvastatina 40mg mais ezetimiba 10mg ou sinvastatina 40mg mais placebo. Comparada com a estatina isoladamente, a combinação promoveu redução significativa na incidência do desfecho primário, um composto de morte cardiovascular, evento coronariano importante ou AVE (34,7% *vs.* 32,7%; p = 0,016). Dos pacientes incluídos no estudo, 43% tinham 65 anos ou mais.

Inibidores da PCSK9

Os fármacos inibidores da pró-proteína convertase subtilisina/kexina tipo 9 (PCSK9) possibilitaram a reciclagem do receptor de LDL para a superfície da célula, aumentando assim a depuração do LDL-c.

O evolucumabe e o alirocumabe são anticorpos monoclonais humanos para PCSK9 que foram extensivamente testados para o tratamento da hipercolesterolemia. Ambos são administrados por meio de injeção subcutânea – o alirocumabe a cada 2 semanas, na dose de 75 ou 150mg, e o evolucumabe a cada 2 semanas, em injeções de 140mg ou 420mg uma vez ao mês.

Dados do estudo FOURIER (*Further Cardiovascular Outcomes Research with PCSK9 Inhibition in Subjects with Elevated Risk*) sugerem segurança e eficácia da inibição da PCSK9 em idosos, embora o acompanhamento tenha duração de apenas 2 anos e faltem dados a respeito da segurança a longo prazo.

Quanto à indicação, a atualização da V Diretriz Brasileira de Dislipidemias recomenda o uso em pacientes com risco cardiovascular elevado, em tratamento otimizado com estatinas na maior dose tolerada, associado ou não à ezetimiba, e que não tenham alcançado as metas de LDL-c ou não HDL-c recomendadas.

Fibratos

Os fibratos são agonistas dos receptores alfa ativados de proliferação dos peroxissomos (PPAR-α). Eles diminuem os níveis plasmáticos de TG em 30% a 50%, aumentam os níveis de HDL-c em 5% a 15% e podem diminuir ligeiramente os níveis de LDL-c. Os fibratos comercializados no Brasil, com suas respectivas doses, são mostrados no Quadro 30.3.

O estudo ACCORD (*Ação para Controle de Risco Cardiovascular no Diabetes*), que incluiu 5.500 pacientes diabéticos de 40 a 79 anos de idade (média de 62 anos) portadores de DCV, demonstrou que a adição de fenofibrato à terapia com sinvastatina não reduziu a taxa de eventos cardiovasculares fatais e não fatais em comparação com a sinvastatina no seguimento de 5 anos. Esses resultados foram consistentes no subgrupo de pacientes com 65 anos ou mais.

Os fibratos estão indicados no tratamento da hipertrigliceridemia endógena em caso de falha das medidas não farmacológicas. Quando os TG estão muito elevados (> 500mg/dL), são recomendados inicialmente com as medidas não farmacológicas e no tratamento da dislipidemia mista com predomínio de hipertrigliceridemia.

Ômega 3

Os suplementos à base de óleo de peixe que contêm ácido eicosapentaenoico/ácido docosaexaenoico reduzem a produção de lipoproteínas de muito baixa densidade (VLDL) e podem diminuir a concentração sérica de TG em até 50% ou mais, quando utilizados em doses elevadas (4 a 10g/dia). São recomendados como complemento à dieta para reduzir os níveis de TG em pacientes com hipertrigliceridemia grave (> 500mg/dL).

■ TERAPIA NÃO FARMACOLÓGICA

Além da terapia medicamentosa, devem ser adotadas mudanças no estilo de vida, que incluem programas de exercício com pelo menos 30 minutos de atividade física de intensidade moderada, quatro a seis vezes por semana, com as seguintes atividades: caminhada rápida, bicicleta estacionária, hidroginástica, limpeza ou lavagem de maneira geral, cortar a grama e atividades esportivas. Além da atividade aeróbica, atividades para o fortalecimento muscular são recomendadas pelo menos 2 dias por semana.

A reeducação alimentar também é importante. Recomenda-se uma dieta hipocalórica composta por frutas e vegetais (combinando ≥ 5 porções/dia), grãos (principalmente integrais), peixe e

Quadro 30.3 Doses dos fibratos e seus respectivos efeitos sobre triglicerídeos e HDL-c

Fármacos	Dosagem (mg/dia)	HDL (%)	Triglicerídeos (%)
Bezafibrato	200 a 600	+ 7 a 11	– 30 a 60
Bezafibrato retard	400	+ 7 a 11	– 30 a 60
Ciprofibrato	100	+ 7 a 11	– 30 a 60
Fenofibrato	160 a 250	+ 7 a 11	– 30 a 60
Genfibrozila	600 a 1.200	+ 7 a 11	– 30 a 60
Genfibrozila retard	900	+ 7 a 11	– 30 a 60

Fonte: adaptado de Atualização da V Diretriz Brasileira de Dislipidemias e Prevenção da Aterosclerose.
*Meta de LDL-c na dependência dos fatores de risco cardiovasculares.

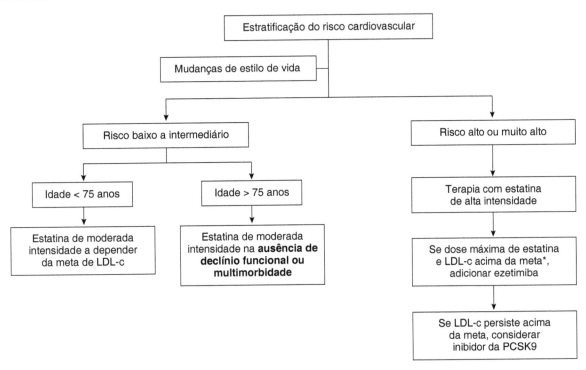

Figura 30.1 Fluxograma para manejo da dislipidemia em idosos. (Adaptada da AHA, 2018.)

carnes magras. A ingestão de gorduras saturadas, gorduras trans e colesterol deve ser limitada, enquanto a de macronutrientes hipolipemiantes de LDL-c deve incluir estanóis/esteróis vegetais (aproximadamente 2g/dia) e fibra solúvel (10 a 25g/dia).

CONSIDERAÇÕES FINAIS

O manejo dos pacientes idosos com dislipidemia exigirá cada vez mais decisões na prática clínica em virtude do envelhecimento da população e do aumento dos eventos cardiovasculares e dos fatores de risco associados ao estilo de vida sedentário e à associação de comorbidades.

Nessa população, as diretrizes disponíveis auxiliam a tomada de decisões, mas a individualização do tratamento é importante em razão das múltiplas comorbidades apresentadas, da polifarmácia e das maiores chances de eventos adversos, principalmente quando se considera que são poucas as evidências de estudos randomizados que comprovam os benefícios da prevenção primária no grupo dos mais idosos.

A Figura 30.1 apresenta um fluxograma sugerido para o manejo da dislipidemia nessa população.

Bibliografia

Afilalo J, Duque G, Steele R, Jukema JW, de Craen AJ, Eisenberg MJ. Statins for secondary prevention in elderly patients. A hierarchical Bayesian meta-analysis. J Am Coll Cardiol 2008; 51(1):37-45.

Cannon CP, Blazing MA, Giugliano RP et al. Ezetimibe added to statin therapy after acute coronary syndromes. N Engl J Med 2015; 372(25):2387-97

Catapano AL, Graham I, De Backer G et al. 2016 ESC/EAS guidelines for the management of dyslipidaemias. Eur Heart J 2016; 37(39):2999-3058.

Catapano AL, Reiner Z, De Backer G et al. European Society of Cardiology (ESC). European Atherosclerosis Society (EAS). ESC/EAS guidelines for the management of dyslipidaemias – The task force for the management of dyslipidaemias of the European Society of Cardiology (ESC) and the European Atherosclerosis Society (EAS). Atherosclerosis 2011; 217(1):3-46.

D'Agostino RB Sr, Vasan RS, Pencina MJ et al. General cardiovascular risk profile for use in primary care the Framingham Heart Study. Circulation 2008; 117(6):743-53.

Dullaart RPF. PCSK9 inhibition to reduce cardiovascular events. N Engl J Med 2017; 376(18):1790-1.

Faludi AA, Izar MCO, Saraiva JFK et al. Atualização da Diretriz Brasileira de Dislipidemias e Prevenção da Aterosclerose. Arq Bras Cardiol 2017; 109(2 Supl 1):1-76.

Ghandehari H, Kamal-Bahl S, Wong ND. Prevalence and extent of dyslipidemia and recommended lipid levels in US adults with and without cardiovascular comorbidities: The National Health and Nutrition Examination Survey 2003-2004. Am Heart J 2008; 156:112-9.

Ginsberg HN, Elam MB, Lovato LC et al. ACCORD Study Group. Effects of combination lipid therapy in type 2 diabetes mellitus. N Engl J Med 2010; 362(17):1563-74.

Gurwitz JH, Go AS, Fortmann SP. Statins for primary prevention in older adults' uncertainty and the need for more evidence. JAMA 2016 Nov 15; 316(19):1971-2.

Harry WS, Ginsberg HN, Arunakul N et al. Safety and efficacy of Omacor in severe hypertriglyceridemia. J Cardiovasc Risk 1997; 4(5-6):385-91.

Katsiki N, Kolovou G, Perez-Martinez P, Mikhailidis DP. Dyslipidaemia in the elderly: to treat or not to treat? Expert Rev Clin Pharmacol 2018 Mar; 11(3):259-78.

Morrone D, Weintraub WS, Toth PP et al. Lipid-altering efficacy of ezetimibe plus statin and statin monotherapy and identification of factors associated with treatment response: a pooled analysis of over 21,000 subjects from 27 clinical trials. Atherosclerosis 2012; 223(2):251-61.

Mosca L, Benjamin EJ, Berra K et al. Effectiveness-based guidelines for the prevention of cardiovascular disease in women – 2010 update. A guideline from the American Heart Association. Circulation 2011; 123(11):1243-62. Erratum in: Circulation 2011; 123(22):e624. Circulation 2011; 124(16):e427.

Phan BAP, Dayspring TD, Toth PP. Ezetimibe therapy: mechanism of action and clinical update. Vasc Health Risk Manag 2012; 8:415-27.

Roberts CG, Guallar E, Rodriguez A. Efficacy and safety of statin monotherapy in older adults: A meta-analysis. J Gerontol A Biol Sci Med Sci 2007; 62(8):879-87.

Sabatine MS, Giugliano RP, Keech AC et al. Evolocumab and clinical outcomes in patients with cardiovascular disease. N Engl J Med 2017; 376(18):1713-22.

Stone NJ, Robinson J, Lichtenstein AH et al. 2013 ACC/AHA Guideline on the treatment of blood cholesterol to reduce atherosclerotic cardiovascular risk in adults – A report of the American College of Cardiology/American Heart Association Task Force on practice guidelines. J Am Coll Cardiol 2013; 63(25 Pt B):2889-934.

Stone NJ, Robinson J, Lichtenstein AH et al. 2013 ACC/AHA Cholesterol Guideline Panel. Treatment of blood cholesterol to reduce atherosclerotic cardiovascular disease risk in adults: Synopsis of the 2013 ACC/AHA cholesterol guideline. Ann Intern Med 2014; 160(5):339-43.

Xavier HT, Izar MC, Faria Neto JR et al. Sociedade Brasileira de Cardiologia. V Brazilian Guidelines on Dyslipidemias and Prevention of Atherosclerosis. Arq Bras Cardiol 2013; 101(4 Suppl 1):1-20.

Arritmias no Idoso

Karine Henriques de Miranda
Iremar Salviano de Macedo Neto

CAPÍTULO 31

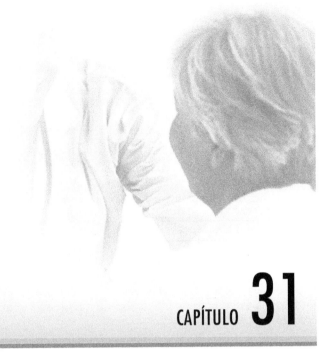

■ INTRODUÇÃO

A prevalência de arritmias cardíacas aumenta à medida que a população envelhece, o que representa um desafio para a saúde pública, uma vez que a expectativa de vida tende a crescer ainda mais nos próximos anos. Outro importante desafio consiste no tratamento dos pacientes muito idosos, a partir dos 80 anos, os quais são habitualmente excluídos dos estudos e diretrizes, o que leva à necessidade de extrapolar os dados obtidos de populações mais jovens.

■ FISIOPATOLOGIA DAS ARRITMIAS NOS IDOSOS

O envelhecimento ocasiona aumento do estresse oxidativo em consequência do maior acúmulo de radicais livres de oxigênio, causando a morte de miócitos e a subsequente fibrose. A fibrose que ocorre com o envelhecimento se dá de maneira gradativa, muito diferente da causada por infarto do miocárdio, que ocorre de modo mais agudo.

No coração existe uma família de enzimas chamadas de metaloproteinases. Essas enzimas têm a função de degradar a matriz extracelular. Entretanto, algumas substâncias (p. ex., radicais livres de oxigênio) podem inibir a atividade dessas enzimas, ocasionando aumento no volume da matriz extracelular entre os miócitos e levando ao aparecimento de fibrose intersticial e hipertrofia. A presença de fibrose provoca alterações na velocidade de condução do impulso elétrico através do coração, podendo causar arritmias, notadamente as decorrentes de mecanismo de reentrada.

No caso das arritmias atriais, especialmente a fibrilação atrial, foi demonstrado que o remodelamento atrial desempenha importante papel em sua gênese. Idosos com hipertensão arterial, disfunção sistólica ou mesmo diastólica apresentam diminuição na função contrátil do átrio por aumento crônico na pressão atrial, além de fibrose, promovendo grande heterogeneidade na condução elétrica (evidenciada por potenciais elétricos de baixa amplitude e longa duração), o que acarreta dissincronia atrial e perda de complacência da câmara, tudo isso gerando um ciclo vicioso que se retroalimenta.

Esse mesmo processo de envelhecimento atrial também ocorre no sistema de condução (nó sinusal, nó atrioventricular [AV] e sistema His-Purkinje). Ocorre deposição de fibrose tecidual, o que, ao longo do tempo, leva ao prolongamento dos tempos de condução do nó AV e sistema His-Purkinje (expresso pelo aumento dos intervalos AV e His-ventrículo), além de redução do automatismo do nó sinusal.

No caso do músculo ventricular, o envelhecimento está associado a apoptose, falha nos mecanismos de reparo celular e autofagia. No entanto, a apoptose está relacionada com aumento na excitabilidade celular e no automatismo, o que pode levar a arritmias ventriculares, principalmente por reentrada. Há ainda aumento na atividade de citocinas pró-inflamatórias, o que pode causar disfunção em canais de cálcio, criando um terreno fértil para o aparecimento de focos ectópicos por atividade deflagrada tardia, um conhecido mecanismo de arritmogênese.

■ BRADICARDIA

O nó sinusal tem uma frequência cardíaca (FC) intrínseca entre 85 e 105 batimentos por minuto (bpm) após estar "livre" de qualquer influência autonômica (denervado). Com o passar dos anos, essa FC intrínseca do nó sinusal tende a diminuir. Entretanto, essa redução costuma ser atenuada ou completamente compensada pelas variações de tônus autonômico (tônus vagal × tônus adrenérgico). Segundo estudo de Manolio e cols. (1994), cerca de 10% dos pacientes do sexo masculino com mais de 80 anos têm bradicardia sinusal (FC < 60bpm).

DISFUNÇÃO SINUSAL E DOENÇA DO NÓ SINUSAL

A disfunção do nó sinusal e a doença do nó sinusal (assim denominada quando a disfunção se relaciona com sintomas) são mais comuns na sétima e oitava décadas de vida. Estima-se que, a partir de 2060, mais de 170.000 casos serão diagnosticados a cada ano nos EUA, sendo o principal motivo o aumento da população com mais de 75 anos de idade. A doença do nó sinusal pode causar tonturas, síncopes (principalmente em uma de suas formas de apresentação mais comuns, a síndrome bradi--taqui ou taqui-bradi) e intolerância aos esforços em virtude da incompetência cronotrópica naturalmente progressiva com o avançar da idade.

BLOQUEIOS ATRIOVENTRICULARES (BAV)

BAV do primeiro grau

O BAV do primeiro grau (Figura 31.1), caracterizado por prolongamento do intervalo PR, representa um retardo no tempo de condução intranodal (nó AV). Esse achado pode ser visto em pacientes com menos de 40 anos habitualmente em razão do tônus vagal aumentado, seja de maneira natural, seja como resultado de treinamento físico. Em seguida, a incidência de BAV do primeiro grau volta a aumentar na quinta e sexta décadas de vida.

O aumento da prevalência do BAV do primeiro grau se deve a uma fibrose no nó AV em decorrência da idade. Apesar de geralmente benigno, o prolongamento do intervalo PR tem sido associado a aumento na incidência de fibrilação atrial, insuficiência cardíaca, mortalidade e disfunção ventricular. Apesar disso, os pacientes com esse distúrbio de condução costumam ser assintomáticos e, isoladamente, tal distúrbio raramente progride para bloqueios mais avançados.

BAV do segundo grau tipo I (Mobitz I)

O BAV do segundo grau tipo I se caracteriza pelo retardo progressivo na condução nodal AV, até um ponto em que um impulso sinusal é bloqueado (Figura 31.2). Esse tipo de BAV é muito comum em atletas bem treinados em virtude do tônus vagal aumentado. Também é visto com frequência em exames de Holter durante o período em que os pacientes estão dormindo (consequência também de aumento do tônus vagal).

Desse modo, esse distúrbio é considerado benigno na maioria das vezes. No entanto, grande parte dos estudos que embasam essa impressão de benignidade é feita com populações específicas,

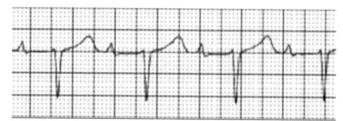

Figura 31.1 Eletrocardiograma mostrando BAV do primeiro grau. Percebe-se o prolongamento do intervalo PR.

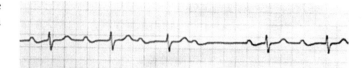

Figura 31.2 Eletrocardiograma mostrando BAV do segundo grau tipo I. Note o gradual prolongamento do PR até que ocorre uma onda P bloqueada. Logo após a pausa, há um batimento com PR mais curto que o último batimento conduzido antes da pausa.

como pacientes em pós-infarto, especialmente os de parede inferior (reflexo vagal de Bezold-Jarish), atletas bem treinados e vítimas de intoxicação digitálica.

Entretanto, discute-se se esse retardo de condução seria de fato "benigno" em pacientes idosos, os quais apresentam mais fibrose do sistema de condução e mais doença cardíaca estrutural. De acordo com Coumbe e cols. (2013), pacientes com BAV do segundo grau tipo I em registros de ECG de 12 derivações (foram excluídos registros de Holter e telemetria) apresentaram melhor sobrevida quando submetidos a implante de marca-passo e de cardioversor-desfibrilador implantável (CDI). Esse benefício se manteve mesmo quando foram excluídos os portadores de CDI ou de cardiopatias, como doença arterial coronariana (DAC) e insuficiência cardíaca (IC). Contudo, esses resultados não devem se traduzir em indicação de implante de dispositivos cardíacos em todos os pacientes com esse distúrbio, especialmente os assintomáticos. Os pacientes sintomáticos com BAV do segundo grau tipo I costumam evoluir melhor com implante de marca-passo a despeito da idade, especialmente se forem portadores de cardiopatia estrutural.

BAV do segundo grau tipo II e BAVT

Apesar de os pacientes idosos apresentarem prevalência maior de fibrose no sistema de condução distal (sistema His-Purkinje), o que pode causar bloqueio atrioventricular total (BAVT) ou BAV do segundo grau tipo II, as indicações de implante de marca-passo definitivo obedecem aos mesmos critérios adotados para os pacientes mais jovens. A amiloidose cardíaca, doença cada vez mais diagnosticada e de prevalência crescente com o envelhecimento, necessita de tratamento com marca-passo em virtude de sua natureza progressiva.

Ao eletrocardiograma, o BAV do segundo grau tipo II é caracterizado por uma onda P bloqueada "sem aviso prévio", ou seja, diferentemente do tipo I, não há alargamento progressivo do PR precedendo a P bloqueada (Figura 31.3). Já no BAVT, observa-se nítida dissociação entre as ondas P e os complexos QRS, não havendo intervalo PR constante em razão da dissociação AV. A onda P aparece aleatoriamente no traçado sem respeitar o QRS (Figura 31.4). A evolução natural do BAV do segundo grau e do BAVT sem tratamento adequado (marca-passo) está associada à maior mortalidade cardiovascular.

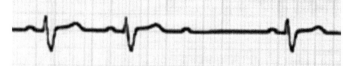

Figura 31.3 Eletrocardiograma com BAV de segundo grau tipo II mostrando onda P bloqueada sem alargamento prévio do intervalo PR. Observe também que o PR após a pausa tem duração igual à dos outros intervalos PR pré-pausa.

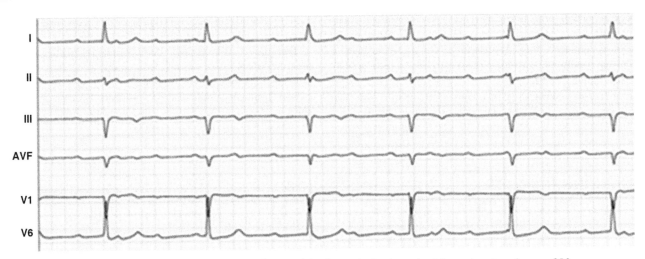

Figura 31.4 Eletrocardiograma com BAVT. Observe a falta de correlação das ondas P (em maior número) com o QRS.

Os idosos portadores de estenose aórtica (especialmente as muito calcificadas), antes considerada inoperável, estão sendo cada vez mais submetidos à troca valvar aórtica percutânea (TAVR), procedimento que pode acarretar graves distúrbios de condução. No momento da expansão da prótese valvar, pode haver trauma do feixe de His (normalmente já com alguma calcificação), aumentando o risco de BAVT. O percentual de implante de marca-passo pós-TAVR pode chegar a 12%.

Bloqueios de ramo

Os bloqueios de ramo direito (BRD) e esquerdo (BRE) têm prevalência aumentada à medida que a idade avança. Seu significado clínico pode variar desde nenhum (pacientes assintomáticos e sem doença estrutural) até situações em que tratamentos mais agressivos são necessários. No estudo de Framingham, após 18 anos de seguimento, somente 21% dos pacientes com BRD e 11% daqueles com BRE se mantiveram livres de quaisquer doenças cardiovasculares. Em estudo de Eriksson e cols. (1998), que acompanhou homens a partir de 50 anos de idade por um período de 30 anos, encontrou-se uma associação entre a ocorrência de BRE e o subsequente desenvolvimento de insuficiência cardíaca, especialmente entre hipertensos.

Bloqueios bifasciculares estão associados à maior possibilidade de desenvolvimento de BAVT, ainda que intermitente, especialmente na presença de síncope ou bloqueio de ramo alternante.

Existem duas vertentes a considerar diante de um paciente com síncope e bloqueios de ramo, especialmente o esquerdo. Inicialmente, o ramo esquerdo, por sua própria anatomia, é um ramo que rapidamente se divide em seus três fascículos, os quais se subdividem em feixes finos que se distribuem de maneira ampla por boa parte do miocárdio. Desse modo, um bloqueio de ramo esquerdo não raramente pode refletir o acometimento do miocárdio ventricular por alguma doença. Assim, ao deparar com um paciente com BRE e síncope, deve ser levado em consideração que ele é um potencial cardiopata e que a síncope pode ser causada por um grave comprometimento da condução elétrica no sistema His-Purkinje.

Por outro lado, é necessário ter cautela ao se avaliar um paciente idoso com síncope, visto que outras patologias frequentes podem estar presentes, a exemplo da hipotensão ortostática (causada por agentes antidepressivos, anti-hipertensivos, alfa-bloqueadores em hiperplasia prostática) e disautonomias (p. ex.,

doença de Parkinson). Essas causas são facilmente excluídas ou confirmadas na maioria das vezes com anamnese e exame físico bem feitos, sendo às vezes possível lançar mão do *tilt-test* em caso de dúvida no diagnóstico. É preciso ter atenção nesses casos para evitar que o implante de marca-passo seja feito e o paciente persista com síncope. No estudo de Kalscheur e cols. (2016), 16% dos pacientes com bloqueio de ramo e síncope persistiram com o sintoma mesmo após o implante de marca-passo.

■ MARCA-PASSO ARTIFICIAL

Em um registro alemão que envolveu mais de 96.000 pacientes submetidos a implante de marca-passo, mais de 30% dos procedimentos foram realizados em idosos com mais de 80 anos. As principais indicações foram disfunção sinusal (cerca de 40%) e BAV (40%). Nos EUA, no período de 1997 a 2004, foram implantados aproximadamente 178.000 dispositivos, e em 64% dos procedimentos os pacientes tinham 75 anos ou mais.

As taxas de complicações após o implante de marca-passo em pacientes com mais de 80 e 90 anos são comparáveis às dos pacientes mais jovens. Metanálise que incluiu mais de 4.800 pacientes em seguimento médio de 5 anos revelou taxas de complicações pós-implante de 5,1% nos pacientes com 75 anos ou mais contra um percentual de 3,4% nos pacientes com menos de 75 anos. Em outro grande estudo americano com mais de 115.000 pacientes, as taxas de mortalidade pós-implante de marca-passo nas faixas entre 70 e 79 anos, 80 e 89 anos e acima de 90 anos foram de 0,6%, 0,99% e 1,87%, respectivamente. Na análise multivariada, o estudo revelou que a idade avançada e a presença de comorbidades eram fatores independentes de mortalidade. As taxas de complicações relacionadas com os implantes de marca-passo nas faixas etárias entre 70 e 79, 80 e 89 e acima de 90 anos foram de 5,6%, 6,1% e 6,3%, respectivamente. Assim, conclui-se que o implante de marca-passo não deve ser desconsiderado em razão de possíveis riscos, uma vez que esses são baixos e é significativo o impacto na qualidade de vida dos pacientes.

■ EXTRASSÍSTOLES

As ectopias atriais e ventriculares são muito prevalentes em indivíduos idosos, tanto em sua forma isolada como na forma de curtos episódios de taquicardia atrial ou ventricular não sustentada.

Ao eletrocardiograma, as extrassístoles ventriculares são facilmente reconhecidas por seu aspecto aberrante (QRS alargado), causado pela ativação "fora" do sistema de condução cardíaco, e eixo elétrico totalmente distinto do eixo cardíaco quando em ritmo sinusal (Figura 31.5).

As extrassístoles atriais, por outro lado, são reconhecidas pela morfologia da onda P ectópica, que difere da onda P sinusal (Figura 31.6). Além disso, o complexo QRS que se segue geralmente é idêntico ao da ativação sinusal (exceto em casos de aberrância de condução por um dos ramos).

Durante o *Cardiovascular Health Study*, realizado com pacientes entre 60 e 85 anos submetidos a exame de Holter de 24 horas, a prevalência de extrassístoles atriais foi de 86%. Nesse mesmo estudo, a prevalência de ectopias ventriculares chegou a 82%, incluindo curtos episódios de taquicardia ventricular não sustentada (TVNS) de até cinco batimentos.

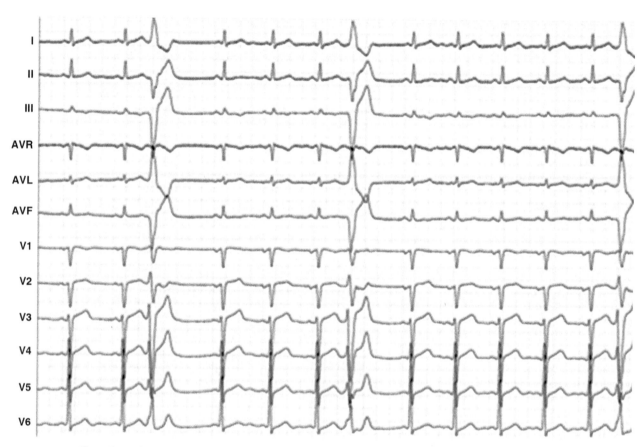

Figura 31.5 Eletrocardiograma mostrando extrassístoles ventriculares isoladas com seu aspecto típico aberrante.

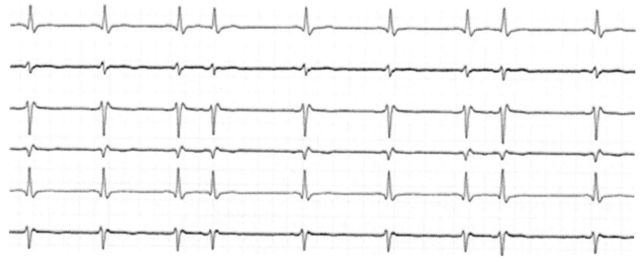

Figura 31.6 Eletrocardiograma com extrassístoles supraventriculares.

Com frequência, os pacientes idosos são encaminhados para avaliação em virtude do resultado de exames de Holter em que são encontradas ectopias, mais comumente atriais. Na maior parte das vezes, trata-se de alterações assintomáticas, sem significado clínico e que não necessitam de tratamento. Extrassístoles atriais isoladas, pareadas ou mesmo as taquicardias atriais não sustentadas (TANS) são um achado quase universal nessa população de pacientes. Entretanto, é preciso ter atenção, pois indivíduos com disfunção do nó sinusal, quando em fases mais avançadas da doença, costumam apresentar quantidade maior de ectopias em função do automatismo sinusal reduzido (focos ectópicos surgindo para tentar "ocupar" a sístole atrial).

Algumas características das ectopias são importantes quando da avaliação de sua relevância e necessidade de tratamento. Em linhas gerais, é possível citar a quantidade de ectopias, a presença de sintomas, a função ventricular e a morfologia (no caso de arritmias ventriculares).

O número de ectopias é um achado importante ao se decidir tratar ou não um paciente. Segundo as normas brasileiras de laudos eletrocardiográficos, toda arritmia com densidade > 30 batimentos/hora deve ser classificada como de alta incidência. Contudo, segundo essa classificação, mesmo um percentual de extrassístoles de 1% ou menos será descrito no laudo como de alta incidência, o que é claramente inadequado. Bogun e cols. (2007) encontraram relação entre a prevalência de ectopias ventriculares no Holter > 20% e maior incidência de disfunção ventricular.

A presença de sintomas é um fator a ser considerado na decisão de tratar ou não. Em geral, não existe correlação entre a densidade de ectopias e a presença de sintomas. Por outro lado, na prática clínica é comum que os pacientes mais sintomáticos não apresentem percentual elevado de ectopias.

A função ventricular é um divisor de águas na avaliação desses pacientes, uma vez que a densidade elevada de ectopias pode conduzir à dilatação do ventrículo esquerdo com perda de função sistólica (taquicardiomiopatia). Esses casos merecem tratamento mais agressivo por meio de ablação por cateter.

As ectopias ventriculares polimórficas indicam a presença de uma doença miocárdica subjacente, sendo sua consequência a arritmia. Além disso, costumam receber tratamento predominantemente clínico, mais voltado para a doença miocárdica em si que para a arritmia. No entanto, casos em que há alta densidade de extrassístoles ventriculares monomórficas, especialmente na presença de disfunção ventricular, devem levar a pensar que toda ou parte da disfunção seja resultado de um componente de taquicardiomiopatia, visto que a morfologia única da ectopia indica a origem em um ponto específico. Para as ectopias monomórficas, pode ser oferecido o tratamento clínico ou intervencionista, enquanto nas polimórficas praticamente não tem lugar o tratamento por intervenção.

■ TAQUICARDIAS SUPRAVENTRICULARES

Por definição, arritmias supraventriculares são todas aquelas localizadas acima da junção AV. Para efeito didático, neste tópico serão analisadas a taquicardia por reentrada nodal (TRN), a taquicardia por reentrada atrioventricular (TRAV) mediada por via acessória e a taquicardia atrial (TA). A fibrilação atrial (FA) e o *flutter* atrial (FLA) serão analisados em separado.

Taquicardia por reentrada nodal

A TRN tem como substrato uma via lenta nodal que pode mediar a ocorrência de taquicardia. O circuito normalmente é composto pela dupla via nodal: uma rápida (fisiológica) e uma lenta.

A TRN se caracteriza pela ocorrência de taquicardia com FC frequentemente > 150bpm, cursando com sintomas clínicos de palpitações, dispneia, tonturas e até síncope. Os pacientes idosos podem apresentar TRN com FC mais baixas, como 100bpm, e costumam não tolerar grandes aumentos na FC. Um achado muito comum durante esse tipo de arritmia é um infradesnivelamento do segmento ST que desaparece quando a arritmia é revertida. Esse achado é comumente causado pela simples elevação da FC, não devendo suscitar investigação para doença isquêmica de rotina.

A característica eletrocardiográfica da TRN é de uma taquicardia de QRS geralmente estreito (pode haver QRS largo por condução aberrante), regular, geralmente com relação P/QRS de 1:1. A onda P é retrógrada, podendo se inscrever na porção final do QRS, distorcendo seu contorno e provocando achados conhecidos como pseudo-R em V1 e pseudo-S em DII (Figura 31.7). Isso ocorre porque a ativação de átrios e ventrículos é simultânea durante a arritmia, e é por isso que os pacientes costumam se referir à sensação de "batimentos no pescoço". Essa sensação é causada pela contração atrial contra uma valva AV fechada.

As crises de TRN podem durar poucos segundos a várias horas. Muito frequentes em pacientes jovens, apresentam um segundo pico de incidência após os 50 anos de idade. A adenosina é muito eficaz em reverter as crises de TRN, sendo segura para uso em idosos, especialmente em virtude de sua meia-vida ultracurta. O tratamento clínico de manutenção consiste em medicações de ação preferencial sobre o nó AV (betabloqueadores, antagonistas de cálcio, digoxina e mais raramente propafenona e amiodarona). A resposta ao tratamento clínico costuma variar de paciente para paciente, sendo importante lembrar que o tratamento medicamentoso tem duração indeterminada. Por outro lado, em vista da alta taxa de sucesso e do risco baixo de complicações, a ablação por cateter é o tratamento de escolha desse tipo de arritmia.

Em publicação de Katritsis e cols. (2017) foram comparados dois grupos de pacientes com TRN: um grupo-controle de tratamento medicamentoso e um grupo submetido à ablação. Ao final do seguimento de 5 anos, os pacientes submetidos à ablação ficaram livres de recorrência (com P < 0,001), não havendo complicações (p. ex., BAVT). Segundo a diretriz americana de TPSV, o tratamento de escolha para esse tipo de arritmia é a ablação por cateter, constituindo-se em indicação de classe Ib; cabe ressaltar, no entanto, que todas as recomendações de tratamento medicamentoso se aplicam aos pacientes que não desejam se submeter ou não são candidatos ao tratamento ablativo (p. ex., pacientes terminais).

Em experiência do Departamento de Arritmias do Pronto-Socorro Cardiológico de Pernambuco (PROCAPE) apresentada no Congresso Pernambucano de Cardiologia de 2018, a taxa de sucesso de ablação de via lenta nodal foi de 97,5% sem nenhuma complicação registrada. Em registro americano de ablações, a taxa de sucesso para TRN foi de 96%, em média, com taxa de complicações sérias de 0,9% (BAVT). Rostock e cols. (2005), em estudo clínico randomizado, também demonstraram a efetividade e a segurança da ablação da via lenta nodal em pacientes com mais de 75 anos, mesmo naqueles com BAV do primeiro grau preexistente.

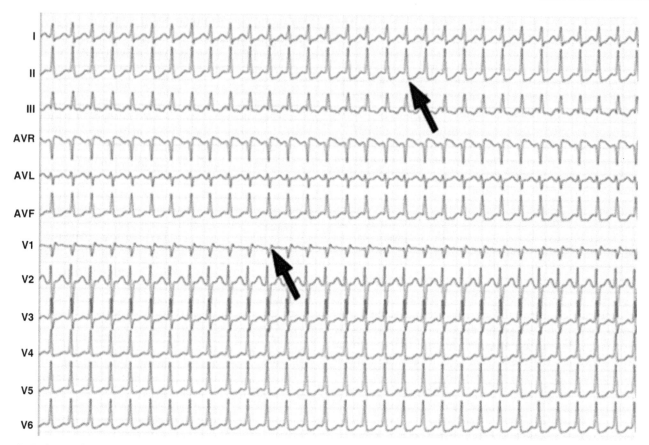

Figura 31.7 Eletrocardiograma mostrando TRN clássica. As setas apontam para a presença da onda P retrógrada, produzindo distorção no contorno final do QRS (pseudo-R em V1 e pseudo-S em DII).

Taquicardia por reentrada atrioventricular

A TRAV é causada por via acessória. O circuito da arritmia se processa do átrio para o nó AV, em seguida para o sistema His-Purkinje, ventrículos, via acessória, e daí de volta para o átrio. Os componentes do circuito são ativados em série (diferentemente da TRN, cuja ativação se dá em paralelo). Em geral, é mais frequente em pacientes jovens com apresentação clínica semelhante à da TRN, não sendo possível sua distinção apenas com base nas queixas clínicas do paciente. Por ser uma entidade clínica de origem congênita, o diagnóstico costuma ser estabelecido ainda em idade jovem, sendo raramente encontrada em pacientes mais idosos, uma vez que a via acessória "envelhece" junto com o paciente e muitas vezes a pré-excitação ventricular (quando presente) pode desaparecer espontaneamente como resultado desse processo. Some-se o alto índice de sucesso dos procedimentos de ablação, tornando raro encontrar pacientes com mais de 80 anos com pré-excitação ventricular. Em conformidade, existem casos de pacientes idosos com pré-excitação, assintomáticos do ponto de vista cardiovascular, que muitas vezes nem mesmo necessitam de avaliação adicional para definição do risco, pois o próprio tempo de vida com a presença da via acessória já comprovou o caráter benigno da pré-excitação nesses casos.

No eletrocardiograma haverá uma taquicardia de QRS estreito (geralmente), R-R regular, com relação P/QRS obrigatoriamente 1:1, onda P retrógrada aparecendo mais afastada do QRS, causando distorção do segmento ST e onda T (ativação em série de todos os componentes do circuito da taquicardia). Mais de 95% das crises de TRAV são ortodrômicas, ou seja, o impulso elétrico "desce" pelo sistema de condução e "sobe" pela via acessória, gerando um QRS normal, sem pré-excitação, pois nesse momento a via acessória só estará conduzindo retrogradamente ("de baixo pra cima"). Quando a frente de ativação da taquicardia é inversa ("desce" pela via acessória e "sobe" pelo sistema de condução), tem-se a taquicardia ortodrômica, em que o QRS é muito aberrante, com aspecto de pré-excitação máxima, pois a ativação dos ventrículos se dará exclusivamente através da via acessória (Figura 31.8).

O tratamento dos pacientes pode variar de acordo com a presença ou não de pré-excitação ventricular. A pré-excitação ventricular ocorre em até 65% a 70% dos casos de vias acessórias e sua presença altera o tratamento clínico e exige a estratificação de risco.

O tratamento das crises de TRAV pode ser feito também com adenosina, sendo necessário manter sempre a atenção ao fato de a adenosina poder induzir FA após a reversão da TRAV. Se o paciente tiver pré-excitação de base (não sendo possível saber antes da reversão, pois na TRAV ortodrômica a pré-excitação some), pode haver FA de alta resposta ventricular com necessidade de cardioversão elétrica. Isso ocorre raramente e não deve levar a uma subutilização da adenosina para reversão das crises de TRAV.

O tratamento medicamentoso de manutenção das TRAV sem pré-excitação é exatamente igual ao da TRN, ou seja, são usados fármacos que atuam sobre o nó AV (betabloqueador, antagonista de cálcio, digoxina). A presença de pré-excitação modifica o

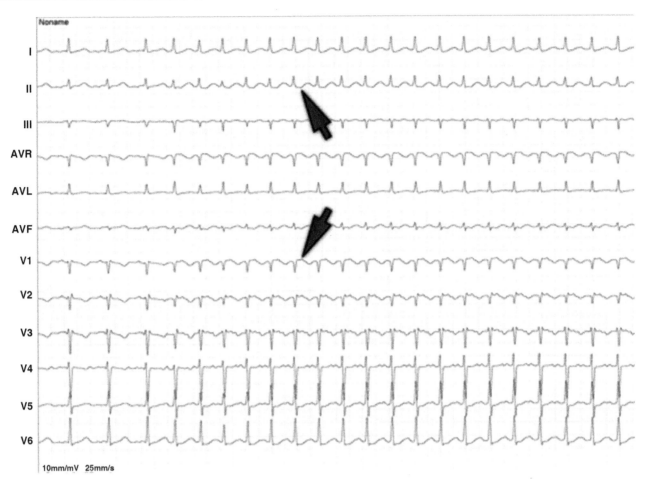

Figura 31.8 Exemplo de TRAV. Eletrocardiograma mostrando ritmo sinusal até o terceiro batimento (da esquerda para direita), quando se inicia TRAV ortodrômica. As setas indicam a presença de onda P retrógrada.

manejo desses casos porque pode haver o risco de morte súbita por FA pré-excitada. A pré-excitação torna necessário o uso de medicamentos que atuem sobre a via acessória e o nó AV, e não apenas sobre o nó AV.

Os pacientes com pré-excitação e crises de TPSV devem utilizar preferencialmente sotalol ou propafenona, ou até mesmo amiodarona. A propafenona deve ser utilizada preferencialmente em associação a fármacos que retardem a condução nodal (antagonistas do cálcio ou betabloqueadores). A digoxina é contraindicada nos pacientes que têm pré-excitação.

Vale lembrar que, segundo a diretriz americana de TPSV, todas as opções de tratamento medicamentoso só devem ser consideradas após ser oferecido o tratamento intervencionista. A conduta conservadora é a escolha somente em caso de desejo do paciente ou diante de condição clínica que inviabilize a realização do procedimento.

Taquicardia atrial

Segundo Luber e cols. (2001), a prevalência de taquicardia atrial corresponde a 3% e 17% do total de arritmias supraventriculares, mas chega a 23% em pacientes com mais de 70 anos de idade. Provavelmente, esse aumento na prevalência é explicado pela conjunção de fatores, como perda de automatismo sinusal, favorecendo o aparecimento de focos ectópicos, aumento no grau de fibrose atrial em consequência do envelhecimento e perda da capacidade de resposta rápida dos átrios às alterações neuro-humorais. As taquicardias atriais podem ser uni ou multifocais.

Taquicardias atriais multifocais

As taquicardias atriais multifocais (TAM) se caracterizam pelo ritmo irregular (regularmente irregular). Por definição, para ser considerada TAM é preciso que haja ao menos três morfologias distintas de ondas P no traçado, em geral ocorrendo repetidamente. Como as ondas P se originam de focos diferentes, todos independentes entre si, o R-R será irregular, mas, diferentemente da FA, a atividade ectópica terá um padrão que se repete sucessivamente (Figura 31.9). Em geral, a TAM está associada a doenças pulmonares crônicas (comumente doença pulmonar obstrutiva crônica grave), mas também à hipertensão arterial pulmonar e à doença coronariana ou valvar.

O tratamento da TAM é voltado para a doença de base. Em virtude da natureza multifocal da arritmia, os pacientes são tratados clinicamente com betabloqueadores ou antagonistas de cálcio. A digoxina parece ter efeito deletério na evolução desses pacientes. A cardioversão elétrica e a ablação por cateter não têm utilidade nesses casos. O prognóstico é sombrio, principalmente por causa das graves comorbidades associadas a esse tipo de arritmia, que deve ser considerado muito mais um marcador de gravidade da doença de base que um "alvo" terapêutico.

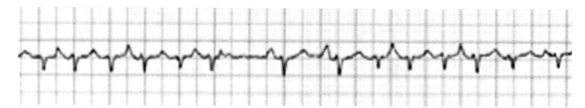

Figura 31.9 Eletrocardiograma mostrando TAM. Note as diversas morfologias da onda P.

Taquicardia atrial unifocal

As taquicardias atriais unifocais, ou simplesmente TA, são arritmias que se originam de um foco ectópico único "disparando" no átrio direito ou esquerdo e inibindo o nó sinusal. A morfologia da onda P nessa patologia difere da P sinusal tanto morfologicamente como também quanto ao eixo elétrico (Figura 31.10).

As TA podem ocorrer em pacientes com coração normal ou em portadores de cardiopatias, na forma sustentada ou não sustentada, geralmente com FC entre 100 e 250bpm. Conforme citado na seção sobre extrassístoles atriais, a ocorrência de taquicardias atriais não sustentadas é extramamente comum e raras vezes necessita de tratamento. O prognóstico costuma ser bom, mas pode haver caráter incessante (> 50% do tempo em taquicardia) em cerca de 10% dos casos, levando ao aparecimento de disfunção ventricular (taquicardiomiopatia).

O tratamento da TA unifocal pode ser feito com medicação, sendo os betabloqueadores e os antagonistas do cálcio os fármacos mais prescritos, bem como a propafenona. A amiodarona é reservada para os casos em que não se obteve sucesso com outros medicamentos e o paciente não deseja se submeter à ablação. Com frequência, o tratamento medicamentoso visa controlar a FC. Entretanto, a ablação por cateter é um tratamento eficaz e oferece a oportunidade de cura para esse tipo de arritmia, sendo recomendada como tratamento de primeira linha.

■ FIBRILAÇÃO ATRIAL

A fibrilação atrial (FA) é a arritmia mais comumente encontrada na prática clínica, sendo estimada uma incidência de cerca de 10% em pacientes com 80 anos ou mais. Além do risco de desenvolvimento de acidente vascular encefálico isquêmico (AVEi) e IC, a FA está associada a declínio da função cognitiva (risco de demência não apenas vascular) e da capacidade física e ao aumento da mortalidade.

A FA pode ser classificada de várias maneiras, mas a classificação mais comum a divide em paroxística (com a duração de até 7 dias, podendo reverter espontaneamente ou não), persistente (entre 1 semana e 1 ano), persistente de longa duração (> 1 ano) e

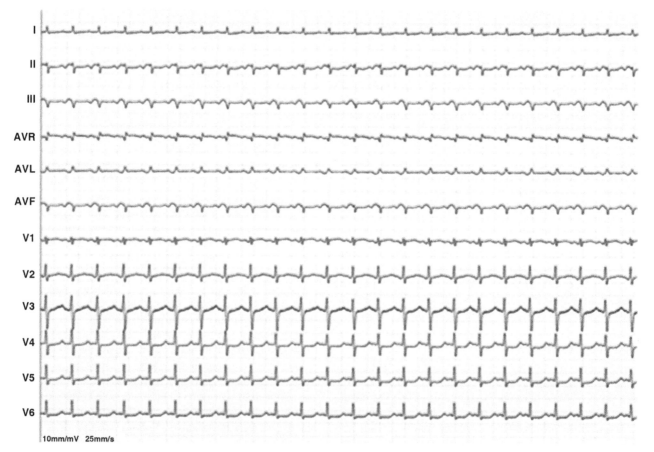

Figura 31.10 Eletrocardiograma mostrando taquicardia atrial unifocal.

permanente (quando o paciente e o médico decidem encerrar as tentativas de reverter para o ritmo sinusal ou quando se optou desde o diagnóstico pela não tentativa de reversão).

Um exemplo da última situação é dado por um paciente que se apresenta para avaliação com FA de resposta controlada ou baixa mesmo sem usar medicações para esse fim. Essa situação é mais comum entre os pacientes idosos porque a condução nodal AV vai sendo reduzida com o envelhecimento. Por isso, não é necessário o tratamento medicamentoso para manter o controle da FC. Por outro lado, quando ocorre o "envelhecimento cardíaco", o sistema de condução como um todo, e não apenas o nó AV, sofre alterações. Consequentemente, é muito comum esses pacientes também apresentarem acometimento do nó sinusal. Nesses casos, uma reversão para ritmo sinusal pode promover sintomas em razão de uma bradicardia sinusal importante, levando um paciente inicialmente assintomático a apresentar dispneia, tontura e até síncope. Portanto, tanto em caso de FA como de FLA, os pacientes com FC baixa ou controlada sem o uso de medicamentos que levem a isso a princípio não devem ser cardiovertidos sob pena de piora do quadro clínico.

A apresentação clínica costuma ser semelhante à dos pacientes mais jovens, sendo as palpitações a queixa mais comum, a qual pode ser acompanhada de dispneia e até mesmo síncope. Especialmente no contexto da disfunção sinusal, ao término da arritmia ocorre uma pausa prolongada que pode levar à síncope (síndrome taqui-bradi). Entre os idosos, a apresentação assintomática não é rara, e o diagnóstico é estabelecido por ocasião dos exames de rotina ou pré-operatórios de causas diversas ou mesmo na vigência de um quadro de AVE.

Ao eletrocardiograma, a FA se caracteriza por ritmo irregularmente irregular (não há padrão identificável no intervalo R-R), ausência de ondas P e presença das ondas F (serrilhado irregular de amplitude e duração variáveis em relação à linha de base) (Figura 31.11).

Os objetivos do tratamento da FA são: prevenção de tromboembolismo, controle de sintomas e redução da mortalidade (esta última mais relacionada com os pacientes com disfunção ventricular).

Prevenção de tromboembolismo em razão de fibrilação atrial

Nos EUA, a FA responde por até um terço dos casos de AVE em pacientes com 80 anos ou mais. Acredita-se que o avançar da idade e as comorbidades porventura existentes (hipertensão arterial sistêmica [HAS], IC, apneia do sono, fibrose atrial) são responsáveis pelo aumento do risco de AVE nesses pacientes. Apesar dos riscos de tromboembolismo decorrente de FA, o tratamento anticoagulante não está indicado em todos os casos, devendo ser utilizados escores clínicos na tentativa de mensurar o risco. Dentre os escores de risco de tromboembolismo conhecidos, o CHADS-VASc é o mais usado, sendo recomendado pelas diretrizes americana e europeia de FA, as quais sugerem que esse escore é mais efetivo para definição do paciente de baixo risco tromboembólico. Entretanto, embora o

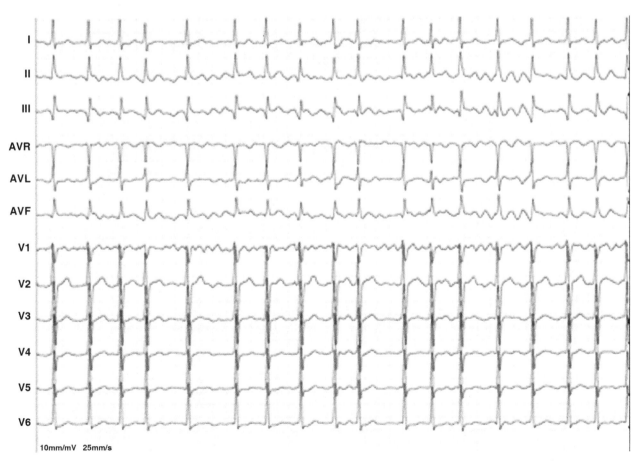

Figura 31.11 Eletrocardiograma mostrando FA. Observe as ondas F de morfologia variável e intervalo R-R irregular.

escore auxilie a tomada de decisão, essa deverá ser sempre individualizada. O Quadro 31.1 mostra os itens que compõem o escore e sua respectiva pontuação.

Com base na pontuação desse escore é possível definir o risco de fenômenos tromboembólicos para os pacientes de alto risco, baixo risco e risco intermediário com os percentuais aproximados de eventos em 1 ano. O Quadro 31.2 mostra os percentuais de eventos para cada pontuação do escore CHADS-VASc.

Além desse escore, há também os que predizem o risco de sangramento com a terapia anticoagulante, sendo o mais conhecido o escore HAS-BLED. As características desse escore e sua pontuação são encontradas no Quadro 31.3.

Quadro 31.1 Escore CHADS-VASc

Itens do escore	Pontuação
Idade ≥ 75 anos	2
Insuficiência cardíaca	1
HAS	1
DM	1
AVE prévio	2
Sexo feminino	1
Idade 65 a 74 anos	1
Doença cardiovascular (IAM, DAOP)	1

AVE: acidente vascular encefálico; DAOP: doença arterial obstrutiva periférica; DM: *diabetes mellitus*; HAS: hipertensão arterial sistêmica; IAM: infarto agudo do miocárdio.

Quadro 31.2 Relação entre a pontuação no escore CHADS-VASc e os eventos tromboembólicos

Pontuação CHADS-VASc	Risco de eventos TE em 1 ano (IC95%)
0	0%
1	0,6% (0,0% a 3,4%)
2	1,6% (0,3% a 4,7%)
3	3,9% (1,6% a 7,6%)
4	1,9% (0,5% a 4,9%)
5	3,2% (0,7% a 9,0%)
6	3,6% (0,4% a 12,3%)
7	8% (1,0% a 26%)
8	11,1% (0,3% a 48,3%)
9	100% (2,5% a 100%)

TE: tromboembólicos; IC: intervalo de confiança.

Quadro 31.3 Escore HAS-BLED

Característica clínica	Pontuação
Hipertensão arterial sistêmica	1
Disfunção renal (creatinina > 1,5mg/dL) ou hepática	1 ou 2
Acidente vascular encefálico	1
Sangramento	1
INR lábil	1
Idade > 65 anos	1
Drogas ou álcool	1 ou 2

INR: razão normalizada internacional.

Cumpre salientar que a prevenção do tromboembolismo em FA implica necessariamente o emprego de agentes anticoagulantes, e todo anticoagulante carreia o risco de sangramento. Entretanto, em vários estudos clínicos ficou comprovado que mesmo nos pacientes com CHADS-VASc alto e HAS-BLED alto (≥ 3) o risco de fenômenos tromboembólicos (notadamente AVEi) superou em muito o de sangramentos graves. O tratamento com varfarina parece ser eficaz em prevenir AVEi, mesmo considerando os eventos hemorrágicos ocorridos. Desse modo, o receio de sangramentos faz parte do contexto do paciente tratado com agentes anticoagulantes, mas não deve servir de argumento para negar os potenciais benefícios muito superiores dessa importante terapia na prevenção de AVEi. A meta do tratamento da FA é evitar AVEi, com risco menor de sangramento, e não ausência do risco de sangramento.

As taxas de anticoagulação, apesar de seu benefício amplamente demonstrado em vários estudos clínicos grandes e bem conduzidos, ainda está muito abaixo do que deveria. Em estudo retrospectivo, Xian e cols. (2017) constataram que, dentre os 94.474 pacientes que sofreram AVEi, 30% estavam recebendo alguma forma de tratamento anticoagulante (incluindo uso de ácido acetilsalicílico [AAS]), 64% dos pacientes tratados com varfarina estavam com INR subterapêutico e 84% não estavam recebendo tratamento anticoagulante ou estavam usando doses inadequadas. Ficou constatado ainda que, dentre os 58.084 pacientes que não estavam fazendo uso de nenhum anticoagulante/antiagregante, as principais razões para isso foram risco de sangramentos (16%), risco de quedas (10,3%) e doença terminal (6,2%) contra 38.249 casos (65,8%) em que nenhuma razão foi dada para a não prescrição de anticoagulação conforme as recomendações das diretrizes.

Desse modo, fica claro que o principal entrave para a prescrição de anticoagulantes é o próprio médico, e não as comorbidades dos pacientes. Convém levar em consideração que esse estudo incluiu pacientes que já usavam anticoagulantes diretos (*Direct Oral AntiCoagulant* [DOAC]), o que poderia pressupor uma taxa de adesão maior à terapia anticoagulante, tendo em vista que esses fármacos não compartilham as diversas limitações da varfarina. Além disso, deve-se ter em mente que desde 2016, segundo a Sociedade Europeia de Cardiologia, o uso de antiagregantes plaquetários não é indicado com objetivo de prevenir eventos tromboembólicos em casos de FA. Corrobora essa recomendação o estudo AVERROES, que demonstrou taxas de sangramento semelhantes entre AAS e apixabana, embora a apixabana tenha se mostrado muito superior ao AAS na prevenção de eventos tromboembólicos, principalmente AVE.

Atualmente, encontram-se disponíveis quatro anticoagulantes diretos (DOAC), os quais demonstraram sua eficácia em prevenir eventos tromboembólicos em seus respectivos estudos, quais sejam: a dabigatrana (estudo RE-LY), um inibidor direto da trombina (fator IIa), ou os inibidores do fator Xa, como a apixabana (estudo ARISTOTLE), a rivaroxabana (estudo ROCKET-AF) e a edoxabana (estudo ENGAGE-AF). Em todos esses estudos, os DOAC se mostraram pelo menos não inferiores à varfarina na prevenção de fenômenos embólicos. Dentre os DOAC, a apixabana demonstrou superioridade em reduzir os episódios de AVEi com risco baixo de sangramento, o que não foi observado com a rivaroxabana ou a edoxabana.

Em conformidade com esses dados, a diretriz americana de FA dá preferência ao uso dos DOAC em detrimento da varfarina, exceto nos casos de estenose mitral moderada a grave ou próteses

Quadro 31.4 Principais agentes anticoagulantes disponíveis para uso oral no Brasil

Fármaco	Classe	Doses	Apresentação (comprimidos de)
Dabigatrana	Inibidor de trombina (IIa)	110mg 12/12h ou 150mg 12/12h	110 e 150mg
Rivaroxabana	Inibidor de fator Xa	15 ou 20mg/dia*	10, 15 e 20mg
Apixabana	Inibidor de fator Xa	2,5mg 12/12h ou 5mg 12/12h*	2,5 e 5mg
Edoxabana	Inibidor de fator Xa	30 ou 60mg/dia*	30 e 60mg
Varfarina	Antagonista de vitamina K	conforme INR	2,5 e 5mg

INR: razão normalizada internacional.
*Obs.: as doses de rivaroxabana, apixabana e edoxabana podem ser reduzidas de acordo com a função renal, a idade e o peso do paciente.

valvares mecânicas. Isso se deve em grande parte ao melhor perfil de segurança dos DOAC em relação à varfarina, o que está intimamente ligado à imprevisibilidade da ação da varfarina e suas muitas interações alimentares e medicamentosas. Segundo Budnitz e cols. (2011), a varfarina é responsável por 33% das internações hospitalares nos EUA em decorrência de efeitos adversos de medicações.

Atualmente, os DOAC podem ser usados em todos os pacientes com FA não valvar, incluindo aqueles com próteses valvares biológicas (3 meses após a cirurgia, pois a varfarina deve ser usada até o terceiro mês). A contraindicação ao uso dos DOAC em pacientes com próteses mecânicas se deve aos resultados do estudo RE-ALIGN, que foi interrompido precocemente porque o grupo tratado com dabigatrana apresentou mais sangramentos e mais eventos embólicos que o grupo tratado com varfarina.

Cabe salientar que todas as recomendações para a FA, em relação à prevenção de eventos embólicos, aplicam-se integralmente aos pacientes com FLA.

O Quadro 31.4 apresenta um resumo dos principais anticoagulantes disponíveis no Brasil.

Controle de ritmo *versus* controle de frequência cardíaca

Os objetivos principais do tratamento dos pacientes com FA são controlar os sintomas, evitar a disfunção ventricular (ou sua piora) e reduzir a mortalidade. O estudo de Framingham já mostrava a associação entre FA e aumento da mortalidade, bem como a piora de prognóstico nos pacientes com IC que desenvolviam FA e vice-versa.

Além do estudo de Framingham e de suas subanálises, várias outras publicações chegaram a resultados semelhantes. Odutayo e cols. (2016) demonstraram a relação existente entre FA e aumento da mortalidade geral, mortalidade cardiovascular, doença coronariana, AVE, insuficiência renal e principalmente IC. Nesse estudo, os achados foram detectados em todas as faixas de idade, porém essa relação foi mais evidente na faixa dos 71 aos 86 anos.

Além de todas essas associações danosas e já conhecidas da FA, mais recentemente os olhares têm se voltado para a associação entre FA e disfunção cognitiva/desenvolvimento de demência. A principal explicação para essa relação são os infartos e microinfartos cerebrais causados por embolizações sintomáticas ou não. Além disso, acredita-se que o fluxo sanguíneo variável a cada sístole, devido ao ritmo irregular, também esteja associado ao risco maior de desenvolvimento de demência.

Por outro lado, o ritmo sinusal está associado à melhora da qualidade de vida com melhor desempenho físico, melhora na sensação de bem-estar e menor limitação física. Em estudo cuja média de idade foi de 67 anos, Singh e cols. (2006) constataram melhora significativa na qualidade de vida e no desempenho de exercícios entre os pacientes mantidos em ritmo sinusal em comparação aos que eram mantidos em FA persistente apenas com controle da FC. Wynn e cols. (2015) relataram melhor qualidade de vida nos pacientes tratados com controle de ritmo (através da ablação) que nos pacientes tratados com controle da FC. O estudo CABANA também destacou a melhor qualidade de vida dos pacientes mantidos em ritmo sinusal quando comparados aos submetidos ao controle da FC.

Portanto, buscou-se desde cedo responder se o controle de ritmo era superior ao controle da FC. Os primeiros estudos importantes sobre o tema – PIAF, SPAF e HOT-CAFE – mostraram não haver diferença em termos de sobrevida e controle de sintomas entre as duas estratégias; entretanto, esses trabalhos apresentaram número limitado de pacientes (no máximo 252 pacientes), motivo pelo qual continuou a busca por um estudo que respondesse a questão de maneira mais consistente. Em 2002 foram publicados no *New England Journal of Medicine* os estudos RACE e AFFIRM (*Atrial Fibrillation Follow-up Investigation of Rhythm Management*).

Com seus 4.060 pacientes, o AFFIRM foi o maior estudo do tipo publicado até então e divulgou resultados semelhantes aos encontrados por estudos menores que o antecederam, porém a média de idade dos pacientes era de 70 anos, o que causava problemas ao se generalizar o achado do estudo para pacientes mais jovens. Além disso, apenas 23% apresentavam algum grau de disfunção ventricular, o que não possibilita uma análise adequada para essa população.

Outro achado importante descrito em subanálises posteriores do AFFIRM foi que a amiodarona se mostrou superior aos agentes de classe I no controle de ritmo e que o controle da FC pode ser adequadamente obtido com betabloqueadores e antagonistas de cálcio, sendo os primeiros mantidos por mais tempo que outros fármacos por serem mais bem tolerados. Nesse subestudo, a digoxina foi o fármaco mais descontinuado. Em estudo publicado por Lopes e cols. (2018), a digoxina esteve relacionada com o aumento da mortalidade dos pacientes tratados por FA independentemente da dose (níveis séricos) e da função ventricular.

Atualmente, as opções disponíveis no Brasil para o tratamento da FA são bastante limitadas, muito menores que as encontradas em outros países da Europa e nos EUA. Para o controle de ritmo existem basicamente três opções: amiodarona, propafenona e sotalol.

A propafenona merece especial atenção em pacientes idosos por ser um potente bloqueador de canais de sódio (classe IC da classificação de Vaugh-Williams), retardando a ativação inicial do QRS, o que pode ser percebido quando do seguimento do paciente, antes e após o início da medicação, pois é evidente o alargamento do QRS. Desse modo, os pacientes com distúrbios de condução prévios ou os idosos com mais de 75 anos não devem receber a propafenona, ou devem fazê-lo de maneira muito cautelosa com seguimento clínico frequente, já que a medicação pode induzir bloqueio AV grave (BAVT), por vezes com a necessidade de implante de marca-passo provisório enquanto persistir o efeito da medicação.

Cabe ressaltar, entretanto, que esses estudos foram conduzidos em uma época em que a ablação para FA ainda não era amplamente utilizada como forma de tratamento. Em outra subanálise do AFFIRM, Corley e cols. (2004) concluíram que quaisquer benefícios até então atingidos com o controle de ritmo eram contrabalançados pelos efeitos adversos dos medicamentos utilizados nos grandes estudos.

Quanto à ablação de FA, está amplamente demonstrada sua superioridade em relação ao tratamento medicamentoso para o controle de sintomas. Wilber e cols. (2010) relataram melhor resultado no controle da FA paroxística com a ablação que com o tratamento clínico. O estudo CABANA, com cerca de 2.200 pacientes, comprovou melhor controle da FA e de seus sintomas em relação ao tratamento clínico; vale ressaltar que nesse estudo dois terços dos pacientes tinham 65 anos ou mais e cerca de 14% tinham 75 anos ou mais. Pouco mais da metade dos casos era de portadores de FA persistente ou persistente de longa duração.

Já no estudo PABA-CHF foram randomizados dois grupos de pacientes com FA e disfunção ventricular: um grupo recebeu ablação por cateter para controle de ritmo da FA e o outro recebeu marca-passo ressincronizador junto com ablação do nó AV. Os resultados do estudo mostraram que o grupo da ablação da FA para controle do ritmo apresentou melhor qualidade de vida, melhora da fração de ejeção e melhora da distância alcançada no teste de caminhada de 6 minutos.

Além disso, a FA pode ser a causa de disfunção ventricular nos pacientes que aparentemente não têm outra causa para sua disfunção, particularmente aqueles sem fibrose miocárdica à ressonância magnética. Nessa linha de pensamento, o estudo CAMERA-MRI (*Catheter Ablation Versus Medical Rate Control in Atrial Fibrillation and Systolic Dysfunction*) mostrou que os pacientes com FA e disfunção sistólica (fração de ejeção média de 33%) submetidos à ablação por cateter para controle do ritmo tiveram melhora significativa da fração de ejeção em comparação com o tratamento clínico (18,3% *vs.* 4,4%). Ratificando esses achados, foi observada ainda redução nos diâmetros do ventrículo e átrio esquerdos, bem como dos níveis de BNP (peptídeo natriurético cerebral).

Com relação à prevenção de AVEi, há aparente redução em sua incidência com o melhor controle de ritmo obtido com a ablação da FA. Dois estudos observacionais (Bunch e cols., 2011 e 2013) demonstraram que os pacientes submetidos à ablação apresentaram taxas de AVE, mortalidade e demência semelhantes às dos pacientes que não tinham FA. O estudo CABANA (prospectivo randomizado), com seus pacientes adequadamente anticoagulados (a grande maioria com DOAC), não relatou redução das taxas de AVE associadas à ablação da FA (em que pese o número de eventos ter sido muito reduzido nesse estudo).

O CASTLE-AF (*Catheter ablation for atrial fibrillation with heart failure*) foi desenhado com cerca de 400 pacientes portadores de FA e IC e demonstrou a melhora da sobrevida dos pacientes submetidos à ablação por cateter para controle do ritmo quando comparados com os que se mantinham em tratamento clínico. Um dos pontos fortes do estudo foi selecionar pacientes portadores de dispositivos implantáveis (marca-passo ressincronizador ou cardioversor-desfibrilador implantável [CDI]), fazendo que todos estivessem permanentemente monitorados, 24 horas por dia, durante todo o seguimento, e permiindo a detecção de episódios assintomáticos de FA.

Quadro 31.5 Principais agentes antiarrítmicos disponíveis para uso oral no Brasil

Fármaco	Classe	Dose	Apresentação (comprimidos de)
Amiodarona	III	100 a 200mg/dia*	100 e 200mg
Sotalol	III	160 a 320mg/dia	160mg
Propafenona	IC	300 a 900mg/dia	150 e 300mg
Digoxina	–	0,125 a 0,25mg/dia	0,125 e 0,25mg
Atenolol	II	25 a 200mg/dia	25, 50 e 100mg
Bisoprolol	II	1,25 a 10mg/dia	1,25, 2,5, 5 e 10mg
Carvedilol	II	6,25 a 50mg/dia	3,125, 6,25, 12,5 e 25mg
Metoprolol	II	25 a 200mg/dia	25, 50 e 100mg
Diltiazem	IV	60 a 240mg/dia	30, 60 e 120mg**
Verapamil	IV	160 a 360mg/dia	80 e 120mg

*No início do tratamento com amiodarona, costumam ser usadas doses maiores, como 400 a 600mg/dia, de 12/12h ou 8/8h, geralmente por tempo limitado, voltando à dose de 100 a 200mg/dia em seguida (período de impregnação).
**Comprimidos de liberação prolongada (120mg).

O procedimento de ablação é seguro, apresentando baixas taxas de complicações. Bunch e cols. (2011) publicaram um estudo em que compararam a segurança da ablação de FA em pacientes com mais de 80 anos com um grupo com menos de 80 anos. Os achados evidenciaram taxas de complicações semelhantes entre os dois grupos. Corrado e cols. (2008) conduziram estudo semelhante em pacientes com 75 anos ou mais e também constataram taxas de complicações semelhantes às de pacientes mais jovens. Já Cappato e cols. (2010), em registro com 20.825 procedimentos de ablação de FA, reportaram as seguintes taxas de complicações: mortalidade: 0,15%; tamponamento: 1,31%; fístula atrioesofágica: 0,04%; AVEi + ataque isquêmico transitório (AIT): 0,94%; estenose de veia pulmonar: 0,29%, o que atesta a segurança do procedimento.

Os principais agentes antiarrítmicos disponíveis no Brasil estão listados no Quadro 31.5.

▪ *FLUTTER* ATRIAL

O FLA é uma arritmia muito comum e mais frequentemente causada por um circuito de macrorreentrada no átrio direito, ao redor do anel da valva tricúspide. Existem dois tipos de FLA:

1. *Flutter* que depende do istmo cavotricuspídeo (ICT) para ocorrer. Esse é o tipo mais comum, também chamado de típico (sentido anti-horário) ou típico reverso (sentido horário).
2. *Flutter* não dependente de ICT, também chamado de *flutter* atípico, que pode ocorrer ao redor de cicatrizes cirúrgicas ou de ablações prévias ou ainda como resultado de doença miocárdica que curse com fibrose atrial mais ou menos extensa.

Ao eletrocardiograma, o FLA se caracteriza pela ausência de ondas P e pela presença de ondas F. Entretanto, as ondas F do *flutter* têm aspecto serrilhado típico com padrão facilmente reconhecido, bem diferente das ondas F na FA. Além disso, o FLA pode ser regular ou irregular, a depender de o BAV ser variável ou não durante a arritmia. O mais comum é o FLA 2:1, ou seja, duas ondas F para cada QRS. Em geral, o FLA costuma se apresentar com FC mais elevada que a FA (Figuras 31.12 e 31.13).

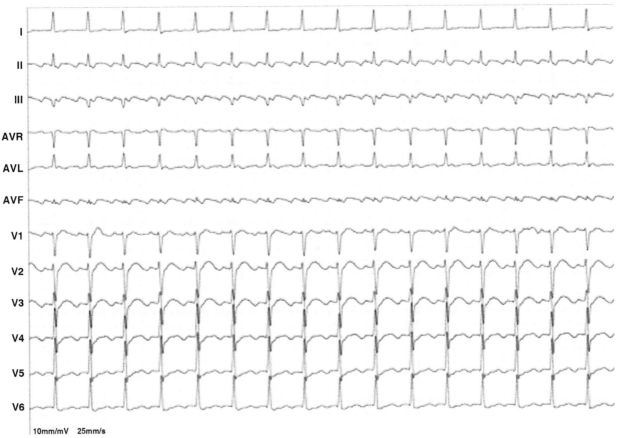

Figura 31.12 Eletrocardiograma mostrando FLA típico (anti-horário). Linha de base com aspecto serrilhado característico e ondas F negativas em DII, DIII e AVF e positivas em V1.

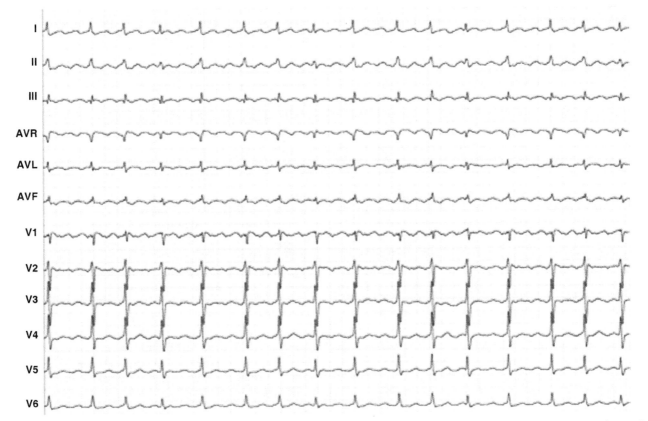

Figura 31.13 Eletrocardiograma mostrando BAV variável. Há um intervalo R-R irregular ora com três ondas F para conduzir um QRS, ora com duas ondas F para conduzir um QRS.

O FLA é uma arritmia que costuma causar os mesmos sintomas que a FA, destacando-se palpitações, dispneia, tontura e, menos comumente, síncope e dor torácica. Além disso, o FLA costuma produzir disfunção ventricular com mais frequência que a FA, pois, como salientado previamente, o FLA em geral apresenta FC mais elevada que a FA. Por essa razão, para controle de FC no FLA normalmente são necessários mais medicamentos e em dosagens mais altas que na FA. Isso se deve ao fenômeno de condução oculta, que retarda muito mais a condução AV durante a FA que durante o FLA.

Embora a idade mais avançada se relacione com maior incidência de IC, doenças pulmonares e outras comorbidades, a idade isoladamente não constitui um fator de risco para o surgimento de FLA.

O tratamento medicamentoso obedece às linhas gerais do tratamento para FA, sendo os seguintes os agentes disponíveis para controle do ritmo: amiodarona, propafenona e sotalol. Quando a propafenona é utilizada para tratamento da FA, pode "organizá-la" em FLA. Conforme mencionado anteriormente, a propafenona tem ação vagolítica sobre o nó AV, o que pode aumentar a resposta ventricular durante o FLA, causando o chamado FLA 1:1, em que cada onda F resulta em um complexo QRS. Isso costuma ser considerado uma emergência médica, pois o *flutter* 1:1, em razão de sua rápida condução, pode produzir o alargamento do QRS, na maioria das vezes confundindo o diagnóstico com o de taquicardia ventricular (TV). Na maioria dos casos, o tratamento indicado é a cardioversão elétrica, visto que os pacientes frequentemente se apresentam com algum tipo de instabilidade. Desse modo, se FLA 1:1 pode ocorrer mesmo durante o tratamento para FA, recomenda-se cautela ao prescrever a propafenona para o tratamento de manutenção do FLA. Com relação ao controle da FC, as opções disponíveis são os betabloqueadores, os antagonistas de cálcio e a digoxina.

Vale ressaltar que o FLA é uma arritmia potencialmente curável por meio de procedimentos de ablação, com resultados muito satisfatórios no longo prazo. Nos últimos anos, tem aumentado a utilização da ablação como forma de tratamento do FLA. Em estudo de Natale e cols. (2000) com pacientes portadores de FLA e média de idade de 67 anos, os resultados com o tratamento intervencionista revelaram melhora dos sintomas, menor índice de recorrências, menor desenvolvimento de FA e menos hospitalizações, quando comparados com os do tratamento clínico. Nesse estudo, a taxa de recorrência do FLA nos pacientes tratados clinicamente foi de 53% durante o seguimento. Em metanálise realizada por Perez e cols. (2009) com 10.719 pacientes, a taxa de sucesso dos procedimentos de ablação superou os 90%, com uma taxa de complicações de 2,6%. A Sociedade Canadense de Cardiologia recomenda a ablação de FLA como terapia de primeira linha para o controle dessa arritmia. Tudo isso atesta o perfil seguro da ablação e sua alta taxa de sucesso no tratamento de longo prazo desse tipo de arritmia.

Cabe salientar que parte dos pacientes que fazem ablação de FLA desenvolve FA em seguimento de 5 anos. A FA em si não é propriamente o resultado da ablação do *flutter*. Na verdade, acredita-se que esses pacientes tenham FA desde o princípio e que esta se organiza rapidamente em FLA e, ao chegar ao serviço de pronto-socorro para registrar o eletrocardiograma, este flagre apenas o *flutter*.

TAQUICARDIAS VENTRICULARES

As TV se revestem de grande importância clínica nos pacientes idosos em virtude de sua frequente associação com morte súbita. Em sua metanálise, Krahn e cols. (2004) reportaram que 26% de todas as mortes em pacientes com 80 ou mais anos de idade eram de natureza súbita. As causas de morte súbita em pacientes com mais de 80 anos diferem bastante daquelas que ocorrem em pacientes com menos de 50 anos. Nos idosos, geralmente a morte súbita se associa a doença coronariana ou IC.

As taquicardias podem ser classificadas, segundo vários critérios, de acordo com a morfologia (polimórficas × monomórficas), duração (sustentadas × não sustentadas) e a presença ou não de instabilidade hemodinâmica. A sintomatologia é semelhante à de pacientes mais jovens, exceto pelo fato de os idosos costumarem apresentar maior incidência de síncope.

Do ponto de vista eletrocardiográfico, a taquicardia ventricular é facilmente identificável em virtude de sua característica mais marcante, definida por complexos QRS alargados, muito aberrantes, com eixo elétrico inteiramente anômalo (Figura 31.14).

O prognóstico é muito variável, dependendo da circunstância clínica e da presença ou não de cardiopatia estrutural. Por exemplo, as TV que ocorrem na vigência de isquemia aguda ou em até 48 horas após infarto não têm valor prognóstico, sendo consideradas arritmias de fase aguda ou de reperfusão. Por outro lado, as TV, especialmente as monomórficas, que ocorrem no contexto de uma cardiopatia crônica (isquêmica ou não), se associam a mau prognóstico, muitas vezes suscitando a estratificação de risco e a potencial necessidade de CDI. As TV monomórficas estão mais intimamente relacionadas com alterações estruturais (fibrose) nos ventrículos e, por terem um circuito anatômico estável, podem manter morfologia única.

Por outro lado, a TV polimórfica, frequentemente associada ao prolongamento do intervalo QT (congênito ou adquirido), também conhecida como *torsades de pointes*, é uma arritmia que costuma estar relacionada com alterações eletrolíticas (hipocalemia, hipomagnesemia) ou uso de medicações que podem prolongar o intervalo QT (antidepressivos tricíclicos, antibióticos, especialmente os macrolídeos, lítio, haloperidol, quinidina, sotalol). Com exceção da síndrome do QT longo congênito, o QT longo adquirido, após ter sua causa corrigida, não se associa a pior prognóstico. Esses pacientes, porém, devem manter vigilância quanto a novos eventos de prolongamento do QT com o uso de determinados medicamentos (o *site* www.torsades.net disponibiliza listas com várias medicações indutoras de prolongamento do QT).

Nos últimos anos, o tratamento das taquicardias ventriculares sofreu mudanças: anteriormente o foco era direcionado para o tratamento clínico e agora está voltado para o tratamento por meio do implante de dispositivos (CDI e marca-passo ressincronizador), além da ablação por cateter.

Quanto ao tratamento clínico, considerando os pacientes com disfunção ventricular esquerda, os únicos fármacos disponíveis no Brasil são os betabloqueadores e a amiodarona. Apesar de amplamente utilizada, nenhum estudo mostrou benefício de sobrevida com o uso da amiodarona, seja por falta de ação em evitar a mortalidade arrítmica, seja porque os pacientes com TV e disfunção ventricular esquerda costumam apresentar doença mais grave e naturalmente de pior prognóstico.

A ablação de TV por cateter é eficaz em controlar as crises, porém não tem alterado o prognóstico dos pacientes, os quais

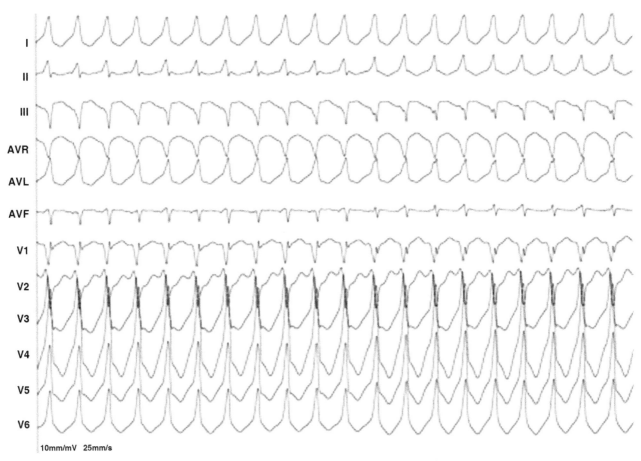

Figura 31.14 Eletrocardiograma mostrando TV monomórfica.

geralmente são mais graves com importante disfunção ventricular (o melhor preditor de sobrevida), o que determina o prognóstico a despeito do tratamento arrítmico. O estudo SMASH-VT (*Substrate Mapping and Ablation in Sinus Rhythm to Halt Ventricular Tachycardia*) mostrou que a ablação reduziu terapias do CDI, mas não a mortalidade, provavelmente por se tratar de pacientes muito graves com disfunção ventricular avançada. Daí a importância de tratar o paciente como um todo, caso contrário o tratamento não terá o resultado almejado.

Para os portadores de miocardiopatias (isquêmicas ou não) com antecedente de parada cardiorrespiratória (PCR) por FV/TV, os CDI têm efeito bastante consolidado na redução da mortalidade. Os estudos AVID, CASH e CIDS atestaram o benefício do CDI na prevenção secundária de morte cardiovascular. Já a prevenção primária de morte arrítmica é um tema mais controverso, especialmente naqueles pacientes com cardiopatias não isquêmicas. Há todo um corpo de evidências que atestam o benefício do implante de CDI na prevenção de morte súbita em pacientes isquêmicos, e os estudos MADIT I, MADIT II e SCD-Heft são exemplos disso.

A prevenção primária de morte súbita em pacientes com cardiopatias não isquêmicas consiste em um campo de evidências não tão fortes quanto no caso dos pacientes isquêmicos, para os quais a maioria dos trabalhos não relatou benefício ou apontou benefício limítrofe. Em 2016 foi publicado o registro DANISH ICD com pouco mais de 1.100 pacientes, todos com cardiopatias não isquêmicas, com média de idade de 64 anos e fração de ejeção média de 25%. O estudo não mostrou benefício com o desfecho primário (mortalidade por qualquer causa). Cabe salientar que nenhum dos grandes estudos envolvendo pacientes com cardiopatia não isquêmica incluiu pacientes chagásicos. Portanto, seus resultados não podem ser extrapolados para essa população.

A diretriz brasileira de dispositivos cardíacos implantáveis define a indicação de implante de CDI como classe Ia para os pacientes isquêmicos, com fração de ejeção ≤ 35%, em classe funcional I, II ou III. Já os pacientes isquêmicos com fração de ejeção ≤ 40%, TVNS ao Holter e TVS induzida no estudo eletrofisiológico são classificados como indicação Ib. Os não isquêmicos nas mesmas condições têm no máximo indicação IIa. Convém considerar que em todas as diretrizes conhecidas há sempre a ressalva de que o CDI deve ser indicado nos casos que preencham os critérios técnicos e desde que o paciente tenha expectativa de vida de pelo menos 1 ano. Isso é extremamente sensato, especialmente quando se trata de pacientes idosos, cujas comorbidades podem reduzir a expectativa de vida.

Do ponto de vista filosófico, muitas vezes uma morte súbita pode representar um desfecho mais digno para o paciente e sua família se existe um contexto de doença terminal com grande sofrimento e desgaste. Em cenários como esse, é sempre recomendada uma decisão compartilhada, envolvendo inclusive o próprio paciente, quando lúcido.

As arritmias ventriculares idiopáticas são raras em pacientes idosos, respondendo por 10% dos casos de TV. Dessas, a mais frequente é a arritmia ventricular idiopática de via de saída do ventrículo esquerdo (VSVE), a qual é mais frequente em pacientes do sexo masculino a partir dos 50 anos de idade. À eletrocardiografia, caracteriza-se por ondas R positivas em DII, DIII e AVF associadas a R ampla em V1 ou ainda V1 negativo com V2 positivo (transição precoce). Essa arritmia pode causar principalmente sintomas de palpitação. Na maioria das vezes assintomática, só merece tratamento quando o paciente relata sintomas ou quando a densidade é alta a ponto de poder causar taquicardiomiopatia. A ablação é uma alternativa quando falha o tratamento medicamentoso. Os fármacos mais usados são os betabloqueadores e os antagonistas do cálcio.

CONSIDERAÇÕES FINAIS

Os idosos constituem uma população de risco aumentado para a ocorrência de praticamente todos os tipos de arritmias e na maioria das vezes o manejo é semelhante ao dos pacientes mais jovens. Contudo, o ajuste das doses ou até mesmo a restrição do uso de determinadas medicações devem ser feitos em virtude das comorbidades presentes.

Cabe lembrar que, à medida que a tecnologia e os cuidados com a saúde avançam, mais pacientes irão atingir faixas etárias elevadas com alto grau de funcionalidade e que a idade por si só não deve ser um obstáculo para que o paciente se beneficie de novas modalidades de tratamento, principalmente as não farmacológicas. Essa afirmação ganha ainda mais força pelo fato de em muitas situações um tratamento intervencionista bem-sucedido poder levar o paciente a usar um número menor de medicações, reduzindo a polifarmácia do idoso, o que é muito desejável. Por outro lado, o bom senso deve sempre nortear qualquer tomada de decisão, levando em consideração vários aspectos para evitar prolongar a vida de maneira inútil (quando o tratamento significa apenas prolongar o sofrimento) ou quando o benefício da conduta é claramente duvidoso.

Bibliografia

Bogun F, Crawford T, Reich S et al. Radiofrequency ablation on frequent, idiopathic premature ventricular complexes: Comparison with a control group without intervention. Heart Rhythm 2007; 4(7):863-7.

Budnitz DS, Lovegrove MC, Shehab N, Richards CL. Emergency hospitalizations for adverse drug events in older Americans. N Engl J Med 2011; 365(21):2002-12.

Bunch TJ, Weiss JP, Crandall BG et al. Long-term clinical efficacy and risk of catheter ablation for atrial fibrillation in octogenarians. Pacing Clin Electrophysiol 2010; 33(2):146-52.

Bunch TJ, Crandall BG, Weiss JP et al. Patients treated with catheter ablation for atrial fibrillation have long-term rates of death, stroke, and dementia similar to patients without atrial fibrillation. J Cardiovasc Eletrophys 2011; 22(8):839-45.

Bunch TJ, May HT, Bair TL et al. Atrial fibrillation patients have long-term stroke rates similar to patients without atrial fibrillation regardless of CHADS2 score. Heart Rhythm 2013; 10(9):1272-7.

Cappato R, Calkins H, Chen SA et al. Updated worldwide survey on the methods, efficacy, and safety of catheter ablation for human atrial fibrillation. Circ Arrhythm Electrophysiol 2010; 3(1):32-8.

Corrado A, Patel D, Riedlbauchova L et al. Efficacy, safety, and outcome of atrial fibrillation ablation in septuagenarians. J Cardiovasc Electrophysiol 2008; 19(8):807-11.

Corley SD, Epstein AE, DiMarco JP et al. Relationships between sinus rhythm, treatment, and survival in the Atrial Fibrillation Follow-up investigation of Rhythm Management (AFFIRM) study. Circulation 2004; 109(12):1509-13.

Coumbe AG, Naksuk N, Newell MC, Somasundaram PE, Benditt DG, Adabag S. Long-term follow-up of older patients with Mobitz type I second degree atrioventricular block. Heart 2013; 99(5):334-8.

Eriksson P, Hansson PO, Eriksson H, Dellborg M. Bundle-branch block in a general male population: the study of men born 1913. Circulation 1998; 98(22):2494-500.

Kalscheur MM, Donateo P, Wenzke KE et al. Long-term outcome of patients with bifascicular block and unexplained syncope following cardiac pacing. Pacing Clin Electrophysiol 2016; 39(10):1126-31.

Katritsis DG, Zografos T, Katritsis GD et al. Catheter ablation vs. antiarrhytmic drug therapy in patients with symptomatic atrioventricular nodal re-entrant tachycardia: a randomized, controlled trial. Europace 2017; 19(4):602-6.

Krahn AD, Connolly SJ, Roberts RS, Gent M, ATMA Investigators. Diminishing proportional risk of sudden death with advancing age: implications for prevention of sudden death. Am Heart J 2004; 147(5):837-40.

Lopes RD, Rordorf R, De Ferrari GM et al. Digoxin and mortality in patients with atrial fibrillation. J Am Coll Cardiol 2018; 71(10):1063-74.

Luber S, Brady WJ, Joyce T, Perron AD. Paroxysmal supraventricular tachycardia: outcome after ED care. Am J Emerg Med 2001; 19(1):40-2.

Manolio TA, Furberg DC, Rautaharju PM et al. Cardiac arrhythmias on 24-h ambulatory electrocardiography in older women and men: the Cardiovascular Health Study. J Am Coll Cardiol 1994; 23(4):916-25.

Natale A, Newby KH, Pisanó E et al. Prospective randomized comparison of antiarrhythmic therapy versus first-line radiofrequency ablation in patients with atrial flutter. J Am Coll Cardiol 2000; 35(7):1898-904.

Odutayo A, Wong CX, Hsiao AJ, Hopewell S, Altman DG, Emdin CA. Atrial fibrillation and risks of cardiovascular disease, renal disease, and death: systematic review and meta-analysis. BMJ 2016; 354:i4482.

Pérez FJ, Schubert CM, Parvez B, Pathak V, Ellenbogen KA, Wood MA. Long-term outcomes after catheter ablation of cavo-tricuspid isthmus dependent atrial flutter: a meta-analysis. Circ Arrhythm Electrophysiol 2009; 2(4):393-401.

Rostock T, Risius T, Ventura R et al. Efficacy and safety of radiofrequency catheter ablation of atrioventricular nodal reentrant tachycardia in the elderly. J Cardiovasc Electrophysiol 2005; 16(6):608-10.

Schneider JF, Thomas HE, Kreger BE, McNamara PM, Sorlie P, Kannel WB. Newly acquired right bundle-branch block. The Framingham Study. Annals of Internal Medicine 1980; 92(1):37-44.

Singh SN, Tang XC, Singh BN et al. Quality of life exercise performance in patients in sinus rhythm versus persistent atrial fibrillation: Veterans Affairs Cooperative Studies Program Substudy. J Am Coll Cardiol 2006; 48(4):721-30.

Wilber DJ, Pappone C, Neuzil P et al. Comparison of antiarrhythmic drug therapy and radiofrequency catheter ablation in patients with paroxysmal atrial fibrillation: a randomized controlled trial. JAMA 2010; 303(4):333-40.

Wynn GJ, Das M, Bonnett LJ, Gupta D. Quality-of-life benefits of catheter ablation of persistent atrial fibrillation: a reanalysis of data from the SARA study. Europace 2015; 17(2):222-4.

Xian Y, O'Brien EC, Liang L, Xu H, Schwamm LH, Fonarow GC, Bhatt DL. Association of preceding antithrombotic treatment with acute ischemic stroke severity and in-hospital outcomes among patients with atrial fibrillation. JAMA 2017; 317(10):1057-67.

Desafios da Anticoagulação no Idoso

Karla Nascimento Soares

CAPÍTULO 32

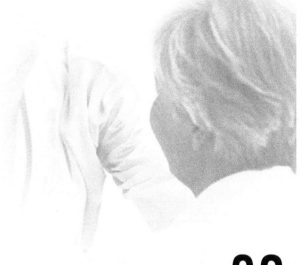

■ INTRODUÇÃO

A anticoagulação é desafiadora principalmente em idosos e, diante dos riscos e benefícios da terapêutica nesses pacientes, deve ser realizada com critério. A principal preocupação com referência ao uso de anticoagulantes nessa população é o risco de eventos hemorrágicos. Idosos com mais de 75 anos e com múltiplas comorbidades, como história prévia de acidente vascular encefálico (AVE), hipertensão arterial, insuficiência renal e neoplasias, apresentam risco maior de sangramento, e fatores como déficit cognitivo, depressão maior, déficits sensoriais, polifarmácia e interações medicamentosas dificultam a adesão à terapia.

As principais indicações para a anticoagulação oral são fibrilação atrial (FA), tromboembolismo venoso (TEV), doença valvar cardíaca e trombo documentado em ventrículo esquerdo após infarto agudo do miocárdio (IAM). Atualmente, encontram-se disponíveis várias opções de anticoagulantes que podem proporcionar novas oportunidades de tratamento e prevenção nessa faixa etária.

■ FIBRILAÇÃO ATRIAL

A FA é a arritmia mais frequente entre os pacientes com mais de 65 anos e acomete 8% a 10% dos idosos com mais de 80 anos. Os pacientes com FA têm risco maior de apresentar distúrbio cognitivo e demência vascular, o que provavelmente está relacionado com eventos cardioembólicos. O risco de AVE aumenta cinco vezes entre os portadores dessa arritmia, e na faixa etária de 80 a 89 anos o risco é cerca de 25% maior. Menos frequentemente, os indivíduos com FA podem apresentar embolia para circulação sistêmica e pulmonar.

A avaliação do risco embólico deve ser realizada em todos os pacientes com diagnóstico de FA paroxística, persistente ou permanente. A anticoagulação reduz em 70% o risco de AVE isquêmico (AVEi) e diminui o risco de eventos isquêmicos mais graves e a mortalidade.

A ferramenta mais utilizada para avaliação do risco embólico é CHA2DS2-VASc (Quadro 32.1), podendo cada paciente ter a pontuação de 0,1 ou ≥ 2 com risco, respectivamente, de 0,2%, 0,6% e 2,2% de AVEi ao ano. Os pacientes com escore ≥ 2 devem ser anticoagulados cronicamente, os com escore 1 devem ter o julgamento clínico individualizado e, a depender de seus fatores de risco, podem ser submetidos à terapia anticoagulante ou

Quadro 32.1 Escore CHAD2DS2-VASc para estratificação do risco de evento embólico em caso de fibrilação atrial

Critérios	Pontuação
Insuficiência cardíaca	1
Hipertensão arterial sistêmica	1
Idade ≥ 75 anos	2
Diabetes mellitus	1
Passado de AVE/AIT	2
Doença vascular	1
Idade entre 65 e 74 anos	1
Interpretação:	
2 pontos ou mais	Indicação de anticoagulação crônica
1 ponto	Decisão caso a caso
0 ponto	Sem indicação de anticoagulação

AVE: acidente vascular encefálico; AIT: ataque isquêmico transitório.

antiplaquetária, e os pacientes de baixo risco com escore 0 não têm indicação de anticoagulação.

Os estudos ACTIVE (*Advanced Cognitive Training for Independent and Vital Elderly* – Connolly e cols., 2006) abordaram o uso da terapia antiplaquetária dupla na prevenção de AVEi e constataram que o uso de 75 a 100mg de ácido acetilsalicílico (AAS) ao dia, associado a 75mg de clopidogrel, pode ser um esquema alternativo em pacientes de alto risco que não podem fazer anticoagulação. No entanto, com o advento dos novos anticoagulantes essa situação deve passar a ser extremamente incomum. Cabe ressaltar que a terapia antiplaquetária dupla e a anticoagulação oral apresentam riscos semelhantes de sangramento. Assim, caso um paciente não seja candidato à anticoagulação oral em virtude do risco de sangramento, provavelmente não será candidato à terapia antiplaquetária dupla.

O uso de terapia tripla pode ser adotado em casos específicos de pacientes com FA e síndrome coronariana aguda ou que foram submetidos à angioplastia com implante de *stent* ou à cirurgia de revascularização miocárdica recente. Nesses casos, entretanto, é importante lembrar o risco elevado de sangramento.

TROMBOEMBOLISMO VENOSO

A trombose venosa profunda (TVP) e o tromboembolismo pulmonar (TEP) contribuem para a morbimortalidade entre os pacientes idosos. A frequência de TEV aumenta com a idade, e os idosos são mais suscetíveis a alguns fatores de risco, como imobilidade, hospitalização prolongada, cirurgias, principalmente ortopédicas, insuficiência venosa crônica, insuficiência cardíaca e malignidades, além de outros fatores, como trombofilias, doença inflamatória intestinal, hormonoterapia e quimioterapia.

A anticoagulação tem por objetivo a prevenção de novos episódios de trombose e complicações precoces e tardias, como progressão da trombose, embolia pulmonar, síndrome pós-trombótica, hipertensão pulmonar e morte. Os pacientes com trombose venosa proximal (veias poplítea, femoral e ilíaca) devem ser anticoagulados em razão do risco elevado de embolia pulmonar e morte. Entretanto, caso o paciente não possa ser anticoagulado ou apresente risco de embolia recorrente, mesmo em vigência de anticoagulação, deverá ser submetido ao implante do filtro de veia cava.

Nos pacientes com TVP distal pode ocorrer a resolução espontânea sem tratamento. No entanto, um terço desses casos evolui com extensão para as veias proximais nas primeiras 2 semanas. O acompanhamento com ultrassonografia com Doppler venoso pode ser realizado semanalmente em casos selecionados, para avaliar a resolução ou a progressão da trombose. No entanto, recomenda-se o tratamento em pacientes sintomáticos com risco baixo de sangramento, trombose em progressão adjacente a veias proximais, história prévia de embolia pulmonar, imobilidade prolongada e presença de fatores de risco persistentes.

Tratamento

A anticoagulação durante os primeiros 10 dias é crítica na prevenção da recorrência e morte. O episódio de TVP aguda deve ser tratado por no mínimo 3 meses com possível prolongamento até 6 a 12 meses. Convém realizar testes de coagulação antes e durante a condução da terapia adequada: tempo de protrombina (TP), razão normalizada internacional (INR) e tempo de tromboplastina parcial ativada (TTPa).

A presença de eventos provocadores, fatores para recorrência e para sangramento e as preferências do paciente devem ser sempre considerados para nortear a terapia adequada e o tempo de tratamento. Existem várias opções de anticoagulantes para a terapia inicial, como heparina de baixo peso molecular (HBPM) subcutânea, fondaparinux subcutâneo, inibidores orais do fator Xa (rivaroxabana ou apixabana) ou heparina não fracionada (HNF) endovenosa.

Os pacientes estáveis hemodinamicamente com risco baixo de sangramento e sem insuficiência renal podem ser tratados ambulatorialmente com HBPM (1mg/kg a cada 12 horas) e varfarina ou monoterapia com rivaroxabana ou apixabana. A terapia ambulatorial deve ser empregada desde que o paciente tenha a compreensão do tratamento e conte com apoio social para a administração do anticoagulante.

Profilaxia de tromboembolismo em pacientes clínicos hospitalizados

O risco de TEV é maior nos pacientes que apresentam doença grave, história de câncer ou AVE e múltiplos fatores de risco, como insuficiência cardíaca, IAM, idade > 75 anos, TEV prévio, imobilidade prolongada, insuficiência renal, obesidade e estados de hipercoagulabilidade hereditários ou adquiridos.

Os pacientes hospitalizados e que apresentam pelo menos um fator de risco para TEV e risco baixo de sangramento devem receber profilaxia farmacológica com HBPM ou HNF. O fondaparinux pode ser uma alternativa nos pacientes com trombocitopenia associada ao uso de heparina.

A deambulação precoce e os métodos mecânicos (compressão pneumática intermitente, meias de compressão graduada) são recomendados para os pacientes hospitalizados sem fatores de risco e aqueles com risco elevado de sangramento. A transição para um agente farmacológico deve ocorrer assim que o risco de sangramento se tornar baixo ou for revertido. A profilaxia deverá ser mantida até que o paciente receba a alta hospitalar.

Profilaxia de tromboembolismo em cirurgias

Os pacientes que serão submetidos a cirurgias devem ser avaliados diante do risco de TEV e para a escolha do método de profilaxia mais adequado. Alguns fatores relacionados com o paciente são determinantes para a avaliação do risco, como idade elevada, história prévia de TEV ou neoplasia em atividade. Fatores relacionados com o procedimento cirúrgico também influenciam essa estimativa, como localização anatômica, tipo e duração da anestesia e necessidade de imobilização pós-operatória. O escore de avaliação de risco de Caprini modificado (Quadro 32.2) pode ser usado para a classificação do paciente em risco muito baixo (0 a 1 ponto), risco baixo (2 pontos), risco moderado (3 a 4 pontos) e alto risco (5 ou mais pontos). A profilaxia sugerida a partir desse modelo é mostrada no Quadro 32.3.

Os métodos mecânicos, como compressão pneumática intermitente e meias de compressão graduada, são preferíveis em pacientes com contraindicações à profilaxia farmacológica, pacientes com risco alto ou ativo de sangramento ou nos quais se acredita que as consequências do sangramento sejam potencialmente muito graves.

As medicações anticoagulantes podem ser iniciadas como profilaxia apenas quando o risco de sangramento é baixo (p. ex., 48 a 72 horas após a neurocirurgia) ou quando é alcançada a

Quadro 32.2 Avaliação de risco de tromboembolismo segundo modelo de Caprini

Pontuação	Fatores de risco
1	Idade entre 41 e 60 anos Cirurgia de grande porte (< 1 mês) Varizes de membros inferiores História de doença intestinal inflamatória Edema recorrente de membros inferiores Obesidade (IMC > 25kg/m^2) Infarto agudo do miocárdio Insuficiência cardíaca congestiva Sepse (< 1 mês) Doença pulmonar grave (< 1 mês), incluindo pneumonia Doença pulmonar obstrutiva crônica
2	Idade entre 60 e 74 anos Cirurgia de artroscopia Câncer (prévio ou presente) Cirurgia de grande porte (> 45 minutos) Cirurgia laparoscópica (> 45 minutos) Paciente confinado ao leito (> 72 horas) Imobilização do membro (gesso/tala) Acesso central venoso
3	Idade > 75 anos História prévia de trombose venosa ou embolia pulmonar História familiar de trombose Fator V de Leiden positivo Protrombina 20210 A positiva Anticoagulante lúpico positivo Homocisteína sérica elevada Anticorpos anticardiolipina elevados Trombocitopenia induzida por heparina Trombofilia congênita ou adquirida
5	Artroplastia de membros inferiores Fratura de pelve, coxa ou perna (< 1 mês) Acidente vascular encefálico (1 mês) Politrauma (< 1mês) Lesão medular – paralisia (< 1 mês)
1 (somente para mulheres)	Uso de anticoncepcional ou terapia de reposição hormonal Gravidez ou pós-parto (< 1 mês) História inexplicada de natimorto, abortos de repetição (três ou mais), prematuridade com toxemia ou desenvolvimento restrito

Interpretação:

0 a 1 ponto	Risco muito baixo
2 pontos	Risco baixo
3 a 4 pontos	Risco moderado
> 5 pontos	Risco alto

IMC: índice de massa corporal.

Quadro 32.3 Profilaxia sugerida para TEV a partir do modelo de Caprini

Risco de TEV	Profilaxia sugerida em cirurgia não ortopédica
Muito baixo	Deambulação precoce
Baixo	Compressão pneumática intermitente ou meias de compressão graduada
Moderado	Profilaxia farmacológica (iniciar 2 a 12 horas antes da cirurgia) preferencialmente com: Heparina de baixo peso molecular se ClCr > 30mL/min Heparina não fracionada se ClCr < 20 a 30mL/min
Alto	Profilaxia farmacológica (iniciar 2 a 12 horas antes da cirurgia) preferencialmente com: Heparina de baixo peso molecular se ClCr > 30mL/min Heparina não fracionada se ClCr < 20 a 30mL/min Combinação de métodos farmacológicos e mecânicos (p. ex., múltiplos fatores de risco ou câncer)

ClCr: *clearance* de creatinina.

hemostasia adequada. Para a profilaxia farmacológica, a HBPM e a HNF são as primeiras opções de acordo com o *clearance* de creatinina (ClCr) do paciente. A profilaxia de TEV deverá ser mantida até a alta hospitalar. No entanto, os pacientes submetidos a cirurgias abdominais e/ou pélvicas por neoplasia deverão mantê-la por um período de 4 semanas.

Profilaxia de tromboembolismo em cirurgias ortopédicas

Os pacientes submetidos a cirurgias ortopédicas, como artroplastia de quadril ou joelho e correção de fratura de quadril, são considerados de alto risco para TEV, e aqueles submetidos a pequenos procedimentos, como artroscopia, são considerados de baixo risco.

A profilaxia farmacológica para os pacientes submetidos a cirurgias ortopédicas de grande porte tem duração mínima de 10 a 14 dias. Para os pacientes submetidos à artroplastia total de quadril, a profilaxia deve ser estendida até 35 dias após a cirurgia.

Métodos mecânicos devem ser iniciados antes da cirurgia em pacientes com risco alto de sangramento ou contraindicações ao uso de anticoagulantes. A deambulação precoce é indicada para os pacientes com lesão isolada em membros inferiores ou que foram submetidos à artroscopia.

Nos pacientes submetidos à artroplastia total de quadril e à artroplastia total de joelho, nos quais o risco de sangramento é baixo, é recomendada a profilaxia farmacológica com ou sem dispositivos de compressão pneumática intermitente. Os anticoagulantes de escolha são, preferencialmente, a HBPM ou um anticoagulante direto. Entre os novos anticoagulantes orais, a rivaroxabana e a apixabana são os medicamentos que contam com mais evidências de apresentar eficácia semelhante à HBPM sem aumento significativo no risco de sangramento. Ainda não há estudos acerca da eficácia e segurança dos novos anticoagulantes orais (NOAC) em pacientes com fratura de quadril. Contudo, entre os pacientes com ClCr < 20 a 30mL/min, a HNF e a varfarina são as opções.

O estudo multicêntrico EPCAT II, publicado em 2018, incluiu indivíduos submetidos a cirurgias ortopédicas eletivas (artroplastia total de quadril ou artroplastia total de joelho) em uso de profilaxia para TEV com rivaroxabana e evidenciou que a troca do medicamento no quinto dia por ácido acetilsalicílico (AAS), 81mg/dia, apresentou risco de sangramento e eficácia semelhante em comparação aos pacientes que fizeram uso de rivaroxabana durante toda a profilaxia. Desse modo, nos pacientes de risco baixo (sem fatores adicionais para TEV e sem história de fratura em membros inferiores nos últimos 3 meses), essa estratégia pode ser uma opção segura e custo-efetiva.

■ DOENÇA CARDÍACA VALVAR

A doença valvar é a terceira causa de insuficiência cardíaca entre os idosos, superada apenas pela doença coronariana e hipertensão arterial. A lesão mais frequente nessa faixa etária é a estenose aórtica, seguida pela insuficiência mitral.

O tratamento cirúrgico e percutâneo avançou muito e pode ser considerado nessa população. A abordagem cirúrgica visa melhorar os sintomas e aumentar a sobrevida, mas também expõe o paciente a possíveis complicações relacionadas com a prótese.

Os idosos com próteses mecânicas apresentam risco de embolização de 0,7% a 1% ao ano quando anticoagulados com varfarina, de 2,2% ao ano quando fazem uso apenas de AAS e de 4%

Quadro 32.4 Recomendação de INR-alvo para terapia anticoagulante em pacientes com prótese valvar mecânica

Prótese mecânica aórtica	INR 2,5 (2,0 a 3,0)
Prótese mecânica mitral	INR 3,0 (2,5 a 3,5)
Próteses mecânicas aórtica e mitral	INR 3,0 (2,5 a 3,5)

INR: Razão Normalizada Internacional.

sem nenhuma das medicações. O uso de prótese mitral dobra o risco de embolização em comparação com o de próteses aórticas.

Assim, os indivíduos com próteses mecânicas devem manter indefinidamente o uso de varfarina e AAS (75 a 100mg/dia). A meta de INR (Quadro 32.4) varia com a posição e o tipo da válvula, bem como de acordo com a presença de fatores de risco tromboembólicos. Os anticoagulantes orais diretos são contraindicados em pacientes com próteses mecânicas.

Por outro lado, recomenda-se aos pacientes com prótese biológica aórtica ou mitral que mantenham o uso da varfarina com INR com alvo de 2,5 por 3 a 6 meses, associado a AAS em longo prazo. Ademais, apesar das evidências limitadas, alguns especialistas indicam o uso dos novos anticoagulantes orais por 3 meses como opção à varfarina.

■ TROMBO DE VENTRÍCULO ESQUERDO APÓS INFARTO AGUDO DO MIOCÁRDIO

Os pacientes com IAM prévio extenso apresentam risco maior de formação de trombo no ventrículo esquerdo (VE), uma das principais causas de AVE embólico. O risco de embolização em pacientes não anticoagulados com trombo documentado no VE é de 10% a 15%.

Recomenda-se a anticoagulação em indivíduos com trombo documentado no VE ou naqueles com risco alto de embolização (fração de ejeção < 30% e/ou anormalidades graves na movimentação da parede anteroapical 48 horas após a reperfusão). Nesse caso, deve ser iniciada imediatamente HNF ou HBPM, seguida pelo uso de varfarina por 3 meses. No entanto, se houver trombo residual, a duração deverá ser estendida. Os novos anticoagulantes orais não são recomendados, pois ainda não há resultados de eficácia comparativa.

Assim, nos pacientes submetidos à angioplastia, a terapia empregada depende do tipo de *stent* implantado: se convencional, é recomendada a terapia antitrombótica tripla por 1 mês com varfarina, AAS (75 a 100mg/dia) e clopidogrel (75mg), seguida por mais 2 meses de varfarina e um único agente antiagregante plaquetário. Caso seja utilizado *stent* farmacológico, é recomendada a terapia antitrombótica tripla por 3 meses, mantendo posteriormente o uso AAS e clopidogrel por até 1 ano. Os indivíduos que não foram submetidos à angioplastia devem receber varfarina e AAS por 3 meses.

■ AVALIAÇÃO DO RISCO DE SANGRAMENTO

O risco de sangramento é a principal preocupação com o uso da terapia anticoagulante, especialmente nos casos que apresentem repercussão clínica maior e que possam necessitar de hospitalização, transfusão ou cirurgia ou sangramentos que envolvam áreas nobres. O risco de hemorragia grave é maior entre os pacientes em uso de varfarina com INR > 3, idosos longevos e com história prévia de acidente vascular.

Há estratégias para otimizar a adesão medicamentosa e diminuir o risco de sangramento entre os idosos, como minimizar o risco de quedas, monitorar a função renal, planejar com cautela os procedimentos cirúrgicos, controlar a hipertensão, ressaltar lembretes sobre o armazenamento da medicação, promover aconselhamento sobre as doses esquecidas e evitar medicamentos que possam interferir na função plaquetária (a menos que indicados).

O risco de sangramento deve ser estimado antes e durante a terapia anticoagulante. Os pacientes de baixo peso e os idosos frágeis e com insuficiência renal são mais suscetíveis a hemorragias. A decisão terapêutica também deve ser cautelosa no que se refere aos idosos com história de múltiplas quedas, pois apresentam grande risco de sangramento e alta probabilidade de eventos hemorrágicos catastróficos.

A hemorragia intracraniana é uma das complicações mais graves relacionadas com o uso de anticoagulantes. Alguns fatores aumentam significativamente o risco de sangramento intracraniano, como trombocitopenia (plaquetas < 50.000), sangramento ativo ou cirurgia recente com risco de sangramento contínuo, história prévia de hemorragia intracraniana em paciente em uso de anticoagulante, suspeita de dissecção de aorta, hipertensão maligna e uso combinado de antiplaquetários e anticoagulantes.

O escore HASBLED é recomendado em diretrizes europeias e canadenses para a estimativa de sangramento nos próximos 3 meses. No entanto, não é validado para os pacientes anticoagulados para TEV. Os pacientes são classificados em risco baixo (até 2 pontos – risco de 2%), risco intermediário e alto para eventos hemorrágicos (≥ 3 – risco de 13%) (Quadro 32.5). Aconselha-se evitar a anticoagulação em pacientes com risco elevado de sangramento.

■ CONTRAINDICAÇÕES À ANTICOAGULAÇÃO
Contraindicações absolutas
- Sangramento ativo.
- Diátese hemorrágica grave.
- Cirurgia/procedimento com risco de sangramento recente.

Quadro 32.5 Estratificação de risco de sangramento com HASBLED

HASBLED	Escore
Hipertensão descompensada	1 ponto
Disfunção renal	1 ponto
Disfunção hepática	1 ponto
Acidente vascular encefálico	1 ponto
Sangramento prévio ou tendência de sangramento	1 ponto
INR lábil	1 ponto
Idade > 65 anos	1 ponto
Uso de medicamentos (p. ex., antitrombóticos, AINE)	1 ponto
Uso de álcool	1 ponto
Escore máximo	**9 pontos**
Interpretação:	
Risco baixo	2 pontos
Risco intermediário a alto	≥ 3 pontos

AINE: anti-inflamatório não esteroide; INR: Razão Normalizada Internacional.

- Traumatismo importante.
- História de hemorragia intracraniana.

Contraindicações relativas

- Sangramento recorrente de múltiplas telangiectasias gastrointestinais.
- Tumores intracranianos ou espinhais.
- Aneurisma grande da aorta abdominal com hipertensão grave concomitante.
- Dissecção aórtica estável.
- Cirurgia/procedimento recente com risco baixo de sangramento.

■ ESCOLHA DO AGENTE ANTICOAGULANTE

Os anticoagulantes são agentes que inibem uma ou mais etapas da cascata de coagulação, como a inibição enzimática direta, a inibição indireta pela ligação à antitrombina e o antagonismo dos fatores dependentes da vitamina K, impedindo sua síntese hepática. Os agentes disponíveis incluem HNF, HBPM, fondaparinux, antagonistas da vitamina K, inibidores diretos da trombina e inibidores diretos do fator Xa.

Varfarina

A varfarina é um anticoagulante antagonista da vitamina K que inibe a síntese de fatores da coagulação II (protrombina), VII, IX e X. Deve ser administrada nos primeiros dias em conjunto com HBPM ou HNF em virtude do efeito inicial pró-coagulante, secundário à redução das proteínas C e S e do atraso na inibição dos fatores dependentes da vitamina K (aproximadamente 5 dias). A dosagem é ajustada até que a INR esteja dentro da faixa terapêutica (entre 2 e 3) por 2 dias consecutivos. Doses iniciais na faixa de 2,5 a 5mg/dia podem ser consideradas entre idosos.

A farmacocinética da varfarina é influenciada pela ingestão e produção de vitamina K e pela indução ou inibição de citocromos hepáticos. Logo, mudanças na dieta, administração de outros medicamentos, distúrbios gastrointestinais e redução da ingestão oral interferem diretamente em sua eficácia.

A varfarina deve ser a primeira opção em caso de:

- Pacientes confortáveis com uso de varfarina e seu controle terapêutico com INR.
- Portadores de prótese valvar cardíaca, valvulopatia mitral reumática, estenose mitral de qualquer origem ou com outras lesões valvares associadas à insuficiência cardíaca moderada ou grave que podem ser submetidos à cirurgia em futuro próximo.
- Doença renal crônica com ClCr < 30mL/min, exceto o uso de apixabana, que é aprovado em pacientes com doença renal terminal.
- Custo inaceitável dos novos anticoagulantes orais.
- Uso de agentes indutores enzimáticos (p. ex., fenitoína, rifampicina).
- Portadores da síndrome de imunodeficiência adquirida (AIDS) em uso de inibidores de protease.

Heparinas

A HBPM é a primeira opção para os pacientes com neoplasias sem insuficiência renal grave e nos quais a anticoagulação oral não é viável, como pacientes com dificuldade de deglutição ou absorção ou sem acesso aos novos anticoagulantes orais. A dosagem de enoxaparina é de 1mg/kg a cada 12 horas para tratamento e 40mg ao dia para profilaxia. Entretanto, para os pacientes com ClCr entre 20 e 29mL/min, a dose é de 1mg/kg/dia para tratamento e de 30mg/dia para profilaxia.

Entretanto, para os pacientes com trombocitopenia induzida por heparina e indivíduos que preferem a administração da medicação por via subcutânea uma vez ao dia, o uso de fondaparinux, um inibidor do fator Xa, é uma opção aceitável. O fondaparinux tem perfil de eficácia semelhante à HBPM e à HNF, devendo ser administrado de acordo com o peso do paciente: 5mg (< 50kg), 7,5mg (50 a 100kg) e 10mg (> 100kg), e reduzida para 1,5mg/dia em doentes com ClCr entre 20 e 50mL/min.

O uso endovenoso de HNF deve ser feito em ambiente hospitalar e é preferido nos indivíduos com TVP extensa, embolia maciça e/ou instabilidade hemodinâmica que poderiam ser submetidos à trombólise ou à embolectomia. Além disso, é a melhor opção nos pacientes com insuficiência renal grave (ClCr < 30mL/min), pois não é necessário o ajuste da dose. A HNF também pode ser utilizada em obesos e em quadros de edema maciço e anasarca, quando a absorção subcutânea é potencialmente pobre. A HNF tem como vantagem a disponibilidade de antídoto, a protamina.

A HBPM tem vantagens em comparação à HNF, como maior biodisponibilidade quando administrada por via subcutânea, não precisa de monitoração laboratorial, necessita de número menor de administrações ao dia, apresenta dosagem fixa correlacionada ao peso corporal e acarreta risco menor de trombocitopenia induzida por heparina. Contudo, seu custo é mais elevado e a protamina tem efeito incompleto como antídoto.

A HNF subcutânea ajustada ao peso tem sido usada em alguns pacientes com contraindicação à HBPM, sendo administrada na dose de ataque com 333UI/kg, seguida por 250UI/kg a cada 12 horas. Nas pessoas obesas, é possível usar o peso corporal ideal para o cálculo da dose.

Em 2017, Robertson e cols. publicaram metanálise pela Cochrane com 16 estudos randomizados de pacientes com TEV. O uso subcutâneo de HNF resultou em taxas semelhantes de recorrência (5,7% *versus* 3,5%), mortalidade (0,3% cada) e sangramento maior (4,4% *versus* 4,8%) em comparação com o endovenoso. Kearon e cols. (2012) reuniram quatro estudos randomizados que demonstraram efeitos similares aos da HBPM na mortalidade (4,3% *versus* 4%), eventos tromboembólicos recorrentes (3,3% *versus* 4%) e sangramento maior (2,3% *versus* 1,8%).

Anticoagulantes orais diretos

Os novos anticoagulantes atuam como inibidores diretos da trombina ou do fator Xa e bloqueiam as principais atividades pró-coagulantes envolvidas na geração de fibrina. Antes que essa classe de anticoagulantes seja iniciada, é importante avaliar os exames laboratoriais para a definição das funções renal e hepática de base e a identificação do *status* prévio da coagulação com hemograma com contagem de plaquetas, TP e TTPa, albumina, bilirrubinas, creatinina e ureia sérica.

Inibidores diretos da trombina

Esses anticoagulantes bloqueiam a ação da trombina circulante e ligada ao coágulo, o que impede a clivagem de fibrinogênio em fibrina e inibe a ativação de plaquetas e de fatores pró-coagulantes (fatores V, VIII, XI e XIII). A dabigatrana (Pradaxa®) é o único medicamento oral disponível dessa classe. A ximelagatrana teve sua fabricação suspensa em razão da hepatotoxicidade e de eventos cardiovasculares, e a bivalirudina (Angiomax®), a argatrobana (Argatra®, Novastan®, Arganova®, Exembol®) e a desirudina (Iprivask®, Revasc®) são opções parenterais.

Indicada na prevenção e no tratamento do TEV na prevenção de AVE em pacientes com FA e doença cardíaca isquêmica, a dabigatrana é administrada como uma pró-droga com conversão hepática e eliminação predominantemente renal. A administração desse fármaco não interfere no consumo de alimentos e alcança efeito máximo em 2 a 3 horas com meia-vida de 12 a 17 horas em indivíduos com função renal normal. As cápsulas não devem ser trituradas ou abertas antes da administração, pois a remoção do invólucro resulta em aumento importante da biodisponibilidade oral e do efeito anticoagulante.

De acordo com a indicação clínica e a função renal do paciente, é administrada nas seguintes dosagens:

- **Profilaxia primária de TEV em pacientes cirúrgicos:** 110mg VO, 1 a 4 horas após a cirurgia, seguidos de 220mg 1×/dia por 28 a 35 dias (artroplastia de quadril) ou 10 dias (artroplastia de joelho).
- **Tratamento e prevenção secundária de TEV:** 150mg 2×/dia VO após 5 a 10 dias de anticoagulação parenteral.
- **Prevenção de AVE em caso de FA:** 110mg 2×/dia VO ou 150mg 2×/dia VO.

Recomenda-se evitar o uso de dabigatrana em pacientes com índice de massa corporal (IMC) > 40kg/m² ou que pesem 120kg ou mais. Seu uso está aprovado nos EUA apenas para os indivíduos com ClCr > 15mL/min. Nos pacientes com ClCr de 15 a 30mL/min, a dose pode ser reduzida em virtude do risco maior de sangramento (75mg 2×/dia VO). Em idosos com mais de 75 anos, a dose pode ser reduzida (p. ex., 150mg 1×/dia VO ou 110mg 2×/dia VO).

No ensaio RE-LY, que randomizou 18.113 indivíduos com FA para dabigatrana ou varfarina, eventos gastrointestinais não hemorrágicos (p. ex., dispepsia, dismotilidade, refluxo gastrointestinal) foram duas vezes mais comuns entre os pacientes que receberam a dabigatrana (16,9% *versus* 9,4%; risco relativo [RR]: 1,81; IC95%: 1,66% a 1,97%). Além disso, a dabigatrana pode estar associada a um risco discretamente maior de hemorragia gastrointestinal na dose de 150mg 2×/dia (mas não de 110mg 2×/dia).

Em 2014, o Food and Drug Administration (FDA) divulgou um relatório de seu estudo com mais de 134.000 pacientes com idade > 65 anos tratados com dabigatrana. Os achados foram semelhantes aos do grande ensaio randomizado RE-LY, com exceção de um risco comparável de infarto do miocárdio e risco maior de sangramento gastrointestinal.

Entre os inibidores diretos da trombina parenterais, a bivalirudina age de maneira reversível, inibindo a atividade enzimática da trombina, e produz efeito anticoagulante imediato com meia-vida de 25 minutos. Outra opção parenteral é a argatrobana, que tem meia-vida de 45 minutos e metabolização hepática, o que exige o ajuste da dose. Esses fármacos podem ser usados em casos de intervenções percutâneas coronarianas e nos pacientes com trombocitopenia induzida por heparina. Para a monitoração é usado o TTPa.

Inibidores diretos do fator Xa

Os inibidores diretos do fator Xa se ligam diretamente e o impedem de clivar a protrombina em trombina. Esses medicamentos são capazes de bloquear a ação de ambas as formas do fator Xa, enquanto os inibidores indiretos, como heparina e fondaparinux, o inativam apenas na forma circulante. Não há inibidores diretos do fator Xa parenterais em uso.

Essa classe de medicamentos tem metabolização renal (aproximadamente 25% a 35%) e hepática. Por isso, os pacientes com comprometimento hepático significativo (Child-Pugh classes B e C com coagulopatia) não devem usar os inibidores do fator Xa. No entanto, não há relato de hepatotoxicidade em pacientes saudáveis.

A rivaroxabana (Xarelto®) é um inibidor direto do fator Xa oral, utilizado na prevenção e no tratamento de tromboembolismo, na prevenção de AVE em pacientes com FA e em caso de cardiopatia isquêmica. Sua meia-vida é de 5 a 9 horas, mas pode ser mais longa em indivíduos idosos (11 a 13 horas), devendo ser administrada com alimentos. A rivaroxabana não é recomendada em indivíduos com ClCr < 30mL/min e com comprometimento hepático.

Martin e cols. (2016) recomendam evitar inibidores do fator Xa em indivíduos com IMC > 40kg/m² ou com peso ≥ 120kg. No entanto, Moore e cols. (2017) realizaram um estudo específico sobre o uso de rivaroxabana em indivíduos obesos e concluíram que o medicamento pode ser usado sem ajuste de dose em relação ao peso.

A dosagem, de acordo com a indicação clínica, é:

- **Profilaxia de TEV em pacientes cirúrgicos:** 10mg diários; a duração (12 dias *versus* prolongada até 35 dias) depende do tipo de cirurgia.
- **Tratamento e prevenção secundária de TEV:** 15mg 2×/dia por 21 dias, seguidos por 20mg 1×/dia. Se a terapia for continuada após 6 meses, a dose pode ser reduzida para 10mg 1×/dia em indivíduos selecionados. No entanto, naqueles com TEV recorrente, deve ser usada a dose de 20mg 1×/dia.
- **Prevenção de AVE na FA:** 20mg 1×/dia (ClCr > 50mL/min) ou 15mg 1×/dia (ClCr ≤ 50mL/min).

A apixabana (Eliquis®) é um inibidor do fator Xa usado na prevenção e no tratamento de TEV e na prevenção de AVE em pacientes com FA. Sua meia-vida é de aproximadamente 12 horas. Dentre os inibidores diretos do fator Xa, a apixabana é a que apresenta a menor dependência da depuração renal.

De acordo com a indicação clínica e a idade, o peso e a função renal, é administrada nas seguintes dosagens:

- **Profilaxia de TEV em pacientes cirúrgicos:** 2,5mg 2×/dia por 12 dias ou prolongada até 35 dias, a depender do tipo de cirurgia.
- **Tratamento e prevenção secundária de TEV:** 10mg 2×/dia por 7 dias, seguidos de 5mg 2×/dia. Se a terapia continuar além dos 6 meses, a dose é reduzida para 2,5mg 2×/dia.
- **Prevenção de AVE na FA:** 5mg 2×/dia (ClCr > 50mL/min) ou 2,5mg, 2×/dia para aqueles com dois dos seguintes fatores: idade ≥ 80 anos, peso corporal ≤ 60 kg ou creatinina sérica ≥ 1,5mg/dL.

A edoxabana (Lixiana®, Savaysa®), outro anticoagulante inibidor do fator Xa, é utilizada na prevenção e tratamento de TEV e na prevenção de AVE em pacientes com FA. Tem meia-vida de 10 a 14 horas e excreção renal. Esse anticoagulante deve ser usado após um período inicial de 5 a 10 dias de anticoagulação parenteral nas doses de 60mg 1×/dia e 30mg 1×/dia nos doentes com um peso corporal < 60kg ou com ClCr de 30 a 50mL/min.

Na prevenção de TEV em pacientes hospitalizados, a betrixabana (Bevyxxa®) pode ser uma opção como anticoagulante, apresentando meia-vida de 19 a 27 horas e excreção renal. A dose é de 160mg no primeiro dia, seguida de 80mg 1×/dia. Para os indivíduos com ClCr < 30mL/min, é aconselhável uma dose inicial de 80mg no primeiro dia, seguida de 40mg/dia.

A rivaroxabana e a apixabana são os únicos anticoagulantes orais diretos que podem ser usados em monoterapia sem a necessidade de uso prévio de heparina. Por outro lado, o uso de dabigatrana, inibidor direto da trombina, ou do inibidor do fator Xa edoxabana não tem eficácia comprovada em monoterapia e seu uso deve ser precedido pelo período de 5 dias de heparina antes da transição para a terapia oral.

Os resultados dos ensaios RE-LY (dabigatrana), ARISTOTLE (apixabana) e ROCKET AF (rivaroxabana) chegaram a conclusões semelhantes quanto à comparação com a varfarina e encontraram redução significativa de AVEi e embolia sistêmica. Entretanto, os novos anticoagulantes não antagonistas da vitamina K apresentaram risco menor de sangramento com repercussão clínica, risco menor de AVE hemorrágico e redução da mortalidade por todas as causas.

As vantagens dos novos anticoagulantes são: risco menor de hemorragia intracraniana, menor interação com outros medicamentos e alimentos e pico de efeito entre 1 e 4 horas após a ingestão, além de não ser necessário o monitoramento do INR. No entanto, ainda são poucos os dados referentes aos efeitos colaterais potenciais e sobre a eficácia e segurança em pacientes com doença renal crônica terminal. Além disso, o custo mais elevado e a falta de exames para monitoramento são algumas desvantagens.

Por outro lado, a varfarina possui antídotos para reversão em caso de sangramento com risco de morte, como o plasma fresco congelado e a vitamina K, ao passo que os inibidores diretos da trombina e do fator Xa necessitam de terapias mais complexas (concentrados do complexo protrombínico de três ou quatro fatores, hemodiálise e terapia com anticorpos monoclonais). Os novos anticoagulantes orais promovem uma reversão relativamente rápida após sua descontinuação, mas nos casos de emergência estão disponíveis antídotos específicos para reverter os efeitos da dabigatrana (idarucizumabe; Praxbind®) e dos inibidores do fator Xa (andexanet alfa; AndexXa®).

Eventos tromboembólicos podem ocorrer mesmo em vigência de anticoagulação, e alguns fatores preditivos podem sugerir falha terapêutica, como a presença de trombo constatado em ecocardiograma transesofágico, INR frequentemente subterapêutico, níveis elevados de d-dímero, dificuldade de adesão ao tratamento e interações entre medicamentos e alimentos.

Alguns fármacos podem inibir o metabolismo da CYP3A4 ou o efluxo P-gp e potencializar o efeito anticoagulante dos novos agentes, como claritromicina, ritonavir, cetoconazol, itraconazol e verapamil. Por outro lado, medicamentos indutores podem diminuir sua ação, como fenitoína, carbamazepina e rifampicina.

A administração de anticoagulantes orais diretos por sondas de alimentação varia de acordo com o agente empregado. A apixabana pode ser triturada e diluída em água; no entanto, as cápsulas de dabigatrana não devem ser abertas devido ao aumento da exposição ao medicamento.

A comparação entre os anticoagulantes orais é mostrada no Quadro 32.6.

■ TRANSIÇÃO ENTRE ANTICOAGULANTES

Mudança de anticoagulantes orais não antagonistas de vitamina K para varfarina

Os pacientes em uso de novos anticoagulantes orais que terão sua terapia modificada para varfarina podem fazer uso concomitante por período de 2 dias até a suspensão do anticoagulante oral inicial. Especificamente durante a transição entre apixabana e varfarina, o uso simultâneo deverá ser realizado até ser alcançado INR > 2. Uma opção pode ser, após a suspensão do anticoagulante prévio, iniciar a administração de anticoagulante parenteral e varfarina e, ao ser atingido INR aceitável, suspender o anticoagulante parenteral.

Mudança de varfarina para anticoagulantes orais não antagonistas de vitamina K

Segundo as instruções contidas nas informações de prescrição aprovadas para dabigatrana e apixabana, esses medicamentos podem ser iniciados em caso de INR < 2 após a suspensão da varfarina. Conforme o estudo ROCKET-AF, a rivaroxabana pode ser iniciada em caso de INR < 3.

Mudança entre diferentes anticoagulantes orais não antagonistas de vitamina K

Após a interrupção do anticoagulante inicial, a nova medicação pode ser iniciada no horário habitual da próxima dose do anticoagulante.

■ MANEJO PERIOPERATÓRIO

Os idosos podem apresentar desfechos desfavoráveis associados à descontinuidade do uso de anticoagulantes de maneira transitória em razão do aumento do risco de eventos tromboembólicos. Os principais fatores que aumentam o risco tromboembólico perioperatório são FA, próteses valvares cardíacas e TEV ou arterial nos últimos 3 meses. Nos pacientes com história de AVE recente ou embolia pulmonar recente (< 1 mês), se possível, é preferível adiar a cirurgia até que o risco retorne à linha de base.

Por outro lado, o uso de anticoagulação contínua aumenta o risco de sangramento associado a procedimentos invasivos. Os pacientes com disfunção renal e os idosos apresentam risco mais elevado de sangramento, necessitam de maior hemostasia perioperatória e, consequentemente, podem permanecer mais tempo com a interrupção do anticoagulante. O uso de medicamentos que interferem na função plaquetária, como AAS e anti-inflamatórios não esteroides, deve ser evitado nos idosos em virtude do risco de sangramento, exceto naqueles com indicação bem definida nos quais o benefício do uso supere o risco, como em casos de AVE recente, síndromes coronarianas agudas e implante de *stent*.

A decisão de interromper o uso de anticoagulantes para cirurgia deve ser realizada no menor intervalo e com maior segurança para o paciente. Ainda não há muitos estudos que possam nortear o uso de NOAC nesses pacientes, porém especialistas fazem algumas sugestões (Quadro 32.7).

Quadro 32.6 Comparação das opções de anticoagulantes orais

	Varfarina (Coumadin®)	Dabigatrana (Pradaxa®)	Rivaroxabana (Xarelto®)	Apixabana (Eliquis®)	Edoxabana (Savaysa®)	Betrixabana (Bevyxxa®)
Aprovação pelo FDA	1982	2010	2011	2012	2015	2017
Condições aprovadas para uso	Prevenção de AVE em pacientes com FA não valvar Tratamento e prevenção secundária de TEV	Prevenção de AVE em pacientes com FA não valvar Tratamento e prevenção secundária de TEV Prevenção de TEV após artroplastia de quadril	Prevenção de AVE em pacientes com FA não valvar Tratamento e prevenção secundária de TEV Prevenção de TEV após artroplastia de quadril e joelho	Prevenção de AVE em pacientes com FA não valvar Tratamento e prevenção secundária de TEV Prevenção de TEV após artroplastia de quadril e joelho	Prevenção de AVE em pacientes com FA não valvar Tratamento e prevenção secundária de TEV	Prevenção de TEV em pacientes hospitalizados
Opções de dosagem	Dose variável	75, 110 ou 150mg	10, 15 ou 20mg	2,5 ou 5mg	15, 30 ou 60mg	40 ou 80mg
Frequência de dose	1×/dia	2×/dia	2×/dia por 21 dias, seguido por 1×/dia	2×/dia	1×/dia	1×/dia
Início de ação	Alguns dias	Algumas horas	Algumas horas	Algumas horas	Algumas horas	Algumas horas
Função renal	Não interfere na dose	Interfere na dose	Interfere na dose	Interfere na dose	Interfere na dose	Interfere na dose
Efeito com alimentos	Fazer dieta pobre em vitamina K	–	Tomar comprimido com a refeição	–	–	Tomar no mesmo horário todos os dias com a refeição
Interações medicamentosas	Muitas	Algumas	Algumas	Algumas	Algumas	Algumas
Monitoramento laboratorial	Sim	Não	Não	Não	Não	Não
Agentes para reversão	Sim Vitamina K Plasma fresco congelado Complexo protrombínico	Sim Idarucizumabe (Praxbind®)	Sim Andexanet alfa Complexo protrombínico na emergência	Sim Andexanet alfa Complexo protrombínico na emergência	Sim Andexanet alfa Complexo protrombínico na emergência	Sim Andexanet alfa Complexo protrombínico na emergência

AVE: acidente vascular encefálico; FA: fibrilação atrial; TEV: tromboembolismo venoso.

Quadro 32.7 Manejo perioperatório dos pacientes em uso de novos anticoagulantes orais

Anticoagulante	Tempo da última dose antes da cirurgia - Risco alto de sangramento	Tempo da última dose antes da cirurgia - Risco baixo de sangramento	Tempo de retorno após a cirurgia - Risco alto de sangramento	Tempo de retorno após a cirurgia - Risco baixo de sangramento
Dabigatrana	3 a 5 dias*	2 a 3 dias*	48 a 72 horas	24 horas
Rivaroxabana	3 dias	2 dias		
Apixabana	3 dias	2 dias		
Edoxabana	3 dias	2 dias		

*Intervalos maiores para pacientes com *clearance* de creatinina entre 30 e 50mL/min.

Os pacientes em uso de varfarina devem suspender a medicação 5 dias antes da cirurgia e alcançar INR ≤ 1,4. Cabe ressaltar que os idosos podem demorar mais tempo para alcançar um INR normal. O fármaco deverá ser reintroduzido na mesma dose em 12 a 24 horas após a cirurgia e deverá alcançar INR entre 2 e 3.

A anticoagulação em ponte pode ser realizada no pré-operatório ou no pós-operatório em indivíduos com risco tromboembólico muito alto com interrupção prolongada do anticoagulante de uso prévio (geralmente varfarina). Os pacientes com risco elevado de sangramento no pós-operatório devem evitar a anticoagulação em ponte.

Em geral, a HBPM é o agente de escolha, na dose de 1mg/kg 2×/dia até 24 horas antes do procedimento. Para os pacientes com insuficiência renal, a HNF endovenosa ou subcutânea (250UI/kg 2×/dia) é a opção. A anticoagulação deve retornar 24 horas após o procedimento ou em 48 a 72 horas caso os pacientes tenham sido submetidos a cirurgia de grande porte ou a procedimento com alto risco de sangramento. Os novos anticoagulantes orais não são usados na anticoagulação em ponte.

As condições em que pode ser indicada consistem em:

- AVE embólico ou evento embólico sistêmico nos últimos 3 meses.
- Valva mitral mecânica.
- Valva aórtica mecânica e fatores de risco adicionais para AVE.
- FA e risco muito elevado de AVE (AVE ou embolia sistêmica nas 12 semanas anteriores, doença cardíaca valvar reumática com estenose mitral, escore CHADs-VASc elevado).

- TEV nos últimos 3 meses (pré e pós-operatório).
- Uso de *stent* coronariano nas últimas 12 semanas.
- Tromboembolismo prévio durante a interrupção de anticoagulação crônica.

O implante temporário de filtro de veia cava inferior está indicado em pacientes com TEV agudo recente (até 4 semanas) que exigem a interrupção da anticoagulação para uma cirurgia importante.

Em procedimentos emergenciais ou em caso de sangramento perioperatório, pode ser necessária a reversão do efeito do anticoagulante de uso prévio. No tratamento de sangramento grave com risco de morte ou sangramento potencial grave com elevação de INR, devem ser utilizados agentes de reversão imediata, como concentrados de complexo protrombínico e produtos plasmáticos.

■ MANEJO DE SANGRAMENTO EM USO DOS NOVOS ANTICOAGULANTES ORAIS

O risco de hemorragia grave com os novos anticoagulantes orais é baixo, mas há registros de eventos hemorrágicos graves. Essa classe de medicamentos inibe os fatores de coagulação de maneira reversível e tem meia-vida mais curta que a varfarina. Sangramento maior pode ser definido como o sangramento associado a queda de hemoglobina (> 2 pontos), necessidade de transfusão de duas ou mais unidades de concentrado de hemácias, necessidade de abordagem cirúrgica ou sangramento fatal ou que envolve um sítio anatômico crítico.

O medicamento deverá ser descontinuado imediatamente em caso de hemorragia grave ou potencialmente catastrófica, podendo haver a necessidade de transfusão de hemoderivados, terapias pró-hemostáticas e abordagem cirúrgica ou endoscópica, a depender do local do sangramento. Pequenos sangramentos geralmente podem ser controlados com medidas hemostáticas locais.

A monitoração laboratorial de rotina não é necessária, mas testes de coagulação podem ser úteis nos indivíduos com sangramento em uso do fármaco, com suspeita de superdosagem ou necessidade de cirurgia de emergência. Cabe ressaltar que testes de coagulação normais não eliminam a necessidade de intervenções de urgência. Além disso, é importante realizar exames como hemograma e avaliação das funções renal e hepática. O tempo de coagulação de ecarina é o melhor método para avaliação do risco de sangramento em caso de uso de dabigabrana, mas o teste não se encontra disponível com frequência, e a atividade antifator Xa é o exame ideal para a avaliação do risco de sangramento nos pacientes que usam rivaroxabana e apixabana.

Os pacientes com sangramento maior em uso de dabigatrana podem receber agentes antifibrinolíticos (ácido tranexâmico, ácido épsilon-aminocaproico) e, em quadros ameaçadores à vida, um agente de reversão específico, o idarucizumabe, um fragmento de anticorpo monoclonal antidabigatrana humanizado. Se o antídoto não estiver disponível, deverá ser administrado o complexo protrombínico ativado. A hemodiálise pode estar indicada caso o potencial de remoção significativa de medicamentos seja alto. A administração de carvão ativado por via oral pode ser realizada se a última dose da medicação foi tomada nas 2 últimas horas.

Para os pacientes em uso de qualquer inibidor do fator Xa em vigência de evento hemorrágico maior, além da suspensão do anticoagulante, deve ser administrado um agente antifibrinolítico (ácido tranexâmico, ácido épsilon-aminocaproico). O uso de carvão ativado também pode ser realizado caso a última dose do anticoagulante tenha sido administrada recentemente (rivaroxabana em 8 horas, apixabana em 6 horas e edoxabana em 2 horas). Os inibidores diretos do fator Xa não podem ser dialisados. Para os indivíduos com risco iminente de morte, deve ser usado o andexanet alfa (fator Xa cataliticamente inativo); entretanto, se não estiver disponível, o complexo protrombínico é uma boa opção.

■ CONSIDERAÇÕES FINAIS

A anticoagulação é um grande desafio em geriatria. Os idosos são as principais vítimas de consequências graves dos eventos tromboembólicos. No entanto, essa população é subtratada por apresentar maior polifarmácia, múltiplas comorbidades, comprometimento cognitivo e risco de quedas e sangramento. A idade não é contraindicação à terapia anticoagulante, a qual diminui a mortalidade e aumenta a sobrevida livre de incapacidade.

Por muitos anos os antagonistas da vitamina K foram a única opção para a prevenção de AVE e embolia sistêmica. Os novos anticoagulantes orais são uma excelente escolha para os pacientes idosos, em razão de sua eficácia semelhante, risco menor ou igual de sangramento, risco menor de hemorragia intracraniana, menor interação medicamentosa e alimentar e por não precisar de monitoramento laboratorial.

Bibliografia

Anderson DR, Dunbar M, Murnaghan J et al. Aspirin or rivaroxaban for VTE prophylaxis after hip or knee arthroplasty. N Engl J Med 2018; 378:699.

Chan NC, Coppens M, Hirsh J et al. Real-world variability in dabigatran levels in patients with atrial fibrillation. J Thromb Haemost 2015; 13:353.

Connolly S, Pogue J, Hart R et al. Clopidogrel plus aspirin versus oral anticoagulation for atrial fibrillation in the Atrial fibrillation Clopidogrel Trial with Irbesartan for prevention of vascular events (ACTIVE W): a randomised controlled trial. Lancet 2006; 367:1903.

Connolly SJ, Ezekowitz MD, Yusuf S et al. Dabigatran versus warfarin in patients with atrial fibrillation. N Engl J Med 2009; 361:1139.

European Medicines Agency. Summary of Product Characteristics. Disponível em: http://www.ema.europa.eu/docs/en_GB/document_library/EPAR_-_Product_Information/human/002148/WC500107728.pdf). Acesso em: 5/3/2019.

Food and Drug Administration. FDA Drug Safety Communication: FDA study of Medicare patients finds risks lower for stroke and death but higher for gastrointestinal bleeding with Pradaxa (dabigatran) compared to warfarin. Disponível em: http://www.fda.gov/Drugs/DrugSafety/ucm396470.htm. Acesso em: 5/3/2019.

Granger CB, Alexander JH, McMurray JJ et al. Apixaban versus warfarin in patients with atrial fibrillation. N Engl J Med 2011; 365:981.

Gulseth MP, Wittkowsky AK, Fanikos J et al. Dabigatran etexilate in clinical practice: confronting challenges to improve safety and effectiveness. Pharmacotherapy 2011; 31:1232.

Holbrook A, Schulman S, Witt DM et al. Evidence-based management of anticoagulant therapy: Antithrombotic therapy and prevention of thrombosis. American College of Chest Physicians Evidence-Based Clinical Practice Guidelines. 9. ed. Chest 2012; 141:e152S.

Kearon C, Akl EA, Comerota AJ et al. Antithrombotic therapy for VTE disease: Antithrombotic therapy and prevention of thrombosis. American College of Chest Physicians Evidence-Based Clinical Practice Guidelines. 9. ed. Chest 2012; 141:e419S.

Martin K, Beyer-Westendorf J, Davidson BL et al. Use of the direct oral anticoagulants in obese patients: guidance from the SSC of the ISTH. J Thromb Haemost 2016; 14:1308.

Moore KT, Kröll D. Influences of obesity and bariatric surgery on the clinical and pharmacologic profile of rivaroxaban. Am J Med 2017; 130:1024.

Patel MR, Mahaffey KW, Garg J et al. Rivaroxaban versus warfarin in nonvalvular atrial fibrillation. N Engl J Med 2011; 365:883.

Robertson L, Jones LE. Fixed dose subcutaneous low molecular weight heparins versus adjusted dose unfractionated heparin for the initial treatment of venous thromboembolism. Cochrane Database Syst Rev 2017; 2:CD001100.

Insuficiência Mitral e Estenose Aórtica

Marcelo Bettega
Flávio Tarasoutchi
Antonio Carlos Bacelar Nunes Filho

CAPÍTULO 33

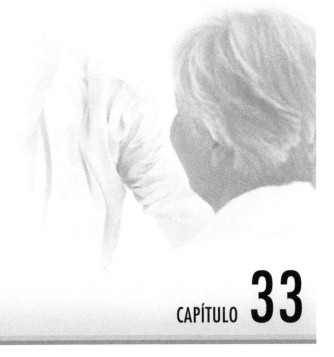

■ INSUFICIÊNCIA MITRAL

A insuficiência mitral (IM) é uma das valvopatias de mais difícil abordagem em decorrência da estrutura complexa do aparelho valvar mitral. Sua competência depende da integridade de seus componentes: folhetos, cordas tendíneas, músculos papilares, ventrículo esquerdo (VE), átrio esquerdo (AE) e anel valvar, bem como da pré-carga e pós-carga ventricular. Geometria, diâmetro e função ventricular esquerda têm importância crucial na competência dessa valva.

Sempre que for considerada a presença de IM, convém avaliar o contexto em que ocorre, sobretudo em relação à velocidade de instalação da doença (crônica ou aguda), assim como determinar as características fisiopatológicas e clínicas do paciente.

Etiologia

A IM é a segunda valvopatia mais frequente na população geral, atrás apenas da estenose aórtica, e se apresenta de maneiras variadas, podendo ser classificada do seguinte modo:

- **Primária ou orgânica:** a disfunção morfológica do aparato valvar é a causa primária da IM, decorrente de calcificação e retração das cúspides, fusão comissural, alterações das propriedades elásticas ou ruptura de cordoalhas tendíneas.
- **Secundária ou funcional:** o aparato valvar é morfologicamente normal, mas alterações geométricas do VE com ou sem dilatação do anel valvar, em geral por miocardiopatia dilatada ou isquêmica, ocasionam disfunção da valva.

Alterações decorrentes da febre reumática que levam a espessamento e retração dos folhetos e/ou das cordas tendíneas ainda constituem a causa mais comum de IM no Brasil. A degeneração mixomatosa e o prolapso da valva mitral (PVM), assim como a dilatação do anel valvar secundária às miocardiopatias dilatadas e às alterações isquêmicas, também são causas frequentes de regurgitação valvar.

Fisiopatologia

A IM crônica consiste em uma sobrecarga de volume imposta ao AE e ao VE. Em razão dos mecanismos adaptativos, hipertrofia excêntrica e dilatação das cavidades esquerdas, o coração consegue acomodar o volume regurgitante e manter o débito cardíaco durante muitos anos, e o paciente habitualmente permanece assintomático. Na fase compensada, o volume diastólico final é aumentado e o volume sistólico final se mantém normal ou até mesmo reduzido em virtude da facilidade de esvaziamento do VE pela via de saída através da valva mitral incompetente. Por essa razão, a fração de ejeção do VE (FEVE) é superestimada.

O diâmetro e a função do VE são utilizados para definir em qual estágio o paciente com IM se encontra:

- **Estágio compensado:** o paciente é assintomático e tem diâmetro sistólico final < 40mm e FE > 60%.
- **Estágio descompensado:** o diâmetro sistólico do VE ultrapassa 45mm e a FE cai abaixo de 60%.
- **Fase intermediária:** é a fase entre os dois estágios anteriores.

Manifestações clínicas

Em geral, os pacientes permanecem assintomáticos durante anos. Os sintomas aparecem em decorrência da gravidade da regurgitação e da repercussão no nível pulmonar ou cardíaco.

Dispneia, fraqueza, tosse, palpitação e dor torácica atípica são os sintomas mais comuns. Fenômenos embólicos, tosse, hemoptise e insuficiência cardíaca direita aparecem nas fases mais avançadas da doença.

Ao exame físico, nota-se um pulso arterial cheio e amplo, podendo reduzir sua amplitude em um paciente com IM importante ou com disfunção de VE significativa associada. O *ictus* apical é um pouco desviado para a esquerda em razão do aumento do VE.

O principal dado propedêutico da IM é sua ausculta característica. Ausculta-se um sopro holossistólico regurgitativo, mais audível em decúbito lateral esquerdo e no ápice.

Quando a IM é decorrente de alteração do folheto posterior, o sopro se irradia para a região esternal e a base do pescoço, lembrando um sopro de estenose aórtica. Quando causada por alteração do folheto anterior, o sopro se irradia para a região da axila e dorsal do tórax.

A intensidade é constante, e a duração do sopro costuma guardar boa relação com a gravidade da valvopatia. Situações que aumentem a pós-carga do VE (manobra de *handgrip* e vasopressores) ampliam o volume regurgitante e consequentemente a intensidade do sopro, enquanto a manobra de Valsalva diminui a intensidade do sopro.

Em pacientes com outra valvopatia importante (p. ex., estenose aórtica ou insuficiência tricúspide, quando a ausculta pode ser mal interpretada), ou ainda apresentando disfunção de VE ou IM isquêmica, é comum a ausência de propedêutica significativa (IM silenciosa).

Nos pacientes com PVM, estalido ou clique mesossistólico é o achado clínico típico. O sopro sistólico inicia logo após o estalido. Nos casos de PVM com IM importante, o clique se aproxima da primeira bulha (B1) e aumenta a duração do sopro (holossistólico). A diminuição do volume do VE aproxima o clique de B1 e consequentemente agrava a IM. Por outro lado, situações que aumentem o volume do VE afastam o clique de B1 e consequentemente reduzem a gravidade da IM. Em caso de ruptura de cordoalha, o sopro assume um timbre piante.

A B1 é comumente hipofonética, podendo ser normofonética em casos de PVM com regurgitação leve a moderada. Nos casos de dupla lesão valvar mitral, a B1 pode ser hiperfonética. A segunda bulha, por sua vez, pode ser desdobrada com aumento do componente P2 em casos mais avançados com hipertensão pulmonar secundária.

Exames complementares

O eletrocardiograma pode mostrar a chamada onda P *mitralis*. Trata-se de sinal de sobrecarga do AE e há importante amplitude da onda P, entalhada e com fase negativa exuberante em V1. É comum também sobrecarga de VE com aumento da amplitude do QRS em derivações esquerdas e muitas vezes distúrbios de condução. A fibrilação atrial (FA) é fenômeno muito frequente, principalmente em casos mais avançados, em que o aparecimento de hipertensão arterial pulmonar (HAP) pode desviar o eixo de QRS para a direita e sinalizar sobrecarga ventricular direita.

À radiografia de tórax, nota-se aumento da área cardíaca à custa de câmaras esquerdas. Pode haver abaulamento da artéria pulmonar e quarto arco, decorrentes de HAP e dilatação acentuada do AE, respectivamente. Nas fases descompensadas, observam-se congestão pulmonar e aumento das cavidades direitas.

O ecocardiograma com Doppler é essencial para a avaliação do mecanismo da regurgitação e da repercussão hemodinâmica, fornecendo dados sobre anatomia valvar, grau de regurgitação, diâmetros das cavidades cardíacas, função do VE e presença de HAP.

O grau de regurgitação é avaliado por diversos métodos, dentre os quais: cálculo da largura da *vena contracta*, área do orifício regurgitante efetivo (ORE), volume regurgitante, fração regurgitante, presença de fluxo reverso em veias pulmonares e relação entre área do jato regurgitante e AE. Desses métodos, o mais acurado para predição de sobrevida livre de eventos cardiovasculares é a área do ORE, que deve ser mensurada utilizando o método *Proximal Isovelocity Surface Area* (PISA).

No Quadro 33.1 podem ser encontrados os valores referentes à regurgitação discreta, moderada ou importante.

O teste ergométrico e a ergoespirometria podem ser úteis na avaliação da capacidade funcional dos pacientes com sintomas duvidosos de insuficiência cardíaca (IC).

O estudo hemodinâmico tem papel limitado no diagnóstico e acompanhamento do paciente com IM, devendo ser solicitado quando for indicado o tratamento cirúrgico com o objetivo de avaliar as artérias coronarianas. Atualmente, é muito incomum a solicitação da ventriculografia esquerda para avaliação do grau de regurgitação valvar. Esse método está reservado para os casos em que há discordância entre os achados clínicos e ecocardiográficos e há a possibilidade de tratamento cirúrgico, seja para alívio dos sintomas, seja para preservação da função do VE.

História natural e estágios evolutivos

A etiologia da IM tem impacto na evolução dos pacientes. Por exemplo, os pacientes com o mesmo grau de regurgitação e função ventricular esquerda semelhante têm prognósticos diferentes quando se leva em consideração a etiologia da doença.

Em um estudo realizado por Enriquez-Sarano e cols. (1999), o diagnóstico anatômico estabelecido por meio do ecocardiograma transesofágico (ETE) mostrou ótima correlação com o prognóstico do paciente em curto e longo prazo e com a possibilidade de realização de plástica mitral. Os pacientes com IM decorrente de degeneração mixomatosa apresentaram sobrevida pós-operatória significativamente maior em 6 anos que aqueles com IM reumática, nos quais a sobrevida foi maior que nos casos de etiologia isquêmica ou dilatada (85 ± 3%, 64 ± 9%, 46 ± 9%, respectivamente). A análise multivariada desses resultados identificou a classificação anatômica obtida pelo ETE como um fator independente de mortalidade

Quadro 33.1 Parâmetros ecocardiográficos para definição de insuficiência mitral (IM) importante

	IM discreta	IM moderada	IM importante
ORE (PISA)	< 0,2cm^2	0,2 a 0,4cm^2	> 0,4cm^2
Volume regurgitante	< 30mL	30 a 60mL	> 60mL
Fração regurgitante	–	–	> 50%
Relação área do jato/ área do átrio esquerdo	< 20%	20 a 40%	> 40%
Largura da *vena contracta*			> 7mm
Fluxo reverso em veias pulmonares	Ausente	Ausente	Presente

ORE: orifício regurgitante efetivo; PISA: *Proximal Isovelocity Surface Area*.

cirúrgica, realização de plástica e sobrevida tardia mesmo quando ajustado para idade, sexo e função ventricular esquerda.

O grau de regurgitação mitral também é relevante na evolução do paciente com IM. A sobrevida livre de eventos do paciente com PVM é negativamente afetada caso o grau de regurgitação seja moderado ou importante.

Outro estudo realizado por Enriquez-Sarano e cols. (2005), com 456 pacientes assintomáticos, mostrou que a curva de sobrevida livre de eventos cardíacos (morte de causa cardíaca, IC congestiva ou FA) foi significativamente menor nos pacientes com ORE ≥ 0,4cm² que naqueles com orifício ≥ 0,2cm² (15 ± 4% versus 62 ± 8%). A morte súbita, nem sempre lembrada em casos de IM, é muito mais frequente nos pacientes com ORE > 0,4cm².

Outro importante preditor de desfechos clínicos nos pacientes com IM primária é o volume do AE indexado pela superfície corporal (VAEI). Pacientes com VAEI > 60mL/m² apresentaram menor sobrevida em 5 anos quando comparados àqueles com VAEI < 40mL/m² (53 ± 9% versus 90 ± 3%), assim como risco cinco vezes maior de desenvolver eventos cardiovasculares quando manejados clinicamente (Le Torneau, 2010).

A diretriz do American College of Cardiology/American Heart Association (ACC/AHA) de 2017 descreve estágios evolutivos da IM para melhor caracterização anatômica e funcional, orientando a abordagem cirúrgica:

- **Estágio A:** pacientes em risco de evoluir com IM (p. ex., PVM sem insuficiência).
- **Estágio B:** pacientes com IM progressiva (IM leve a moderada).
- **Estágio C:** pacientes com IM importante assintomáticos:
  – C1 (FE > 60% e diâmetro sistólico de VE < 40mm);
  – C2 (FE ≤ 60% e diâmetro sistólico de VE ≥ 40mm).
- **Estágio D:** pacientes com IM importante sintomáticos.

Acompanhamento clínico

Nos pacientes com IM, a precisão da classe funcional obtida por meio da história clínica e do exame físico, a classificação anatômica e o grau da regurgitação obtidos pelo ecocardiograma com Doppler são de fundamental importância para nortear o manejo do paciente.

O ecocardiograma com Doppler deve ser realizado de maneira evolutiva e sistemática em todos os pacientes com IM crônica e é útil na avaliação do diagnóstico, da etiologia e do prognóstico. O ecocardiograma transtorácico (ETT) pode prover as informações necessárias sobre o mecanismo da regurgitação, detalhando o aspecto dos folhetos, do anel e do aparelho subvalvar, assim como o grau de regurgitação, tanto de maneira qualitativa como quantitativa, e fornecer dados sobre os diâmetros das cavidades cardíacas e a função de VE. Embora não seja realizada de rotina, a avaliação da função ventricular direita tem valor prognóstico e impacto na sobrevida dos pacientes com IM importante.

Segundo as recomendações do ACC/AHA, o paciente com IM importante deve ser avaliado clinicamente com radiografia de tórax e eletrocardiograma a cada 6 a 12 meses ou assim que perceber qualquer mudança na sintomatologia. O ecocardiograma com Doppler deve ser repetido a cada 6 meses se os diâmetros estiverem progredindo ou próximos dos recomendados para indicação cirúrgica.

O ETE não está indicado para avaliação de rotina do paciente com IM crônica. No entanto, uma avaliação pré-operatória do mecanismo da IM e das alterações do aparelho subvalvar deve ser considerada em casos selecionados. A avaliação intraoperatória dos pacientes submetidos à plástica mitral é ideal e deve ser realizada em todos os serviços com disponibilidade do método.

Vários índices de contratilidade ventricular obtidos de maneira invasiva e não invasiva têm sido relacionados com o prognóstico dos pacientes, porém a FEVE permanece como um simples e fiel indicador de sobrevida. Quando a FE cai abaixo de 60% mesmo em pacientes assintomáticos, a sobrevida após a troca valvar ou a plástica valvar é inferior à dos pacientes operados com FE > 60%.

O diâmetro sistólico final do VE (DSVE) > 40mm e a presença de FA persistente ou recorrente comprometem a sobrevida pós-operatória mesmo em pacientes com FE preservada. Além disso, a persistência da FA impõe a necessidade de uso permanente do anticoagulante oral. Diâmetro do AE > 50mm e duração da FA > 3 meses são fatores preditores de persistência da FA no pós-operatório.

Tratamento medicamentoso

O uso de vasodilatadores tem sido proposto para alterar a pós-carga e, em certo grau, a pré-carga de portadores de IM oligossintomáticos ou assintomáticos. O objetivo seria prolongar o período de evolução clínica e retardar a indicação de tratamento cirúrgico. No entanto, os estudos que avaliaram os vasodilatadores, principalmente os inibidores da enzima de conversão de angiotensina (IECA), não demonstraram nenhum benefício. Os estudos até o momento foram realizados por curto período (até 1 ano), não sendo possível afirmar qualquer benefício no longo prazo. À exceção dos pacientes com hipertensão arterial sistêmica, vasodilatadores não devem ser prescritos para os pacientes com IM importante, assintomáticos e com função VE normal. Do mesmo modo, não há indicação de diuréticos ou digitálicos.

Se houver algum sinal de congestão pulmonar ou periférica, o tratamento com vasodilatador e diurético deve ser iniciado e indicada a correção cirúrgica. Mesmo que o paciente retorne à classe funcional I ou II de IC, o tratamento cirúrgico se revela superior ao tratamento clínico, não devendo, portanto, ser postergado.

Profilaxia para febre reumática e endocardite infecciosa

A manutenção clínica do paciente assintomático com IM crônica de origem reumática consta da profilaxia para febre reumática até pelo menos 40 anos de idade ou mesmo por toda a vida, se houver evidência de contato com portadores do *Streptococcus pyogenes*, como professores, militares ou profissionais da saúde, ou ainda a demonstração de atividade reumática subclínica com a interrupção da penicilina benzatina. Todos os pacientes devem ser orientados a manter boa higiene oral para prevenir cáries e infecções periodontais.

A profilaxia para endocardite infecciosa nos pacientes com IM e que se submetem a intervenções que possam cursar com bacteriemia é controversa. Já houve a proposição de que os pacientes com valvopatia não necessitariam de antibioticoterapia antes de procedimentos odontológicos, geniturinários ou do trato digestório. No entanto, de acordo com as peculiaridades da população, a diretriz brasileira indica a realização de profilaxia de rotina principalmente nos pacientes com IM de etiologia reumática e nos portadores de regurgitação moderada a importante.

Tratamento da insuficiência mitral crônica

A indicação cirúrgica nos pacientes com IM importante e crônica é fundamentada na avaliação dos seguintes dados: certificar-se de que há uma valvopatia anatomicamente importante, determinar a etiologia da valvopatia, determinar a presença de sintomas atribuíveis a essa valvopatia, avaliação de complicadores anatômicos ou funcionais na ausência de sintomas – a saber, disfunção ventricular esquerda, remodelamento de VE, história de FA, sinais de HAP – e, se indicado, determinar o tipo de intervenção.

A Atualização das Diretrizes Brasileiras de Valvopatias, publicada em 2017, sugere cinco passos para a avaliação da IM:

- **Passo 1:** determinar se há valvopatia importante.
- **Passo 2:** determinar a etiologia.
- **Passo 3:** avaliar se os sintomas são atribuíveis à doença valvar.
- **Passo 4:** avaliar a sintomatologia e a presença de complicadores.
- **Passo 5:** avaliar a necessidade de intervenção cirúrgica.

O primeiro passo consiste em determinar se há valvopatia anatomicamente importante mediante a junção dos dados da ausculta cardíaca com a propedêutica complementar – ETT e ETE (se necessário para estabelecer etiologia e mecanismo) – e mais recentemente a ressonância magnética (RM) cardíaca, que vem ganhando espaço na avaliação de lesões valvares regurgitantes e cardiopatias estruturais.

O primeiro passo é de extrema importância, uma vez que os casos leves a moderados de IM raramente têm indicação cirúrgica. Em caso de sintomatologia exuberante, cabe considerar outro diagnóstico ou a reavaliação da gravidade com outros métodos (ETE, RM, ventriculografia convencional ou por radioisótopos).

O segundo passo consiste em determinar a etiologia. Novamente, a semiologia oferece pistas importantes sobre a etiologia a ser levada em consideração a depender da característica do sopro. Aquele irradiado para a base do coração ou para o dorso sugere prolapso mitral posterior e anterior, respectivamente. O sopro que se irradia para as linhas axilares sugere etiologia degenerativa ou reumática. Um sopro de timbre piante, agudo, sugere ruptura de cordoalha tendínea. Por sua vez, uma propedêutica discreta, juntamente com ecocardiograma atestando refluxo importante e disfunção segmentar ou tracionamento (*tethering*) das cúspides, fala a favor de IM funcional ou secundária.

O terceiro passo consiste em assegurar que o paciente apresenta sintomas atribuíveis à valvopatia. A diretriz é clara nesse ponto, pois não é incomum que o paciente seja estigmatizado como cardiopata por apresentar um refluxo valvar discreto e sintomas como dispneia ou dor torácica, que na verdade têm outra etiologia, como doença coronariana associada à IM ou estenose aórtica não importantes, descobertas de maneira incidental em investigação de rotina, dispneia em pacientes com doença pulmonar obstrutiva crônica ou dor torácica secundária a refluxo gastroesofágico. Nesse sentido, é importante associar a certeza do diagnóstico anatômico de valvopatia anatomicamente importante à ausculta e ao exame complementar com a ausência de outra causa que o justifique.

O quarto passo, caso o paciente seja assintomático, consiste em avaliar a presença de complicadores anatômicos/funcionais, que são:

- FE ≤ 60%.
- DSVE ≥ 40mm.
- Sinais de HAP com pressão sistólica de artéria pulmonar (PSAP) ≥ 50mmHg.
- FA de início recente.

Inicialmente, convém se assegurar de que o paciente é realmente assintomático durante a realização de tarefas do cotidiano de uma vida normal e ativa para a idade.

A história deve ser embasada por perguntas sobre as atividades diárias do paciente e o grau de dificuldade para sua realização, sempre lembrando que algumas vezes os pacientes limitam suas atividades físicas e se dizem assintomáticos.

Os pacientes em classe funcional III ou IV têm sobrevida pós-operatória inferior àqueles operados com classes funcionais I e II. Por essa razão, se o paciente se tornar sintomático em qualquer momento da evolução, o tratamento cirúrgico está indicado mesmo que ele retorne à classe funcional I ou II após o uso de medicação ou que a função do VE esteja preservada (estágio D).

Em caso de dúvida sobre a classe funcional do paciente, o teste de esforço está indicado e pode fornecer informações objetivas não obtidas pela história clínica. A utilização da ergoespirometria com a finalidade de avaliar a capacidade funcional dos pacientes que se dizem assintomáticos ainda necessita de mais esclarecimentos.

Assim, a pesquisa dos complicadores é iniciada pela avaliação ecocardiográfica da função do VE e dos diâmetros das cavidades cardíacas. Se a função VE estiver preservada, ou seja, FE ≥ 60% com diâmetro sistólico do VE < 40mm, os pacientes podem ser mantidos clinicamente e supervisionados de modo rotineiro (estágio C1). A cirurgia está indicada em caso de FE < 60% ou diâmetro sistólico > 40mm (estágio C2). Convém confirmar esses achados em pelo menos dois ETT. Vale ressaltar que a maioria dos pacientes se torna sintomática à medida que seus diâmetros ventriculares aumentam ou ocorra a redução da FE para os valores supradescritos.

No estágio C1, cabe pesquisar a presença de complicações relacionadas com a IM (FA ou HAP). A presença de FA paroxística deve ser avaliada por meio de história clínica de palpitação ou Holter. O diâmetro atrial esquerdo também deve ser avaliado e, quando se aproxima de 50mm, aumenta a chance de episódios de FA.

A presença de HAP com PSAP ≥ 50mmHg no repouso ou > 60mmHg no exercício também é indicação de intervenção cirúrgica.

Uma vez que o paciente confirme ser portador de valvopatia importante com sintomas atribuíveis a ela ou apresente complicadores, o quinto passo consiste na decisão terapêutica. Caso se opte por intervenção, poderá ser realizada a correção cirúrgica ou intervenção transcateter, opção relativamente nova, porém já contemplada nas diretrizes americanas e brasileiras de 2017.

Intervenção cirúrgica: plástica *versus* troca valvar

A baixa morbimortalidade peri e pós-operatória dos pacientes submetidos à plástica da valva mitral, em contraste com a queda na sobrevida dos pacientes operados após o aparecimento dos sintomas ou após a deterioração da FE, levou alguns autores a indicarem a cirurgia para todos os pacientes com regurgitação mitral importante e com anatomia favorável, independentemente dos sintomas e da função do VE.

Por outro lado, mesmo nos centros mais especializados e com grande experiência, a plástica não se concretiza em cerca de 10% dos pacientes. Nesse contexto, não há evidência do benefício da cirurgia de troca valvar em virtude da taxa maior de complicações do procedimento. A plástica da valva mitral preserva a função do VE, melhora a sobrevida pós-operatória e evita as complicações decorrentes das próteses, devendo por isso, sempre que possível, ser realizada.

Intervenção transcateter: um novo horizonte terapêutico

Na prática clínica, podem ser encontrados pacientes sintomáticos com IM importante e FE muito reduzida (< 30%) em estágio tardio da doença valvar, os quais apresentam elevada morbimortalidade operatória, havendo dados divergentes e insuficientes sobre a melhora da sobrevida e até mesmo da qualidade de vida nesses pacientes.

Muitos desses casos incluem pacientes com IM por causa isquêmica, ou seja, IM funcional, quando o aparato valvar está íntegro, porém há disfunção segmentar e alteração geométrica do VE, ocasionando a regurgitação mitral.

É prática comum a correção da disfunção valvar secundária importante em conjunto com a revascularização do miocárdio. No entanto, a correção rotineira não aumenta a sobrevida dos pacientes. Portanto, só está indicada em pacientes muito sintomáticos refratários ao tratamento clínico.

Desde 2011, esse perfil de paciente pode se beneficiar de tratamentos menos invasivos que o tratamento cirúrgico combinado. O MitraClip, clipe percutâneo que coopta as cúspides, reduzindo o ORE e consequentemente o volume regurgitante, iniciou sua história clínica com o estudo EVEREST-II, que incluiu pacientes portadores de PVM.

O ensaio clínico mostrou que o MitraClip, em comparação com o tratamento cirúrgico convencional (plástica e troca valvar), reduziu significativamente as taxas de infarto não fatal, acidente vascular encefálico, sangramento maior, insuficiência renal e necessidade de transfusão em 30 dias, bem como apresentou taxas de mortalidade e reincidência de IM importante iguais às do grupo cirúrgico de 5 anos.

Já se sabia que o tratamento transcateter não era inferior ao tratamento cirúrgico da valvopatia primária, mas apenas com os estudos Mitra-FR (*Multicentre Study of Percutaneous Mitral Valve Repair MitraClip Device in Patients with Severe Secondary Mitral Regurgitation*) e COAPT (*Cardiovascular Outcomes Assessment of the MitraClip Percutaneous Therapy for Heart Failure Patients with Functional Mitral Regurgitation*), ambos publicados em 2018, foram apresentados os resultados da terapia por cateter em pacientes com IM secundária.

Enquanto o COAPT mostrou redução expressiva das re-hospitalizações por IC e da mortalidade em 2 anos, o Mitra-FR não obteve o mesmo resultado. Importantes discussões se seguiram à publicação dos dois estudos, com alguns grupos defendendo o procedimento e outros contrários à difusão do uso do MitraClip.

Atualmente, é consenso que a anatomia mitral deve ser favorável para que o procedimento seja indicado, com critérios ecocardiográficos específicos, porém ainda não é conhecido o paciente ideal, uma vez que algumas etiologias parecem responder melhor que outras.

Outros mecanismos de tratamento intervencionista de IM importante estão em fase de testes clínicos ou foram recentemente desenvolvidos e, por não fazerem parte do arsenal terapêutico do intervencionista mesmo nos EUA ou na Europa, não serão apresentados a fundo neste capítulo. Vale citar, no entanto, os sistemas CARILLON XE2, redutor do anel mitral por tração via cateterismo, Mitralign, que permite uma plicatura do anel posterior em até 17mm, e Cardioband, também redutor do anel por via transeptal.

A diretriz brasileira de 2017 caminha em linha com as recomendações americana e europeia e fornece recomendação IIa-B para o implante de MitraClip em pacientes com IM não reumática de alto risco ou com contraindicação à cirurgia e sintomas refratários na IM primária, bem como indicação IIb-B e I-B na IM secundária.

Em virtude da complexidade dos casos que possivelmente se beneficiam do procedimento e do alto custo envolvido, a diretriz também recomenda que o *Heart Team* seja sempre consultado nesses casos. Nessa modalidade de cuidado, o cardiologista, o cirurgião cardíaco e o cardiologista intervencionista se juntam ao médico titular do paciente e à equipe multiprofissional para definir o melhor tipo de intervenção para cada caso.

Destacam-se, portanto, a demanda e o protagonismo cada vez maiores do cardiologista especializado em valvopatias e cardiopatias estruturais, uma vez que esses casos atingiram o nível máximo de complexidade dentro da assistência cardiológica.

ESTENOSE AÓRTICA

A valvopatia aórtica, manifesta como estenose (EAo) ou insuficiência (IAo), é relativamente comum. A EAo é caracteristicamente um processo degenerativo crônico e acomete 2% a 9% dos idosos (5% das pessoas com mais de 70 anos), cursando com calcificação e redução da mobilidade das cúspides e levando à sobrecarga pressórica no VE. Além disso, pode ser decorrente de sequela de reumatismo ou de aorta bicúspide, porém, nesses casos, tende a se manifestar em pacientes mais jovens.

Uma vez instalada, a valvopatia aórtica crônica evolui lentamente para alteração anatômica importante. Ao atingir esse ponto, desencadeia vários mecanismos compensatórios – com destaque para a hipertrofia ventricular – que mantêm o débito cardíaco adequado e baixas pressões de enchimento, apesar da sobrecarga de pressão e/ou volume. Os mecanismos adaptativos mantêm o bom desempenho do VE por vários anos, em uma fase dita latente, com o paciente permanecendo assintomático. Essa fase apresenta baixa morbimortalidade. Quando ocorre a falência dos mecanismos compensatórios, há o aumento das pressões de enchimento e a queda do débito cardíaco, o que pode tornar o paciente sintomático. Nessa nova fase, há várias evidências de aumento importante na morbimortalidade, sendo indicação inequívoca de tratamento cirúrgico da valva aórtica, caracteristicamente a troca da valva por prótese.

Aspectos gerais e epidemiológicos

A principal causa de EAo é a calcificação das semilunares, acarretando redução na mobilidade dos folhetos e na área valvar efetiva.

A EAo é primariamente uma doença característica do idoso (prevalência de 5% nas pessoas > 70 anos). Os sintomas costumam se manifestar por volta da oitava década de vida (nos casos de pacientes com valva aórtica tricúspide), sendo caracterizados pela tríade de dispneia, síncope e morte súbita. Também existe forte associação entre EAo e valva aórtica bicúspide, variante anatômica que acomete até 2% da população geral. Stephan e cols. (1997), analisando valvas aórticas retiradas de pacientes com EAo, notaram que 50% das valvas estudadas eram bicúspides ou unicúspides. Nos pacientes com mais de 65 anos, a prevalência chegou a 75%.

As valvas aórticas com anatomia usual (tricúspides) evoluem para estenose com a idade, o que explica a maior prevalência de EAo na população geriátrica. A calcificação valvar aórtica revela um espectro de apresentações que varia de esclerose valvar (sem obstrução ao fluxo) à estenose grave e sintomática. Aranow e cols. (2001), em estudo prospectivo, analisaram 1.881 mulheres e 924 homens com média de idade de 81 anos. Por meio de ecocardiografia com Doppler, a EAo foi diagnosticada em 17% das mulheres e em 15% dos homens sem diferença estatisticamente significativa entre os sexos.

Embora seja rara nos países desenvolvidos, existe a possibilidade de EAo por doença valvar reumática. Nesses casos, geralmente há o acometimento combinado das valvas aórtica e mitral. Adicionalmente, a fusão comissural (demonstrada por meio de exames de imagem do tipo ecocardiografia) é um achado típico da doença reumatismal cardíaca.

Fisiopatologia

A EAo se caracteriza por uma obstrução ao fluxo na via de saída do VE. Em virtude de sua lenta progressão, a doença possibilita o desenvolvimento de mecanismos compensatórios.

Normalmente, a área valvar aórtica varia de 3 a 4cm². As alterações hemodinâmicas mais significativas costumam ocorrer quando esse valor é reduzido à metade, com a imposição de sobrecarga pressórica ao VE. A sobrecarga de pressão aumenta a pós-carga do VE, dificultando o desempenho ventricular durante a sístole. Remetendo à lei de Laplace:

$$T = \frac{PR}{2w}$$

onde T representa a tensão ventricular, P é a pressão no VE, R é o raio da cavidade do VE e w é a espessura da parede do ventrículo, depreende-se que, conforme a pressão aumenta, deve ocorrer um incremento proporcional na espessura ventricular para que a tensão se mantenha constante (hipertrofia concêntrica). Com o aumento da espessura do miocárdio, a complacência ventricular diminui e a pressão diastólica final no VE aumenta, prejudicando a reserva coronariana de sangue e causando disfunção diastólica com o aumento da mortalidade.

Nesse contexto, surgem sinais e sintomas de IC. Conforme a demanda miocárdica por oxigênio supera a oferta, pode ocorrer angina de peito. A resposta fisiológica de aumento do débito cardíaco em situações de queda da resistência vascular sistêmica (RVS) se mostra também prejudicada na medida em que as reservas e os mecanismos de compensação cardiovasculares se encontram em seus limites máximos. Assim, uma redução na RVS pode acarretar queda na pressão arterial com consequente síncope.

O surgimento de dispneia e outros sinais de IC são um mau pressagio para o paciente. Enquanto a hipertrofia concêntrica preserva a função sistólica, o aumento de espessura miocárdica prejudica a função diastólica. A diástole é classicamente dividida em relaxamento ativo e enchimento passivo. Durante o relaxamento ativo, o cálcio citosólico é captado de maneira ativa pelo retículo sarcoplasmático, diminuindo a interação miosina-actina. Na hipertrofia concêntrica, esse processo é afetado pelas baixas reservas de oxigênio e ATP. Nesse cenário, o paciente adquire com o tempo um miocárdio que "relaxa mal", produzindo altas pressões diastólicas com congestão pulmonar e dispneia.

Quadro clínico e diagnóstico

O achado auscultatório da EAo consiste no típico sopro sistólico em ejeção do tipo crescendo-decrescendo com irradiação para a fúrcula esternal e a região cervical. Na esclerose aórtica, em que não há comprometimento hemodinâmico significativo, o pico sistólico do sopro é precoce e os pulsos periféricos têm amplitude normal. Conforme a progressão da doença, o sopro se torna mais intenso com pico sistólico mais tardio e frêmito palpável. A segunda bulha geralmente se encontra hipofonética, podendo haver desdobramento paradoxal de B2. Os pulsos periféricos se apresentam reduzidos em sua amplitude e velocidade de ascensão (pulso *parvus et tardus*).

A história natural da EAo consiste em um longo período latente de baixas morbidade e mortalidade. A taxa de progressão da EAo foi estimada por vários estudos invasivos e não invasivos. Em geral, uma vez estabelecida uma lesão moderada, ocorrem a cada ano o aumento da velocidade do fluxo (cerca de 0,3m/s) e do gradiente médio de pressão (cerca de 7mmHg) e a diminuição de 0,1cm² na área valvar.

Em geral, os sintomas e as complicações decorrentes da estenose valvar aórtica ocorrem quando há EAo anatomicamente importante, a qual se caracteriza por um dos seguintes achados:

- Área da valva aórtica < 1cm² e/ou
- Velocidade do jato aórtico > 4m/s e/ou
- Gradiente transvalvar aórtico > 40mmHg.

A evolução da EAo é variável, de modo que não é possível prever de maneira exata as modificações anatômicas e funcionais em cada indivíduo. Provavelmente, a progressão é mais rápida em pacientes com doença degenerativa calcificante que por febre reumática ou congênita. Por isso, é fundamental o acompanhamento regular e seriado dos pacientes com EAo moderada e importante.

A morte súbita pode ocorrer em pacientes assintomáticos, mas é evento raro (< 1% ao ano). Após o início dos sintomas, a sobrevida média é de 2 a 3 anos, com alto risco de morte súbita, implicando a necessidade de indicação rápida de procedimento cirúrgico.

Várias características estão associadas à rápida evolução para sintomas e consequentemente são marcadores de pior prognóstico:

- Velocidade de fluxo > 3m/s.
- Aumento da velocidade de fluxo em 0,3m/s ao ano.
- Calcificação moderada a grave.
- Área valvar < 0,7cm².
- Diminuição da área valvar de pelo menos 0,1cm² ao ano.
- Teste de esforço positivo (sintomas, resposta anormal do segmento ST, resposta anormal da pressão arterial).
- Peptídeo natriurético cerebral (BNP) elevado.
- Proteína C reativa elevada.

Após o aparecimento de sintomas, é alto o risco de morte em curto prazo (Figura 33.1).

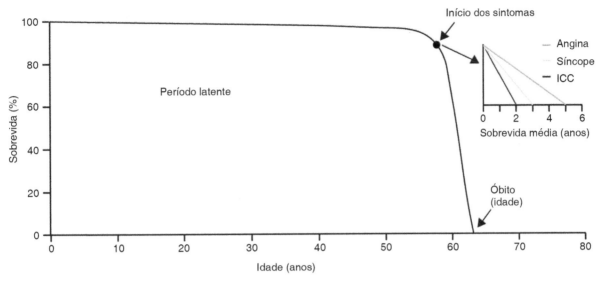

Figura 33.1 História natural da estenose aórtica. (ICC: insuficiência cardíaca congestiva.) (Adaptada de Carabello BA, Paulus WJ. Aortic stenosis. Lancet 2009; 373:956-66.)

Exames complementares

O eletrocardiograma costuma revelar sinais de sobrecarga ventricular esquerda com alterações da repolarização ventricular, inclusive o padrão *strain*. A radiografia de tórax geralmente mostra área cardíaca normal, condizente com hipertrofia concêntrica. Graus variados de congestão pulmonar podem estar presentes.

O ETT com Doppler ainda representa o principal método diagnóstico complementar e possibilita a avaliação da função ventricular, do grau de hipertrofia miocárdica e do gradiente de pressão transvalvar e a determinação da área valvar aórtica. O gradiente pressórico transvalvar é determinado por meio da equação de Bernoulli:

$$G = 4V2$$

onde G é o gradiente e V é a velocidade de pico do fluxo transvalvar.

Em 2006, a ACC e a AHA publicaram uma diretriz para manejo de pacientes com doença valvar. Esse documento definiu três critérios ecocardiográficos para determinação de gravidade da EAo:

- **Área valvar aórtica:**
  - **Leve:** > $1,5cm^2$.
  - **Moderada:** entre 1,5 e $1,0cm^2$.
  - **Grave:** < $1,0cm^2$.
- **Gradiente pressórico transvalvar (médio):**
  - **Leve:** < 25mmHg.
  - **Moderado:** entre 25 e 40mmHg.
  - **Grave:** > 40mmHg.
- **Pico de velocidade sistólica na aorta:**
  - **Leve:** < 3,0m/s.
  - **Moderada:** entre 3,0 e 4,0m/s.
  - **Grave:** > 4,0m/s.

Atualmente, observa-se a tendência de uso de marcadores bioquímicos para a avaliação prognóstica dos pacientes portadores de EAo. Vários estudos têm validado o uso do BNP e do pró-BNP como marcadores prognósticos nesses pacientes. Foi demonstrado que os pacientes com EAo sintomática apresentam maior concentração sérica de BNP que os assintomáticos. Adicionalmente, os pacientes sem sintomas que evoluem com aumento dos níveis de BNP/pró-BNP durante o seguimento apresentam rápida progressão para a fase sintomática. Esses dados reforçam a importância desses biomarcadores como preditores de sintomas.

O cateterismo cardíaco integra a avaliação complementar nos casos de EAo com possível doença arterial coronariana concomitante. O estudo hemodinâmico com manometria de câmaras esquerdas não é mais recomendado nos casos em que foi conclusiva a caracterização não invasiva da valvopatia. No entanto, quando a avaliação não invasiva (anamnese, exame clínico, ecocardiográfico) é inconsistente, levantando dúvidas quanto ao grau de severidade da lesão, o cateterismo se torna o exame padrão-ouro para o diagnóstico, fornecendo o gradiente pressórico transvalvar.

Tratamento medicamentoso

A EAo grave e sintomática consiste em uma obstrução fixa ao fluxo sistólico que exige cirurgia como método terapêutico definitivo na maioria dos pacientes. Nenhum tratamento medicamentoso é efetivo para a doença crônica, nem mesmo as estatinas.

O uso de vasodilatadores em pacientes com EAo é assunto controverso em virtude do potencial de causar hipotensão sintomática e síncope nesse grupo de doentes. Entretanto, os vasodilatadores podem ter papel importante em portadores de EAo com hipertensão arterial sistêmica (HAS) concomitante ou IC descompensada. A HAS causa uma "dupla pós-carga" nesses doentes, na medida em que impõe maior dificuldade à ejeção ventricular. Diuréticos não costumam ser capazes de promover o controle pressórico adequado quando usados isoladamente.

Os betabloqueadores não são recomendados por reduzir o inotropismo ventricular, o qual, por sua vez, é fundamental para a manutenção do débito cardíaco em situações de aumento da pós-carga. Os IECA, os vasodilatadores mais utilizados, devem ser iniciados em doses baixas, com ajuste lento da posologia. O nitroprussiato de sódio mostrou bons resultados quando usado em pacientes com EAo e IC sistólica descompensada com congestão pulmonar.

Nos casos de EAo grave descompensada, o aumento das pressões de enchimento ventricular comprime o endocárdio, diminuindo o fluxo coronariano miocárdico. Nos casos de IC descompensada, há aumento ainda maior na pressão diastólica final, causando isquemia subendocárdica e déficit contrátil. O nitroprussiato parece reduzir as pressões de enchimento, melhorando o fluxo sanguíneo miocárdico e a contratilidade.

Tratamento intervencionista

Um importante passo na análise da melhor estratégia de tratamento intervencionista consiste na avaliação do risco cirúrgico do portador de estenose aórtica importante. De acordo com diretriz americana, a avaliação do risco do tratamento intervencionista (implante percutâneo ou cirúrgico) é embasada nos seguintes critérios: escore de risco da Society of Thoracic Surgeons (STS), fragilidade, comorbidades e fator limitante ao procedimento.

Assim, o paciente pode ser considerado de:

- **Baixo risco:** STS < 4%, sem fragilidade e sem disfunção de qualquer órgão ou fator que limite o procedimento.
- **Risco intermediário:** STS entre 4% e 8% ou um critério presente de fragilidade leve ou uma disfunção orgânica.
- **Alto risco:** STS > 8% ou dois ou mais critérios de fragilidade moderada a importante ou não mais que dois órgãos com comprometimento.

Tratamento cirúrgico

A indicação cirúrgica nos pacientes com EAo importante se baseia na avaliação dos seguintes dados: certificar-se de que há uma valvopatia anatomicamente importante, determinar a etiologia da valvopatia, estabelecer a presença de sintomas atribuíveis a essa valvopatia, avaliar os complicadores anatômicos ou funcionais na ausência de sintomas (a saber, disfunção ventricular esquerda, alterações no teste ergométrico e marcadores ecocardiográficos de alto risco) e, se indicado, determinar o tipo de intervenção.

O tratamento cirúrgico (troca da valva aórtica) está sempre indicado em pacientes com EAo grave sintomática. Esse grupo de pacientes tem mau prognóstico, alcançando 75% de letalidade 3 anos após o início dos sintomas.

No caso de pacientes portadores de EAo grave assintomática, há uma tendência crescente de indicação de tratamento cirúrgico, na medida em que esse grupo tem demonstrado maior morbimortalidade com risco maior de morte súbita que a população geral.

As diretrizes sugerem a utilização de parâmetros clínico-ecocardiográficos capazes de identificar os pacientes assintomáticos com risco alto de progressão de doença e que, portanto, podem obter benefício maior com o tratamento cirúrgico. Dentre esses parâmetros, destacam-se:

- Aumento da velocidade de fluxo sistólico aórtico > 0,3m/s ao ano.
- Redução de 0,1cm²/ano na área valvar.
- Aumento dos níveis sérico de BNP.
- Idade > 50 anos.
- Presença de doença arterial coronariana concomitante.
- Alterações no teste ergométrico (hipotensão, arritmias ventriculares ou sintomas).

Em pacientes com EAo grave, pode haver disfunção ventricular devido ao excesso de pós-carga imposta ao VE ou por déficit contrátil. Quando a pós-carga excessiva é a causa primária, o prognóstico é bom. Todavia, quando a disfunção é secundária a um déficit contrátil do miocárdio, o prognóstico se torna pior. Nessas situações, é importante determinar se a EAo acarretou disfunção ventricular esquerda com gradiente baixo e área valvar reduzida ou se o VE enfraqueceu devido a uma miocardiopatia independente, tornando-se incapaz de "abrir" uma valva pouco doente. No primeiro caso, como a EAo produziu a disfunção sistólica, o tratamento cirúrgico será benéfico. No segundo, como a valva não é a causa primária da disfunção ventricular, o tratamento cirúrgico terá pouco impacto. Para que essas duas entidades possam ser diferenciadas, recorre-se ao conceito de reserva inotrópica ventricular. Por meio de ecocardiograma com estresse com dobutamina, demonstrou-se que um aumento no volume sistólico de 20% estava relacionado com melhores prognóstico e sobrevida com a cirurgia.

A evolução da estenose aórtica, conforme a última diretriz de 2017 da AHA/ACC, foi dividida em quatro estágios:

- **Estágio A:** pacientes "com risco potencial". Consideram-se nesse grupo os portadores de EAo bicúspide e esclerose valvar aórtica – velocidade máxima aórtica < 2m/s.
- **Estágio B:** pacientes com EAo em progressão. Portadores de calcificação leve a moderada da valva bicúspide ou tricúspide com redução da abertura sistólica ou valvas reumáticas com fusão comissural. Define-se estenose leve como gradiente pressórico médio < 20mmHg ou velocidade máxima entre 2,0 e 2,9m/s e estenose moderada como gradiente médio entre 20 e 39mmHg e velocidade máxima entre 3,0 e 3,9m/s.
- **Estágio C:** pacientes assintomáticos portadores de estenose aórtica importante. Apresentam velocidade máxima ≥ 4m/s ou gradiente médio ≥ 40mmHg. Área valvar aórtica ≤ 1cm². Subdivide-se em dois subgrupos:
  - **C1:** com função ventricular esquerda normal.
  - **C2:** com disfunção ventricular esquerda – FEVE < 50%.
- **Estágio D:** pacientes sintomáticos portadores de EAo importante. Apresentam área valvar aórtica ≤ 1cm². Subdivide-se em três grupos:
  - **D1:** gradiente médio ≥ 40mmHg.
  - **D2:** gradiente baixo e fluxo baixo com disfunção ventricular esquerda (FE < 50%). Ecoestresse com dobutamina mostra área valvar ≤ 1cm² com velocidade máxima ≥ 4m/s com qualquer fluxo.
  - **D3:** gradiente baixo com função ventricular esquerda normal ou fluxo baixo paradoxal.

Cabe ressaltar que a troca valvar é válida no estágio D3, quando a estenose aórtica importante é a causa provável dos sintomas, com volume sistólico indexado < 35mL/m², área valvar aórtica indexada ≤ 0,6cm²/m² com os dados obtidos em paciente normotenso (PAS < 140mmHg).

Outra situação sugerida como classe IIa para troca valvar aórtica é a dos pacientes assintomáticos com estenose valvar "muito importante" com velocidade máxima ≥ 5m/s ou gradiente médio ≥ 60mmHg ou ainda com progressão da velocidade > 0,3m/s ao ano, considerados de baixo risco cirúrgico.

Implante de valva aórtica por cateter (TAVI)

A valvoplastia com cateter-balão foi introduzida como modalidade terapêutica há mais de duas décadas como uma opção para o tratamento da EAo. Após o grande entusiasmo inicial, o interesse pelo procedimento diminuiu em virtude das altas taxas de recorrência (50% em 6 meses) e do fracasso na redução significativa na mortalidade. Esse fenômeno pode ser imputado à calcificação difusa da valva, o que dificulta a modificação efetiva de sua estrutura com esse tipo de procedimento.

A prótese Sapien (balão expansível) foi empregada nos estudos da família PARTNER (*Placement of AoRTic traNscathetER valves*), o primeiro ensaio randomizado a avaliar o implante de bioprótese aórtica por cateter. Em sua coorte B, 358 pacientes foram randomizados para TAVI ou para manejo conservador, incluindo a possibilidade de valvoplastia aórtica por balão. De maneira inédita, foi demonstrada a redução absoluta de 20% da mortalidade com essa nova modalidade de tratamento. Como ponto negativo, observou-se maior incidência de AVE e de complicações vasculares depois de 30 dias no grupo tratado invasivamente.

Na coorte A do estudo PARTNER participaram 699 pacientes idosos com EAo importante, os quais foram randomizados para TAVI ou para tratamento cirúrgico convencional. Após 1 e 2 anos de seguimento, a mortalidade nos dois grupos de tratamento foi semelhante (1 ano: 24,2% *vs.* 26,8%; 2 anos: 33,9% *vs.* 35% nos grupos TAVI e cirurgia, respectivamente), demonstrando a não inferioridade do novo tratamento em relação à abordagem cirúrgica. Desse modo, concluiu-se que o implante valvar aórtico por cateter deve ser considerado uma alternativa menos invasiva ao tratamento cirúrgico, apresentando mortalidade e benefícios clínicos semelhantes.

O estudo PARTNER 2A, que incluiu 2.032 pacientes, comparou a eficácia e a segurança do TAVI com a cirurgia tradicional em pacientes com EAo importante e risco cirúrgico intermediário. A taxa de mortalidade e AVE em 2 anos foi semelhante entre os dois grupos (19,3% no grupo TAVI *vs.* 21,1% no grupo cirurgia; *hazard ratio* [HR] 0,89; IC95%: 0,73 a 1,09; p = 0,25). Na análise de subgrupo pré-especificada da coorte transfemoral, as taxas de morte e AVE foram menores no grupo TAVI, comparadas às alcançadas com a cirurgia (16,8% *vs.* 20,4%; HR 0,79; IC95%: 0,62 a 1,0; p = 0,05). Na coorte transtorácica, entretanto, os resultados foram semelhantes.

O estudo PARTNER 3 incluiu 1.000 pacientes e comparou a eficácia e a segurança do TAVI com a cirurgia tradicional em pacientes com EAo importante e baixo risco cirúrgico (STS < 4%). O TAVI se revelou superior à cirurgia cardíaca com redução do risco relativo de 46% no desfecho primário composto por morte por todas as causas, AVE e re-hospitalizações em 1 ano.

O primeiro estudo sobre a prótese CoreValve (autoexpansível), não randomizado, incluiu 506 pacientes com EAo importante sintomática com risco cirúrgico proibitivo. Do total, 489 pacientes foram submetidos ao implante valvar por cateter. A taxa de mortalidade por qualquer causa e AVE com sequelas em 1 ano de acompanhamento (desfecho primário) foi de 26% (a meta era de 43% com base em estudos prévios, p < 0,0001).

O segundo estudo, o *CoreValve-US pivotal trial*, incluiu 795 pacientes com EAo importante sintomática com alto risco cirúrgico (mortalidade > 15% em 30 dias estimada por um *Heart Team*). Os pacientes foram randomizados em dois grupos: para TAVI ou cirurgia de troca valvar. A meta primária do estudo foi a mortalidade por todas as causas em 1 ano, a qual foi significativamente menor no grupo TAVI comparado à cirurgia (14,2% *vs.* 19,1%; p < 0,001 para não inferioridade e p = 0,04 para superioridade, respectivamente). A incidência de AVE foi semelhante entre os grupos.

O estudo *Surgical Replacement and Transcatheter Aortic Valve Implantation* (SURTAVI), que incluiu 1.746 pacientes, comparou a eficácia e a segurança do TAVI com a cirurgia tradicional em pacientes com EAo importante e risco cirúrgico intermediário. A taxa de mortalidade e de AVE em 2 anos foi semelhante entre os dois grupos (12,6% no grupo TAVI *vs.* 14,0% no grupo cirurgia; p < 0,05 para não inferioridade). A incidência de AVE incapacitante foi numericamente menor no grupo TAVI (2,6% *vs.* 4,5%, respectivamente).

Em 2019 foi publicado o estudo *Evolut R Low Risk*, que incluiu 1.468 portadores de EAo importante sintomática de baixo risco cirúrgico (STS < 4%). Ao final de 24 meses, a incidência do desfecho primário morte ou AVE foi de 5,3% no grupo TAVI e de 6,7% no grupo cirurgia (P não inferioridade = 0,99). No entanto, o TAVI se revelou superior à cirurgia na redução dos casos de AVE com sequelas (0,5% *vs.* 1,7%), das complicações hemorrágicas (2,4% *vs.* 7,5%), das lesões renais agudas (0,9% *vs.* 2,8%) e da FA (7,7% *vs.* 35,4%). Entretanto, apresentou necessidade maior de implante de marca-passo definitivo (17,4% *vs.* 6,1%).

Desse modo, a diretriz americana de doença valvar definiu uma mudança no grau de recomendação da indicação do tratamento dos pacientes com EAo, estabelecendo o TAVI e a cirurgia como os tratamentos de escolha nos pacientes de alto risco cirúrgico a depender das características técnicas relacionadas com os procedimentos e da preferência do paciente (classe I, nível de evidência A) e como uma alternativa nos pacientes com risco cirúrgico intermediário (classe IIa, nível de evidência B). A dúvida que resta após a publicação dos últimos estudos é se será observada uma mudança na recomendação de TAVI para todos os pacientes com EAo independentemente do risco cirúrgico (riscos intermediário e baixo) para classe I com nível de evidência A.

Atualmente, o implante por cateter de bioprótese aórtica é considerado o tratamento padrão para os pacientes com EAo importante sintomáticos que apresentam risco cirúrgico proibitivo e uma boa opção terapêutica para os pacientes com alto risco cirúrgico.

Bibliografia

Aronow WS, Ahn C, Kronzon I. Comparison of echocardiographic abnormalities in African-American, Hispanic and white men and women aged >60 years. Am J Cardiol 2001; 87:1131-3.

Bergler-Klein J, Klaar U, Heger M et al. Natriuretic peptides predict symptom-free survival and postoperative outcome in severe aortic stenosis. Circulation 2004; 109:2303-8.

Carabello BA, Paulus WJ. Aortic stenosis. Lancet 2009; 373:956-66.

Connolly HM, Oh JK, Schaff HV et al. Severe aortic stenosis with low transvalvular gradient and severe left ventricular dysfunction: result of aortic valve replacement in 52 patients. Circulation 2000; 101:1940-6.

Cowell SJ, Newby DE, Prescott RJ et al. A randomized trial of intensive lipid-lowering therapy in calcific aortic stenosis. N Engl J Med 2005; 352:2389-97.

Enriquez-Sarano M, Avierinos JF, Messika-Zeitoun D et al. Quantitative determinants of the outcome of asymptomatic mitral regurgitation. N Engl J Med 2005; 352:875-83.

Enriquez-Sarano M, Freeman WK, Tribouilloy CM et al. Functional anatomy of mitral regurgitation. Accuracy and outcome implications of transesophageal echocardiography. J Am Coll Cardiol 1999; 34:1129-36.

Enriquez-Sarano M, Tajik A, Schaff H et al. Echocardiographic prediction of left function after correction of mitral regurgitation: results and clinical implications. J Am Coll Cardiol 2005; 45:381-7.

Glower DD, Bashore TM, Harrison JK et al. Pure annular dilation as a cause of mitral regurgitation: a clinically distinct entity of female heart disease. J Heart Valve Dis 2009; 18:284-8.

Hayek E, Gring CN, Griffin BP. Mitral valve prolapse. Lancet 2005; 365:507-18.

Iung B, Baron G, Butchart EG et al. A prospective survey of patients with valvular heart disease in Europe: The Euro survey on valvular heart disease. Eur Heart J 2003; 24:1231-43.

Le Torneau T, Messika-Zeitoun D, Russo A et al. Impact of left atrial volume on clinical outcome in organic mitral regurgitation. J Am Coll Cardiol 2010; 56:570-8.

Kang DH, Kim JH, Rim JH et al. Comparison of early surgery versus conventional treatment in asymptomatic severe mitral regurgitation. Circulation 2009; 119:797-804.

Khot UN, Novaro GM, Popovic ZB et al. Nitroprusside in critically ill patients with left ventricular dysfunction and aortic stenosis. N Engl J Med 2005; 348:1756-63.

Le Torneau T, Messika-Zeitoun D, Russo A et al. Impact of left atrial volume on clinical outcome in organic mitral regurgitation. J Am Coll Cardiol 2010; 56:570-8.

Leon MB, Smith CR, Mack M et al. Transcatheter aortic-valve implantation for aortic stenosis in patients who cannot undergo surgery. N Engl J Med 2010; 363(17):1597-607.

Lichtenstein SV, Cheung A, Ye J et al. Transapical transcatheter aortic valve implantation in humans: initial clinical experience. Circulation 2006; 114:591-6.

Lim P, Monin JL, Monchi M et al. Predictors of outcome in patients with severe aortic stenosis and normal left ventricular function: role of B-type natriuretic peptide. Eur Heart J 2004; 25:2048-53.

Martínez-Sellés M, García-Fernández M, Moreno M et al. Influence of gender on the etiology of mitral regurgitation. Rev Esp Cardiol 2006; 59:1335-8.

Monin JL, Quere JP, Monchi M et al. Low-gradient aortic stenosis: operative risk stratification and predictors for long-term outcome – a multicenter study using dobutamine stress hemodynamics. Circulation 2003; 108:319-24.

Moura LM, Ramos SF, Zamorano JL et al. Rosuvastatin affecting aortic valve endothelium to slow the progression of aortic stenosis. J Am Coll Cardiol 2007; 49:554-61.

Rajamannan NM, Otto CM. Targeted therapy to prevent progression of calcific aortic stenosis. Circulation 2004; 110:1180-2.

Rosenhek R, Binder T, Porenta G et al. Predictors of outcome in severe, asymptomatic aortic stenosis. N Engl J Med 2000; 343:611-7.

Sampaio RO, Grinberg M, Leite JJ et al. Effect of enalapril on left ventricular diameters and exercise capacity in asymptomatic or mildly symptomatic patients with regurgitation secondary to mitral valve prolapse or rheumatic heart disease. Am J Cardiol 2005; 96:117-21.

Stephan PJ, Henry CH III, Hebeler RF Jr et al. Comparison of age, gender, number of aortic valve cusps, concomitant coronary artery bypass grafting, and magnitude of left ventricular-systemic arterial peak systolic gradient in adults having aortic valve replacement for isolated aortic valve stenosis. Am J Cardiol 1997; 79:166-72.

Webb JG, Chandavimol M, Thompson C et al. Percutaneous aortic valve implantation retrograde from the femoral artery. Circulation 2006; 113:842-50.

Zoghbi WA, Enriquez-Sarano M, Foster E et al. American Society of Echocardiography. Recommendations for evaluation of the severity of native valvular regurgitation with two-dimensional and Doppler echocardiography. J Am Soc Echocardiogr 2003; 16:777-802.

Doenças Vasculares Periféricas

Jamerson de Carvalho Andrade
Jannine Maria Pires Bezerra de Carvalho Andrade
Maria Alice Gadelha Maciel da Nóbrega

CAPÍTULO 34

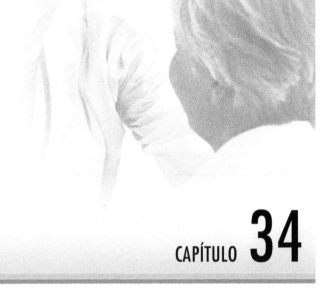

■ INTRODUÇÃO

As doenças vasculares periféricas (DVP) constituem um grupo diverso e amplo de patologias com altas incidência e prevalência nos indivíduos idosos. Transição nutricional, hábitos de vida inadequados e fatores genéticos e relacionados com o próprio envelhecimento podem acarretar a formação de placas ateromatosas nas artérias e alterações estruturais nas veias dos membros superiores e inferiores.

Esse grupo de patologias tem a idade como fator de risco comum e está associado a altas morbidade e mortalidade com custos elevados para os serviços de saúde. Em indivíduos de países ocidentais com mais de 75 anos, estima-se que a doença arterial periférica esteja presente em 25% e a úlcera venosa em 1% da população.

Alguns aspectos fisiológicos são característicos do envelhecimento cardiovascular. As alterações arteriais incluem aumento da deposição de cálcio, mudanças na forma do colágeno e remodelamento do diâmetro do vaso. No sistema venoso, ocorrem mudanças na conformação da estrutura das valvas venosas, além de estase sanguínea e alterações na função endotelial e na regulação neuro-hormonal. O impacto cumulativo desses processos vasculares promove a vulnerabilidade de adultos mais velhos, geralmente se manifestando por meio de danos a órgãos-alvo e doenças vasculares.

A identificação precoce de sinais ou sintomas das DVP a partir de dados da anamnese, exame físico e métodos complementares de baixa complexidade pode evitar complicações e melhorar a qualidade de vida. Em vista de sua importância clínica, neste capítulo serão abordadas a doença arterial oclusiva periférica e a insuficiência venosa crônica.

■ DOENÇA ARTERIAL PERIFÉRICA

A doença arterial periférica (DAP) se refere ao processo fisiopatológico que culmina com a obstrução ao suprimento sanguíneo para as extremidades inferiores ou superiores. A aterosclerose é a principal causa e resulta do acúmulo de lipídios e fibrina na parede arterial, sendo responsável por lesões degenerativas que levam à obstrução da luz ou à dilatação aneurismática das artérias. O acometimento arterial periférico também pode resultar de trombose, embolia, vasculite, traumatismos, aneurismas periféricos, displasia fibromuscular ou compressão.

A DAP se correlaciona fortemente com o risco de eventos cardiovasculares maiores, pois reflete um fenômeno sistêmico em que frequentemente coexistem lesões ateroscleróticas coronarianas e cerebrais. Cerca de 50% dos indivíduos com diagnóstico de DAP apresentam estenose arterial coronariana comprovada, além de risco duas a seis vezes maior de morte por evento isquêmico de origem cardíaca. Os sintomas de DAP costumam ser limitantes e prejudicam a qualidade de vida e a independência da maioria dos pacientes.

Epidemiologia

A DAP atinge maior prevalência entre a sexta e sétima décadas de vida, mas varia de acordo com a população estudada, o método de diagnóstico empregado e os sintomas analisados. Um estudo epidemiológico brasileiro (Makdisse e cols., 2008) destacou que a doença é mais prevalente na população nipônico-brasileira e na raça negra. A taxa de mortalidade após 5 anos varia de 15% a 30%, sendo maior nos pacientes com DAP mais grave.

Fatores de risco

O tabagismo, o principal fator de risco modificável da DAP, apresenta relação com aumento de duas a três vezes no risco de desenvolvimento da doença e correlaciona-se de modo dose-dependente. Sua interrupção reduz o risco da doença e a progressão para isquemia crítica. Cerca de 90% dos pacientes com claudicação são tabagistas ou ex-tabagistas.

O risco de desenvolvimento da DAP aumenta duas a quatro vezes nos pacientes diabéticos, e a doença tende a ser mais extensa e apresentar maior propensão para calcificação arterial, além de maior probabilidade de amputação em comparação aos não diabéticos.

O risco também é maior em indivíduos hipertensos, portadores de doença renal crônica, hipertrigliceridemia e hipercolesterolemia.

Fisiopatologia

A inflamação é o elo entre os fatores de risco comuns para aterosclerose e os processos fisiopatológicos da parede arterial. As alterações na parede arterial e a formação de placas ateroscleróticas com acúmulo de lipídios e depósito de cálcio são a consequência final, levando à redução da camada média e à formação de trombos compostos por plaquetas e fibrina.

A DAP ocorre principalmente em vasos de médio e grande calibre e em pontos de ramificação. Em indivíduos idosos, a vasculatura distal é a mais acometida (artérias tibiais e fibulares). Entretanto, é comum o surgimento em outros sítios, como aorta abdominal e artérias ilíacas, femorais e poplíteas.

Parte dos sintomas relacionados com a DAP reflete o desequilíbrio entre o suprimento circulatório para o músculo esquelético e sua demanda de oxigênio e nutrientes.

Apresentação clínica

Os sintomas das obstruções arteriais dos membros são progressivos e acompanham a evolução da doença aterosclerótica. À medida que progridem, a dor e a fraqueza muscular aumentam até o ponto da claudicação limitante, ou seja, a incapacidade de desempenhar atividades habituais, como andar no domicílio, por causa da dor isquêmica. A progressão clássica se caracteriza pela evolução para dor em repouso e perda tecidual manifestada por úlceras isquêmicas ou áreas extensas de necrose nas extremidades. Os sintomas cardinais de apresentação crônica incluem a claudicação intermitente e a dor em repouso.

Tipicamente, os pacientes se queixam de dor ou de parestesias no pé ou nos pododáctilos da extremidade afetada. Esses sintomas frequentemente ocorrem à noite. Há piora do desconforto com a elevação da perna e melhora quando em posição pendente. A dor pode ser intensa, sobretudo em locais em que há fissura da pele e ulceração ou necrose. Os pacientes com neuropatia isquêmica de longa data ou coexistência de neuropatia diabética podem experimentar pouca ou nenhuma dor apesar da presença de isquemia acentuada. Outras queixas, como dormência e extremidade fria, são menos específicas e podem constar do diagnóstico diferencial com problemas na circulação venosa ou neuropatia diabética.

A claudicação intermitente ocorre quando a demanda de oxigênio do músculo esquelético durante o esforço físico supera o fornecido pelo sangue, ocorrendo a ativação de receptores sensoriais dolorosos locais como resultado do acúmulo de lactato e de outros metabólitos. As lesões arteriais oclusivas podem ser únicas ou múltiplas. Os indivíduos com quadros graves apresentam tipicamente lesões múltiplas. A dor é em aperto, compressão, incômodo, sensação de fadiga ou cãibras e tende a cessar em alguns minutos (cerca de 5) após a interrupção do esforço. Costuma ocasionar uma marcha pausada, levando o indivíduo a andar e parar várias vezes durante o percurso. Trata-se do sintoma mais comum da DAP, e estima-se que esteja presente em 10% a 30% dos pacientes. O fenômeno álgico ocorre distalmente à lesão oclusiva. A claudicação em nádegas, quadris ou coxas ocorre por obstrução da aorta e das artérias ilíacas. A claudicação em panturrilha é causada por estenoses das artérias femorais e poplíteas, enquanto a de tornozelo e pé ocorre em caso de acometimento das artérias tibiais e fibulares.

O relato de claudicação pode ser de difícil caracterização em idosos sedentários ou naqueles com condições clínicas coexistentes que podem interferir no estado funcional em virtude da menor demanda metabólica e da apresentação tardia dos sintomas. Quando presente, está relacionada com interferência na qualidade de vida associada a quedas, limitações ou incapacidade de realizar atividades diárias.

Pode ocorrer ainda a isquemia aguda dos membros por oclusão arterial súbita, que ameaça a viabilidade do membro. O quadro agudo se caracteriza por sintomas iniciados em até 2 semanas. O local de obstrução arterial mais frequente é a artéria femoral superficial no nível do canal dos adutores (segmento mediodistal da coxa). Caracteriza-se como emergência médica, e o tratamento deve ser iniciado o mais precocemente possível. Os sintomas e sinais da oclusão arterial aguda incluem dor, ausência de pulsos, palidez, parestesias e paralisia. O aspecto mais importante da oclusão aguda consiste em definir a viabilidade do membro. A presença de rigidez muscular e paralisia associadas a artérias sem fluxo ao Doppler portátil indica sinais de isquemia irreversíveis.

Diagnóstico

O exame cardiovascular cuidadoso deve incluir a palpação dos pulsos e a ausculta das artérias acessíveis (à procura de sopros ou frêmitos), bem como a avaliação de sinais de hipotrofia em perna e pés (rarefação de pelos, pele lisa e brilhante, ocronose, perda de massa muscular e gordura subcutânea, unhas quebradiças e espessadas). É importante retirar os sapatos e as meias para a avaliação dos pés em busca de feridas e lesões interdigitais e para palpar os pulsos. A diminuição dos pulsos distais, sopros e atrofia muscular aumentam a probabilidade de DAP.

Os pacientes com isquemia crítica têm a pele fria e podem apresentar petéquias, cianose persistente ou palidez ou rubor, edema do pé, fissuras cutâneas, ulcerações ou gangrena.

As úlceras causadas por DAP tipicamente têm uma base pálida e bordas irregulares e costumam envolver as pontas dos dedos dos pés, o calcanhar ou em pontos de pressão. Medem de 3 a 5mm (Figuras 34.1 e 34.2) e diferem das venosas que, em geral, se localizam no maléolo medial, têm borda irregular, base rósea com tecido de granulação e são pouco dolorosas.

Convém sempre realizar a palpação cuidadosa dos pulsos femorais, aórtico abdominal, poplíteo e tibiais anteriores e posteriores. Pulsos normais praticamente excluem a presença de doenças significativas. A diminuição dos pulsos ocorre distal ao local da estenose e sua ausência pode indicar obstrução. A palpação do pulso aórtico é importante para verificar a presença de aneurisma aórtico

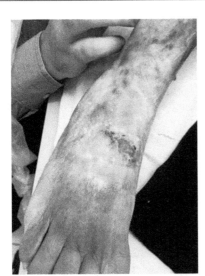

Figura 34.1 Úlcera em cicatrização e alterações cutâneas secundárias à doença arterial oclusiva crônica de membros inferiores – veja encarte colorido. (Acervo pessoal, 2018.)

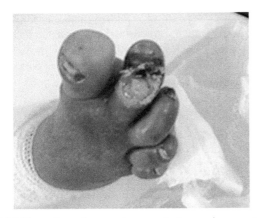

Figura 34.2 Ulceração em fase aguda em paciente com doença arterial oclusiva periférica – veja encarte colorido. (Acervo pessoal, 2018.)

Quadro 34.1 Classificação de Fontaine para doença arterial oclusiva periférica

Estágio I	Assintomático
Estágio IIa	Claudicação intermitente limitante
Estágio IIb	Claudicação intermitente incapacitante
Estágio III	Dor isquêmica em repouso
Estágio IV	Lesões tróficas

Fonte: Fontaine R, Kim M, Kieny R. Surgical treatment of peripheral circulation disorders. Helv Chir Acta 1954; 21:499-533.

Quadro 34.2 Classificação de Rutherford para doença arterial oclusiva periférica

Categoria 0	Assintomático
Categoria 1	Claudicação leve
Categoria 2	Claudicação moderada
Categoria 3	Claudicação severa
Categoria 4	Dor em repouso
Categoria 5	Lesão trófica pequena
Categoria 6	Necrose externa

Fonte: Rutherford RB, Baker JD, Ernst C, Johnston KW, Porter JM, Ahn S. Recommended standards for reports dealing with lower extremity ischemia: revised version. J Vasc Surg 1997; 26:517-38.

concomitante. Cabe avaliar também a temperatura do membro (se estiver frio e pálido, pode indicar isquemia) e, por último, deve ser avaliado o tempo de enchimento capilar, que geralmente estará reduzido pelo processo obstrutivo.

A manobra de elevação dos membros acima do nível do coração pode desencadear palidez sobre a sola dos pés de alguns pacientes. O teste de Buerger consiste em solicitar ao paciente, em decúbito dorsal, que eleve os membros inferiores a 30 graus, mantendo a extensão. O teste é considerado positivo quando ocorre palidez no membro seguida de *flush* vermelho-escuro ou arroxeado secundário à hiperemia reativa. Esse fenômeno inicia nos dedos e indica isquemia crítica, o que auxilia a identificação de doença unilateral quando se comparam os membros.

Classificação

Os sintomas e sinais decorrentes da DAP são progressivos: claudicação leve, moderada, grave e incapacitante. A partir de dados obtidos do exame clínico, os pacientes com DAP podem ser enquadrados em estágios ou categorias de acordo com seus sintomas, o que reflete a evolução e o prognóstico da doença. As classificações disponíveis são as de Fontaine (Quadro 34.1) e Rutherford (Quadro 34.2).

Diagnóstico complementar

O diagnóstico de DAP costuma ser estabelecido a partir de dados da anamnese e do exame físico. Técnicas não invasivas costumam ser utilizadas para a avaliação objetiva da presença de obstrução, assim como de sua gravidade.

Índice tornozelo/braquial (ITB)

O ITB é um teste simples, barato e útil para triagem. Consiste em aferir a pressão sistólica das artérias do tornozelo e braquial de ambos os membros com o indivíduo em decúbito dorsal, utilizando esfigmomanômetro e aparelho de ultrassom com Doppler.

Após a aferição, utiliza-se como numerador a maior pressão sistólica do tornozelo e como denominador a maior pressão sistólica no braço. O cálculo resulta em um índice: em indivíduos normais, o valor é de 1,0 a 1,4; valores < 0,9 indicam obstrução na circulação dos membros inferiores e os > 1,4 indicam incompressibilidade arterial por possível calcificação.

ITB < 0,9 é considerado anormal e tem 90% a 95% de sensibilidade e 98% a 100% de especificidade para estenose periférica angiograficamente identificável. O índice pode ser utilizado para estimar a intensidade da DAP. Os pacientes com claudicação quase sempre apresentam ITB de 0,5 a 0,8. Os com isquemia crítica têm ITB < 0,5; casos de lesões tróficas e gangrena ocorrem com ITB < 0,20 (Quadro 34.3). Além do diagnóstico de DAP, o exame também tem grande valor preditivo para eventos coronarianos, sendo considerado um marcador de doença aterosclerótica subclínica, ou seja, identifica o paciente com alto risco cardiovascular.

Teste ergométrico

O teste ergométrico avalia a significância clínica das estenoses arteriais periféricas e evidencia a capacidade de caminhada do paciente. Em repouso, as obstruções de até 70% podem não conseguir

Quadro 34.3 Valores do índice tornozelo/braquial em diferentes graus de acometimento

Grau de isquemia	Valor
Normal	1,11 ± 0,10
Claudicação	0,60 ± 0,15
Dor em repouso	0,26 ± 0,13
Gangrena	0,05 ± 0,08

reduzir o fluxo arterial a ponto de causar sintomas. A prova é realizada em esteira ergométrica ajustada à velocidade de 3,2km/h e com inclinação de 10 e 12 graus. O paciente deverá informar quando surgir a dor muscular (claudicação útil), mas interromper o teste somente quando a marcha se tornar insuportável (claudicação máxima) ou deambulação por 5 minutos. O exercício deve ser interrompido em caso de dor torácica ou desconforto respiratório.

O teste irá avaliar o tempo de claudicação útil e máximo, a queda da pressão pós-esforço e o tempo de recuperação. Os dois últimos parâmetros formarão as curvas que serão avaliadas.

Ultrassonografia com Doppler

A ultrassonografia com Doppler consiste em um exame não invasivo, operador-dependente, que, por meio de imagem bidimensional, é capaz de visualizar a anatomia, a hemodinâmica e a morfologia da lesão, incluindo a obtenção de traçados de velocidade das artérias femoral comum, poplítea, tibial posterior e anterior ou pediosa.

Angiotomografia (angio-TC)

O uso do tomógrafo *multi-slice* com várias camadas de detectores modificou o estudo dos pacientes com DAP ao fornecer imagens de alta qualidade com informações tanto do lúmen como da parede em todos os segmentos arteriais, periféricos ou viscerais. Seu uso é limitado em pacientes com doença renal em razão das restrições ao contraste iodado.

Angiorressonância (angio-RM)

A técnica com o uso de gadolínio como contraste endovenoso reduz o tempo de exame e melhora a qualidade das imagens, sendo a preferida para o estudo arterial e venoso. Além disso, fornece imagens adequadas para o estudo das doenças obstrutivas em todos os territórios arteriais periféricos: cervical, aorta torácica, aorta abdominal, ilíacas e vasos infrainguinais. A principal limitação para o uso do gadolínio é a doença renal crônica (taxa de filtração glomerular estimada < 30mL/min/1,73m^2) em razão do risco de desenvolvimento de fibrose sistêmica nefrogênica.

Arteriografia convencional

A injeção de contraste radiopaco torna possível a visualização de toda a árvore vascular da artéria aorta terminal até as tibiais e é considerada o padrão-ouro para o diagnóstico de DAP. Não é solicitada de rotina em virtude dos riscos relacionados com o uso de contraste e porque o diagnóstico pode ser estabelecido a partir dos exames clínico e complementar não invasivo (ITB e/ou Doppler).

Diagnóstico diferencial

Os principais diagnósticos a serem considerados são: embolia arterial, tromboangiite obliterante, arterite de Takayasu, arterite de células gigantes, lúpus eritematoso sistêmico, esclerodermia, coarctação da aorta, displasia fibromuscular, irradiação, endofibrose da artéria ilíaca externa, radiculopatia lombossacra, estenose espinhal e osteartrose de quadris e joelhos. A história clínica e o exame físico devem ser bem detalhados para excluir a possibilidade de pseudoclaudicação (quadro álgico semelhante, mas de origem não arterial).

Tratamento

Os objetivos do tratamento da DAP são a redução da morbimortalidade cardiovascular, a melhora da qualidade de vida mediante a redução dos sintomas e a preservação da viabilidade do membro. Portanto, a terapêutica inclui o controle dos fatores de risco por meio das modificações no estilo de vida e de terapia farmacológica para reduzir o risco de eventos cardiovasculares, como infarto do miocárdio, acidente vascular encefálico (AVE) e evolução para isquemia crítica.

Os sintomas de claudicação podem melhorar com a farmacoterapia e/ou a reabilitação por meio de exercício físico. Para a isquemia crítica, a melhor forma de tratamento inclui intervenções endovasculares ou a reconstrução cirúrgica para possibilitar o suprimento sanguíneo adequado.

Modificação dos fatores de risco

A terapia hipolipemiante pode reduzir em 26% o risco de eventos cardiovasculares adversos em pacientes com DAP. Esses pacientes devem receber dieta e terapia medicamentosa até alcançarem o nível-alvo de colesterol LDL (*low density lipid*) de 100mg/dL; aqueles com alto risco cardiovascular são beneficiados pelo nível < 70mg/dL. Além disso, as estatinas melhoram a distância percorrida de caminhada.

A interrupção do tabagismo é a medida isolada mais eficaz para evitar a progressão da DAP. Os não tabagistas com DAP apresentam taxas menores de infarto do miocárdio e de mortalidade que aqueles que fumaram ou que continuam a fumar. Nos pacientes que pararam de fumar, a taxa de sobrevida em 5 anos é cerca de duas vezes maior em relação aos que continuam fumando.

O tratamento agressivo do diabetes diminui o risco de eventos microvasculares angiopáticos, como nefropatia e retinopatia, mas os dados não corroboram a redução das manifestações clínicas macrovasculares. O controle glicêmico intensivo promove redução de 17% nos casos de infarto não fatais e de 15% nos eventos coronarianos, mas sem efeito significativo sobre o AVE ou a morte por qualquer causa. As diretrizes atuais recomendam que os pacientes com DAP e diabetes sejam tratados com agentes hipoglicemiantes até atingirem níveis de hemoglobina glicada < 7%.

A terapia anti-hipertensiva reduz o risco de AVE, doença arterial coronariana e morte vascular. A terapia betabloqueadora, comparada ao placebo, não promoveu nenhum prejuízo significativo na capacidade de caminhada em pacientes com claudicação intermitente; portanto, se indicada por outra condição, não deve deixar de ser empregada. Os inibidores da enzima de conversão da angiotensina reduzem os eventos cardiovasculares em pacientes com aterosclerose. Recomenda-se que os pacientes com DAP e hipertensão apresentem níveis pressóricos < 140/90mmHg ou < 130/80mmHg, se diabéticos.

Os pacientes com DAP devem fazer uso de terapia antiplaquetária por tempo indeterminado, pois apresentam risco alto de eventos cardiovasculares fatais ou não fatais. O emprego de antiplaquetários para reduzir os desfechos cardiovasculares adversos em pacientes com aterosclerose diminui em até 22% o risco de morte vascular subsequente, infarto do miocárdio ou AVE, estando indicado em todos os pacientes com DAP sintomática, incluindo aqueles com claudicação intermitente, isquemia crítica ou revascularização prévia do membro inferior. Recomenda-se que os pacientes com DAP sejam tratados com terapia antiplaquetária com ácido acetilsalicílico (AAS - 325mg/dia) ou clopidogrel (75mg/dia). Não há dados sobre o uso de novos antitrombóticos e anticoagulantes, como prasugrel, ticagrelor, rivaroxabana e dabigatrana em pacientes com DAP. A terapia antiplaquetária dupla (AAS e clopidogrel), assim como o uso do anticoagulante varfarina, não se mostrou superior ao uso isolado de AAS na redução das taxas de morbidade e mortalidade cardiovasculares.

Farmacoterapia

A agência reguladora Food and Drug Administration (FDA) aprovou duas substâncias para o tratamento da claudicação em pacientes com DAP: a pentoxifilina e o cilostazol.

O cilostazol é o fármaco com mais evidência científica e de escolha para a claudicação. Derivado da quinolinona e inibidor da fosfodiesterase 3, reduz a degradação de monofostato de adenosina cíclico e aumenta sua concentração em plaquetas e vasos sanguíneos. Inibe a agregação plaquetária e promove vasodilatação direta. No coração, promove o aumento da contratilidade miocárdica, da condução atrioventricular, da automaticidade ventricular, da frequência cardíaca e do fluxo coronariano. Melhora em 40% a 50% a distância de caminhada sem claudicação. Não deve ser usado em pacientes com insuficiência cardíaca congestiva em virtude do risco de morte súbita. A dose recomendada é de 50 a 100mg em uma a duas tomadas.

A pentoxifilina é um derivado da xantina cujo mecanismo de ação parece ser mediado por sua capacidade de diminuir a viscosidade sanguínea e melhorar a flexibilidade eritrocitária, facilitando sua passagem pelos vasos capilares e melhorando a nutrição dos tecidos. Acredita-se que tenha propriedades anti-inflamatórias e antiproliferativas, porém sua eficácia ainda necessita de comprovação para indicação e uso clínico.

O naftidrofurilo, o buflomedil, a L-arginina, as prostaglandinas (PGE-1), análogo de prostaciclina beraprosta e o defibrotide são fármacos em estudo e carecem de mais evidências científicas para sua inclusão no conjunto de agentes utilizados no tratamento da claudicação.

Reabilitação com exercício

Os pacientes devem ser incentivados a praticar exercícios regularmente em programas de reabilitação, uma vez que essa abordagem aumenta em 50% a 200% a distância máxima de caminhada. Os benefícios são maiores com sessões de caminhada com pelo menos 30 minutos de duração, no mínimo três vezes por semana, durante 6 meses. O treinamento de força nas pernas também melhora o tempo de caminhada, embora não tanto quanto o treinamento em esteira ergométrica.

Os mecanismos postulados para explicar a melhora com o treinamento incluem a formação de vasos colaterais e a melhora na vasodilatação dependente de endotélio, no metabolismo e na estrutura muscular com o aumento da atividade da enzima mitocondrial e do metabolismo oxidativo. A expressão de fatores angiogênicos é aumentada pelo exercício, sobretudo no tecido hipóxico.

As medidas de apoio incluem também cuidados com os pés por meio de limpeza, hidratação da pele e proteção contra traumas. O uso de meias de compressão deve ser evitado por reduzir ainda mais o fluxo sanguíneo, piorando os sinais e sintomas secundários à isquemia.

Tratamento intervencionista

Os procedimentos invasivos são indicados para os pacientes com isquemia grave do membro ou que, apesar do tratamento clínico, permaneçam com claudicação limitante com piora da qualidade de vida ou dor isquêmica em repouso. Em pacientes com isquemia crítica, a revascularização é uma prioridade e deve ser tratada como emergência médica. Uma vez se tenha optado pelo tratamento intervencionista, o paciente deve ser submetido a exames de imagens (arteriografia, angio-RM, angio-TC ou angiografia convencional) para determinar a anatomia arterial e a extensão da doença.

A determinação se a revascularização será percutânea ou cirúrgica depende de inúmeros fatores, incluindo localização, extensão, presença de comorbidades e preferências do paciente. A amputação primária pode ser a única opção em alguns pacientes, mas deve-se sempre tentar salvar o membro acometido.

Angioplastia transluminal percutânea

As intervenções endovasculares devem ser consideradas em pacientes sintomáticos com evidência de doenças proximais (aortoilíacas), manifestadas por claudicação em glúteos e coxas e diminuição de pulso femoral.

Os pacientes com isquemia crítica cuja anatomia é apropriada para terapia por cateter também devem receber intervenção endovascular. Objetiva-se a melhora do fluxo sanguíneo, pois, caso não ocorra a intervenção, é provável a evolução para amputação.

O tratamento endovascular deve ser a primeira escolha em pacientes com menor expectativa de vida, enquanto aqueles com longa expectativa de vida têm maior benefício com a cirurgia convencional.

Cirurgia arterial periférica

Em geral, a revascularização cirúrgica melhora a qualidade de vida de pacientes com claudicação incapacitante mesmo em terapia otimizada e está indicada para aliviar a dor em repouso e preservar a viabilidade do membro, bem como em pacientes com isquemia crítica que não seja passível de intervenção percutânea. Muitas vezes, as lesões obstrutivas que ocupam um segmento curto são mais bem tratadas por via endovascular, enquanto nas lesões longas e com acometimento multifocal a melhor opção é a cirurgia convencional.

Após a revascularização percutânea, a terapia antiplaquetária simples com AAS, dipiridamol, ticlopidina ou clopidogrel aumenta as taxas de patência do enxerto. Persistem dúvidas se após o procedimento cirúrgico a terapia antiplaquetária pode melhorar a permeabilidade no segmento abordado.

Prognóstico

Os pacientes com DAP têm risco aumentado de eventos cardiovasculares adversos, assim como de perda do membro e qualidade de vida prejudicada. O risco de morte por causas cardiovasculares aumenta 2,5 a 6 vezes em pacientes com DAP, e a taxa anual de morte é de cerca de 5%. Os sintomas permanecem estáveis na maioria dos pacientes não diabéticos após a introdução do tratamento clínico. Em 1 ano, as taxas de amputação e mortalidade em indivíduos com isquemia crítica do membro alcançam de 25% a 30%, respectivamente. Dentre os pacientes submetidos à amputação, cerca de 45% morrerão dentro de 1 ano após o procedimento.

■ INSUFICIÊNCIA VENOSA CRÔNICA

A insuficiência venosa crônica (IVC) é caracterizada por um conjunto de alterações morfológicas e funcionais de longa duração que acarretam aumento da pressão no sistema venoso. Exibe amplo espectro, podendo ser assintomática ou apresentar alterações de pele/subcutâneo (telangiectasias, edema, hiperpigmentação e eczema) até a formação de úlcera venosa. Apesar de frequentemente coexistirem e compartilharem o mecanismo fisiopatológico, as varizes de membros inferiores podem fazer parte do quadro, porém são consideradas na IVC apenas quando acompanhadas de lesões cutâneas.

Epidemiologia

A prevalência das anormalidades venosas crônicas é alta em todo o mundo e aumenta com a idade. As varizes dos membros inferiores são a manifestação mais comum em adultos, acometendo cerca de 30% das mulheres e 15% dos homens. A IVC com edema afeta em torno de 7,5% dos homens e 5% das mulheres, dos quais cerca de 20% desenvolverão úlceras venosas.

No Brasil, a prevalência de varizes é de 35,5% com 1,5% apresentando úlcera aberta ou cicatrizada. Essa prevalência varia de acordo com fatores como idade, sexo, estilo de vida, dieta, história familiar de varizes dos membros inferiores, terapia hormonal, antecedentes familiares, sedentarismo, sobrepeso, obesidade, número de gestações e antecedente de trombose venosa profunda.

Fisiopatologia

Ocorre aumento da pressão em capilares venosos de causa multifatorial: valvas venosas anormais ou lesionadas, obstrução do fluxo venoso ou perda do mecanismo bombeador venoso pela musculatura da panturrilha. Inicia-se através de uma sequência de alterações morfofuncionais que, em um contínuo de gravidade, se expressam clinicamente como dilatação venosa, alterações de pele e ulceração.

A IVC pode ser classificada em causas primárias e secundárias. A IVC primária está relacionada com varizes de longa duração originadas da disfunção idiopática da parede venosa. Essas varizes acarretam insuficiência das valvas por afastamento de suas cúspides, desregulação na pressão e refluxo secundariamente à dilatação.

A IVC secundária ocorre frequentemente na síndrome pós-trombótica, após evento de trombose venosa profunda (TVP). O processo de resolução do trombo ocasiona lesão valvar ou recanalização incompleta das veias. A obstrução parcial ou completa do sistema venoso profundo ocasiona também o aumento na pressão nas veias colaterais, provocando refluxo para o sistema superficial e dilatação e originando as varizes secundárias. Outras causas secundárias menos comuns são as fístulas arteriovenosas e compressões extrínsecas.

Diagnóstico clínico

A IVC pode ser diagnosticada a partir de anamnese bem coletada associada a um exame minucioso. A apresentação clínica varia desde doença assintomática de pequenas veias varicosas até a presença de distúrbios tróficos da pele/subcutâneo, edema, erisipela de repetição e ulcerações. Em razão de sua grande utilidade na prática e da grande aceitação na comunidade médica, optou-se por uniformizar os achados e a gravidade a partir do acrônimo formado pelos dados clínicos (C), etiológicos (E), anatômicos (A) e fisiopatológicos (P) (Quadro 34.4). Em sua versão completa, a nomenclatura considera a etiologia (congênita, indeterminada ou pós-trombótica), a extensão do comprometimento venoso (superficial, profundo e perfurante) e a presença de refluxo. Com frequência, costuma-se referir à classificação de doença venosa utilizando apenas os critérios clínicos (CEAP 0 a CEAP 6) com vistas à simplificação do relato a partir dos achados obtidos no exame físico

Anamnese

Informações referentes ao sexo, à profissão e à história familiar são importantes, uma vez que a IVC é mais prevalente em pessoas do sexo feminino com profissões relacionadas com tempo prolongado em pé e com antecedentes familiares. O sintoma mais prevalente é o edema, o qual inicialmente costuma ser depressível, em geral circunscrito ao tornozelo/região inferior da panturrilha (poupando o dorso do pé), é mínimo ao acordar, aumentando ao longo do dia, e costuma responder (diminui/desaparece) à elevação periódica do membro acometido.

Quadro 34.4 Classificação clínica da doença venosa crônica (CEAP)

Classificação clínica	Sinais
C1	Telangiectasias e veias reticulares
C2	Veias varicosas
C3	Edema
C4a	Pigmentação, eczema
C4b	Lipodermatosclerose, atrofia branca
C5	Úlcera venosa cicatrizada
C6	Úlcera venosa aberta
Classificação etiológica	
Ec	Congênita (desde o nascimento)
Ep	Primária (causa indeterminada)
Es	Secundária (pós-trombótica, pós-traumática e outras)
En	Sem causa venosa identificada
Classificação anatômica	
As	Envolvendo o sistema venoso superficial
Ap	Envolvendo o sistema venoso profundo
Ad	Envolvendo o sistema venoso perfurante
An	Sem causa venosa identificada
Classificação fisiopatológica	
Pr	Refluxo
Po	Obstrução
Pro	Refluxo e obstrução
Pn	Sem fisiopatologia identificada

Fonte: Eklof B, Rutherford RB, Bergan JJ et al. Revision of the CEAP classification for chronic venous disorders: consensus statement. J Vasc Surg. 2004; 40:1248-52.

Há ainda queixa de dor, cansaço/peso e desconforto que piora em ortostase e melhora ao repouso ou com a elevação das pernas. A discrepância entre os sintomas e os achados ao exame físico é comum, e a ausência de alterações ao exame físico não exclui a presença de comprometimento venoso. Sintomas relativos à doença arterial periférica, assim como antecedentes de erisipela de repetição, também são comuns.

Exame físico

Recomenda-se iniciar o exame com o paciente em pé e em seguida na posição ortostática e supina, procedendo-se à inspeção à procura de varizes e alterações de pele e à inspeção de troncos venosos superficiais e em busca de estruturas varicosas desde a região toracoabdominal até o pé. A palpação de frêmitos sobre as veias com dilatação varicosa pode ser sentida com a manobra de Valsalva, esforço ou tosse.

As veias varicosas acometidas apresentam mais de 3mm de diâmetro, podendo envolver as veias safena magna, parva e outras veias superficiais do membro inferior. Não devem ser confundidas com as veias reticulares, que são veias subdérmicas dilatáveis, não palpáveis, com diâmetro < 3mm, nem com as telangiectasias, que consistem em dilatações das vênulas intradérmicas com diâmetro < 1mm (Figuras 34.3 e 34.4). Na classificação de acordo com o CEAP, as varizes são consideradas pertencentes à classe 2.

Os achados dermatológicos incluem pele seca, hiperpigmentação acastanhada (por ruptura de capilares e extravasamento de hemácias, levando à impregnação de hemossiderina), dermatite ou inflamação por estase, ocasionando prurido, exsudação, descamação e formação de crostas. A lipodermatosclerose consiste na combinação de espessamento e fibrose do tecido subcutâneo geralmente encontrados na parte inferior da perna, logo acima do tornozelo (Figura 34.5).

As úlceras venosas são as complicações mais importantes da IVC. Cerca de 70% das úlceras da perna têm origem venosa. Essas comumente se localizam na face maleolar medial, são rasas, com bordos irregulares, e apresentam exsudato e lesões trófica na pele ao redor (Figura 34.6), sendo comum a coexistência de doença mista (origem venosa e arterial).

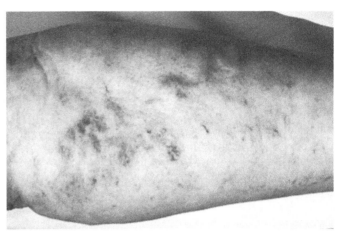

Figura 34.4 Dilatação venosa e hiperpigmentação em paciente com doença venosa periférica crônica – veja encarte colorido. (Acervo pessoal, 2018.)

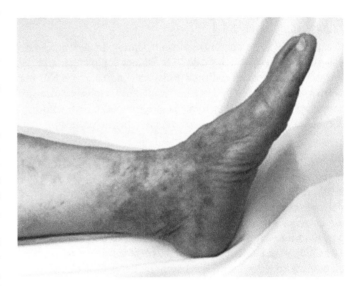

Figura 34.5 Presença de lipodermatosclerose com hiperpigmentação e linfedema em paciente com insuficiência venosa periférica – veja encarte colorido. (Acervo pessoal, 2018.)

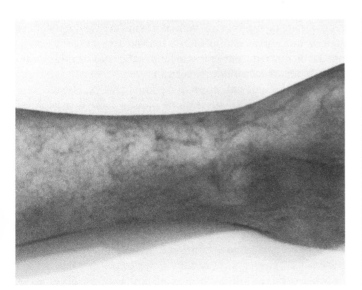

Figura 34.3 Telangiectasia ou aranhas vasculares em membros inferiores – veja encarte colorido. (Acervo pessoal, 2018.)

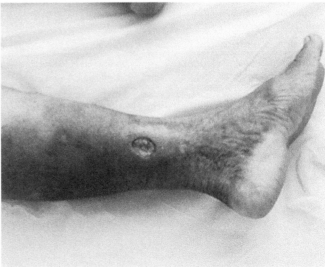

Figura 34.6 Úlcera venosa em atividade e lipodermoesclerose secundária à doença venosa crônica – veja encarte colorido. (Acervo pessoal, 2018.)

Finaliza-se o exame com o paciente em decúbito dorsal para avaliação de panturrilhas e membros inferiores à procura de sinais de tromboflebite, flogose ou alterações osteoarticulares. A colonização bacteriana secundária pode ocorrer, devendo ser dada atenção aos sinais sugestivos de infecção, como aumento da dor e eritema.

Diagnóstico diferencial

Uma importante manifestação da doença venosa crônica é o edema; portanto, uma história clínica bem detalhada é essencial para o diagnóstico diferencial. Entre os principais diagnósticos a serem lembrados estão o de linfedema e trombose venosa profunda (TVP). Há ainda o edema relacionado com doenças sistêmicas, como insuficiência cardíaca congestiva, hipoalbuminemia, hipotireoidismo e insuficiência hepática. As úlceras na perna devem ser excluídas das de origem arterial (Quadro 34.5) e das neuropatias associadas ao diabetes e, mais raramente, ao câncer de pele.

Exames complementares

O exame clínico e a anamnese são suficientes para a definição do diagnóstico na maioria dos casos. Os exames complementares devem ser realizados em todos os pacientes sintomáticos e têm por objetivo esclarecer se a IVC resulta de refluxo e/ou obstrução, assim como topografar o sítio anatômico comprometido. Essas informações serão relevantes para a escolha do tratamento proposto.

Mapeamento venoso dúplex (eco-Doppler)

O mapeamento venoso dúplex é uma ferramenta de grande utilidade clínica na abordagem inicial das doenças venosas crônicas por possibilitar a visualização de estruturas anatômicas, fornecer informações a respeito da hemodinâmica venosa e excluir trombos. O exame é realizado em pé ou na posição de Trendelenburg acentuada para aumentar a incompetência valvar e a acentuação do refluxo. Podem ser usadas as manobras de Valsalva e a compressão distal para desencadear o refluxo durante a representação por imagem. A presença de refluxo associado a sintomas característicos confirma a IVC.

Quadro 34.5 Diagnóstico diferencial entre úlcera de origem venosa e arterial

Característica	Venosa	Arterial
Localização	Maléolo lateral ou panturrilha	Distal sobre pododáctilos e pé
Base	Comprometimento fibroso mínimo, granular e sadia	Seca, fibrosa ou necrótica, aspecto em "saca-bocado"
Dor	Geralmente ausente ou mínima	Membro frio, edema decorrente da dependência do membro
Achados associados	Membro quente, edema e fibrose	Membro frio, edema decorrente da dependência do membro
Coloração	Marrom, violácea ou azul decorrente da congestão venosa	Eritematosa decorrente da dependência crônica
Pulsos	Geralmente normais	Ausentes/diminuídos

Fonte: Carman TL, Ang SK. Insuficiência venosa crônica e linfedema. In: Chang A, Williams BA, Ritchie C et al. (eds.). Current diagnóstico e tratamento: Geriatria. Rio de Janeiro: AMGH, 2015:523-37.

Flebografia

A flebografia consiste no exame contrastado do sistema venoso periférico e é a maneira mais precisa de avaliação anatômica e hemodinâmica (refluxo e obstrução) por analisar a integridade das valvas venosas. Por se tratar de um exame invasivo e de alto custo, além de acarretar o risco de complicações decorrentes do uso de contraste, tem sido reservada para avaliação dos troncos venosos, suspeita de anomalias congênitas, varizes recidivantes e no pré-operatório.

Tratamento

As varizes têm caráter crônico e evolutivo, e o tratamento objetiva evitar o surgimento de hipertensão venosa, a qual, quando já instalada, deve ser tratada com vistas a retardar a progressão para as formas mais graves. Melhora dos sintomas, redução do edema e cicatrização das úlceras são outros objetivos do tratamento.

Com a abordagem multimodal, costuma-se dividir o tratamento em medidas gerais e tratamento farmacológico e cirúrgico.

Medidas gerais

Por dificultarem o retorno venoso adequado, devem ser evitados períodos prolongados de imobilidade de membros inferiores (sentado ou em pé), uso de vestimentas que dificultem o retorno venoso dos membros inferiores (excessivamente apertadas ou com efeito garrote), calçados planos ou com saltos muito altos e uso de travesseiros ou almofadas embaixo dos joelhos no período de repouso.

Cuidados gerais com a pele

Emolientes à base de água devem melhorar a textura da pele e evitam secura e rachaduras que possam promover a ulceração. Os pacientes que desenvolvem eczema venoso ou dermatite de estase podem se beneficiar do uso de corticoide tópico de potência média ou baixa durante curto período.

Exercícios

A prática regular de atividade física deve ser estimulada, devendo ser realizada no mínimo três vezes por semana e sendo preferidas aquelas que atuam estimulando o retorno venoso (como caminhada) ou que reduzem a pressão hidrostática nos membros inferiores (como natação/hidroginástica.)

Os exercícios de alto impacto ou com carga excessiva devem ser evitados devido ao aumento de pressão sobre o sistema venoso. Musculação, ciclismo e dança devem ser realizados com moderação e sob a supervisão de um profissional. Apesar de simples, a execução de repetidas flexões do tornozelo (flexão plantar e dorsal do pé) ao longo do dia melhora o fluxo sanguíneo.

Elevação das pernas

A elevação das pernas acima do nível do coração três a quatro vezes por dia pelo período de 30 minutos diminui o edema e melhora a circulação, auxiliando a cicatrização das úlceras. Além disso, os pacientes devem ser encorajados a elevar os pés da cama usando dispositivos de cerca de 10cm (p. ex., tijolos). Essa medida é melhor que a elevação com travesseiros sob as pernas e promove conforto, favorecendo o descongestionamento passivo durante o sono.

Além das medidas descritas, o tratamento poderá incluir desde procedimentos microinvasivos até o uso de fármacos de ação sistêmica. Fatores como refratariedade dos sintomas, calibre/extensão venosa, aparência das lesões e expectativas do paciente devem ser analisados em conjunto antes da tomada de decisão acerca do plano terapêutico.

Dispositivos de compressão (faixas, ataduras e meias)

A terapia compressiva é essencial para o tratamento, pois diminui o refluxo e aumenta a velocidade de fluxo no sistema venoso profundo, ajuda o fluxo linfático e a microcirculação cutânea e melhora a função de bomba do músculo da panturrilha. Além disso, auxilia a fibrinólise, diminuindo a fibrose e melhorando a cicatrização das úlceras. As formas graves de insuficiência arterial contraindicam o tratamento compressivo e devem ser afastadas antes do início da terapia compressiva.

As faixas e ataduras elásticas têm indicação no tratamento inicial de edemas crônicos por curto prazo. Atuam promovendo a compressão decrescente sobre a região envolvida no sentido distoproximal. As meias elásticas estão indicadas quando há a necessidade de compressão em médio ou longo prazo. Seu uso deve ser iniciado pela manhã, ao se levantar, e retiradas à noite, ao se deitar. Já as ataduras costumam ser utilizadas por período reduzido e especialmente nas formas graves e com ulcerações.

As meias elásticas têm comprimento e graus de compressão variáveis, a depender da natureza e da extensão da flebopatia - geralmente se estendem até os joelhos (abaixo do joelho, meia-coxa e meia-calça) e exercem pressão maior no tornozelo. Os pacientes idosos têm dificuldade em vestir meias com mais de 20mmHg de compressão. Os cuidadores ou membros da família podem ser solicitados a ajudá-los, uma vez que a adesão diminui em razão da dificuldade em calçar as meias.

No mercado brasileiro, as opções variam de 15 a 60mmHg. É importante que estejam especificados na prescrição o modelo, o tamanho e o grau de compressão. A prescrição da meia elástica deve conter as medidas da circunferência do tornozelo, da panturrilha e da coxa, a altura do joelho e do quadril, o tipo de meia a ser usada (abaixo do joelho [3/4], acima do joelho [7/8], tipo calça ou gestante), a compressão em milímetros de mercúrio e como usá-la. Meias até a panturrilha são mais bem toleradas, especialmente em idosos. Nos pacientes com varizes e edema que se estendem até a coxa, devem ser considerado o uso de meias-calças ou meias até a altura das coxas.

Em geral, nos pacientes classificados na categoria CEAP 1 e 2 são indicadas meias com compressão de 15 a 20mmHg, ao passo que os considerados CEAP 3 e 4 necessitam de 20 a 30mmHg. Nos pacientes com doença mais severa, das categorias CEAP 5 e 6 e com úlceras, as meias de compressão devem ser graduadas em 30 a 40mmHg.

Nas fases agudas das úlceras, opta-se por bandagem feita de material inelástico combinada a pastas cicatrizantes/ataduras (bota de Unna/faixa impregnada com pasta de zinco), o que exige experiência e treinamento para sua indicação e uso. Os curativos devem ser feitos antes da colocação das meias de compressão, pois aceleram o processo de cicatrização, podendo ser realizados com gaze antiaderente seca ou úmida. A escolha de curativos específicos depende do volume de exsudato e da presença de infecção, porém, de maneira geral, incluem o uso de hidrocoloide, hidrogel, esponjas e alginato.

Tratamento farmacológico

Os fármacos considerados flebotômicos são substâncias de diferentes classes farmacológicas que promovem efeito teórico sobre o tônus venoso, a distensibilidade da parede venosa, a diminuição da permeabilidade vascular e a viscosidade sanguínea. Os mais estudados são os flavonoides, a escina, o rutosídeo e o pycnogenol. O uso de flavonoides, em especial a diosmina-hesperidina, pode contribuir para a diminuição do edema e o controle dos sintomas, não havendo evidências científicas suficientes para recomendá-los em pacientes com IVC.

Tratamento cirúrgico/minimamente invasivo

A cirurgia para tratamento de varizes tem por objetivo a correção estética e funcional. A escolha da técnica depende das características do paciente de modo a evitar varizes recidivantes. A cirurgia é realizada nos pacientes com sintomas refratários ao tratamento clínico, naqueles que apresentam complicações (dermatite, edema e úlceras de estase) e nos casos recorrentes de tromboflebite superficial.

Os procedimentos podem ser invasivos, como a fleboextração da veia safena magna, ou minimamente invasivos, como a ablação endovenosa por *laser*, a escleroterapia ou a ablação por radiofrequência. A técnica a ser utilizada dependerá das características clínicas, da experiência do cirurgião e das preferências do paciente. No Brasil, a escleroterapia química é a técnica mais adotada para o tratamento das varizes dos membros inferiores, sendo a substância utilizada e a técnica de injeção dependentes da experiência de cada médico.

Os pacientes sem sinais visíveis ou palpáveis de doença que se queixam de sintomas venosos devem ser tratados de maneira conservadora. As telangiectasias e as formações reticulares (categoria 1 do CEAP) são dilatações venosas intradérmicas e subdérmicas, e os pacientes geralmente procuram tratamento por causa do desconforto estético. Essas veias podem ser tratadas a *laser* ou por escleroterapia, que é a abordagem inicial preferida nesses tipos de lesões. Cabe destacar que esse tratamento não impede o desenvolvimento futuro do refluxo venoso e posterior doença venosa crônica.

As veias varicosas (categoria 2 do CEAP) são veias subcutâneas dilatadas, alongadas, tortuosas, com 3mm ou mais de diâmetro. Podem envolver as veias safenas, tributárias da safena ou veias superficiais de maior calibre da perna. Os pacientes com varicosidades isoladas sem refluxo troncular são tipicamente tratados com métodos ablativos (escleroterapia, ablação por radiofrequência e laserterapia) ou excisão cirúrgica, dependendo do tamanho, da localização e do número de veias envolvidas. Agentes adesivos também são aprovados para ablação venosa. Varizes residuais ou recorrentes após a ablação de safena são tratadas da mesma maneira.

Escleroterapia

A escleroterapia é o tratamento de escolha para as telangiectasias e vênulas dérmicas dilatadas a partir da injeção de agentes esclerosantes, como polidocanol e sulfato de sódio tetradecil diretamente na luz da veia na forma de microespuma guiada por ultrassonografia.

A espuma é conseguida com a mistura forçada do esclerosante líquido com ar, oxigênio ou dióxido de carbono. O contato direto do esclerosante com o endotélio inicia um processo de lesão contígua da parede venosa. Ocorre a formação de um trombo mural aderente, e a esclerose que se segue transforma a veia tratada em um cordão fibroso. No Brasil, a escleroterapia é mais frequentemente indicada após tratamento cirúrgico e na presença de varizes residuais.

Embora seja um procedimento menos invasivo, pode causar complicações, como anafilaxia, reações alérgicas, cefaleia, cãibras, formigamento labial e de extremidades, dor articular, ulceração no local da injeção, hipercromia, flebites superficiais, TVP e manchas telangiectásicas.

Ablação endovenosa por laser

A técnica consiste em puncionar a veia acometida e introduzir uma fibra óptica de maneira ascendente. Um gerador de *laser* emite luz monocromática que é transmitida até a ponta da fibra. Há a conversão de energia luminosa em térmica, a qual promove a destruição do lúmen por retração dos tecidos e da parede venosa. Esse procedimento é guiado por ultrassonografia e necessita de anestesia injetada no espaço perivenoso com o objetivo de criar um isolante térmico em volta da veia a ser tratada.

Ablação por radiofrequência

A ablação é realizada por correntes elétricas produzidas por um gerador por meio de um cateter venoso, dependendo do contato direto entre o cateter e a veia para promover resultados satisfatórios, e, assim como a técnica descrita anteriormente, necessita de anestesia tumescente.

A complicação mais frequente dos métodos minimamente invasivos é a trombose venosa superficial ou hemorrágica. Apesar de incomum, pode exigir atenção imediata e potencial manejo cirúrgico.

A fleboextração da veia safena magna é realizada por meio da exérese da veia safena magna e de seus trajetos varicosos. A técnica consiste na laqueação da junção safenofemoral e na introdução de fio-guia na veia safena magna para sua extração. Realizada sob anestesia geral, é reservada para os casos de doença venosa avançada (alterações de pele e ulcerações).

Bibliografia

Alguire PC, Scovell S. Overview and management of lower extremity chronic venous disease. 2018 Jul. In: UpToDate [Internet]. Filadélfia (PA): Wolters Kluwer Health 1992. Disponível em: https://www.uptodate.com/contents/overview-and-management-of-lower-extremity-chronic-venous-disease.

Alvim RDO, Dias FAL, de Oliveira CM et al. Prevalência da doença arterial periférica e fatores de risco associados a uma população rural brasileira: estudos corações de Baependi. International Journal of Cardiology Sciences 2018; 31(4):405-13.

Berger JS, Davies MG. Overview of lower extremity peripheral artery disease. Jul 2018. In: UpToDate [Internet]. Filadélfia (PA): Wolters Kluwer Health 1992. Disponível em: https://www.uptodate.com/contents/overview-of-lower-extremity-peripheral-artery.

Bertanha M, Rollo HA, Lastória S, Pinheiro Filho CEL. Tratamento das varizes dos membros inferiores por laser endovascular. In: Maffei FHA, Yoshida WB, Rollo HA et al. (eds.). Doenças vasculares periféricas. Rio de Janeiro: Guanabara Koogan, 2016:1952-64.

Carman TL, Ang SK. Doença arterial periférica e tromboembolismo venoso. In: Chang A, Williams BA, Ritchie C et al. (eds.). Current diagnóstico e tratamento: Geriatria. Rio de Janeiro: AMGH, 2015:504-22.

Carman TL, Ang SK. Insuficiência venosa crônica e linfedema. In: Chang A, Williams BA, Ritchie C et al. (eds.). Current diagnóstico e tratamento: Geriatria. Rio de Janeiro: AMGH, 2015:523-37.

Chi YW, Raffetto JD. Venous leg ulceration pathophysiology and evidence based treatment. Vascular Medicine 2015; 20:168-81.

Creager MA, Libby P. Doenças arteriais periféricas. In: Bonow RO, Mann DL, Zipes DP, Libby P. Braunwald tratado de doenças cardiovasculares. Rio de Janeiro: Elsevier, 2013:1367-88.

Eklof B, Rutherford RB, Bergan JJ et al. Revision of the CEAP classification for chronic venous disorders: consensus statement. J Vasc Surg 2004; 40:1248-52.

Ferreira MJ, Barroso P, Duarte N. Doença vascular periférica: dossier. Revista Porto Clínica Geral 2010; 26:502-9.

Fontaine R, Kim M, Kieny R. Surgical treatment of peripheral circulation disorders. Helv Chir Acta 1954; 21:499-533.

Maffei FHA, Lastória S. Doença arterial obstrutiva dos membros inferiores: tratamento clínico da aterosclerose obliterante periférica. In: Maffei FHA, Yoshida WB, Rollo HA et al. (eds.). Doenças vasculares periféricas. Rio de Janeiro: Guanabara Koogan, 2016:1236-50.

Maffei FHA, Santos MERC. Insuficiência venosa crônica: conceito, prevalência, etiopatogenia e fisiopatologia. In: Maffei FHA, Yoshida WB, Rollo HA et al. (eds.). Doenças vasculares periféricas. Rio de Janeiro: Guanabara Koogan, 2016:2020-8.

Maffei FHA, Silveira PRM. Varizes de membros inferiores: epidemiologia, patologia, etiopatogenia e fisiopatologia. In: Maffei FHA, Yoshida WB, Rollo HA et al. (eds.). Doenças vasculares periféricas. Rio de Janeiro: Guanabara Koogan, 2016:1938-51.

Maffei FHA, Yoshida WB, Rollo HA et al. Doenças vasculares periféricas. 5. ed. Rio de Janeiro: Guanabara Koogan, 2016.

Makdisse M, Pereira AC, Brasil DP, Borges JL, Machado-Coelho GLL, Krieger JE. Prevalência e fatores de risco associados à doença arterial periférica no projeto corações do Brasil. Arq Bras Cardiol 2008; 91(6):402-14.

Matielo F, Nakamura ET. O uso de flebotônicos na insuficiência venosa crônica. In: Presti C, Silva ES, Casella IB, Matielo MF. Conceitos atuais na doença vascular periférica. São Paulo: Editora Senac São Paulo, 2017:247-52.

Miranda RD, Borges JL, Souza JAG. Doenças vasculares. In: De Freitas EV, Py L (eds.). Tratado de geriatria e gerontologia. Rio de Janeiro: Guanabara Koogan, 2016:631-47.

Pimenta REF, Maffei FHA, Mariúba JVO, Lastória S. Aterosclerose obliterante periférica: epidemiologia, fisiopatologia, quadro clínico e diagnóstico. In: Maffei FHA, Yoshida WB, Rollo HA et al. (eds.). Doenças vasculares periféricas. Rio de Janeiro: Guanabara Koogan, 2016:1217-36.

Pinto DM, Mandil A. Doença arterial obstrutiva periférica. In: Sociedade Brasileira de Cardiologia. Livro-texto da Sociedade Brasileira de Cardiologia. 2. ed. Baueri (SP): Manole, 2015:1875-89.

Rutherford RB, Baker JD, Ernst C, Johnston KW, Porter JM, Ahn S. Recommended standards for reports dealing with lower extremity ischemia: revised version. J Vasc Surg 1997; 26:517-38.

Saes GF, Zerati AE. Atualização no tratamento da claudicação intermitente de membros inferiores. In: Presti C, Silva ES, Casella IB, Matielo MF. Conceitos atuais na doença vascular periférica. São Paulo: Editora Senac São Paulo, 2017:171-4.

Silva MC, Couto EM. Insuficiência venosa crônica: diagnóstico e tratamento clínico. In: Maffei FHA, Yoshida WB, Rollo HA et al. (eds.). Doenças vasculares periféricas. Rio de Janeiro: Guanabara Koogan, 2016:2029-37.

Sociedade Brasileira de Cirurgia Vascular. Doença arterial periférica obstrutiva dos membros inferiores: diagnóstico e tratamento. Projeto Diretrizes SBACV, 2015.

Sociedade Brasileira de Cirurgia Vascular. Insuficiência venosa crônica: diagnóstico e tratamento. Projeto Diretrizes SBACV, 2015.

Diagnóstico e Manejo da Tontura

Lucas Rampazzo Diniz

CAPÍTULO 35

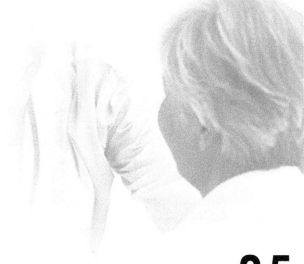

■ INTRODUÇÃO

Sintoma extremamente comum entre os idosos, a tontura está associada a um enorme desafio diagnóstico devido, principalmente, à dificuldade na elucidação da queixa do paciente e à presença de diversos fatores concomitantes. Cerca de um terço dos indivíduos com mais de 65 anos e metade daqueles com mais de 80 anos apresentam essa queixa.

O envelhecimento é associado a alterações funcionais em diversas estruturas relacionadas com o controle postural. Essas alterações vão desde perdas sensoriais da visão, do sistema vestibular e da audição, passam por anormalidades motoras de força muscular e função articular e pelo menor controle da perfusão tecidual, em razão da perda de função cardíaca e anormalidades em sistema nervoso autônomo, e seguem até a lentificação de processamento de informação no sistema nervoso central (SNC).

A tontura está relacionada com a perda da qualidade de vida e associada à limitação de atividades do dia a dia, podendo provocar isolamento social e transtornos psiquiátricos e desencadear cascata iatrogênica e polifarmácia.

Didaticamente, a tontura pode ser conceituada em quatro classes: vertigem, desequilíbrio, pré-síncope e causas psicogênicas. No entanto, a etiologia multifatorial é comum, com diversos fatores sobrepostos acontecendo de maneira concomitante. Em pacientes com processos infecciosos agudos, a tontura pode se apresentar como qualquer das quatro classes. Na Figura 35.1 é mostrada uma proposta de uma fluxograma diagnóstico.

■ SEMIOLOGIA GERAL

Diante do desafio diagnóstico, o examinador deve caracterizar e detalhar a queixa a fundo. Há a necessidade de esforço para elucidar as descrições vagas e tentar categorizar o relato dentro das principais classes de tontura. Cabe salientar que no idoso, em virtude da multimorbidade, é comum haver mais de uma causa. O Quadro 35.1 lista uma série de perguntas condutoras que podem orientar o examinador a guiar a anamnese, a qual, quando bem realizada, pode elucidar a maioria dos casos.

Convém questionar os fatores desencadeantes e os atenuantes, a duração, a recorrência e outros sintomas relacionados, além do registro de quedas anteriores, perguntar sobre os hábitos de vida potencialmente relacionados com a tontura, como consumo de café ou bebidas ricas em cafeína, álcool e tabagismo, e indagar a respeito de aspectos relacionados com sua prevenção, como dieta balanceada e atividade física regular.

A revisão das medicações de uso rotineiro é essencial para a detecção daquelas possivelmente relacionadas com o quadro. Avalia-se também a relação temporal entre a queixa e o início da medicação. Por fim, cabe checar as interações medicamentosas. Dentre as classes farmacológicas implicadas se destacam anti-hipertensivos, opioides, antiparkinsonianos, antidepressivos, inibidores da fosfodiesterase e anticolinérgicos.

O exame físico muitas vezes revela achados inespecíficos e deve ser direcionado a partir dos dados de uma boa anamnese. Destaca-se a importância de uma avaliação minuciosa dos seguintes sistemas corporais:

- **Sistema cardiovascular:** avaliar perfusão periférica, pesquisa de hipotensão postural, presença de sopros (principalmente o de estenose de valva aórtica) e sinais de arritmias cardíacas.
- **Sistema musculoesquelético:** avaliar força muscular, marcha, mobilidade articular e equilíbrio.
- **Sistema nervoso:** teste de Romberg, sensibilidade periférica (tátil e térmica), reflexos profundos, acuidade visual e reflexo

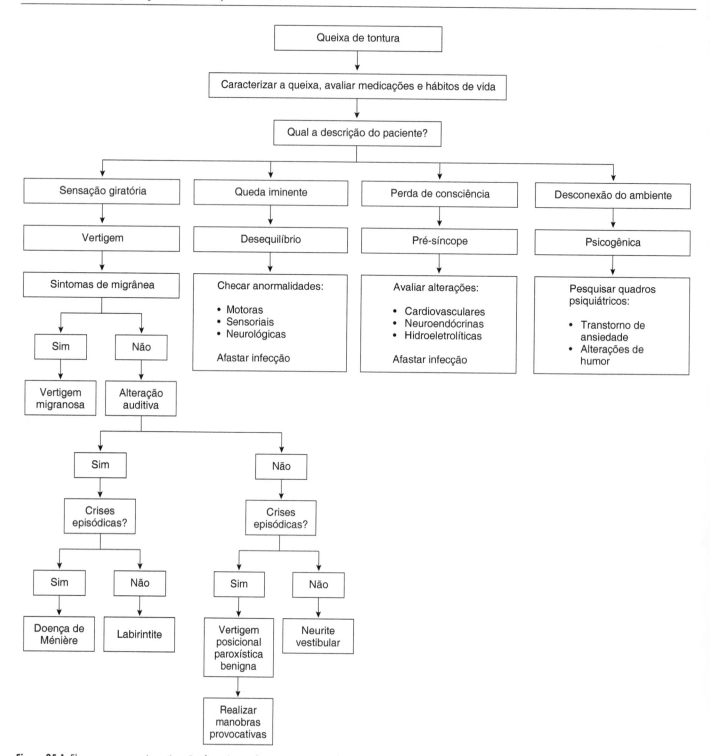

Figura 35.1 Fluxograma para investigação diagnóstica. (Livremente inspirada em Post ME, Dickerson LM. Dizziness: A diagnostic approach. Am Fam Physician 2010; 82[4]:361-8.)

vestíbulo-ocular, coordenação motora (índice/nariz/índice, tornozelo-joelho-tornozelo, diadococinesia), pesquisa de sinais neurológicos focais, avaliar a presença de nistagmos, manobra de Dix-Hallpike, detectar alterações comportamentais e pesquisar sinais de transtorno de humor e ansiedade.

A otoscopia é realizada em caso de suspeita de acometimento local, como infecção, retração ou acometimento timpânico.

Os exames complementares muitas vezes são pouco elucidativos para a investigação clínica. Sugere-se a solicitação de hemograma, perfil glicídico e lipídico, função renal e função tireoidiana. Em caso de suspeita de etiologia cardiovascular, pode ser útil a realização de eletrocardiograma e/ou Holter de 24 horas, ecocardiograma e ultrassonografia Doppler de artérias carótidas. O exame *tilt-test* pode ser útil nos casos de suspeita de hipotensão postural. Em caso de acometimento do SNC, pode

Quadro 35.1 Definição, principais causas e perguntas para investigação de tontura

	Definição	Principais causas	Perguntas condutoras
Tontura	Sensação subjetiva de mal-estar com alteração da percepção do ambiente	Vertigem, desequilíbrio, pré-síncope e causas psicogênicas	Em que momento ocorre? O que desencadeia? O que piora/melhora? Crise episódica? Recorrente? Transitória? Sustentada? Duração? Medicações em uso? Relação com quedas?
Vertigem (45% a 50% dos casos)	Falsa sensação de movimento giratório Pode estar associada a náuseas, vômitos e quedas	Vestibulares periféricas: vertigem posicional paroxística benigna, doença de Ménière, neurite vestibular etc. Vestibulares centrais: AVE vertebrobasilar, vertigem migranosa	Sensação giratória? Relação com posição do corpo ou da cabeça? Sintomas auditivos? Relação com cefaleia? Passado de AVE? Risco cardiovascular?
Desequilíbrio (15% a 20% dos casos)	Dificuldade no controle postural com sensação de queda iminente. Relacionada com alteração da marcha e do balanço corporal	Neurológicas: AVE, neuropatia periférica, síndromes parkinsonianas Oftalmológicas: catarata, retinopatias, glaucoma, déficits de refração Musculoesqueléticas: sarcopenia, osteoartrose, amputação	Alteração de sensório? (visual? auditiva? tátil?) Sente medo de cair? História de quedas? Como é a marcha? Há tremor ou rigidez? Alteração em composição corporal?
Pré-síncope (10% a 15% dos casos)	Sensação de perda de consciência. Em geral, há sintomas vegetativos associados, como escurecimento da visão	Cardiovasculares: arritmia, estenose aórtica, infarto agudo do miocárdio, estenose carotídea, hipotensão ortostática Endocrinometabólicas: tensão pré-menstrual, hipoglicemia, disfunção tireoidiana, insuficiência da suprarrenal, distúrbios hidroeletrolíticos Neurológicas: aumento de tônus vagal, hipersensibilidade de seio carotídeo	Sensação de desmaio? Presença de palpitação? Escurecimento da visão? Relação com dieta? Desidratação? Terapia para diabetes? Alteração de pele e fâneros? Hábito intestinal? Relação com pressão em região cervical? (gola de camisa, colar)
Causas psicogênicas (cerca de 10% dos casos)	Sintomas vagos de desconexão do ambiente em que o indivíduo se encontra	Psiquiátricas: ansiedade, depressão, síndrome do pânico Síndrome de hiperventilação	Fica meio aéreo? Mudança de comportamento? Menos-valia? Choro fácil? Alteração de sono/apetite? Ansiedade? Pânico? Sintomas autonômicos?

AVE: acidente vascular encefálico.

ser necessária a realização de neuroimagem com tomografia computadorizada ou ressonância magnética.

As principais classes de tontura são descritas a seguir.

■ VERTIGEM

A vertigem se caracteriza pela falsa sensação de movimento giratório. Trata-se da apresentação mais frequente de tontura, sendo responsável por 45% a 50% dos casos. A associação a náuseas, vômitos e quedas é comum. Está relacionada com o acometimento vestibular periférico ou do SNC. No periférico, salientam-se a vertigem posicional paroxística benigna (VPPB), a doença de Ménière e a neurite vestibular. No SNC, estão relacionados com a tontura, principalmente, o acidente vascular encefálico (AVE) em território de artéria vertebrobasilar e a vertigem migranosa, devendo ser sempre caracterizada como (Quadro 35.2):

- Acometimento agudo *versus* crônico/recorrente.
- Presença e caracterização de nistagmo.
- Presença ou não de sintomas auditivos.

Anatomia e fisiologia do sistema vestibular

O principal centro gerador de informações para o sistema vestibular é uma estrutura localizada no ouvido interno, em topografia do osso temporal, denominada labirinto, o qual é formado pelos semicírculos posterior, horizontal e anterior que se unem aos órgãos otolíticos, o utrículo e o sáculo. Toda essa estrutura está justaposta à cóclea. No interior do labirinto estão presentes células ciliadas que produzem informações para o SNC através do nervo vestibulococlear. Os canais semicirculares geram informações principalmente a partir de movimentos rotatórios (aceleração angular), e os órgãos otolíticos, com a aceleração linear e as mudanças na posição da cabeça. Um movimento que promova a excitação em um labirinto provoca a inibição do contralateral.

Os canais semicirculares têm formato de C e se unem no utrículo. O canal horizontal faz um ângulo de 30 graus com o plano horizontal. Os canais posterior e o anterior fazem um ângulo de 90 graus entre si e cada um faz um ângulo de 45 graus em relação ao plano sagital (em lados opostos). Todos os canais são preenchidos pela endolinfa, que tem composição semelhante ao líquido cefalorraquidiano, rico em potássio e pobre em sódio. A partir da mudança do posicionamento cefálico, ocorrem o deslocamento da endolinfa e a inclinação dos cílios, promovendo a despolarização celular.

No interior dos órgãos otolíticos há a região denominada mácula, onde ficam as células ciliadas, cujos cílios são embebidos em uma substância gelatinosa denominada membrana otolítica. Acima dessa membrana existem partículas de carbonato de cálcio

Quadro 35.2 Principais causas de vertigem

	Início e curso	Nistagmo	Sintomas auditivos
Vertigem posicional paroxística benigna (VPPB)	Relacionado com posicionamento cefálico Episódios recorrentes e transitórios De segundos a minutos	Vertical e torcional (acometimento de semicírculo posterior) e horizontal (semicírculo lateral)	Em geral, ausentes
Doença de Ménière	Episódios espontâneos e recorrentes De minutos a horas	Espontâneo e horizontal Fase rápida contralateral ao ouvido acometido	Perda auditiva flutuante Presença de tinito Plenitude auricular Ausente na intercrise
Neurite vestibular	Episódios espontâneos, agudos, sustentados, intensos De dias a semanas Pode ocorrer piora com posicionamento Pode ser precedido de sintomas virais	Espontâneo com predomínio horizontal Fase rápida contralateral ao ouvido acometido	Em geral ausente
Vertigem migranosa	Episódios espontâneos e recorrentes De minutos a horas Pode ter piora com posicionamento História familiar História de cefaleia migranosa	Em geral ausente	Ocasional
Acidente vascular encefálico	Episódios espontâneos, agudos e súbitos Geralmente sustentado De minutos a horas Anormalidade em protocolo HINTS	Espontâneo com fase rápida em diferentes direções	Ocasional

HINTS: acrônimo para *Head Impulse – Nystagmus – Test of Skew*.

denominadas otólitos. Mudanças na posição da cabeça acarretam deslocamento dos otólitos sobre a camada gelatinosa, promovendo a inclinação dos cílios e a despolarização celular. O utrículo é mais sensível aos movimentos horizontais e o sáculo aos verticais.

As principais funções do sistema vestibular são: estabilização de imagens na retina, ajuste postural e orientação gravitacional. A estabilização de imagens na retina ocorre através do reflexo vestíbulo-ocular. Nesse reflexo, a movimentação da cabeça promove uma resposta ocular na mesma velocidade, mas na direção contrária. A resposta reflexa é decorrente de nervos motores oculares (oculomotor, troclear e abducente) a partir da informação vestibular. A estabilização postural se dá através das vias vestibuloespinhais, que corrigem o posicionamento corporal com a ativação de diferentes grupos musculares. A orientação gravitacional ocorre por aferências de estímulos vestibulares para o tálamo e diferentes regiões corticais, ocasionando a percepção de orientação estática e de movimento.

Principais causas

Na VPPB ocorre o deslocamento patológico de otólitos presentes no utrículo para um dos canais semicirculares, com mais frequência para o posterior, menos comumente para o lateral e raramente para o anterior. Esse deslocamento acarreta uma diferença de informação gerada pelo labirinto, a qual é interpretada no SNC como falsa sensação de rotação. Em virtude da fisiopatologia, essa sensação giratória ocorre quando há movimentação cefálica, como na mudança de posição corporal, ao rolar na cama, ao levantar ou baixar o olhar. Em geral, esses sintomas são transitórios e de curta duração, recorrentes e sem sintomas auditivos associados. Quando presente, o nistagmo é torcional e vertical (acometimento de canal semicircular posterior) ou horizontal (canal horizontal).

A doença de Ménière se caracteriza por sintomas vertiginosos recorrentes e espontâneos com a duração de minutos ou horas. Apresenta perda auditiva flutuante e de cunho neurossensorial (antes, durante ou após a crise vertiginosa), de tinito e de sensação de plenitude auricular. Pode haver nistagmo horizontal. A fisiopatologia é complexa e não totalmente esclarecida. São propostos como fatores causais: variações anatômicas de ductos endolinfáticos, infecções virais, fenômenos de autoimunidade, alterações vasculares e anormalidade genética do controle hidrodinâmico da endolinfa, sendo comum em quase todos os pacientes a presença de hidropisia endolinfática, que consiste em acúmulo excessivo de endolinfa e/ou aumento de pressão no ouvido interno, promovendo lesão de células ganglionares. Pode ter predomínio vestibular, coclear ou a apresentação clássica com o acometimento de ambos.

Na neurite vestibular, a inflamação do nervo vestibular causa anormalidade na transmissão da informação vestibular. Apresenta-se geralmente de maneira aguda e sustentada. O nistagmo é principalmente horizontal e não costuma haver queixas auditivas. Sua etiologia tem relação com infecções virais inespecíficas, podendo estar também relacionada com herpes-zóster (como na síndrome de Ramsay-Hunt) e infecções bacterianas em ouvido médio (otite, colesteatoma). Pode ser decorrente de medicamentos ototóxicos, como aminoglicosídeos, ou do uso de álcool. Apesar de estar mais relacionado com perdas auditivas progressivas, o schwanoma vestibular pode se apresentar raramente como uma vertigem aguda. Na labirintite, ocorre inflamação do aparelho vestibular, e o paciente pode se queixar de sintomas auditivos, os quais estariam ausentes na neurite vestibular pura, em que acontece apenas o acometimento do nervo vestibular.

Na migrânea vestibular, a vertigem ocorre de maneira episódica e tem a duração de minutos a dias. Pode estar associada ou não à fotofobia e à fonofobia. Acomete pacientes com história de migrânea com ou sem aura. No entanto, a relação temporal entre o quadro vestibular e o migranoso é muito variável, podendo ocorrer concomitantemente ou surgir anos após a queixa de cefaleia. A fisiopatologia ainda não está bem elucidada. O nistagmo é raro e, quando presente, é posicional, podendo ocorrer sintomas auditivos ocasionalmente. Há a tendência de piora com a ingestão abusiva de chocolates e doces, cafeína, álcool, jejum prolongado e privação de sono.

No AVE de território de artéria vertebrobasilar, a queixa de vertigem é espontânea, de início súbito e em geral sustentada, podendo haver piora com a mudança de posição. O nistagmo também é espontâneo, mas com direção variável. Os sintomas auditivos são ocasionais. Causas de alterações vasculares devem ser pesquisadas, como doenças ateroscleróticas, aneurismas e compressões arteriais extrínsecas.

Na suspeita de causas vasculares, em virtude da urgência de terapia específica, deve ser aplicado o protocolo HINTS (*Head Impulse Test, Nystagmus, Skew Deviation*) para avaliar a necessidade de internação (Quadro 35.3). Esse protocolo também é recomendado para os casos de síndrome vestibular aguda e naqueles sem história prévia de vertigem.

Exame físico

No exame físico, algumas manobras podem orientar a investigação diagnóstica:

- **Teste (ou prova) de Romberg:** o paciente é orientado a ficar em posição ortostática com base estreita e braços rentes ao corpo. Em seguida, deve fechar os olhos. Idealmente, não há qualquer balanço ou esforço para se manter na posição. Indivíduos com alterações patológicas apresentam sinais de desequilíbrio, como dança dos tendões nos pés, podendo culminar em quedas. Naqueles com alterações da propriocepção por lesão em região cordonal posterior da medula (como no *tabes dorsalis* e na degeneração combinada subaguda) e polineuropatia periférica não ocorre lateralização, e o paciente pode cair para qualquer lado. Já o paciente com acometimento vestibular periférico tende a cair para o mesmo lado da lesão, em geral com pequeno período de latência. A manobra pode ser sensibilizada, orientando-se o paciente a ficar com um pé na frente do outro e assim diminuir a base de sustentação. Há sensibilização também ao solicitar ao paciente que balance a cabeça no plano horizontal, como referindo uma negação.
- **Apoio monopodal de Uemura:** o paciente é solicitado a se apoiar apenas em um pé de olhos fechados. Em geral, há alteração nos indivíduos idosos mesmo sem anormalidades vestibulares.
- **Prova dos braços estendidos:** o paciente deve fazer um ângulo de 90 graus nos cotovelos, mãos seguindo a linha dos antebraços, e estender apenas os dedos indicadores. Posteriormente, deve fechar os olhos. Avalia-se a presença de desvio para um dos lados, acima de 2 a 3cm após 1 a 2 minutos. O examinador deve manter a posição em frente ao paciente, como um espelho, para servir de referência. Uma variação do teste pode ser feita pedindo-se ao paciente para iniciar na mesma posição, depois apontar para cima com os braços totalmente estendidos e voltar à posição inicial. O movimento deve ser feito repetidas vezes para avaliação da presença de desvio para um dos lados.
- **Manobra de Dix-Hallpike** (Figura 35.2): essa manobra é útil para a pesquisa de VPPB principalmente com acometimento de semicírculo posterior de labirinto. Antes da manobra, o paciente deve ser alertado para a possibilidade de reprodução dos sintomas de vertigem. Cada mudança de posição deve ser feita de maneira rápida para promover o deslocamento do otólito: (1) início com o paciente na posição sentada (transversal ou longitudinalmente ao leito) e com a cabeça mirando para a frente em posição neutra; (2) o examinador deve girar a cabeça para um dos lados em 45 graus; (3) o paciente deve ser deitado e manter o ângulo da cabeça em relação ao ombro; (4) a cabeça deve ficar em um ângulo de 30 graus em relação à maca/cama e em direção ao solo.

Na manobra positiva, há a presença de nistagmo com movimento torcional e para cima, voltado para a orelha próximo à maca. Pode haver latência de alguns segundos para seu início, e a resolução ocorre após cerca de 1 minuto. A manobra deve ser realizada também para o outro lado e, quando negativa, não afasta a possibilidade de VPPB. Por poder reproduzir

Quadro 35.3 Protocolo HINTS para síndromes vestibulares agudas		
Protocolo HINTS	Lesão vestibular periférica	Lesão vestibular central
Impulso cefálico	Anormalidade unilateral do reflexo oculocefálico	Reflexo oculocefálico sem anormalidades
Nistagmo	Dominância horizontal, direção fixa, fase rápida para longe do lado afetado, inibido com fixação do olhar	Imita a lesão periférica ou com direção horizontal variável ou com dominância vertical ou torcional. Mínimo efeito com fixação do olhar
Cobertura ocular alternada (pesquisa de estrabismo vertical)	Alinhamento vertical normal	Imita a lesão periférica ou apresenta compensação vertical

HINTS: acrônimo para *Head Impulse – Nystagmus – Test of Skew*.

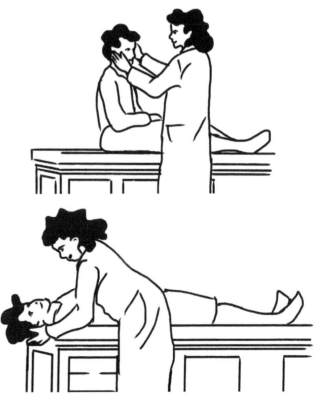

Figura 35.2 Manobra de Dix-Hillpike. (Desenho gentilmente cedido pela Dra. Rebeca Barbosa.)

sintomas vertiginosos, o paciente deve ser orientado a relatar qualquer sintoma e a permanecer com os olhos abertos durante a manobra.

- **Manobra *supine-roll*:** utilizada em caso de suspeita de VPPB por acometimento de semicírculos horizontais, nessa manobra o paciente fica deitado na posição supina com a cabeça a 30 graus em relação ao solo (com a cabeceira elevada ou com o examinador segurando a cabeça acima da maca). O examinador deve realizar um movimento rápido para um dos lados para que a cabeça fique paralela ao ombro e deve observar a presença de nistagmo. Cada mudança de posição deve ser feita rapidamente para promover o deslocamento do otólito. Posteriormente, o paciente deve retornar à posição inicial e girar a cabeça para o lado contrário. Quando presente, o nistagmo é horizontal, podendo a fase rápida ser voltada para o solo (geotrópico) ou para o lado aposto (ageotrópico). O paciente deve ser alertado sobre o risco de reprodução da vertigem e a permanecer com os olhos abertos.
- **Protocolo HINTS** (Quadro 35.3): útil para avaliar quadros vestibulares agudos e diferenciar os de origem central (nos quais há indicação de internação hospitalar) dos periféricos (pode-se avaliar seguimento ambulatorial), consiste em três manobras:
  1. **Impulso cefálico (*head impulse*):** avaliar a resposta ocular na pesquisa do reflexo óculo-cefálico. O examinador movimenta rapidamente a cabeça do paciente para ambos os lados na direção horizontal, formando ângulos de 10 a 20 graus. Durante a manobra, o paciente deve manter o olhar fixo em um ponto na face do examinador. A normalidade não indica lesão central, mas a anormalidade unilateral corrobora a possibilidade de lesão periférica.
  2. **Verificar nistagmo (*nystagmus*):** realizar pesquisa de nistagmo espontâneo ou seguindo objetos (como uma caneta ou o dedo do examinador).
  3. **Pesquisa de estrabismo vertical (*skew deviation*):** realizar a oclusão alternada dos olhos do paciente, o qual deve ser orientado a fixar o olhar em algum ponto do rosto do examinador. Deve-se avaliar a presença de compensações do eixo ocular vertical para a linha mediana a cada troca. A presença de nistagmo com direção variável ou anormalidade no *skew deviation* indica a necessidade de internação hospitalar para melhor investigação do quadro. Também há indicação de internação caso estejam presentes sintomas neurológicos focais, como anormalidades na marcha ou alterações de pares cranianos

Além das manobras descritas, deve-se realizar o exame físico completo com atenção especial ao exame neurológico com avaliação da marcha (com olhos abertos e fechados, na ponta dos pés e dos tornozelos), equilíbrio, coordenação (índice-nariz-índice, joelho-tornozelo, diadococinesia), avaliação da função coclear do oitavo par craniano (teste de Weber e Rinné) etc.

Investigação complementar

A investigação completa deve ser realizada quando a etiologia não é esclarecida pelo exame semiológico. Em razão da possibilidade de induzir desconforto, não deve ser realizada na vigência de quadro vestibular agudo:

- **Prova calórica:** utilizada para diferenciar as lesões vestibulares centrais das periféricas, consiste na estimulação unilateral do labirinto com água ou ar em temperaturas diferentes da corporal, sendo realizada com o paciente em decúbito dorsal em inclinação de 30 graus com o plano horizontal. Nessa posição, o canal lateral fica no sentido vertical com a ampola em posição superior. Na temperatura acima da corporal há a movimentação da endolinfa para a ampola e nas temperaturas menores ocorre o oposto. Concomitantemente, ocorre o monitoramento do reflexo vestíbulo-ocular com o uso da nistagmografia. Em pacientes normais, a resposta é simétrica. A assimetria ou a ausência de resposta indica estado patológico.
- **Nistagmografia com óculos de Frenzel:** avaliação de nistagmo (espontâneo ou com manobras provocativas) com o uso de lentes de aumento; mais perceptível nas lesões vestibulares periféricas.
- **Eletronistagmografia e videonistagmografia:** avaliação e registro do nistagmo por meio de dispositivos eletrônicos.
- **Teste da cadeira rotatória:** realizada com o paciente em cadeira rotatória computadorizada para simular a movimentação usual da cabeça; mais indicado para os casos de dúvida de lesão vestibular periférica bilateral.
- **Posturografia computadorizada:** avalia a capacidade do indivíduo de controlar as aferências visuais, proprioceptivas e vestibulares para manter a postura. Utiliza uma plataforma com sensores de pressão localizados em cada quadrante. O paciente é avaliado por meio de um protocolo que envolve estar de olhos abertos ou fechados. A plataforma fica parada ou em movimento. Pode ser realizada com visão oscilante ou fixa. Ajuda a orientar o diagnóstico e serve como guia para a resposta terapêutica na reabilitação vestibular.
- **Audiometria tonal e vocal:** avalia alterações neurossensoriais ou de condução da função coclear.

Tratamento

A terapia farmacológica (Quadro 35.4) alivia os sintomas de vertigem, mas não atua na fisiopatologia de longo prazo, tampouco na reabilitação do indivíduo, sendo usada principalmente nos episódios agudos. Os fármacos disponíveis são praticamente os mesmos, independentemente da etiologia, sendo recomendado seu uso por poucos dias.

Os principais fármacos para alívio da vertigem são os antagonistas de receptores H1 da histamina: meclizina e ebastina. No entanto, deve-se manter atento aos sintomas anticolinérgicos, como constipação intestinal, retenção urinária, piora cognitiva e aumento da pressão intraocular, bem como à possibilidade de sonolência. Os bloqueadores de canais de cálcio (flunarizina e cinarizina) não são recomendados em idosos em virtude do risco de indução de parkinsonismo farmacológico.

Os antieméticos devem ser utilizados em caso de náuseas ou vômitos importantes associados ao quadro. Convém alertar para a possibilidade de discinesia tardia, acatisia e síndrome neuroléptica maligna associadas ao uso dos antidopaminérgicos.

Nos quadros agudos, podem ser usados também benzodiazepínicos para controle da vertigem e dos sintomas auditivos, ressaltando o risco de sonolência e quedas.

Há ainda a possibilidade de uso da escopolamina transdérmica em região posterior à orelha para os quadros de cinetose (vertigem desencadeada por movimento de veículos ou navios), disponível apenas por meio de importação.

Quadro 35.4 Medicações sintomáticas para vertigem

Fármaco	Classe/Função	Apresentação	Posologia
Meclizina	Bloqueador histamínico H1/antivertiginoso	Comprimidos: 25 e 50mg	25 a 100mg/dia, divididos em três ou quatro tomadas
Betaistina	Bloqueador histamínico H1/antivertiginoso	Comprimidos: 16 e 24mg	24 a 48mg/dia, em duas ou três tomadas
Dimenidrinato	Bloqueador histamínico H1/antivertiginoso	Comprimidos: 100mg Solução oral: 2,5mg/mL Supositórios: 50 e 100mg	50 a 100mg 4/4h a 6/6h Dose máxima: 400mg/dia
Metoclopramida	Bloqueador dopaminérgico/antiemético	Comprimidos: 10mg Solução oral: 1mg/mL Gotas: 4mg/mL (20 gotas) Solução injetável: 5mg/mL Supositórios: 10mg	10mg (não exceder 5mg/kg/dia) até 8/8h
Ondansetrona	Bloqueio serotoninérgico 5-HT3/antiemético	Comprimidos: 4 e 8mg Solução injetável: 2mg/mL	8 a 32mg/dia, em uma a duas tomadas
Alprazolam	Benzodiazepínico/antivertiginoso, ansiolítico	Comprimidos: 0,25, 0,5 e 1mg	0,25 a 0,5mg, em uma a duas tomadas
Clonazepam	Benzodiazepínico/antivertiginoso, ansiolítico	Comprimidos: 0,5 a 2mg	0,5mg/dia
Escopolamina transdérmica	Anticolinérgico/prevenção de cinetose	*Patch* transdérmico: 1,5mg	Troca a cada 3 dias

A principal medida terapêutica para VPPB deve ser o reposicionamento dos otólitos. Em caso de acometimento de semicírculos posteriores, deve ser realizada a manobra de Epley, que consiste na repetição dos três passos da manobra de Dix-Hallpike seguida de outros dois passos: com a manobra de Dix-Hillpike (passos 1 a 3) provavelmente ocorrerá o nistagmo típico de VPPB e o paciente deverá manter a posição por 30 a 60 segundos; no passo 4, o paciente gira a cabeça em 90 graus, mantendo a posição supina por mais 30 a 60 segundos; no passo 5, mantendo a posição da cabeça em relação ao ombro, o corpo do paciente é girado para decúbito lateral do mesmo lado da cabeça, a qual deverá manter os 45 graus em relação aos ombros e estar voltada para o chão (essa posição deve ser mantida por mais 30 a 60 segundos); por fim (passo 6), o paciente é novamente sentado e permanece nessa posição por alguns minutos.

Cada mudança de posição deve ser realizada o mais breve possível para garantir o impulso que movimentará o otólito dentro do semicírculo. A partir da sequência de passos, o otólito tende a fazer o giro completo dentro do semicírculo acometido e retornar ao utrículo com a melhora dos sintomas. No entanto, pode ser necessário repetir a manobra diversas vezes em diferentes sessões. O reposicionamento alcança 80% de sucesso, chegando a 92% quando a manobra é repetida quatro vezes. Cabe destacar o risco de deslocamento do otólito do canal posterior para o horizontal em cerca de 5% dos casos.

Na literatura são descritas outras manobras de reposicionamento, como a de Semont para o acometimento de semicírculo posterior e a de Gufoni para o acometimento de semicírculos horizontais, as quais fogem ao escopo deste capítulo. Caso não haja resposta com a manobra de Epley ou em caso de suspeita de acometimento de semicírculo horizontal, o paciente deve ser encaminhado a um especialista em tontura.

Para a profilaxia de surtos da doença de Ménière, os fatores de risco cardiovasculares devem ser controlados, como hipertensão, diabetes e dislipidemia. Para o controle da hidropisia endolinfática, recomendam-se a restrição salina e o uso de diuréticos, como hidroclorotiazida (25 a 100mg/dia), clortalidona (25 a 100mg/dia) e acetazolamida (250 a 500mg/dia). Os sinais de hipotensão e hiponatremia devem ser acompanhados. Há evidência de melhora de sintomas agudos e ação profilática na doença de Ménière com betaistina. Caso não haja melhora da frequência das crises, recomenda-se avaliação da otorrinolaringologia sobre a necessidade de injeção de medicação no ouvido interno (glicocorticoides, lidocaína ou gentamicina), terapia cirúrgica de descompressão ou terapia ablativa.

Em caso de neurite vestibular, recomenda-se terapia com glicocorticoides sistêmicos por até 3 semanas. Metilprednisolona é iniciada na dose de 100mg/dia por 3 dias, a qual deve ser desescalonada em 20mg a cada 4 dias até a suspensão. A associação de terapia empírica antiviral não se mostra benéfica, exceto para os casos de síndrome de Ramsay-Hunt, quando deve ser instituída terapia específica para o vírus da varicela-zóster.

Há pouca evidência científica relativa à terapia para migrânea vestibular. O tratamento profilático está relacionado com o tratamento da própria migrânea e não é o objetivo deste capítulo. Dentre os possíveis tratamentos se encontram: propranolol, topiramato, venlafaxina, antidepressivos tricíclicos e lamotrigina. Para guiar a escolha do medicamento, convém considerar fatores como doença pulmonar obstrutiva crônica e asma, presença de sobrepeso e diagnóstico de depressão. Parece haver benefício com a terapia abortiva nos quadros agudos com triptanos, como zolmitriptano (2,5mg VO até 1 hora do início dos sintomas), além da própria terapêutica antivertiginosa.

Nos quadros de vertigem associados ao AVE, deve-se instituir tratamento farmacológico para o alívio dos sintomas com anti-histamínicos e antieméticos, além de promover terapia específica para o tipo de AVE. Indica-se ainda a terapia de reabilitação após a fase aguda.

A indicação de terapia de reabilitação vestibular deve ser sempre considerada para os pacientes com quadros vertiginosos. Trata-se de tratamento complementar e não invasivo realizado por profissionais especializados de diferentes áreas, como otorrinolaringologistas, fonoaudiólogos, fisioterapeutas e terapeutas ocupacionais. A intervenção terapêutica é individualizada e consiste em uma série de manobras, exercícios e orientações de hábitos de vida para ganho de função vestibular, podendo ser indicada para pacientes com dificuldades de reposicionamento otolítico e para melhora da resposta dos reflexos oculovestibulares e vestibuloespinhais. Além disso, deve ser considerado o acompanhamento psicoterapêutico para melhor percepção dos sintomas pelo paciente.

DESEQUILÍBRIO

O desequilíbrio é uma sensação de queda iminente e está relacionado principalmente com a alteração da marcha e do balanço corporal ou com uma anormalidade visual. Caracteristicamente, a queixa se apresenta apenas com o paciente em movimento, sendo relatada por aproximadamente 15% a 20% dos indivíduos com tontura.

Etiologicamente, destacam-se as causas neurológicas (AVE, neuropatia periférica, síndromes parkinsonianas), oftalmológicas (retinopatias, catarata, glaucoma, déficits de refração) e musculoesqueléticas (sarcopenia, osteoartrose, amputação).

O exame físico dos principais sistemas relacionados com a queixa deve ser minucioso, sendo sugerida a avaliação da acuidade e dos campos visuais, bem como a prova de Romberg e a pesquisa de neuropatia periférica.

O tratamento é direcionado à causa base. Destacam-se a terapia antiparkinsoniana, a reabilitação oftalmológica com uso de lentes corretivas, a cirurgia de correção de catarata e o controle da pressão intraocular, além da reabilitação motora, a qual deve ser direcionada por profissional especializado (como fisioterapeuta ou educador físico), objetivando ganho de força muscular, melhora do equilíbrio, maior destreza na marcha e a avaliação da necessidade de dispositivos assistivos, como bengala, muleta ou andador.

Cabe ressaltar a necessidade de atenção para a terapia profilática de controle de fatores de risco cardiovascular que possam estar associados a novos episódios de AVE ou amputação de membros.

Evidentemente, os pacientes com queixa de desequilíbrio estão muito propensos a quedas e fraturas e ao medo de andar, devendo ser sempre avaliada a necessidade de tratamento específico para as quedas, pesquisa de osteoporose e de acompanhamento psicoterapêutico.

PRÉ-SÍNCOPE

A pré-síncope consiste na sensação de perda da consciência, sem sua ocorrência de fato, o que caracterizaria uma síncope. Está relacionada com a menor oferta de oxigênio e nutrientes para o SNC e pode ter origem cardíaca (arritmias, estenose aórtica, infarto agudo do miocárdio, estenose carotídea, hipotensão ortostática), endocrinometabólica (hipoglicemia, disfunção tireoidiana, insuficiência da suprarrenal, distúrbios hidroeletrolíticos) ou neurológica (hipersensibilidade do seio carotídeo, aumento do tônus vagal), sendo responsável por 10% a 15% dos casos de tontura.

Na anamnese, deve ser questionada a presença de fatores de risco cardiovasculares, história de episódios anteriores, fatores desencadeantes e atenuantes, além de medicamentos em uso e possivelmente implicados com a queixa. Nos exames complementares, pode ser útil a pesquisa de alterações endocrinológicas e cardíacas.

Dentre as causas de pré-síncope, destaca-se a hipotensão ortostática.

Hipotensão ortostática

Ao assumir a posição ortostática, o indivíduo apresenta represamento de 500 a 1.000mL da volemia no sistema venoso dos membros inferiores e na circulação esplâncnica. Esse acúmulo de líquido promove diminuição da volemia efetiva e da pré-carga cardíaca, bem como a ativação do sistema nervoso autônomo simpático, promovendo vasoconstrição e aumento da frequência cardíaca e do retorno venoso. Caso haja menor suprimento sanguíneo cerebral, ocorrem a sensação de desmaio, escurecimento de vista, fadiga, cefaleia e tontura. Em geral, o episódio tem curta duração, apresentando melhora rápida dos sintomas após o paciente assumir a posição deitada, especialmente com a elevação dos membros.

No indivíduo idoso, esse fenômeno é potencializado por desequilíbrio funcional dos sistemas simpático e parassimpático (como nos pacientes parkinsonianos e diabéticos), menor sensibilidade do reflexo de barorreceptores, uso de diversas medicações que bloqueiam a resposta simpática e/ou promovem queda da pressão arterial, menor capacidade de autocontrole do fluxo sanguíneo cerebral, menor poder de bomba muscular para o retorno venoso, maior incidência de anemia e maior sensibilidade a distúrbios hidroeletrolíticos. Está associado ainda à hipertensão arterial sistêmica, doença renal crônica, déficit cognitivo e maior risco cardiovascular. Em idosos é maior a prevalência de entidades correlatas, como hipertensão supina e hipotensão pós-prandial.

A hipotensão ortostática (ou postural) é definida pela queda da pressão arterial associada ou não a sintomas após o indivíduo assumir a ortostase. Classicamente é definida pela queda de no mínimo 10mmHg da pressão arterial diastólica (PAD) e/ou de 20mmHg da sistólica (PAS). A avaliação deve ser idealmente realizada em ambiente controlado com uso de protocolo de *tilt-test*. No contexto ambulatorial, as medidas de pressão arterial devem ser realizadas após 3 a 5 minutos com o paciente em posição supina e repetidas com ele de pé, após o mesmo intervalo de tempo. Os critérios de Fedorowski sugerem diferentes pontos de corte, a depender da PAS basal do indivíduo:

- **PAS ≥ 160mmHg:** ponto de corte com queda de PAS ≥ 30mmHg.
- **PAS entre 90 e 160mmHg:** ponto de corte com queda de PAS ≥ 20mmHg.
- **PAS ≤ 90mmHg:** ponto de corte com queda de PAS ≥ 15mmHg.

Recomenda-se checar também a variabilidade da frequência cardíaca para a avaliação da capacidade de resposta autonômica. Espera-se aumento de 10 a 25bpm na frequência cardíaca com a queda de pressão, caso o sistema nervoso autônomo esteja intacto. Caso esse aumento não ocorra, deve-se cogitar a possibilidade de hipotensão de origem neurogênica de origem central (doença de Parkinson, atrofia de múltiplos sistemas, doença por corpúsculos de Lewy, lesão medular) ou periférica, a qual envolve o sistema nervoso autônomo isoladamente, como nas ganglionopatias autoimunes e por fenômeno paraneoplásico, ou é decorrente de neuropatia periférica, como em caso de diabetes, amiloidose, paraneoplasia e déficit de vitamina B_{12}.

Em alguns pacientes, pode ser necessária a medida domiciliar em diferentes situações (como após refeições, exercícios e uso de medicamentos) para a confirmação da suspeita diagnóstica. A medida com maior consistência seria aparentemente aquela realizada pela manhã, já que os pacientes tendem a apresentar mais sintomas após a natriurese noturna.

Apesar da recomendação de pesquisa da hipotensão postural no contexto ambulatorial, nos casos duvidosos é possível a realização do *tilt-test*, um exame complementar no qual o paciente é atado a uma mesa reclinável sob monitoração cardíaca, sendo a mesa inclinada gradualmente para simular a ortostase e verificada a variação dos dados da monitoração. Existem diferentes protocolos para o teste, o qual pode ser sensibilizado com o uso de agentes vasodilatadores.

O manejo da hipotensão postural envolve medidas farmacológicas e não farmacológicas e seu principal objetivo é melhorar os sintomas e a qualidade de vida e não necessariamente o controle pressórico. Principalmente em idosos, deve ser privilegiado o tratamento não farmacológico.

Quanto às medidas não farmacológicas, recomenda-se que o paciente mantenha diário de sintomas com medidas de sinais vitais para avaliar a melhora da intensidade e a diminuição de frequência dos sintomas. O paciente deve ser estimulado a manter atividade física regular, evitar o consumo de álcool, preferir pequenas porções nas refeições e evitar a exposição prolongada a situações que elevem a temperatura corporal. Deve ser treinado para as manobras que garantam o retorno venoso, como evitar se levantar muito rápido, contrair a musculatura dos membros inferiores (como cruzamento das pernas e dorsiflexão dos pés) e do abdome quando do início dos sintomas e o uso de meias compressivas (convém preferir as de média compressão e evitar em caso de histórico de doença arterial oclusiva). O paciente deve ainda garantir uma volemia efetiva com aumento da ingestão de sódio (6 a 9g de cloreto de sódio/dia) e de água (1.500 a 2.000mL/dia). Sugere-se ainda a elevação da cabeceira da cama em 15 a 20cm para diminuir o efeito natriurético noturno.

Recomenda-se o ajuste ou a suspensão de medicações relacionadas com o quadro, como diuréticos, vasodilatadores, agentes dopaminérgicos, antidepressivos tricíclicos, anticolinérgicos e bloqueadores de receptor alfa-1. Os anti-hipertensivos devem ser avaliados com cuidado em razão de sua associação à hipertensão supina, devendo ser dada preferência àqueles com meia-vida menor para melhor manejo da dose. Se necessário, convém suspender os que afetam o sistema simpático, como os antagonistas adrenérgicos de receptores alfa e beta, antes de outras classes farmacológicas.

Dentre as medidas farmacológicas se destacam a relacionada com o aumento do volume intravascular com o uso de mineralocorticoide, fludrocortisona, 0,1 a 0,2mg/dia em tomada única por via oral (apresentação em comprimidos de 0,1mg). Pode-se prescrever agonista alfa-1 para o aumento da resistência vascular periférica. Para esse fim, destaca-se a midodrina, 2,5 a 10mg/dia, divididos em duas a três tomadas por via oral (apresentação em comprimidos de 2,5mg). Ambos os fármacos estão relacionados com o aumento da pressão arterial, a qual deve ser monitorada. A fludrocortisona está relacionada com retenção hídrica e deve ser evitada em caso de quadros congestivos, também estando associada à hipocalemia. Nos casos de hipertensão supina associada, é preferida a midodrina, podendo também ser realizado tratamento com outros medicamentos após ser avaliado caso a caso, como cafeína, ergotamina, ioimbina, piridostigmina, octreotide, eritropoetina, desmopressina e paroxetina.

CAUSAS PSICOGÊNICAS

Para o diagnóstico de tontura, esse subgrupo deve ser considerado quando afastadas outras causas, tendo em vista se tratar de diagnóstico de exclusão. Representam cerca de 10% dos casos de tontura. Contudo, pode ser observada a associação a outras classes, e a prevalência parece ser subestimada.

Comumente, esses pacientes apresentam queixa de vertigem crônica ou de tontura não rotatória, como de crises de longa duração, que podem estar associadas à sensação de cabeça oca (*lighheadness*). Em geral, são de difícil caracterização. Destacam-se a vertigem psicogênica e a síndrome de hiperventilação.

A vertigem psicogênica tem relação com quadros psiquiátricos, como síndrome do pânico, ansiedade e depressão. Muitas vezes, a tontura está associada à sensação de sufocamento e parestesias nas extremidades e na região perioral. O paciente com síndrome do pânico sofre de um temor muitas vezes desproporcional ao risco com intensa reação autonômica simpática, associada a palpitação, precordialgia, tremor, espasmos, sudorese, sensação de asfixia e fenômeno de *flushing*. As crises, em geral, duram cerca de 15 a 30 minutos e não exibem sintomas auditivos associados. Cabe salientar que alguns pacientes com quadros vestibulares primários podem apresentar sintomas dessa síndrome como um pânico secundário e por isso a queixa deve ser bem caracterizada.

Os pacientes com transtorno de ansiedade e depressão apresentam queixas mal caracterizadas de tontura e manifestam diversas demandas durante a anamnese. Em geral, a queixa de tontura é contínua, podendo durar semanas sem fatores desencadeantes claros. Com frequência, o paciente apresentava um quadro vestibular prévio e já resolvido.

A síndrome de hiperventilação também pode estar associada a causas psiquiátricas. Nela há o aumento da frequência respiratória, culminando em hipocapnia e alcalose respiratória. Essas alterações induzem vasoconstrição arteriolar e hipoxia celular e aumento do pH sanguíneo e do líquor, bem como da concentração de cálcio intracelular. Concomitantemente, ocorre queda da pressão intracraniana e no ouvido médio. Essas alterações promovem neuroexcitabilidade, e o paciente se queixa então de irritabilidade, fadiga, sudorese, ansiedade, cabeça vazia, cefaleia, parestesias, tontura e vertigem. Em casos raros, podem ocorrer tetania e convulsão. O nistagmo, em geral, está ausente na síndrome de hiperventilação, mas pode estar evidente em alguns casos, quando se realiza o teste de hiperpneia (na posição sentada, o paciente deve realizar 20 ciclos respiratórios de maneira rápida e profunda ou durante cerca de 60 segundos – o examinador deve questionar a reprodutibilidade dos sintomas da síndrome de hiperventilação).

O teste de hiperpneia pode induzir nistagmo em situações específicas e servir para levantar a suspeita de lesões neurais, como ataxia espinocerebelar tipo 6, schwanomas, doenças cerebelares, esclerose múltipla e neurites vestibulares. Com esse teste não ocorrem mudanças semiológicas nos casos de VPPB, doença de Ménière, vertigem migranosa ou quadros vasculares.

O tratamento consiste em psicoterapia e acompanhamento com psiquiatria, bem como terapia farmacológica específica com psicotrópicos a depender do diagnóstico da causa base. Para o controle dos sintomas decorrentes do aumento do tônus simpático é possível avaliar o uso de betabloqueadores. Nos casos de síndrome de hiperventilação, orienta-se o paciente a realizar ciclos respiratórios com o uso de um saco pequeno (o que previne a hipocapnia e a alcalose metabólica).

■ CONSIDERAÇÕES FINAIS

A tontura é uma queixa muito comum entre os pacientes geriátricos e, diante da complexidade das causas e dos diagnósticos, representa um grande desafio para o profissional encarregado de solucioná-la.

Bibliografia

Arnold AC, Raj SR. Orthostatic hypotension – a practical approach to investigation and management. Canadian Journal of Cardiology 2017; 33(12):1725-8. DOI: 10.1016/j.cjca.2017.05.007.

Edlow JA, Newman-Toker D. Using the physical examination to diagnose patients with acute dizziness and vertigo. J Emerg Med 2016; 50(4):617-28. DOI: 10.1016/j.jemermed.2015.10.040.

Kim J, Zee DS. Benign paroxysmal positional vertigo. N Engl Med 2014; 370:1138-47. DOI: 10.1056/NEJMcp1309481.

Lauritsen CG, Marmura MJ. Current treatment options: Vestibular migraine. Curr Treat Options Neurol 2017; 19(11):38. DOI: 10.1007/s11940-017-0476-z.

Meurer WJ, Low PA, Staab JP. Medical and psychiatric causes of episodic vestibular symptoms. Neurol Clin 2015; 33(3):643-9. DOI: 10.1016/j.ncl.2015.04.007.

Nakashima T, Pyykko I, Arroll MA et al. Meniere's disease. Nat Rev Dis Primers 2016; 2:1-18. DOI: 10.1038/nrdp.2016.28.

Post ME, Dickerson LM. Dizziness: A diagnostic approach. Am Fam Physician 2010; 82(4):361-8.

Doença Pulmonar Obstrutiva Crônica e Asma

Michelle Lourenço Fontenele
Sandra Brotto Furtado Ehrhardt
Camila Lopes de Assis

CAPÍTULO 36

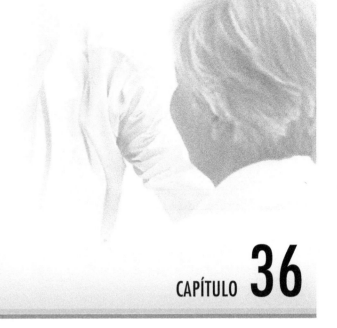

■ DOENÇA PULMONAR OBSTRUTIVA CRÔNICA

A doença pulmonar obstrutiva crônica (DPOC) se caracteriza pela limitação do fluxo aéreo não completamente reversível, associada a processo inflamatório anormal das vias aéreas baixas e do parênquima pulmonar causado por partículas tóxicas ou gases. Trata-se de doença habitualmente progressiva, mas prevenível e tratável. Apresenta sintomas pulmonares e extrapulmonares. O principal fator de risco é o tabagismo, mas não podem ser esquecidos os fatores ligados à poluição e à utilização da lenha. Além disso, a presença de níveis baixos da proteína alfa-1-antitripsina (AAT) medidos no sangue acarreta o desequilíbrio de protease-antiprotease e aumenta consequentemente o risco de DPOC.

No estudo PLATINO (Projeto Latino-Americano de Investigação em Obstrução Pulmonar), Moreira e cols. (2013) descrevem alta prevalência de subdiagnóstico na América Latina (cerca de 70% dos casos), reiterando a importância da identificação dos fatores de risco. Enfatiza-se que a idade é um fator de risco independente para DPOC.

A DPOC é uma doença que vem sendo largamente estudada na população idosa, sendo documentada sua relação com comorbidades como depressão, ansiedade e déficits cognitivos (atenção, aprendizagem, memória e linguagem), com impacto direto na qualidade de vida.

Em estudo de coorte, Thakur e cols. (2010) mostraram correlação significativa entre hipoxemia e insuficiência cognitiva de modo diretamente proporcional.

Nos idosos, fatores como estado nutricional, reduzida capacidade para realizar exercícios físicos e presença de doenças crônicas (osteoporose, doenças cardiovasculares, *diabetes mellitus* e depressão) são citados como possíveis complicadores e aumentam a mortalidade por DPOC.

Epidemiologia

Cerca de 5% a 15% dos brasileiros são acometidos pela DPOC, que é a quinta causa de internação hospitalar. Como os estudos publicados no Brasil foram realizados em grandes centros, são escassos os dados do interior do país. Entre os americanos, é a quarta causa de morte, sendo estimado que em 2020 será a quinta causa em todo o mundo.

Os números são alarmantes, e as taxas de incidência, morbidade e mortalidade são crescentes, apesar de os fatores de risco serem conhecidos e a DPOC ser uma doença que pode ser prevenida. Além disso, sua incidência vem progredindo com o envelhecimento da população. Promove ainda impactos na funcionalidade do idoso junto às alterações funcionais próprias da idade. Por consequência, piora a qualidade de vida. Deve ser considerado ainda o impacto econômico das prescrições médicas, consultas, atendimento em urgências e hospitalizações.

Diagnóstico

Os efeitos do envelhecimento afetam por si só a estrutura e a função do sistema respiratório, favorecendo o aumento da prevalência da DPOC, como mostra a Figura 36.1.

A DPOC é na maioria das vezes uma doença de curso insidioso. Em sua fase inicial, pode permanecer vários anos sem diagnóstico. Os fatores que contribuem para o subdiagnóstico da DPOC em idosos são:

- **Subvalorização pelo paciente:**
  - Não procura cuidados na fase precoce.
  - Atribui seus sintomas ao envelhecimento.
  - Acesso limitado a cuidados de saúde.

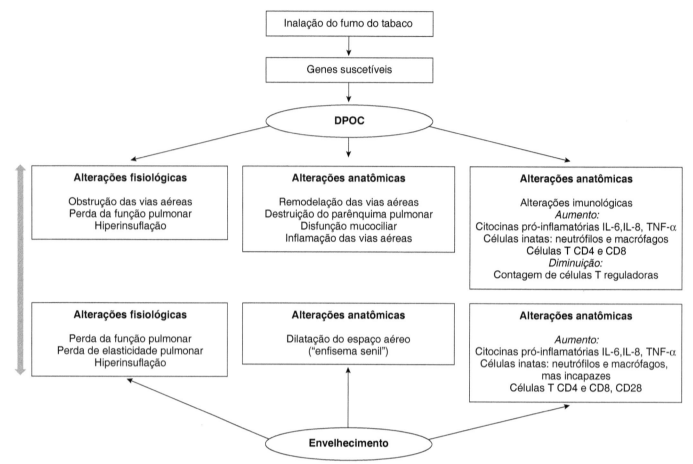

Figura 36.1 Impacto do envelhecimento respiratório na DPOC. (Adaptada de Hanania NA, Sharma G, Sharafkhaneh A. COPD in the elderly patient. Semin Respir Crit Care Med 2010; 31[5]:596-606.)

- **Dificuldade no diagnóstico:**
  - Diagnóstico de exclusão.
  - Diagnóstico complicado pela discrepância entre os sintomas e o grau de obstrução das vias aéreas.
  - Uso inadequado dos testes de função pulmonar.

O quadro clínico pode ser subdividido em sintomas pulmonares e extrapulmonares. A tríade característica consiste na presença de tosse, expectoração e dispneia. Chiado e aperto no peito são sintomas inespecíficos, de apresentação variável ao longo do dia e mais frequentes nos idosos. É sempre importante o diagnóstico diferencial (Quadro 36.1).

A tosse é o sintoma-base da doença. Normalmente matinal, aumenta progressivamente ao longo do dia e na maioria das vezes é produtiva. No entanto, pode ser atribuída a outras causas, como de origem cardíaca ou associada a medicamentos, o que pode retardar o diagnóstico de DPOC (Global Initiative for Chronic Obstructive Lung Disease [GOLD], 2018).

A expectoração normalmente é matinal, porém, com o avançar da doença, vai progredindo ao longo do dia. É viscosa, mucoide e em pequenas quantidades. A produção de 3 meses ou mais por 2 anos consecutivos corresponde à definição epidemiológica de bronquite crônica. Quando acontecem mudanças na cor ou no volume da expectoração, pode indicar exacerbações da DPOC por infecção bacteriana. Além disso, pacientes com grandes quantidades de expectoração também podem ter bronquiectasias concomitantes.

Quadro 36.1 Diagnósticos diferenciais para doença pulmonar obstrutiva crônica

Diagnósticos	Sintomas sugestivos
Doença pulmonar obstrutiva crônica	Sintomas progressivos e história de tabagismo ou exposição à fumaça
Asma	Sintomas variam muito durante o dia, sendo menores durante a manhã e à noite, história familiar, rinite, eczema, obesidade associada
Insuficiência cardíaca	Dispneia relacionada com esforços por alteração da função cardíaca. Na radiografia: aumento da área cardíaca, edema pulmonar, sem limitação ao fluxo aéreo
Bronquiectasia	Volume alto de secreção purulenta, comumente associado a infecção bacteriana e dilatação brônquica à radiografia
Tuberculose	Infiltrado localizado, confirmação microbiológica, alta prevalência local
Bronquiolite obliterante	Idade mais jovem, não fumante, história associada de artrite reumatoide, comum após transplante pulmonar ou hematológico e tomografia mostra áreas hipodensas
Panbronquiolite difusa	Descendentes asiáticos, homens e não fumantes, associado à sinusite crônica e radiografia mostrando opacidades nodulares e hiperinsuflação

A dispneia é o sintoma que mais incomoda e interfere na qualidade de vida. É progressiva ao longo do curso da doença, tornando-se persistente em quadros avançados. Começa aos grandes esforços e vai progredindo até o repouso.

No idoso, a dispneia e a intolerância à atividade física são frequentes e podem ser confundidas com outras patologias concomitantes, como insuficiência cardíaca (IC) ou mesmo outras doenças pulmonares. Além disso, podem passar despercebidas por adaptação ao estilo de vida para evitar esforços que causem desconforto.

A avaliação clínica da dispneia se baseia na presença dos sintomas associada à caracterização da dispneia e à avaliação do impacto na qualidade de vida do indivíduo. Essa avaliação é feita por meio das seguintes escalas:

- **Escala mMRC (*Medical Research Council*):** quantifica a intensidade da dispneia, indo de zero a quatro.
- **Questionário *COPD Assessment Test* (CAT).**
- ***St. George Respiratory Questionnaire* (SGRQ).**

De acordo com o GOLD, o SGRQ é a escala preferida, sendo considerado importante o escore > 25, que equivale a um escore > 10 no CAT. A escala mMRC, rápida e de fácil aplicação, é usada para dar suporte ao tratamento (Quadro 36.2).

Os sibilos expiratórios, embora não sejam um sintoma comum, podem estar presentes em outras doenças, como asma, bronquiectasia ou IC. Quando presentes na DPOC, são dispersos e de duração variável; quando localizados, são comumente relacionados com corpo estranho ou neoplasia (Hanania, 2010).

Outro sintoma frequentemente presente no curso da DPOC em idosos é a fadiga, e vários fatores podem contribuir para isso, como diminuição da força muscular, alterações estruturais do músculo, perturbações do sono, alguns efeitos colaterais de medicamentos e alterações nutricionais. Além disso, as alterações próprias da doença, como a inatividade física, contribuem para as alterações morfológicas da estrutura dos músculos e, assim, a capacidade funcional e a força muscular diminuem, contribuindo para a fadiga e proporcionando um ciclo vicioso.

No estudo de Mollaoglu e cols. com 98 idosos maiores de 65 anos portadores de DPOC, todos relataram ter o sintoma fadiga e 41% a consideravam severa. Nesse estudo, demonstrou-se ainda uma correlação direta entre a intensidade da fadiga e o grau de incapacidade causado pela doença.

Além dos sintomas, é necessária a quantificação objetiva da função pulmonar na DPOC, a qual, além de confirmar a obstrução ao fluxo aéreo, estabelece a gravidade. De acordo com as diretrizes da American Thoracic Society (ATS), da European Respiratory Society (ERS) e da GOLD, essa quantificação é feita com base no índice de Tiffeneau, calculado a partir da relação entre o volume expiratório no primeiro segundo (VEF1) e a capacidade vital forçada (CVF). Valores < 70% após o uso de broncodilatador indicam a presença de quadro obstrutivo. De acordo com as diretrizes citadas, o valor absoluto do VEF1 é um importante parâmetro na resposta clínica, assim como preditor de mortalidade, hospitalizações e considerações nas decisões sobre o tratamento (Quadro 36.3).

Na população idosa, falso-positivos podem ser registrados em até 35% dos assintomáticos e não fumantes em virtude da diminuição da elasticidade dos pulmões inerente ao envelhecimento, além da dificuldade de realização da espirometria por incapacidade física e cognitiva. Nesses casos, a razão VEF1/VEF6 (volume expiratório forçado em 6 segundos) pode ser um bom substituto.

Outros testes diagnósticos, apesar de pouco específicos, podem ser às vezes utilizados para a avaliação inicial como um modo de excluir outros diagnósticos (p. ex., neoplasia de pulmão, pneumonia, pneumotórax, IC), como a radiografia de tórax e a tomografia computadorizada. Esta última se mostra importante na determinação da localização pulmonar de enfisema e suas características (centroacinar, panacinar ou parasseptal).

A divisão didática define bronquite crônica como lesão pulmonar localizada nos brônquios e bronquíolos com constante produção de muco. Clinicamente, se apresentaria como o espectro de pletórico cianosado (*blue bloater*), indivíduo com tendência à obesidade, tosse crônica e cianose por hipoventilação e retenção de CO_2. O enfisema pulmonar, por sua vez, é caracterizado por destruição e alargamento de bronquíolos terminais e alvéolos cursando com hiperinsuflação. Clinicamente, a apresentação consistiria em soprador rosado (*pinkpuffer*), indivíduo emagrecido e longilíneo com taquidispneia. Entretanto, desde a edição passada do GOLD, essa classificação deixou de ser recomendada por ser observada na prática clínica a sobreposição de ambos.

A oximetria de pulso e/ou gasometria arterial identificam os pacientes que desenvolveram hipoxemia. A indicação de gasometria arterial deve ser considerada principalmente nas seguintes situações:

- Baixo VEF1 (< 50%).
- Baixa saturação na oximetria de pulso (< 90%).
- Diminuição do nível de consciência.
- Sinais de exacerbação de DPOC.

A PaO_2 esperada diminui com a idade (equação para cálculo da PaO_2 esperada: $PaO_2 = 109 - 0{,}43 \times$ idade em anos) e a $PaCO_2$ se mantém constante e dentro de um valor que se sobrepõe ao de pacientes mais jovens.

Tratamento

O tratamento da DPOC estável é fundamentado na avaliação da gravidade do indivíduo segundo os sintomas, a limitação do

Quadro 36.2 Quantificação da intensidade da dispneia (MRC – *Medical Research Council*)

Categoria mMRC	Descrição
0	Dispneia só com grandes esforços
1	Dispneia ao andar rápido ou subir escadas/ladeira
2	Anda mais devagar, no plano, que pessoas da mesma idade ou precisa parar por falta de ar
3	Precisa parar por falta de ar após andar por poucos minutos ou após caminhar cerca de 100m no plano
4	Não sai de casa por causa da dispneia

Fonte: adaptado do *Global Initiative for Chronic Obstructive Lung Disease*, 2018.

Quadro 36.3 Classificação da gravidade da doença pulmonar obstrutiva crônica segundo o VEF1

GOLD 1	Leve	VEF1 ≥ 80%
GOLD 2	Moderada	VEF1 entre 50% e 80%
GOLD 3	Severa	VEF1 entre 30% e 50%
GOLD 4	Muito severa	VEF1 < 30%

Fonte: *Global Initiative for Chronic Obstructive Lung Disease*, 2018.

fluxo aéreo, a frequência e gravidade das exacerbações, os sinais de insuficiência respiratória, as comorbidades e o estado geral de saúde do paciente, o qual pode ser caracterizado por três fatores: espirometria, escala de sintomas (mMRC, CAT ou SGRQ) e frequência das exacerbações.

O tratamento consiste em medidas farmacológicas e não farmacológicas, distribuídas em degraus de acordo com a intensidade dos sintomas. Os objetivos principais são: alívio dos sintomas, melhora da tolerância à atividade física com aumento na funcionalidade, reabilitação da função respiratória, prevenção de exacerbações, diminuição da mortalidade e melhora da qualidade de vida.

Na população idosa, é necessária atenção especial à presença de outras patologias, principalmente cardíacas e hepáticas, que interferem no metabolismo dos fármacos, podendo limitar a dose máxima de alguns e contraindicar outros.

Medidas não farmacológicas

A cessação do tabagismo é de extrema importância por melhorar o comprometimento de VEF1 e sua progressão, aumentando a sobrevida e a qualidade de vida por meio de medidas comportamentais e farmacológicas mesmo em idosos mais velhos.

Devem ser instituídos programas de exercícios físicos e fisioterapia de reabilitação (motora e respiratória) para prevenção e recuperação da função muscular. Recomenda-se o acompanhamento nutricional em virtude da associação com sarcopenia.

A vacinação para influenza e antipneumocócica (13-valente e 23-valente) é capaz de prevenir infecções respiratórias associadas a exacerbações, além de diminuir o número de hospitalizações e a mortalidade (Quadro 36.4).

Medidas farmacológicas

Os broncodilatadores de longa duração são o pilar do tratamento farmacológico dos pacientes com DPOC, ao passo que os de curta de duração devem ser usados apenas como agentes sintomáticos. A escolha das medicações depende da avaliação clínica, do custo *versus* benefício, da preferência do paciente e dos efeitos adversos. O início do tratamento será individualizado e fundamentado nos sintomas e na espirometria (Figura 36.2).

Quadro 36.4 Vacinação para os casos de doença pulmonar obstrutiva crônica (DPOC)

Vacina anti-influenza	Reduz doenças graves e morte por DPOC	Aplicar antes da sazonalidade do vírus
Vacina antipneumocócica 23 (PPSV23)	Tem mostrado reduzir a incidência de pneumonia comunitária mesmo nos pacientes < 65 anos, quando VEF1 < 40% e com outras comorbidades	Duas doses com 5 anos de intervalo. Se a pneumo 23 foi administrada antes da pneumo 13, respeitar o intervalo mínimo de 1 ano
Vacina antipneumocócica 13 (PCV13)	Em geral, toda a população > 65 anos deve ser vacinada, pois a vacina mostrou eficácia significativa na redução de bacteriemia e pneumonias invasivas	Feita em dose única; de preferência iniciar esquema com a pneumo 13

Os medicamentos podem ser definidos em duas categorias: aqueles usados para melhora dos sintomas agudos (beta-2-agonista de curta duração, anticolinérgicos e xantinas) e outros para manutenção, usados para prevenção dos sintomas (beta-2-agonista de longa duração, corticoide inalatório e antagonista de leucotrienos).

Os broncodilatadores mais usados são os beta-2-agonistas, que podem ser classificados em de curta e longa duração. Os primeiros têm efeito broncodilatador por 4 a 6 horas (salbutamol e fenoterol), enquanto os últimos agem por até 12 horas (salmeterol e formoterol). Há ainda os de ultralonga duração, como o indacaterol e o vilanterol. Os beta-2-agonistas são parcialmente seletivos para os receptores beta-2 com efeito maior na musculatura brônquica, diminuindo os efeitos indesejáveis no sistema cardiovascular. Os efeitos adversos dos beta-2 de curta e longa duração são semelhantes, incluindo tremor, taquicardia e hipocalemia.

Os dois anticolinérgicos inalatórios disponíveis no Brasil são o brometo de ipratrópio e o tiotrópio, cujo efeito broncodilatador consiste na redução do tônus intrínseco colinérgico das vias aéreas. O início de ação é lento, atingindo o máximo entre 30 minutos e 1 hora após a administração. Sua ação broncodilatadora é inferior à dos beta-2-agonistas.

As xantinas são broncodilatadores de baixa potência com grande risco de efeitos colaterais em virtude de sua margem terapêutica muito estreita. No Brasil, estão disponíveis a teofilina, a aminofilina e a bamifilina. Seus efeitos colaterais mais frequentes acontecem no trato gastrointestinal (náuseas, diarreia, vômitos), e os idosos apresentam risco maior de toxicidade. A bamifilina é a que apresenta menor incidência de efeitos adversos, porém são escassos os estudos que comparam sua eficácia com a da teofilina.

Os corticoides inalatórios oferecem uma melhor relação custo-benefício no tratamento e atuam reduzindo o número e a ativação das células inflamatórias e a hiper-responsividade brônquica. Sua associação aos beta-2-agonistas de longa duração se mostrou efetiva na redução de exacerbações e na melhora da função pulmonar apenas nas fases moderada e grave da DPOC. Estão disponíveis no Brasil a budesonida, a fluticasona, a beclometasona e a mometasona. Pode haver risco de pneumonia, catarata e glaucoma, além de equimoses e adelgaçamento da pele em idosos que os utilizam por tempo prolongado.

Os antagonistas dos leucotrienos têm efeito anti-inflamatório e bloqueiam a síntese ou a interação com os receptores dos leucotrienos. O agente para a DPOC é o roflumilaste, utilizado caso o paciente continue apresentando exacerbações após o tratamento de primeira linha.

O GOLD 2018 propõe um modelo de algoritmo para o início do tratamento farmacológico de acordo com o manejo individualizado dos sintomas e exacerbações, e que precisa ser sempre reavaliado, conforme mostrado na Figura 36.3.

- **Grupo A (risco menor, menos sintomas: zero ou uma exacerbação sem hospitalização com mMRC = 0 ou 1 e CAT < 10):** os pacientes do grupo A devem ser tratados com broncodilatador com base na efetividade de melhora da falta de ar. Pode ser de curta ou longa ação e deve ser mantido caso o benefício seja evidente.
- **Grupo B (risco menor, mais sintomas: zero ou uma exacerbação sem hospitalização com mMRC ≥ 2 e CAT ≥ 10):**
  – Iniciar terapia com broncodilatador de longa ação em razão de sua superioridade em relação aos de curta ação.

	Não exacerbador		Terapia dupla broncodilatadora (LABA ou LAMA)	
	Monoterapia broncodilatadora (LABA ou LAMA)			
Gravidade	Leve	Moderada	Grave	Muito grave
Dispneia (Escala mMRC)	0–1	2	3	4
Sintomas (CAT)	< 10	≥ 10		
Obstrução (VEF1% pós-BD)	≥ 80	< 80 ≥ 50	≥ 10	< 30
Exacerbações frequentes (último ano)		Terapia dupla (LABA + LAMA)# Terapia combinada (LABA + CI) Monoterapia (LAMA)		
≥ 2 exacerbações ≥ 1 hospitalização			Terapia tripla# Associar roflumilaste*º Considerar macrolídeos* ou NAC*	
	#Primeira linha de tratamento ºIndicado em pacientes com DPOC e bronquite crônica *Caso continue exacerbando após tratamento de 1ª linha			

Figura 36.2 Tratamento da DPOC com base nos sintomas e na espirometria. (LABA: beta-2-agonista de longa duração; LAMA: anticolinérgico de longa duração; mMRC: escala de dispneia do *Medical Research Council* modificada; CAT: teste de avaliação da DPOC; VEF1, em % predito; BD: broncodilatador; CI: corticoide inalatório; NAC: N-acetilcisteína.)

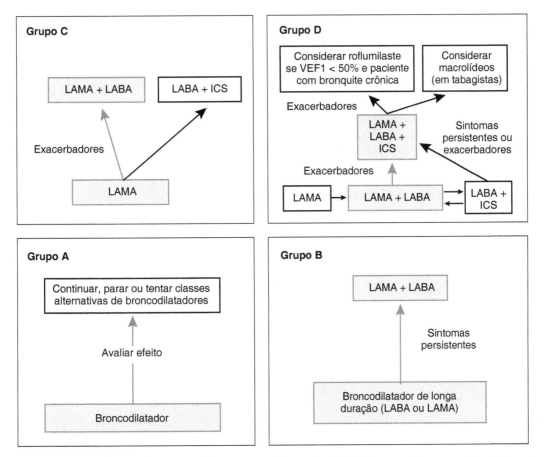

Figura 36.3 Algoritmo para o tratamento farmacológico. (LABA: beta-agonistas de longa duração; LAMA: antagonistas muscarínicos de longa duração; ICS: corticoides inalatórios.) (Adaptada da *Global Initiative for Chronic Obstructive Lung Disease*, 2018.)

Não há evidência para a recomendação de uma classe de longa duração sobre outra. A escolha deverá ser individualizada de acordo com o controle dos sintomas.
- Para os pacientes com persistência de falta de ar com monoterapia, deverá ser acrescentado um segundo broncodilatador.
- Para os pacientes com falta de ar severa, poderá ser considerado o início do tratamento com dois broncodilatadores: LABA (beta-agonistas de longa duração) e LAMA (antimuscarínicos de longa duração).
- Se o segundo broncodilatador não melhorar os sintomas, recomenda-se retornar a um único broncodilatador.
- No grupo B é maior a probabilidade de haver comorbidades que precisam ser investigadas por piorarem os sintomas.
- **Grupo C (risco alto, menos sintomas: ≥ 2 exacerbações ou ≥ 1 com hospitalização e mMRC = 0 ou 1 e CAT < 10):**
  - A terapia inicial deverá ser com um broncodilatador de longa ação (LAMA). De acordo com os estudos de Vogelmeir e cols. (2011) e Decramer e cols. ((2013), o LAMA se mostrou superior ao LABA na prevenção de exacerbações nesse grupo.
  - Nos pacientes com sintomas persistentes, é benéfico um segundo broncodilatador (LABA/LAMA) ou a combinação de um beta-2-agonista de longa ação com um corticoide inalatório (LABA/ICS). O ICS aumenta o risco de pneumonia em alguns pacientes, sendo recomendado, então, o esquema LABA/LAMA.
- **Grupo D (risco alto, mais sintomas: ≥ 2 exacerbações ou ≥ 1 com hospitalização e mMRC ≥ 2 e CAT ≥ 10):**
  - Recomenda-se iniciar a terapia com a associação LABA/LAMA, a qual se mostra superior ao tratamento isolado.
  - Apesar de LABA/ICS apresentar risco maior de pneumonia que LABA/LAMA, será o tratamento inicial em alguns pacientes com sintomas sugestivos de asma/DPOC. Um parâmetro importante é o aumento dos eosinófilos.
  - Em pacientes que desenvolverem exacerbação com LABA/LAMA, o esquema LABA/LAMA/ICS é sugerido como alternativa.
  - Se esse esquema promover exacerbações, pode ser considerada a adição de roflumilaste, principalmente em caso de VEF < 50% e bronquite crônica ou macrolídeo (azitromicina).

No Quadro 36.5 encontra-se o resumo dos níveis de evidência para terapia broncodilatadora em caso de DPOC.

O ponto central para o uso de corticoide inalatório consiste em identificar quem vai se beneficiar, tendo em vista que revisão sistemática da Cochrane (2012) identificou aumento das complicações, como maior incidência de pneumonia. Desse modo, recomenda-se seu uso em pacientes com componentes alérgicos ou asmáticos (*syndrome overlap*), naqueles com eosinofilia ou nos exacerbadores frequentes.

Exemplos de nomes comerciais e combinações são mostrados no Quadro 36.6.

Dispositivos inalatórios

Diferentes dispositivos inalatórios são capazes de promover respostas terapêuticas em aerossol, como inaladores de pó seco (DPI), inaladores pressurizados de dose calibrada (MDI), inaladores de névoa suave (SMI) ou nebulizadores. Os MDI são mais cômodos e portáteis, não exigem preparação, mas necessitam de coordenação. Muitos idosos não conseguem inalá-los efetivamente, o que leva à deposição pulmonar de 10% a 40% apenas. Os idosos consideram que os DPI são de mais fácil utilização, pois exigem menor coordenação e são aspirados ativamente, além de serem portáteis. A inspiração precisa ser rápida, pois quando o dispositivo não é utilizado de maneira efetiva pode haver deposição do produto na faringe, resultando em reações adversas. Os nebulizadores não exigem coordenação, mas não são tão pequenos quanto os outros e apresentam menor eficiência em virtude do aumento do volume morto, da necessidade de limpeza e do custo maior.

Os sistemas de administração de fármacos aerossolizados depositam nos pulmões altas concentrações de medicamentos, enquanto minimizam efeitos adversos sistêmicos. No entanto, ainda não foi estabelecido o inalador ideal e o mais eficaz na população idosa. Grande parte da população idosa não os utiliza corretamente, o que compromete sua eficácia. Isso se deve a causas multifatoriais, como déficit cognitivo, pior destreza, perda de massa muscular, desnutrição, severidade da própria doença e outras comorbidades. Para reduzir esse problema, podem ser utilizadas câmaras com espaçadores inaladores ativados pela inspiração.

Além da avaliação da melhor escolha, são essenciais instruções detalhadas e com paciência, e as técnicas devem ser revistas a cada visita.

Quadro 36.5 Broncodilatadores nos estágios da doença pulmonar obstrutiva crônica (DPOC)

Broncodilatadores inalatórios constituem o manejo central dos sintomas e comumente melhoram e previnem (**evidência A**)
Uso regular de SABA ou SAMA aumenta VEF1 e controle de sintomas (**evidência A**)
Combinações de SABA e SAMA são superiores ao uso isolado no controle de sintomas e aumento de VEF1 (**evidência A**)
LABA e LAMA aumentam significativamente função pulmonar, controle de dispneia, funcionalidade e controle de exacerbações (**evidência A**)
LAMA têm sido mais efetivos que LABA na redução de exacerbações (**evidência A**) e hospitalizações (**evidência B**)
Combinações de LABA e LAMA aumentam VEF1 e reduzem sintomas quando comparadas à monoterapia (**evidência A**)
Combinações de LABA e LAMA reduzem exacerbações comparadas à monoterapia (**evidência B**) ou ICS/LABA (**evidência B**)
Tiotrópio aumenta a efetividade da reabilitação pulmonar, melhorando o desempenho nas atividades físicas (**evidência B**)
Teofilina exerce pequeno efeito broncodilatador nos estágios da DPOC (**evidência A**) e está associada a controle modesto de sintomas (**evidência B**). Seu uso é desaconselhado em idosos em virtude do alto risco de efeitos adversos cardiovasculares e alterações na farmacocinética e farmacodinâmica

LABA: beta-2-agonista de longa duração; LAMA: anticolinérgico de longa duração; SAMA: antagonista muscarínico de curta ação; SABA: antagonista muscarínico de longa duração; CI: corticoide inalatório.
* Os níveis de evidência são propostos pela *Global Initiative for Chronic Obstructive Lung Disease*.

Quadro 36.6 Exemplos de medicações para doença pulmonar obstrutiva crônica

Medicação	Dose (μg, exceto onde indicado)	Duração (horas)
Fenoterol (Berotec®)	MDI 100 e 200	4 a 6
Salbutamol (Aerolin®)	MDI 100, 120, 200	4 a 6, 12
β2-agonista de longa duração		
Formoterol (Foraseq®, Fluir®)	DPI 12	12
Salmeterol (Serevent®)	MDI 25 e DPI 50	12
Indacaterol (Onbrize®)	DPI 150 e 300	24
Olodaterol (Striverdi®)	SMI 2,5	24
Anticolinérgico de curta duração		
Ipratrópio (brometo) (Atrovent®)	MDI 20 e 40	6 a 8
Anticolinérgico de longa duração		
Glicopirrônio (brometo) (Seebri®)	DPI 50	12 a 24
Tiotrópio (Spiriva®)	SMI 2,5	24
Umeclidínio (brometo) (Vanisto®)	62,5	24
β2-agonista com anticolinérgico de curta duração		
Fenoterol/ipratrópio (Duovent®)	MDI 50/20	6 a 8
Salbutamol/ipratrópio (Combivent®)	MDI 120/20	6 a 8
β2-agonista com anticolinérgico de longa duração		
Formoterol/aclidínio (Brimica®)	MDI 12/400	12
Formoterol/glicopirrônio (Ultibro®)	MDI 9,6/14,4	12
Indacaterol/glicopirrônio (Ultibro®)	DPI 110/50	12 a 24
Vilanterol/umeclidínio (Anoro®)	DPI 25/62,5	24
Olodaterol/tiotrópio (Siolto®)	SMI 2,5/2,5	24
β2-agonista de longa duração com corticoide		
Formoterol/beclometasona (Symbicort®)	MDI e DPI 6/100	12
Formoterol/budesonida (Alenia®)	DPI 6/200, 12/400 e 12/200, MDI 6/200	12
Formoterol/mometasona (Zenhale®)	MDI 5/50, 5/100 e 5/200	12
Salmeterol/fluticasona (Seretide®)	DPI 5/100, 50/250 e 50/500, MDI 25/50, 25/125 e 25/250	12
Vilanterol/fluticasona (Relvar®)	DPI 100/25, 200/25	24
Inibidor da fosfodiesterase 4		
Roflumilaste (Daxas®)	Comprimido 500mg	24
Mucolítico		
N-acetilcisteína (Fluimucil®)	Pó: 200 e 600mg; xarope: 30mg/mL; comprimido: 600mg	8 a 12

MDI: *metered-dose inhaler* (inalador pressurizado); DPI: *dry-powder inhaler* (inalador de pó); SMI: *soft mist inhaler* (inalador formador de névoa).

Manejo das exacerbações

As exacerbações são importantes no manejo da DPOC por se associarem à piora da progressão da doença com impacto negativo na saúde do idoso, piorando sua qualidade de vida e favorecendo as hospitalizações. Também são associadas ao incremento do processo inflamatório nas vias aéreas com aumento da produção de secreções e da expectoração ou à mudança na coloração dessas, além de retenção de ar com aumento da dispneia.

A intensidade das exacerbações é estabelecida de acordo com a terapia necessária:

- **Leve:** responsivas a broncodilatadores de curta ação.
- **Moderada:** responsivas a broncodilatadores de curta ação associados a antibióticos e corticoide oral.
- **Severa:** exigem hospitalizações ou visitas a emergências, podendo estar associadas à insuficiência respiratória.

Até 80% das exacerbações podem ser manejadas em domicílio, sendo a etiologia mais comum as infecções virais, apesar de infecções bacterianas e agentes poluentes poderem estar associados ao início ou à piora dos sintomas.

São critérios que auxiliam a decisão quanto à necessidade de hospitalização: resposta inadequada ao tratamento na emergência; aparecimento de sinais como cianose, rebaixamento do nível de consciência ou edema periférico; piora da dispneia inicial com necessidade de suplementação de oxigênio; DPOC de base grave (VEF1 ≤ 50%); história frequente de exacerbações ou hospitalização anterior; comorbidades, como arritmias, IC, diabetes, insuficiência renal ou insuficiência hepática; fragilidade e suporte insuficiente em domicílio.

São pontos relevantes no manejo das exacerbações:

- Os beta-2-agonistas inalatórios de curta ação com ou sem anticolinérgicos inalatórios de curta ação são recomendados com broncodilatadores no manejo inicial.
- Os corticoides sistêmicos podem melhorar a função pulmonar (VEF1) e a oxigenação, reduzir o tempo de internação e diminuir as falhas e a duração do tratamento, devendo ser usados por curto período (5 a 7 dias), além de promover benefícios persistentes em idosos.
- Os antibióticos são indicados em caso de aumento da dispneia e do volume de secreção, aspecto purulento e necessidade de

ventilação invasiva ou não invasiva. Têm o benefício de reduzir as falhas de tratamento, a duração do evento e o risco de nova exacerbação precocemente, devendo ser usados por curto período (5 a 7 dias). A escolha é empírica e embasada na microbiota local, sendo comumente indicadas aminopenicilinas com clavulanato e macrolídeos; naqueles exacerbadores frequentes (mais de três eventos ao ano) com limitação severa do fluxo ou necessidade de ventilação, convém fazer cobertura para bactérias gram-negativas (*Pseudomonas*).

- As metilxantinas não são recomendadas em razão do aumento dos efeitos adversos principalmente em idosos.
- A ventilação não invasiva deve ser a escolha nos pacientes com insuficiência respiratória.

Cuidados paliativos

A DPOC se encontra entre as inúmeras patologias acompanhadas por alta carga de sintomas, como fadiga, dispneia, depressão, ansiedade e insônia, exigindo o suporte da medicina paliativa.

Os cuidados paliativos consistem no cuidado holístico ativo oferecido aos indivíduos de todas as idades com grave sofrimento relacionado com a saúde, em decorrência de doenças graves, especialmente para os que estão próximos do final de vida, tendo como objetivo melhorar a qualidade de vida dos pacientes, de suas famílias e de seus cuidadores (OMS, 2018).

Para tanto, é preciso determinar o prognóstico e tentar estabelecer os indicadores que ajudariam a definir indicações de *Hospice* (cuidados nos últimos 6 meses de vida) e cuidados para o final da vida, oferecendo a oportunidade de discussão de escolhas, como renunciar à intubação e à ventilação mecânica, limitar a duração dessas intervenções ou até mesmo recusar a internação hospitalar.

Os preditores de mortalidade em DPOC nos pacientes idosos incluem VEF1, funcionalidade (debilidade física), idade avançada e uso de oxigênio em longo prazo. Além disso, as internações por aumento das exacerbações (duas ou mais) em 1 ano são consideradas um fator independente de mortalidade.

Alguns critérios mais específicos foram desenvolvidos para definir a terminalidade:

- Dispneia durante o repouso.
- Sinais ou sintomas de insuficiência cardíaca direita.
- Saturação de O_2 < 88%.
- PCO_2 > 50.
- Perda de peso não intencional.

■ ASMA

A asma é uma doença crônica caracterizada por limitação reversível do fluxo de vias aéreas, tosse, broncoconstrição e resposta imunológica inflamatória.

A asma obteve a atenção da geriatria em virtude do aumento de sua prevalência com o aumento da longevidade, ao contrário do que vem sendo observado nos jovens, nos quais as taxas declinam lentamente. Entretanto, a asma continua a ser subdiagnosticada e subtratada. No idoso, a asma é majoritariamente não atópica ou não alérgica e cursa com níveis menores de IgE, sintomas mais proeminentes e aumento dos neutrófilos séricos e da secreção traqueal. Os idosos asmáticos com mais de 65 anos apresentam pior prognóstico tanto na mortalidade como no tempo de internação, quando comparados aos não asmáticos.

Algumas peculiaridades observadas no idoso asmático são: resposta variável ao tratamento, taxas maiores de hiper-reatividade brônquica, quadro clínico mais exacerbado, prevalência menor de atopia, efeitos adversos das medicações e dificuldade em usar corretamente os dispositivos.

Atualmente são descritos dois fenótipos entre os idosos asmáticos: aqueles com asma de longa duração (desde a infância) e os com asma tardia (início após os 60 anos). Os primeiros apresentam maior limitação ao fluxo de ar e menor reversibilidade com o uso de broncodilatadores.

Epidemiologia

A Organização Mundial da Saúde estima que 235 milhões de pessoas sejam portadoras de asma em todo o mundo e que a prevalência aumente proporcionalmente com a idade. A asma é responsável por 383.000 mortes por ano, a maioria em países subdesenvolvidos e em desenvolvimento, embora possa ser controlada com o uso contínuo dos medicamentos para melhorar a qualidade de vida.

No Brasil, ocorrem mais de 350.000 internações a cada ano por asma, sendo a quarta causa de internação no Sistema Único de Saúde. Os custos relacionados com a doença são decorrentes de hospitalizações e atendimentos de emergência. Estimam-se no país mais de 2.000 mortes ao ano por asma, com registro superior no gênero feminino e em ascensão nos com mais de 75 anos (Brito, 2018).

Fisiopatologia

A asma é causada por uma complexa interação de células, mediadores e citocinas que resulta na inflamação das vias aéreas. Células inflamatórias, como mastócitos, eosinófilos, linfócitos T ativados e neutrófilos, podem ser observadas em biópsias pulmonares de asmáticos. A liberação de citocinas específicas atrai as células para o sítio inflamatório. Os mastócitos, estimulados pela IgE, produzem histamina, leucotrienos, prostaglandinas e proteases, que promovem edema de vias aéreas, hipersecreção de muco, congestão vascular e, por fim, broncoconstrição e hiper-responsividade brônquica secundária ao dano epitelial. Há evidência de hipertrofia e hiperplasia da musculatura lisa da parede dos brônquios com deposição de colágeno, formando a fibrose subepitelial e alterando definitivamente a arquitetura pulmonar.

Exposições ambientais costumam ser o gatilho para uma crise de asma, e a história de atopia é um preditor do surgimento da doença em idosos.

Os sintomas asmáticos em idosos não são específicos, uma vez que a presença concomitante de comorbidades pode dificultar seu diagnóstico. A queixa de tosse deve ser sempre valorizada, pois pode ser o único sintoma de asma. Sibilos não são tão frequentes no idoso e costumam não se correlacionar com a gravidade da obstrução.

A avaliação do uso contínuo de medicamentos deve ser sempre realizada, pois ácido acetilsalicílico, anti-inflamatórios não esteroides e betabloqueadores podem precipitar os sintomas.

Um idoso portador de IC e asma pode apresentar dispneia e um portador de doença do refluxo gastroesofágico e asma pode se queixar de dispneia paroxística noturna.

Acredita-se culturalmente que a diminuição da atividade física por causa da dispneia faça parte do envelhecimento, o que impede a procura por um médico até que a doença se encontre em fase avançada.

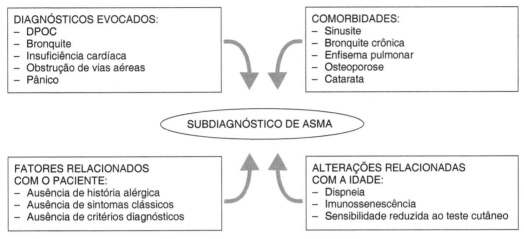

Figura 36.4 Fatores que contribuem para o subdiagnóstico da asma na população idosa. (Adaptada de Zuo L, Pannell B K, Liu Z. Characterization and redox mechanism of asthma in the elderly. Oncotarget 2016; 7[18]:25010-21.)

A Figura 36.4 lista os diversos fatores que contribuem para o subdiagnóstico da asma na população idosa.

Diagnóstico

O principal fator de risco para asma é a obesidade. Os idosos obesos asmáticos costumam necessitar de corticoterapia para controle total da asma. As idosas são mais acometidas por asma tardia (primeiro episódio após os 60 anos), relatam má qualidade de vida e frequentam as emergências na vigência das crises.

O diagnóstico de asma no idoso é desafiador em virtude da coexistência de multimorbidades nessa população.

A obstrução do fluxo aéreo é demonstrada pela redução do VEF1 e da relação VEF1/CVF. O *Global Initiative for Asthma* (GINA) utiliza como ponte de corte a relação VEF1/CVF < 70% para diagnosticar obstrução do fluxo aéreo. Entretanto, com o envelhecimento ocorre perda da complacência pulmonar, o que reduz a relação VEF1/CVF em idosos normais; assim, o diagnóstico de obstrução pode ser superestimado.

Medidas objetivas de função pulmonar, como espirometria e medidas de pico de fluxo, são usadas para o diagnóstico e o monitoramento da asma. A obstrução do fluxo aéreo costuma estar presente em pacientes sintomáticos, e a reversibilidade com o uso do beta-2 de curta duração e anticolinérgicos é vista no exame: quando há maior reversibilidade (> 12%), o diagnóstico de asma é corroborado, ao passo que na DPOC a reversibilidade costuma ser apenas parcial (Pasha, 2017). A ausência de resposta aos broncodilatadores não exclui o diagnóstico.

Infelizmente, apesar das recomendações internacionais e nacionais, a espirometria é subutilizada em idosos, o que atrasa ou acarreta falha no diagnóstico. Embora a espirometria seja de difícil execução em alguns idosos, como nos portadores de déficit cognitivo, a maioria é capaz de realizá-la mesmo que não até o fim, mas o suficiente para a avaliação da expiração forçada.

Não existem biomarcadores para diferenciar jovens e idosos asmáticos (p. ex., a eosinofilia costuma estar presente nos idosos, os quais, porém, são menos funcionais que os mais jovens).

Tratamento

Nos idosos, principalmente naqueles com multicomorbidades, o tratamento da asma aumenta os custos com os medicamentos, que podem não ser priorizados em detrimento de outros. Além disso, dados mostram que o tratamento é menos efetivo em idosos, em parte em razão da imunossenescência (Zuo, 2016).

As metas do tratamento devem ser: controle de sintomas, manter a funcionalidade, preservar a função pulmonar, reduzir as exacerbações e as visitas às emergências, manter a menor dose possível e evitar os efeitos adversos das medicações.

Os componentes responsáveis pelo sucesso no cuidado de idosos com asma são mostrados no Quadro 36.7.

Vários medicamentos se encontram disponíveis para o controle da asma em idosos, em doses semelhantes às usadas no tratamento da DPOC, de acordo com as indicações e o perfil do paciente. O Quadro 36.8 oferece opções para o tratamento da asma em idosos.

■ ASMA E DOENÇA PULMONAR OBSTRUTIVA CRÔNICA

Alguns idosos apresentam a síndrome de sobreposição asma/DPOC. Quando a obstrução das vias aéreas está instalada, não existe teste para a diferenciação diagnóstica, não havendo um conceito definido para a síndrome asma/DPOC. No estudo de Sano e cols. (2016) com 165 idosos asmáticos, a presença de síndrome de sobreposição foi confirmada por achados de enfisema na tomografia computadorizada de tórax em metade da amostra. Existe provavelmente uma sobreposição patológica e funcional entre as duas desordens heterogêneas, particularmente nos idosos que apresentam componentes de ambas.

Quadro 36.7 Componentes para o sucesso do tratamento da asma no idoso

Rastreio	Uso de questionários e espirometria
Evitar crises	Eliminar gatilhos, como poluentes e irritantes domésticos
Tratamento	O uso de anti-inflamatórios com corticoide inalatório é a base da terapia em idosos com a utilização de beta-agonistas inalatórios para o resgate das crises
Educação	Prover ferramentas de monitoração, incluindo um plano de ação para exacerbação dos sintomas

Fonte: adaptado de Braman SS. Asthma in the elderly. Clin Geriatr Med 2018; 33(4): 523-37.

Esses pacientes relatam mais exacerbações de DPOC e apresentam mortalidade maior quando comparados aos asmáticos isoladamente.

■ CONSIDERAÇÕES FINAIS

A asma e a DPOC no idoso demandam um diagnóstico por busca ativa e maior incentivo à pesquisa terapêutica.

Apesar dos números assustadores, a DPOC no idoso muitas vezes ainda é subdiagnosticada porque os próprios indivíduos ignoram ou são relativamente tolerantes com os sintomas, o que dificulta a procura precoce pelo serviço de saúde.

Várias doenças crônicas influenciam e complicam a adaptação a uma boa qualidade de vida, entre as quais a DPOC. De fato, a prevalência dessa doença aumenta com o avançar da idade e tem impacto na mortalidade e na funcionalidade. Assim, é necessário se manter atento aos fatores de risco e tentar definir as melhores estratégias de tratamento.

A relação médico-paciente é um dos pilares do tratamento, e a orientação do paciente acerca de sua doença e o uso de tratamentos contínuos e de resgate são essenciais para o sucesso da terapia. O acompanhamento multiprofissional, visando ao bem-estar físico, psíquico, cognitivo e social, tem grande impacto na qualidade de vida e na adesão ao tratamento.

Bibliografia

Braman SS. Asthma in the elderly. Clin Geriatr Med 2018; 33(4):523-37.

Brito TS, Luiz RR, Silva JRL, Campos HS. Mortalidade por asma no Brasil, 1980-2012: uma perspectiva regional. J Bras Pneumol 2018; 44(5): 354-60.

Decramer ML, Chapman KR, Dahl R et al. Once-daily indacaterol versus tiotropium for patients with severe chronic obstructive pulmonary disease (INVIGORATE): a randomised, blinded, parallel-group study. Lancet, Respir Med 2013; 1(7):524-33.

Global Initiative for Chronic Obstructive Lung Disease. Global Strategy for Diagnosis, Management and Prevention of COPD, 2018.

Global Strategy for Asthma Management and Prevention, 2018.

Hanania NA, Sharma G, Sharafkhaneh A. COPD in the elderly patient. Semin Respir Crit Care Med 2010; 31(5):596-606.

Mollaoglu M, Ferteli TK, Tuncay FO. Fatigue and disability in elderly patients with chronic obstructive pulmonary disease (COPD). Arch Gerontol Geriatr 2011; 53(2):93-8.

Moreira GL, Manzano BM, Gazzoti MR et al. PLATINO, estudo de seguimento de nove anos sobre DPOC na cidade de São Paulo: o problema do subdiagnóstico. J Bras Pneumol 2013; 40(1):37-40.

Pasha MA, Sundquist B, Townley R. Asthma pathogenesis, diagnosis, and management in the elderly. Allergy Asthma Proc 2017; 38(3):184-91.

Salik Y, Ozalevli S, Cimrin AH. Cognitive function and its effects on the quality of life status in the patients with chronic obstructive pulmonary disease (COPD). Arch Gerontol Geriatr 2007; 45(3):273-80.

Sano H, Iwanaga T, Nishiyama O et al. Characteristics of phenotypes of elderly patients with asthma. Allergology International 2016; 65(2):204-9.

Skloot GS, Busse PJ, Braman SS et al. An official American Thoracic Society Workshop Report: Evaluation and management of asthma in the elderly. Annals ATS 2016; 13(11):2064-77.

Thakur N, Blanc PD, Julian LJ et al. COPD and cognitive impairment: the role of hypoxemia and oxygen therapy. Int J Chron Obstruct Pulm Dis 2010; 5:263-9.

Vogelmeier C, Hederer B, Glaab T et al. Tiotropium versus salmeterol for the prevention of exacerbations of COPD. N Engl J Med 2011; 364(12):1093-103.

Wedzicha JA, Miravitlles M, Hurst JR et al. Management of COPD exacerbations: a European Respiratory Society/American Thoracic Society guideline. Eur Respir J 2017; 49(3).

Zuo L, Pannell BK, Liu Z. Characterization and redox mechanism of asthma in the elderly. Oncotarget 2016; 7(18):25010-21.

Yang IA, Clarke MS, Sim EH, Fong KM. Inhaled corticosteroids for stable chronic obstructive pulmonary disease. Cochrane Database Syst Rev 2012; 7(7):CD002991.

Pneumonia por Broncoaspiração

Sandra Brotto Furtado Ehrhardt
Michelle Lourenço Fontenele
Nara Moura Melo de Barros Leite

CAPÍTULO 37

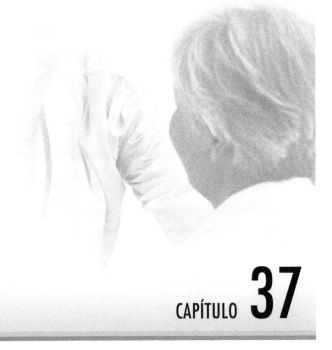

■ INTRODUÇÃO

No Brasil, o envelhecimento populacional vem ocorrendo em ritmo acelerado. Em 2010 havia 20,5 milhões de idosos – 39 para cada 100 jovens – e estima-se que em 2040 esse número irá mais que triplicar, de modo que os idosos representarão quase 25% da população brasileira, alargando o topo da pirâmide etária e atingindo a proporção de 153 idosos para cada 100 jovens.

Paralelamente a essa transição demográfica emergem as doenças crônicas não transmissíveis (DCNT), a polifarmácia e os distúrbios neurológicos centrais, como acidentes vasculares encefálicos (AVE) e síndromes demenciais. A associação dessas DCNT às alterações fisiológicas do envelhecimento promove o aumento da prevalência dos distúrbios de deglutição e suas complicações, como as pneumonias de etiologia aspirativa, as quais costumam ser uma causa frequente de hospitalizações e aumento da morbidade e mortalidade, além de piorarem a funcionalidade e a qualidade de vida dos idosos.

A aspiração é definida como a inalação de conteúdo orofaríngeo ou gástrico através da laringe para as vias respiratórias inferiores.

No organismo humano existem barreiras anatômicas e mecanismos de defesa fisiológicos que impedem a ocorrência da aspiração (Figura 37.1). Quando essas barreiras se encontram prejudicadas, colocam em risco a manutenção da homeostase da deglutição, e a aspiração pode levar a síndromes clínicas distintas (Quadro 37.1).

A apresentação clínica mais frequente em idosos costuma ser a microaspiração silente, a qual é de difícil diagnóstico por ocorrer sem manifestações. Costuma ser decorrente da sarcopenia dos músculos da cavidade oral e da região cervical, além da denervação sensorial da faringe. A videofluoroscopia nos idosos com microaspiração silente evidencia que o reflexo da deglutição só acontece após o líquido ter atingido a traqueia e não ocorre a resposta fisiológica de defesa esperada, que seria a tosse.

Quanto à epidemiologia, as reais incidências e prevalências das síndromes aspirativas são de difícil obtenção, uma vez que não existem critérios diagnósticos padronizados. Estudo brasileiro realizado por Tanure em 2016 avaliou a deglutição e a aspiração em idosos por meio da videofluoroscopia, exame padrão-ouro para esse fim, e correlacionou o diagnóstico de pneumonia aspirativa com deglutição normal (0,9%), alteração leve na deglutição (6,9%), penetração laríngea (7,4%), aspiração traqueal (10,1%) e microaspiração silente (23,5%). Os resultados mostraram que a prevalência de pneumonia aspirativa foi proporcional à gravidade da disfagia, apresentando maior correlação naqueles idosos com microaspiração silente, a qual conferiu risco 300 vezes maior de pneumonia aspirativa que naqueles com deglutição normal.

Outro estudo realizado em pacientes de unidade de terapia intensiva submetidos à intubação orotraqueal analisou os níveis de pepsina no lavado broncoalveolar para diagnosticar aspiração e identificou que 88,9% tiveram pelo menos um evento broncoaspirativo. Esse dado é muito importante, uma vez que os idosos submetidos a procedimentos eletivos sob anestesia geral estão em risco de contrair infecção respiratória de etiologia aspirativa, bem como aqueles que necessitam da intubação orotraqueal na emergência em caso de intercorrência não infecciosa; assim, esses pacientes devem ser sempre monitorados com cautela.

Um estudo observacional realizado por Manabe e cols. (2015) com mais de 9.000 pacientes no Japão, com média de idade de 86 anos, encontrou a prevalência de pneumonia aspirativa de 2,6%, identificando como fatores de risco a aspiração traqueal, a disfagia, a desidratação e a demência.

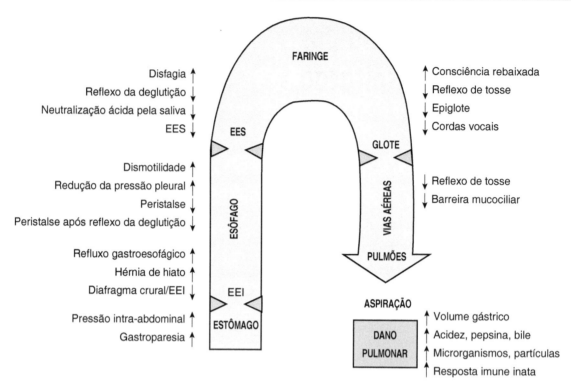

Figura 37.1 Defesas e barreiras anatômicas à aspiração. (EEI = esfíncter esofagiano inferior; EES = esfíncter esofagiano superior; ↓ = fator de proteção contra aspiração; ↑ = fator que favorece aspiração e dano pulmonar.) (Adaptada de Lee AS, Ryu JH. Aspiration pneumonia and related syndromes. Mayo Clin Proc 2018; 93[6]:752-62.)

Quadro 37.1 Síndromes aspirativas

	Inócuo infeccioso	Início	Volume
Síndromes de vias aéreas			
Tosse crônica	Não	Crônico	Micro
Exacerbação de asma/broncoespasmo	Não	Agudo ou subagudo	Micro
Bronquiolite pós-transplante pulmonar	Não	Crônico	Micro
Síndromes parenquimatosas pulmonares			
Exacerbação de fibrose pulmonar idiopática	Não	Crônico	Micro
Pneumonite química	Não	Agudo	Macro
Pneumonia bacteriana			
Comunitária	Sim	Agudo	Micro
Hospitalar	Sim	Agudo	Variável
Associada a ventilador	Sim	Agudo	Micro
Pneumonia aspirativa	Sim	Agudo	Macro

Fonte: adaptado de DiBardino DM, Wunderink RG. Aspiration pneumonia: a review of modern trends. Journal of Critical Care 2015; 30(1):40-8.

Dentre os vários fatores de risco para a pneumonia aspirativa, admitem-se três principais: disfagia, higiene oral prejudicada e uso de fármacos. A Figura 37.2 apresenta o fluxograma dos fatores de risco para aspiração pulmonar.

A disfagia é conceituada como qualquer disfunção desde o processo mastigatório até a passagem do bolo alimentar pelo esôfago, podendo ser classificada como orofaríngea ou esofagiana.

A disfagia esofagiana é definida como a diminuição da habilidade de mover o bolo alimentar através do esôfago, manifestando-se clinicamente como dor torácica ou regurgitação. Dentre suas causas mais frequentes estão os espasmos esofagianos, a acalasia e o divertículo de Zenker.

Já a disfagia orofaríngea ocorre quando há dificuldade em iniciar a deglutição ou mover o bolo alimentar da cavidade oral para o esôfago, sendo explicada fisiopatologicamente pela sarcopenia dos músculos da laringe. Nesse tipo de disfagia, o paciente apresenta engasgos ou tosse durante a alimentação, inicialmente com a ingestão de líquidos, além de manifestar rouquidão ou voz qualificada como molhada. Esse tipo de disfagia está associado frequentemente às doenças neurológicas, como AVE, demências em fase avançada, paralisia cerebral, traumatismos cranioencefálicos e doença de Parkinson.

As alterações fisiológicas advindas do envelhecimento, associadas à maior incidência de comorbidades e ao uso de múltiplos medicamentos, fazem a disfagia no idoso ser comumente de etiologia multifatorial. A disfagia apresenta altas taxas de prevalência na população idosa. Revisão sistemática de Madhavan e cols. (2016), entre estudos de alta qualidade metodológica, encontrou uma prevalência média de 15% de disfagia em idosos na comunidade. Entretanto, a prevalência real de disfagia orofaríngea no Brasil é de difícil determinação, uma vez que os estudos realizados no país são polarizados principalmente na região Sudeste e comumente se apresentam sob a forma de desenho transversal. Estudo brasileiro (Santoro, 2008) encontrou as taxas de prevalência de disfagia variando entre 16% e 22% na população com mais de 50 anos, alcançando índices de 70% a 90% naqueles muito idosos (> 80 anos). Quando avaliados apenas os pacientes após

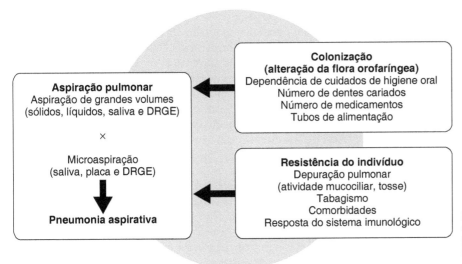

Figura 37.2 Fatores de risco para pneumonia aspirativa. (DRGE: doença do refluxo gastroesofágico.) (Adaptada de Langmore SE, Terpenning MS, Schork A et al. Predictors of aspiration pneumonia: how important is dysphagia? Dysphagia 1998; 13[2]:69-81.)

AVE, cerca de 50% apresentavam disfagia, e esses números aumentavam para 95% quando avaliados apenas os parkinsonianos.

Empecilhos importantes devem ser considerados para o diagnóstico de disfagia, como heterogeneidade dos sintomas, desconhecimento dos profissionais da saúde acerca da importância desse diagnóstico, ausência de fonoaudiólogos nos serviços de saúde, acesso limitado ao exame de videofluoroscopia, não padronização da nomenclatura e treinamento insuficiente para lidar com idosos disfágicos, dentre outros.

A higiene oral precária tem sido relacionada com o aumento do risco de pneumonia aspirativa, especialmente nos idosos frágeis. Dentes em mau estado de conservação, edentulismo, xerostomia, placas e doença periodontal favorecem a proliferação, na cavidade oral, de bactérias anaeróbias que poderão ser aspiradas.

Algumas classes medicamentosas também estão associadas a aumento na incidência de pneumonia aspirativa, como os inibidores de bomba de próton e bloqueadores H2, devido ao aumento do risco de crescimento bacteriano quando esses fármacos alteram o pH do trato gastrointestinal. Essa correlação foi ratificada em metanálise composta por oitos estudos observacionais (Eom e cols., 2011).

Outros medicamentos aumentam o risco de broncoaspiração em virtude de seu potencial sedativo, o que prejudica a deglutição fisiológica, como é o caso dos anticolinérgicos, anti-histamínicos, relaxantes musculares, benzodiazepínicos, antipsicóticos e alguns anticonvulsivantes.

Existem ainda medicamentos que causam xerostomia, como antidepressivos de maior potencial anticolinérgico, alfabloqueadores e diuréticos em excesso, que, por diminuírem a quantidade de saliva, prejudicam a deglutição normal.

Estudos em instituições de longa permanência para idosos (ILPI) demonstram aumento nos índices de pneumonia aspirativa. Atribui-se esse aumento às características que potencializariam a disfagia, como presença de déficit neurocognitivo em fase avançada, higiene oral precária, dentes em mau estado de conservação, consistência inadequada dos alimentos e postura inadequada durante a alimentação, além do uso maior de medicações psicotrópicas e da alta prevalência de fragilidade nos idosos institucionalizados. Estudo realizado por Dziewas e cols. (2017) comparou a disfagia em idosos residentes na comunidade e nas ILPI, encontrando prevalências de 27% e 50%, respectivamente. Infere-se que a ausência de um atendimento multidisciplinar efetivo na maioria dessas instituições de longa permanência contribui sobremaneira para o aumento das taxas de disfagia e, consequentemente, de pneumonia aspirativa.

Outros fatores associados à aspiração, além da disfagia, são diabetes, sexo masculino, desnutrição, doenças pulmonares, neoplasias de cabeça e pescoço e doença de Parkinson. Além desses, a baixa imunidade, o *clearance* ciliar pulmonar prejudicado e a má nutrição também foram citados como fatores predisponentes para a pneumonia aspirativa.

■ DIAGNÓSTICO

Um dos erros mais frequentes nos atendimentos de emergência reside na diferenciação entre a pneumonite química e a pneumonia aspirativa, duas entidades clínicas distintas, porém de alta morbimortalidade. Enquanto na pneumonite química existe a presença de alimento e suco gástrico nos alvéolos, causando reação inflamatória, na pneumonia aspirativa há a presença de bactérias ou de outros microrganismos no material aspirado, precipitando uma reação infecciosa pulmonar.

O diagnóstico deve ser fundamentado no julgamento clínico, no tempo de evolução e no testemunho prévio de aspiração.

A pneumonite química é aguda e ocorre normalmente após uma macroaspiração, resolvendo-se em cerca de 24 a 36 horas. Clinicamente, manifesta-se por dispneia e redução na saturação, sem febre ou expectoração. Nesses casos, não é necessário o uso de antibióticos, apenas o suporte pulmonar, visando melhorar a hipoxemia nessa fase crítica. O que ocorre nos pulmões, após a aspiração ácida do conteúdo gástrico, pode ser sumarizado em duas fases. A primeira se desenvolve devido ao dano tóxico direto sob o epitélio respiratório, resultando em edema intersticial pulmonar e prejuízo na relação perfusão/ventilação. A segunda fase ocorre cerca de 2 a 3 horas após a aspiração e se caracteriza pela resposta inflamatória, que culmina na produção de citocinas, na infiltração de neutrófilos e na ativação de macrófagos. Com isso, há a geração de radicais livres de oxigênio que darão continuidade ao dano tissular pulmonar.

A pneumonite química é considerada fator predisponente para pneumonia aspirativa em razão da destruição epitelial pulmonar, podendo ocorrer inúmeras vezes antes do desenvolvimento de uma pneumonia aspirativa. Entretanto, nessa última costuma ser observada febre, embora não obrigatoriamente, em um curso mais arrastado de dias com o aparecimento de expectoração purulenta clássica. No idoso, contudo, não é incomum se manifestar com uma apresentação atípica, através do *delirium* hipoativo, cursando apenas com rebaixamento do nível de consciência e sonolência excessiva, ou do *delirium* hiperativo com mudança no comportamento, como agitação, insônia, desorientação e agressividade. Na maioria das vezes, durante a pneumonia aspirativa são observados leucocitose e aumento da proteína C reativa (PCR) nos exames laboratoriais. A infecção apresenta excelente resposta ao uso de antibióticos.

A PCR e a linfopenia se mostraram fatores de mau prognóstico. Além delas, níveis séricos baixos de albumina, envolvimento multilobar, idade avançada e baixa funcionalidade também foram associados à sobrevida menor nos 6 meses subsequentes à pneumonia aspirativa.

Na Espanha, um estudo realizado por Pinagorte e cols. (2015) apenas com idosos octogenários e nonagenários, comparando pneumonia aspirativa e não aspirativa, encontrou aumento da severidade e da mortalidade na primeira, e a hipernatremia foi o único preditor de mortalidade. Em revisão sistemática retrospectiva com 221 idosos, a hiponatremia secundária à síndrome inapropriada do hormônio antidiurético (SIHAD) foi evidenciada como fator de pior prognóstico (Myashita, 2012). Desse modo, ambos os distúrbios eletrolíticos do sódio, hipo ou hipernatremia, podem indicar maior gravidade do quadro. Em metanálise realizada por Komiya e cols. (2016), a pneumonia aspirativa foi associada a aumento de três vezes na mortalidade, no tempo de internação hospitalar e na readmissão hospitalar, quando comparada com a comunitária, alertando para a alta morbimortalidade dessa entidade.

A radiografia costuma ser inespecífica na diferenciação entre pneumonite química e pneumonia aspirativa, pois ambas podem apresentar achados radiológicos. A tomografia computadorizada de tórax é mais fidedigna para o diagnóstico de pneumonia.

As áreas mais comumente afetadas na pneumonia aspirativa, em posição supina, são o segmento posterior do lobo superior e o segmento superior do lobo inferior. Quando em posição de sedestação, os segmentos inferiores dos lobos inferiores costumam ser os mais acometidos.

■ TRATAMENTO

Em geral, o tratamento da pneumonite química aspirativa não complicada consiste em suporte de oxigênio, sendo por vezes necessária a ventilação não invasiva com pressão positiva, além de agentes sintomáticos, como broncodilatadores.

Nos últimos 60 anos houve uma mudança na microbiologia da pneumonia posterior à macroaspiração: de bactérias anaeróbias para aeróbias e bactérias hospitalares multirresistentes. Na atualidade, a pneumonia aspirativa engloba distintas fisiopatologias, sendo raramente uma infecção anaeróbica isolada. Assim, seu tratamento consiste em antibióticos de amplo espectro e que tenham cobertura para anaeróbios, microbiota mais prevalente na cavidade orofaríngea.

Naqueles idosos provenientes da comunidade, a associação ampicilina/sulbactam é considerada o esquema de primeira linha e a ceftriaxona com clindamicina, moxifloxacino ou carbapenêmicos é classificada como de segunda linha. Na presença de fatores de risco para bactérias multirresistentes, a associação piperacilina/tazobactam é preferida ao uso do cefepime por apresentar cobertura para gram-negativos e anaeróbios. Outros tratamentos adjuvantes, quando necessários, são: suplementação de oxigênio, uso de mucolíticos e nebulizações com fenoterol e brometo de ipratrópio.

O uso de vias alternativas de alimentação (VAA), que consistem em sondas enterais e gastrostomia, foi durante muito tempo defendido com o objetivo de prevenir broncoaspiração. Atualmente, sabe-se que esse uso não é isento de riscos, devendo ser indicado apenas como último recurso e em casos selecionados. O uso das VAA tenta reduzir a aspiração anterógrada (processo fisiológico de deglutição de alimentos pela boca), porém não impede a aspiração de saliva, além de poder facilitar a broncoaspiração retrógrada (aspiração do conteúdo gástrico) por acarretar a perda da integridade do esfíncter esofagiano inferior e do reflexo da deglutição. Soma-se a isso a presença da gastroparesia, comum nos idosos, que consiste na lentificação do esvaziamento gástrico, promovendo muitas vezes o acúmulo excessivo de dieta no estômago, favorecendo a regurgitação e aumentando sobremaneira os riscos de aspiração para as vias aéreas inferiores. Por fim, o uso dos tubos nas VAA aumenta a negligência com a higiene oral, outro fator de risco para o desenvolvimento das síndromes aspirativas.

O uso de VAA para alimentação foi associado à presença seis vezes maior de pneumonia aspirativa com significância estatística entre os idosos quando comparados com aqueles que se alimentavam pela via oral (Tanure, 2016). O uso das VAA parece não ser capaz de aumentar o ganho de peso, de massa muscular ou da albumina sérica, além de não reduzir a incidência de pneumonia e as taxas de mortalidade, podendo impactar negativamente sobretudo a qualidade de vida por causar desconforto, favorecer quadros de diarreia, aumentar as contenções físicas e com isso favorecer o surgimento de lesões por pressão. Por isso, o uso das VAA pode, em alguns casos, piorar a qualidade de vida, eliminando inclusive o prazer do paladar.

O uso das VAA estaria justificado apenas naqueles idosos com disfagia transitória e/ou em processo de reabilitação. Nos idosos portadores de síndromes neurológicas e demenciais em fase avançada, a disfagia deverá ser conduzida por meio da alimentação supervisionada por via oral contínua e adaptação de consistência, quando necessário. Nesses casos, o uso das VAA seria o último recurso para hidratação e alimentação, uma vez que não se mostrou efetivo no aumento da albumina plasmática, no ganho de peso, no aumento da massa magra muscular, na prevenção de síndromes aspirativas e na melhora da sobrevida.

Quando indicada a colocação de sondas alimentares, faz-se imperativo alinhar antes com a família as metas de cuidado e explanar minuciosamente os riscos e os benefícios dessa conduta, reassegurando o entendimento. O ideal é que o paciente seja abordado precocemente, em uma fase inicial, quando se encontra capaz de fornecer seu consentimento, podendo explicitar seus desejos através da diretiva antecipada de vontade.

Tratamento multidisciplinar e preventivo

O tratamento não farmacológico da pneumonia aspirativa é tão importante quanto o farmacológico e consiste na atuação multidisciplinar, incluindo, além do médico, a enfermagem, a fonoaudiologia, a fisioterapia, a nutrição e a odontologia.

O papel da fisioterapia foi evidenciado em pesquisa realizada por Momosaki (2017), que mostrou que a reabilitação precoce com fisioterapeuta por meio de deambulação precoce, atividades resistidas e condicionamento físico foi capaz de melhorar o nível de consciência, auxiliar a expectoração das secreções e promover a expansibilidade pulmonar, melhorando o *clearance* pulmonar e por conseguinte evitando a exacerbação da pneumonia aspirativa.

O papel da odontologia é direcionado para os cuidados orais em idosos da comunidade, hospitalizados ou residentes em ILPI e contribui sobremaneira para reduzir o sofrimento, a morbidade e a mortalidade associados à pneumonia aspirativa. É fundamental a avaliação completa do aparelho dentário, principalmente da higiene oral, bem como das preferências alimentares, visto que ausências dentárias, próteses mal adaptadas, xerostomia, atrofia da musculatura da língua, mobilidade reduzida e outras alterações exigem acompanhamento específico por modificarem algumas funções estomatognáticas.

Por meio da atuação da fonoaudiologia é possível identificar em alguns idosos alteração da mastigação ao observar as preferências alimentares por determinadas consistências. Isso se deve à inabilidade na formação do bolo alimentar em virtude da sarcopenia dos músculos mastigatórios, do déficit na propriocepção e da lubrificação inadequada da cavidade oral, dificultando a projeção do bolo alimentar para a orofaringe. Além das alterações da cavidade oral, também é observado atraso no disparo do reflexo da deglutição decorrente das alterações da sensibilidade e da sarcopenia da musculatura da faringe. Esses achados podem ser minimizados com o ajuste da postura do idoso no momento da alimentação. O idoso só deve ser alimentado na posição sentada, e a cabeça deve formar um ângulo de 90 graus com o tórax. Após o término da refeição, ele deve permanecer na mesma posição por no mínimo 40 minutos.

A sensação de "bolo na garganta" ou de "entalos" é uma queixa comumente relatada por idosos e pode caracterizar modificações na motilidade esofágica, devendo ser sempre avaliada por especialistas.

A nutrição assume o papel de, mesmo com a heterogeneidade das preferências e as necessidades de adaptação da consistência, conseguir elaborar uma dieta com calorias e proteínas suficientes para manter ou mesmo adquirir massa magra de modo a impedir a piora na funcionalidade causada por déficits alimentares. O estado nutricional do idoso é fundamental para assegurar sua reabilitação e está diretamente relacionado com a manutenção de suas funções mastigatórias e da deglutição.

A prevenção por meio das orientações multidisciplinares tem impacto direto na redução dos episódios broncoaspirativos, uma vez que uma de suas principais causas é a dificuldade de alimentação correta do idoso disfágico.

O Quadro 37.2 contém estratégias multidisciplinares embasadas em evidência de prevenção, visando à redução da incidência de pneumonia aspirativa.

Profilaxia

Antes de ser iniciado o uso profilático de antibiótico em um paciente com pneumonite química, é preciso ter consciência de que não se trata de uma conduta inócua, uma vez que muitos dos esquemas antibióticos indicados podem causar colite pseudomembranosa por *Clostridium difficile* ou mesmo reações adversas mais comuns, como diarreia, o que pode levar à desidratação e à piora da função renal.

Uma vez tenha ocorrido a aspiração, o idoso deve ser colocado em observação e medidas de suporte devem ser instauradas

Quadro 37.2 Estratégias preventivas com base em evidência para redução de pneumonia aspirativa

Alimentação oral
- Alimentação supervisionada/ofertada
- Inspeção de restos alimentares em cavidade oral
- Sentar o idoso a 90 graus ao alimentá-lo
- Colocar a cabeça na posição neutra ou levemente fletida para baixo
- Evitar alimentação forçada ou apressada
- Fornecer líquidos espessados ou com textura modificada

Alimentação enteral
- Estar alerta para sinais de estase gástrica, como náuseas ou distensão
- Elevar cama ou cabeça a 30 graus
- Medir volumes gástricos residuais antes da próxima alimentação
- Bombas de infusão contínua são preferíveis ao *bolus* ou gravitacional

Higiene oral e dentária
- Cuidado da cavidade oral diariamente com pasta de dente após cada refeição

Terapia fonoaudiológica
- Avaliação por fonoaudióloga especializada e acompanhamento com exercícios para hipertrofia de musculatura da deglutição

Farmacologia
- Procinéticos podem ser considerados para acelerar o esvaziamento gástrico
- Suplementação de ácido fólico, quando deficiente, pode melhorar a deglutição
- Reduzir uso de IBP e bloqueadores H2
- Evitar uso de sedativos e hipnóticos quando possível

IBP: inibidores da bomba de prótons.

imediatamente. Cerca de 25% das macroaspirações irão progredir para pneumonia com piora da função pulmonar e sintomas gerais, como febre e expectoração.

Um estudo de coorte retrospectiva realizado por Dragan e cols. (2018) em 200 pacientes após aspiração comparou a efetividade do uso profilático do antibiótico com a conduta conservadora expectante. Os resultados evidenciaram que o antibiótico profilático não ofereceu benefício clínico, não teve impacto nos índices de transferência para unidade de terapia intensiva, aumentou as taxas de escalonamento de antibióticos e não diminuiu as de mortalidade.

A reflexão e o bom senso são necessários em cada caso, bem como são importantes o tempo de ocorrência do evento, os sintomas clínicos, as comorbidades e a funcionalidade prévias para a indicação do antibiótico, o qual estaria bem indicado em caso de pneumonia aspirativa, mas não de pneumonite química.

Alguns médicos chegam a considerar a pneumonia aspirativa uma condição inevitável da debilidade física decorrente da idade associada às comorbidades.

Cuidados paliativos

Os pacientes em alto risco de apresentar pneumonia aspirativa costumam ser portadores de síndrome da imobilidade, a via final de todas as síndromes demenciais, ou ter sequelas neurológicas ou caquexia neoplásica. Essas etiologias cursam com perda de funcionalidade importante e se configuram em doenças progressivas que ameaçam a continuidade da vida. Assim, esses pacientes, em sua quase totalidade, preenchem os critérios para as diretrizes de cuidados paliativos, segundo as quais as medidas que visam ao conforto e ao alívio implacável dos sintomas deveriam nortear os cuidados em saúde em detrimento da terapia curativa.

Um olhar multidimensional e interdisciplinar na anamnese desses pacientes paliativos teria papel fundamental para que não se cometa a distanásia, quando o médico identifica que o episódio de pneumonia aspirativa pode se tratar do evento final de evolução da doença de base. Essa identificação por parte dos profissionais da saúde é imprescindível, uma vez que nesses casos a conduta pode gerar controvérsias médicas, já que, mesmo em se tratando de pneumonia aspirativa, o antibiótico poderia ser uma conduta desproporcional por, além de não promover benefícios, poder agravar sintomas físicos com suas reações adversas, prolongando os dias vividos com desconforto.

Nos pacientes paliativos, a indicação de vias alternativas de alimentação, como sonda enteral e gastrostomia, deve ser extremamente criteriosa, conforme os motivos supracitados, devendo a alimentação supervisionada ser sempre a conduta preferida. Na maioria das vezes, a indicação das VAA nesses idosos advém do desconhecimento do profissional de que elas não previnem a pneumonia aspirativa.

Considerações éticas acerca da inserção de tubos alimentares em pacientes com demência avançada são importantes. As diretrizes internacionais, como da European Society for Clinical Nutrition and Metabolism e do National Institute for Health and Care Excellence, não recomendam a nutrição enteral para esses pacientes e a Sociedade de Alzheimer defende a importância maior da qualidade de vida em detrimento do tempo de sobrevida.

■ CONSIDERAÇÕES FINAIS

A pneumonia aspirativa é uma entidade clínica com causas multifatoriais e impactantes na maioria dos sistemas de saúde mundiais, pois limita a ingesta nutricional e altera a funcionalidade e a autonomia. Evidências de alta prevalência na população de idosos refletem a eficácia incompleta das medidas preventivas. Até o presente, é mais indicado traçar uma estratégia de plano de cuidado individual com base nos conhecimentos multiprofissionais e na vontade do idoso e de seus familiares.

Com o desenvolvimento da geriatria e da gerontologia, atenção cada vez maior vem sendo dada aos temas que impactam a qualidade de vida do idoso, entre os quais a disfagia e suas consequências, como a pneumonia aspirativa. Mediante o manejo multidisciplinar gerontológico e geriátrico é possível fechar as lacunas existentes e melhorar a qualidade de vida dos idosos acometidos por pneumonia aspirativa.

Bibliografia

Arcand M. End-of-life issues in advanced dementia. Can Fam Physician 2015; 61(4):337-41.
Brooke J, Ojo O. Enteral nutrition in dementia: a systematic review. Nutrients 2015; 7(4):2456-68.
Chung AM. Percutaneous gastrostomy feeding tubes in end stage dementia: don't "just do it". Can Assoc Radiol J 2012; 63(3 Suppl):S5-6.
DiBardino DM, Wunderink RG. Aspiration pneumonia: a review of modern trends. Journal of Critical Care 2015; 30(1):40-8.
Dragan V, Wei L, Elligsen M, Kiss A, Walker SAN, Leis JA. Prophylatic antimicrobial therapy for acute aspiration pneumonitis. Clin Infect Dis 2018; 67(4):513-8.
Dziewas R, Beck AM, Clave P et al. Recognizing the importance of dysphagia: stumbling blocks and steppingstones in the twenty-first century. Dysphagia 2017; 32(1):78-82.
Eisenstadt SE. Dysphagia and aspiration pneumonia in older adults. J Am Acad Nurse Pract 2010; 22(1):17-22.
Eom CS, Jeon CY, Lim JW, Cho EG, Park SM, Lee KS. Use of acid-suppressive drugs and risk of pneumonia: a systematic review and meta-analysis. CMAJ 2011; 183(3):310-9.
Joundi RA, Wong BM, Leis JA. Antibiotics "just-in-case" in a patient with aspiration pneumonitis. JAMA Intern Med 2015; 175(4):489-90.
Komiya K, Rubin BK, Kadota J et al. Prognostic implications of aspiration pneumonia in patients with community acquired pneumonia: a systematic review with meta-analysis. Sci Rep 2016; 6(1):380-97.
Komiya K, Ishii H, Kushima H et al. Physicians' attitudes toward the definition of "death from age-related physical debility" in deceased elderly with aspiration pneumonia. Geriatr Gerontol Int 2013; 13(3):586-90.
Komiya K, Kadota J. C-reactive protein as a prognostic factor in elderly patients with aspiration pneumonia. Eur J Intern Med 2013; 24(8):88-9.
Langmore SE, Terpenning MS, Schork A et al. Predictors of aspiration pneumonia: how important is dysphagia? Dysphagia 1998; 13(2):69-81.
Lee AS, Ryu JH. Aspiration pneumonia and related syndromes. Mayo Clin Proc 2018; 93(6):752-62.
Liantonio J, Salzman B, Snyderman D. Preventing aspiration pneumonia by addressing three key risk factors: dysphagia, poor oral hygiene, and medication use. Annals of Long-Term Care: Clinical Care and Aging 2014; 22(10):42-8.
Luk JKH, Chan DK. Preventing aspiration pneumonia in older people: do we have the "know-how"? Hong Kong Med J 2014; 20(5):421-7.
Luk JK, Chan FHW, Hui E, Tse CY. The feeding paradox in advanced dementia: a local perspective. Hong Kong Med J 2017; 23(3):306-10.
Manabe T, Terramoto S, Tamiya N, Okochi J, Hizawa N. Risk factors for aspiration pneumonia in older adults. PLoS One 2015; 10(10):e0140060.
Madhavan A, Lagorio LA, Crary MA, Dahl WJ, Carnaby GD. Prevalence of and risk factors for dysphagia in the community dwelling elderly: a systematic review. J Nutr Health Aging 2016; 20(8):806-15.
Metheny NA, Clouse RE, Chang YH, Stewart BJ, Oliver DA, Kollef MH. Tracheobronchial aspiration of gastric contents in critically ill tube fed patients: frequency, outcomes, and risk factors. Crit Care Med 2006; 34(4):1007-15.
Metheny NA. Prevention of aspiration in adults. Crit Care Nurse 2016; 36(1):20-4.
Miranda GMD, Mendes ACV, Silva ALA. Population aging in Brazil: current and future social challenges and consequences. Rev Bras Geriatr Gerontol 2016; 19(3):507-19.
Momosaki R. Rehabilitative management for aspiration pneumonia in elderly patients. J Gen Fam Med 2017; 18(1):12-15.
Myashita J, Shimada T, Hunter AJ, Kamiya T. Impact of hyponatremia and the syndrome of inappropriate antidiuresis in mortality in elderly patients with aspiration pneumonia. J Hosp Med 2012; 7(6):464-9.
Moore A. Aspiration pneumonia and pneumonitis. Hospital Medicine Clinics 2017; 6(1):16-27.
Pinagorte H, Ramos JM, Zurita A, Portilla J. Clinical features and outcome of aspiration pneumonia and non-aspiration pneumonia in octogenarians and nonagenarians admitted in a general internal medicine unit. Rev Esp Quimioter 2015; 28(6):310-3.
Rodrigues LKV, Pernambuco L. Scientific production on oropharyngeal dysphagia in elderly in Brazilian journal: a bibliometric analysis. Distur Comun 2017; 29(3):529-38.
Santoro PP. Disfagia orofaríngea: panorama atual, epidemiologia, opções terapêuticas e perspectivas futuras. Rev CEFAC 2008; 10(2).
Santos BP, Andrade MJC, Silva RO, Menezes EC. Dysphagia in the elderly in long stay institutions – a systematic literature review. Rev CEFAC 2018; 20(1):123-30.
Son YG, Shin J, Ryu HG. Pneumonitis and pneumonia after aspiration. J Dent Anesth Pain Med 2017; 17(1):1-12.
Tanure CMC. Contribuição ao estudo da pneumonia de aspiração em idosos submetidos a avaliação videofluoroscópica da deglutição [tese]. Belo Horizonte: Faculdade de Medicina, Universidade Federal de Minas Gerais, 2016.
Terramoto S, Yoshida K, Hizawa N. Update on the pathogenesis and management of pneumonia in the elderly – roles of aspiration pneumonia. Respir Investig 2015; 53(5):178-84.
Uchida K. Pathophysiology and therapeutic approach of pulmonary aspiration. Masui 2016; 65(1):13-22.

Doença do Refluxo Gastroesofágico em Idosos

Norma Arteiro Filgueira

CAPÍTULO 38

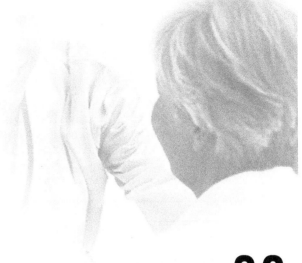

■ INTRODUÇÃO

A passagem do conteúdo gástrico para o esôfago é um fenômeno fisiológico fugaz e clinicamente imperceptível. Reserva-se o uso da expressão *doença do refluxo gastroesofágico* (DRGE) para os casos em que ocorrem sintomas ou o desenvolvimento de lesão macroscópica esofágica. Trata-se de condição muito frequente, uma vez que cerca de 10% a 20% da população ocidental relatam sintomas de refluxo (pirose e/ou regurgitação) ao menos uma vez por semana.

A prevalência em idosos parece ser ainda maior. Em um inquérito populacional, 22% das pessoas com mais de 50 anos de idade usavam medicamentos antiácidos duas ou mais vezes por semana contra apenas 9% dos mais jovens, achado corroborado pela maioria dos outros estudos. Como a idade reduz a sensibilidade nociceptiva e visceral, estima-se que esses inquéritos baseados em sintomas possam subestimar a real prevalência de DRGE nos idosos, subgrupo no qual as manifestações podem ser atípicas, com menor intensidade dos sintomas e maior frequência de lesão histológica.

■ FISIOPATOLOGIA

O relaxamento provisório do esfíncter esofágico inferior (EEI) possibilita o refluxo do conteúdo gástrico para o esôfago, onde o ácido induzirá lesão química da mucosa. Outros fatores também podem estar envolvidos na fisiopatologia da DRGE, como hipotonia do EEI, hérnia hiatal, retardo do esvaziamento gástrico, hipersensibilidade esofágica e redução da contratilidade esofágica, retardando o clareamento do ácido refluído.

Na população idosa, a redução dos plexos nervosos e da atividade muscular lisa pode levar à dismotilidade esofágica com redução da peristalse, da pressão do EEI e da capacidade de clareamento, o que favorece a ocorrência de refluxo. Outros fatores estão relacionados com o aumento da gravidade da DRGE em idosos, como a redução da pressão do esfíncter esofágico superior, que aumenta o risco de broncoaspiração, a redução da sensibilidade esofágica, que retarda o diagnóstico e aumenta o risco de complicações, e a hipoperistalse, que prolonga o tempo de contato do ácido com a mucosa esofágica.

Comorbidades comuns na população idosa podem contribuir para o desenvolvimento de DRGE, como *diabetes mellitus*, obesidade, imobilidade, doença de Parkinson e doença de Alzheimer, dentre outras. Além disso, medicamentos utilizados no tratamento dessas comorbidades podem aumentar o risco de DRGE ou seu potencial lesivo (Quadro 38.1).

■ QUADRO CLÍNICO

Os sintomas mais comuns da DRGE são pirose e regurgitação, embora outros, como empachamento, hipersalivação e náuseas, também sejam frequentemente observados. São considerados sintomas de alarme para a possibilidade de complicações: odinofagia,

Quadro 38.1 Medicamentos que podem agravar os sintomas da DRGE

Antidepressivos tricíclicos
Anti-inflamatórios não esteroides
Betabloqueadores
Bisfosfonatos
Bloqueadores dos canais de cálcio
Colinérgicos
Comprimidos de potássio
Nitratos
Teofilina

DRGE: doença do refluxo gastroesofágico.

disfagia, anemia, perda de peso inexplicada e sangramento digestivo.

A frequência de pirose como manifestação da DRGE parece ser menor em idosos, provavelmente por redução da sensibilidade esofágica e presença de gastrite atrófica. A disfagia é sintoma relativamente comum na população idosa em virtude do acometimento neurológico ou da dismotilidade, quando costuma ser pior para líquidos que para sólidos ou na mesma intensidade, enquanto a disfagia por fatores obstrutivos costuma ser pior para sólidos que para líquidos.

A DRGE é classificada em não erosiva e erosiva de acordo com os achados endoscópicos. Os pacientes com mais de 60 anos com DRGE apresentam frequência mais elevada da forma erosiva que os mais jovens (81% versus 47%).

Manifestações extraesofágicas

Sintomas extraesofágicos parecem ser mais comuns na população idosa, como dor torácica atípica, globo faríngeo, rouquidão, dor na garganta, tosse crônica e asma. Como muitas vezes os sintomas extraesofágicos são a única manifestação da DRGE, a definição de sua causa é frequentemente desafiadora.

A dor torácica pode simular angina de peito e costuma ser descrita como em aperto ou queimor em região retroesternal com possível irradiação para pescoço, mandíbula ou membros superiores. Pode ter a duração de minutos a horas e ocorre tanto no período pós-prandial como durante o sono, podendo ser agravada por questões emocionais.

A tosse relacionada com a DRGE pode ser desencadeada pela presença direta da secreção gástrica na árvore traqueobrônquica por microaspirações ou pelo estímulo de arco reflexo esofagobrônquico de tosse.

As manifestações laríngeas são decorrentes da irritação química da mucosa laríngea pelo refluxo supraglótico e se caracterizam por dor na garganta, pigarro, rouquidão e globo faríngeo.

Sintomas de DRGE são observados em 40% a 80% dos pacientes asmáticos, levando a pensar que a asma pode ser causada ou agravada pelo refluxo. Essa relação pode ser explicada por microaspiração ou pelo acionamento pelo refluxo de um reflexo vagal que induz broncoconstrição, liberação de mediadores inflamatórios, secreção de muco, edema e hiper-reatividade de vias aéreas. Por outro lado, a asma e seu tratamento podem induzir ou agravar o refluxo gastroesofágico. Embora seja comum a prescrição de terapia antissecretora para pacientes com asma refratária, os estudos têm mostrado resultados contraditórios, com alguma melhora dos parâmetros espirométricos, mas sem impacto significativo na melhora clínica.

Complicações

O risco de complicações da DRGE é maior em idosos, sejam elas esofágicas ou extraesofágicas (Quadro 38.2). A população idosa apresenta frequentemente esofagite erosiva mais intensa com erosões extensas, úlceras e hemorragia. Cerca de 10% dos pacientes podem evoluir com estenose péptica do esôfago, principalmente os usuários de anti-inflamatórios não esteroides, geralmente de curta extensão e próximas à junção esofagogástrica (JEG).

O esôfago de Barrett consiste na substituição do epitélio escamoso usual do esôfago por epitélio colunar com metaplasia intestinal e oferece risco para o desenvolvimento de adenocarcinoma

Quadro 38.2 Complicações da DRGE

Esofágicas	Extraesofágicas
Estenose esofágica	Erosões dentárias
Sangramento digestivo	Granuloma de cordas vocais
Esôfago de Barrett	Estenose subglótica
Adenocarcinoma de esôfago	Câncer de laringe
	Pneumonia aspirativa
	Fibrose pulmonar

DRGE: doença do refluxo gastroesofágico.

esofágico. Observado em cerca de 10% a 15% dos pacientes com DRGE submetidos à endoscopia, é mais frequente em homens brancos com mais de 60 anos, principalmente em caso de obesidade ou história de tabagismo. O diagnóstico é sugerido pela imagem endoscópica, mas a confirmação depende do achado de metaplasia intestinal na biópsia.

Embora a incidência de câncer em pacientes com esôfago de Barrett seja cerca de 30 vezes maior que na população geral, o risco absoluto é de apenas 0,1% a 0,4% ao ano nos casos sem displasia. Esse risco parece ser maior em homens, na população idosa e nos casos com longos segmentos de epitélio metaplásico. O adenocarcinoma de esôfago é uma das neoplasias com frequência em ascensão, sendo estimado que em breve superará o carcinoma escamoso como principal neoplasia esofágica. O risco de desenvolvimento depende da presença e do grau de displasia, atingindo incidência de 4% a 8% ao ano nos casos com displasia de alto grau.

Complicações extraesofágicas

Os pacientes com complicações extraesofágicas apresentam menos frequentemente os sintomas típicos de DRGE (pirose e regurgitação), tornando o diagnóstico um desafio:

- **Estenose subglótica:** o refluxo laringofaríngeo crônico pode evoluir com o desenvolvimento de estenose de laringe ou traqueia, seja espontânea, seja após intubação orotraqueal.
- **Fibrose pulmonar:** especula-se que a exposição crônica do pulmão ao suco gástrico através de microaspirações recorrentes possa induzir processo inflamatório crônico e subsequente fibrose pulmonar. Alguns autores têm demonstrado melhora clínica com redução das agudizações e hospitalizações e lentificação da progressão do quadro pulmonar após terapia antissecretora e fundoplicatura laparoscópica, embora um ensaio clínico randomizado tenha falhado em comprovar o benefício da terapia cirúrgica.

■ DIAGNÓSTICO

Em pacientes com queixas típicas de DRGE e sem sinais de alarme, a tendência é a indicação de teste terapêutico com medicações antissecretoras, dispensando exames diagnósticos. No entanto, como já comentado previamente neste capítulo, os idosos apresentam risco maior de esofagite erosiva, esôfago de Barrett e complicações, ocasionalmente na ausência de sintomas significativos. Por isso, alguns autores recomendam que eles sejam regularmente submetidos a estudo endoscópico na avaliação da DRGE. O bom senso indica que essa recomendação seja individualizada de acordo com o estado de fragilidade do idoso, o que influenciará o risco de complicações relacionadas com o

Quadro 38.3	Classificação de Los Angeles para esofagite de refluxo
Grau A	Uma ou mais erosões com menos de 5mm de extensão
Grau B	Pelo menos uma erosão com mais de 5mm de extensão, não confluentes
Grau C	Erosões confluentes, mas que não acometem a circunferência do esôfago
Grau D	Erosões acometem pelo menos 75% da circunferência do esôfago

procedimento endoscópico. A classificação endoscópica mais utilizada é a de Los Angeles (Quadro 38.3).

Em pacientes com sintomas atípicos, ou quando é necessária a quantificação do refluxo, está indicada a pHmetria ambulatorial de 24 horas, embora alguns idosos não apresentem boa tolerância ao incômodo provocado pelo exame. A impedanciometria possibilita a detecção e a quantificação do refluxo tanto ácido como não ácido e pode ser útil nos casos com sintomas atípicos e refratários à terapia antissecretora. A manometria esofágica deve ser solicitada em caso de suspeita de dismotilidade esofágica e na avaliação pré-operatória para fundoplicatura.

Embora não haja estudos prospectivos bem controlados que avaliem a influência do rastreio na redução da mortalidade, os pacientes com esôfago de Barrett devem realizar endoscopia para rastreio de displasia e adenocarcinoma de esôfago. Recomenda-se que a endoscopia de rastreio seja realizada caso não haja esofagite em atividade, pois as alterações inflamatórias podem dificultar a avaliação da displasia. Cerca de quatro a oito fragmentos devem ser coletados para biópsia, incluindo os quatro quadrantes do esôfago, a cada 2cm. As sociedades apresentam discordâncias quanto ao intervalo de realização das endoscopias caso nenhuma displasia seja identificada. Enquanto o Colégio Americano de Gastroenterologia recomenda acompanhamento a intervalos de 3 a 5 anos, a Sociedade Brasileira de Endoscopia sugere a realização de rastreio a cada 2 anos. Também não há consenso a respeito de quando suspender o protocolo de rastreio em pacientes idosos. O bom senso recomenda que só seja submetido a protocolo de rastreio o idoso com condições clínicas que possibilitem a realização de terapia, seja ela endoscópica ou cirúrgica.

■ TRATAMENTO

Antes do início do tratamento da DRGE, é importante avaliar a intensidade dos sintomas e das alterações endoscópicas. Os pacientes com sintomas ocasionais e sem esofagite erosiva podem ser controlados com terapia sintomática intermitente, enquanto os com esôfago de Barrett devem ser mantidos em supressão ácida prolongada no intuito de prevenir a progressão para neoplasia.

Medidas higienodietéticas

Embora sejam frequentemente recomendadas, há pouca evidência sobre a efetividade das medidas higienodietéticas. A informação de que alimentos gordurosos e picantes, bebidas gaseificadas, chocolate e cafeína piorariam a DRGE foi embasada em estudos de baixa qualidade e não comprovada em revisões sistemáticas, mas alguns ensaios clínicos sugerem o efeito protetor da dieta rica em fibras. Na prática clínica, recomendam-se restrições dietéticas apenas quando o paciente refere piora dos sintomas após a ingestão de determinado alimento. A medida de efetividade mais comprovada é a perda de peso, que promove melhora significativa dos sintomas e alterações pHmétricas após redução de um a dois pontos no índice de massa corporal. Revisão sistemática também demonstrou o benefício da elevação da cabeceira da cama em 15cm, da cessação do tabagismo e de evitar se deitar 2 a 3 horas após a alimentação. É importante checar a lista de medicamentos em uso para outras comorbidades em busca de medicamentos que podem agravar os sintomas da DRGE (Quadro 38.1) e, caso possível, substituí-los.

Antiácidos

Soluções à base de hidróxido de alumínio e/ou magnésio são indicadas para o alívio dos pacientes que apresentam sintomas leves, em frequência menor que duas vezes por semana. A associação do alginato aos antiácidos tradicionais promove melhor controle sintomático mediante a formação de barreira de gel dentro do estômago, dificultando o refluxo do conteúdo gástrico para o esôfago. Também podem ser úteis para alívio imediato em pacientes com escape de sintomas durante terapia antissecretora.

Medicamentos antissecretores

Tanto os bloqueadores dos receptores H2 como os inibidores da bomba de prótons (IBP) podem ser utilizados no tratamento de curto prazo da DRGE. No entanto, os bloqueadores H2 costumam induzir taquifilaxia, o que comprometerá sua eficácia no longo prazo, além de terem sido descritos vários casos de *delirium* associados ao uso desses fármacos em idosos. Para os casos usuais, recomenda-se a prescrição de dose padrão de IBP por 8 semanas. Para a maioria dos casos de esofagite não erosiva ou esofagite grau A de Los Angeles, esse período será suficiente para controle dos sintomas, seguido por orientação ao paciente para manter as medidas de estilo de vida citadas e o uso de novos cursos curtos de IBP por demanda (ou seja, períodos de 2 a 4 semanas quando ocorrer o retorno dos sintomas). Nos casos de esofagite erosiva intensa (graus C e D) e de esôfago de Barrett, geralmente a terapia de manutenção será necessária por tempo indeterminado. Para facilitar a absorção, os IBP devem ser ingeridos 30 a 60 minutos antes do café da manhã. Quando for necessário o uso de duas doses diárias, a dose noturna deverá ser ingerida 30 a 60 minutos antes da última refeição. Exceção a essa recomendação é o dexlansoprazol, que tem meia-vida prolongada, viabilizando seu uso em apenas uma tomada diária e não sofrendo interferência com a alimentação.

Pró-cinéticos

Os agentes pró-cinéticos disponíveis no comércio atualmente são metoclopramida, bromoprida e domperidona. Sua eficácia no tratamento da DRGE é questionável, e eles às vezes são associados a efeitos colaterais significativos, não sendo, portanto, recomendados na rotina. Devem ser reservados para os pacientes com queixas sugestivas de dismotilidade, como empachamento e regurgitações que não respondem bem ao tratamento com IBP. O uso de metoclopramida ou bromoprida em idosos tem sido associado a efeitos colaterais neurológicos em até um terço dos casos, havendo o registro de tremores, espasmos, agitação, insônia, tontura, confusão mental e discinesia tardia. A domperidona parece ter menor penetração na barreira hematoencefálica e melhor perfil de segurança. O baclofeno reduz os episódios de relaxamento transitório do EEI e acelera o esvaziamento gástrico, podendo ser útil no tratamento da DRGE, mas seu uso em idosos é limitado por efeitos colaterais, como sonolência, fraqueza e tremores.

Cuidados com o uso de IBP

Os IBP estão entre as classes de medicamentos mais utilizadas no mundo, apresentando aumento da frequência nos últimos anos (4% de todas as prescrições de medicamentos em 2002 e 9% em 2009). Cerca de 50% dos usuários de IBP têm mais de 65 anos, sendo questionável sua utilização em 63% dos casos. Na última década, muitos artigos foram publicados sobre as possíveis complicações com o uso prolongado dos IBP, o que levou algumas sociedades a recomendarem cautela em seu caso de uso por mais de 8 semanas. A seguir, são abordadas as evidências atuais sobre esses riscos potenciais:

- **Interações medicamentosas:** omeprazol, esomeprazol e lansoprazol são metabolizados pelo citocromo P450 e podem afetar o metabolismo de outros fármacos, efeito geralmente pouco significativo, mas que pode se tornar importante em caso de medicamentos com faixa terapêutica estreita, como varfarina, fenitoína, diazepam e carbamazepina. Cuidado especial é recomendado em pacientes usando clopidogrel, que é uma pró-droga que exige metabolização à sua forma ativa pelos mesmos citocromos dos IBP. O uso combinado pode reduzir a eficácia do clopidogrel e promover eventos vasculares adversos. O Quadro 38.4 apresenta as interações medicamentosas mais importantes dos diversos IBP.
- **Risco de fraturas:** metanálises reunindo estudos de caso-controle e coorte mostraram aumento de 20% a 30% na frequência de fratura de quadril e outras fraturas entre os usuários crônicos de IBP, e esse risco parece ser proporcional à dose e ao tempo de utilização dos medicamentos. No entanto, ainda não é bem conhecido o mecanismo que leva ao aumento do risco de fratura, pois os estudos mostram resultados discordantes a respeito do impacto sobre a osteoporose, tanto que os consensos não recomendam a monitoração com densitometria óssea.
- **Risco de demência:** os IBP poderiam bloquear a degradação das substâncias beta-amiloides pelas V-ATPases da micróglia cerebral e assim aumentar o risco de doença de Alzheimer. Estudos de coorte alemães sugeriram um aumento de 38% no risco de demência entre os usuários crônicos de IBP sem conseguir, no entanto, eliminar a potencial influência de outras comorbidades. Metanálises subsequentes não confirmaram esse risco, não encontrando diferença significativa no risco de demência entre os usuários de IBP.
- **Risco de infecções:** o uso crônico de IBP foi associado ao aumento do risco de algumas infecções, como colite por *Clostridium difficile*, pneumonia comunitária e peritonite bacteriana em cirróticos. Embora a associação ao *Clostridium* seja consistente, com cerca do dobro do risco após o uso de IBP, os resultados para pneumonia são conflitantes e mais relacionados com o início recente de uso dos fármacos. Já a associação à peritonite espontânea parece ser decorrente da hipocloridria, que levaria ao aumento da permeabilidade intestinal e da translocação bacteriana.
- **Deficiência de micronutrientes:** o uso prolongado de IBP pode acarretar o desenvolvimento de deficiência de cálcio, magnésio e vitamina B_{12}, na maioria dos casos de forma leve, com pouca repercussão clínica. Alguns casos de hipomagnesemia grave foram relatados, talvez por mecanismo idiossincrático.
- **Doença renal:** já é conhecida de longa data a associação entre IBP e os casos de nefrite intersticial aguda, mas nos últimos anos alguns estudos populacionais vêm descrevendo aumento de 30% no risco de doença renal crônica (DRC), independentemente da nefrite intersticial, entre os usuários de IBP. Embora instigantes, esses estudos são retrospectivos e mais estudos são necessários.
- **Câncer gástrico:** estudos populacionais têm mostrado aumento do risco de câncer gástrico em usuários crônicos de IBP, especialmente naqueles com passado de infecção pelo *Helicobacter pylori*. Postula-se que a supressão ácida prolongada possa intensificar a atrofia gástrica induzida pelo *H. pylori*, o que levou algumas sociedades a recomendarem a pesquisa e a erradicação da bactéria nos pacientes com DRGE que necessitarão de IBP por longo período.

Apesar das evidências descritas, os IBP são considerados medicamentos seguros. No entanto, como citado, cerca de 40% a 65% dos usuários crônicos de IBP se utilizam desses medicamentos sem uma indicação convincente. Desse modo, a melhor maneira de evitar o desenvolvimento das complicações dos IBP

Quadro 38.4 Interações medicamentosas dos IBP

	Omeprazol	Lansoprazol	Pantoprazol	Esomeprazol	Dexlansoprazol
Carbamazepina	↓ clearance	Nenhuma	Nenhuma	?	?
Citalopram	↓ clearance	?	?	↓ clearance	?
Clopidogrel	↓ geração da forma ativa	↓ geração da forma ativa	Nenhuma	↓ geração da forma ativa	↓ geração da forma ativa
Diazepam	↓ clearance	Nenhuma	Nenhuma	↓ clearance	Nenhuma
Digoxina	↑ absorção	↑ absorção	?	↑ absorção	↑ absorção
Fenitoína	↓ clearance	Nenhuma	Nenhuma	↓ clearance	Nenhuma
Levotiroxina	↑ absorção	↑ absorção	Nenhuma	↑ absorção	?
Tacrolimus	Nenhuma	↓ clearance	Nenhuma	Nenhuma	↓ clearance
Teofilina	Nenhuma	Nenhuma	Nenhuma	Nenhuma	Nenhuma
Varfarina	↓ clearance	Nenhuma	Nenhuma	↓ clearance	Nenhuma

IBP: inibidores da bomba de prótons.

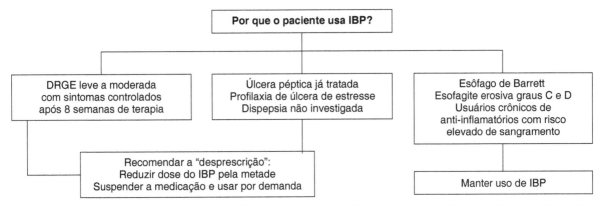

Figura 38.1 Algoritmo para a "desprescrição" dos IBP. (IBP: inibidores da bomba de prótons.) (Adaptada de Farrell B, Pottie K, Thompson W et al. Deprescribing proton pump inhibitors – evidence-based clinical practice guideline. Can Fam Phys 2017; 63:354-64.)

é restringir seu uso para os momentos realmente necessários, o que levou um grupo canadense a propor a estratégia de "desprescrição" apresentada na Figura 38.1.

■ DOENÇA DO REFLUXO GASTROESOFÁGICO REFRATÁRIA

Alguns pacientes se mantêm sintomáticos após 8 semanas de dose efetiva de IBP, o que é considerado refratariedade ao tratamento e ocorre em 30% a 40% dos casos, principalmente nas formas não erosivas. Convém procurar definir a causa da refratariedade, que pode ser classificada em inibição insuficiente da produção ácida gástrica, refluxo não ácido, hipersensibilidade ao refluxo e sintomas não relacionados com DRGE (dismotilidade, esofagite eosinofílica, pirose funcional).

O primeiro passo na avaliação dos casos refratários consiste em checar a aderência ao tratamento e se o paciente está usando o medicamento da maneira recomendada (30 a 60 minutos antes do café da manhã). Como alguns pacientes apresentam alterações no metabolismo dos IBP, recomenda-se dobrar a dose em uso ou dividi-la em duas tomadas diárias por 8 semanas adicionais.

Caso os sintomas persistam, deve-se proceder à investigação, solicitando endoscopia, caso não tenha sido realizada no início do tratamento, incluindo biópsias para descartar a possibilidade de esofagite eosinofílica. O próximo passo consiste na solicitação de pHmetria na vigência do uso de IBP para avaliação da adequação da supressão ácida. Caso essa seja normal e os sintomas persistam, pode-se solicitar impedanciometria para avaliar a presença de refluxo não ácido.

São opções adicionais para o tratamento dos casos refratários: administração de antiácidos com alginato, associação de dose noturna de ranitidina ou associação de baclofeno ou domperidona (pesando os riscos em idosos) ou antidepressivos (nos casos de pirose funcional). A cirurgia antirrefluxo deve ser reservada para os casos refratários com refluxo patológico bem documentado, com indicação individualizada no idoso, de acordo com o *status* clínico e as comorbidades.

Bibliografia

Achem SR, DeVault KR. Gastroesophageal reflux disease and the elderly. Gastroenterol Clin N Am 2014; 43:147-60.

Bashashati M, Sarosiek I, McCallum RW. Epidemiology and mechanisms of gastroesophageal reflux disease in the elderly: perspective. Ann NY Acad Sci 2016; 1380(1):230-4.

Chait MM. Gastroesophageal reflux disease: Important considerations for the older patients. World J Gastrointest Endos 2010; 2(12):338-96.

Farrell B, Pottie K, Thompson W et al. Deprescribing proton pump inhibitors – evidence-based clinical practice guideline. Can Fam Phys 2017; 63:354-64.

Freedberg DE, Kim LS, Yang YX. The risks and benefits of long-term use of proton pump inhibitors: expert review and best practice advice from the American Gastroenterological Association. Gastroenterol 2017: 152:706-15.

Harding SM, Allen JE, Blumin JH, Warner EA, Pellegrini CA, Chan WW. Respiratory manifestations of gastroesophageal reflux disease. Ann NY Acad Sci 2013; 1300:43-52.

Hussain S, Siddiqui NA, Habib A, Hussain MS, Namji AK. Proton pump inhibitors' use and risk of hip fracture: a systematic review and meta-analysis. Rheumatol Int 2018; 38(11):1999-2014.

Li M, Luo Z, Yu S, Tang Z. Proton pump inhibitor use and risk of dementia: systematic review and meta-analysis. Medicine 2019; 98(7):e14422.

Maes ML, Fixen DR, Linnebur AS. Adverse effects of proton-pump inhibitor use in older adults: a review of the evidence. Ther Adv Drug Saf 2017; 8(9):273-97.

Ness-Jensen E, Hveem K, El-Serag H, Lagergren J. Lifestyle intervention in gastroesophageal reflux disease. Clin Gastroenterol Hepatol 2016; 14(2):175-82.

Raghu G, Pellegrini CA, Yow E et al. Laparoscopic anti-reflux surgery for the treatment of idiopathic pulmonary fibrosis (WRAP-IFP): a multicentre, randomised, controlled phase 2 trial. Lancet Respir Med 2018; 6:707-14.

Shaheen NJ, Falk GW, Iyer PG, Gerson L. ACG Clinical Guideline: Diagnosis and management of Barrett's esophagus. Am J Gastroenterol 2016; 111(1):30-50.

Sidhwa F, Moore A, Alligood E, Fisichella M. Diagnosis and treatment of the extraesophageal manifestations of gastroesophageal reflux disease. Ann Surg 2017; 265(1):63-7.

Wedemeyer RS, Blume H. Pharmacokinetic drug interaction profiles of proton pump inhibitors: an update. Drug Saf 2014; 37:201-11.

Constipação Intestinal

Clarice Câmara Correia
Rômulo Borges

CAPÍTULO 39

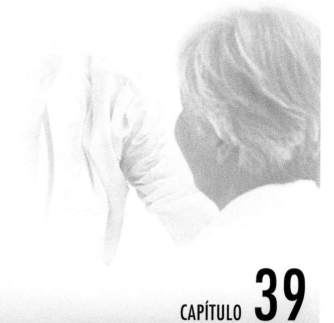

■ INTRODUÇÃO

A constipação intestinal crônica é o protótipo da desordem gastrointestinal funcional e uma condição frequentemente encontrada na prática clínica. Assim como outras desordens gastrointestinais funcionais, como dispepsia e síndrome do intestino irritável, a constipação crônica tem impacto considerável na qualidade de vida e nos custos com consultas, investigação e medicamentos. Além disso, pode estar associada a outras comorbidades, como doenças neurodegenerativas do tipo doença de Alzheimer e doença de Parkinson, com particular importância em idosos hospitalizados e restritos ao leito. Em idosos, a constipação está frequentemente associada a sintomas do trato urinário inferior, podendo levar à impactação fecal e até mesmo à perfuração do cólon.

Não existe uma única definição para constipação. Os critérios mais tradicionais se referem a um número limitado de evacuações semanais. No entanto, a maioria dos pacientes se queixa de sintomas associados à passagem das fezes, como evacuação de fezes endurecidas ou a necessidade de esforço excessivo e/ou manipulação durante a defecação.

Os indivíduos com o problema têm prejuízo na qualidade de vida e maior prevalência de transtornos de ansiedade, depressão, somatização e psicose. Além disso, quando a constipação é tratada, observa-se melhora na percepção de qualidade de vida, bem como no relato de sintomas urinários, disfunção sexual e humor.

■ EPIDEMIOLOGIA

Cerca de 30% da população geral apresentam problemas de constipação intestinal ao longo da vida, sendo os idosos e as mulheres (2 a 3 mulheres:1 homem) os mais afetados.

A variabilidade na prevalência de constipação encontrada em diferentes estudos se deve a diversos fatores, incluindo a idade da população investigada, o contexto em que o estudo é realizado (comunidade ou hospital), a definição usada para constipação, bem como se o relato é feito pelo paciente ou por profissional da saúde.

O avanço da idade leva a um nivelamento substancial da prevalência de constipação entre os sexos: em idosos da comunidade com mais de 65 anos, a prevalência é de 26% em mulheres e de 16% em homens, enquanto no subgrupo com mais de 84 anos a prevalência é de 34% em mulheres e de 26% em homens.

A constipação é mais frequente em idosos hospitalizados e resulta não apenas em piora de qualidade de vida e aumento de custos, mas também pode elevar o risco de várias complicações, incluindo incontinência fecal e tempo maior de hospitalização. Em residentes de instituição de longa permanência, a prevalência de constipação chega a 80% e a de uso de laxativos a 74%.

De acordo com o critério quantitativo de menos de três evacuações por semana, somente 2% a 3% da população geral apresentam constipação, o que subestima consideravelmente a grande quantidade de pessoas que sofrem dessa condição. Por outro lado, cerca de 50% das pessoas que relatam ter constipação evacuam diariamente, corroborando a ideia de que o número de evacuações isoladamente não define o problema.

Outro fator relacionado com a maior prevalência de constipação é o número maior de doenças crônicas e medicações, bem como a presença da síndrome de fragilidade (45% dos idosos frágeis apresentam o problema).

FISIOPATOLOGIA

Do ponto de vista patogenético, a constipação intestinal pode ser ela própria uma doença, como nas formas primárias, ou integrar um quadro clínico mais complexo, como nas formas secundárias. Essa distinção é crucial para um manejo adequado. De acordo com suas características fisiopatológicas, as formas primárias são classificadas em:

- **Constipação de trânsito lento (CTL):** é caracterizada por um tempo prolongado do trânsito das fezes pelo cólon com redução da frequência de propagação de ondas peristálticas e deficiência do reflexo gastrocólico, geralmente associada a uma redução da sensibilidade do reto. A CTL pode estar associada a desordens endócrinas e metabólicas, como hipotireoidismo, hipercalcemia, porfiria ou diabetes, mas também pode ocorrer sem estar associada a doença sistêmica, gastrointestinal ou neurológica. Sob o aspecto do mecanismo celular, estudos histológicos em biópsias de pacientes submetidos à colectomia por constipação severa mostram alterações neurodegenerativas do tipo apoptose em neurônios entéricos, redução das células da glia, comprometendo a sustentação dos neurônios e a produção de fatores neurotróficos, bem como depleção das células intersticiais de Cajal, que normalmente funcionam como marca-passo da motilidade intestinal. Dois aspectos relevantes da fisiopatologia da CTL especificamente em idosos são o aumento do depósito de colágeno no cólon ascendente, acarretando alterações motoras e de complacência, e o aumento no número de sítios de ligação das endorfinas plasmáticas. Ambos os mecanismos, apesar de aparentemente independentes, podem contribuir para o atraso no trânsito fecal e a consequente constipação.
- **Obstrução da via de saída (constipação por dificuldade de expulsar as fezes da ampola retal):** a obstrução da via de saída pode resultar da falta de coordenação entre a contração dos músculos abdominais e o relaxamento da musculatura do assoalho pélvico no momento da defecação e/ou de alterações estruturais anorretais (estenose ou fissura anal, proctite, retocele, doença hemorroidária) ou uroginecológicas. A redução da pressão do esfíncter anal, tanto em repouso como com a contração, pode ser causada por perda de massa muscular e contratilidade por lesão do nervo pudendo. Particularmente em idosos, existe a associação a uma menor elasticidade da parede retal com degeneração fibroadiposa e espessamento do esfíncter anal interno.
- **Constipação na síndrome do intestino irritável (SII):** o sintoma típico é a dor abdominal que tende a melhorar com a evacuação. Embora a SII seja mais comum em jovens, os idosos não estão livres desse tipo de doença gastrointestinal funcional, e esse diagnóstico deve ser considerado.

Diferentes tipos de constipação primária, bem como a superposição com causas secundárias, podem coexistir no mesmo paciente. As causas secundárias são as principais responsáveis pelo aumento da prevalência de constipação na população idosa.

As formas secundárias de constipação podem ser causadas por diversas doenças sistêmicas, em especial neuropatia diabética, doenças neurodegenerativas (doença de Parkinson, doença de Alzheimer e taupatias em geral), síndromes paraneoplásicas, hipotireoidismo e distúrbios hidroeletrolíticos (hipocalemia e hipercalcemia), bem como por medicamentos de uso comum, como opioides, agentes anticolinérgicos, bloqueadores de canal de cálcio e anti-inflamatórios não esteroides.

Algumas patologias anorretais podem ser compreendidas como causa de constipação primária (por obstrução da via de saída) ou secundária, a depender da literatura consultada, mas essa confusão classificatória pouco interfere na abordagem da patologia. As causas mais comuns de constipação secundária estão listadas no Quadro 39.1, sendo sugerida aos leitores uma revisão dos critérios de Beers e STOPP (*Screening Tool of Older Persons Potentially Inappropriate Prescriptions*) e do Consenso Brasileiro sobre medicações potencialmente inapropriadas em idosos, que incluem fármacos que podem causar ou exacerbar a constipação.

Além dessas causas, o sedentarismo, a redução da ingesta hídrica e o menor consumo de fibras na dieta frequentemente acompanham o envelhecimento e afetam o trânsito gastrointestinal, levando à constipação.

DIAGNÓSTICO

Para a avaliação do paciente constipado é necessária a coleta detalhada de dados da anamnese, com particular atenção à história familiar, ao uso de medicações (especialmente aquelas que diminuem o trânsito intestinal) e comorbidades, juntamente com exame físico, que inclui o toque retal.

Os critérios diagnósticos de Roma III foram propostos por um grupo internacional de especialistas com o objetivo de categorizar o diagnóstico de doenças gastrointestinais funcionais,

Quadro 39.1 Causas de constipação intestinal secundária

Causas mecânicas
Câncer colorretal
Estenose de cólon, reto ou ânus
Retocele
Pseudo-obstrução intestinal
Megacólon

Alteração metabólica
Hipercalcemia
Hipocalemia
Hipomagnesemia
Hipotireoidismo
Uremia

Doenças neurológicas
Lesão medular
Acidente vascular encefálico
Doença de Parkinson
Esclerose múltipla

Miscelânea
Amiloidose
Esclerodermia
Intoxicação por metais pesados

Medicamentos
Antiácidos (cálcio e alumínio)
Suplementos (cálcio, ferro)
Analgésicos (AINE, opioides)
Antieméticos (ondansetrona)
Anti-histamínicos
Opioides
Bloqueadores do canal de cálcio
Agentes antiparkinsonianos
Agentes com efeito anticolinérgico (anticonvulsivantes, antipsicóticos, antiespasmódicos)
Diuréticos
Antidepressivos tricíclicos

AINE: anti-inflamatórios não esteroides.

dentre elas a constipação crônica, e se baseiam no relato de sintomas. De acordo com esses critérios, define-se constipação crônica pela presença, em pelo menos 25% das vezes, de dois ou mais dos seguintes:

- Esforço durante defecação.
- Fezes irregulares ou endurecidas.
- Sensação de evacuação incompleta.
- Sensação de obstrução anorretal.
- Necessidade de manobras manuais para evacuar (p. ex., estímulo digital).
- Menos de três evacuações por semana.

Para o diagnóstico, é preciso também que raramente existam fezes amolecidas sem o uso de laxantes e que se exclua o diagnóstico clínico de SII.

Esses critérios, associados à exclusão de sintomas de alarme (Quadro 39.2), estabelecem o diagnóstico de constipação funcional sem a necessidade de exames complementares.

O toque retal digital pode revelar a presença de alterações morfológicas do assoalho pélvico (p. ex., proctite, prolapso retal, câncer retal), possibilita a avaliação funcional anorretal (p. ex., tônus do esfíncter anal) e é altamente relevante na detecção de impactação fecal. Convém atentar para a possibilidade de pseudodiarreia, também chamada de diarreia paradoxal, que pode ocorrer em alguns casos de impactação fecal. Caracteriza-se pela passagem de fluido e muco ao redor do fecaloma, levando à falsa ideia de diarreia e podendo agravar a obstrução em caso de administração de agentes antidiarreicos. O exame retal pode ser complementado com o uso de um anuscópio ou retoscópio, o que torna possível uma visão direta do canal anal e do reto. O teste de expulsão do balão do cateter de Foley pode ser útil em diagnosticar tanto alterações funcionais como morfológicas. Radiografia simples de abdome e enema baritado podem mostrar sinais de megacólon ou retenção fecal maciça (fecaloma).

Na ausência de sinais de alarme, um manejo correto dos pacientes constipados se baseia na terapia empírica, seguida pela resposta clínica. Os pacientes que não respondem ao tratamento conservador ou apresentam qualquer sintoma ou sinal de alarme podem necessitar de investigação adicional, incluindo colonoscopia e testes funcionais. A avaliação do tempo de trânsito gastrointestinal, que consiste na ingesta de marcador radiopaco seguida por avaliação radiológica abdominal, torna possível diferenciar constipação de trânsito lento (marcador distribuído ao longo do cólon) da constipação por obstrução da via de saída (marcador localizado quase exclusivamente na ampola retal).

A manometria colônica até o momento tem tido pouco valor clínico, sendo mais utilizada para pesquisa. Testes manométricos gastrointestinais e anorretal podem ser clinicamente úteis para revelar neuropatia ou miopatia do intestino, bem como identificar anormalidades nos padrões motores do intestino delgado.

Quadro 39.2 Sinais e sintomas de alarme em pacientes com constipação intestinal crônica

Anemia
Hematoquezia
Perda de peso de cinco ou mais quilos nos últimos 6 meses
Pesquisa de sangue oculto nas fezes positiva
Constipação refratária às medidas terapêuticas
Mudança recente no padrão intestinal
História familiar de câncer de cólon

Quanto mais extenso for o distúrbio motor ao longo do trato alimentar, menor será o sucesso terapêutico em longo prazo com a colectomia em pacientes constipados.

O trânsito colônico também pode ser avaliado com o uso de cápsula de motilidade sem fio (*wireless motility capsule*), que também fornece simultaneamente informações sobre o tempo de trânsito do estômago e intestino delgado. Ela pode ser particularmente relevante quando se suspeita de distúrbio da motilidade em mais de uma região e o paciente não tolera procedimentos invasivos.

Na constipação por obstrução da via de saída, a manometria anorretal pode ser útil tanto para diagnóstico, pois detecta mudanças na contração e relaxamento do esfíncter anal relacionadas com a presença de fezes, como para a programação de tratamento com base em técnicas de reabilitação, como o *biofeedback*. Mais raramente, a videoproctografia dinâmica ou a defecografia por ressonância podem ser úteis no diagnóstico desse tipo de constipação.

■ TRATAMENTO

Na abordagem ao paciente idoso com constipação intestinal, deve-se inicialmente avaliar a possibilidade de constipação secundária e identificar a presença de sinais de alarme. Uma vez descartadas as condições clínicas potencialmente relacionadas e a reação adversa medicamentosa, o primeiro passo no tratamento do paciente com constipação deve consistir em mudança no estilo de vida e modificação dietética. Não havendo resposta, deve ser considerado o uso de agentes formadores de massa.

Nos pacientes que não respondem a essas medidas é possível realizar teste terapêutico com laxativos osmóticos e/ou estimulantes na ausência de contraindicação.

Os pacientes refratários ao uso desses laxativos são candidatos ao uso de secretagogos colônicos ou agonistas do receptor 5-hidroxitriptamina 4 (5-HT4). A realização de manometria retal e teste de expulsão de balão nesses pacientes pode ser considerada com o objetivo de descartar disfunção do assoalho pélvico.

Tratamento não farmacológico
Atividade física e ingestão hídrica

A realização de atividade física deve ser estimulada, considerando os diversos impactos positivos na saúde; entretanto, estudos não conseguiram demonstrar benefício direto do exercício físico no tratamento da constipação em pacientes idosos. Também não há evidência suficiente para determinar de maneira consistente que o aumento na ingestão de líquido promove o controle dos sintomas da constipação nesses pacientes.

Dieta

A ingestão diária de 20 a 25g de fibra alimentar é recomendada com o objetivo de aumentar o volume das fezes e facilitar o esvaziamento colônico.

Hábito intestinal

A estruturação de rotina de evacuação com a adoção de horários específicos nos quais o paciente deve se dirigir ao toalete pode promover benefícios. Sugere-se o período pós-prandial no qual o reflexo gastrocólico pode auxiliar a mobilização da massa fecal.

Probióticos

Os dados relacionados com o uso de probióticos com finalidade terapêutica na constipação crônica são escassos e não oferecem base sólida para a recomendação de sua prescrição para esse fim.

Tratamento farmacológico

Agentes formadores de massa

Início de ação: 12 a 72 horas.

Os agentes formadores de massa podem ser utilizados para prevenção ou tratamento de constipação em monoterapia ou associados a outros agentes. Trata-se de carboidratos de cadeia longa que podem ser naturais ou sintéticos, solúveis (p. ex., *psyllium*) e insolúveis (p. ex., metilcelulose, policarbofila cálcica). As fibras solúveis são metabolizadas pela microbiota intestinal e lubrificam a massa fecal, enquanto as insolúveis aumentam o volume das fezes, retêm maior quantidade de líquido e estimulam a peristalse. Apresentam poucos efeitos colaterais, dentre os quais os mais comuns são flatulência e distensão abdominal.

Como esses agentes atuam preservando a água na luz intestinal, não apresentam o efeito osmótico primário. Por isso, é essencial garantir o aumento na ingesta hídrica pelos pacientes que estão em uso desse agente. Foram descritos alguns casos de obstrução intestinal após o uso de agentes formadores de massa em pacientes que não mantiveram aporte hídrico adequado durante o uso.

Estudos evidenciaram maior benefício com o uso do *psyllium* e da policarbofila cálcica, enquanto a metilcelulose e o farelo de trigo alcançaram resultados mais modestos.

Esse tipo de medicamento deve ser evitado em pacientes com desidratação, disfagia, alteração anatômica esofágica ou restrição hídrica e ponderado em pacientes com comprometimento cognitivo.

Opções e posologia

- **Psyllium** (nome científico da erva *Plantago ovata*) – medicamentos disponíveis mais utilizados:
  - Metamucil®: 1 sachê diluído em 240mL de água 1×/dia.
  - Plantaben®: 1 sachê diluído em 150mL de água de 1 a 3×/dia.
  - Agiolax®: consiste em uma associação com Senna – 1 colher de sobremesa (5g) ou 1 envelope diluído em água 1×/dia.
- **Metilcelulose** – o medicamento disponível mais utilizado é o Fibernorm® (composto de sete tipos de fibras solúveis e insolúveis), em uma a três porções ao dia.
- **Policarbofila cálcica** - medicamentos disponíveis mais utilizados:
  - Benestare®: dose habitual de um a dois comprimidos (625mg) a cada 12 horas. Pode ser necessário aumento na dose, porém não se deve ultrapassar 6g/dia.
  - Muvinor®: dose habitual de dois comprimidos até 4×/dia, não ultrapassando a dose de 6g/dia.
- **Dextrina de trigo** – o medicamento disponível mais utilizado é o Benefiber®: diluir duas colheres de chá (um sachê) em 120mL de água 2×/dia. Não utilizar mais de oito colheres de chá ao dia.

Laxativos osmóticos

Início de ação: polietilenoglicol (PEG): 48 a 96 horas; lactulose: 24 a 48 horas; glicerina: 15 a 60 minutos.

Esses laxantes hiperosmolares atuam promovendo aumento na secreção de água para a luz do cólon. São disponíveis para uso clínico os laxativos salinos (p. ex., hidróxido de magnésio), os sacarídeos não efetivamente absorvíveis (p. ex., sorbitol, lactulose) e o macrogol (p. ex., PEG).

Por não conter eletrólitos, a lactulose é uma opção com perfil de segurança favorável para os pacientes com insuficiência renal ou disfunção cardíaca.

Estudos demonstraram resposta adequada com pouca reação adversa para doses baixas (17g em 24 horas) de PEG, enquanto doses mais elevadas (34g em 24 horas) acarretaram cólicas e flatulência em idosos.

Metanálise realizada por Lee-Robichaud e cols. (2010) evidenciou que o PEG foi mais efetivo e apresentou menos efeito adverso que a lactulose no tratamento de constipação crônica em idosos com mais de 75 anos de idade.

Os laxativos salinos devem ser utilizados com cautela, sobretudo em idosos com taxa de filtração glomerular reduzida, devido ao risco de distúrbios hidroeletrolíticos (principalmente hipermagnesemia).

Opções e posologia

- **Polietilenoglicol** (Muvinlax®): utilizar um a dois sachês ao dia, diluídos em um copo de água, chá ou suco. Em idosos, é adotado o uso de um sachê em dias alternados na prática de consultório. Cabe lembrar que o Muvinlax® contém bicarbonato de sódio, cloreto de sódio e potássio em sua composição e deve ser utilizado com cautela por portadores de cardiopatias e/ou nefropatias.
- **Lactulose** (Lactulona®): a dose inicial recomendada é de 10 a 30mL/dia. O ajuste pode ser necessário conforme a resposta do paciente.
- **Lactitol** (Osmolac®): a dose recomendada é de um a quatro sachês por dia, diluídos em água, suco, leite ou chá.
- **Laxativos à base de magnésio** (Mylantaplus®).

Laxativos estimulantes

Início de ação: 6 a 12 horas.

Os laxativos estimulantes podem ser utilizados na prevenção e no tratamento da constipação, induzindo o aumento na secreção colônica com subsequente aceleração da motilidade intestinal.

Apesar de se acreditar anteriormente que esse tipo de medicamento causaria lesão intestinal, estudos mais recentes não comprovaram o risco de lesão do plexo mioentérico ou de neoplasia. O uso regular pode causar alteração transitória e autolimitada na coloração da mucosa colônica, de caráter benigno, denominada *pseudomelanosis coli*.

O uso de bisacodil e depicossulfato é efetivo no aumento do número de movimentos intestinais espontâneos comparados ao placebo.

Opções e posologia

- **Senna** – medicamentos disponíveis mais utilizados:
  - Naturetti®: apresentações: geleia 400mg/5g e cápsula 400mg. Administrar 400 a 800mg 1×/dia.

- **Almeida Prado 46®**: dose usual de um a dois comprimidos via oral à noite. Não ultrapassar a dose de quatro comprimidos ao dia.
- **Cáscara** - Eparema®: uma colher de chá de 12/12h ou uma drágea de 12/12h ou um flaconete de 12/12h.
- **Bisacodil** - Lacto-purga® e Dulcolax®: dose usual de um a dois comprimidos ao deitar. Não ultrapassar a dose de quatro comprimidos ao dia.

Agonistas do receptor 5-HT4

Início de ação: 2 a 3 horas.

Os estudos sobre os agonistas do receptor 5-HT4 se encontram disponíveis apenas para o tratamento da constipação (não avaliados para estratégia preventiva). Esses laxantes agem estimulando os receptores 5-HT4 no intestino, os quais induzem a peristalse. O uso do prucalopride, agonista seletivo de alta afinidade, promove menos efeito cardiovascular e tem melhor perfil de segurança que os agentes anteriormente utilizados (p. ex., tegaserod).

Cinca e cols. (2013) compararam o prucalopride com o polietilenoglicol 3350 e demonstraram resultados semelhantes.

A comercialização do tegaserod foi limitada em virtude do aumento do risco cardiovascular.

Opções e posologia

- **Prucalopride** - (Resolor®): dose usual para idosos de 1mg 1×/dia, podendo ser aumentada para 2mg 1×/dia.

Agentes emolientes

O uso dos agentes emolientes deve ser evitado em idosos. O óleo mineral é uma substância potencialmente inapropriada conforme os critérios de Beers, sobretudo por causa do risco de broncoaspiração e pneumonia lipoídica. O uso por tempo prolongado pode diminuir a absorção de vitaminas lipossolúveis.

Opções

- **Docusato de sódio** - (Humectol D®, associado a bisacodil).

Secretagogos colônicos

Os secretagogos colônicos foram estudados apenas para o tratamento da constipação (e não como estratégia preventiva) e não têm início de ação definido:

- **Lubiprostone:** derivado da prostaglandina E1, acelera o trânsito no intestino delgado e grosso por meio do aumento na secreção de cloro e água para a luz ao ativar os canais tipo 2 de cloro. Em estudo recente, os pacientes sob uso do fármaco apresentaram um número de movimentos intestinais espontâneos mais elevado que com o placebo.
- **Linaclotide:** agonista do receptor guanilatociclase C da superfície luminal dos enterócitos, promove fluxo de cloro e bicarbonato para a luz intestinal, aumentando a secreção colônica e a motilidade intestinal. O efeito colateral mais comum é diarreia. Esse medicamento demonstrou moderada eficácia, comparada ao placebo, no tratamento de sintomas de pacientes com síndrome do intestino irritável e constipação.

A Figura 39.1 apresenta um resumo da abordagem terapêutica da constipação crônica e no Quadro 39.3 estão os principais fármacos usados para o tratamento de constipação intestinal em idosos.

Tratamento da impactação fecal

Apesar de amplamente utilizados na prática, os enemas devem ser idealmente reservados para prevenção e tratamento da impactação fecal. Há risco de lesão na mucosa retal e colônica, desencadeamento de distúrbios hidroeletrolíticos e lesão renal aguda. São utilizadas soluções de glicerina e de fosfato de sódio para enteroclisma e supositórios glicerinados. Se o fecaloma estiver localizado em porções mais altas do intestino e a desimpactação manual e os enemas não forem efetivos, pode ser tentado o uso de dois litros da solução com PEG por via oral por 1 a 2 dias.

Tratamento cirúrgico

A intervenção cirúrgica deve ser considerada em pacientes com sintomas refratários que comprometam as atividades de vida diária. Procedimento cirúrgico, como colectomia subtotal, é descrito para pacientes que não apresentam disfunção do assoalho pélvico ou dismotilidade gastrointestinal alta. Pacientes com diagnóstico de retocele também podem se beneficiar do tratamento cirúrgico.

Cabe permanecer atento aos pacientes refratários às medidas laxativas em virtude da possibilidade de distúrbio da evacuação associado a alterações anatômicas ou funcionais. Nesses casos, pode ser indicada a investigação complementar com manometria anorretal e teste de expulsão de balão. Para os pacientes com evacuação dissinérgica e disfunção do assoalho pélvico, o tratamento mais efetivo é o *biofeedback*, terapia não invasiva e indolor de reabilitação da musculatura dessa região na qual são realizados estímulos por meio de eletrodos na parede abdominal e dispositivo retal.

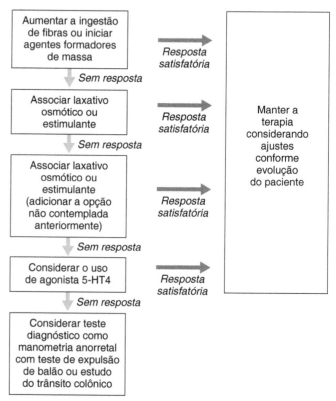

Figura 39.1 Abordagem terapêutica da constipação intestinal crônica.

Quadro 39.3 Agentes laxativos usados em idosos

Categoria	Substâncias	Mecanismo de ação	Efeitos adversos
Osmóticos	Polietilenoglicol (Muvinlax®) Lactulose (Lactulona®) Sorbitol Hidróxido de magnésio (Mylanta plus®)	Aumento do volume de água na luz intestinal	Distensão/dor abdominal, flatulência e diarreia
Formadores de massa	Psyllium (Metamucil®, Plantaben®) FiberMais® Metilcelulose (Fiber Norm®) Policarbofila cálcica (Benestare®, Muvinor®)	Aumento no volume das fezes e estímulo à peristalse	Distensão abdominal e flatulência
Estimulantes	Bisacodil (Lacto-purga®, Dulcolax)® Senna (Naturetti®, Tamarine®, Almeida Prado 46®)	Aumento na motilidade intestinal	Cólica abdominal, hipocalemia, *pseudomelanosis coli*
Emolientes	Óleo mineral* Docusato de sódio	Diminuição da tensão superficial das fezes	Cólica abdominal e diarreia
Procinéticos	Prucalopride	Estímulo ao receptor 5-HT4, induzindo aumento da peristalse intestinal	Náusea, vômito, flatulência e cefaleia
Enemas/supositórios	Glicerina Fosfoenema	Distensão do reto e amolecimento do volume fecal	Trauma local, distúrbio hidroeletrolítico

*Evitar o uso na população idosa.

Tratamento da constipação induzida por opioide

Uma parcela variada dos pacientes sob uso de opioides (entre 40% e 90%) pode desenvolver constipação e os demais sintomas gastrointestinais relacionados com o fármaco.

Os opioides lentificam o trânsito gastrointestinal, estimulam a atividade motora não propulsiva com aumento do tônus, aumentam a absorção de fluidos e reduzem a secreção de eletrólitos e água na luz intestinal. Esses efeitos estão relacionados, sobretudo, aos receptores *mu* localizados no intestino.

Revisão sistemática publicada por Ford e cols. (2013) concluiu que a metilnaltrexona, a naloxona e o alvimopan se mostraram superiores ao uso de placebo na constipação associada ao uso de opioides. No Brasil, encontra-se disponível a naloxona para uso na prática clínica; entretanto, esse fármaco, ao reverter o efeito analgésico central do opioide, pode facilitar o retorno do sintoma álgico. Assim, deve-se otimizar a terapia laxativa desde a primeira prescrição de opioide para todos os pacientes. Prefere-se o uso de laxativos osmóticos e estimulantes descritos previamente nesse contexto.

■ CONSIDERAÇÕES FINAIS

A constipação intestinal é um sintoma bastante prevalente nos pacientes idosos e é resultante, na maioria dos casos, de uma associação de fatores, principalmente comorbidades e uso de medicações com efeito adverso constipante. Os sintomas podem repercutir de modo negativo na qualidade de vida e acarretar declínio funcional; portanto, o conhecimento aprofundado dessa condição clínica é essencial para uma assistência adequada ao paciente idoso. A decisão acerca do agente a ser utilizado no tratamento deve ser norteada pela experiência clínica, individualizando a prescrição para cada paciente.

Em vista do custo dos novos agentes, é racional utilizar inicialmente agentes formadores de massa e/ou laxativos (osmóticos ou estimulantes) e reservar para um segundo momento os medicamentos mais modernos. Não existe um tratamento padronizado, assim como não há o laxativo ideal ou específico para o idoso.

Bibliografia

American Geriatrics Society. Beers Criteria Update Expert Panel. American Geriatrics Society 2015 Updated Beers Criteria for Potentially Inappropriate Medication Use in Older Adults. J Am Geriatr Soc 2015; 63(11):2227-46.

Barish CF, Drossman D, Johanson JF, Ueno R. Efficacy and safety of lubiprostone in patients with chronic constipation. Dig Dis Sci 2010; 55(4):1090-7.

Bharucha AE, Pemberton JH, Locke III GR. American Gastroenterological Association Technical Review on Constipation. Gastroenterology 2013; 144(1):218-38.

Chey WD, Webster L, Sostek M, Lappalainen J, Barker PN, Tack J. Naloxegol for opioid-induced constipation in patients with noncancer pain. N Engl J Med 2014; 370(25):2387-96.

Chmielewska A, Szajewska H. Systematic review of randomised controlled trials: probiotics for functional constipation. World J Gastroenterol 2010; 16(1):69-75.

Cinca R, Chera D, Gruss HJ, Halphen M. Randomised clinical trial: macrogol/PEG 3350+electrolytes versus prucalopride in the treatment of chronic constipation – a comparison in a controlled environment. Aliment Pharmacol Ther 2013; 37(9):876-86.

De Giorgio R, Ruggeri E, Stanghellini V, Eusebi LH, Bazzoli F, Chiarioni G. Chronic constipation in the elderly: a primer for the gastroenterologist. BMC Gastroenterology 2015; 15:130.

Ford AC, Brenner DM, Schoenfeld PS. Efficacy of pharmacological therapies for the treatment of opioid-induced constipation: systematic review and meta-analysis. Am J Gastroenterol 2013; 108(10):1566-74.

Garlehner G, Jonas DE, Morgan LC et al. Drug class review on constipation drugs. Oregon Health & Science University, Portland, OR 2007.

Kamm MA, Mueller-Lissner S, Wald A, Richter E, Swallow R, Gessner U. Oral bisacodyl is effective and well-tolerated in patients with chronic constipation. Clin Gastroenterol Hepatol 2011; 9(7):577-83.

Lee-Robichaud H, Thomas K, Morgan J, Nelson RL. Lactulose versus polyethylene glycol for chronic constipation. Cochrane Database Syst Rev 2010; 7:CD007570.

Leppert W. Oxycodone/naloxone in the management of patients with pain and opioid-induced bowel dysfunction. Curr Drug Targets 2014; 15(1):124-35. Review.

Longstreth GF, Thompson WG, Chey WD, Houghton LA, Mearin F, Spiller RC. Functional bowel disorders. Gastroenterology 2006; 130:1480-9.

Mounsey A, Raleigh M, Wilson A. Management of constipation in older adults. Am Fam Physician 2015 ;92(6):500-4.

Müller-Lissner S, Kamm MA, Wald A et al. Multicenter, 4-week, double-blind, randomized, placebo-controlled trial of sodium picosulfate in patients with chronic constipation. Am J Gastroenterol 2010; 105(4):897-903.

Müller-Lissner S, Rykx A, Kerstens R, Vandeplassche L. A double-blind, placebo-controlled study of prucalopride in elderly patients with chronic constipation. Neurogastroenterol Motil 2010; 22(9):991.

Oliveira MG, Amorim WW, Oliveira CRB, Coqueiro HL, Gusmão LC, Passos LC. Consenso Brasileiro de Medicamentos potencialmente inapropriados para idosos. Geriatr Gerontol Aging 2016; 10(4): 168-81.

O'Mahony D, O'Sullivan D, Byrne S, O'Connor MN, Ryan C, Gallagher P. STOPP/START criteria for potentially inappropriate prescribing in older people: version 2. Age Ageing 2015; 44(2):213-8.

Quigley EM. The enteric microbiota in the pathogenesis and management of constipation. Best Pract Res Clin Gastroenterol 2011; 25:119-26.

Schuster BG, Kosar L, Kamrul R. Constipation in older adults. Stepwise approach to keep things moving. Can Fam Physician 2015; 61:152-8.

Wald A. Constipation: advances in diagnosis and treatment. JAMA 2016; 315(2):185-91.

Nefrogeriatria

Lucila Maria Valente
Luís Henrique Bezerra Cavalcanti Sette
Denise Maria do Nascimento Costa

CAPÍTULO 40

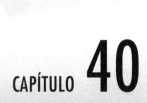

■ INTRODUÇÃO

O envelhecimento renal está relacionado com mudanças estruturais e fisiológicas, apresentando uma associação linear entre idade e declínio da função renal (diminuição do fluxo plasmático renal, do ritmo de filtração glomerular, fração de filtração, da capacidade de diluição e de concentração urinária). Neste capítulo serão discutidas as alterações renais nos pacientes senis, com enfoque na lesão renal aguda (LRA) e na doença renal crônica (DRC), bem como as indicações de terapia renal substitutiva (TRS) nos idosos.

■ ALTERAÇÕES ANATÔMICAS RENAIS

A massa renal diminui de 300 a 400g para 200 a 300g entre as idades de 40 e 90 anos, sendo a perda primária da camada cortical e simétrica. O número de glomérulos diminui em 30% a 50% e há aumento da relação entre glomérulos normais e esclerosados, ou seja, 1:10 esclerosado/normais aos 80 anos, comparado a 1:100 esclerosado/normais no adulto jovem. Do ponto de vista histológico, o rim apresenta esclerose glomerular que aumenta progressivamente com a idade, variando de 2,7% entre 18 e 29 anos a 73% nos pacientes com mais de 70 anos.

■ MECANISMOS ENVOLVIDOS NA QUEDA DA TAXA DE FILTRAÇÃO GLOMERULAR NO IDOSO

Os principais mecanismos para explicar as mudanças renais do envelhecimento são: diminuição do hormônio antienvelhecimento Klotho, aumento do estresse oxidativo, alterações micro-hemodinâmicas e metabólicas, além de disfunção celular e inflamação (Quadro 40.1).

Quadro 40.1 Mecanismos fisiopatológicos do rim do idoso

Alterações hemodinâmicas
Ativação intrarrenal do sistema renina-angiotensina
Hipertensão e hiperfiltração glomerular
Disfunção endotelial (diminuição da síntese de óxido nítrico)
Isquemia renal
Diminuição da renalase (metabolizador de catecolaminas)
Alterações metabólicas
Acúmulo de produtos avançados de glicosilação
Acúmulo de ácido úrico
Disfunção celular
Aumento do estresse oxidativo
Diminuição da expressão do gene Klotho
Senescência (diminuição do tamanho dos telômeros e mitocôndrias)
Inflamação
Aumento da expressão renal de TGF-β

TGF-β: fator de transformação do crescimento beta.

Desse modo, são descritas a seguir as alterações funcionais decorrentes dos mecanismos fisiopatológicos.

Fluxo plasmático renal

O fluxo sanguíneo renal diminui cerca de 10% por década a partir dos 40 anos, especialmente em homens. A diminuição da fração do débito cardíaco para os rins e as alterações estruturais nos vasos renais são responsáveis por esse fenômeno.

Taxa de filtração glomerular

Há um declínio progressivo da taxa de filtração glomerular (TFG) com o envelhecimento, e a quantificação dessa perda depende da metodologia utilizada para avaliação da TFG. Estudos em humanos que utilizaram inulina constataram que a partir dos 40 anos há uma queda progressiva da TFG em cerca de dois terços dos indivíduos. Decerto, cerca de um terço dos pacientes que se mantêm normotensos não apresenta queda da TFG com o tempo.

Avaliação da taxa de filtração glomerular no idoso

Após os 60 anos, há diminuição progressiva na excreção urinária de creatinina, que é determinada, na maioria dos casos, pela perda da massa muscular. Desse modo, a creatinina se mantém estável no idoso, quando comparado ao indivíduo jovem, mesmo com redução importante da TFG. Em outras palavras, embora haja diminuição gradual da TFG, o aumento paralelo na creatinina sérica pode não ser evidente porque a massa muscular também diminui com a idade, frequentemente levando a uma superestimativa da TFG.

Diversas fórmulas matemáticas foram desenvolvidas para estimar a TGF, mas a maioria dos estudos excluiu pacientes com idade acima de 70 anos. Nos idosos, a TFG medida por técnica de radioatividade com ácido dietilenotriaminopentacético marcado com tecnécio 99 metaestável (Tc-99m), iotolamato ou iohexol é mais precisa, porém mais dispendiosa.

As fórmulas usadas para calcular a TFG superestimam ou subestimam a TFG real nos mais idosos. Os estudos *Modification of Diet in Renal Disease* (MDRD), de 2006, e *Chronic Kidney Disease Epidemiology Collaboration* (CKD-EPI), de 2009, fornecem as melhores estimativas da TFG quando comparados à equação de Cockroft-Gault de 1973. Não se recomenda o uso da creatinina isolada para avaliar a TFG em pacientes com DRC. Cabe lembrar que em alguns casos de TFG moderadamente reduzida (45 a 59mL/min/1,73m^2) pode não haver significado patológico, mas fazer parte do envelhecimento normal. Quando essa confirmação é desejada, o *Kidney Disease Improving Global Outcomes* (KDIGO) recomenda que sejam utilizadas fórmulas que contenham a cistatina C, seja isolada, seja em conjunto com a creatinina. Esse marcador não sofre influência da massa muscular e é mais fidedigno nessa população. Por fim, a coleta de urina em 24 horas para medir o *clearance* de creatinina, apesar de pouco prática, é um método fidedigno quando corretamente realizado.

Excreção renal de sódio

O envelhecimento está relacionado com a diminuição da capacidade renal de excreção de sódio em virtude da maior reabsorção desse íon pelo túbulo proximal. Esse é um dos mecanismos que explicam a alta taxa de prevalência de hipertensão arterial sistêmica nessa população, sendo cerca de 85% dos indivíduos sensíveis ao sal. Assim, vale ressaltar a necessidade de uma medida não medicamentosa impactante para esse grupo etário, a dieta hipossódica, a qual tem a capacidade de reduzir em cerca de 10mmHg a pressão arterial média.

Concentração e diluição urinária

Os rins dos pacientes idosos não costumam atingir a capacidade de concentração urinária máxima como nos jovens e apresentam defeitos na diluição urinária por mecanismos dependentes ou não do hormônio antidiurético (ADH). Desse modo, esses indivíduos estão mais expostos às disnatremias. Cerca de 11% dos idosos apresentam hiponatremia ambulatorial e 1%, hipernatremia. Concomitantemente, a resposta osmolar à sede está diminuída, ou seja, os idosos têm mais chances de desidratar e, como os mecanismos compensatórios estão comprometidos, eles estão mais expostos à desidratação grave.

■ DOENÇAS RENAIS PREVALENTES NO IDOSO

Lesão renal aguda

A suscetibilidade à LRA isquêmica ou nefrotóxica e o tempo de recuperação dessa lesão aumentam com a idade. A LRA é cerca de 3,5 vezes mais prevalente naqueles indivíduos com mais de 70 anos e está associada à maior morbimortalidade em idosos hospitalizados. Estima-se que 28% das pessoas com mais 65 anos não recuperem a função renal após LRA.

Os insultos que levam à LRA são multifatoriais (muitas vezes iatrogênicos) e são pouco tolerados à medida que a idade aumenta e a reserva funcional renal diminui. Além disso, o idoso pode apresentar comorbidades, como *diabetes mellitus*, hipertensão arterial sistêmica, insuficiência cardíaca, doença hepática ou malignidades que aumentam a suscetibilidade à LRA. A presença de aterosclerose generalizada em idosos predispõe à isquemia renal e a fenômenos embólicos por colesterol espontâneos ou relacionados com cateterismos. Além disso, algumas glomerulopatias e vasculites são mais prevalentes nos idosos e podem ser devastadoras nos mais velhos.

Cerca de metade dos casos de LRA no idoso resulta de alterações pré-renais. A LRA é frequente nos casos de vômitos, diarreia, sangramento e uso excessivo de diuréticos, os quais são causas comuns de desidratação e depleção de volume. Conforme descrito neste capítulo, a sede prejudicada, a diminuição da capacidade de concentração urinária e a redução da capacidade de conservação de sódio predispõem a esses processos.

A LRA intrínseca resulta em insultos estruturais que prolongam o tempo de recuperação da TFG em idosos. A LRA isquêmica e a nefrotóxica afetam aproximadamente 50% dos idosos hospitalizados. As principais causas são: hipotensão, pré ou pós-cirurgia, sepse ou nefrotoxinas. Em uma avaliação prospectiva de pacientes com mais de 60 anos hospitalizados, observou-se 1,4% de LRA iatrogênica, com as nefrotoxinas contribuindo com 66%, sepse e hipotensão com 45,7%, nefropatia por contraste com 16,9% e insuficiência renal pós-operatória com 25,4%, bem como várias combinações desses fatores. Após 12 meses, sepse, oligúria e hipotensão foram preditores independentes de pior prognóstico nessa população.

A depuração renal diminuída e as alterações tubulares predispõem aos efeitos tóxicos dos antibióticos, quimioterápicos e contraste iodado. Por isso, são muito importantes a avaliação da TFG e o ajuste da dose de medicamentos nos idosos sempre que possível.

A nefrite intersticial induzida por fármacos é mais comum em idosos, particularmente com medicamentos comuns, como penicilinas e inibidores da bomba de prótons. A avaliação da depuração renal também deve ser considerada em todos os idosos antes da infusão de contraste, especialmente dos arteriais. Convém sempre descontinuar anti-inflamatórios não esteroides (AINE), inibidores da enzima de conversão da angiotensina (IECA) e bloqueadores dos receptores da angiotensina (BRA) e metformina antes de uma injeção endovenosa de contraste, assim como, sempre que possível, o uso de diuréticos deve ser descontinuado dias antes da injeção de contraste e considerada a infusão de solução salina endovenosa para evitar LRA pré-renal.

A LRA pós-renal também é bastante prevalente em idosos. Pequeno aumento da ureia e creatinina do sangue, com ou sem queixas de disúria, hesitação ou desconforto urinário, deve levar à necessidade de um exame de imagem para excluir obstrução do trato urinário subjacente. Cabe ressaltar que a perda urinária por repleção pode ser um sintoma inicial da uropatia obstrutiva. Preconiza-se a avaliação dirigida à pesquisa de tumores urogenitais e prolapso pélvico, bem como a revisão do uso de medicações que possam influenciar a função vesical (anticolinérgicos, sedativos e hipnóticos, narcóticos e analgésicos opioides e antipsicóticos).

Os idosos estão mais sujeitos à não recuperação da LRA, mas a idade isolada não deve ser considerada para a tomada de decisão terapêutica. Como em qualquer paciente, além da idade cronológica, é importante considerar a avaliação global do idoso para decidir sobre a TRS, o que inclui a gravidade da doença, a presença e o número de comorbidade, a cognição, bem como o desejo do paciente e da família. A resposta à terapia dialítica no idoso geralmente é satisfatória e proporciona alívio dos sintomas urêmicos e de suas complicações, como sobrecarga de volume, sangramento, desorientação, estado hipercatabólico e distúrbios eletrolíticos.

Quadro 40.2 Prevalência das glomerulopatias primárias em idosos

País	Data	Nº de casos	Idade	Glomerulopatia primária
Itália	2001	280	> 65	1. Glomerulonefrite membranosa 2. Glomerulonefrite paucimune 3. Glomerulonefrite membranoproliferativa
Turquia	2014	150	> 60	1. Glomerulonefrite membranosa 2. Glomerulonefrite paucimune 3. Glomeruloesclerose segmentar e focal
Japão	2012	2.802	> 65	1. Glomerulonefrite membranosa 2. Nefropatia por IgA 3. Doença de lesões mínimas
Brasil	2010	113	> 60	1. Glomerulonefrite membranosa 2. Glomeruloesclerose segmentar e focal 3. Doença de lesões mínimas
África do Sul	2013	111	> 60	1. Glomerulonefrite membranosa 2. Nefropatia por IgA 3. Glomerulonefrite paucimune
China	2014	851	> 65	1. Glomerulonefrite membranosa 2. Nefropatia por IgA 3. Doença de lesões mínimas
Irlanda	2012	236	> 65	1. Glomerulonefrite paucimune 2. Glomerulonefrite membranosa 3. Nefropatia por IgA

Doenças glomerulares

O espectro das doenças glomerulares em idosos é semelhante ao observado na população geral, embora a prevalência de algumas seja diferente (p. ex., quanto maior o envelhecimento da população, maior a frequência da doença renal diabética). Entre os pacientes não diabéticos com síndrome nefrótica (SN) e com mais de 60 anos, a nefropatia membranosa é o diagnóstico mais comum (32%), seguida por amiloidose e pela doença de lesões mínimas. A prevalência de glomerulopatias primárias, que se manifestam tanto como síndrome nefrótica quanto nefrítica, também é variável conforme a população estudada (Quadro 40.2).

Em idosos com câncer, a SN pode coexistir ou preceder malignidades em até 30% dos casos. A possível causa é a resposta imune alterada a antígenos tumorais. Esses antígenos já foram encontrados em amostras de biópsia renal de glomerulonefrite membranosa associada a tumores sólidos de pulmão, mama, cólon, reto, rim e estômago. Por outro lado, em geral há a resolução da SN após o tratamento do tumor. A presença do anticorpo antifosfolipase A2 do tipo M contra seu receptor (PLA2R) pode ser útil na diferenciação da glomerulonefrite membranosa idiopática (quando o anticorpo é positivo em mais de 85% dos casos) da membranosa secundária a tumores ou outras causas. A doença de lesões mínimas pode estar associada aos linfomas de Hodgkin e não Hodgkin em idosos. Dadas essas associações, a história clínica, o exame físico e o rastreio para investigação das causas malignas secundárias devem ser considerados em todos os idosos com SN de início recente.

As recomendações para o tratamento de doenças glomerulares em idosos são as mesmas adotadas para os mais jovens. No entanto, o tratamento com agentes citotóxicos exige ajuste de dose e acompanhamento cuidadoso, uma vez que o metabolismo dessas substâncias é renal. Cabe atentar para o fato de os idosos apresentarem toxicidade maior com esses fármacos em virtude da menor taxa de excreção e metabolização. Embora o tratamento com imunossupressores possa levar à remissão completa, a avaliação individual do risco-benefício é importante em razão do grande risco de infecção em idosos.

Doença renal crônica

A DRC é um problema global de saúde pública com prevalência de 38% nos indivíduos com mais de 70 anos nos EUA. A chance de DRC aumenta com a idade e tem pior prognóstico no idoso, sendo associada à frequência maior de doença cardiovascular (DCV) e óbito. Vale lembrar que a classificação e a estratificação da DRC não diferem em todas as faixas de idade (Quadro 40.3).

Outra peculiaridade do idoso com DRC consiste no risco aumentado de desenvolver LRA, que pode acelerar a progressão da DRC, principalmente se associada a doenças preexistentes, como diabetes, hipertensão, glomerulopatia e uropatia obstrutiva.

Lesões tóxicas e/ou hemodinâmicas decorrentes do uso frequente e prolongado de analgésicos e AINE podem ser mais comuns no rim do idoso, ocasionando necrose de papila renal, precipitação de LRA e progressão para DRC.

Quanto à mortalidade, diferentemente dos pacientes mais jovens, que apresentam progressão da doença renal até a TRS, muitos idosos com DRC em tratamento conservador falecem de DCV antes do momento oportuno para a TRS. Esse aspecto é mais comum nos homens idosos com TFG < 45mL/min/1,73m^2. Portanto, o gerenciamento do risco cardiovascular é muito importante nos pacientes com faixa etária avançada e DRC, em especial nos do sexo masculino.

Quadro 40.3 Classificação da doença renal crônica segundo a taxa de filtração glomerular e a albuminúria		
Classificação	Taxa de filtração glomerular	Descrição
Estágio 1	≥ 90	Normal a alto
Estágio 2	60 a 89	Redução leve
Estágio 3a	45 a 59	Redução leve a moderada
Estágio 3b	30 a 44	Redução moderada a grave
Estágio 4	15 a 29	Redução grave
Estágio 5	< 15	Falência renal
Classificação	Albuminúria	Descrição
Albuminúria 1	< 30mg/g	Normal a levemente aumentado
Albuminúria 2	30 a 300mg/g	Aumento moderado
Albuminúria 3	> 300mg/g	Aumento grave

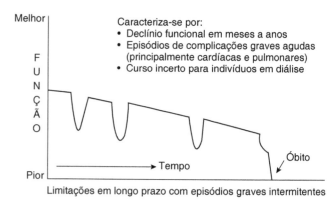

Figura 40.1 Trajetória da doença renal crônica como exemplo de doença caracterizada por complicações em longo prazo com a ocorrência de eventos agudos pontuais. (Modificada de Lorenz KA, Lynn J, Dy SM et al. Evidence for improving palliative care at the end of life: a systematic review. Ann Intern Med 2008; 148[2]:147-59.)

■ TERAPIA RENAL SUBSTITUTIVA E TRATAMENTO CONSERVADOR DA DOENÇA RENAL CRÔNICA NO IDOSO

Diante do envelhecimento populacional nos países desenvolvidos e no Brasil, aumenta a tendência de encontrar pessoas idosas entre os pacientes que necessitam de TRS e que iniciam diálise. Os dados da Sociedade Brasileira de Nefrologia de 2011 a 2017 mostram aumento da prevalência de idosos em hemodiálise (HD), especialmente entre aqueles com mais de 80 anos (de 4% para 12%). A exemplo de outros países, a perspectiva é de aumento do número de idosos frágeis e com múltiplas comorbidades encaminhados para TRS. Diferentemente de outros países, no Brasil o encaminhamento para a diálise ocorre sem muita discussão entre médicos e familiares. Isso preocupa, uma vez que em percentual significativo de casos o início da TRS é acompanhado da perda da independência, incapacidade funcional e pouco tempo de sobrevida. Por isso, ao ser indicada a diálise, é necessário questionar se há melhora da qualidade e aumento do tempo de vida ou apenas prolongamento do processo de morte.

De modo geral, a sobrevida do idoso em diálise é de 3 anos, bem abaixo da população de idosos sem DRC, que é de 11 anos. A sobrevida dos idosos com mais 75 anos em 1 e 5 anos de diálise é de 70% e 20%, respectivamente, sendo de 50% nos pacientes com mais de 90 anos ao fim de 1 ano. Vale destacar que a idade como dado isolado não prevê os desfechos da doença e que cada caso deve ser individualizado. As comorbidades devem ser sempre incluídas na avaliação.

Quando se comparam idosos com DRC em tratamento conservador (não dialítico) com aqueles em diálise, há pouca ou nenhuma diferença na sobrevida desses pacientes. A sobrevida daqueles com mais de 75 anos com DRC no estágio 5 varia de 6 a 19 meses em pacientes com ou sem diálise, e os estudos que demonstraram maior sobrevida dos idosos com DRC em diálise apresentaram vieses de seleção: os pacientes do grupo de tratamento conservador eram mais velhos, apresentavam mais morbidades, maior isolamento social e tinham referência nefrológica tardia e escores de Karnofsky mais baixos que os encaminhados para TRS – na medida em que esses fatores foram controlados, a vantagem da TRS desapareceu.

Nos pacientes com DRC e idade avançada, a decisão do tratamento dialítico não deve ser fundamentada na TFG, mas na quantidade e qualidade das comorbidades, principalmente doença vascular periférica ou doença cardíaca isquêmica, que influenciam negativamente o prognóstico. De modo também relevante, deve ser considerada a qualidade de vida (QV) do paciente que opta por iniciar TRS. Os pacientes em HD classificam a QV como pior quando comparada à do grupo de controle pareado por idade. Entre os idosos em HD, a chance de hospitalização é duas vezes maior, e cerca de 65% deles falecem no hospital, enquanto 27% daqueles em paliação falecem em casa. Esses dados mostram a medicalização da morte e, apesar de não contraindicarem a diálise, devem ser considerados na indicação de TRS aos idosos com DRC. A Figura 40.1 exemplifica a evolução do paciente com DRC.

Os pacientes nos estágios 4 ou 5 da DRC devem ser informados sobre seu diagnóstico e prognóstico com uma estimativa de tempo de vida com e sem diálise. Qualquer que seja o prognóstico, o paciente deve estar ciente das opções de tratamento da DRC terminal: HD, diálise peritoneal (DP), transplante renal e manejo conservador. Na população de idosos, o início ou não de TRS deve ser uma decisão compartilhada entre a equipe médica e multiprofissional, o paciente ou seu responsável legal e a família.

■ INDICAÇÃO DA TERAPIA RENAL SUBSTITUTIVA

As indicações de diálise crônica em idosos com DRC não diferem das consideradas para a população geral. A avaliação deve ser continuada a cada consulta, devendo ser pesquisados sinais e sintomas de uremia, desnutrição e distúrbios metabólicos e volêmicos que guiarão o início da TRS. Especialmente entre os idosos, nunca se deve iniciar a diálise com base apenas na TFG.

Os pacientes idosos, bem informados e lúcidos que rejeitam a diálise e aqueles sem capacidade para tomar decisão, mas que solicitaram (ou cujos representantes legais solicitem) previamente não iniciar a diálise, devem ter seu desejo respeitado, mas para isso é necessário envolver os familiares e uma equipe multidisciplinar comprometida. Além dessas situações, deve ser analisada a decisão de não iniciar a diálise nos pacientes com prognóstico reservado ou para os quais a diálise não será segura, como aqueles com incapacidade de compreensão (demência avançada com risco de mobilizar as agulhas ou o cateter de diálise), condição hemodinâmica muito instável, necessidade de sedação para realização do procedimento e doença terminal não renal. Sugere-se não iniciar a diálise em pacientes com mais de 75 anos com dois ou mais dos critérios a seguir:

1. Resposta negativa à pergunta-surpresa: "Você ficaria surpreso se esse paciente morresse nos próximos 12 meses?"
2. Índice de comorbidade de Charlson ≥ 8.
3. Incapacidade funcional com índice de Karnofsky ≤ 40.
4. Desnutrição grave com albumina sérica < 2,5g/dL.

Nos casos em que não há unanimidade quanto à conduta (seja pelo prognóstico incerto, seja pela indecisão dos envolvidos), preconiza-se oferecer um período determinado de diálise (30 a 90 dias) com intuito de atingir objetivos clínicos bem determinados, deixando explícita a opção de manter ou não a TRS. Caso a escolha seja o tratamento não dialítico, é essencial garantir o acompanhamento da nefrologia, da geriatria ou da equipe de cuidados paliativos para assistir o paciente e sua família. O manejo não dialítico da DRC inclui adequação dietética e controle da anemia, da pressão arterial e da volemia, além da correção dos distúrbios eletrolíticos e da acidose. O Quadro 40.4 fornece dados de prognóstico em 6 meses e serve como um guia para a equipe e para os familiares do idoso, podendo auxiliar a decisão de iniciar a TRS nessa população.

■ ESCOLHA DA TERAPIA RENAL SUBSTITUTIVA

Segundo dados internacionais, 81% dos idosos com mais de 75 anos com DRC escolhem HD como TRS, e 19%, DP. Em ambas as modalidades, a sobrevida dos idosos é menor que a dos pacientes mais jovens.

Diálise peritoneal

A DP é um tratamento domiciliar que oferece independência ao paciente, melhores adaptações para os que trabalham ou que dependem de quem trabalha, mais tempo para atividades e menos visitas hospitalares, e pode ser realizada por cuidador. Por outro lado, necessita de treinamento e habilidade do paciente ou de um cuidador. Trata-se de uma opção interessante para os pacientes que apresentam instabilidade hemodinâmica durante as sessões de HD.

Hemodiálise

A HD é um tratamento de base hospitalar que não depende da habilidade do paciente ou dos familiares, mas que exige tempo disponível para o tratamento (média de 6 horas, três vezes na semana). Os idosos em HD apresentam risco maior de queda e interferência mais negativa na QV e na vida social e familiar. Do ponto de vista clínico, a hipotensão intradialítica é comum nos idosos em HD e está relacionada com alterações do miocárdio (atordoado ou com lesões segmentares), atrofia cerebral isquêmica, hipoperfusão intestinal (associada ao aumento das endotoxinas) e mortalidade maior.

Acesso vascular para hemodiálise

Para a realização da HD é necessário um acesso vascular. A fístula arteriovenosa (FAV) é o procedimento de escolha por apresentar índice menor de complicações, especialmente infecciosas. Por outro lado, o fato de ser idoso e ter doença vascular ou instabilidade cardiovascular desfavorece e dificulta a confecção da FAV.

Hemodiálise progressiva

Uma opção atraente para os idosos é a HD progressiva, que é capaz de promover a adaptação gradual do paciente à HD, por se tratar de uma modalidade adaptada à diurese do paciente – conforme o declínio do volume urinário, aumenta-se o tempo de HD. É interessante porque, como os idosos costumam reduzir a ingesta dietética e a apresentar metabolismo mais lento, diminui a necessidade de clareamento dialítico e de ultrafiltração. Outras opções incluem a HD diária domiciliar e a hemodiafiltração, disponíveis em alguns serviços de diálise.

■ DESCONTINUAÇÃO DA DIÁLISE

Nos países desenvolvidos, a descontinuação da diálise é uma realidade. A suspensão da diálise é ética e aceitável quando resulta de decisão unânime de todos os envolvidos no cuidado prestado ao paciente. Por poder ser configurada como suicídio, uma avaliação psiquiátrica é importante em todos os casos. Para aqueles que optarem pela suspensão da diálise, convém sempre garantir a continuidade do tratamento de suporte e/ou dos cuidados paliativos com equipe multiprofissional. O prognóstico após a suspensão da diálise costuma ser de morte em 6 a 8 dias.

■ MEDICAÇÕES NOS PACIENTES EM DIÁLISE

Cabe atentar para a alteração do *clearance* dos fármacos nos pacientes em diálise, em especial nos idosos com comorbidades. A monitoração das medicações deve ser rigorosa, com atenção às posologias e às mudanças da condição clínica do paciente.

■ TERAPIA RENAL SUBSTITUTIVA PARA A LESÃO RENAL AGUDA NO IDOSO

A mortalidade elevada dos pacientes com doença crítica submetidos à TRS expõe a futilidade do suporte renal em número

Quadro 40.4 Prognóstico em 6 meses para idosos com mais de 75 anos com doença renal crônica em início de diálise

Fatores de risco	Pontos
Dependência total para mobilidade	3 pontos
Índice de massa corporal < 18,5kg/m²	2 pontos
Insuficiência cardíaca (estágio III ou IV)	2 pontos
Doença vascular periférica (estágio III ou IV)	2 pontos
Alteração comportamental grave	2 pontos
Terapia dialítica não planejada	2 pontos
Diabetes mellitus	1 ponto
Disritmia	1 ponto
Neoplasia ativa	1 ponto
Interpretação – Mortalidade em 6 meses	
0 ponto	8%
1 ponto	8% a 10%
2 pontos	14% a 17%
3-4 pontos	21% a 26%
5-6 pontos	33% a 35%
7-8 pontos	50% a 51%
≥ 9 pontos	62% a 70%

significativo de casos. Para os sobreviventes com mais de 65 anos, a taxa de recuperação da função renal é cerca de 30% menor que nos mais novos. Cada caso deve ser individualizado, mas a suspensão ou não iniciar a diálise deve ser opção conjunta e unânime entre a equipe médica e a família, sob a tutela do médico assistente principal. Diferentemente dos pacientes com DRC, que têm um nefrologista como médico assistente principal, os pacientes com LRA são assistidos por geriatras ou clínicos.

■ TRANSPLANTE RENAL EM IDOSOS

Estima-se que cerca de 15% dos pacientes com DRC com mais de 60 anos estejam inscritos para transplante renal no Brasil. O idoso transplantado de rim tem menor expectativa de vida e risco cirúrgico maior que os mais jovens, mas o transplante renal pode prolongar a vida desses pacientes em 1 a 4 anos, comparados aos que se mantêm em diálise. Como em outras TRS, a idade avançada não é isoladamente um fator independente de pior evolução do transplante renal. Assim, o transplante renal deve ser considerado em pacientes selecionados com idade superior a 70 anos.

Por outro lado, há uma demanda crescente de órgãos para transplante e, desde que sejam seguidos os critérios bem estabelecidos para a doação, o idoso pode ser doador de rins. Nos últimos anos foram expandidos os critérios para a doação, entre os quais foram incorporados para doação os pacientes com mais de 60 anos. Em 2018, por exemplo, mais de 12% dos doadores de rim no Brasil tinham mais de 60 anos de idade. Esse critério de seleção tem reduzido o tempo de espera para o transplante renal dos pacientes em diálise. Além disso, os receptores dos rins de idosos têm tido qualidade e quantidade de vida superiores às dos pacientes que se mantêm em HD.

■ QUESTÕES LEGAIS

No Brasil, não existe legislação específica a respeito das questões éticas para a TRS. Entretanto, entende-se que a decisão de iniciar ou renunciar à TRS não é responsabilidade médica exclusiva, mas leva em consideração a autonomia do paciente, sendo garantido o direito individual de manifestar, por meio de declaração antecipada de vontade, os cuidados médicos que deseja. Do ponto de vista médico, se um quadro é irreversível, é permitido limitar ou suspender procedimentos e tratamentos que prolonguem a vida sem perspectiva de cura, mas sempre garantindo os cuidados de alívio de sintomas que causam sofrimento.

■ CONSIDERAÇÕES FINAIS

Apesar da idade avançada, das peculiaridades de algumas doenças renais e da TRS no idoso, a idade por si só não deve ser associada ao prognóstico da doença.

Bibliografia

Brown EA, Finkelstein FO, Iyasere OU, Kliger AS. Peritoneal or hemodialysis for the frail elderly patient, the choice of 2 evils? Kidney Int 2017; 91(2):294-303.

Castro M. Reflections on end-of-life dialysis. J Bras Nefrol 2018; 40(3):233-41.

Choudhury D, Levi M. Aging and kidney disease. In: Skorecki K, Chertow GM, Marsden PA, Taal MW, Yu ASL, Wasser WG. Brenner & Rector's the kidney. 10th ed. Philadelphia: Elsevier Saunders, 2016:727-51.

Epstein M. Aging and the kidney. J Am Soc Nephrol 1996; 7(8):1106-22.

Karam K, Tuazon J. Anatomic and physiologic changes oh the aging kidney. Clin Gerietr Med 2013; 29:555-64.

Lorenz KA, Lynn J, Dy SM et al. Evidence for improving palliative care at the end of life: a systematic review. Ann Intern Med 2008; 148(2):147-59.

Moura Neto JA, Moura AFS, Suassuna JHR. Renouncement of renal replacement therapy: withdrawal and refusal. J Bras Nefrol 2017; 39(3): 312-22.

National Kidney Foundation. KDOQI Clinical Practice Guideline for Hemodialysis Adequacy: 2015 Update. Am J Kidney Dis 2015; 66(5): 884-930.

O'Hare AM, Bowling CB, Tamura MK. Kidney disease in the elderly. In: Gilbert SJ, Weiner DE, Gipson DS, Perazella MA, Tonelli M. National Kidney Foundation's primer on kidney diseases. 6th ed. Philadelphia: Elsevier Saunders, 2014:437-45.

Oreopoulos DG, Wiggins J. ASN Geriatrics Task Force. ASN Geriatric Nephrology Online Curriculum 2009. Disponível em: https://www.asn-online.org/education/distancelearning/curricula/geriatrics. Acesso: 10/12/2018.

Renal Physicians Association. Shared decision-making in the appropriate initiation of and withdrawal from dialysis – Clinical Practice Guideline, 2010. Disponível em: https://renalmd.org/WorkArea/DownloadAs- set.aspx?id=2787. Acesso: 10/12/2018.

Sociedade Brasileira de Nefrologia. Censo de diálise SBN 2017. Disponível em: http://www.censo-sbn.org.br/censosAnteriores. Acesso: 10/12/2018.

Infecção Urinária de Repetição e Bacteriúria Assintomática no Idoso

Lílian Karine Neves da Silva
Danylo César Correia Palmeira
Fernanda Calixto do Prado

CAPÍTULO 41

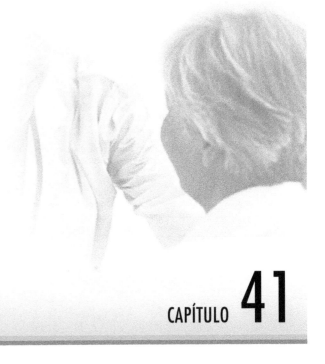

■ INFECÇÃO URINÁRIA DE REPETIÇÃO

As infecções do trato urinário (ITU) correspondem a 15% das internações hospitalares em idosos, perdendo apenas para os casos de pneumonia.

Apresentam-se de formas variadas: bacteriúria assintomática, cistite aguda simples (comprometimento exclusivo da bexiga), uretrite, pielonefrite (associada ou não à bacteriemia secundária) e, nos homens, prostatite. A ITU complicada se caracteriza pela presença de sinais e/ou sintomas, como febre, dor no flanco, calafrios e mal-estar.

A apresentação clínica da ITU nessa faixa etária não costuma ocorrer do modo habitual. O idoso apresenta uma imunodeficiência relativa, o que conduz a respostas imunes anômalas, geralmente com ausência de hipertermia. Na maioria das vezes, o paciente se encontra normotérmico ou hipotérmico. Além disso, o principal sintoma infeccioso consiste na presença de rebaixamento do nível de consciência ou *delirium* hipoativo.

Definição

A ITU é uma doença infecciosa que pode ocorrer na bexiga, uretra, ureteres e rins, sendo mais comum no trato urinário inferior (bexiga e uretra).

A ITU de repetição se caracteriza pela ocorrência de três ou mais episódios em 12 meses ou pelo menos duas infecções em 6 meses. Considera-se reinfecção quando o agente patogênico é diferente do que provocou a infecção anterior e recorrência quando há infecções de repetição pelo mesmo agente etiológico.

Epidemiologia

A ITU é a infecção mais comum em idosos de 65 anos ou mais. A incidência varia de 10% nas mulheres a 5,3% nos homens.

Estima-se que 10% das mulheres com mais de 65 anos refiram pelo menos um episódio de ITU no último ano, e esse percentual aumenta para 30% entre aquelas com mais de 85 anos. Entre os homens com mais de 80 anos, a prevalência é de 10%. As ITU são muito prevalentes em idosos institucionalizados, sendo responsáveis por 30% a 40% das infecções associadas aos cuidados de saúde e substancialmente mais frequentes em usuários de sonda vesical de demora.

Patogênese

A maioria dos uropatógenos se origina na flora retal, coloniza a área periuretral e a uretra e ascende para a bexiga.

Os agentes etiológicos mais frequentes são os bacilos gram-negativos: *Escherichia coli*, *Enterobacter spp*, *Klebsiella spp* e *Proteus spp*. Nos idosos, observa-se aumento da resistência microbiana em espécies isoladas, como *Pseudomonas aeruginosa* e gram-positivos, incluindo *Enterococci* (*E. fecalis* e *E. faecium*), estafilococos coagulase-negativos e *Streptococcus agalactiae* (estreptococo do grupo B), quando comparados com adultos jovens.

Fatores de risco

As alterações decorrentes ou secundárias ao envelhecimento, como imunossenescência, hipoestrogenismo, fatores urodinâmicos, doença prostática e comorbidades que surgem nesse período, predispõem os idosos ao desenvolvimento de ITU (Quadro 41.1).

Diagnóstico clínico

As infecções na população idosa se revelam de maneira atípica, o que pode dificultar o diagnóstico da ITU. O idoso não costuma apresentar febre diante de um quadro infeccioso ou exibe

Quadro 41.1 Fatores de risco para infecção de trato urinário de repetição

Imunossenescência	Mudança na imunidade humoral e celular; alteração da função imune em decorrência do aumento das comorbidades que ocorrem no envelhecimento
Hipoestrogenismo	Após a menopausa, os níveis de estrogênio diminuem, levando à alteração da flora vaginal e dos lactobacilos e promovendo a elevação do pH
Doenças urológicas	Cistocele, incontinência urinária, resíduo pós-miccional > 50mL, aumento do volume prostático (obstrução da uretra e fluxo urinário turbulento)
Doenças neurológicas	Acidente vascular encefálico, doença de Parkinson e síndromes demenciais estão frequentemente associados à bexiga neurogênica

sinais e sintomas inespecíficos, como sonolência, diminuição da ingesta alimentar ou *delirium*. Diante disso, enfatiza-se a necessidade de uma anamnese acurada, associada a um exame físico detalhado, a fim de descartar outros diagnósticos.

O diagnóstico clínico da cistite classicamente ocorre na presença dos sintomas irritativos do trato urinário inferior, como disúria, polaciúria, incontinência urinária, desconforto suprapúbico ou hematúria associados a piúria e bacteriúria na ausência de sinais e/ou sintomas sistêmicos que sugiram pielonefrite ou prostatite. Os sinais sistêmicos associados às formas mais graves de ITU (prostatite e pielonefrite) devem ser sempre investigados e consistem mais frequentemente em febre, calafrios e dor lombar. Nesse contexto, deve-se manter alto índice de suspeição para a possibilidade de sepse urinária, a qual inspira a adoção de medidas urgentes para seu tratamento.

Na ITU de repetição, é imprescindível uma avaliação para determinação dos fatores de risco (Quadro 41.2).

Diagnóstico laboratorial

O diagnóstico laboratorial é feito por meio da análise da urina e urocultura com antibiograma no intuito de definir o perfil de sensibilidade antimicrobiana:

- **Urinálise:** na presença de sintomatologia, a bacteriúria (presença de bactérias na análise da urina) sugere ITU. Por outro lado, a piúria, achado frequente e inespecífico em pacientes idosos com ou sem bacteriúria, na ausência de sinais e/ou sintomas, não confirma o diagnóstico de ITU nem o tratamento com antibióticos. No entanto, a ausência de piúria tem valor preditivo negativo de 95% para descartar infecção. O método mais preciso para a análise de uma amostra de urina é a hemocitometria. Consideram-se anormais valores ≥ 10 leucócitos/μL.

Quadro 41.2 Avaliação diagnóstica para infecção de trato urinário de repetição

Avaliação da anatomia urogenital e pesquisa de anormalidades estruturais (aumento do volume prostático e fístula colovesical)
Pesquisar incontinência urinária
Afastar *diabetes mellitus* como causa
Descartar prostatite crônica

- **Urocultura:** na presença de sintomas, uma única amostra de urina com contagem bacteriana ≥ 1.000.000UFC (unidades formadoras de colônia)/mL é suficiente para o diagnóstico de ITU.

Tratamento

O tratamento antimicrobiano será escolhido de acordo com a apresentação clínica (cistite ou pielonefrite), gravidade, provável agente infeccioso, possibilidade de resistência antimicrobiana, efeitos colaterais dos antibióticos, interações medicamentosas, custos e especificidades do paciente (alergias, histórico de uso prévio de antibióticos, função renal e outras comorbidades).

São opções terapêuticas para cistite:

- Sulfametoxazol-trimetoprima, 800/160mg de 12/12h.
- Ciprofloxacino, 500mg de 12/12h.
- Levofloxacino, 500mg apenas 1×/dia.
- Nitrofurantoína, 100mg de 12/12h.
- Amoxicilina-clavulanato, 875/125mg de 12/12h.
- Cefuroxima, 500mg de 12/12h.
- Cefalexina, 500mg de 6/6h.

O tratamento deverá ter a duração média de 7 dias para ambos os sexos, incluindo cistite não complicada em mulheres idosas, o que difere das pacientes jovens, as quais podem ser tratadas com apenas 3 dias de antimicrobianos. Não se aconselha seguimento com urocultura, a menos que haja persistência dos sintomas após 48 horas de tratamento ou recorrência após o término da terapia.

Na escolha do antibiótico, deve ser considerada a possibilidade de infecção relacionada com a assistência à saúde (IRAS), caracterizada pela presença de fatores de risco para infecção por patógenos multirresistentes aos medicamentos, como uso de antimicrobianos e hospitalização nos últimos 3 meses. Além disso, os resultados das uroculturas e antibiogramas recentes podem auxiliar a decisão terapêutica.

Os pacientes com ITU complicada podem apresentar bacteriemia, sepse/disfunção sistêmica de múltiplos órgãos, choque e insuficiência renal aguda. São fatores de risco para complicação, além da senilidade, obstrução do trato urinário, instrumentação urinária recente e *diabetes mellitus*. Pielonefrites agudas podem evoluir para quadros graves, como abscessos renais (corticomedulares ou perinefréticos), pielonefrite enfisematosa e necrose de papila.

A decisão de hospitalização dos pacientes deve ser individualizada, considerando a presença dos seguintes aspectos:

- Sepse.
- Febre persistente.
- Debilidade acentuada.
- Impossibilidade de ingesta oral para líquidos e/ou medicamentos.
- Possibilidade de falha na adesão terapêutica.

Recomenda-se como opção terapêutica inicial para pielonefrite:

- Ceftriaxona, 1 a 2g de 24/24h.
- Ciprofloxacino EV, 400mg de 12/12h.
- Levofloxacino EV, 500mg de 24/24h.

Em caso de pielonefrite relacionada com IRAS:

- Ceftazidima, 2g de 8/8h.
- Piperacilina-tazobactam[1], 4,5g de 6/6h (infundir em 4 horas).
- Ertapenem, 1g de 24/24h.
- Meropenem, 1g de 8/8h (infundir em 3 horas).
- Ceftolozana-tazobactam[1], 1,5g de 8/8h.
- Ceftazidima-avibactam, 2,5g de 8/8h.

Se houver a possibilidade de infecção por *Staphylococcus spp* resistente à meticilina (MRSA), considerar o acréscimo de:

- Teicoplanina, 400mg de 12/12h por 48 horas após 400mg de 24/24h (evitar vancomicina em idosos).
- Linezolida, 600mg de 12/12h.
- Daptomicina, 4 a 6mg/kg/dia de 24/24h.

Orienta-se o descalonamento de esquemas antimicrobianos empíricos após o resultado da urocultura/antibiograma de modo a evitar a resistência antimicrobiana, efeitos adversos dos antibióticos e opções terapêuticas onerosas. Além disso, os pacientes tratados inicialmente por via parenteral podem continuar a terapia por via oral, desde que apresentem melhora clínica e opção oral de antibiótico no antibiograma.

Prevenção da recorrência

Abordagem não farmacológica

A aplicação de estrogênios tópicos em mulheres idosas tem sido eficaz na prevenção da ITU por restaurar o pH e a microbiota vaginal.

Outra abordagem preventiva consiste na higiene perianal adequada para prevenção de ITU nos idosos. Nos pacientes com volume miccional aumentado, poderá estar indicado o cateterismo vesical intermitente.

Recomenda-se a ingestão de dois a três litros de água por dia, o que teoricamente ajuda a diluir e limpar a bacteriúria.

Jepson e cols. (2012) realizaram uma metanálise e concluíram que o uso de produtos contendo *cranberry* não reduziu significativamente a ocorrência de ITU de repetição sintomática em mulheres.

Abordagem farmacológica

O tratamento farmacológico é recomendado para pacientes com pelo menos dois episódios de ITU em 6 meses ou pelo menos três episódios ao ano. Recomenda-se manter o antibiótico profilático pelo período mínimo de 6 meses. A antibioticoterapia é feita preferencialmente com dose única diária à noite, a fim de manter elevada a concentração do medicamento na urina. Se ocorrer reinfecção após a suspensão do tratamento, a profilaxia deverá ser mantida por no mínimo 2 anos, a depender das recidivas.

Os esquemas antimicrobianos sugeridos para a profilaxia contínua devem respeitar os padrões de suscetibilidade das culturas prévias do paciente, o histórico de alergias e as potenciais interações com outras medicações em uso. As opções terapêuticas são:

- Nitrofurantoína, 100 ou 50mg/dia.
- Sulfametoxazol-trimetoprima, 40/200mg ao dia ou 3×/semana.

- Cefalexina, 250mg/dia.
- Cefaclor, 250mg/dia.
- Fosfomicina, 3g a cada 4 a 10 dias.

■ BACTERIÚRIA ASSINTOMÁTICA

Definição

A bacteriúria assintomática (BA) é definida como a presença de isolados bacterianos potencialmente patogênicos em quantidade apropriada em cultura de urina, na ausência de sinais ou sintomas atribuíveis ao trato geniturinário.

Epidemiologia

Na população geriátrica, a ocorrência de BA é diretamente proporcional à idade. Em mulheres jovens, a prevalência é de aproximadamente 1%. Em idosas saudáveis, com mais de 79 anos, observam-se percentuais em torno de 20%. Os homens dos 60 aos 75 anos apresentam prevalência de 6% a 15% de BA, a qual é rara em jovens.

O Quadro 41.3 mostra a ocorrência da BA nos idosos em diferentes condições fisiopatológicas.

Em idosos portadores de *diabetes mellitus*, o sexo feminino, as complicações e o tempo de evolução da doença são fatores de risco para a ocorrência de BA independentemente do controle glicêmico.

Fisiopatologia

A uropatia obstrutiva e a disfunção miccional secundária à hipertrofia prostática nos homens idosos são as principais condições associadas à BA.

Por outro lado, a queda do estrogênio decorrente da menopausa resulta em alteração do pH vaginal e modificação da microbiota genital com redução dos *Lactobacillus spp* e consequentemente favorece a colonização por bactérias entéricas, o que predispõe a BA nas mulheres idosas.

Quadro 41.3 Prevalência de bacteriúria assintomática em idosos

População	Prevalência
Mulher	
Pré-menopausa	1% a 5%
50 a 70 anos (pós-menopausa)	2,8% a 8,6%
Diabéticos	
Mulheres	9,0% a 27%
Homens	0,7% a 11%
Idosos na comunidade*	
Mulheres	10,8% a 16%
Homens	3,6% a 19%
Idosos institucionalizados	
Mulheres	25% a 50%
Homens	15% a 40%
Lesionados no cordão medular	
Cateterização intermitente	23% a 89%
Esfincterotomia/uso de preservativo	57%
Tratamento dialítico	28%
Cateter vesical de demora	
Curta permanência (7 dias)	9% a 23%
Longa permanência (30 dias)	100%

*Acima de 70 anos.
Fonte: adaptado de Clinical Infectious Diseases, 2005.

---

[1]Opções preferenciais para ITU de repetição em razão da ação contra isolados produtores de β-lactamase de espectro estendido (ESBL).

Microbiologia

Assim como na infecção urinária, a *Escherichia coli* é a bactéria mais comumente isolada, com a peculiaridade de que as cepas são menos virulentas no contexto de BA. Outras enterobactérias, estafilococos coagulase-negativos, *Enterococcus spp*, estreptococos do grupo B e *Gardnerella vaginalis* são patógenos frequentes. No entanto, os idosos com alterações anatômicas no trato geniturinário exibem maior variedade de organismos isolados.

Os usuários de dispositivo urológico de longa permanência geralmente apresentam bacteriúria polimicrobiana por *Pseudomonas aeruginosa* e organismos produtores de urease, como *P. mirabilis*, *Providencia stuartii* e *Morganella morganii*.

Diagnóstico

O Quadro 41.4 especifica o quantitativo de colônias e os critérios para definição diagnóstica de BA. Para as mulheres, considera-se o crescimento do mesmo isolado bacteriano em contagens quantitativas de 5×10^5 UFC/mL em duas amostras de urina consecutivas. Para os homens, uma única amostra de urina, com coleta limpa, com uma espécie bacteriana isolada em uma contagem quantitativa de 5×10^5 UFC/mL identifica BA.

Nos casos da coleta urinária por cateterização, uma única amostra de urina com uma espécie bacteriana isolada em uma contagem quantitativa de 2×10^2 UFC/mL diagnostica bacteriúria em mulheres e homens.

Tratamento

Indica-se o tratamento de BA apenas em gestantes ou nos pacientes que serão submetidos a procedimentos cirúrgicos urológicos com risco de sangramento. Desse modo, esses grupos são os únicos com indicação de rastreio de bacteriúria. Cabe enfatizar que não há recomendação de rastreio em idosos diabéticos, institucionalizados ou usuários de cateteres vesicais de demora ou alívio.

Sobre a profilaxia da BA, sabe-se que os derivados de *cranberry* não têm impacto na redução desse quadro e não devem ser indicados de rotina. Higienização íntima e ingesta hídrica adequada ainda são as medidas mais eficazes.

A BA é considerada fator de risco para o desenvolvimento de ITU. Apesar disso, seu tratamento não diminui o risco de recorrência e ainda favorece infecção por patógenos resistentes.

■ CONSIDERAÇÕES FINAIS

As ITU de repetição e a BA são frequentes na população idosa e representam um problema de saúde pública. A BA não deve ser tratada, exceto nos casos de abordagem urológica cirúrgica com risco de sangramento de mucosa e gestação.

O uso inadequado de antibióticos induz a seleção de microbiota resistente, além de aumentar a ocorrência de reação adversa aos medicamentos nessa faixa etária.

O impacto na saúde é grande em vista dos muitos desafios no diagnóstico e no tratamento, sendo necessários mais estudos sobre a BA, assim como a ITU de repetição, nessa população.

Bibliografia

Canedo AC, Aquino A, Barreto L, Conceição M, Santos R. Infecção urinária de repetição no idoso. In: Kitner D, Jaluul O. PROGER Programa de Atualização em Geriatria e Gerontologia. Porto Alegre: Artmed Panamericana, 2016.

Diagnosis, Prevention, and Treatment of Catheter-Associated Urinary Tract Infection in Adults: 2009 International Clinical Practice Guidelines from the Infectious Diseases Society of America.

Jepson RG, Williams G, Craig JC. Cranberries for preventing urinary tract infections. Cochrane Database Syst Rev 2012; 10:CD001321.

Hooton TM. Clinical practice. Uncomplicated urinary tract infection. NEngl J Med 2012; 366:1028.

Kontiokari T, Sundqvist K, Nuutinen M et al. Randomised trial of cranberry-lingonberry juice and Lactobacillus GG drink for the prevention of urinary tract infections in women. BMJ 2001; 322:1571.

Schaeffer AJ, Nicolle LE. Urinary tract infections in older men. N Engl J Med 2016; 374: 562-571.

Stothers L. A randomized trial to evaluate effectiveness and cost effectiveness of naturopathic cranberry products as prophylaxis against urinary tract infection in women. Can J Urol 2002; 9:1558.

Wang CH, Fang CC, Chen NC et al. Cranberry-containing products for prevention of urinary tract infections in susceptible populations: a systematic review and meta-analysis of randomized controlled trials. Arch Intern Med 2012; 172:988.

Quadro 41.4 Diagnóstico quantitativo de bacteriúria assintomática

Perfil	UFC	Método de coleta
Mulheres	5×10^5 UFC	Duas amostras – mesmo isolado bacteriano em jato médio
Homens	5×10^5 UFC	Uma amostra – uma bactéria isolada em jato médio
Homens ou mulheres	2×10^2 UFC	Uma amostra – uma bactéria isolada em cateterização

UFC: unidades formadoras de colônias.
Fonte: adaptado do IDSA, 2005.

Osteoporose

Daniel Christiano de Albuquerque Gomes
Marcelo Azevedo Cabral
Filipe Jonas Federico da Cruz

CAPÍTULO 42

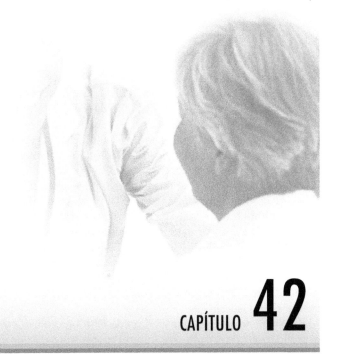

■ INTRODUÇÃO

A osteoporose é uma doença silenciosa, caracterizada por baixa massa óssea, alterações na microarquitetura óssea e fragilidade esquelética com consequentes redução da força óssea e maior predisposição para fraturas.

Trata-se de um problema de saúde pública que acomete mais de 200 milhões de pessoas no mundo e acarreta custos elevados para os serviços de saúde. Sua prevalência é maior em mulheres na pós-menopausa, embora também possa ocorrer naquelas na pré-menopausa e nos homens.

A idade avançada é um importante fator de risco para a perda óssea. Aos 60 anos, metade das mulheres tem osteopenia ou osteoporose. Mais de 20% das mulheres na pós-menopausa apresentam fraturas vertebrais. Uma em cada duas mulheres na pós-menopausa apresentará uma fratura ao longo de sua vida.

Apesar de a osteoporose ser uma condição prevenível e tratável, apenas uma pequena proporção de indivíduos com risco aumentado de fraturas é efetivamente avaliada e tratada. Estima-se que menos de 25% das mulheres idosas com fratura relacionada com a osteoporose sejam submetidas à mensuração da densidade mineral óssea (DMO) e iniciem o tratamento adequado.

■ MANIFESTAÇÕES CLÍNICAS

Uma vez que muitos pacientes assumem incorretamente que não têm osteoporose com base na ausência de sintomas, é importante frisar que a osteoporose não apresenta manifestação clínica até que surja uma fratura. Por outro lado, é comum pacientes com artralgia e/ou dor musculoesquelética atribuírem seus sintomas à osteoporose. Já a osteomalacia (desmineralização óssea, em geral por hipovitaminose D), por sua vez, costuma resultar em dor.

Fraturas são complicações da osteoporose que se associam à queda na qualidade de vida, pois reduzem a mobilidade e a função, geram medo de novas quedas e causam dor, além de aumentarem a mortalidade. As fraturas mais comuns na osteoporose são as vertebrais, de quadril e de rádio distal (fratura de Colles).

A fratura vertebral é a manifestação clínica mais frequente da osteoporose. Cerca de dois terços dessas fraturas, porém, são assintomáticas, sendo diagnosticadas como achado incidental em radiografias do tórax e/ou de abdome. O desenvolvimento de cifose e a perda de altura podem ser manifestações de fraturas vertebrais.

As fraturas de quadril aumentam em 12% a 20% a mortalidade em 2 anos, e mais da metade dos pacientes com esse tipo de fratura não chega a recuperar plenamente a funcionalidade em 1 ano após o evento.

■ DIAGNÓSTICO

O diagnóstico de osteoporose é firmado na presença de fratura por fragilidade ou T-escore ≤ −2,5 desvios-padrão (DP) da DMO em qualquer sítio, medida por meio de absortometria radiológica de dupla energia (DXA).

A fratura por fragilidade consiste na solução de continuidade do osso em sítios específicos (coluna vertebral, punho, quadril, costela, úmero) decorrente de traumatismos de baixo impacto (p. ex., queda da própria altura) ou na ausência de traumatismo (espontâneas). As fraturas por estresse (induzidas por lesões repetitivas) não são classificadas como fraturas por fragilidade.

Os valores da DMO são classificados em medidas de dispersão: o T-escore avalia o quanto a DMO do paciente se distancia dos valores de indivíduos de mesmo sexo, mais jovens, e serve para o diagnóstico de osteoporose em mulheres na pós-menopausa ou em homens com mais de 50 anos. Já o Z-escore avalia o quanto a DMO do paciente se distancia de indivíduos de mesmos sexo e faixa etária, sendo útil para o diagnóstico na pré-menopausa e em homens com menos de 50 anos, além de levantar a possibilidade de osteoporose secundária na pós-menopausa quando seus valores se encontram < −2DP.

A Organização Mundial da Saúde (OMS) estabeleceu uma classificação diagnóstica com base na DMO medida por DXA de acordo com o valor do T-escore (Quadro 42.1).

O risco de fraturas é inversamente proporcional aos valores de DMO. A cada redução de 1DP na DMO o risco de fratura aumenta em duas a três vezes. Pacientes com T-escore ≤ −2,5DP têm risco mais elevado de fraturas. Todavia, há mais fraturas naqueles com T-escore entre −1,0 e −2,5DP, pois muito mais pacientes se enquadram nessa categoria.

Em geral, recomenda-se a aferição da DMO na coluna e no quadril (fêmur proximal), pois fraturas nesses sítios costumam ter impacto maior na saúde dos pacientes. Além disso, a mensuração da DMO no quadril apresenta o mais alto valor preditivo para fratura nesse local. A aferição na coluna é particularmente útil quando terapias farmacológicas são planejadas, uma vez que pode detectar resposta terapêutica mais precocemente se comparada à aferição no quadril. Alterações degenerativas na coluna, como osteófitos e calcificações vasculares, ambas comumente presentes em idosos, podem interferir na mensuração da DMO na coluna, subestimando seu real valor. Nesses casos, é útil a aferição da DMO também no terço distal do rádio, além do quadril. Em pacientes mais obesos – os quais os aparelhos de DXA não comportam – pode ser realizada também a aferição da DMO no rádio distal.

■ INDICAÇÕES DE RASTREIO DE OSTEOPOROSE

Uma vez que a osteoporose é uma doença assintomática até que haja uma fratura, a função do rastreio é identificar indivíduos suscetíveis às fraturas por traumatismos de baixa intensidade que se beneficiem de intervenções para minimizar esse risco. O método padrão-ouro para o rastreio é a DXA, que tem a desvantagem de envolver radiação ionizante e não ser um instrumento portátil. Novas tecnologias de uso portátil vêm sendo desenvolvidas, mas ainda com baixas sensibilidade e especificidade, e seus achados precisam ser confirmados pela DXA.

As recomendações quanto às indicações para rastreio de osteoporose com realização de DXA apresentam divergências entre as várias sociedades médicas. Em geral, para a indicação de rastreio são levados em consideração idade, sexo e presença

Quadro 42.1 Categorias diagnósticas da OMS com base na DMO aferida por DXA

Categoria	DMO
Normal	T-escore ≥ −1,0
Osteopenia	T-escore entre −1,0 e −2,5
Osteoporose	T-escore ≤ −2,5
Osteoporose grave	T-escore ≤ −2,5 na presença de uma ou mais fraturas por fragilidade

DMO: densidade mineral óssea; DXA: absortometria radiológica de dupla energia; OMS: Organização Mundial da Saúde.

Quadro 42.2 Indicações da National Osteoporosis Foundation (NOF) para rastreio de osteoporose

- Mulheres ≥ 65 anos e homens ≥ 70 anos, independentemente de fatores de risco clínicos
- Mulheres mais jovens na pós-menopausa, mulheres na transição menopáusica e homens entre 50 e 69 anos com fatores de risco clínicos para fraturas
- Adultos que tiveram uma fratura após os 50 anos de idade
- Adultos com uma condição (p. ex., artrite reumatoide) ou em uso de uma medicação (p. ex., prednisona em dose ≥ 5mg/dia ou equivalente por ≥ 3 meses, anticonvulsivantes, terapia de privação androgênica para câncer de próstata) associadas a baixa massa óssea ou perda mineral óssea

Quadro 42.3 Fatores de risco clínicos para fraturas

- Idade avançada
- Fratura prévia
- Terapia com glicocorticoide
- História familiar de fratura de quadril
- Baixo peso corporal
- Tabagismo atual
- Consumo excessivo de álcool
- Artrite reumatoide
- Osteoporose secundária (p. ex., hipogonadismo ou menopausa precoce, má absorção intestinal, doença hepática crônica, doença inflamatória intestinal)

de fatores de risco clínicos para fraturas. O Quadro 42.2 resume as indicações da National Osteoporosis Foundation (NOF).

Os principais fatores de risco clínicos para fraturas são mostrados no Quadro 42.3.

O intervalo para repetição da medida de densitometria óssea no seguimento do paciente varia de acordo com os resultados iniciais:

- **DMO baixa (T-escore entre −2,0 e −2,49DP) em qualquer sítio ou fator de risco para perda óssea contínua (p. ex., hiperparatireoidismo, doença inflamatória intestinal, uso crônico de corticoide):** repetir a cada 2 anos.
- **DMO moderadamente baixa (T-escore entre −1,5 e −1,99DP) em qualquer sítio e sem fatores de risco para perda óssea:** repetir em 3 a 5 anos.
- **DMO normal ou ligeiramente baixa (T-escore de −1,01 a −1,49DP) e sem fatores de risco para perda óssea:** repetir em 10 a 15 anos.

■ DIAGNÓSTICO DIFERENCIAL

Outras condições que podem reduzir a DMO e aumentar o risco de fraturas são osteomalacia, hiperparatireoidismo, doença de Paget e mieloma múltiplo.

A redução da DMO e o risco elevado de fraturas frequentemente estão presentes também em pacientes com doença renal crônica (DRC). Distinguir osteoporose de doença mineral óssea relacionada com DRC pode ser difícil. A diferenciação das duas condições pode ser estabelecida por meio de exames bioquímicos, mas eventualmente pode ser necessária a realização de biópsia óssea.

Fraturas em espiral de ossos longos ou fraturas em sítios atípicos, que não sejam de punho, quadril ou vértebras, devem levantar a suspeita de maus-tratos, especialmente quando ocorrem em pacientes sem redução relevante da DMO na DXA.

■ AVALIAÇÃO DE PACIENTES COM BAIXA MASSA ÓSSEA

Diante de um paciente que se apresenta com baixa massa óssea ou com fratura por fragilidade, é necessário realizar uma adequada avaliação clínico-laboratorial a fim de estimar o risco de fraturas e afastar causas secundárias comuns de osteoporose, as quais estão presentes em até 40% das mulheres na pós-menopausa, como *diabetes mellitus*, hipertireoidismo, hiperparatireoidismo, hipercortisolismo, alcoolismo, doença hepática crônica, síndromes disabsortivas, uso de fármacos que reduzem a DMO, hipovitaminose D e acidose tubular renal.

O Quadro 42.4 lista os exames laboratoriais úteis na avaliação de pacientes com osteoporose. A busca por causas secundárias de osteoporose é especialmente relevante em pacientes que apresentam redução significativa de DMO com Z-escore < −2,0DP à DXA.

Em 2008 foi proposto o *Fracture Risk Assessment Tool* (FRAX), um instrumento que sistematiza a avaliação de risco em 10 anos para fraturas de quadril ou fratura osteoporótica maior (quadril, vértebra, úmero, antebraço), sendo validado em homens e mulheres de 40 a 90 anos de idade não tratados. Esse instrumento é usado como limiar de avaliação (critério para solicitar densitometria óssea em países com limite de recursos financeiros) ou como limiar para intervenção terapêutica.

O FRAX incorpora múltiplos fatores de risco clínicos para fraturas osteoporóticas (considera idade, índice de massa corporal, tabagismo, fratura prévia, sexo, etilismo, história familiar de fratura de quadril, uso de corticoide, artrite reumatoide e osteoporose secundária), visto que a DMO sozinha não prediz adequadamente o risco absoluto. As mulheres maiores 50 anos na pós-menopausa com FRAX ≥ 3% para quadril e ≥ 20% para fraturas maiores e osteopenia são candidatas ao tratamento.

Quadro 42.4 Avaliação laboratorial de pacientes com osteoporose
Testes laboratoriais iniciais
Hemograma completo
Cálcio sérico, fósforo
Função renal, eletrólitos e enzimas hepáticas (incluindo fosfatase alcalina)
25-hidroxivitamina D
Testosterona (em homens)
Testes adicionais, se indicados
Cálcio urinário em urina de 24 horas
Cortisol urinário em urina de 24 horas
Paratormônio (PTH)
Hormônio tireotrófico (TSH)
Rastreio para doença celíaca
Eletroforese de proteínas séricas/urinárias
1,25-di-hidroxivitamina D
Marcadores de *turnover* ósseo
Fator reumatoide

O FRAX pode subestimar o risco, pois não considera outros sítios de fraturas, múltiplas fraturas, DMO de coluna lombar ou o risco de quedas (doença neurológica, fraqueza próxima, sarcopenia, fragilidade, sedativos, ambiente e prejuízo auditivo e visual). Outros fatores de risco de fraturas que devem ser considerados, além do FRAX, são: fratura prévia por traumatismo de baixo impacto, menopausa precoce e diminuição da estatura, pois infere fratura vertebral.

■ TRATAMENTO

O tratamento da osteoporose consiste na modificação do estilo de vida e na terapia farmacológica. A modificação no estilo de vida deve ser adotada universalmente para evitar a perda de massa óssea tanto em homens como em mulheres na pós-menopausa e deve incluir a prática de atividade física regular, a interrupção do tabagismo e do alcoolismo, a adequada ingestão de cálcio e vitamina D e a prevenção de quedas. Ademais, os indivíduos devem evitar, se possível, o uso de medicamentos que pioram a massa óssea, como os corticoides.

Modificação do estilo de vida
Cálcio e vitamina D

Indivíduos com adequada ingestão de cálcio através da dieta, isto é, 1.200mg de cálcio diários, não necessitam de suplementação. Por outro lado, para aqueles com baixa ingestão, a suplementação de cálcio deve ser realizada em doses fracionadas, duas ou três vezes ao dia, com o objetivo de atingir os 1.200mg de cálcio elementar. Atualmente, existem controvérsias a respeito dos efeitos da suplementação do cálcio sobre o risco cardiovascular em virtude do possível aumento do risco de calcificação coronariana. Portanto, deve-se orientar uma ingestão adequada de cálcio por meio da alimentação e evitar, quando possível, a suplementação.

A ingestão de vitamina D deve ser orientada de acordo com a faixa etária. Não existe consenso sobre a dose ideal, a qual deve variar entre 800 e 2.000UI/dia. Diferentemente da ingestão de cálcio, dificilmente se consegue atingir a dosagem ideal apenas com a alimentação, sendo necessária a suplementação. A exposição ao sol deve ser desencorajada em virtude do risco elevado de fotoenvelhecimento e surgimento de neoplasias cutâneas.

Atividade física

Diversos estudos prospectivos relataram redução do risco de fraturas com a prática de atividade física regular. Dentre os exercícios, as atividades com carga apresentaram mais benefícios quanto ao ganho de massa óssea. A atividade deve ser realizada três vezes por semana por no mínimo 30 minutos. A redução do risco de fraturas se deve não somente ao ganho da massa óssea e à modificação na microarquitetura, mas ao aumento da massa e força musculares, melhorando a marcha e o equilíbrio e reduzindo o risco de quedas.

Terapia farmacológica
Candidatos ao tratamento

Após relatos de fraturas atípicas e osteonecrose de mandíbula com o uso de bisfosfonatos, existem incertezas sobre os benefícios e os riscos das diferentes terapias farmacológicas, quem deve ser tratado, quando e como monitorar, tempo ideal de tratamento e quando considerar uma pausa (*drug holiday*) no uso dos bisfosfonatos.

O tratamento deve ser embasado na DMO, assim como no risco de fraturas estimado com o emprego de ferramentas como o FRAX, o *Canadian Association of Radiologists and Osteoporosis Canada calculator*, o *Osteoporosis Self-Assessment Tool* e o *Garvan Institute fracture risk*. A maioria das diretrizes adota a ferramenta FRAX para definição da intervenção terapêutica.

O tratamento farmacológico está recomendado nas seguintes situações:

- Fraturas por fragilidade.
- T-escore < −2,5DP no colo do fêmur, quadril total ou coluna lombar.
- T-escore entre −1 e −2,5DP e risco de fratura osteoporótica pelo FRAX ≥ 20% ou risco de fratura de colo de fêmur ≥ 3%.

História de fratura recente, nos últimos 2 anos, é o melhor preditor de risco de novas fraturas. Isso é verdadeiro tanto para as fraturas vertebrais como para as não vertebrais. A terapia farmacológica deve ser iniciada 2 semanas após a fratura, independentemente da DMO.

Escolha do fármaco

Na ausência de estudos de qualidade que comparem um fármaco a outro, a escolha deve ser fundamentada na eficácia, segurança, custo, conveniência e possíveis efeitos colaterais (Quadros 42.5 e 42.6). Todos os pacientes devem apresentar níveis séricos normais de cálcio e vitamina D antes de começarem o tratamento. Existem duas classes de medicamentos: agentes antirreabsortivos e anabólicos.

Quadro 42.5 Tratamento farmacológico da osteoporose

Fármaco	Via de administração	Redução do risco de fraturas Vertebral	Redução do risco de fraturas Quadril
Bisfosfonatos			
Alendronato	Oral, diário ou semanal	Sim	Sim
Risendronato	Oral, diário, semanal ou mensal	Sim	Sim
Ibandronato	Oral, mensal Venoso, trimestral	Sim	Não
Ácido zolendrônico	Venoso, anual	Sim	Sim
Inibidor do ligante RANK			
Denosumabe	Subcutâneo, a cada 6 meses	Sim	Sim
Moduladores seletivos do receptor de estrogênio (SERM)			
Raloxifeno	Oral, diário	Sim	ND
Bazedoxifeno	Oral, diário	Sim	ND
Bazedoxifeno e estrogênio conjugado	Oral, diário	Não	Não
Agonista do receptor de paratormônio (PTH)			
Teriparatida	Subcutâneo, diário	Sim	ND
Abaloparatida*	Subcutâneo, diário	Sim	ND

ND: não determinado.
* Disponível apenas nos EUA.
Fonte: adaptado de Compston JE, McClung MR, Leslie WD. Osteoporosis. Lancet 2019; 393(10169):364-76.

Quadro 42.6 Tratamento farmacológico: efeitos colaterais e contraindicações

Fármaco	Efeitos colaterais	Contraindicações
Bisfosfonatos	Comuns: esofagite (uso oral) e sintomas influenza-*like* (uso venoso) Incomuns: dor óssea, articular e muscular Raros: inflamação ocular, osteonecrose de mandíbula e fratura atípica de fêmur	Hipocalcemia, distúrbios do esvaziamento esofágico, incapacidade de permanecer em posição ortostática, insuficiência renal com *clearance* de creatinina ≤ 35mL/min
Inibidor do ligante RANK	Incomum: *rash* cutâneo Raros: fratura atípica femoral, osteonecrose de mandíbula	Hipocalcemia, gravidez e hipersensibilidade
SERM	Comuns: sintomas vasomotores e cãibras Incomum: trombose venosa profunda	Tromboembolismo venoso e gravidez
Agonista receptor do paratormônio	Comuns: hipercalcemia, hiperuricemia, hipercalciúria Incomum: hipotensão postural	Hipersensibilidade, nefrolitíase, doença de Paget, metástase óssea

SERM: moduladores seletivos dos receptores estrogênicos.
Fonte: adaptado de Compston JE, McClung MR, Leslie WD. Osteoporosis. Lancet 2019; 393(10169):364-76.

Agentes antirreabsortivos

Bisfosfonatos

Três bisfosfonatos orais (alendronato, risendronato e ibandronato) e dois bisfosfonatos venosos (ácido zolendrônico e ibandronato) se encontram disponíveis.

Os bisfosfonatos constituem a primeira escolha no tratamento em razão de sua eficácia, custo favorável e segurança em longo prazo. Dentre os bisfosfonatos orais, as preferências recaem sobre o alendronato e o risendronato. Diferentemente desses, o ibandronato reduz apenas o risco de fraturas vertebrais. Recomenda-se seu uso por 3 a 5 anos, o qual deve ser mantido apenas nos pacientes com alto risco de fraturas. Para os pacientes de risco baixo ou moderado, deve ser considerada a possibilidade de interrupção (*drug holiday*).

Os bisfosfonatos orais devem ser contraindicados em pacientes com distúrbios esofágicos, insuficiência renal crônica com *clearance* de creatinina < 30mL/min e naqueles que não conseguem ficar sentados durante 30 a 60 minutos após a ingestão.

A monitoração da resposta terapêutica deverá ser realizada com densitometria óssea a cada 2 anos e/ou com marcadores de *turnover* ósseo. Com relação a esses últimos, sugere-se dosar o N-telopeptídeo urinário (NTX) ou o colágeno carbóxi-terminal sérico (CTX) antes do início do tratamento e 3 a 6 meses após. Uma redução de 30% e 50%, respectivamente, sugere boas adesão e eficácia terapêutica.

Denosumabe

O denosumabe é um anticorpo monoclonal humano que tem por alvo o RANKL (ligante do receptor ativador do fator nuclear kappa B), ao qual se liga com elevadas afinidade e especificidade, prevenindo a ativação de seu receptor, RANK, na superfície de precursores dos osteoclastos e nos osteoclastos. A prevenção da interação RANKL/RANK inibe a formação, a função e a sobrevivência dos osteoclastos, reduzindo assim a reabsorção óssea no osso cortical e trabecular.

O denosumabe deve ser considerado uma alternativa de primeira escolha para os pacientes com alto risco de fraturas, idosos com dificuldade de ingerir bisfosfonatos orais e naqueles com insuficiência renal. Seu uso também deve ser considerado nos pacientes intolerantes ou não responsivos a outras terapias. Diversos estudos evidenciaram sua eficácia na redução da incidência de fraturas vertebrais e não vertebrais. Recomenda-se seu uso a cada 6 meses por via subcutânea. A reavaliação do risco de fratura deverá ser realizada a cada 5 a 10 anos. Não necessita de *drug holiday* ou interrupção. Entretanto, a descontinuação deverá ser seguida do uso de um agente antirreabsortivo para prevenir o efeito rebote nos marcadores de remodelamento ósseo e a rápida perda de massa óssea com aumento do risco de fraturas.

Uma metanálise que comparou o uso de denosumabe com placebo (Barrionuevo e cols., 2019) demonstrou redução de 68% no risco de fraturas vertebrais e de 39% no de fraturas de quadril. Em pacientes com insuficiência renal estágio IV (*clearance* de 15 a 30mL/min), o denosumabe aumentou a DMO, mas não reduziu o risco de fraturas. Deve-se ter cautela ao usá-lo nesse subgrupo de pacientes, já que o denosumabe aumentou o risco de hipocalcemia. Ademais, os pacientes em terapia renal substitutiva não foram avaliados no estudo, não havendo dados científicos sobre esse subgrupo de pacientes.

Aparentemente, há melhores adesão e satisfação dos pacientes em uso de denosumabe quando comparado ao alendronato. As taxas de adesão elevadas têm ajudado a reduzir a incidência de fraturas na prática clínica.

Agentes anabólicos

Os agentes anabólicos teriparatida (análogo 1-34 do paratormônio [PTH]) e abaloparatida (análogo proteico do PTH) aumentam a DMO mediante o estímulo à formação óssea. Seu uso está indicado tanto em mulheres na pós-menopausa como em homens com osteoporose grave (T-escore ≤ −3,5DP na ausência de fraturas ou T-escore ≤ −2,5DP associado a múltiplas fraturas), pacientes com contraindicação ao uso de bisfosfonatos (acalasia, esclerodermia com envolvimento esofágico) e pacientes que não responderam a outras terapias.

Uma metanálise que comparou a teriparatida com placebo (Barrionuevo e cols., 2019) evidenciou uma redução de 79% no risco relativo de fraturas vertebrais e de 39% no de fraturas não vertebrais. A metanálise comparou ainda a eficácia da abaloparatida com placebo. O estudo demonstrou redução no risco relativo de fraturas vertebrais e não vertebrais de 87% e 46%, respectivamente. Apesar de ambos os medicamentos reduzirem o risco relativo de fraturas não vertebrais, não houve diferença significativa na redução do risco de fraturas de quadril quando comparados com placebo.

Esses agentes anabólicos não devem ser usados por mais de 24 meses em virtude do risco de desenvolvimento de osteossarcoma. Desde a introdução do uso da teriparatida em 2002, com mais de um milhão de usuários até o momento, apenas um caso de osteossarcoma foi relatado em 2016.

Os principais efeitos colaterais da teriparatida são cãibras e vertigem, enquanto os da abaloparatida são hipotensão postural, náuseas, cefaleia e palpitações.

Uma vez que os efeitos anabólicos na DMO podem ser reduzidos após sua descontinuação, a maioria dos estudos recomenda o uso de bisfosfonatos, denosumabe ou raloxifeno após os 2 anos de uso dos agentes anabólicos.

O romosozumabe é um agente anabólico recentemente aprovado pela Food and Drug Administration (FDA) após alguns ensaios clínicos evidenciarem redução no risco de fraturas vertebrais e não vertebrais, quando comparado com placebo. O romosozumabe é um anticorpo monoclonal antiesclerostina. A esclerostina é produzida pelos osteócitos e inibe a formação óssea. Portanto, sua inibição demonstrou aumentar a formação de massa óssea, além de reduzir o risco de fraturas.

Moduladores seletivos dos receptores de estrogênio (SERM)

Os SERM atualmente liberados para uso em mulheres na pós-menopausa são o raloxifeno e o bazedoxifeno. Algumas considerações não esqueléticas têm papel importante na decisão quanto ao melhor tratamento, incluindo os potenciais efeitos benéficos na redução do câncer de mama. Por outro lado, os estudos evidenciaram aumento no risco de eventos tromboembólicos e nenhum efeito cardioprotetor ou na redução do risco de câncer de endométrio.

Uma metanálise que comparou o raloxifeno com placebo (Barrionuevo e cols., 2019) demonstrou redução de 40% no risco de fraturas vertebrais, porém nenhuma redução significativa nas fraturas não vertebrais. Os dados são semelhantes no que se refere à comparação do bezedoxifeno com placebo. No Brasil, assim como nos EUA e no Canadá, o uso do bazedoxifeno foi liberado apenas quando conjugado com estrogênios. O uso combinado promoveu ganho de massa óssea, mas não reduziu o risco de fraturas.

Calcitonina

O uso da calcitonina *spray* está indicado apenas quando os outros tratamentos estão contraindicados. A metanálise de Barrionuevo e cols. não demonstrou redução no risco de fraturas vertebrais e não vertebrais quando a calcitonina foi comparada com placebo. Ademais, os efeitos analgésicos nas fraturas vertebrais também foram pequenos. Apenas um estudo randomizado, placebo-controlado, com 68 mulheres, relatou eficácia no controle da dor pós-fratura vertebral (Quadros 42.5 e 42.6).

Quando modificar o tratamento

Em virtude do baixo custo e da longa experiência com o uso dos bisfosfonatos, eles são frequentemente a primeira escolha no tratamento da osteoporose em grande parte dos países. A decisão de trocar um fármaco por outro é embasada na disponibilidade, na tolerabilidade, nos custos e nas preferências. A troca deverá ser considerada quando houver "falha" terapêutica ou baixa adesão ao tratamento. Considera-se "falha" terapêutica em caso de perda de mais de 5% na DMO na coluna lombar, 4% no quadril ou 5% no colo do fêmur após 2 anos de tratamento e redução nos marcadores de remodelamento ósseo abaixo do esperado para o uso dos agentes antirreabsortivos (< 30% em relação aos valores basais). Deve ser considerada falha terapêutica quando surgem duas ou mais fraturas vertebrais em vigência do tratamento antirreabsortivo. No entanto, na prática clínica, também deve ser considerada a troca farmacológica em caso de surgimento de uma única fratura vertebral em paciente com boa adesão farmacológica.

Duração do tratamento

Atualmente, evidências científicas confirmam que o tratamento durante 3 a 5 anos é altamente benéfico com risco mínimo de complicações. Entretanto, recentes preocupações sobre o risco de osteonecrose de mandíbula e fraturas atípicas femorais têm suscitado reconsiderações sobre a melhor duração da terapia. Estudos recentes comprovam os efeitos residuais sobre a redução do risco de fraturas quando os bisfosfonatos são interrompidos. Esses estudos autorizam a interrupção do uso após 3 a 5 anos. Entretanto, após a interrupção de fármacos não bisfosfonatos, o benefício na redução do risco de fraturas é rapidamente perdido. Portanto, o tratamento com os demais medicamentos deve ser mantido indefinidamente ou seguido pelo uso dos bisfosfonatos. Por exemplo, a descontinuação do denosumabe foi associada à perda de 6,6% na DMO da coluna lombar e de 5,3% na DMO do quadril nos primeiros 12 meses após a interrupção. No entanto, quando seguido pelo uso do alendronato ou ácido zolendrônico, os ganhos na redução do risco de fraturas foram mantidos.

Complicações do tratamento

Osteonecrose de mandíbula

A osteonecrose de mandíbula é definida como uma ferida não cicatrizada na cavidade oral associada à exposição óssea por pelo menos 8 semanas, geralmente associada a procedimentos dentários, como extração ou implante. O risco absoluto entre os pacientes que utilizam bisfosfonatos foi estimado em 0,01% a 0,001%, sendo maior nos usuários por mais de 4 anos e em pacientes oncológicos (0,21%) que usaram quimioterápicos, radioterapia e agentes antiangiogênicos.

Apesar dos riscos descritos, a Associação Dentística Americana não recomenda a interrupção do uso de bisfosfonatos para procedimentos dentários. Entretanto, se o procedimento estiver programado ou em andamento, o início da terapia antirreabsortiva deverá ser adiado até que a área esteja cicatrizada. Por outro lado, a Associação Americana de Cirurgiões Bucomaxilares recomenda a interrupção 2 meses antes do procedimento para aqueles em uso de bisfosfonatos por mais de 4 anos.

O tratamento deve ser conservador nos estágios 0 a 2 com enxágues bucais antibacterianos. O desbridamento cirúrgico deve ser reservado para os pacientes em estágio 3.

Fraturas femorais atípicas

As fraturas atípicas foram inicialmente descritas em 2007 e têm características radiológicas específicas, geralmente seguidas de traumatismos de baixo impacto. Apesar da patogênese não completamente compreendida e da relação causa-efeito bem estabelecida com os bisfosfonatos, estudos mais recentes demonstraram relação com o uso de denosumabe, romosozumabe e odanacatibe.

A incidência de fraturas atípicas é muito baixa. Um estudo sueco com homens e mulheres com mais de 55 anos demonstrou que apenas 172 fraturas, do total de 50.323, preencheram os critérios da Sociedade Americana de Pesquisa Mineral e Óssea (ASBMR). Outro estudo, realizado em Washington, demonstrou incidência ainda menor, com cinco fraturas para cada 100.000 pessoas em uso. Entretanto, apesar da baixa incidência, estudos epidemiológicos evidenciaram aumento da incidência entre os que usaram bisfosfonatos por mais tempo, principalmente entre aqueles com mais de 8 anos de uso. Apesar do aumento na incidência, o benefício com o uso prolongado de bisfosfonatos em mulheres com risco alto de fraturas supera os riscos relatados. Para as mulheres de risco baixo e moderado, deve ser considerado o *drug holiday* após 5 anos (entre aquelas que usam bisfosfonatos orais) e 3 anos (para as que usam bisfosfonatos endovenosos).

Bibliografia

Barrionuevo P, Kapoor E, Asi N et al. Efficacy of pharmacological therapies for the prevention of fractures in postmenopausal women: a network meta-analysis. J Clin Endocrinol Metab 2019; 104(5):1623-30.

Camacho PM, Petak SM, Binkley N et al. Clinical practice guidelines for the diagnosis and treatment of postmenopausal osteoporosis – 2016. Endocr Pract 2016; 22(4):1-42.

Compston JE, McClung MR, Leslie WD. Osteoporosis. Lancet 2019; 393(10169):364-76.

Cosman F, de Beur SJ, LeBoff MS et al. National Osteoporosis Foundation. Clinician's guide to prevention and treatment of osteoporosis. Osteoporos Int 2014; 25(10):2359-81.

Eastell R, Rosen CJ, Black DM, Cheung AM, Murad MH, Shoback D. Pharmacological management of osteoporosis in postmenopausal women: An Endocrine Society Clinical Practice guideline. J Clin Endocrinol Metab 2019; 104(5):1595-622.

Leslie WD, Majumdar SR, Morin SN, Lix LM. Change in bone mineral density is an indicator of treatment-related antifracture effect in routine clinical practice: A registry-based cohort study. Ann Intern Med 2016; 165:465.

Naylor KE, Bradburn M, Paggiosi MA et al. Effects of discontinuing oral bisphosphonate treatments for postmenopausal osteoporosis on bone turnover markers and bone density. Osteoporos Int 2018; 9(6):1407-17.

Popp AW, Zysset PK, Lippuner K. Rebound-associated vertebral fractures after discontinuation of denosumab - from clinic and biomechanics. Osteoporos Int 2016; 27(5):1917-21.

Radominski SC, Bernardo W, Paula AP et al. Diretrizes brasileiras para o diagnóstico e tratamento da osteoporose em mulheres na pós-menopausa. Rev Bras Reumatol 2017; 57(2):452-66.

Rosen HN, Drezner MK. Clinical manifestations, diagnosis, and evaluation of osteoporosis in postmenopausal women. In: Mulder JE (ed.). Waltham, Mass.: UpToDate 2019.

Yu EW. Screening for osteoporosis. In: Mulder JE (ed.). Waltham, Mass.: UpToDate 2019.

Fraturas Vertebrais e de Quadril: Manejo Clínico

Daniel Christiano de Albuquerque Gomes
Alícia Rafaela Martinez Accioly
Maria Eduarda Pires Lins e Silva Lima

CAPÍTULO 43

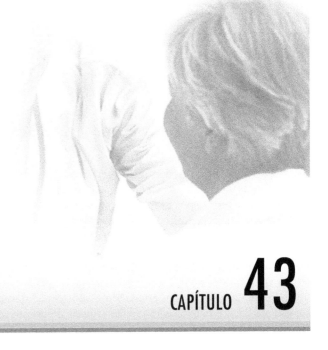

■ INTRODUÇÃO

As quedas e a osteoporose representam os principais fatores de risco para fraturas vertebrais e de quadril e são condições muito prevalentes na população idosa. As fraturas podem impactar a trajetória de vida dos idosos, aumentando significativamente a morbimortalidade, a dependência funcional e o sofrimento.

Tão importantes quanto a avaliação ortopédica precoce, os cuidados clínicos influenciam os desfechos do paciente. Desse modo, é imprescindível que os médicos clínicos e geriatras, seja na admissão da urgência, seja posteriormente, durante o acompanhamento da internação hospitalar, tenham noções dos tipos de fraturas e de suas respectivas peculiaridades, além da prevenção e tratamento das possíveis complicações, auxiliando os médicos ortopedistas na oferta dos cuidados multidisciplinares e integrais ao paciente idoso.

Tem sido demonstrado que os idosos com fraturas tratados dentro de uma enfermaria de geriatria apresentam melhores resultados relacionados com a mobilidade, a recuperação das atividades de vida diária e a qualidade de vida em comparação com o manejo tradicional em uma enfermaria de ortopedia.

■ FRATURA DE QUADRIL

Epidemiologia

Estima-se que a mortalidade intra-hospitalar após fraturas de quadril varie de 1% a 10% e que a mortalidade em 1 ano seja de 12% a 37%. Os principais fatores de risco associados são idade avançada, quedas, presença de osteoporose, sexo feminino, nível socioeconômico baixo, uso de medicamentos sedativos (como benzodiazepínicos e opioides) e história pessoal de fraturas.

Nesse tipo de fraturas são maiores as taxas de complicações (infecciosas, trombóticas, hemorrágicas, cardiopulmonares), aumentando sobremaneira a morbidade e a mortalidade. Um estudo de Nurmi e cols. (2003) mostrou que, dos 340 pacientes funcionais previamente à fratura de quadril, 11% ficaram acamados, 16% passaram a viver em instituições de longa permanência (ILP) e 80% necessitavam de algum dispositivo de marcha 1 ano após o evento. A despeito de cirurgia precoce e da reabilitação pós-cirúrgica, a mortalidade 1 ano após as fraturas de quadril atinge 37%. Os fatores de risco de mortalidade em curto e médio prazo nesses pacientes incluem idade, sexo masculino, nível socioeconômico baixo, doenças coexistentes, presença de demência e residir em ILP. Assim, o diagnóstico e a abordagem precoce impactam sobremaneira a evolução do paciente com esse tipo de fratura.

Classificação

Conhecer os diversos tipos de fraturas ajuda a prevenir as principais complicações que podem se apresentar, visto que cada uma delas se relaciona com áreas anatômicas diferentes.

As fraturas de quadril são classificadas em intracapsulares (colo de fêmur) e extracapsulares, as quais são divididas em intertrocantéricas (quando a fratura ocorre entre o trocanter maior e o menor) e subtrocantéricas (abaixo do trocanter menor). As de colo de fêmur ainda podem ser divididas em alinhadas e desalinhadas. As fraturas mais comuns são as de colo de fêmur e as intertrocantéricas.

As fraturas de colo de fêmur têm maior probabilidade de prejudicar a irrigação sanguínea, acarretando risco maior de necrose avascular da cabeça de fêmur e dificuldade na consolidação da fratura e, quanto mais desalinhada a fratura, maior a chance de comprometimento vascular. Além disso, as fraturas intracapsulares também podem causar sangramentos importantes com tamponamento do espaço capsular, dificuldade da drenagem venosa, anemia aguda ou síndrome compartimental.

Diagnóstico

O diagnóstico das fraturas é fundamentado no seguinte tripé: história, exame físico e exames de imagem.

As fraturas de quadril normalmente decorrem de trauma direto de baixa energia após queda da própria altura. As manifestações clínicas mais comuns compreendem dor em virilha, coxa ou joelho e incapacidade de sustentar o peso do corpo, podendo haver rotação e encurtamento do membro afetado. Cabe ressaltar que em caso de fraturas parciais ou em idosos com prejuízo cognitivo os sintomas podem ser discretos ou inespecíficos.

Radiografias simples são comumente suficientes, devendo ser solicitadas as incidências anteroposterior da pelve com rotação interna dos membros e a lateral *crosstable* do quadril envolvido. No entanto, alguns pacientes podem apresentar fraturas ocultas, e uma radiografia normal não exclui o diagnóstico se houver forte suspeita clínica. As imagens por ressonância magnética (RM) são as escolhidas em caso de dúvida diagnóstica. A cintilografia óssea também pode ser uma alternativa, porém, ao contrário da RM, que possibilita o diagnóstico precoce, as alterações podem ser encontradas apenas 72 horas após o evento.

Tratamento cirúrgico das fraturas de quadril

Como regra geral, protocolos indicam a realização de cirurgia dentro das primeiras 24 a 48 horas após a admissão. No entanto, uma abordagem mais agressiva reduz as complicações em 30 dias, sendo sugerida em 12 ou até 6 horas após a entrada na emergência. Contudo, como o risco cirúrgico é moderado nesse tipo de procedimento, os pacientes com doenças descompensadas, como insuficiência cardíaca, *diabetes mellitus*, síndrome coronariana aguda, arritmias, doenças valvares graves e doença pulmonar obstrutiva crônica, apresentam taxas maiores de complicações e de mortalidade se não devidamente compensados antes do procedimento, e, por isso, é prudente retardar a cirurgia em até 72 horas para melhor otimização dessas condições de base.

Como uma das principais metas do tratamento é recuperar a funcionalidade prévia, a conduta conservadora pode ser considerada em pacientes com idade avançada, prejuízo cognitivo grave ou baixa expectativa de vida. Condições clínicas proibitivas ou pacientes que se apresentem tardiamente também são manejados clinicamente. Nesses casos, é sempre importante manter uma boa comunicação com os familiares e compartilhar as decisões.

Manejo clínico e cuidados perioperatórios

Os principais objetivos do tratamento para as fraturas de quadril e vertebrais compreendem:

1. Aliviar a dor de maneira imediata e eficaz.
2. Avaliação ortopédica e correção cirúrgica precoce, quando indicado e assim que possível.
3. Manejo das doenças coexistentes descompensadas.
4. Evitar possíveis complicações clínicas e cirúrgicas, reduzindo a morbimortalidade.
5. Recuperar a funcionalidade e a independência do paciente.
6. Tratar a osteoporose e prevenir novas fraturas.

Na urgência, é importante lembrar as possíveis causas que desencadearam a queda e que necessitam de avaliações adicionais e prioritárias, como acidente vascular encefálico, arritmias cardíacas, síndromes coronarianas agudas e infecções. Além disso, deve ser adotada uma abordagem agressiva no controle da dor, inclusive com o uso de medicamentos opioides, visto que muitas vezes a dor tem intensidade moderada a grave, ocasionando, além do sofrimento físico, risco maior de *delirium*, imobilidade prolongada, lesões por pressão, infecções e aumento do tempo de estadia hospitalar. É importante enfatizar que se deve iniciar com doses baixas de opioides e ir titulando de acordo com a resposta por meio de reavaliações frequentes e cuidadosas, mantendo atenção especial aos efeitos adversos, como sonolência, depressão respiratória, constipação intestinal e até mesmo intoxicação.

Cuidados perioperatórios

Uma boa anamnese e um bom exame físico orientam a necessidade de investigação completar. Exames para identificação de anemia e avaliação da função renal, eletrólitos, glicemia e coagulação são suficientes na abordagem inicial, correção e compensação pré-operatória adequada.

Foi observado que outros exames cardiológicos além do eletrocardiograma não acrescentam benefícios em pacientes sem sinais e sintomas. Do mesmo modo, a avaliação clínica da função pulmonar com gasometria arterial, oximetria de pulso e observação da presença de tosse eficaz ajuda a antecipar complicações pós-operatórias.

Anemia

Recomendam-se valores-alvo de hemoglobina para o procedimento cirúrgico > 8g/dL, se o paciente estiver assintomático, uma vez que não foram observados melhores resultados nos estudos diante de uma estratégia mais liberal de transfusão sanguínea que a restritiva. No entanto, os pacientes com anemia sintomática ou doenças cardíacas descompensadas devem ser transfundidos para níveis de hematimetria maiores.

Profilaxia antibiótica

O procedimento ortopédico com colocação de prótese, placa ou parafusos tem indicação de profilaxia com antibiótico, sempre pensando nos patógenos mais comuns: o *Staphylococcus aureus* e o *S. epidermidis*. Os antimicrobianos mais comumente usados são as cefalosporinas de primeira geração, como a cefazolina, a qual deve ser administrada preferencialmente nas primeiras 2 horas que antecedem a cirurgia, seguida de mais duas doses 8 e 16 horas após a cirurgia. Nos pacientes com hipersensibilidade aos betalactâmicos, a alternativa pode ser o uso de clindamicina ou vancomicina.

Profilaxia para trombose venosa profunda/tromboembolismo pulmonar

A dor, a resposta inflamatória, a imobilização no leito e o procedimento ortopédico tornam a fratura um evento de alto risco tromboembólico. Estima-se que metade dos pacientes desenvolva TVP/TEP na ausência de profilaxia, principalmente nos primeiros 7 a 14 dias. A escolha da profilaxia antitrombótica deve ser realizada individualmente de acordo com o risco de sangramento, podendo ser mecânica e/ou farmacológica. Entretanto, a escolha do agente deve ser compartilhada com a equipe anestésica, pois pode influenciar o tipo de anestesia.

Caso seja possível a profilaxia medicamentosa, a escolha inicial é a heparina de baixo peso molecular (HBPM). Nos pacientes com prejuízo da função renal, com *clearance* de creatinina < 30mL/min, a heparina não fracionada (HNF) é a mais indicada. Uma opção válida, principalmente diante de trombocitopenia induzida por heparina, é o fondaparinux, que é mais eficaz na prevenção de TVP/TEP, porém com risco de sangramento mais elevado que a HBPM, além de apresentar meia-vida maior (18 horas), o que dificulta o manejo pré-operatório.

Os novos anticoagulantes orais diretos (DOAC), como rivaroxabana, apixabana ou dabigatrana, aprovados pelas agências reguladoras para profilaxia de TVP/TEP em pacientes submetidos a artroplastias de quadril e joelho, podem ser uma opção nos pacientes com histórico de trombocitopenia induzida por heparina ou naqueles que rejeitem a administração de injeções e devem ser evitados em caso de insuficiência renal. Todavia, ainda não foram testados em pacientes submetidos a cirurgias por fratura de quadril e não podem ser formalmente recomendados.

A varfarina pode ser uma alternativa não parenteral com o cuidado de manter um INR-alvo entre 2 e 3. Além da profilaxia farmacológica, a deambulação precoce deve ser sempre lembrada.

O momento ideal para a administração da profilaxia medicamentosa ainda não está bem estabelecido e varia de acordo com a opção escolhida. Com relação às heparinas, a maioria dos especialistas aconselha evitar o uso muito próximo da cirurgia (menos de 4 horas antes e/ou após o procedimento) em virtude do risco aumentado de sangramento. Sugere-se, em geral, um intervalo mínimo de 12 horas entre a medicação e a cirurgia.

Nos pacientes com contraindicações para profilaxia medicamentosa, como os com sangramento ativo ou coagulopatias, recomenda-se a utilização de métodos mecânicos, especialmente a compressão pneumática intermitente.

Como o risco de TVP/TEP permanece elevado por algumas semanas após cirurgia em quadril, recomenda-se a manutenção da profilaxia por cerca de 30 a 35 dias após o procedimento ou por pelo menos 10 a 14 dias, desde que o paciente tenha voltado a deambular.

Prevenção de delirium

As fraturas e suas consequências somam vários fatores de risco que precipitam *delirium* nos idosos: dor, internamento, constipação intestinal, uso de opioides, restrição no leito, infecção e insônia. Estima-se que até 61% dos idosos internados em decorrência de fraturas apresentem *delirium,* e como essa condição por si só aumenta a morbimortalidade de maneira significativa, além de ocasionar declínio funcional, deve ser implementada uma abordagem multidisciplinar agressiva na prevenção e tratamento.

Tratamento da osteoporose e prevenção de novas fraturas

As fraturas vertebrais e de quadril após traumatismo de baixa energia representam fraturas por fragilidade, e o tratamento da osteoporose não deve ser esquecido por reduzir a mortalidade. A densitometria mineral óssea se revela interessante para o acompanhamento do tratamento, mas não é necessária para iniciá-lo e não deve retardá-lo.

Uma vez que a cicatrização óssea exige remodelação de calo ósseo e a atividade conjunta de osteoclastos e osteoblastos, existe a preocupação teórica de que os bisfosfonatos, que inibem a ação osteoclástica, possam retardar esse processo. Entretanto, ensaios clínicos não têm demonstrado retardo na cicatrização óssea com o início precoce (nas primeiras 2 semanas) dos bisfosfonatos. Sugere-se iniciar bisfosfonato oral 4 a 6 semanas após a fratura, desde que o paciente esteja apto a se manter sentado por pelo menos 30 minutos. Para os pacientes que já vinham utilizando bisfosfonato antes da fratura, recomenda-se manter o uso da medicação.

Além disso, cuidados especiais precisam ser dispensados para reabilitação precoce, como terapia ocupacional, fisioterapia e nutrição, a fim de, sempre que possível, recuperar a funcionalidade e a fragilidade e prevenir novas quedas e fraturas.

■ FRATURA VERTEBRAL

Epidemiologia

A fratura vertebral é a manifestação mais comum da osteoporose, sendo a coluna torácica a mais acometida, principalmente o segmento médio (T7-T8) e a junção toracolombar (T12-L1). A prevalência de fratura vertebral aumenta com o avançar da idade, chegando à taxa de 30% em mulheres brancas com mais de 80 anos. Além disso, aproximadamente 19% sofrem nova fratura vertebral dentro de 1 ano de seguimento.

Os fatores de risco são idade avançada, fraturas prévias, história de quedas, inatividade, tabagismo ativo, uso de glicocorticoide sistêmico (> 5mg/dia por pelo menos 3 meses), sexo feminino, deficiência de vitamina D, baixo índice de massa corporal (IMC) e depressão. Sua presença está relacionada com risco maior de novas fraturas osteoporóticas e aumento da mortalidade, bem como com impacto negativo na qualidade de vida e na funcionalidade. Apesar das implicações, muitos casos passam despercebidos, e o diagnóstico clínico é estabelecido em apenas 25% a 33% dos pacientes.

Classificação

Ao longo dos anos foram criadas formas diferentes de classificação das fraturas vertebrais osteoporóticas. Genant e cols., em 1993, propuseram uma classificação, até hoje utilizada, com base na morfologia da vértebra fraturada (em cunha, côncava ou esmagada) e na redução da altura vertebral de T4 a L4. Essa classificação oferece uma noção da gravidade ao estabelecer graduações de acordo com a redução da altura vertebral, sendo considerada grau 1 uma redução de 20% a 25% (fratura mínima), grau 2 de 25% a 40% (fratura moderada) e grau 3 > 40% (fratura grave). A alteração do formato da vértebra em relação à vértebra adjacente tem valor qualitativo na avaliação global da coluna. Essa classificação é semiquantitativa, uma vez que a altura é estimada visualmente, sem a realização de cálculos objetivos. Esse método tem boa concordância intra e interobservador e bons resultados segundo observadores experientes e não experientes.

Manifestações clínicas

Grande parte das fraturas vertebrais passa despercebida, sendo detectada acidentalmente em radiografias. Convém ter em mente que a fratura vertebral em pacientes com osteoporose ocorre com quedas de pequeno porte ou durante atividades habituais do dia a dia sem relato de traumatismo. A fase aguda pode se manifestar com dor súbita, provocada pela movimentação do tronco, movimento de levantar-se, tosse ou espirro, com alívio sintomático dentro de 2 a 3 semanas. Na fase crônica, deve ser suspeitada diante do relato de redução da altura atingida na idade adulta ou de surgimento de cifose (colapso da região anterior do corpo vertebral), levando à instabilidade do eixo e à sobrecarga muscular com dor e fadiga.

Foi descrita na literatura sua associação à redução da qualidade de vida, sendo reportadas taxas maiores de depressão, distúrbio do sono e dor crônica, bem como fraqueza muscular progressiva, perda da independência e número maior de admissões em ILP. Em virtude da inatividade, também há a associação à trombose venosa profunda e à piora da osteoporose. Nos casos de cifose grave, são descritos prejuízos na função pulmonar, saciedade precoce e perda de peso, os dois últimos ocasionados pela protrusão abdominal decorrente do aumento da pressão torácica sobre o abdome.

Diagnóstico

Em caso de suspeita de fratura vertebral, o método de imagem indicado é a radiografia de coluna torácica e lombar, de preferência em incidência lateral. Cabe atentar para a qualidade das imagens radiográficas de modo a evitar má interpretação. Mesmo entre os radiologistas existe a possibilidade de subdiagnóstico de fratura vertebral, o que pode acontecer em até 50% dos casos. Assim, é aconselhável que as radiografias de coluna torácica e lombar sejam realizadas separadamente, centrando a imagem em T7 e L3, respectivamente. Isso evita a má interpretação da imagem por sobreposição, a interferência de desvios de eixo (p. ex., escoliose) ou a visualização das vértebras em diferentes incidências (as extremidades devem estar horizontalizadas e alinhadas).

Uma redução de 20% na altura vertebral, comparada à altura esperada, torna possível o diagnóstico de fratura. Vale ressaltar que um leve acunhamento anterior ou posterior é normal em vértebras torácicas e lombares e a redução da altura do corpo vertebral pode ser observada em idosos em razão de alterações degenerativas da coluna, independentemente da presença de osteoporose. A comparação com radiografias prévias ou a visualização de características específicas, como ruptura da camada cortical e impactação das trabéculas, pode ajudar no diagnóstico de fratura aguda, embora a RM muitas vezes seja necessária para a distinção correta (evidência de edema medular). Convém solicitar a complementação do estudo com RM ou tomografia computadorizada em caso de suspeita de malignidade, ausência de melhora com o tratamento conservador ou piora clínica progressiva.

Em pacientes assintomáticos com osteoporose, é possível o rastreio de fratura vertebral de T4 a L4 por meio da verificação de fratura vertebral (VFA), exame realizado por densitometria óssea e com custo e incidência de radiação muito menores que os da própria radiografia. Esse método pode não ser adequado para a visualização de fraturas em segmentos torácicos altos (acima de T7), tem boas sensibilidade e especificidade para detecção de fraturas moderadas a graves e é menos eficaz que a radiografia em caso de fraturas leves. Segundo a Sociedade Internacional de Densitometria Clínica (2015), a indicação de VFA consiste em T-escore < −1,0 em coluna, quadril ou colo de fêmur mais um dos seguintes:

- Mulher > 70 anos ou homem > 80 anos.
- Redução > 4cm na altura.
- Relato não documentado de fratura vertebral prévia.
- Prednisona > 5mg/dia (ou equivalente) por > 3 meses.

Diagnóstico diferencial

As fraturas vertebrais podem ser encontradas em diferentes situações e nem sempre devem ser relacionadas com a presença de osteoporose primária, principalmente quando acima do nível de T4 (exceto se concomitantes a múltiplas fraturas em níveis inferiores). Condições como osteomalacia, pós-traumatismo, mieloma múltiplo, metástases, uso de corticoide, hiperparatireoidismo, infecções e doença renal crônica devem ser suspeitadas quando associadas a achados clínicos e de imagem específicos.

Exames laboratoriais devem ser solicitados em caso de suspeita de causas secundárias, incluindo hemograma completo, perfil metabólico, função hepática, função tireoidiana, velocidade de hemossedimentação, proteína C reativa, 25-hidroxivitamina D, paratormônio, eletroforese de proteínas séricas e hemoculturas.

Apesar de a história de malignidade levantar a suspeita de lesões secundárias, até um terço das fraturas vertebrais em pacientes com neoplasias está associado à osteoporose primária. Segundo Griffith e Guglielmi (2010), os seguintes achados devem ajudar a diferenciar fraturas osteoporóticas de fraturas por malignidade:

- Preservação de sinal de gordura dentro da medula óssea vertebral.
- Alteração de sinal confinado ao corpo vertebral, poupando pedículos ou elementos posteriores.
- Presença de fluido ou gás no corpo vertebral.
- Linha hipointensa em RM ponderada em T1 dentro do corpo vertebral (linha de fratura).
- Ausência de formação expansiva em tecido mole adjacente ou em região epidural.
- Edema em tecido mole paravertebral mínimo ou ausente.
- Fratura não envolvendo segmento cervical ou torácico alto (T1-T5).
- Preservação da textura trabecular dentro do corpo vertebral fraturado na tomografia.

A tomografia por emissão de pósitrons (PET) com fluordesoxiglicose (FDG) pode ser utilizada para identificação de fraturas neoplásicas, se os achados da RM ou tomografia não forem conclusivos.

Tratamento das fraturas vertebrais

O tratamento clínico da fratura vertebral consiste em controle álgico, mobilização precoce (assim que tolerado) e reabilitação com fisioterapia e exercícios físicos. Um programa de exercício poderá ser iniciado quando a dor estiver controlada. Repouso no leito deve ser adotado pelo menor tempo possível em razão da chance maior de trombose venosa e perda de massa muscular e óssea. A colocação de órteses nesses casos tem benefício duvidoso e são limitadas as evidências para sua indicação.

Analgésicos orais, como dipirona e paracetamol, costumam ser a primeira opção para o controle da dor aguda relacionada com fraturas vertebrais. Nos casos de dor moderada a intensa ou persistência de dor a despeito de analgésicos comuns, recomenda-se o uso de opioides. Outra opção para alívio da dor aguda refratária a analgésicos nas fraturas vertebrais é a calcitonina que, embora seja pouco útil no tratamento da osteoporose, pode contribuir para o controle da dor.

Estudo prospectivo unicêntrico (Lee e cols., 2012) evidenciou controle sintomático em mais de 60% dos pacientes submetidos a tratamento conservador, com taxa de sucesso semelhante à do grupo submetido a tratamento intervencionista em 3, 6 e 12 meses de seguimento. Segundo esse estudo, os fatores de risco para falência do tratamento conservador até a terceira semana foram idade avançada (> 78,5 anos), osteoporose importante (T-escore < −2,95), sobrepeso (IMC > 25,5) e fraturas vertebrais mais graves (colapso > 28,5% da altura vertebral).

Os benefícios dos procedimentos cirúrgicos percutâneos na fratura vertebral ainda são questionados na literatura, porém há os que defendam sua realização em pacientes que se mantêm sintomáticos apesar da terapia conservadora. A vertebroplastia consiste na injeção de cimento ósseo (polimetilmetacrilato) no corpo vertebral fraturado, promovendo estabilidade à vertebra e melhor controle da dor. Já a cifoplastia também envolve a injeção de cimento ósseo; no entanto, é precedida pela insuflação de um balão próprio para recuperação da altura vertebral. Esses procedimentos não são isentos de riscos, havendo relatos na literatura de extravasamento do cimento, embolia, lesão neurológica, hematoma, infecção e risco de novas fraturas vertebrais. Desse modo, sua indicação deve ser criteriosa, com fratura evidenciada na RM e dor importante ou limitação funcional apesar da terapia conservadora por pelo menos 3 semanas.

CONSIDERAÇÕES FINAIS

As fraturas vertebrais e de quadril são causas de significativas morbidade e mortalidade entre os idosos. Taxas maiores de dor, perda da independência e depressão são descritas nessa população, interferindo sobremaneira na qualidade de vida e no próprio envelhecimento. A complexidade do cuidado exige abordagem multidisciplinar e individualização das condutas com foco na reabilitação e prevenção das complicações. Além disso, o tratamento adequado da osteoporose deve ser ressaltado como medida preventiva principal, reduzindo a chance de fraturas e as consequências desse evento.

Bibliografia

Banks E, Reeves GK, Beral V, Balkwill A, Liu B, Roddam A; Million Woman Study Collaborators. Hip fracture incidence in relation to age, menopausal status, and age at menopause: prospective analysis. PLoS Med 2009 Nov; 6(11):e1000181. Epub 2009 Nov 1.

Bhandari M, Koo H, Sauders L, Shaudhnessy SG, Dunlop RB, Schemitsch EH. Predictors of in-hospital mortality following hip fractures. Int J Surg Investig 1999; 1:329-26.

Braithwaite RS, Col NF, Wong JB. Estimating hip fracture morbidity, mortality and costs. J Am Geriatr Soc 2003 Mar; 51(3):364-70.

Buse GL, Bhandari M, Sancheti P et al. Hip Fracture Accelerated Surgical Treatment and Care Track (HIP ATTACK). Accelerated care versus standard care among patients with hip fracture: the HIP ATTACK pilot trial. CMAJ 2014; 186(1):E52-E60.

Carson JL, Terrin ML, Noveck H et al. Liberal or restrictive transfusion in high-risk patients after hip surgery. N Engl J Med 2011; 365:2453.

Christmas C. Medical care of the hip fracture patient. Clin Geriatr 2006 Apr; 14(4):40-5.

Colwell CW Jr; Annenberg Center for Health Sciences and Quadrant Medical Education. Thrombopoprophylaxis in orthopedic surgery. Am J Orthop (Belle Mead NJ) 2006 Jun; Suppl:1-9; quis 10-22.

De Smet AA, Robinson RG, Johnson BE, Lukert BP. Spinal compression fractures in osteoporotic women: patterns and relationship to hyperkyphosis. Radiology 1988; 166:497.

Ensrud KE, Schousboe JT. Vertebral fractures. N Engl J Med 2011; 364 (17):1634-42.

Falck-Ytter Y, Francis CW, Johanson NA et al. Prevention of VTE in orthopedic surgery patients: Antithrombotic therapy and prevention of thrombosis. 9th ed. American College of Chest Physicians Evidence-Based Clinical Practice Guidelines. Chest 2012; 141:e278S.

Fink HA, Milavetz DL, Palermo L et al. What proportion of incident radiographic vertebral deformities is clinically diagnosed and vice versa? J Bone Miner Res 2005; 20(7):1216-22.

Genant HK, Wu CY, van Kuijk C, Nevitt MC. Vertebral fracture assessment using a semiquantitative technique. J Bone Miner Res 1993 Sep; 8(9):1137-48. DOI: 10.1002/jbmr.5650080915.

Griffith JF, Guglielmi G. Vertebral fracture. Radiol Clin North Am 2010; 48:519-29.

Kammerlander C, Zegg M, Schmid R, Gosch M, Luger TJ, Blauth M. Fragility fractures requiring special consideration: vertebral fractures. Clin Geriatr Med 2014 May; 30(2):361-72.

Roberts KC, Brox WT, Jevsevar DS, Sevarino K. Management of hip fractures in the elderly. J Am Acad Orthop Surg 2015; 23 (2):131-7.

Kim N, Rowe BH, Raymond G et al. Underreporting of vertebral fractures on routine chest radiography. AJR Am J Roentgenol 2004; 182:297-300.

Ko FC, Morrison RS. Hip fracture: a trigger for palliative care in vulnerable older adults. JAMA Intern Med 2014; 174:1281.

LeBlanc ES, Hillier TA, Pedula KL et al. Hip fracture and increased short-term but not long-term mortality in healthy older woman. Arch Intern Med 2011; 171:1831-7.

Lee HM, Park SY, Lee SH, Suh SW, Hong JY. Comparative analysis of clinical outcomes in patients with osteoporotic vertebral compression fractures (OVCFs): conservative treatment versus balloon kyphoplasty. Spine J 2012; 12(11):998-1005.

McCarthy J, Davis A. Diagnosis and management of vertebral compression fractures. Am Fam Physician 2016 Jul 1; 94(1):44-50.

Nurmi I, Narinen A, Luthje P, Taninen S. Functional outcome and survival after hip fracture in elderly: a prospective study of 106 consecutive patients. J Orthop Traumatol 2004; 5:7-14.

Prestmo A, Hagen G, Sletvold O et al. Comprehensive geriatric care for patients with hip fractures: a prospective, randomised, controlled trial. Lancet 2015; 383:1623-33.

Tay E. Hip fractures in the elderly: operative versus nonoperative management. Singapore Med J 2016; 57:178-81.

Thonse R, Sreenivas M, Sherman KP. Timing of antibiotic prophylaxis in surgery for adult hip fracture. Ann R Coll Surg Engl 2004 Jul; 86(4):263-6.

Whinney CM. Do hip fractures need to be repaired within 24 hours of injury? Cleve Clin J Med 2005 Mar; 72(3):250-2.

Wong GT, Sun NC. Providing perioperative care for patients with hip fractures. Osteoporos Int 2010 Dec; 21(Suppl 4):S553. Epub 2010 Nov 6.

Zeytinoglu M, Jain RK, Vokes TJ. Vertebral fracture assessment: Enhancing the diagnosis, prevention, and treatment of osteoporosis. Bone 2017 Nov; 104:54-65.

Osteoartrite

Maria de Fátima Lima Knappe
Gabriele Santos Rabelo
Denise Dias Fernandes Bezerra da Silva

CAPÍTULO 44

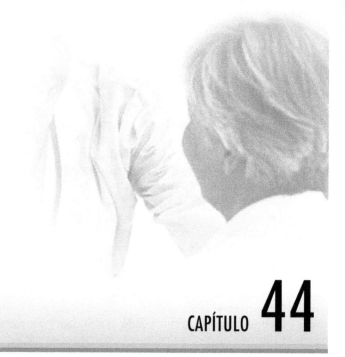

■ INTRODUÇÃO

A osteoartrite (OA) é uma síndrome clínica caracterizada por dor e rigidez articular, acompanhada por vários graus de limitação funcional e consequente redução da qualidade de vida. Trata-se do tipo mais comum de artrite e acomete principalmente os idosos, sendo a principal causa de incapacidade nesse grupo.

A OA é caracterizada patologicamente pela perda localizada de cartilagem e remodelação óssea associada à inflamação, afetando algumas articulações específicas, principalmente as dos joelhos, quadris, pequenas articulações das mãos, além da coluna cervical e lombossacra.

Os sintomas de OA incluem dor nas articulações, inchaço, sensibilidade e rigidez. O diagnóstico é estabelecido com base na avaliação clínica associada à radiológica, que demonstra as anormalidades estruturais.

O foco principal do tratamento atual consiste em controle álgico e consequentemente na redução das limitações funcionais. Engloba o tratamento não farmacológico e o medicamentoso. Infelizmente, ainda não existe terapia modificadora, ou seja, medicações que retardem ou interrompam a evolução da doença. Nos últimos anos, diversas instituições mundiais propuseram diretrizes com recomendações específicas, sendo as principais revisas no tópico sobre o tratamento.

■ EPIDEMIOLOGIA

A incidência e prevalência corretas da OA são difíceis de determinar porque a síndrome clínica (dor e rigidez nas articulações) nem sempre corresponde às alterações estruturais da doença (geralmente definidas como alterações anormais em exames de imagem). Assim, a incidência e a prevalência irão variar de acordo com a definição utilizada: sintomática ou radiográfica.

Cerca de 240 milhões de pessoas são afetadas pela OA, incluindo mais de 30 milhões nos EUA, e a prevalência aumenta com a idade. Estima-se que cerca de 10% dos homens e 18% das mulheres com mais de 60 anos tenham OA sintomática. A OA radiológica é mais prevalente, perfazendo 11% em caso de OA de quadril, 5% em OA de joelhos e 41% em OA das mãos.

A prevalência real no Brasil é desconhecida em virtude da escassez de estudos. Entretanto, estima-se que esteja aumentando por causa do envelhecimento epidemiológico observado nos últimos anos.

■ PATOGÊNESE

No passado, a OA era considerada um processo degenerativo de "desgaste" e, portanto, muitas vezes erroneamente chamada de doença articular degenerativa, ou seja, osteoartrose. No entanto, a patogênese da OA é muito mais complexa, sendo osteoartrite o termo mais correto por indicar a associação de um processo inflamatório local.

A identificação da patogênese correta é fundamental para a proposição de novos fármacos que, além de garantir melhora sintomática, atuariam modificando a evolução da doença.

A principal alteração patológica da OA é a perda da cartilagem articular hialina presente em um padrão focal e não uniforme. Além disso, ocorrem aumento da espessura e esclerose da placa óssea subcondral, crescimento excessivo de osteófitos, distensão da cápsula articular por sinovite e fraqueza dos músculos periarticulares.

Patologia (visão geral)

A OA afeta todas as estruturas de uma articulação. Os achados patológicos encontrados estão presentes em graus variados em todas as pessoas com OA, o que sugere uma resposta comum da articulação a uma variedade de insultos.

Entretanto, a OA não progride do mesmo modo em todos os indivíduos, e prever quais pacientes irão avançar para os estágios finais da doença permanece um desafio.

Cartilagem articular

A cartilagem articular é uma cartilagem hialina típica que recobre as extremidades dos ossos e é lubrificada pelo líquido sinovial. Ela mantém o movimento suave e sem atrito, dissipando o estresse na articulação. Confere à articulação alta capacidade de absorção de impactos, sendo importante fator de proteção articular.

Trata-se de tecido avascular e aneural constituído principalmente de condrócitos e da matriz extracelular, que inclui colágeno tipo 2 e proteoglicanos. Os condrócitos, únicas células presentes na cartilagem, sintetizam a matriz extracelular e são responsáveis pela manutenção da cartilagem por meio de atividades anabólicas e catabólicas. O colágeno tipo 2 confere à cartilagem resistência à tensão, enquanto o agrecano, uma macromolécula de proteoglicano acoplada ao ácido hialurônico, confere rigidez compressiva por meio da repulsão magnética.

O ácido hialurônico é a substância presente no líquido sinovial que fornece viscosidade, mas exige a presença de uma grande proteína mucinosa, a lubricina (também conhecida como proteoglicano-4 ou proteína da zona superficial).

A cartilagem articular é a área primariamente alterada pela doença. Microscopicamente, a cartilagem da OA é caracterizada pela perda de colágeno e proteoglicanos, perturbando assim a estrutura da matriz extracelular. Essa perda faz a rede de colágeno se soltar, permitindo que os proteoglicanos hidrofílicos atraiam água e se expandam.

À medida que a OA se desenvolve, a atividade catabólica se acelera dramaticamente: os condrócitos proliferam e formam aglomerados, provavelmente em resposta à perda de matriz, o que agrava ainda mais a perda já iniciada. As enzimas mais importantes responsáveis pela degradação da matriz são as metaloproteinases matriciais (MPM), particularmente as colagenases, a MMP-13 e a ADAMTS-5.

A cartilagem tem capacidade limitada de reparo. Quando ocorre a degradação do colágeno, este não é substituído adequadamente. À medida que ocorrem danos significativos na matriz, observa-se a morte dos condrócitos, resultando em áreas de matriz desprovidas de células.

Osso

O espessamento do osso subcondral (esclerose óssea) decorre do aumento da produção de colágeno que é indevidamente mineralizado. Os osteófitos (esporões ósseos) se formam nas margens da articulação, geralmente no local de inserção de tendões ou ligamentos. Na doença mais avançada, ocorrem cistos ósseos, mas as erosões ósseas não são vistas tipicamente. Entretanto, existe uma exceção, a denominada OA erosiva, que é observada nas articulações distais das mãos (interfalangianas distais e interfalangianas proximais) e está associada a erosões localizadas centralmente.

Sinóvia

Os fragmentos de matriz liberados da cartilagem estimulam a inflamação com a consequente sinovite. Ao contrário da artrite reumatoide e de outras formas de artrite inflamatória, a sinovite não é considerada o fator inicial na OA primária.

Os mediadores inflamatórios desempenham um papel na patogênese da OA como potenciais impulsionadores da destruição do tecido articular. A lista de mediadores pró-inflamatórios é extensa, sendo os principais: interleucina (IL) 1, IL-6, fator de necrose tumoral alfa (FNT-α), proteína quimiotática de macrófagos (MCP) 1, proteína induzida por interferon (IP) 10 e monoquina induzida por interferon (MIG).

Esses mediadores promovem a sinovite ao atraírem macrófagos para a articulação e acentuarem a degradação da matriz, estimulando a expressão de várias proteases.

Além da cartilagem, os componentes do tecido mole da articulação, incluindo os ligamentos, a cápsula articular e os meniscos no joelho, são frequentemente afetados pela OA. Esses tecidos exibem ruptura de sua matriz extracelular, bem como a perda de células. O espessamento da cápsula articular juntamente com osteófitos e a sinovite contribuem para o aumento observado nas articulações acometidas pela OA.

Fatores de risco

Múltiplos fatores de risco têm sido relacionados com a patogênese da AO, sendo os principais: idade, genética, obesidade, fatores anatômicos, fatores externos relacionados com lesão e sexo feminino.

Idade

A OA está claramente relacionada com o envelhecimento, sendo observadas incidência e prevalência aumentadas com a idade. O envelhecimento aumenta a vulnerabilidade por meio de vários mecanismos: os condrócitos da cartilagem envelhecida são menos responsivos à carga, e a redução dessa capacidade de sintetizar a matriz, secundária ao estímulo de carga, torna mais adelgaçada a cartilagem do idoso.

Os fatores protetores, por sua vez, também falham mais frequentemente com a idade. Os músculos se tornam mais fracos e os ligamentos se distendem, tornando-se menos capazes de absorver os impactos.

Genética

A OA é uma doença com componente hereditário. As formas mais relacionadas com a hereditariedade são a OA de mão e a de quadris, que podem responder por 50% dos casos. Algumas mutações genéticas conferem alto risco para OA, sendo a mais conhecida o polimorfismo do gene do fator de diferenciação do crescimento 5 (GDF5).

Mutações raras nos colágenos tipos II, IX ou XI, que são colágenos estruturais encontrados na cartilagem articular, resultam em OA prematura, que pode começar já na adolescência.

Obesidade

Durante o apoio de uma única perna, o joelho suporta uma carga que pode variar de três a seis vezes o peso corporal, e qualquer aumento do peso irá aumentar ainda mais a força exercida sobre o joelho. Por isso, a obesidade é um importante fator de risco para OA em articulações que sustentam o corpo, como nos joelhos e, menos frequentemente, no quadril.

Entretanto, existe uma relação com OA de mãos e com casos mais graves de obesidade, talvez em razão do aumento do estado pró-inflamatório presente em indivíduos obesos. Os macrófagos no tecido adiposo são uma fonte de citocinas pró-inflamatórias, incluindo IL-6 e TNF-α, e os adipócitos produzem adipocinas, como a leptina.

Fatores anatômicos

A relação entre os fatores anatômicos e a OA é mais bem explicada pela mecânica articular alterada como a causa inicial da OA. Os mecanismos alterados impõem cargas excessivas e anormais à cartilagem, resultando em aumento da produção de mediadores inflamatórios e enzimas proteolíticas.

No quadril, a anormalidade mais comum é a displasia acetabular congênita, que está associada à OA precoce do quadril. Quanto aos joelhos, o desalinhamento em membros inferiores aumenta o risco. Indivíduos que têm alinhamento em varo (a articulação é desviada para fora, aumentando o espaço entre um joelho e o outro) estão sob risco aumentado de OA tibial-femoral medial, enquanto aqueles com alinhamento em valgo (a articulação desvia para dentro, aproximando um joelho do outro) estão em risco de OA tibial-femoral lateral.

Fatores externos relacionados com a lesão

A OA que se desenvolve após lesões de uma articulação é comumente chamada de OA pós-traumática. A OA pode se desenvolver após lesões de ligamentos, menisco e fraturas que envolvem a articulação. Um grande número de mediadores inflamatórios, incluindo o TNF-α (elevado em seis vezes) e a IL-6, está relacionado com essa condição.

O uso repetitivo das articulações em razão das atividades ocupacionais aumenta o risco de OA por provável exaustão dos músculos, que deixam de funcionar como fatores protetores.

O exercício físico é um dos pilares do tratamento da OA. Entretanto, os pacientes com lesão prévia têm risco aumentado principalmente relacionado com a prática de corrida. Os corredores profissionais também apresentam aumento da incidência de OA de joelhos e quadril.

Sexo

As mulheres têm risco aumentado de desenvolver OA de todas as articulações. No entanto, alguns autores acreditam que a OA de quadril é prevalente em ambos os sexos.

A forte associação entre a OA e a idade pode explicar por que a OA é mais comum após a menopausa, embora haja alguma evidência de que a perda de estrogênio possa ser um fator contribuinte, mas existe pouco entendimento sobre essa vulnerabilidade.

A Figura 44.1 mostra um esquema com os fatores de risco para OA.

■ MANIFESTAÇÕES CLÍNICAS

Os principais sintomas da OA são dor nas articulações, limitação do movimento, deformidade articular e instabilidade, o que ocasiona a restrição locomotora. Os sintomas geralmente estão presentes em apenas uma ou em algumas articulações e costumam acometer pessoas a partir dos 60 anos.

Os principais sinais físicos da OA são: crepitação, sensibilidade articular, edema articular, deformidade e redução da amplitude de movimento.

A crepitação é uma sensação tátil de trituração grosseira ou som causado por fricção entre a cartilagem articular danificada e o osso, podendo ser mais proeminente durante a movimentação ativa que na avaliação clínica.

Dor articular

A dor articular, o sintoma mais comum, é agravada pelo movimento (dor classicamente considerada mecânica) e aliviada em repouso. Nas fases iniciais, a dor é episódica e induzida pelo uso excessivo da articulação. Com a evolução da doença a dor se torna contínua a passa a incomodar à noite.

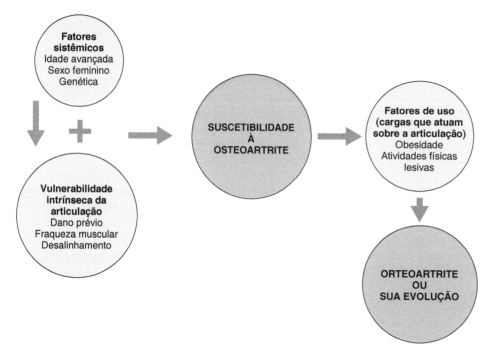

Figura 44.1 Fatores de risco para osteoartrite. (Adaptada de Felson DT. Osteoartrite. In: Kasper DL et al. Medicina Interna de Harrison. 19. ed. AMGH, 2017.)

Como a cartilagem é aneural, a dor relacionada com a OA não é ocasionada pela perda da cartilagem, mas relacionada com as estruturas fora da cartilagem: sinóvia, cápsula articular e osso subcondral.

Além disso, a intensidade da dor é influenciada por lesões periarticulares. Em geral, essas lesões causam dor localizada longe da linha articular, enquanto a dor relacionada com a OA é mais intensa sobre a linha articular. A bursite é muito comum, principalmente nos joelhos e no quadril, podendo ocorrer ainda laceração de meniscos e comprometimento ligamentar.

Limitação de movimento

A redução da amplitude de movimento é secundária principalmente à presença de osteófitos marginais e espessamento capsular, mas a hiperplasia sinovial e o derrame também podem contribuir. A limitação do movimento ocorre tanto na movimentação passiva como na ativa.

Além dessa limitação, é bastante comum a rigidez articular, a qual é mais frequente pela manhã e classificada como de curta duração (< 30 minutos).

Outro achado muito recorrente é a deformidade articular, um sinal de dano articular avançado. Essa deformidade é ocasionada pelas alterações patológicas já descritas e pela fraqueza dos músculos que envolvem as articulações.

Instabilidade articular

Mais comum na OA do joelho, a instabilidade articular consiste na sensação de falta de confiança ao deambular. Ocasionalmente, as pessoas podem tropeçar e cair. Está associada à fraqueza muscular.

Distribuição das articulações

As manifestações clínicas da OA estão relacionadas com o envolvimento das articulações. A OA pode ser categorizada em formas localizadas ou generalizadas da doença (quando acomete mais de três articulações).

A OA tem predileção pelos joelhos, quadris, articulações interfalangianas, primeiras articulações carpometacarpianas (CMC), primeiras articulações metatarsofalangianas (MTF) e articulações apofisárias (facetas) da coluna lombar e cervical baixa e menos comumente afeta cotovelo, punho, ombro e tornozelo.

A forma generalizada constitui um subgrupo poliarticular da OA que envolve tipicamente as articulações interfalangianas distais (DIP), bases do polegar (primeiras articulações CMC e a articulação trapézio-escafoide), primeiras articulações MTF, articulações cervicais e lombares inferiores, joelhos e quadris. Os sintomas costumam começar nas mãos e posteriormente afetam os joelhos e outras articulações nas próximas décadas.

Osteoartrite de mãos

Em geral, os sintomas são bilaterais e o envolvimento articular costuma ser simétrico. Os sintomas podem ser intermitentes e surgir em locais característicos, como DIP, bases do polegar, articulações interfalangianas proximais (PIP) e segunda e terceira articulações metacarpofalangianas (MCP), em ordem decrescente de frequência.

Os sintomas frequentemente iniciam na menopausa com dor, sensibilidade e rigidez articular de uma ou de algumas articulações interfalangianas dos dedos. No início, pode haver calor intermitente e inchaço dos tecidos moles, mas ao longo de alguns anos as articulações interfalangianas envolvidas se tornam menos dolorosas e os sinais de inflamação diminuem, permanecendo os nódulos de Heberden e Bouchard, que são as principais alterações estéticas presentes na OA nodal, localizadas nas PIP e DIP, respectivamente.

A OA erosiva é um subgrupo incomum e particularmente agressivo da OA das mãos. A dor, a sensibilidade e a inflamação (calor, inchaço dos tecidos moles, às vezes eritema) são mais marcantes e prolongados. A OA erosiva não está associada à OA generalizada, acometendo apenas as articulações interfalangianas.

Osteoartrite de joelhos

O joelho é um importante local de apresentação da OA, em geral bilateralmente, embora um lado possa ser mais gravemente afetado. A articulação patelofemoral e/ou a tibiofemoral medial são mais comumente afetadas, sendo relativamente raro o acometimento isolado da articulação tibiofemoral lateral.

O exame pode revelar deformidades (flexão fixa, joelhos em varo e menos comumente em valgo) e fraqueza muscular por desgaste do quadríceps e do abdutor do quadril. O derrame articular do joelho é comum, porém leve, aumentando de prevalência com a gravidade da OA do joelho.

Osteoartrite de quadril

A OA de quadril se apresenta com dor, rigidez articular e restrição do movimento. A dor decorrente da OA do quadril costuma ser sentida profundamente na virilha anterior, mas pode envolver a coxa anteromedial ou lateral superior e ocasionalmente as nádegas, podendo ainda promover irradiação distal até o joelho.

A dor é exacerbada particularmente ao se levantar da posição sentada e durante as fases iniciais da deambulação. Ao contrário da OA do joelho, a de quadril é frequentemente unilateral.

Osteoartrite de coluna

A OA articular facetária geralmente coexiste com a degeneração do disco intervertebral, muitas vezes denominada *espondilose*.

A OA da articulação facetária lombar promove dor lombar localizada, que pode se irradiar unilateral ou bilateralmente para nádegas, virilha e coxas, geralmente terminando acima dos joelhos. Os sintomas pioram pela manhã e nos períodos de atividade. Além disso, são aumentados por estresse, exercício, extensão da coluna lombar e movimentos rotatórios e ocorrem tanto na posição sentada como em ortostatismo.

Do mesmo modo, a OA da articulação facetária cervical pode se manifestar por dor cervical ipsilateral, que não se irradia além do ombro e é agravada pela rotação do pescoço.

■ DIAGNÓSTICO

O diagnóstico da osteoartrite se baseia principalmente nos achados clínicos associados às alterações radiográficas. Nos primeiros estágios, a radiografia pode ser normal, mas a redução do espaço articular se torna evidente na medida em que ocorre destruição da cartilagem articular. Assim, a avaliação clínica é a mais importante.

A presença de dor articular relacionada com o uso de uma ou poucas articulações, idade de 45 anos ou mais e rigidez matinal por menos de 30 minutos são os achados clínicos mais comuns.

A investigação deve ser ampliada em pacientes com sintomas atípicos e sinais de um local de envolvimento incomum, sintomas e sinais de inflamação articular, dor acentuada em repouso e noturna, além de dor rapidamente progressiva. Nesses casos, recomenda-se a realização de testes laboratoriais com marcadores inflamatórios: taxa de sedimentação de eritrócitos (VHS), proteína C reativa (PCR), fator reumatoide (FR) e anticorpos antipeptídeo citrulinado cíclico (CCP).

Não é necessário o exame do líquido sinovial. Caso esteja indicado, a contagem de células esperada na OA é baixa. A contagem > 1.000/mL indica causas inflamatórias.

Os achados radiográficos têm pouca relação com a presença e a intensidade da dor, sendo os mais frequentes: estreitamento do espaço articular, esclerose óssea e presença de osteófitos. A radiografia tem maior valor, devendo ser mais utilizada nos casos de OA de mãos e quadril em virtude do diagnóstico diferencial mais amplo, mas também é considerada útil em caso de OA de joelhos refratária ao tratamento usual. A ressonância magnética está reservada para a minoria dos casos e costuma ser mais importante na investigação de lesões em partes moles e na presença de sinais de alarme.

O diagnóstico diferencial da OA depende em grande parte da localização da região afetada, bem como da ausência de sintomas sistêmicos. O diagnóstico diferencial inclui artrite reumatoide (AR), artrite psoriásica, artrite por cristais (gota ou pseudogota), hemocromatose, artrite infecciosa e outras anormalidades dos tecidos moles, como bursite e tendinopatias.

Os critérios diagnósticos e de classificação sugeridos pelo American College of Rheumatology (ACR) constituem o primeiro sistema de classificação, criado em 1986, e eram os mais amplamente utilizados. Entretanto, em virtude de suas várias limitações, atualmente são pouco adotados na prática clínica.

■ TRATAMENTO

Por ser uma doença progressiva, potencialmente incapacitante e multifatorial, a OA necessita de tratamento multidimensional, incluindo modalidades não farmacológicas, farmacológicas e cirúrgicas direcionadas ao alívio da dor, à melhora da função articular e à modificação de fatores de risco para a progressão da doença. Os tratamentos que modificam o curso da doença ainda não foram aprovados em razão da baixa eficácia, havendo atualmente diversas medicações ainda em avaliação.

Os pacientes com sintomas leves e intermitentes podem necessitar apenas de tratamento não farmacológico. Em caso de agravamento da doença ou falha no controle com as medidas iniciais, o uso de medicamentos específicos é imperativo para melhorar a qualidade de vida.

Tratamento não farmacológico

Os pilares do tratamento não farmacológico da OA consistem na mudança das cargas sobre a articulação acometida e na melhora da função dos protetores articulares. Assim, recomendam-se:

- Evitar atividades que sobrecarreguem a articulação.
- Melhorar a força e o condicionamento dos músculos periarticulares.
- Remover as cargas que atuam sobre a articulação: perda de peso, uso de órtese e correção de desalinhamentos.

Extensa revisão sistemática foi realizada em 2014 por Nelson e cols. e incluiu 16 artigos para revisão final e avaliação crítica das diretrizes mais recentes sobre o tema. Para as modalidades não farmacológicas, as técnicas amplamente recomendadas foram: exercício e perda de peso, educação sobre a doença, autogerenciamento da dor, dispositivos de marcha e modalidades térmicas. O artigo cita, entretanto, a controvérsia a respeito do uso de acupuntura, cintas de joelho e palmilhas.

Exercício e perda de peso

Para a OA de quadril e joelhos, diversos ensaios clínicos demonstram que os exercícios reduzem a dor e melhoram a função física. Assim, o exercício físico deve ser indicado para todos os pacientes independentemente da idade, da gravidade da doença radiográfica, da intensidade da dor, da funcionalidade e da presença de doenças associadas.

A atividade física contribui para a perda de peso e fortalece os grupamentos musculares, sendo fundamental para melhorar a capacidade funcional do portador de OA. Atualmente, não há evidências sólidas sobre a melhor prescrição de exercícios nem sobre a frequência, a intensidade e a duração.

Os esquemas mais indicados são o treinamento aeróbico de baixo impacto (como caminhada, ciclismo e exercícios na água) combinado com exercícios de resistência, que irão promover o fortalecimento muscular. A prescrição deve ser individualizada, levando em consideração a preferência do paciente, a intensidade da dor e a presença de comorbidades. Os exercícios de baixo impacto na água (como hidroginástica e hidroterapia) costumam ser bem aceitos pela população geriátrica e pelos pacientes com dor mais intensa.

A perda de peso deve ser encorajada, uma vez que cada quilograma de peso a mais pode aumentar a carga no joelho em 1,5 a 3 vezes, estando indicada a combinação de dieta restrita em calorias e atividade física para promover a redução no peso.

Educação

A educação do paciente é uma ferramenta essencial para otimizar o manejo da OA, sendo indicada pela maioria das diretrizes. O paciente precisa estar ciente dos fatores de risco que determinam o surgimento da OA e que agravam sua evolução (principalmente os modificáveis). Além disso, é importante promover o conhecimento acerca das opções terapêuticas disponíveis e do prognóstico da doença. Essas informações são imprescindíveis para manter a adesão ao planejamento terapêutico.

O processo de educação deve ser iniciado no consultório a partir do contato médico-paciente, devendo o idoso ser encorajado a prosseguir com a busca das informações, de preferência nos programas de orientação aos pacientes.

Autogerenciamento

A autogestão da dor é a etapa mais importante do tratamento. O paciente deve ser encorajado e informado acerca da resolução de problemas em caso de agravamento da dor e sobre as medidas a serem tomadas. Para que a autogestão seja eficaz, é fundamental estabelecer as metas e o planejamento terapêutico com o paciente e seus familiares. O idoso deve ser inserido em uma programação realista e individualizada, considerando suas preferências e o contexto biopsicossocial.

Tratamento farmacológico

O tratamento farmacológico mais recomendado inclui as seguintes medicações: acetaminofeno (paracetamol) como primeira linha; anti-inflamatórios não esteroides (AINE – uso tópico ou oral) como segunda linha, e corticoides intra-articulares (recomendados para OA de quadril e joelho), com base em revisão sistemática realizada por Nelson e cols. em 2014. A revisão cita ainda que capsaicina e opioides podem ser recomendados e que permanecem as controvérsias sobre o uso intra-articular de ácido hialurônico, glicosamina/condroitina, diacereína, duloxetina e insaponificáveis de soja e abacate.

Neste capítulo são citadas as recomendações de três grandes instituições: ACR, Osteoarthritis Research Society International (OARSI) e American Academy of Orthopaedic Surgeons (AAOS), as quais se encontram resumidas no Quadro 44.1.

Paracetamol

O paracetamol, pelo nível de segurança, é o analgésico considerado de primeira linha para o tratamento de OA, sendo indicado pelas principais diretrizes. Entretanto, a recomendação da AAOS é incerta em virtude das últimas revisões sistemáticas que demonstram pequeno controle na dor. Cabe enfatizar a mudança na dosagem máxima (atualmente de 3g/dia), segundo a Food and Drug Administration (FDA), por aumento da hepatoxicidade com doses mais elevadas.

No Brasil, o uso da dipirona na OA é disseminado em razão da percepção na prática clínica de controle álgico em parte dos pacientes. Entretanto, poucos estudos avaliam essa eficácia. A última diretriz brasileira foi publicada em 2002 e cita apenas a possibilidade de uso.

Anti-inflamatórios não esteroides

A administração tópica dos AINE é preferida à via oral para os pacientes com OA leve localizada no joelho ou com envolvimento concomitante das mãos, dada a localização superficial das articulações nesses casos. Além disso, em virtude dos poucos efeitos colaterais sistêmicos, estão indicados para os pacientes com comorbidades e com mais de 75 anos de idade. Seu uso, no entanto, frequentemente está relacionado com irritação local da pele.

Os fármacos mais frequentemente estudados são o diclofenaco gel e o cetoprofeno gel, aplicados de duas a quatro vezes ao dia sobre a articulação acometida pelo tempo necessário para o controle dos sintomas.

Os AINE sistêmicos oferecem bom controle analgésico e anti-inflamatório, podendo ser usados por período intermitente nos pacientes que não obtiveram resposta com o uso tópico e as medidas comportamentais, assim como nos casos de OA moderados a graves. Convém evitar seu uso em idosos em virtude do risco de sangramento digestivo e nefrotoxicidade, e mesmo os AINE seletivos COX-2 estão relacionados com taxas elevadas de eventos cardiovasculares.

Quadro 44.1 Recomendações para o tratamento da osteoartrite segundo instituições de reumatologia e ortopedia

Medicamento	ACR	OARSI	AAOS
Paracetamol	Recomenda o uso na dose de até 4.000mg/dia	Recomenda o uso em pacientes sem comorbidades; recomendação incerta em caso de multimorbidade	Recomendação inconclusiva
AINE não seletivos e seletivos COX-2	Recomenda o uso	Recomenda o uso; não recomenda em caso de multimorbidade	Recomenda o uso
AINE tópicos	Recomenda o uso na OA de mãos e joelhos; preferir se paciente > 75 anos, comparando com AINE orais	Recomenda em OA de joelhos; benefício incerto na OA de múltiplas articulações	Recomenda o uso
Capsaicina tópica	Recomenda o uso na OA de mãos; não recomenda na OA de joelhos	Recomenda o uso na OA de joelhos	Não cita
Analgésicos opioides	Recomenda o uso de tramadol	Recomendação incerta	Recomenda apenas tramadol na OA de joelhos; inconclusivo para os demais opioides
Duloxetina	Não recomenda nas orientações; pode ser alternativa em caso de OA de joelhos refratária	Recomenda o uso na OA de joelhos; incerto nos pacientes com multimorbidades	Não cita
Corticoides intra-articulares	Condicionalmente recomenda na OA de joelhos e quadril a partir dos sintomas	Recomenda o uso	Recomendação inconclusiva na OA de joelhos
Ácido hialurônico	Não recomenda o uso	Recomendação incerta na OA de joelhos; não apropriado na OA de múltiplas articulações	Não recomenda o uso; evidência forte na OA de joelhos
Sulfato de condroitina e glicosamina	Condicionalmente não recomenda o uso	Recomendação incerta para dor; não recomendado como modificador de doença	Não recomenda o uso; grau de evidência forte
Diacereína	Não cita	Recomendação incerta	Não cita
Insaponificáveis de soja e abacate	Não cita	Recomendação incerta; algum benefício na dor em OA de joelhos	Não cita

AAOS: American Academy of Orthopaedic Surgeons; ACR: American College of Rheumatology; AINE: anti-inflamatório não esteroide; COX-2: cicloxigenase 2; OA: osteoartrite; OARSI: Osteoarthritis Research Society International.

Capsaicina tópica

O uso da capsaicina deve ser reservado para os pacientes com OA localizada ou presente em poucas articulações cujo tratamento foi ineficaz ou com contraindicação para AINE. Por ser um derivado da pimenta, é frequente a sensação de queimação, que pode atingir mais de 50% dos usuários. Apesar de geralmente diminuir de intensidade com o tempo, esse efeito restringe seu uso clínico.

No Brasil, encontra-se disponível a formulação em creme ou *roll on* a 0,025% e 0,0075%. Não deve ser aplicado nas mucosas e em áreas com erosão, podendo ser utilizado de três a quatro vezes ao dia.

Opioides

Como o uso de opioides está relacionado com inúmeros efeitos colaterais, como náusea, vômitos, sonolência, cefaleia e constipação intestinal, seu uso deve ser restrito aos pacientes com doença mais grave.

As recomendações vigentes nas diretrizes estão mais voltadas para o uso de opioide fraco, sendo o tramadol o mais citado. O uso dos demais tem recomendação incerta.

Inibidores seletivos da recaptação de serotonina e noradrenalina

Os inibidores seletivos da recaptação da serotonina e noradrenalina (IRSN) são medicações antidepressivas que atuam nos receptores de serotonina e noradrenalina, promovendo inibição de sua recaptação e maior disponibilidade na sinapse. Em razão de seu efeito noradrenérgico, os IRSN atuam no controle de dor crônica e na dor neuropática.

A duloxetina é recomendada pela ACR como alternativa em pacientes com OA de joelhos refratária, sendo recomendada pela OARSI em pacientes com poucas comorbidades. Apesar de não ser amplamente estudada e de ter recomendação incerta, é observado controle de dor em alguns pacientes, podendo seu uso ser considerado em pacientes com doença mais limitante e refratária.

Injeções intra-articulares

Como a sinovite intensa provoca dor nos pacientes com OA, o uso de anti-inflamatórios locais cumpre um importante papel. Entretanto, a resposta é bastante individualizada, dependendo do paciente. O uso de corticoide intra-articular é recomendado para os pacientes com doença mais grave e nos que se mostram refratários, segundo a OARSIS.

As evidências acerca do uso do ácido hialurônico, por sua vez, são mais restritas, com recomendação incerta pela OARSIS, e as demais diretrizes não o recomendam.

Suplementos nutricionais

O uso de glicosamina e condroitina não é recomendado em razão dos resultados conflitantes em estudos randomizados. Alguns pacientes podem apresentar melhora sintomática, exceto para formulação isolada de glicosamina.

Doses maiores de sulfato de glicosamina (1.500mg/dia) associado à condroitina (800mg/dia) tiveram resultados mais favoráveis, mas a OARSIS ainda considera incerta essa recomendação.

A diacereína e os insaponificáveis de soja e abacate também têm baixa evidência científica e recomendação incerta. Os insaponificáveis de abacate estão relacionados com pequena melhora sintomática no controle de dor em alguns pacientes.

Novas medicações

Uma variedade de novos medicamentos para OA tem mostrado resultados promissores em ensaios clínicos. Na reunião anual da ACR de 2018, alguns medicamentosos foram apresentados como uma grande esperança para o futuro, principalmente por serem capazes de modificar a evolução da doença.

Um deles é o tanezumabe, anticorpo monoclonal que fornece alívio significativo da dor e melhora funcional em casos de AO, e o SM04690 que, além de melhorar significativamente a dor e a função, revelou-se uma alternativa como medicação modificadora da doença.

Tratamento cirúrgico

Os objetivos do tratamento cirúrgico dos pacientes com OA são reduzir a dor, minimizar a incapacidade e melhorar a qualidade de vida. A avaliação sobre a possibilidade cirúrgica deve ser individualizada, sendo analisados o estado funcional do paciente, a gravidade da doença e a presença de comorbidades.

A artroplastia é a cirurgia de substituição articular total considerada o padrão-ouro em pacientes com OA sintomática grave em estágio terminal sem resposta efetiva ao tratamento conservador e com evidência de prejuízo significativo na qualidade de vida.

A artroplastia de joelho e quadril é bastante eficaz. Sua indicação não deve ser adiada, uma vez que a doença avançada pode determinar falência muscular e baixo *performance status*, determinando desfecho cirúrgico não favorável.

Outros procedimentos cirúrgicos podem ser realizados, como artroplastia unicompartimental de joelho e quadril e osteotomia de joelho e quadril, os quais são indicados por ortopedistas.

Os procedimentos não recomendados são a irrigação e lavagem conjunta por artroscopia e o desbridamento artroscópico.

Bibliografia

American Academy of Orthopaedic Surgeons. American Academy of Orthopaedic Surgeons Clinical Practice Guideline on the Treatment of Osteoarthritis of the Knee (Non-Arthroplasty). AAOS, 2008.

Coimbra IB, Pastor EH, Greve JMD et al. Consenso brasileiro para o tratamento da osteoartrite (artrose). Rev Bras Reumatol 2002; 42(6):371-4.

Deveza LA, Bennell K. Management of knee osteoarthritis. In: UpToDate [Internet]. Filadélfia (PA): Wolters Kluwer Health, 2019.

Doherty M, Abhishek A. Clinical manifestations and diagnosis of osteoarthritis. In: UpToDate [Internet]. Filadélfia (PA): Wolters Kluwer Health, 2019.

Felson DT. Clinical practice: osteoarthritis of the knee. N Engl J Med 2006; 354:841-8.

Hochberg MC, Altman RD, April KT et al. American College of Rheumatology 2012 recommendations for the use of non-pharmacologic and pharmacologic therapies in osteoarthritis of the hand, hip, and knee. Arthritis Care Res 2012; 64:465-74.

Kalichman L, Hernandez-Molina G. Hand osteoarthritis: an epidemiological perspective. Semin Arthritis Rheum 2010; 39(6):465-76.

Loeser RF. Pathogenesis of osteoarthritis. In: UpToDate [Internet]. Filadélfia (PA): Wolters Kluwer Health, 2019.

March L, Cross M. Epidemiology and risk factors for osteoarthritis. In: UpToDate [Internet]. Filadélfia (PA): Wolters Kluwer Health, 2019.

National Institute for Health and Care Excellence. Osteoarthritis: care and management in adults. NICE Guideline CG 177. London, 2014.

Nelson AE, Allen KD, Golightly YM, Goode AP, Jordan JM. A systematic review of recommendations and guidelines for the management of osteoarthritis: The Chronic Osteoarthritis Management Initiative of the U.S. Bone and Joint Initiative. Seminars in Arthritis and Rheumatism 2014; 43:701-12.

Schnitzer TJ, Easton R, Pang S et al. Efficacy and safety of subcutaneous tanezumab for the treatment of osteoarthritis of the hip or knee. [Abstract L20]. Arthritis Rheumatol 2018; 70(10).

Yazici Y, McAlindon TE, Gibofsky A et al. efficacy and safety from a phase 2b trial of SM04690, a novel, intra-articular, wnt pathway inhibitor for the treatment of osteoarthritis of the knee. [Abstract L03]. Arthritis Rheumatol 2018; 70(10).

Zhang W, Ouyang H, Dass CR, Xu J. Current research on pharmacologic and regenerative therapies for osteoarthritis. Bone Research 2016; 4:1-14.

Zhang Y, Jordan JM. Epidemiology of osteoarthritis. Clin Geriatr Med 2010; 26:355-69.

Zhang W, Moskowitz RW, Nuki G et al. OARSI recommendations for the management of hip and knee osteoarthritis, part II: OARSI evidence-based, expert consensus guidelines. Osteoarthritis Cartilage 2008; 16: 137-62.

Lombalgia: Diagnóstico Diferencial e Manejo

Angela Luzia Branco Pinto Duarte
Andrea Tavares Dantas
Rafaela Silva Gonçalves Guimarães

CAPÍTULO 45

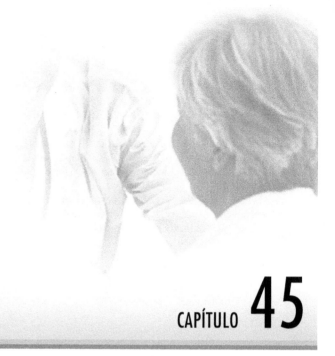

■ INTRODUÇÃO

A lombalgia é, sem dúvida, um dos maiores problemas de saúde pública em todo o mundo, e os idosos constituem uma população especialmente sensível, pois podem ter prognóstico menos favorável, progredindo para incapacidade significativa com perda da independência e custos médicos elevados. A população idosa (idade > 60 anos) vem aumentando em todo o mundo, e espera-se que os idosos brasileiros representem a sexta população dessa faixa etária no mundo até 2025.

A lombalgia tem pico de incidência na terceira década de vida e a prevalência aumenta até a idade de 60 a 65 anos e depois declina gradualmente. Ao longo da vida, 65% a 90% dos adultos terão um episódio de lombalgia. Por ser incapacitante, tem importante impacto negativo socioeconômico, sendo uma causa comum de consulta médica, absenteísmo e aposentadoria. Este é, sem dúvida, um fato importante no que diz respeito a causas trabalhistas. Cerca de 90% dos pacientes com lombalgia aguda apresentam quadro benigno e autolimitado com melhora espontânea em 4 a 6 semanas, embora sintomas mais leves possam persistir. A lombalgia é uma condição comum, frequentemente recorrente, em geral de causa inespecífica. Uma anamnese minuciosa e o exame físico são importantes, pois devem direcionar a avaliação para causas sistêmicas ou patológicas.

■ CLASSIFICAÇÃO

A lombalgia no idoso pode ser decorrente de várias condições, em especial tumores, fraturas vertebrais, infecções, estenose do canal medular e causas mecânicas, conhecidas como inespecíficas por não haver uma causa clara que justifique o sintoma doloroso.

A classificação das lombalgias e suas principais características estão definidas no Quadro 45.1.

Os distúrbios mecânico-degenerativos são, em geral, as causas mais comuns de dor lombar e incluem tensão muscular, hérnia de disco, osteoartrite (seja intervertebral, seja interapofisária), estenose do canal medular, escorregamento da vértebra (espondilolistese) e escoliose do adulto.

Quadro 45.1 Classificação das lombalgias e suas características

Classificação	Características
Mecânico-degenerativas	Causadas por desequilíbrio da UAF da vértebra (corpo vertebral, disco e articulação interapofisária) – 80% ocorrem por lesão do disco (discopatia decorrente de fissuras, roturas, abaulamentos, diminuição da altura do disco e hérnias)
Não mecânicas: Inflamatórias	Espondiloartropatias: EA, EPSO e as associadas às DII
Infecciosas	Espondilodiscites infecciosas, em geral bacterianas e mais raramente fúngicas
Metabólicas	OP, OM, doença de Paget e HPT, que podem cursar com fraturas vertebrais e dor em virtude de transtornos biomecânicos da UAF da vértebra
Psicossomáticas	Depressão, insatisfação, ansiedade, litígio, benefício, entre outras
Secundárias às doenças sistêmicas	Envolvimento das estruturas intra e extrarraquidianas, fibromialgia e síndrome miofascial

UAF: unidade anatomofuncional; EA: espondilite anquilosante; EPSO: espondilite psoriásica; DII: doenças inflamatórias intestinais; OP: osteoporose; OM: osteomalacia; HPT: hiperparatireoidismo.

APRESENTAÇÃO CLÍNICA

A lombalgia é definida pela presença de dor ou desconforto abaixo das costelas e acima da região glútea, podendo determinar limitação dos movimentos com consequente incapacidade funcional nos mais variados graus e ainda ser irradiada para os membros inferiores, quando passa a ser denominada lombociatalgia.

O Quadro 45.2 mostra os principais elementos na anamnese clínica em um paciente com lombalgia.

É importante tentar lembrar de uma atividade física que possa ter sido a responsável pelo surgimento, exacerbação ou mudança do caráter da dor, embora nem todos os pacientes lembrem, a menos se questionados.

Em geral, a lombalgia mecânica é aliviada ao deitar e não incomoda à noite. A dor que não é aliviada com o repouso noturno é mais provavelmente causada por malignidade ou infecção, mas esse não é um achado específico. Causas infecciosas devem ser cogitadas em pacientes com história de uso de substâncias injetáveis, infecções da pele ou dos tecidos moles, infecção do trato urinário ou na vigência de febre. A dor inflamatória, embora a idade avançada não seja a faixa de início dos sintomas, piora com repouso. O paciente pode ser acordado de madrugada pela dor, apresenta rigidez por mais de 1 hora e melhora com os movimentos e exercícios. A dor mecânica tipicamente se localiza nas regiões paravertebrais, espalhando-se ocasionalmente para os flancos ou nádegas, mas não se irradia para as pernas e aumenta no final do dia. A osteoartrose pode progredir, causando estenose do canal medular e compressão de elementos neurais (raiz e medula). A manifestação clínica da estenose medular consiste na claudicação neurogênica e na postura de caminhar com o tronco em flexão.

Na lombociatalgia, a dor radicular ou ciática se irradia para as extremidades inferiores, podendo estar associada a parestesias (formigamento), perda da sensibilidade e fraqueza muscular. A distribuição da dor associada aos sintomas de alterações de força muscular e sensibilidade e aos testes específicos (sinal de Lasègue – quando positivo significa compressão das raízes L4, L5 ou S1; sinal das pontas – andar sobre o calcanhar com dificuldade significa comprometimento de raiz L4 ou L5 e, quando nas pontas dos pés, raiz S1). A alteração de reflexos superficiais, como diminuição ou ausência do aquileu e/ou patelar, pode ajudar a identificar a raiz nervosa envolvida. As radiculopatias causadas por hérnia discal costumam piorar com tosse, espirro ou manobras de Valsalva.

A radiculopatia que piora com a marcha ou ao ficar de pé e é aliviada na posição sentada ou com a flexão do tronco é típica de neuroclaudicação e sugere estenose de canal medular (mas também deve ser considerada a claudicação vascular). Quando associada à disfunção intestinal ou da bexiga, bem como anestesia em sela e dormência bilateral nas pernas, pode sinalizar compressão severa da cauda equina. A síndrome da cauda equina é geralmente causada por hérnia de disco, mas também pode ser provocada por tumor ou abscesso medular.

Quando existe radiculopatia (isto é, compressão das raízes L4, L5 ou S1), alguns testes específicos são essenciais:

- **Manobra de Valsalva:** quando positiva, há exacerbação da dor ou sua irradiação até o pé.
- **Sinal de Lasègue:** com o paciente deitado em supino, o examinador estabiliza o ilíaco com a mão esquerda e com a direita eleva a perna em extensão, segurando pelo tornozelo. O teste é positivo quando a irradiação ou exacerbação da dor ocorre entre 35 e 70 graus. Em caso de hérnias volumosas ou extrusas, o resultado pode ser positivo quando abaixo de 35 graus e negativo se esses sintomas surgirem após 70 graus.

Em relação à ciatalgia, o nível da lesão (L4, L5 ou S1) pode ser definido a partir das descrições listadas no Quadro 45.3.

Sinais de alerta (*red flags* – Quadro 45.4) podem direcionar a investigação para as doenças sistêmicas e/ou graves, as quais precisam ser identificadas precocemente para que sejam realizados exames complementares em busca da definição diagnóstica.

Quadro 45.2 Principais elementos na anamnese de um paciente com lombalgia

Elementos	Descrição
Início da dor	Súbito, progressivo e recorrente
Tempo de evolução	Agudo: ≤ 7 dias Subagudo: entre 7 dias e 3 meses Crônico: duração > 3 meses
Ritmo da dor	Mecânica e inflamatória
Caráter da dor	Constante, intermitente, pulsátil e queimação
Fatores de melhora e piora	Repouso, marcha, exercício, posição de pé, sentada e deitada
Localização	Restrita à região lombar ou com irradiação para membros inferiores
Claudicação	Sinal importante para estenose de canal – acomete mais os idosos
Fatores precipitantes	Traumatismo, estresse e infecção
Fatores de alerta	Febre, perda de peso, dor noturna, uso de CE e IM e neoplasia prévia
Fatores de cronificação	Psicossociais – medo, depressão e ansiedade
Situação trabalhista	Relação causal, litígio e benefício
Avaliação da incapacidade	Interfere na atividade diária e define a gravidade

CE: corticoide; IM: imunossupressor.

Quadro 45.3 Avaliação da origem da ciatalgia

Disco	Raiz nervosa	Perda motora	Perda sensitiva	Perda de reflexos
L3-4	L4	Dorsoflexão do pé	Face medial do pé	Patelar
L4-5	L5	Dorsoflexão do hálux	Face dorsal do pé	Sem alteração
L5-S1	S1	Flexão plantar do pé	Face lateral do pé	Aquileu

Quadro 45.4 Sinais de alerta (*red flags*) para lombalgia sistêmica ou grave

Fatores do paciente	Características da dor	Sinais/sintomas associados
História de trauma	Dor noturna	Perda de peso inexplicável
História de câncer	Duração > 4 a 6 semanas	Febre de etiologia obscura
Idade > 50 anos	Não responsiva a terapias conservadoras	Comorbidade (infecção)
História de osteoporose ou uso prolongado de corticoide		Déficit neurológico focal com sintomas progressivos e incapacitantes
Uso de substância injetável, imunossupressores e diabetes		Síndrome da cauda equina

Alguns pacientes, mesmo aqueles sem comprometimento grave sistêmico e/ou neurológico, tendem a apresentar um curso prolongado de dor e incapacidade, como os acometidos por depressão ou ansiedade, abuso de substâncias, insatisfação no trabalho, busca por compensação, invalidez, litígio ou mesmo quadros de somatização, sendo importante avaliar os fatores psicossociais e o nível de sofrimento emocional, considerados fatores de cronificação, ou *yellow flags*, fortes fatores preditores de desfechos dolorosos.

O tabagismo e o excesso de peso corporal também têm sido pesquisados e confirmados como fatores predisponentes na etiologia da dor lombar.

Febre ou perda de peso com dor na coluna frequentemente são causadas por infecção ou tumor. A dor causada pela osteomielite vertebral é lentamente progressiva, podendo ser intermitente ou constante, está presente em repouso e é exacerbada pelo movimento. Tumores benignos ou malignos da coluna vertebral ou da medula espinhal constituem a principal preocupação no diagnóstico diferencial de pacientes com dor noturna, piorando ao decúbito e com rápida progressão.

Qualquer processo sistêmico que aumente a perda mineral do osso (osteoporose), que cause necrose óssea (hemoglobinopatia) ou que substitua as células ósseas por células inflamatórias ou neoplásicas (mieloma múltiplo) enfraquece o osso vertebral até o ponto em que as fraturas possam ocorrer espontaneamente ou com traumatismo mínimo. Os pacientes com fraturas agudas apresentam início súbito de dor, e a dor óssea pode ser a manifestação inicial nessas condições.

Anormalidades em órgãos que compartilham inervação segmentar com parte do esqueleto axial podem causar lombalgia referida. A dor viscerogênica pode surgir como resultado de distúrbios vasculares, gastrointestinais ou geniturinários.

INVESTIGAÇÃO DIAGNÓSTICA

Os exames de laboratório são menos importantes na investigação da lombalgia, exceto em caso de suspeita de causas sistêmicas. Em geral, inicia-se a investigação com hemograma, velocidade de hemossedimentação (VHS), proteína C reativa (PCR) e radiografia da coluna lombar, os quais, quando normais, eliminam a possibilidade de doença sistêmica, como infecção, neoplasia e espondiloartropatias inflamatórias. A depender da história clínica e da presença de sinais de alerta, outros exames complementares específicos devem ser solicitados de acordo com os possíveis diagnósticos.

Os exames de imagem são os mais importantes por definirem a maioria dos diagnósticos, devendo ser solicitados precocemente em caso de evidência de doença sistêmica, de compressão radicular ou sintomas neurológicos. Por outro lado, cabe lembrar que na maioria das lombalgias mecânicas ou radiculopatias (90%) os sintomas desaparecem após 4 semanas, não sendo necessária a solicitação de exames, nem mesmo da radiografia.

Vale destacar que alterações anatômicas são observadas em exame de imagem em até 20% dos indivíduos assintomáticos, as quais frequentemente resultam de alterações degenerativas, inerentes ao envelhecimento, que surgem após os 30 anos de idade. Na ausência de sintomas clínicos, pode ser arriscado definir diagnóstico com base apenas nas imagens, o que pode levar a decisões terapêuticas inadequadas, comprometendo gravemente a saúde desses indivíduos com potenciais complicações iatrogênicas.

Radiografia convencional

Nas lombalgias mecânicas agudas ou subagudas (até 4 semanas) sem "sinais de alerta", os estudos de imagem não são necessários. Nas lombalgias crônicas e agudas com "sinais de alerta" é necessária a solicitação de radiografia simples na primeira consulta.

As radiografias simples da coluna podem não ajudar a determinar a causa da lombalgia. Cabe lembrar que algumas alterações evidenciadas à radiografia ocorrem em indivíduos com ou sem lombalgia, como osteoartrite, nódulos de Schmorl (hérnia de disco intraesponjosa), espondilolistese leve, vértebras transicionais (lombarização de S1 ou sacralização de L5), espinha bífida oculta e escoliose leve.

Tomografia computadorizada

A tomografia computadorizada (TC) deve ser reservada para os pacientes com forte indicação clínica de infecção ou neoplasia subjacente ou para avaliação dos pacientes com déficits neurológicos significativos ou progressivos decorrentes de estenose de canal medular e hérnia de disco. Atualmente, encontram-se disponíveis as TC *multislices* com reformatações nos mais variados planos, o que indubitavelmente auxilia bastante o diagnóstico.

Ressonância magnética

A ressonância magnética (RM) revela-se superior à TC na visualização dos tecidos moles e por ser multiplanar. Usada nos casos sugestivos de infecção, câncer ou comprometimento neurológico persistente, a RM é a modalidade preferida para detecção de infecção da coluna e neoplasias, hérnias de disco e estenose do canal medular. Na interpretação dos resultados da RM e da TC, é importante ser lembrado que a maioria dos adultos assintomáticos com mais de 30 anos de idade poderá apresentar evidências de abaulamento discal (aumento simétrico e difuso do disco) ou protrusão discal (aumento focal ou assimétrico do disco) sem que essa seja necessariamente a causa de lombalgia.

Mielografia e mielotomografia

A mielografia e a mielotomografia são métodos invasivos com indicação voltada para os casos de dúvida de compressão radicular após TC e RM ou associados a radiografias dinâmicas em caso de estenose de canal vertebral e foraminal.

Discografia

A discografia é um método invasivo e de indicação restrita nos casos de hérnia de disco com reprodução da dor referida.

Cintilografia

A cintilografia está restrita aos casos suspeitos de tumor, infecção e doença óssea difusa. Como as cintilografias ósseas apresentam especificidade limitada, achados anormais tornam necessária a confirmação com RM.

Eletroneuromiografia

A eletroneuromiografia (ENM) pode ser indicada no diagnóstico diferencial entre envolvimento radicular e outras doenças do sistema nervoso periférico.

Densitometria óssea

A densitometria óssea é realizada nos casos de osteoporose primária ou secundária, lembrando que a perda de massa óssea não causa lombalgia, a menos que ocorra fratura vertebral.

■ DIAGNÓSTICO DIFERENCIAL

Os principais diagnósticos diferenciais das lombalgias e a prevalência estimada de cada condição clínica são mostrados no Quadro 45.5.

As causas mais comuns de dor lombar são as mecânicas, presentes em cerca de 97% dos pacientes. Na prática clínica, a origem precisa do diagnóstico pode não ser estabelecida em até 85% dos pacientes em virtude da fraca correlação entre sintomas, alterações patológicas e achados nos exames de imagem.

Na lombalgia aguda, nem sempre é possível um diagnóstico anatomopatológico correto. O mais importante é identificar aqueles pacientes (< 1%) com doença sistêmica (infecção, câncer, entre outros) ou com envolvimento neurológico em que seja necessária uma intervenção rápida.

A lombalgia em idosos costuma ter início lento, crônico, e é causada por alterações mecânico-degenerativas. Assim, os principais diagnósticos diferenciais são: espondiloartrose, hérnia de disco, espondilolistese, estenose do canal medular e a hiperostose esquelética difusa idiopática. Nos quadros de início agudo, deve ser feito o diagnóstico diferencial, principalmente se associado a fraturas vertebrais sem traumatismo ou relacionado com pequenos esforços, osteoporose, mieloma múltiplo ou metástases.

Quadro 45.5 Diagnósticos diferenciais com suas prevalências estimadas

Mecânica não específica (97%)	Lombalgia com sintomas nas extremidades	Doença sistêmica e visceral
Idiopática Lesão musculoligamentar e entorse (70%)	Hérnia de disco (4%)	**Neoplasia (0,7%)** Carcinoma metastático Leucemia/linfoma Mieloma múltiplo Tumores retroperitoneais Tumores da medula espinhal
Degeneração da faceta/disco (10%)	Estenose de canal espinhal (3%)	**Infecção (0,01%)** Abscessos paraespinhais Discite séptica Herpes-zóster Osteomielite
Compressão por fratura osteoporótica (4%)	–	**Doença inflamatória (0,03%)** Artrite reativa Doença inflamatória intestinal Espondilite anquilosante Espondilite psoriásica
Espondilolistese (2%)	–	**Doença visceral (0,05%)** Abscesso perinefrético, Aneurisma de aorta, colecistite crônica, úlcera penetrante Doença pélvica inflamatória Nefrolitíase, pielonefrite, Prostatite, endometriose
Escoliose severa, cifose, vértebra assimétrica transicional (<1%)	–	**Outras** Osteocondroses Doença de Paget
Fratura traumática (<1%)	–	–

■ TRATAMENTO

Na maioria dos pacientes com lombalgia, a causa exata nem sempre é determinada e, mesmo quando se conhece a causa, nenhum tratamento se encontra totalmente disponível e eficaz. O tratamento é conservador com analgesia, orientação postural e exercícios dirigidos visando ao alívio da dor e à restauração da função. Apenas 1% a 5% dos pacientes necessitam de cirurgia.

A maioria dos pacientes apresenta resultados favoráveis sem intervenção. Entretanto, em alguns há risco de incapacidade prolongada, principalmente naqueles com depressão ou ansiedade, dificuldades de enfrentamento, insatisfação no trabalho e importante incapacidade no início da lombalgia. Os resultados costumam ser insatisfatórios com o tratamento conservador, praticamente não ocorre o alívio completo da dor, e a maioria dos pacientes evolui para lombalgia crônica e continua trabalhando.

O tratamento específico das lombalgias ocorre principalmente quando existe compressão neurológica grave ou uma doença sistêmica é a responsável (p. ex., infecção, espondiloartropatia inflamatória e neoplasia).

Todos os pacientes com lombalgia inespecífica aguda, incluindo aqueles com sintomas nas extremidades inferiores, devem receber orientação geral acerca de autocuidado, incluindo o retorno às atividades habituais e evitar repouso prolongado no leito.

Quando indicado o repouso, o paciente deve ser orientado que a postura adequada é o decúbito dorsal com os joelhos em flexão e os pés apoiados. Essa postura tem por objetivo diminuir a pressão sobre os discos e promover o relaxamento da musculatura paravertebral. Deve ser evitado repouso prolongado, principalmente em idosos, em razão do risco de trombose, devendo ser estabelecido no máximo o período de 3 a 4 dias. Tão logo seja possível, convém iniciar os exercícios na tentativa de restabelecer a função e diminuir a dor. Devem ser preferidos os exercícios aeróbicos e o fortalecimento paravertebral, nos casos das lombalgias inespecíficas ou mecânicas.

Não há evidências de alta qualidade de que terapias como manipulação da coluna vertebral e com exercícios, além de massagem, acupuntura e ioga, sejam superiores às orientações para o autocuidado no tratamento da dor lombar aguda. Contudo, essas modalidades podem ser benéficas para os pacientes com risco maior de dor prolongada e incapacidade.

Várias classes de medicamentos parecem promover algum alívio da dor quando usadas por intervalos curtos para a dor lombar, incluindo agentes anti-inflamatórios não esteroides (AINE), paracetamol, relaxantes musculares de ação central, tramadol e opioides (Quadro 45.6). Quanto à farmacoterapia, as doses devem ser ajustadas em função da faixa etária e das comorbidades, bem como devem ser conhecidos a eficácia, a tolerabilidade e os perfis de efeitos colaterais.

Os AINE ou o acetaminofeno têm sido indicados como agentes analgésicos de primeira linha para o tratamento da dor lombar. Analgésicos, relaxantes musculares e opioides são bastante utilizados em virtude de seus efeitos sedativos, relaxantes e psicológicos. Os AINE devem ser usados apenas nas lombalgias agudas e por curto período (em torno de 7 dias). Cabe ressaltar que não há boas evidências para o uso de corticoides sistêmicos, adesivos de lidocaína, anticonvulsivantes ou antidepressivos no tratamento da dor lombar aguda e, portanto, seu uso não é recomendado. Entretanto, os glicocorticoides se mostram eficazes quando usados nas dores radiculares.

Quadro 45.6 Medicamentos utilizados na lombalgia aguda		
Classe	Nome e dose	Efeitos adversos/ contraindicações
AINE	Ibuprofeno 400 a 600mg, 3 a 4x/dia VO Naproxeno 250 a 500mg, 2x/dia VO Meloxicam 7,5 a 15mg/dia VO Diclofenaco 50 a 75mg, 2x/dia VO Etodolaco 400 a 500mg, 3 a 4x/dia VO Ketorolaco 10mg, 2 a 3x/dia VO	Nefrotoxicidade (evitar em pacientes com doença renal) Toxicidade gastrointestinal (evitar em pacientes com gastrite, sangramento e úlcera e considerar uso de inibidor da bomba de prótons) Risco aumentado de eventos CV Risco aumentado em idosos Usar menor dose pelo menor tempo
Acetaminofeno	Paracetamol 750 a 1.000mg, 3 a 4x/dia VO – não ultrapassar 4g/24h ou 2g/dia se há doença hepática ou uso excessivo de álcool	Hepatotoxicidade Elevação assintomática das transaminases
Relaxante muscular de ação central	Benzodiazepínicos: Ciclobenzaprina 5 a 10mg, 3x/dia VO Carisoprodol: Baclofeno 5 a 10mg, 3 a 4x/dia VO Tizanidina 4 a 8mg, 3 a 4x/dia VO	Sedação Tontura Dependência/uso excessivo (benzodiazepínico/ carisoprodol) Hepatotoxicidade Interação medicamentosa Usar por 1 a 3 semanas
Opioides	Tramadol Opioides (codeína, hidrocodona, oxicodona, hidromorfona, morfina, metadona, fentanil)	Sedação, confusão, náusea, constipação intestinal, depressão respiratória, dependência e uso excessivo

AINE: anti-inflamatório não esteroide; CV: cardiovascular; VO: via oral.

Nos casos de lombalgias crônicas, dor lombar persistente por mais de 12 semanas e descartadas as condições graves, o foco dos cuidados deve deixar de ser a resolução da dor e passar para as estratégias de controle da dor e melhora da função e da qualidade de vida com o objetivo de prevenir incapacidades. O tratamento da lombalgia crônica é frequentemente multidisciplinar e consiste na combinação de autocuidado, analgésicos, manipulação da coluna vertebral, fisioterapia, terapia cognitivo-comportamental, massagem, acupuntura, ioga e, em alguns casos, intervenções invasivas, como injeções de glicocorticoides e procedimentos cirúrgicos.

Bibliografia

Borenstein D. Musculoskeletal Signs and Symptoms. Neck and back pain. In: Klipel JH, Stone JH, Crofford LJ, White PH. Primer on the rheumatic diseases. 13. ed., 2008:58-67.

Dixit RK. Abordagem ao paciente com lombalgia. In: Imboden JB, Hellmann DB, Stone JH. Current reumatologia - diagnóstico e tratamento. 2. ed. São Paulo: McGraw Hill/Artmed, 2011:100-10.

Freire M. Lombalgia e lombociatalgia. In: Natour J. Coluna vertebral. Conhecimentos básicos. Etcetera Editora de Livros e Revistas. 2004; 4:77-94.

Golob AL, Wipf JE. Low back pain. Med Clin N Am 2014; 98:405-28.

Halpem ASR. Lombalgias. In: Vasconcelos JTS. Livro da Sociedade Brasileira de Reumatologia. São Paulo: Manole 2019:510-4.

Leopoldino AAO, Diz JBM, Martins VT et al. Prevalência de lombalgia na população idosa brasileira: revisão sistemática com metanálise. Rev Bras Reumatol 2016; 56(3):258-69.

Maher C, Underwood M, Buchbinder R. Non-specific low back pain. Lancet 2017; 389:736-47.

Martins Filho DE, Wajchenberg M, Puertas EB. Hérnia de disco. In: Goldenberg J. Reumatologia geriátrica. São Paulo: Atheneu 2013:45-51.

Meehan RT. Approach for the patient with neck and low back pain. In: West SG. Rheumatology secrets. USA: Elsevier Mosby 2015:445-51.

Seo P, Hakim AJ, Clunie GPR, Haq I. Conditions causing acute or subacute back pain in adults. In: Oxford American Handbook of Rheumatology. 2. ed. USA: Oxford University Press 2013:537-52.

Silva JAP da, Woolf AD. Rheumatology in practice. Springer-Verlag London Limited, 2010. DOI: 10.1007/978-1-84882-581-9_11.

Wajchenberg M, Martins Filho DE. Estenose degenerativa do canal vertebral. In: Goldenberg J. Reumatologia geriátrica. São Paulo: Atheneu 2013:39-45.

Artrite por Cristais

Clezio Cordeiro de Sá Leitão

CAPÍTULO 46

■ INTRODUÇÃO

As artropatias por cristais representam um grupo heterogêneo de doenças osteoarticulares decorrentes da deposição de elementos minerais no interior das articulações e dos tecidos moles periarticulares. Entre elas, a gota é a mais comum, sendo causada pela precipitação de cristais de urato monossódico e com mecanismo fisiopatológico mais bem compreendido. Seguem-se as artrites por depósito de pirofosfato de cálcio di-hidratado (pseudogota), depósito de fosfato de cálcio básico e/ou cristais de hidroxiapatita e, mais raramente, as artrites por cristais de oxalato de cálcio.

A apresentação clínica das diferentes formas de artrites por cristais tem características peculiares, mas nem sempre suficientes para diferenciá-las, de maneira que o diagnóstico mais preciso é obtido por meio da identificação de cristais específicos no líquido sinovial. A falta de acesso a esse procedimento, nem sempre disponível, pode acarretar erros diagnósticos, levando ao manejo tardio ou inadequado.

Portanto, as deposições desses cristais causam diferentes síndromes reumáticas de evolução aguda ou crônica com risco potencial de degeneração da cartilagem. A intensidade e a rapidez de instalação da dor de caráter singular nos quadros agudos determinam a necessidade do tratamento sintomático mesmo antes de estabelecido o diagnóstico.

Desde os primeiros relatos de artropatia por cristais de urato monossódico (gota) nos escritos de Hipócrates, há mais de 2.000 mil anos (460-377 a.C.), com base em aspectos puramente clínicos a partir do método observacional, avanços no campo diagnóstico, no melhor entendimento da fisiopatologia e na disponibilização de tratamentos eficazes permanecem como desafios no mundo contemporâneo.

Apesar da contribuição de Hipócrates na antiga Grécia e de seu discípulo Galeno, por volta do século I, no entendimento da gota, a síntese do ácido úrico só foi possível em 1776 por Scheele. O envolvimento do ácido úrico na fisiopatologia da doença só foi estabelecido por volta de 1797 com os estudos de Garrod e Wollaston, que identificaram, respectivamente, níveis elevados de ácido úrico no sangue de pacientes com gota e o depósito da mesma substância nos tofos gotosos (conglomerados de cristais de ácido úrico depositados em qualquer tecido do corpo). Já no século XIX, coube a Freudweiler a reprodução da crise gotosa com a injeção de cristais de ácido úrico em seu próprio joelho. No início do século XX (1907), Emil Fischer recebeu o prêmio Nobel por seus estudos que esclareceram definitivamente a estrutura química do ácido úrico, contribuindo definitivamente para melhores compreensão, conceituação e patogenia da enfermidade.

As descobertas no campo da artrite gotosa impulsionaram as investigações em direção a possíveis causas de artrite por cristais de outra etiologia, de modo que a partir de meados do século XX outros cristais, como pirofosfato de cálcio di-hidratado, fosfato de cálcio básico e cristais de oxalato de cálcio, passaram a ser identificados. Além disso, o papel dos cristais na patogênese da osteoartrite e de outras artropatias também passou a ser explorado.

Apesar de todos esses avanços, o desafio em busca de um método diagnóstico não invasivo para identificação dos cristais e de sua natureza específica tem possibilitado que, para além da microscopia de luz polarizada em amostras de líquido sinovial, métodos como ultrassonografia e tomografia computadorizada (TC) de dupla energia sejam cada vez mais citados como ferramentas diagnósticas promissoras no campo do diagnóstico das artrites por cristais.

A despeito de seus efeitos colaterais, a colchicina, prescrita há mais de 2.000 mil anos, com propriedade anti-inflamatória, permanece como indicação terapêutica em casos de artrite gotosa. No entanto, o curso muitas vezes crônico das artrites microcristalinas impossibilita seu uso contínuo, de longo prazo, para o controle da dor, assim como dos anti-inflamatórios não esteroides e esteroides, sobretudo com o avançar da idade, quando são maiores os riscos de reação medicamentosa adversa. A introdução, inicialmente promissora, do febuxostate na lista das opções medicamentosas disponíveis para o controle dos níveis séricos de ácido úrico em pacientes com sintomas crônicos de artrite gotosa tem se mostrado preocupante em virtude do risco de evento cardiovascular.

O crescimento do número de casos de artrite por cristais com o envelhecimento, de evolução muitas vezes crônica, associado ao risco potencial de reações medicamentosas adversas nessa mesma população torna o tema bastante relevante entre as enfermidades no campo da geriatria.

■ EPIDEMIOLOGIA

Em vista das diversas etiologias das artrites microcristalinas, alguns aspectos epidemiológicos serão abordados especificamente.

A gota acomete habitualmente a população considerada de meia-idade, segundo definição da Organização Mundial da Saúde (45 a 59 anos), com predomínio na população masculina. Entretanto, a partir dos 60 anos a prevalência entre os sexos tende a se igualar e acima dos 80 anos a mulher tende a ser mais acometida.

Apesar da grande variação de dados entre os diferentes países, acredita-se que a prevalência da gota tenha aumentado nos últimos 6 anos.

Nos EUA, a incidência de gota é estimada em 1,73/1.000 habitantes. No Brasil ainda é observada uma carência de estudos epidemiológicos nessa área.

Ainda que a gota possa acometer indivíduos com níveis séricos de ácido úrico normais, a hiperuricemia aumenta sua incidência e prevalência. Cerca de 10% dos pacientes com hiperuricemia desenvolvem gota e 90% dos pacientes com gota têm altas concentrações séricas de ácido úrico. Em outras palavras, a maioria dos pacientes com níveis altos de ácido úrico no soro não apresenta gota, mas grande parcela dos pacientes com gota tem hiperuricemia.

Os fatores mais fortemente correlacionados aos níveis séricos elevados de urato e à maior prevalência da gota na população em geral incluem: níveis séricos elevados de creatinina, ganho de peso, aumento da resistência à insulina, altura, elevação da pressão arterial e predisposição genética. Com relação aos hábitos de vida alimentares e à ingesta de bebida alcoólica, há muito tempo o consumo de álcool é associado à gota e à precipitação de ataques em pacientes suscetíveis. O consumo de cerveja parece aumentar mais o risco de gota que o consumo de destilados, e particularmente o vinho parece não estar associado à gota. A ingesta maior de carnes e frutos do mar implica risco aumentado de desenvolvimento de gota, enquanto os pacientes com ingesta maior de derivados do leite apresentam risco menor. Em contraste com os estudos mais antigos, o consumo de vegetais ricos em purina e a ingesta proteica geral aparentemente não constituem fatores de risco para o desenvolvimento de gota.

A pseudogota, também conhecida como condrocalcinose, ocorre principalmente em paciente idosos e de maneira progressiva com o aumento da idade, sendo não raras vezes diagnosticada erroneamente como osteoartrite ou artrite reumatoide.

Tanto a idade avançada como a osteoartrite representam fatores de risco independentes para essa doença, todavia ela pode, raramente, representar uma forma autossômica dominante monogênica devido à mutação no gene ANKH (anquilose humana) ou em outros genes, como o procolágeno tipo 1, CCAL1 e osteoprotegerina.

A artrite por depósitos de cristais de fosfato de cálcio básico ou cristais de hidroxiapatita (fosfato de cálcio em sua forma hidratada) tem etiologia desconhecida e acomete indivíduos a partir da segunda década de vida. A maior parte dos casos surge entre a quarta e a sexta década, sem diferenças na distribuição de frequência entre os sexos.

A artrite por depósito de cristais de oxalato de cálcio é um evento raro, sendo mais frequente em pacientes urêmicos em hemodiálise ou diálise peritoneal, particularmente naqueles tratados com ácido ascórbico (vitamina C), o qual é metabolizado em oxalato. Portanto, pode ocorrer em indivíduos em tratamento dialítico de qualquer faixa etária.

■ ASPECTOS CLÍNICOS E DIAGNÓSTICOS

Para melhor compreensão do leitor, as formas de artrite por cristais serão apresentadas separadamente, mas o Quadro 46.1 contém elementos clínicos-chave para o diagnóstico diferencial entre elas.

Artrite por cristais de urato monossódico ($C_5H_4N_4O_3$)

Aspectos clínicos

Também conhecida como gota, a artrite por cristais de urato monossódico se caracteriza como uma doença metabólica com expressão clínica inflamatória, nem sempre associada à hiperuricemia, mas resultando da deposição de cristais de urato monossódico, também conhecidos como cristais de ácido úrico, nos tecidos e nas articulações. Na população geral, predomina em homens na terceira década e entre as mulheres é mais comum após a menopausa.

A gota pode ser primária, mais comum, ligada a fatores genéticos, ou secundária, como consequência de várias doenças (Quadro 46.2).

Classicamente, manifesta-se de modo abrupto nas primeiras horas do dia, próximo ao amanhecer, como monoartrite exuberante e rapidamente incapacitante. A podagra (acometimento inflamatório da primeira articulação metatarsofalangiana) ocorre em pelo menos 75% dos casos. Entre os fatores precipitantes devem ser sempre investigados: traumatismo, cirurgia, dieta ou excesso de álcool e medicamentos (salicilatos, tiazídicos, furosemida e pirazinamida).

Como regra básica, a doença tem predileção pelas articulações da cintura pélvica para baixo, mas qualquer articulação pode ser acometida. Por se tratar de uma monoartrite na maioria dos casos, a presença de febre pode confundir a doença com as artrites piogênicas. Por isso, uma anamnese minuciosa é fundamental para essa diferenciação.

As crises agudas têm a duração de 5 a 7 dias, podendo ter resolução completa e espontânea. O período intercrises pode se estender de 6 meses a 2 anos. No entanto, na ausência de tratamento adequado, o período de acalmia entre as crises vai encurtando cada vez mais. A gota, então, evolui para a forma crônica com o surgimento dos tofos.

Quadro 46.1 Principais características das artrites por cristais

Perfil	Gota*	Pseudogota**	Peritendinite calcária***	Artrite por oxalato de cálcio****
Incidência H:M	20:1	M = F	M = F	Não descrita
Faixa etária	Entre 30 e 60 anos, com predomínio em mulheres na menopausa	A partir dos 30 anos Início típico aos 60 anos	A partir dos 15 anos Início típico aos 40 anos	Não descrita
Sintomas	Dor articular de início súbito, comumente entre 3 e 6 horas da manhã Monoarticular em 90% dos ataques	Dor e rigidez de início súbito na forma aguda Precipitada por cirurgia ou trauma	Dor de início súbito e muito severa	Dor de início agudo ou curso crônico
Sinais	Flogose monoarticular é mais comum Febre pode estar presente Na ausência de tofos, sem sintomas intercrises Tofos em 20% dos casos em lobo da orelha e/ou periarticulares	Na forma aguda: flogose com derrame articular Na forma crônica: edema ósseo, lembrando osteoartrite	Flogose com limitação da mobilização	Flogose em interfalangianas e metacarpofalangianas
Áreas acometidas	Primeiro pododáctilo em 75% dos ataques e ocasionalmente joelhos, tornozelos ou quirodáctilos	Mais comumente os joelhos Outros locais: ombros, cotovelos, punhos, quadris e tornozelos, ocasionalmente dedos e mãos, raramente o primeiro pododáctilo Nas formas agudas, apresentação mono, e nas crônicas, poliarticular e simétrica, como na osteoartrite	Ombro em 50% dos casos Pode afetar o primeiro pododáctilo, simulando gota Dedos, punhos, quadris e joelhos Usualmente monoarticular	Articulações e tecidos periarticulares de modo geral
Associações	Obesidade, hipertensão, insuficiência renal, cálculo renal de ácido úrico	Hiperparatireoidismo Hemocromatose Hipofosfatemia Osteodistrofia renal	Polimiosite, miosite ossificante, calcinose tumoral, bursite, tendinite e ombro congelado	Oxalose primária, insuficiência renal, doença inflamatória intestinal, ressecção intestinal, dieta rica em oxalatos (ruibarbo, ácido ascórbico e etilenoglicol)

*Artrite por cristais de urato monossódico.
**Artrite por cristais de pirofosfato de cálcio di-hidratado.
***Artrite por cristal de fosfato de cálcio básico e/ou cristal de hidroxiapatita.
****Artrite por cristais de oxalato de cálcio.
H: homem; M: mulher.

Quadro 46.2 Causas de hiperuricemia

Por aumento na síntese de purinas	Por defeito na excreção renal de ácido úrico
1. **Erros enzimáticos** Superprodução de fosforribosilpirofosfato Deficiência de hipoxantina guanina fosforribosiltransferase Deficiência de glicose-6-fosfatase 2. **Doenças/condição** Doenças hemolíticas Doenças mieloproliferativas Doenças linfoproliferativas Tumor com alto *turnover* celular Glicogenose III, V e VII Obesidade Policitemia *vera* Psoríase Crises epilépticas Exercícios físicos intensos sem condicionamento 3. **Aumento na síntese secundária a substâncias** Ácido nicotínico Agentes citotóxicos Etanol Frutose Vitamina B_{12} Varfarina Oxalatos Ácido ascórbico Etilenoglicol Ruibarbo	1. **Secundário a doenças** Acidose láctica Cetoacidose diabética Desidratação *Diabetes insipidus* Doença renal policística Hiperparatireoidismo Hipertensão arterial Hipotireoidismo Insuficiência renal crônica Obesidade Restrição salina Sarcoidose Doença hipertensiva específica da gravidez Síndrome de Bartter Síndrome de Down 2. **Fármacos e hábitos alimentares** Alcalose secundária ao uso de laxantes Ciclosporina Diurético tiazídico Etambutol Etanol Levodopa Salicilatos em pequenas doses Pirazinamida

Fonte: adaptado de Ferrari AJL. Doenças microcristalinas. In: Sato EI (ed.). Guias de Medicina Ambulatorial e Hospitalar UNESP/Escola Paulista de Medicina. Barueri, SP: Manole, 2004:344.

Os tofos por sua vez, quando proeminentes e em áreas de tendões, podem contribuir para a perda da mobilidade no local acometido. Às vezes, pode ser difícil a diferenciação entre tofos e nódulos reumatoides da artrite reumatoide, sobretudo na gota crônica, que tende a ser poliarticular. Do ponto de vista fisiopatológico, o tofo corresponde a um granuloma tipo corpo estranho com células mononucleares e células gigantes circundando os cristais de ácido úrico. Quando ulcerados, os tofos liberam um material branco e pastoso semelhante à pasta dental, rico em cristais de ácido úrico que podem ser identificados ao microscópio com luz polarizada. Em virtude da presença de porta de entrada em solução de continuidade, pode ocorrer infecção secundária com artrite séptica superposta. Ao contrário da gota aguda, os tofos não regridem espontaneamente, muitas vezes nem mesmo com o tratamento. Além das distribuições periarticulares habituais, os tofos podem ser encontrados em órgãos internos, como miocárdio, valvas cardíacas, sistema de condução cardíaca, olhos e laringe.

Os pacientes com gota podem ainda desenvolver manifestações renais sob duas formas: litíase e doença parenquimatosa. A primeira é mais comum em casos de gota secundária que na primária. Apesar de os cálculos de ácido úrico serem radiolucentes, eles podem servir de núcleo para a deposição de cálcio em seu interior, dando origem a cálculos radiopacos. A forma parenquimatosa pode se expressar como uma tubulopatia, ocasionando oligúria e insuficiência renal. Na doença parenquimatosa, os rins são pequenos e igualmente acometidos, sendo encontrados em peça histopatológica cristais de ácido úrico em interstício de medula, papilas e pirâmides. Proteinúria pode estar presente em 20% a 40% dos casos de gota.

No que se refere à etiopatogenia, a gota pode decorrer da superprodução de ácido úrico, definida como a excreção de mais de 600mg/dia de ácido úrico em urina de 24 horas após um período de 5 dias de dieta com restrição de purina. Essa condição é responsável por 10% a 15% dos casos de hiperuricemia. A grande maioria dos pacientes com hiperuricemia ou gota (em torno de 90%) apresenta deficiência na excreção de ácido úrico. Esse conhecimento é fundamental para nortear o tratamento.

Aspectos diagnósticos

Apesar de o diagnóstico de alta probabilidade poder ser estabelecido a partir das manifestações clínicas e laboratoriais e dos achados de imagens, vários critérios diagnósticos e/ou classificatórios foram desenvolvidos aos longos dos anos e merecem ser mencionados:

- Roma (1963).
- Nova York (1966).
- American Rheumatism Association (ARA, 1977).
- México (2010).
- Holanda (2010).
- American College of Rheumatology/European League Against Rheumatism (ACR/EULAR) - *Classification criteria for gout* (2015).

À exceção do último, os demais poderiam ser descritos por sua praticidade; no entanto, tornaram-se desatualizados. O ACR/EULAR nasceu como uma iniciativa de colaboração entre a comunidade acadêmica americana e a europeia e é hoje o mais aceito. Em virtude de sua complexidade, não será incluído neste capítulo, mas pode ser facilmente acessado no *link*: https://www.reumatologiasp.com.br/criterios-classificatorios/. Além desse endereço, é possível acessar a Calculadora ACR-EULAR desses mesmos critérios classificatórios de gota e que representa um excelente instrumento à beira do leito para definição de casos suspeitos de gota (http://goutclassificationcalculator.auckland.ac.nz/).

Com relação aos aspectos diagnósticos, alguns elementos são relevantes durante os casos em investigação. Como regra geral, o líquido sinovial assume características inflamatórias com a elevação de proteínas e celularidade entre 2.000 e 75.000 células/mm^3 com predomínio de neutrófilos, podendo ser turvo de acordo com a intensidade do processo inflamatório. Culturas devem ser realizadas em razão da possibilidade de coexistência de artrite gotosa e infecciosa. Tanto o líquido como os tofos contêm cristais em forma de agulha. As características laboratoriais desses cristais serão descritas mais adiante com os outros tipos de cristais (Quadro 46.3). Os níveis séricos de ácido úrico habitualmente se encontram acima do normal (7mg/dL para os homens e 6,5mg/dL para as mulheres), mas a gota pode estar presente em indivíduos com níveis séricos normais. Provas inflamatórias, como velocidade de sedimentação das hemácias (VSH) e proteína C reativa (PCR), estão comumente elevadas, além de ocorrer leucocitose nos ataques agudos.

A radiografia convencional das articulações recentemente acometidas evidencia apenas aumento de partes moles, mas nos casos de artrites crônicas e recidivantes é possível verificar artrite erosiva, assimétrica, com densidade óssea normal, espaço articular preservado e erosões marginais, como lesão em saca-bocado, ou cistos escleróticos (Figura 46.1). A radiografia convencional também pode ser útil na identificação de achados de condrocalcinose ou periartrite calcificada, corroborando a elucidação do diagnóstico diferencial com as demais artrites cristalinas.

Nas mãos de profissionais bem treinados, a ultrassonografia tem se tornado cada vez mais útil na identificação de artrites por cristais de modo geral, não só na identificação de depósitos, mas, algumas vezes, na determinação de padrões assumidos pelas diferentes formas de artrites cristalinas (Figura 46.2).

Quadro 46.3 Exame microscópico dos cristais articulares

Tipo de cristal	Birrefringência	Elongação*	Forma
Urato monossódico	Forte	Negativa	Agulha ou arredondada
Pirofosfato de cálcio	Fraca	Positiva	Romboide ou arredondada
Fosfato de cálcio básico	Não birrefringente com luz polarizada	–	Brilhante, em forma de moeda ou levemente irregular
Oxalato de cálcio	Fraca ou forte	Positiva ou indeterminada	Bipiramidal

*O sinal de elongação é uma propriedade óptica relevante na identificação de um mineral. No entanto, "armadilhas cristalográficas" podem surgir, fazendo a elongação depender da face cristalina e da direção de corte do mineral. Cristais que têm elongação negativa são amarelos e paralelos ao eixo de baixa vibração marcado no compensador; a elongação positiva aparece em azul na mesma direção.

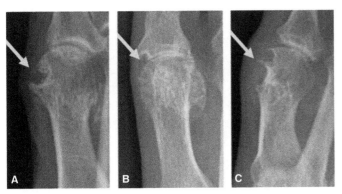

Figura 46.1 A a C Radiologia convencional. As setas mostram erosão definida como ruptura cortical com margem esclerótica e borda saliente (lesão em saca-bocado) vistas na radiografia convencional em paciente com artrite gotosa crônica. (Reproduzida de Moshrif A, Laredo JD, Bassiouni H et al. Spinal involvement with calcium pyrophosphate deposition disease in an academic rheumatology center: A series of 37 patients. Semin Arthritis Rheum 2018 Oct:1-14.)

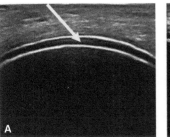
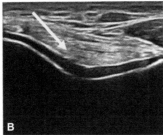

Figura 46.2 A e B Ultrassonografia de articulação coxofemoral. As setas mostram realce hiperecogênico sobre a superfície da cartilagem hialina com sinal de duplo contorno e área irregular na segunda imagem (incluídos como recursos de imagem nos critérios de classificação do ACR/EULAR). (Reproduzida de Moshrif A, Laredo JD, Bassiouni H et al. Spinal involvement with calcium pyrophosphate deposition disease in an academic rheumatology center: A series of 37 patients. Semin Arthritis Rheum 2018 Oct:1-14.)

Por último, o aprimoramento de técnicas de imagem mais sofisticadas possibilitou recentemente a introdução da tomografia computadorizada de dupla energia como método promissor no diagnóstico das artrites por cristais (Figura 46.3). Esses métodos foram incluídos como ferramentas diagnósticas para obtenção de parte dos critérios adotados pelo ACR/EULAR (2015), contribuindo para que a sensibilidade e a especificidade desses critérios para o diagnóstico da gota alcançassem 92% e 89%, respectivamente.

Tratamento

Várias metas devem ser consideradas no tratamento de pacientes com artrites por depósito de cristais de urato monossódico (gota), como:

- Resolução dos ataques agudos (gota aguda).
- Prevenção de novos ataques.
- Identificação de fatores precipitantes.
- Manejo da gota crônica.

O tratamento da gota aguda deve ser iniciado o mais rápido possível. Para a escolha do tratamento, deve ser levada em consideração a faixa etária do paciente, além da presença de comorbidades que contraindiquem algumas terapias ou se beneficiem concomitantemente de outras. Independentemente da investigação paralela para definição de gota primária ou secundária,

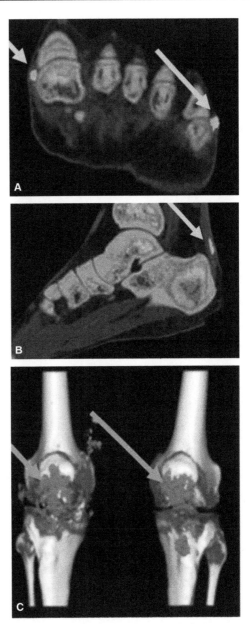

Figura 46.3 A a C Tomografia computadorizada de dupla energia. As setas mostram deposição de uratos no primeiro e quinto artelhos e no tendão de Aquiles, além de tofos nas articulações dos joelhos – veja encarte colorido. (Reproduzida de Moshrif A, Laredo JD, Bassiouni H et al. Spinal involvement with calcium pyrophosphate deposition disease in an academic rheumatology center: A series of 37 patients. Semin Arthritis Rheum 2018 Oct:1-14.)

os agentes disponíveis para resolução do ataque agudo incluem a colchicina, os anti-inflamatórios não esteroides (AINE) e os corticoides. Cada agente apresenta um perfil de toxicidade, devendo ser avaliada a relação risco-benefício de acordo com as circunstâncias individuais. Durante décadas a colchicina foi o fármaco de escolha, porém, nos últimos anos, os corticoides têm sido usados com mais frequência em pacientes com múltiplas comorbidades por apresentarem perfil de toxicidade relativamente baixo quando administrados por curto período. No Quadro 46.4 estão resumidas as principais informações necessárias ao uso dessas medicações.

Nem sempre a condição clínica de hiperuricemia é sinônimo de gota, mas, uma vez tenha ocorrido o primeiro ataque, o risco de recorrência passa a ser elevado, sobretudo durante várias semanas

Quadro 46.4 Tratamento farmacológico da gota aguda

Medicação	Posologia	Eficácia	Orientações
1. Colchicina	Inicialmente 0,5 a 1,0mg VO*, seguido de 0,5mg VO a cada 2h até o surgimento de queixas gastrointestinais	Eficácia moderada em dose alta, porém com baixo limiar de toxicidade	Comumente causa diarreia; usar com cautela em pacientes idosos, nefropatas e hepatopatas. Seu uso crônico pode causar neuropatia
2. AINE			
Indometacina	50 a 75mg, 2 a 3×/dia	Eficácia moderada com a maioria apresentando eficácia comparável	Estão associados ao risco de úlcera gástrica, gastrite, insuficiência renal, principalmente em idosos, e retenção
Ibuprofeno	600 a 800mg, 2 a 3×/dia		
Naproxeno	500mg, 2 a 3×/dia		
Diclofenaco	50 a 75mg, 2×/dia		
Piroxicam	20mg, 1×/dia		
Meloxicam	15mg, 1×/dia		
3. Inibidor da COX-2			
Celecoxibe	200mg, 1 a 2×/dia	Eficácia moderada com a maioria apresentando eficácia comparável	Os agentes específicos para COX-2 diminuem apenas o risco de complicações gastrointestinais
Eterocoxibe	60 a 90mg, 1×/dia		
4. Corticoides			
Triancinolona acetonida intra-articular	5 a 10mg em articulações pequenas; 40 a 60mg em articulações maiores	Moderada a extremamente eficaz	Apesar de relativamente seguros em relação aos AINE e à colchicina, devem ser usados com cautela nos portadores de hipertensão, diabetes, obesidade e doença mental
Intramuscular	40 a 60mg		
Prednisona (VO)	Começar com 40 a 60mg/dia, VO; afunilar no decorrer de 5 a 14 dias		

AINE: anti-inflamatório não esteroide; COX-2: cicloxigenase 2; VO: via oral.
Fonte: adaptado de Schwinghammer TL. Bone and joint disorders: Gout and hyperuricemia. In: Wells BG, DiPiro JT, Schwinghammer TL, DiPirio CV (eds.). Pharmacotherapy handbook. 9. ed. New York: McGraw-Hill Education eBooks, 2015:1-8.

após a resolução completa do ataque inicial. A colchicina, além de sua ação no tratamento da crise aguda, tem a capacidade de prevenir novos eventos em 80% dos casos por estabilização de lisossomas e como função imunomoduladora da resposta inflamatória, devendo ser mantida por 1 a 2 meses na dose de 0,5mg, 1 a 2×/dia. Em casos de ataques recorrentes e frequentes, deve ser mantida por várias meses, mas não por mais que 1 ano em virtude do risco maior de neuropatia, sobretudo nos indivíduos com *clearance* de creatinina < 50mL/min.

Além disso, juntamente com a colchicina, após o controle da crise devem ser iniciados fármacos com ação redutora sobre os níveis séricos de urato. Para isso é fundamental classificar o paciente como superprodutor ou hipoexcretor de ácido úrico mediante a obtenção de uma amostra isolada de urina no meio da manhã para determinar a proporção de ácido úrico urinário por decilitro de filtrado glomerular (urato urinário *versus* creatinina plasmática/creatinina urinária) ou de uma coleta de urina de 24 horas. Uma vez definida a condição do paciente, o tratamento será direcionado mais especificamente para a diminuição dos níveis séricos de urato, sendo considerados superprodutores aqueles cuja excreção de urato urinário exceder 0,6mg/dL de filtrado glomerular ou 600 a 700mg/dia. Nesses casos, o alopurinol é o agente mais apropriado para reduzir os níveis de urato por atuar na redução de sua produção. Para os casos com níveis de excreção mais baixos, pode ser útil um agente uricosúrico.

Por compor um quadro de síndrome metabólica, o tratamento subsequente a um ataque agudo deve incluir uma revisão da saúde geral do paciente, checando comorbidades importantes, como doença renal, hipertensão, diabetes, obesidade e dislipidemia, além do uso de medicamentos e hábitos capazes de contribuir para a hiperuricemia. Além dos exames complementares necessários à investigação dessas comorbidades, deve ser incluída a pesquisa de albuminúria e proteinúria.

O consumo de álcool deve ser discutido como fator precipitante importante. Uma revisão da dieta do paciente pode revelar o consumo pesado de alimentos ricos em proteína, o que foi associado ao desenvolvimento de gota. A perda de peso e a atividade física são estratégias importantes para diminuir o risco cardiovascular em pacientes obesos, além de comprovadamente melhorar o *status* de desempenho global.

Os pacientes com hiperuricemia assintomática não devem ser tratados. Contudo, aqueles com níveis de ácido úrico sérico > 10mg/dL ou hiperuricosúria (níveis > 1.000mg/24h) devem ser acompanhados atentamente quanto às manifestações de gota ou cálculos renais. A terapia farmacológica para redução do ácido úrico deve ser considerada para os pacientes que apresentam ataques recorrentes de gota comprovadamente induzida por cristal e hiperuricemia persistente nas seguintes circunstâncias: pacientes com gota recorrente, que apresentam tofos ou evidências radiográficas de dano articular, desde que estejam dispostos a aderir a um regime prolongado (Quadro 46.5). Naqueles com insuficiência renal crônica, seu uso exige cautela e é questionável. A diminuição dos níveis de urato para < 6mg/dL eventualmente auxilia a prevenção de novos ataques e pode contribuir para a reabsorção dos tofos. Baixas doses de colchicina ou AINE devem ser utilizadas para prevenir os ataques que ainda podem ocorrer por vários meses após o início da terapia hipouricêmica.

O alopurinol é o único inibidor da xantina oxidase (enzima envolvida na formação do ácido úrico a partir da purina) liberado pela Agência Nacional de Vigilância Sanitária (Anvisa) para uso

Quadro 46.5 Tratamento farmacológico da gota crônica (agentes redutores de urato)

Fármaco	Dosagem	Eficácia	Comentários
Probenecida	1 a 2g/dia em doses divididas	Modesta	O mais comumente usado, porém com pouco benefício para pacientes com função renal diminuída; risco de formação de cálculos renais
Sulfinpirazona	400 a 800mg/dia em doses divididas	Modesta	Pouco benefício para pacientes com função renal diminuída; risco de formação de cálculos renais
Benzobromarona	50 a 150mg, 1 a 2×/dia	Modesta	Pouco benefício para pacientes com função renal diminuída; risco de hepatotoxicidade e mielotoxicidade
Alopurinol	300 a 600mg/dia; 200mg para pacientes com TFG < 60mL/min e 100mg para pacientes com TFG < 30mL/min	Muito efetivo para diminuição dos níveis séricos de urato	A dosagem deve ser ajustada para promover a diminuição dos níveis de ácido úrico < 6,0mg/dL, quando possível. Pode causar reação cutânea de hipersensibilidade, devendo ser suspensa

TFG: taxa de filtração glomerular.
Fonte: adaptado de Schwinghammer TL. Bone and joint disorders: Gout and hyperuricemia. In: Wells BG, DiPiro JT, Schwinghammer TL, DiPirio CV (eds.). Pharmacotherapy handbook. 9. ed. New York: McGraw-Hill Education eBooks, 2015:1-8.

no Brasil, podendo ser usado tanto por superprodutores como por hipoexcretores. A dose de alguns fármacos, em particular a azatioprina, deve ser reduzida nos casos de pacientes tratados com alopurinol, que é um fármaco inibidor do metabolismo. Apesar do uso bastante comum em pacientes com gota, cerca de 2% dos usuários de alopurinol podem desenvolver uma forma grave de dermatite esfoliativa, a síndrome de DRESS (*Drug Rash with Eosinophilia and Systemic Symptoms*), uma reação medicamentosa rara, caracterizada por erupção cutânea, eosinofilia, linfocitose atípica, linfadenopatia com envolvimento de fígado, rins e pulmões e potencialmente fatal. Por isso, o uso de alopurinol deve ser suspenso em qualquer paciente que apresente erupção, podendo ser reinstituído desde que a erupção seja leve. O reinício da terapia com alopurinol deve ser gradual, começando com doses orais de 50mg/dia e aumentando para 100mg/dia no decorrer de 4 semanas. Essa estratégia promove a dessensibilização efetiva da maioria dos pacientes que apresentaram reações de hipersensibilidade prévias a essa substância. A maioria dos pacientes com gota crônica que apresentam resposta satisfatória e tolerância à terapia com alopurinol pode ser tratada com o fármaco indefinidamente para a obtenção de melhores resultados em longo prazo.

Vários fármacos têm surgido como opções de tratamento para hiperuricemia. O febuxostate, um inibidor seletivo da xantina oxidase, é pelo menos tão efetivo quanto o alopurinol na diminuição dos níveis de ácido úrico. Além disso, aparentemente não exige ajuste de dose em pacientes com insuficiência renal, porém seu uso pode aumentar o risco de evento cardiovascular. A uricase recombinante (rasburicase), usada principalmente no tratamento da hiperuricemia associada à malignidade, tem sido administrada com sucesso em pacientes com gota intolerantes ao alopurinol. Em pacientes gotosos e com insuficiência renal, o uso de rasburicase, febuxostate, benzobromarona e alopurinol com benzobromarona parece ser efetivo e seguro.

Artrite por cristais de pirofosfato de cálcio di-hidratado (CAC$_2$O$_4$)

Aspectos clínicos

A artrite por cristais de pirofosfato de cálcio di-hidratado, também conhecida como pseudogota ou condrocalcinose, é uma desordem reumatológica com manifestações clínicas variadas que pode se apresentar como doença mono ou poliarticular, de caráter agudo ou crônico, simulando tanto a osteoartrite como a artrite reumatoide. Até 50% dos pacientes podem apresentar febre baixa e sinais flogísticos clássicos. Merece destaque entre as patologias da terceira idade, uma vez que a maioria dos pacientes afetados pela artrite aguda por deposição de pirofosfato de cálcio tem mais de 65 anos e 30% a 50% têm mais de 85 anos de idade. Os médicos devem suspeitar da doença de deposição de cristais em idosos que apresentem artrite degenerativa aguda em articulações que suportam peso (joelhos, quadris e ombros). Uma anormalidade genética, caracterizada pela presença do gene ANKH, codifica a proteína transmembrana que regula o transporte de pirofosfato inorgânico. Postula-se que a perda da função do ANKH aumentaria os níveis de pirofosfato inorgânico extracelular com a deposição de cristais de pirofosfato de cálcio. Cinco padrões da doença podem ser observados:

- Ataques agudos de artrites autolimitadas, responsáveis por 25% dos todos os casos (pseudogota clássica).
- Poliartrite crônica clinicamente indistinguível da osteoartrite, que é a forma mais comum e denominada pseudo-osteoartrite. Porém, nesta última a calcificação é linear (condrocalcinose), além da natureza dos cristais, enquanto na osteoartrite a calcificação é irregular.
- Poliartrite soronegativa, recorrente, crônica, de baixo grau (artrite pseudorreumatoide), responsável por 5% dos casos. Os episódios duram meses, mas se resolvem completamente. Há rigidez matinal e derrames articulares com predomínio nos punhos e nas articulações metacarpofalangianas, o que confunde ainda mais o diagnóstico diferencial com artrite reumatoide.
- Artrite destrutiva severa que se assemelha à artropatia de Charcot, geralmente afetando joelhos, quadris ou tornozelos.
- Uma síndrome espinhal com rigidez da coluna que se assemelha à espondilite anquilosante.

Raramente, os pacientes podem apresentar nódulos ou massas palpáveis que se assemelham a tofos de gota após vários episódios de artrite aguda. Esses nódulos se localizam no tecido periarticular e representam os acúmulos de cristais de pirofosfato dentro da sinóvia e do tecido mole adjacente; eles podem acarretar maior degradação da articulação afetada. Alguns indivíduos podem apresentar manifestações clínicas semelhantes à hiperostose esquelética idiopática difusa com calcificação do ligamento longitudinal posterior, levando a sintomas de compressão da medula espinhal.

Aspectos diagnósticos

Após exame físico adequado, os pacientes com suspeita de doença por depósito de pirofosfato de cálcio devem ser submetidos à artrocentese para análise do líquido sinovial, podendo o diagnóstico ser confirmado a partir da presença de cristais romboides no aspirado do líquido sinovial visualizados sob microscopia polarizada. Esses cristais geralmente apresentam birrefringência positiva. Os cristais de pirofosfato de cálcio di-hidratado tendem a se formar dentro de tecidos articulares, de modo que o diagnóstico pode ser sugerido pela presença de condrocalcinose na radiologia convencional. A calcificação radiológica intra-articular observada nesses casos é característica. Nas radiografias do joelho, a condrocalcinose se apresenta como uma opacificação intra-articular fina e densa paralela e separada do córtex ósseo ou como uma opacificação calcificante nos meniscos.

Depósitos assintomáticos podem se formar em cartilagem, articulações, discos intervertebrais, tendões e ligamentos. Os sinais precoces podem ser evidenciados por ultrassonografia como anormalidades da cartilagem. A ressonância magnética (RM) parece ser útil na investigação, particularmente as sequências gradiente-eco, para avaliação da carga de cristais de pirofosfato de cálcio na cartilagem articular.

Artrite por cristais de fosfato de cálcio básico ($CA_3[PO_4]_2$) e/ou cristais de hidroxiapatita ($[CA10(PO4)_6(OH)_2]$)

Aspectos clínicos

Conhecido por vários outros nomes, como tendinite calcificada, peritendinite calcária, periartrite calcária ou reumatismo por hidroxiapatita, esse tipo de artrite se caracteriza pela deposição tanto de cristais de fosfato de cálcio como de hidroxiapatita peri e/ou intra-articular.

As calcificações mais patológicas ao longo do corpo contêm misturas de hidroxiapatita substituídas por carbonato e fosfato de cálcio. Como esses cristais ultramicroscópicos são fosfatos de cálcio não ácidos, a expressão *fosfato de cálcio básico* é muito mais precisa que apatita, embora a designação *artrite por cristais de hidroxiapatita* seja mais universalmente mencionada. Habitualmente, a deposição desses cristais nos tecidos moles periarticulares resulta em tendinite e bursite. Envolvimento intra-articular na forma de mono ou poliartrite também é considerado expressão clínica da doença.

Sua etiologia é desconhecida, mas fatores hereditários, traumáticos, metabólicos, neurológicos, degenerativos e vasculares têm sido sugeridos como possíveis causas. Surge a partir da segunda década, porém a maioria dos casos é detectada entre a quarta e a sexta década de vida com igual distribuição sexual. Sintomas constitucionais, como febre, são incomuns. O ombro é a articulação mais envolvida, especialmente em trabalhadores manuais, com calcificação clássica do tendão do músculo supraespinhal e dor de instalação aguda, lancinante e incapacitante, muitas vezes levando o paciente a procurar um serviço de emergência. A síndrome do ombro de Milwaukee é uma forma de apresentação de artropatia profundamente destrutiva que afeta predominantemente mulheres idosas, as quais, em geral, desenvolvem essa patologia nos ombros, bem como nos joelhos. Outros sítios, como cotovelo, pulso, mão, quadril, joelho, tornozelo, pé e coluna, podem ser afetados, embora com menos frequência.

Aspectos diagnósticos

O diagnóstico preciso da doença é estabelecido mediante a identificação de hidroxiapatita e de outros fosfatos intimamente relacionados na articulação, na maioria dos casos uma mistura de hidroxiapatita, fosfato octacálcico, carbonato de apatita, trifosfato de cálcio, fosfato dicálcico di-hidratado e cristais de whitlockita. Raramente, pirofosfato de cálcio, urato, oxalato de cálcio e outros cristais podem coexistir com os cristais de hidroxiapatita em uma articulação. Macroscopicamente, a hidroxiapatita e o fosfato relacionado aparecem como material amorfo calcificado com consistência leitosa. Microscopicamente, observa-se uma reação celular inflamatória sobre esses depósitos calcificados. Os cristais de hidroxiapatita são muito pequenos para serem vistos com microscopia de luz normal ou polarizada, exigindo elétron-microscopia, técnicas radioisotópicas ou análise de difração de raios X para detecção.

A radiografia convencional pode mostrar calcificações de tamanhos e formas variadas tanto em espaços intra-articulares como em tendões, bursa e cápsulas. A TC tem a capacidade de revelar essas calcificações periarticulares com maior precisão, especialmente sobre articulações complexas, como ombro, pélvis, pé e coluna. A RM é mais adequada para avaliação de tecidos moles, inchaços, coleções líquidas peri e intra-articulares e anormalidades da cápsula em torno da articulação afetada.

Os exames de imagem também são de extrema relevância para o acompanhamento evolutivo da história natural da doença em sua forma clássica com envolvimento do ombro, que nem sempre segue o curso mencionado a seguir, mas que, quando presente, pode ser mais bem acompanhado por método que varia em função dos achados:

a. **Fase silenciosa:** nessa primeira fase assintomática da doença, os cristais de hidroxiapatita calcificados são depositados nos tendões do manguito rotator, especialmente no tendão supraespinhoso na zona crítica. Essas pequenas calcificações podem ser vistas em radiografias simples, TC ou RM.
b. **Fase mecânica:** conforme a doença progride, a calcificação se torna maior, podendo então se romper no tendão do supraespinhoso e se acumular abaixo da bursa subacromial, resultando em bursite que causa dor localizada (ruptura sub-bursal). O material calcificado na bursa subacromial pode se romper, liberando assim o material nela calcificado (ruptura intrabursal). Nessa fase, TC e RM mostram esses achados com mais precisão.
c. **Fase de periartrite adesiva:** nessa fase crônica, devido ao material calcificado extravasado, a inflamação causa fibrose nos tecidos moles peritendinosos. A dor se torna crônica. O movimento articular pode ser restrito. Os achados de ruptura espontânea do tendão do supraespinhoso degenerado são mais bem visualizados através da TC convencional ou da RM.
d. **Localização intraóssea:** raramente, a extrusão do material calcificado pode corroer o osso adjacente à tuberosidade, produzindo lesões ósseas císticas de tamanhos variados. Esses cistos ósseos podem ser vistos em radiografias simples, TC ou RM.
e. **Localização em forma de halter:** raramente, uma calcificação sub-bursal semissólida pode ser comprimida pelo

ligamento coracoacromial adjacente, conferindo-lhe uma forma de halter. Essa configuração pode ser observada em radiografias simples, TC ou RM.

A exemplo do exposto quanto aos aspectos diagnósticos da gota, a ultrassonografia, embora com baixa especificidade, apresenta-se como excelente método para a demonstração de derrame articular e imagens hiperecoicas compatíveis com calcificação periarticular (Figura 46.4).

A exemplo do que acontece com a artrite gotosa, a TC de dupla energia (DECT) promoveu acréscimos para a identificação de degeneração e mineralização periarticular, circunferencial, lobulada em torno de articulações em paciente com periartrite cálcica. A possibilidade de obtenção desses achados enfatiza o papel da DECT, quando a análise de cristal de rotina não detecta a deposição de hidroxiapatita (Figura 46.5).

Tratamento

O tratamento em estágios precoces é sintomático com analgésico, compressas de calor e frio locais, além de imobilização da articulação. Colchicina, na dose de 1mg até 3×/dia, pode ser utilizada nas formas com envolvimento de grandes articulações, assim como AINE e corticoides nas doses preconizadas para o tratamento da gota, mas por não mais de 10 dias nas formas agudas ou por mais tempo nas crônicas, de maneira particularizada, considerando-se o risco *versus* benefício em cada caso. Casos avançados podem necessitar de artroscopia.

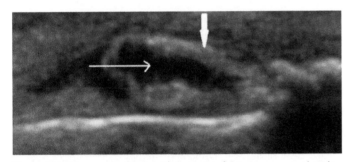

Figura 46.4 Ultrassonografia da articulação interfalangiana proximal evidenciando derrame circundado por lesão hiperecoica (seta fina) calcificada em forma de aro (seta grossa). (Reproduzida de Aslan F, Matteson EL. Polyarthritis as a rare presentation of hydroxyapatite deposition disease. Arthritis & Rheumatology Apr 07, 2016:1-6.)

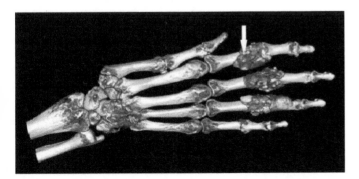

Figura 46.5 Tomografia de dupla energia. A seta mostra imagem de depósito de cristais periarticulares codificada por cores, como roxo, em imagem tridimensional de volume. Pixelação de urato monossódico estava ausente. Alguns depósitos demonstraram níveis de cálcio em camadas (o que pode ser um sinal de sedimentos) – veja encarte colorido. (Reproduzida de Aslan F, Matteson EL. Polyarthritis as a rare presentation of hydroxyapatite deposition disease. Arthritis & Rheumatology Apr 07, 2016:1-6.)

Artrite por cristal de oxalato de cálcio (CAC_2O_4)

Aspectos clínicos

Os cristais de oxalato de cálcio raramente se acumulam e formam depósitos, de maneira que a artrite induzida por eles representa uma forma rara de artropatia. Ocorre com mais frequência em pacientes urêmicos que estejam recebendo hemodiálise ou diálise peritoneal, particularmente naqueles tratados com ácido ascórbico (vitamina C), o qual é metabolizado em oxalato. Esses cristais podem se depositar nas paredes dos vasos sanguíneos, pele e articulações.

Aspectos diagnósticos

Na radiografia convencional, os cristais de oxalato de cálcio são indistinguíveis dos de pirofosfato de cálcio di-hidratado ou dos cristais de fosfato de cálcio básico periarticular.

A DECT oferece a vantagem adicional de identificar seletivamente depósitos cristalinos e, juntamente com a TC convencional e a RM, pode ser valiosa em casos de dificuldade diagnóstica a partir do estudo do líquido sinovial. No entanto, mais pesquisas são necessárias para elucidar seu valor agregado.

Características físico-químicas ao estudo do líquido representam, portanto, o método diagnóstico confirmatório até o momento.

Tratamento

O tratamento se baseia no utilizado nos casos de artrite por cristais de pirofosfato de cálcio di-hidratado. O uso de AINE, colchicina e corticoides oral e intra-articular deve ser considerado na perspectiva do risco *versus* benefício, sobretudo em pacientes renais crônicos, nos quais a doença é mais prevalente.

■ CONSIDERAÇÕES GERAIS SOBRE O ESTUDO DO LÍQUIDO SINOVIAL E O DIAGNÓSTICO DIFERENCIAL COM BASE EM OUTROS MÉTODOS COMPLEMENTARES

Alguns aspectos relacionados com o estudo de líquido sinovial já foram abordados. Neste tópico serão ressaltados outros aspectos de ordem prática. A identificação de cristais e suas formas exige um profissional treinado e instrumental nem sempre disponível: o microscópio de luz polarizada. Quando disponível, vários critérios podem ser utilizados para auxiliar a diferenciação das artropatias microcristalinas (veja o Quadro 46.3).

A análise começa já na macroscopia, logo após a aspiração do líquido sinovial. Em condições normais, ele deve ser claro, algo translúcido, amarelo, altamente viscoso e sem depósitos. À microscopia, apresenta celularidade baixa, com predomínio de leucócitos mononucleares, estéril e sem cristais. A presença de leucócitos segue alguns padrões em função da situação:

- **Líquido fisiológico:** até 200 células/mL com menos de 25% de neutrófilos.
- **Derrames articulares não inflamatórios:** 200 a 2.000 células/mL com menos de 25% de neutrófilos.
- **Derrames inflamatórios:** 2.000 a 75.000 células/mL com mais de 50% de neutrófilos.
- **Derrames sépticos:** > 100.000 células/mL com mais de 85% de neutrófilos.

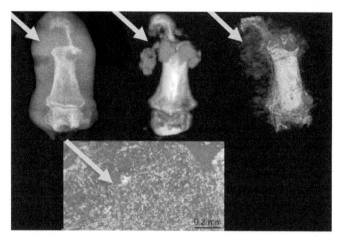

Figura 46.6 Tomografia com contagem de fótons espectrais de energia múltipla em dedo amputado por lesões graves decorrentes de gota. As setas indicam, da esquerda para a direita: erosão em falange vista à radiologia convencional, depósitos de cristais de urato monossódico identificados por tomografia de energia múltipla e detalhes mais sutis da extensão do volume do depósito dos cristais através do acréscimo com contagem de fótons espectrais à tomografia e, por fim, microscopia de luz polarizada confirmando a presença de cristais de urato a partir do tofo – veja encarte colorido. (Reproduzida de Stamp LK, Anderson NG, Becce F et al. Clinical utility of multi-energy spectral photon-counting CT in crystal arthritis. Arthritis Rheumatol. No prelo 2019.)

Novos recursos tecnológicos na área de imagens têm possibilitado não só a identificação de cristais, mas também sua diferenciação a partir de sua composição que oferece formatos e arranjos geométricos perceptíveis à reconstrução em 3D (tridimensional). Além da DECT, mais recentemente a tomografia com contagem de fótons espectrais de energia múltipla tem se mostrado capaz de detectar e diferenciar depósitos de cristais de urato monossódico, pirofosfato de cálcio e hidroxiapatita. Esse método de imagem também foi capaz de quantificar especificamente o cristal de pirofosfato de cálcio di-hidratado dentro de um menisco osteoartrítico e distingui-lo dos depósitos de hidroxiapatita (Figura 46.6).

Apesar desses avanços, é importante ressaltar que os custos para o acesso a essas novas tecnologias devem ser sempre levados em consideração e que a utilização da propedêutica médica, que inclui o conhecimento profundo da semiologia e a utilização de métodos complementares diagnósticos menos onerosos, pode contribuir para uma prática médica mais eficiente em que a análise criteriosa da relação risco-custo-benefício deve nortear as ações.

■ CONSIDERAÇÕES FINAIS

O avançar da idade carreia desafios inerentes ao processo senil. O declínio da funcionalidade cognitiva, associado ou não aos processos de transtorno do humor e do afeto, além do comprometimento dos sentidos que mantêm o idoso conectado ao entorno, como a visão e a audição, são exemplos da necessidade de uma abordagem multi e interdisciplinar na garantia da qualidade de vida na terceira idade. O sistema osteomuscular, fundamental para a autonomia motora do idoso, é amplamente afetado. Por um lado, a sarcopenia surge como uma grande adversária da motricidade; por outro lado, os processos degenerativos osteoarticulares acrescentam comprometimento funcional decorrente da dor, agravando as perdas funcionais e os eventos depressivos. Nesse campo, é de fundamental importância identificar e tratar corretamente as artrites por depósitos de cristais que se apresentam como patologias de alta incidência com o envelhecimento.

Bibliografia

Abhishek A, Doherty A. Update on calcium pyrophosphate deposition. Clin Exp Rheumatol 2016; 34(Suppl. 98):1-7.

Aslan F, Matteson EL. Polyarthritis as a rare presentation of hydroxyapatite deposition disease. Arthritis & Rheumatology Apr 07, 2016:1-6.

Azevedo VF, Lopesa MP, Catholino NM, Paiva ES, Araújo VA, Pinheiro GRC. Revisão crítica do tratamento medicamentoso da gota no Brasil. Rev Bras Reumatol 2017; 57(4):346-55.

Buckens CF, Terra MP, Maas M. Computed tomography and MR imaging in crystalline-induced arthropathies. Radiol Clin North Am 2017 Sep; 55(5):1023-34.

Bulysheva AA, Sori N, Michael P. Francis MP. Direct crystal formation from micronized bone and lactic acid: The writing on the wall for calcium-containing crystal pathogenesis in osteoarthritis? PLoS ONE 2018; 13(11):1-12.

Dalbeth N, Fransen J, Jansen TL, Neogi T, Schumacher HR, Taylor WJ. New classification criteria for gout: a framework for progress. Rheumatology 2013; 52:1748-53.

Dalbeth N, Nicolaou S, Baumgartner S, Hu J, Fung M, Choi HK. Presence of monosodium urate crystal deposition by dual-energy CT in patients with gout treated with allopurinol. Ann Rheum Dis 2018; 77:364-70.

Fuerst M, Zustin J, Rüther W. Crystal arthropathies. Pathologe 2011 May; 32(3):193-9.

Garcia GM, McCord GC, M.D, Kumar R. Hydroxyapatite crystal deposition disease. Seminars in Musculoskeletal Radiology 2003; 7(3):187-94.

Jacques T, Michelin P, Badr S et al. Conventional radiology in crystal arthritis: gout, calcium pyrophosphate deposition, and basic calcium phosphate crystals. Radiol Clin North Am 2017 Sep; 55(5):967-84.

Maynard JW, McAdams-DeMarco MA, Law A et al. Racial differences in gout incidence in a population-based cohort: Atherosclerosis risk in communities Study. Am J Epidemiol 2013; 179(5):579-83.

Moshrif A, Laredo JD, Bassiouni H et al. Spinal involvement with calcium pyrophosphate deposition disease in an academic rheumatology center: A series of 37 patients. Semin Arthritis Rheum 2018 Oct:1-14.

Neogi T, Jansen TL, Dalbeth N et al. 2015 Gout Classification Criteria. Arthritis & Rheumatology 2015; 67(10):2557-68.

Rendeiro ARPC. Genetics and epidemiology of ectopic calcification [Tese]. PORTO: Instituto de Ciências Biomédicas de Abel Salazar da Universidade do Porto, 2009.

Rosental AK. Clinical manifestations and diagnosis of calcium pyrophosphate crystal deposition (CPPD) disease [online] jul. 24 [citado em 5 de abril de2019]. Disponível em: https://www.uptodate.com/contents/clinical-manifestations-and-diagnosis-of-calcium-pyrophosphate-crystal-deposition-cppd-disease.

Schlee S, Bollheimer LC, Bertsch T, Sieber CC, Härle P. Crystal arthritis – gout and calcium pyrophosphate arthritis. Part 2: clinical features, diagnosis and differential diagnostics. Z Gerontol Geriatr 2018 Jul; 51(5):579-84.

Schwinghammer TL. Bone and joint disorders: gout and hyperuricemia. In: Wells BG, DiPiro JT, Schwinghammer TL, DiPirio CV (eds.). Pharmacotherapy handbook. 9. ed. New York: McGraw-Hill Education eBooks 2015:1-8.

Sheer R, Null KD, Szymanski KA, Sudharshan L, Banovic J, Pasquale MK. Predictors of reaching a serum uric acid goal in patients with gout and treated with febuxostat. Clinic Economics and Outcomes Research 2017; 9:629-39.

Stamp LK, Anderson NG, Becce F et al. Clinical utility of multi-energy spectral photon-counting CT in crystal arthritis. Arthritis Rheumatol. No prelo 2019.

Stanway J, Marianayagam T, Ellis S. Crystal arthropathies. Medicine 2018; 46(3):181-6.

Tedeschi SK. Updates in crystal deposition diseases [Editorial]. Curr Opin Rheumatol Mar 2019; 31(2):132-3,

Skare TL. Artrites por cristal. In: Skare TL (ed.). Reumatologia princípios e prática. 2. ed. Rio de Janeiro: Guanabara Koogan 2007:187-2003.

Yamamura M. Acute CPP Crystal arthritis causing carpal tunnel syndrome. Intern Med 2018 Oct 01; 57(19):2767-8.

Artrite Reumatoide

Andrea Tavares Dantas
Angela Luzia Branco Pinto Duarte

CAPÍTULO 47

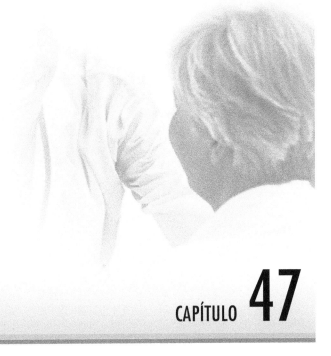

■ INTRODUÇÃO

A artrite reumatoide (AR) é uma doença inflamatória autoimune caracterizada por uma sinovite erosiva crônica com importante impacto na funcionalidade e na qualidade de vida dos pacientes. Embora o pico de incidência ocorra entre a quarta e a quinta década de vida, em até um terço dos casos a doença inicia após os 60 anos de idade, caracterizando a doença de início tardio (*elderly-onset rheumatoid arthritis* [EORA]). Assim, a AR no indivíduo idoso pode representar duas situações: EORA ou o idoso com doença persistente e iniciada antes dos 60 anos (*young-onset rheumatoid arthritis* [YORA]). Nesse caso, muitas vezes, os indivíduos têm doença de longa duração e já foram submetidos a múltiplos tratamentos medicamentosos ou até mesmo cirúrgico, podendo apresentar mais sequelas que atividade da doença, o que acarreta importante limitação funcional.

Nos EUA, a prevalência de AR em idosos tem sido estimada em 2%. Assim como na forma de início mais precoce, é mais frequente no sexo feminino, porém em proporção que tende a ser mais equilibrada (1,5 a 2 mulheres:1 homem). Algumas diferenças têm sido apontadas entre os indivíduos com AR de início mais jovem e de início tardio no que se refere à suscetibilidade genética, às manifestações clínicas e ao prognóstico. Além disso, certas particularidades devem ser valorizadas no manejo da AR no paciente idoso, como a maior frequência de comorbidades e a presença da polifarmácia com risco maior de interação medicamentosa.

■ MANIFESTAÇÕES CLÍNICAS

Na EORA, o início do quadro pode ser súbito, marcado pela presença de sintomas constitucionais, como febre, astenia, perda de peso, mialgia e linfadenopatia. Na maioria dos casos, as manifestações articulares ocorrem da maneira clássica, com poliartrite simétrica de evolução insidiosa e acometimento de pequenas articulações das mãos. Entretanto, destaca-se o frequente comprometimento de grandes articulações, em especial dos ombros, em 30% a 64% dos casos. O exame físico pode evidenciar importante sinovite de ombros e punhos, assim como metacarpofalangianas e interfalangianas proximais, com edema significativo de partes moles e restrição da amplitude de movimento. Alguns autores relatam ainda rigidez matinal mais prolongada.

Em até 25% dos pacientes, a apresentação clínica se caracteriza por dor nas cinturas escapular e pélvica com rigidez matinal prolongada, mimetizando um quadro de polimialgia reumática. Em algumas situações, a distinção entre as duas doenças pode ser bastante difícil, acarretando mudanças de diagnóstico no decorrer do acompanhamento. Pease e cols. (2005) demonstraram que até 20% dos pacientes inicialmente classificados com polimialgia reumática foram posteriormente diagnosticados com EORA, com atraso no diagnóstico que variou entre 1 e 30 meses. Sinovite mais persistente, comprometimento de punhos, metacarpofalangianas e interfalangianas proximais e resposta menos significativa aos corticoides são características que favorecem o diagnóstico de EORA.

Em cerca de 10% dos casos, a apresentação inicial pode se dar na forma da síndrome de sinovite remitente simétrica soronegativa com edema depressível ou RS3PE (do inglês, *remitting seronegative symmetrical synovitis with pitting edema*). Essa síndrome se caracteriza pelo início súbito de uma artrite simétrica envolvendo mãos e punhos e/ou pés e tornozelos com edema proeminente decorrente de uma tenossinovite dos extensores. Em geral, não apresenta erosões na radiografia simples, e o fator reumatoide é negativo.

Quadro 47.1 Principais diferenças entre a artrite reumatoide de início no idoso (EORA) e de início no jovem (YORA)

	EORA	YORA
Relação mulher:homem	1-2:1	2-4:1
Início dos sintomas	Maior frequência de início agudo	Insidioso
Articulações comprometidas	Maior frequência de comprometimento oligoarticular e grandes articulações, principalmente de membros superiores (ombros)	Poliarticular; é mais comum o comprometimento de pequenas articulações (IFP, MCF, MTF), tornozelos e cotovelos
Manifestações extra-articulares	Pode apresentar rigidez matinal mais prolongada; maior frequência de sintomas sistêmicos (febre, perda de peso, fadiga)	Maior frequência de nódulos reumatoides e comprometimento pulmonar
Exames complementares	Provas inflamatórias mais elevadas; FR pouco específico e menos frequente	Maior frequência de FR e anti-CCP positivos
Índices de atividade da doença	Maior	Menor

Anti-CCP: anticorpos antipeptídeos citrulinados cíclicos; FR: fator reumatoide; IFP: interfalangianas proximais; MCF: metacarpofalangianas; MTF: metatarsofalangianas.

Descreve-se ainda menor prevalência de manifestações extra-articulares, como nódulos reumatoides e doença pulmonar intersticial, em pacientes idosos. Entretanto, a associação à neuropatia periférica parece ser mais frequente nesse grupo de pacientes. O Quadro 47.1 mostra as principais diferenças entre a AR de início no idoso e no jovem.

■ COMORBIDADES

Os pacientes com EORA tendem a apresentar frequência maior de comorbidades, as quais podem estar relacionadas com a idade em si, com a AR e com o tratamento, o que tem influência direta na escolha da melhor abordagem terapêutica. A inflamação sistêmica persistente e a disfunção imune desempenham um papel fundamental no aparecimento e na progressão dessas comorbidades.

A AR tem sido considerada um fator de risco independente para aterosclerose precoce e doença cardiovascular, a qual é reconhecida como uma das principais causas de mortalidade nesses pacientes. Nesse sentido, doença arterial coronariana, infarto do miocárdio, insuficiência cardíaca, acidente vascular encefálico, hipertensão arterial sistêmica e *diabetes mellitus* são mais frequentes em indivíduos com EORA. Estimam-se um risco duas vezes maior de morbidade cardiovascular nesses pacientes e um aumento de 60% na mortalidade. Além da inflamação sistêmica, o tratamento com corticoides e/ou anti-inflamatórios não esteroides parece estar implicado nesse aumento de risco. Nesses pacientes, a avaliação do risco cardiovascular deve seguir as práticas locais. A European League Against Rheumatism (EULAR) recomenda que os escores de predição do risco cardiovascular (como o escore de Framingham) sejam multiplicados por 1,5 nos pacientes com AR.

As neoplasias representam a segunda principal causa de óbito nesse grupo de pacientes, havendo risco maior de desenvolvimento de câncer em portadores de AR. Smitten e cols. (2008) e Baecklund e cols. (2006) demonstraram que a doença em si é fator de risco independente para o desenvolvimento de linfoma, sobretudo em indivíduos com alta atividade de doença e fator reumatoide positivo. O risco de outros tipos de câncer não está bem definido. Embora se questione a influência que as medicações utilizadas no tratamento da AR têm sobre o risco aumentado de neoplasia, uma revisão sistemática de Ramiro e cols. (2017) mostrou que o uso da terapia biológica não aumentou a incidência de malignidades em geral, de linfoma ou de câncer de pele não melanoma em comparação com pacientes com AR que não usavam antifator de necrose tumoral, embora tenha sugerido risco aumentado de melanoma.

Além disso, foi descrita uma associação entre AR e o desenvolvimento das síndromes geriátricas, sobretudo naqueles com maior atividade e duração da doença e maior incapacidade funcional. Assim, os pacientes com EORA apresentam prevalência maior de depressão, déficit cognitivo, incontinência urinária e desnutrição e risco maior de quedas em comparação com os sem a doença. A prevalência de caquexia em pacientes com AR varia de 26% a 71% em diferentes populações. A diminuição da massa magra, associada ao aumento da gordura corporal, é apontada como fator de risco para síndrome metabólica e doença cardiovascular.

■ EXAMES COMPLEMENTARES

Embora o diagnóstico da AR seja essencialmente clínico, os exames complementares são importantes para reforçar a hipótese diagnóstica. No entanto, a interpretação dos resultados no paciente idoso com suspeita de AR deve ser realizada de maneira bastante cautelosa.

Marcadores inflamatórios, como velocidade de hemossedimentação (VHS) e proteína C reativa (PCR), são utilizados como parâmetros para avaliar a atividade da doença e a resposta ao tratamento. Entretanto, níveis mais elevados de VHS são também mais frequentes no idoso, independentemente da AR, estando relacionados com o processo de envelhecimento e a presença de mais comorbidades, como dislipidemia, malignidades e infecções crônicas ou recorrentes. Por esse motivo, recomenda-se a correção dos valores da VHS de acordo com o sexo e a idade, obedecendo às seguintes fórmulas: homens = idade/2; mulheres = (idade + 10)/2.

A positividade do fator reumatoide (FR) em idosos com AR é heterogênea, variando entre 32% e 89%. A presença do FR está associada a um subgrupo de pacientes com doença articular mais agressiva, com número maior de erosões, semelhante ao fenótipo mais comum em pacientes mais jovens. Entretanto, deve ser ressaltado que a positividade do FR aumenta com a idade em indivíduos sem doença reumática, sendo descrito em 10% a 15% dos idosos considerados saudáveis.

Anticorpos antipeptídeos citrulinados cíclicos (anti-CCP) são positivos em 56% a 77% dos pacientes com EORA, apresentando especificidade de 92% a 100%. Também foi descrito pior prognóstico associado à presença desse anticorpo com maior frequência de manifestações extra-articulares e dano radiográfico. Esse exame tem se mostrado importante também no diagnóstico diferencial com polimialgia reumática.

A radiografia simples das articulações acometidas é recomendada para avaliação basal, muito embora possa ser normal nos quadros iniciais ou evidenciar apenas edema de partes moles e osteopenia periarticular. Com a progressão da doença podem ser detectadas alterações mais características, como erosões marginais e diminuição do espaço articular. Recomenda-se a realização de radiografia de mãos/punhos, pés/tornozelos ou de outras articulações acometidas a cada 1 a 2 anos para avaliação do aparecimento de novas erosões.

A ultrassonografia tem se tornado uma ferramenta de fundamental importância na avaliação do paciente com AR, possibilitando um exame dinâmico da articulação e a detecção de dano estrutural precoce. A utilização do *power Doppler* complementa o exame ao avaliar a presença de atividade inflamatória. Com relação à ressonância magnética, embora seja o método mais sensível na detecção de alterações precoces da AR, em virtude do alto custo e do difícil acesso tem indicação restrita a situações específicas de dúvida diagnóstica.

■ DIAGNÓSTICO E ACOMPANHAMENTO

O diagnóstico da AR é essencialmente clínico, embasado na história clínica e no exame físico e complementado por exames radiológicos e laboratoriais. Os critérios classificatórios do Colégio Americano de Reumatologia (Quadro 47.2) e do EULAR (Quadro 47.3), apesar de formulados com o objetivo de padronizar estudos clínicos, têm sido utilizados como orientação para o diagnóstico.

Quadro 47.2 Critérios classificatórios para artrite reumatoide (Colégio Americano de Reumatologia, 1987)

1. Rigidez matinal*	Rigidez articular com duração de pelo menos 1 hora antes da melhora máxima
2. Artrite de três ou mais áreas*	Pelo menos três áreas articulares com edema de partes moles ou derrame articular observado pelo médico
3. Artrite de articulações das mãos*	Punhos, metacarpofalangianas ou interfalangianas proximais
4. Artrite simétrica*	Envolvimento simultâneo da mesma área articular em ambos os lados do corpo
5. Nódulo reumatoide	Nódulos subcutâneos sobre proeminências ósseas, superfícies extensoras ou regiões justarticulares
6. Fator reumatoide positivo	Presença de quantidades anormais de fator reumatoide
7. Alterações radiográficas	Presença de erosões ou osteopenia localizadas em radiografias de mãos e punhos

*Os critérios de 1 a 4 devem estar presentes por pelo menos 6 semanas. Para classificação, são necessários quatro dos sete critérios.

Quadro 47.3 Critérios classificatórios para artrite reumatoide (ACR/EULAR 2010)

Requisitos

O paciente deve apresentar, no momento do exame, evidência de sinovite clinicamente ativa (presença de edema articular) em pelo menos uma articulação, com exceção das IFD, 1ª MTF e 1ª carpometacarpofalangiana, que são articulações tipicamente envolvidas na osteoartrite
Exclusão de outras condições que possam explicar a presença da sinovite, como lúpus, artrite psoriásica e gota

Domínios	Pontuação		Descrição
Envolvimento articular* Articulação edemaciada ou dolorosa (exceto IFD, 1ª CMC e 1ª MTF ou qualquer articulação com história de trauma recente)	1 grande articulação	0	Ombros, cotovelos, quadril, joelhos ou tornozelos
	2 a 10 grandes articulações	1	
	1 a 3 pequenas articulações (com ou sem envolvimento de grandes articulações)	2	MCF, IFP, 2ª à 5ª MTF, interfalangiana do primeiro dedo e punhos
	4 a 10 pequenas articulações (com ou sem envolvimento de grandes articulações)	3	
	> 10 articulações	5	Acometimento de pelo menos uma pequena articulação; as outras articulações acometidas podem incluir temporomandibular, esternoclavicular, acromioclavicular ou outras
Sorologia Realização de pelo menos um dos exames. Quando o resultado do exame for qualitativo ou apenas descrito como positivo, será considerado positivo em baixos títulos. Quando o resultado ou o valor de referência não se encontra disponível, o resultado será considerado negativo	FR e anti-CCP negativos	0	Resultado ≤ LSN, em relação ao teste e *kit* utilizado
	FR ou anti-CCP positivos em baixos títulos	2	Resultado > LSN e ≤ 3× LSN
	FR ou anti-CCP positivos em altos títulos	3	Resultado > 3× LSN
Reagentes de fase aguda Resultado de pelo menos um teste	PCR e VHS normais	0	Segundo os valores de referência do laboratório. Quando o resultado ou o valor de referência não se encontra disponível, o resultado será considerado negativo
	PCR ou VHS alterada	1	
Duração dos sintomas Relato do paciente da duração máxima de sinovite de qualquer articulação envolvida no momento da avaliação	< 6 semanas	0	
	≥ 6 semanas	1	
Para classificação de artrite reumatoide, é necessária uma pontuação ≥ 6#			

*Em caso de dúvida, a contagem de articulações acometidas pode levar em consideração métodos de imagem (ultrassonografia e ressonância magnética).
Paciente que apresenta história compatível com AR, mesmo que não documentada, e erosões radiográficas típicas pode ser classificado como AR independentemente do preenchimento dos critérios.
MCF: metacarpofalangianas; IFD: interfalangianas distais; CMC: carpometacarpiana; MTF: metatarsofalangiana; IFP: interfalangianas proximais; FR: fator reumatoide; LSN: limite superior da normalidade; PCR: proteína C reativa; VHS: velocidade de hemossedimentação.

O acompanhamento do paciente com AR, bem como de sua resposta ao tratamento, pode ser realizado por meio de parâmetros clínicos (contagem do número de articulações dolorosas e/ou edemaciadas, avaliação da dor e da atividade da doença pelo paciente e pelo médico) e de parâmetros laboratoriais (VHS e PCR). Isoladamente, entretanto, nenhum desses parâmetros se mostra suficiente para determinar o grau de atividade inflamatória. Com o intuito de tornar a avaliação mais objetiva, foram criados índices compostos de atividade clínica que combinam vários parâmetros de atividade da doença em uma única medida. Os mais utilizados na prática clínica são o *Disease Activity Score* (DAS/DAS28) e o *Clinical Disease Activity Index* (CDAI).

O DAS28 representa uma ferramenta de avaliação que leva em consideração o número de articulações dolorosas e de articulações edemaciadas (em um total de 28), a avaliação global da doença pelo paciente e as medidas de marcadores de inflamação (VHS ou PCR). Entretanto, envolve um cálculo complexo, geralmente realizado em calculadora específica.

O CDAI corresponde a um escore calculado pelo somatório simples de quatro variáveis clínicas: número de articulações dolorosas e edemaciadas e avaliação global da doença pelo paciente e pelo médico. Representa uma ferramenta simples e mais independente, de fácil uso na prática clínica diária e com boa correlação com o DAS28, cuja principal vantagem é o fato de não necessitar dos resultados dos exames laboratoriais. Como calcular cada um dos índices e os pontos de corte para avaliação de atividade da doença estão demonstrados nos Quadros 47.4 e 47.5.

Quadro 47.4 Índices compostos de avaliação de atividade da doença na artrite reumatoide

Variáveis	CDAI	DAS28
Número de articulações edemaciadas	Contagem simples (0 a 28)	Raiz quadrada da contagem simples de 28 articulações (0 a 1,48)
Número de articulações dolorosas	Contagem simples (0 a 28)	Raiz quadrada da contagem simples (0 a 2,96)
Reagentes de fase aguda	–	Logaritmo transformado da VHS (2 a 100mm) ou PCR (0,1 a 10mg/dL)
Avaliação da saúde global pelo paciente	–	EVA em mm (0 a 100)
Avaliação da atividade da doença pelo paciente	EVA em cm (0 a 10)	–
Avaliação da atividade da doença pelo médico	EVA em cm (0 a 10)	–
Escore total	Somatório simples (0 a 76)	Necessita de calculadora específica (0,49 a 9,07)

EVA: escala visual analógica; PCR: proteína C reativa; VHS: velocidade de hemossedimentação.

Quadro 47.5 Definição de atividade da doença segundo CDAI e DAS28

Índice	Estado de atividade da doença	Definição
CDAI	Remissão	≤ 2,8
	Atividade baixa	> 2,8 a ≤ 10
	Atividade moderada	> 10 a ≤ 22
	Atividade alta	> 22
DAS28	Remissão	≤ 2,6
	Atividade baixa	> 2,6 a ≤ 3,2
	Atividade moderada	> 3,2 a ≤ 5,1
	Atividade alta	> 5,1

DIAGNÓSTICO DIFERENCIAL

A AR de início no idoso deve ser diferenciada de diversas condições também prevalentes nessa faixa etária e que podem apresentar manifestações clínicas semelhantes. São imprescindíveis uma adequada história clínica e um exame físico meticuloso associados à correta interpretação dos exames complementares. As principais condições que devem ser levadas em consideração no diagnóstico diferencial estão descritas no Quadro 47.6.

Quadro 47.6 Diagnóstico diferencial da artrite reumatoide de início no idoso

Doença	Características clínicas
Polimialgia reumática	Dor e rigidez em região cervical e articulações da cintura escapular e pélvica Artrite periférica em até 25% dos pacientes, geralmente assimétrica, não erosiva e poupando pequenas articulações Associação com arterite de células gigantes Elevação de provas inflamatórias Fator reumatoide e anti-CCP negativos Excelente e rápida resposta a doses baixas de corticoides
Osteoartrite	Principal doença articular em idosos Dor com característica mecânica Comprometimento mais frequente de interfalangianas distais e proximais, 1ª carpometacarpiana, quadril, joelhos e coluna; tende a poupar metacarpofalangianas Rigidez matinal < 30 minutos Provas inflamatórias normais Radiografia simples: diminuição do espaço articular, osteófitos, esclerose subcondral e cistos ósseos
Gota	Crises de monoartrite aguda com duração limitada, embora também possa ter apresentação oligo ou poliarticular Podagra em 50% dos casos Período intercrítico assintomático Presença de tofos nos casos crônicos, os quais podem se assemelhar a nódulos reumatoides Hiperuricemia Estudo do líquido sinovial evidencia presença de cristais Radiografia simples: ausência de osteopenia periarticular, erosões em saca-bocado e com margens escleróticas
Doença por deposição de pirofosfato de cálcio	Pode ter apresentação mono, oligo ou poliarticular (reumatoide-*like*) Acomete principalmente grandes articulações, como joelhos, ombros, tornozelos, cotovelos e punhos Estudo do líquido sinovial evidencia cristais romboides com birrefringência positiva Radiografia simples: presença de condrocalcinose
Artrite psoriásica	Comprometimento articular mais assimétrico Comprometimento de interfalangianas distais Lesões cutâneas características e distrofia ungueal Presença de entesite e dactilite Fator reumatoide negativo
Artrite carcinomatosa	Artrite mais assimétrica não erosiva Acometimento de membros inferiores Elevação de provas inflamatórias Pode apresentar FR positivo Pobre resposta ao tratamento com DMARD

Anti-CCP: anticorpos antipeptídeos citrulinados cíclicos; FR: fator reumatoide; DMARD: drogas antirreumáticas modificadoras de doença.

TRATAMENTO

O tratamento da AR tem como objetivos promover o controle da dor, alcançar a remissão clínica ou pelo menos o menor nível de atividade, impedir a progressão radiográfica e o consequente desenvolvimento de deformidades e prevenir a limitação funcional. De maneira geral, a cessação do tabagismo, a promoção de atividade física e o controle adequado das comorbidades são medidas essenciais na abordagem geral desses pacientes.

Com relação ao tratamento medicamentoso, alguns aspectos intrínsecos a essa população devem ser levados em consideração, como a maior prevalência de comorbidades, polifarmácia, alterações farmacocinéticas e farmacodinâmicas e o maior potencial de eventos adversos. Entretanto, os dados relativos à eficácia e segurança das diversas medicações em idosos são limitados, uma vez que essa população é sub-representada nos ensaios clínicos.

As recomendações nacionais e internacionais para o tratamento da AR não fazem distinção entre EORA e YORA. Os pacientes com fatores de mau prognóstico devem ser submetidos a um tratamento mais agressivo, incluindo terapia biológica. Entretanto, foi demonstrado que, comparados aos pacientes mais jovens com as mesmas atividade e gravidade da doença, menos frequentemente os idosos recebem tratamento combinado ou terapia biológica. Esse achado pode traduzir a relutância em escalonar o tratamento para AR em idosos por receio quanto à segurança e eficácia nessa população, resultando no tratamento inadequado desses pacientes.

Os corticoides em doses baixas anti-inflamatórias são recomendados como tratamento adjuvante em qualquer fase da doença, promovendo alívio rápido dos sintomas, mas não são recomendados como monoterapia. Devem ser utilizados na menor dose e pelo menor tempo possível, tendo em vista os efeitos colaterais associados ao tratamento prolongado, como hiperglicemia, hipertensão arterial, catarata, glaucoma, osteoporose e risco maior de infecção.

Do mesmo modo, os anti-inflamatórios não esteroides podem ser utilizados para o tratamento sintomático das manifestações iniciais da doença e nos quadros de exacerbação. No entanto, o perfil de segurança é pior em idosos, havendo maior incidência de toxicidade gastrointestinal, renal e hepática nesses pacientes. Fatores de risco para sangramento gastrointestinal incluem: idade > 65 anos, antecedente de úlcera péptica ou sangramento gastrointestinal, tratamento concomitante com corticoides ou anticoagulantes e a presença de outras comorbidades. Os pacientes idosos com hipertensão arterial, insuficiência cardíaca ou uso concomitante de diuréticos e inibidores da enzima conversora de angiotensina também apresentam risco aumentado de insuficiência renal. Os inibidores seletivos da ciclo-xigenase-2, apesar do risco menor de sangramento gastrointestinal, não oferecem proteção renal e foram associados a risco maior de complicações cardiovasculares e trombóticas.

As drogas antirreumáticas modificadoras de doença (DMARD) representam o pilar do tratamento, tendo impacto não apenas no alívio sintomático, mas também na melhora funcional e na prevenção de dano radiográfico. O algoritmo de tratamento proposto pela Sociedade Brasileira de Reumatologia se encontra descrito na Figura 47.1. Entretanto, cabe salientar que o tratamento deve ser sempre individualizado, levando em consideração parâmetros como atividade da doença, presença de comorbidades, fatores de risco para o desenvolvimento de eventos adversos e funcionalidade do paciente. O Quadro 47.7 resume as principais características das DMARD utilizadas no tratamento da AR.

DMARD convencionais sintéticas (DMARDc)

As DMARD convencionais sintéticas (DMARDc) representam a primeira linha de tratamento em pacientes com AR e promovem benefícios na qualidade de vida e diminuição da morbimortalidade:

- **Metotrexato:** é considerado o tratamento de primeira linha. Embora a idade não interfira na eficácia do medicamento, observa-se no idoso uma diminuição do *clearance* do metotrexato associada ao declínio da função renal, devendo a dose ser ajustada nesses casos. Ressalta-se ainda o risco de toxicidade hepática e medular.
- **Leflunomida:** pode ser usada em associação ou como monoterapia nos pacientes idosos refratários ou intolerantes ao metotrexato, apresentando perfil de eficácia e segurança semelhante ao de pacientes mais jovens. Não necessita ajuste de dose em idosos. Entre os principais efeitos colaterais descritos se destacam cefaleia, hepatotoxicidade, alopecia e hipertensão arterial sistêmica.
- **Hidroxicloroquina:** é considerado agente de segunda linha no tratamento da AR em razão de sua potência menor, sendo recomendada nos esquemas de tratamento combinado ou como monoterapia apenas nos casos leves com baixo risco de progressão radiográfica. Embora a toxicidade retiniana seja um dos eventos adversos mais temidos, o risco é pequeno com o uso de doses < 5mg/kg/dia. A idade isoladamente não é considerada fator de risco para maior toxicidade ocular.
- **Sulfassalazina:** considerada agente de segunda linha no tratamento da AR, é mais utilizada nos esquemas de terapia combinada ou em caso de contraindicação a outras opções de tratamento.

DMARD sintéticas alvo-específicas (DMARDt)

Nessa classe estão incluídos os fármacos que têm como alvo as enzimas *janus-kinase* (JAK) e consequentemente a via STAT de sinalização intracelular. O tofacitinibe é um inibidor da JAK1 e JAK3 aprovado para o tratamento da AR moderada a grave em pacientes que apresentaram falha terapêutica ou intolerância ao metotrexato. Entre os efeitos colaterais descritos, observou-se maior incidência de infecção por herpes-zóster, sobretudo em indivíduos em uso concomitante de corticoides e em pacientes idosos. O baracitinibe consiste em um inibidor de JAK1 e JAK2 também aprovado para o tratamento da AR na Europa, mas ainda não disponível no Brasil.

DMARD biológicas (DMARDb)

Introduzidas como opção terapêutica para a AR há cerca de 20 anos, as DMARDb compreendem anticorpos monoclonais ou proteínas de fusão direcionadas a moléculas-alvo na fisiopatologia da doença. Representam um dos grandes avanços no tratamento da AR, promovendo melhora rápida e sustentada e prevenção de dano articular tanto em pacientes com doença precoce como estabelecida. Estão indicadas para os pacientes que permanecem com a doença em atividade moderada a alta,

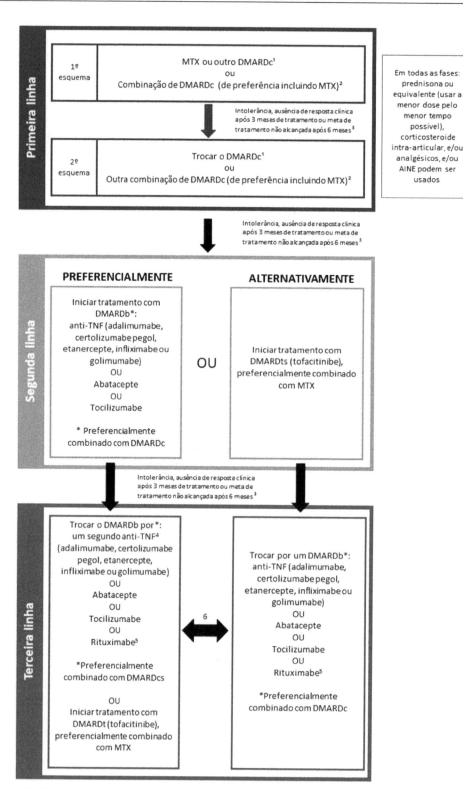

Figura 47.1 Esquemas terapêuticos para o tratamento da artrite reumatoide.

Capítulo 47 | Artrite Reumatoide 359

Quadro 47.7 Agentes modificadores do curso da doença utilizados no tratamento da artrite reumatoide

	Apresentação	Dose	Contraindicações	Precauções	Principais eventos adversos	Monitoração
DMARD SINTÉTICAS CONVENCIONAIS						
Metotrexato (Reutrexato®, Tecnomet®)	Ampolas: 50mg/2mL, SC ou IM Comprimidos de 2,5mg	Iniciar: 7,5 a 15mg/semana Dose máxima: 25mg/semana 2 a 3 tomadas com intervalos de 12h	Disfunção hepática ou renal grave, etilismo, discrasias sanguíneas, comprometimento pulmonar moderado a grave	Suplementação com ácido fólico ou folínico (1mg/dia ou 5 a 10mg/semana) Evitar uso concomitante de sulfametoxazol-trimetoprima	Náusea, vômitos, dor abdominal, diarreia Mucosite Elevação de enzimas hepáticas Rash cutâneo, prurido, alopecia Cefaleia, tontura, letargia Citopenias Pneumonite	Hemograma completo, AST/ALT, creatinina – a cada 30 dias até atingir dose estável e a seguir a cada 1 a 3 meses Radiografia de tórax e sorologias para hepatites antes do início do tratamento
Leflunomida (Arava®)	Comprimidos de 20mg	Dose: 20mg/dia	Disfunção hepática Infecções graves	Diante da ocorrência de toxicidade grave, pode ser usada colestiramina (8g, 3×/dia, por 11 dias)	Náusea, vômitos, dor abdominal, diarreia Hepatotoxicidade Hipertensão arterial sistêmica, cefaleia Perda de peso Alopecia Citopenias Neuropatia periférica	Hemograma completo, AST/ALT, creatinina – a cada 30 dias (primeiros 6 meses); a seguir, a cada 1 a 2 meses Monitoração da pressão arterial
Hidroxicloroquina (Plaquinol®, Reuquinol®)	Comprimidos de 400mg	5mg/kg/dia	Retinopatia preexistente	Risco aumentado de toxicidade retiniana em pacientes com disfunção renal, doses > 5mg/kg, duração de uso > 5 anos e uso concomitante de tamoxifeno	Náusea, vômitos, dor abdominal, diarreia Retinopatia Cefaleia Prurido; hiperpigmentação da pele Cardiomiopatia, miopatia, neuropatia	Inicial: hemograma, AST/ALT, creatinina Exame oftalmológico antes do início do tratamento, devendo ser repetido anualmente após os primeiros 5 anos de uso
Sulfassalazina (Azulfin®)	Comprimidos de 500mg	1,5 a 3g/dia, em 2 a 3 tomadas, após refeições	Hipersensibilidade a sulfonamidas ou salicilatos Deficiência de G6PD Obstrução urinária ou intestinal Porfiria	Aumentar a dose gradualmente para minimizar riscos de eventos adversos Ajuste de dose pela função renal	Náusea, vômito, dispepsia, anorexia, cefaleia, tontura, rash cutâneo, prurido, urticária, fotossensibilidade Febre Cristalúria Citopenias	Hemograma completo, AST/ALT a cada 2 a 4 semanas (primeiros 3 meses); a seguir a cada 3 meses
DMARD SINTÉTICA ALVO-ESPECÍFICA						
Tofacitinibe (Xeljanz®)	Comprimidos de 5mg	Dose: 5mg, 12/12h	Infecção ativa Linfopenia < 500 células/mm^3 Neutropenia < 1.000 células/mm^3 Hemoglobina < 9g/dL Insuficiência hepática grave	Recomenda-se vacinação para herpes-zóster 2 a 4 semanas antes do início do tratamento Deve ser realizada triagem para tuberculose latente, hepatites B e C antes do tratamento Necessita de ajuste de dose em caso de insuficiência renal ou hepática	Infecções (herpes-zóster, nasofaringite, pneumonia, infecção urinária) Anemia, leucopenia Dislipidemia Dor abdominal, náuseas, vômitos, diarreia	Hemograma completo, AST/ALT, creatinina, perfil lipídico

(Continua)

Quadro 47.7 Agentes modificadores do curso da doença utilizados no tratamento da artrite reumatoide (*continuação*)

	Apresentação	Dose	Contraindicações	Precauções	Principais eventos adversos	Monitoração
DMARD BIOLÓGICAS						
Antagonistas do fator de necrose tumoral (anti-TNF)						
Infliximabe (Remicade®, Remsima®)	Frascos de 100mg/10mL	3 a 5mg/kg EV, seguida da mesma dose na segunda e sexta semanas e depois a cada 8 semanas	Infecção ativa aguda ou crônica ou risco elevado de infecção Insuficiência cardíaca classe funcional III ou IV Doença desmielinizante Diagnóstico de neoplasia há < 3 anos	Usar preferencialmente em combinação com MTX	Reações infusionais (febre, calafrios, dor torácica, oscilação de pressão arterial, dispneia, prurido e/ou urticária) ou locais (eritema, prurido, dor local e/ou urticária) Infecções por bactérias, vírus, microbactérias e fungos Reativação de hepatite B Exacerbação de insuficiência cardíaca Doença desmielinizante Fenômenos autoimunes Vasculite cutânea Citopenias Cefaleia Alteração de transaminases Doença pulmonar intersticial Risco aumentado de linfoma	Hemograma completo, AST/ALT, creatinina a cada 4 a 12 semanas Monitoração cautelosa de sinais de infecção
Adalimumabe (Humira®)	Seringas ou canetas com 40mg	40mg SC a cada 2 semanas				
Etarnecepte (Enbrel®)	Seringas com 50mg	25mg SC, 2×/por semana ou 50mg SC, 1×/semana				
Certolizimabepegol (Cymzia®)	Seringas com 200mg/mL	Indução: 400mg no D0, D14, D28 Manutenção: 200mg a cada 2 semanas ou 400mg a cada 4 semanas		Usar preferencialmente em combinação com MTX ou outra DMARDc		
Golimumabe (Simponi®)	Canetas com 50mg/0,5mL Frasco-ampola de 50mg/4mL	50mg SC 1×/mês 2mg/kg EV nas semanas 0 e 4 e a cada 8 semanas		Usar preferencialmente em combinação com MTX ou outra DMARDc		
Modulador de coestimulação						
Tocilizumabe (Actemra®)	Frasco-ampola de 80mg/4mL e 200mg/10mL para administração EV Seringas 162mg para administração SC	8mg/kg EV a cada 4 semanas 162mg, SC por semana	Infecção ativa aguda ou crônica; antecedente de úlceras intestinais ou diverticulite; neutrófilos < 500/mm³	Pode ser usado como monoterapia ou combinado com MTX e/ou outras DMARD Não é necessário ajuste da dose na insuficiência renal leve ou moderada	Neutropenia, plaquetopenia Elevação de transaminases Elevação de colesterol total e LDL	Hemograma completo, AST/ALT, creatinina, perfil lipídico
Depletor de linfócitos B						
Rituximabe (Mabthera®)	Frascos de 500mg/50mL	1.000mg no D0 e D15, repetidos a cada 6 meses		Usar preferencialmente em combinação com MTX ou outra DMARDc	Reação infusional (hipertensão/hipotensão, náuseas, erupção, febre, prurido, urticária, rinite, tremores, taquicardia, fadiga, odinofagia, edema periférico, eritema) Infecções de vias aéreas superiores e trato urinário Hipogamaglobulinemia Neutropenia	Hemograma completo, AST/ALT, creatinina, dosagem de IgG (antes de cada ciclo)

apesar do tratamento com DMARDc. Agentes com diferentes mecanismos de ação estão disponíveis e incluem inibidores do fator de necrose tumoral (infliximabe, adalimumabe, golimumabe, certolizumabepegol e etanercepte), inibidor da coestimulação de células T (abatacepte), bloqueador do receptor de interleucina 6 (tocilizumabe) e anti-CD20 (rituximabe).

Embora não existam ensaios clínicos especificamente desenhados para a população com mais de 60 anos, análises de subgrupos e estudos de registros têm evidenciado eficácia e segurança nessa população de pacientes, à semelhança do observado em pacientes mais jovens. Entre os eventos adversos mais comumente relacionados com o tratamento com agentes biológicos, vale ressaltar o risco aumentado de infecção, em especial infecção do trato respiratório e de partes moles, herpes-zóster e tuberculose. Entretanto, outros aspectos também estão implicados no risco aumentado de infecção, como a idade em si e o uso de corticoides e outras DMARDc. Os pacientes com mais de 65 anos apresentam chance maior de interrupção do tratamento biológico em razão de eventos adversos, sobretudo aqueles com doença pulmonar associada.

Antes do início da terapia biológica, recomenda-se a realização de exames para rastreio de tuberculose latente (história clínica, radiografia de tórax e teste tuberculínico), das hepatites B e C e do HIV, além de doenças endêmicas, de acordo com o contexto clínico. Destaca-se também a importância de revisar e atualizar o calendário vacinal. As vacinas de vírus vivos atenuados devem ser aplicadas até 2 a 4 semanas antes do início da imunossupressão ou pelo menos quatro meias-vidas após a suspensão da DMARDb.

Os biológicos aprovados para o tratamento da AR estão listados no Quadro 47.7.

TRATAMENTO NÃO FARMACOLÓGICO

O tratamento não medicamentoso da AR é de fundamental importância e deve envolver uma equipe multidisciplinar com participação de fisioterapeuta, terapeuta ocupacional, nutricionista, educador físico, psicólogo e geriatra. Em vista do potencial incapacitante da doença, deve-se orientar o paciente, ajudando-o a entender sua doença e a aprender a lidar com suas consequências.

Nas fases de atividade da doença, o repouso em posição funcional auxilia a redução do processo inflamatório, porém aumenta o risco de complicações, como rigidez articular, deformidades em flexão e morbidade cardiovascular. Os meios físicos podem ser utilizados como adjuvantes no controle da dor, da contratura muscular e da rigidez da articulação. Adaptações nos ambientes domésticos e de trabalho e o uso de órteses são importantes estratégias voltadas para a proteção articular e a conservação de energia.

A elaboração de um programa de exercícios tem por objetivos promover a manutenção, restauração ou ganho da amplitude de movimento articular, fortalecimento e alongamento muscular, capacidade aeróbica e desempenho para habilidades específicas. Nesse sentido, a cinesioterapia inclui a realização de exercícios passivos nas fases iniciais com progressão para exercícios ativos, isométricos e/ou isotônicos. As atividades aeróbicas também são recomendadas com o intuito de promover condicionamento cardiovascular e auxiliar a prevenção da limitação relacionada com a doença.

PROGNÓSTICO

Embora tenha sido tradicionalmente considerada de evolução benigna em comparação à AR de início mais precoce, estudos subsequentes demonstraram resultados muito controversos com relação ao prognóstico da EORA. Atualmente, acredita-se que a evolução clínica da EORA dependa do modo de apresentação da doença. Os pacientes com o fenótipo clássico, caracterizado por poliartrite e fator reumatoide positivo, tendem a apresentar atividade maior de doença, comprometimento funcional e dano radiológico. Por outro lado, aqueles com apresentação polimialgia-*like* e fator reumatoide negativo apresentariam um curso mais benigno com menor grau de incapacidade, menor frequência de erosões e menor prevalência de deformidades.

Bibliografia

Baecklund E, Iliadou A, Askling J et al. Association of chronic inflammation, not its treatment, with increased lymphoma risk in rheumatoid arthritis. Arthritis Rheum 2006; 54:692-701.

Betancourt BY, Biehl A, Katz JD, Subedi A. Pharmacotherapy pearls in rheumatology for the care of older adult patients: Focus on oral disease-modifying antirheumatic drugs and the newest small molecule inhibitors. Rheum Dis Clin North Am 2018; 44(3):371-91.

Chen YM, Chen LK, Lan JL, Chen DY. Geriatric syndromes in elderly patients with rheumatoid arthritis. Rheumatology (Oxford) 2009; 48(10):1261-4.

Dalal DS, Duran J, Brar T et al. Efficacy and safety of biological agents in the older rheumatoid arthritis patients compared to young: A systematic review and meta-analysis. Semin Arthritis Rheum 2018.

Furst DE, Keystone EC, So AK et al. Updated consensus statement on biological agents for the treatment of rheumatic diseases, 2012. Ann Rheum Dis 2013; 72(Suppl 2):ii2-34.

Krams T, Ruyssen-Witrand A, Nigon D et al. Effect of age at rheumatoid arthritis onset on clinical, radiographic, and functional outcomes: The ESPOIR cohort. Joint Bone Spine 2016; 83(5):511-5.

Mota L, Kakehasi AM, Gomides APM et al. 2017 recommendations of the Brazilian Society of Rheumatology for the pharmacological treatment of rheumatoid arthritis. Adv Rheumatol 2018; 58(1):2.

Pease CT, Haugeberg G, Montague B et al. Polymyalgia rheumatica can be distinguished from late onset rheumatoid arthritis at baseline: results of a 5-yr prospective study. Rheumatology (Oxford) 2009; 48(2):123-7.

Pease CT, Haugeberg G, Morgan AW, Montague B, Hensor EM, Bhakta BB. Diagnosing late onset rheumatoid arthritis, polymyalgia rheumatica, and temporal arteritis in patients presenting with polymyalgic symptoms. A prospective longterm evaluation. J Rheumatol 2005; 32(6):1043-6.

Ramiro S, Sepriano A, Chatzidionysiou K et al. Safety of synthetic and biological DMARDs: a systematic literature review informing the 2016 update of the EULAR recommendations for management of rheumatoid arthritis. Ann Rheum Dis 2017 Jun; 76(6):1101-36.

Rasch EK, Hirsch R, Paulose-Ram R, Hochberg MC. Prevalence of rheumatoid arthritis in persons 60 years of age and older in the United States: effect of different methods of case classification. Arthritis Rheum 2003; 48(4):917-26.

Smitten AL, Simon TA, Hochberg MC, Suissa S. A meta-analysis of the incidence of malignancy in adult patients with rheumatoid arthritis. Arthritis Res Ther 2008; 10(2):R45.

Villa-Blanco JI, Calvo-Alen J. Elderly onset rheumatoid arthritis: differential diagnosis and choice of first line and subsequent therapy. Drugs Aging 2009; 26(9):739-50.

Polimialgia Reumática

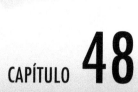

Claudia Diniz Lopes Marques
Gabriel Lopes Marques

CAPÍTULO 48

■ INTRODUÇÃO

A polimialgia reumática (PMR) é considerada a doença reumatológica inflamatória mais comum em indivíduos com mais de 50 anos de idade nos países ocidentais, sendo caracterizada por dor e rigidez após repouso, envolvendo ombros, pescoço, parte proximal dos braços, cintura pélvica e coxas. Embora de causa desconhecida, apresenta uma associação bem estabelecida com a arterite de células gigantes (ACG), uma vasculite de grandes vasos que afeta a aorta e seus ramos, o que sugere que ambas as condições possam compartilhar mecanismos fisiopatológicos semelhantes.

A primeira descrição da PMR foi feita em 1888, por Bruce, que a definiu como uma condição dolorosa que envolvia grandes articulações de cintura pélvica e escapular associada à rigidez "não anquilosante", que ele chamou de *gota reumática senil*. Vários outros autores fizeram algumas citações semelhantes, mas foi apenas em 1951 que uma descrição completa da doença foi realizada por Kersley, durante o segundo Congresso Europeu de Reumatologia (Barcelona), em uma apresentação intitulada *A myalgic syndrome of the aged with systemic reaction*, em que relatou o caso de 13 pacientes, com mediana de idade de 71 anos, que apresentavam dor e rigidez de cinturas com comprometimento do estado geral e sinais biológicos de inflamação. Essa também foi a primeira vez em que foi reportado o sucesso do tratamento com corticoides (CE).

O nome *polimialgia reumática* foi proposto por Barber em 1957 e recebeu a maior aceitação, sendo até os dias de hoje utilizado. Várias discussões foram realizadas se seria apropriada a utilização do termo *polimialgia*, tendo em vista que não existe comprometimento muscular (o que é sugerido pelo nome), mas até o momento não há consenso.

Também existem controvérsias sobre a real natureza da chamada PMR. Seria uma doença isolada ou um termo que englobaria uma apresentação clínica comum a diversas condições relacionadas (síndrome polimiálgica)? Até o momento não existem testes diagnósticos específicos, e na prática clínica o diagnóstico da PMR ainda é embasado em suas características clínicas, evidência laboratorial de inflamação sistêmica, resposta rápida a doses baixas de CE e exclusão de outras doenças que podem se apresentar como uma "síndrome polimiálgica" (dor proximal e rigidez).

■ EPIDEMIOLOGIA

A PMR é uma doença comum em pessoas idosas, raramente afetando indivíduos com menos de 50 anos e sendo mais frequente nas mulheres (dois terços dos casos). A incidência aumenta progressivamente com a idade em ambos os sexos, atingindo o pico entre os 70 e os 79 anos.

Com relação à distribuição geográfica, a doença é mais comum nos países do Hemisfério Norte e na população de origem anglo-saxônica, à semelhança do que ocorre com a ACG. Na população com mais de 50 anos, a incidência varia entre 12,7/100.000 habitantes na Itália e 112,6/100.000 na Noruega. Essa variação de cerca de dez vezes na incidência está relacionada com o padrão geográfico. Não há estudos sobre a incidência de PMR na população brasileira.

■ PATOGÊNESE

Embora a patogênese da ACG tenha sido extensivamente estudada e se tornado mais bem compreendida, os mecanismos patogênicos envolvidos na PMR ainda não são claramente definidos. A evidência de que a PMR ocorre quase que exclusivamente em indivíduos com mais de 50 anos pode indicar que, assim como ocorre na ACG, fatores ambientais e alterações imunes relacionadas com o envelhecimento, em indivíduos geneticamente predispostos, podem contribuir para o desenvolvimento da doença.

Assim como na ACG, moléculas HLA de classes I e II estão implicadas na suscetibilidade para PMR. Embora seja observada uma associação entre HLA-BRB1*04 e pacientes com PMR associada à ACG, essa associação não parece ocorrer nos pacientes com PMR isolada. Polimorfismos genéticos associados a outras condições inflamatórias, como o polimorfismo da região promotora do gene da interleucina 6 (IL-6), também podem influenciar o desenvolvimento da PMR.

Com relação aos fatores ambientais, existem evidências de associação entre infecções por *Mycoplasma pneumoniae*, *Parvovirus B19* e *Chlamydia pneumoniae* e o desenvolvimento da PMR. Picos simultâneos na incidência de ACG e PMR em diferentes regiões da Dinamarca paralelamente às epidemias dessas infecções dão suporte a essa teoria. No entanto, não foi identificada a associação entre a infecção pelo *Parvovirus B19* e o desenvolvimento isolado da PMR em uma coorte de acompanhamento de 4 anos.

Além da idade, genética e infecção, alguns possíveis fatores de risco para o desenvolvimento da doença incluem o tabagismo e a história de doença arterial (apenas em mulheres). Uma lesão da parede arterial poderia expor novos antígenos ou permitir a deposição de antígenos virais, acarretando uma resposta inflamatória.

A hipótese actínica se refere a um fator de risco ambiental específico e foi formulada após a observação de casos anedotais de PMR/ACG decorrentes de exposição prolongada ao sol e da maior frequência de início da doença durante os meses de verão.

■ DIAGNÓSTICO

O sintoma típico da PMR é a dor ou dolorimento bilateral da cintura escapular (ombros) associado à rigidez matinal com duração superior a 30 minutos, podendo ter início agudo ou gradual. O pescoço e a cintura pélvica também podem estar envolvidos. Esses sintomas são atribuídos à inflamação das bursas subacromial, subdeltóidea e trocantérica. Cerca de um terço dos pacientes apresenta manifestações sistêmicas, como febre baixa, mal-estar e anorexia, os quais são geralmente mais leves que os presentes nos casos de ACG. A frequência dos principais sintomas da PMR é mostrada no Quadro 48.1.

O diagnóstico de PMR é fundamentado principalmente nos sintomas clínicos, corroborados pelos resultados dos exames de laboratório que demonstram a evidência de aumento de proteínas de fase aguda. Além de velocidade de hemossedimentação (VHS) aumentada (em 80% a 95% dos casos) e elevação da proteína C reativa (PCR – em > 90%), também podem ser observados anemia normocítica normocrômica (20% a 50%), trombocitose (< 20%) e fosfatase alcalina elevada (< 20%).

Diversos grupos de critérios diagnósticos e de classificação para PMR foram propostos desde a primeira descrição na década de 1950, todos embasados em séries de casos e na opinião de especialistas, não validados e com pouca aceitação universal (Quadro 48.2). A maioria desses critérios inclui o ponto de corte da idade, a presença de comprometimento de ombros e cintura pélvica e rigidez matinal, duração dos sintomas de 2 a 4 semanas, marcadores inflamatórios elevados e exclusão de outros diagnósticos. Além disso, alguns incluem ainda a resposta dramática ao tratamento com CE.

Quadro 48.1 Frequência de manifestações clínicas da polimialgia reumática

Manifestação clínica	Frequência
Dor em cintura escapular	90% a 100%
Rigidez matinal > 30 minutos	90% a 100%
Sensibilidade bilateral em membros superiores	50% a 75%
Dor cervical	30% a 60%
Dor em cintura pélvica	30% a 75%
Manifestações musculoesqueléticas distais*	20% a 40%
Febre, mal-estar, anorexia	20% a 50%

*Artrite/artralgia e/ou edema de mãos (síndrome RS3PE) e síndrome do túnel do carpo.

Muitas das características clínicas da PMR apontadas por esses critérios podem levar o clínico a cometer erros no diagnóstico. Os principais sintomas da PMR podem estar presentes em várias outras doenças. Além disso, a adoção da resposta rápida aos CE para confirmação do diagnóstico de PMR tem várias limitações, uma vez que esses medicamentos são potentes anti-inflamatórios, podendo mascarar sintomas de outras condições graves, especialmente se utilizados em altas doses e por tempo prolongado.

Na tentativa de superar essas limitações, uma iniciativa de colaboração internacional entre o Colégio Americano de Reumatologia (ACR) e a Liga Europeia contra o Reumatismo (EULAR) foi realizada para o desenvolvimento de novos critérios de classificação para a PMR, os quais foram publicados provisoriamente em 2012 (Quadro 48.3) e têm como uma das principais vantagens auxiliar a distinção entre a PMR e a artrite reumatoide de início tardio (LORA, do inglês *late-onset rheumatoid arthritis*).

A diferenciação entre PMR e LORA pode ser um desafio no início do quadro, uma vez que a apresentação clínica pode ser bastante similar. Em geral, é necessário o acompanhamento do paciente para que seja estabelecido o diagnóstico correto. Cerca de 30% dos casos inicialmente diagnosticados como PMR são reclassificados como LORA durante o seguimento.

Por conta dessas dificuldades, o grupo de estudos em PMR do ACR/EULAR orienta que, para melhorar o desempenho dos critérios, devem ser observadas as seguintes recomendações:

1. **Avaliar os critérios de inclusão cuidadosamente:** idade, sintomas e alterações laboratoriais.
2. **Avaliar os critérios de exclusão:** excluir condições que possam mimetizar e que não possam ocorrer de maneira simultânea com a PMR.
3. **Avaliar a resposta ao uso dos CE (15mg/dia de prednisona ou equivalente):** a resposta é definida como melhora de 70% (por escala visual analógica) relatada pelo paciente dentro de 1 semana após o início do tratamento e normalização das provas de atividade inflamatória em 4 semanas. Uma resposta inferior deve encorajar a procura por outro diagnóstico.
4. **Confirmação do diagnóstico no seguimento:** avaliar a resposta ao CE e excluir mimetizadores (doenças que podem simular PMR) durante o acompanhamento.

Quadro 48.2 Critérios de classificação da polimialgia reumática

	Healey 1984	Chuang e cols. (1982)	Jones & Hazleman (1981)	Bird e acols. (1979)	Hamrim (1972)
Idade de início	> 50 anos	> 50 anos	–	> 65 anos	> 50 anos
Duração	–	> 1 mês	> 2 meses	< 2 semanas	> 2 meses
Áreas de dor	Pescoço, ombro ou cintura pélvica	1. Pescoço ou dorso 2. Ombros ou braços 3. Quadril ou coxas (pelo menos 2 de 3)	Ombro e cintura escapular	Dor e rigidez nos ombros com hipersensibilidade (bilateral)	Pescoço, ombro ou cintura pélvica (pelo menos 2 de 3)
Rigidez matinal	> 1 hora	> 30 minutos	Presente	> 1 hora	Presente
Sintomas sistêmicos	–	–	–	Depressão, perda de peso	Presente
Provas de atividade inflamatória	VHS elevada	VHS > 40mm na primeira hora	VHS > 30mm na primeira hora ou PCR = 6mg/L	VHS > 40mm na primeira hora	VHS > 50mm na primeira hora
Resposta ao corticoide	Rápida, a 20mg ou menos	–	Rápida e dramática	–	–
Obrigatório para o diagnóstico	Idade > 50 anos mais três outros critérios	Todos os critérios	Todos os critérios	Pelo menos três critérios presentes	Idade > 50 anos, dor e VHS elevada

PCR: proteína C reativa; VHS: velocidade de hemossedimentação.

Quadro 48.3 Critérios de classificação do ACR/EULAR para polimialgia reumática

Critérios obrigatórios
1. Idade ≥ 50 anos
2. Dor bilateral nos ombros
3. PCR e/ou VHS elevadas

Associados a pelo menos 4 pontos, se forem utilizados apenas os critérios clínicos (sem USG) (sensibilidade = 68%; especificidade = 78%)
Se forem combinados critérios clínicos e ultrassonográficos, é necessário um escore ≥ 5 (sensibilidade = 66%; especificidade = 81%)

Clínicos	1. Rigidez matinal > 45 minutos	2 pontos
	2. Dor ou limitação do movimento do quadril	1 ponto
	3. Ausência de fator reumatoide ou ACPA	2 pontos
	4. Ausência de outros envolvimentos articulares	1 ponto
USG	5a. Se USG estiver disponível, pelo menos um ombro com bursite subdeltóidea, tenossinovite do bíceps e/ou sinovite glenoumeral (posterior ou axilar) e pelo menos uma articulação coxofemoral com sinovite e/ou bursite trocantérica	1 ponto
	5b. Se USG estiver disponível, os dois ombros com bursite subdeltóidea, tenossinovite do bíceps e/ou sinovite glenoumeral (posterior ou axilar)	1 ponto

ACPA: anticorpos antipeptídeos citrulinados; ACR: Colégio Americano de Reumatologia; EULAR: Liga Europeia contra o Reumatismo; PCR: proteína C reativa; USG: ultrassonografia, VHS: velocidade de hemossedimentação.

Esses critérios são classificatórios e não para o diagnóstico, uma vez que não foram testados para esse fim, só devendo ser aplicados em pacientes nos quais tenha sido excluído um diagnóstico alternativo de dor no ombro.

Outro ponto importante a ser considerado no momento do diagnóstico da PMR é a possibilidade de se tratar de uma síndrome paraneoplásica. Os relatos existentes na literatura demonstram que a PMR pode estar associada a diversas doenças malignas, como um evento paraneoplásico, ou pode ocorrer ainda uma transformação maligna via respostas imunes alteradas (à semelhança do que ocorre na síndrome de Sjögren ou na artrite reumatoide). Muller e cols. (2018) realizaram uma revisão sistemática e demonstraram alguma evidência de associação de curto prazo (< 12 meses do diagnóstico) entre PMR e câncer, embora não existam evidências suficientes para rotulá-la como uma síndrome paraneoplásica verdadeira.

Dada a natureza pouco específica dos sintomas da PMR, como dor, rigidez, fadiga e perda de peso, os quais também podem ocorrer em pacientes com malignidade, o diagnóstico se torna um desafio. Recomenda-se que em todos os pacientes com suspeita de PMR seja realizada a triagem para exclusão de doença maligna: radiografia de tórax, antígeno específico prostático (PSA) e mamografia, dentre outros, a depender de cada caso. Um estudo recente demonstrou que os pacientes com PMR com número maior de articulações dolorosas associado à artrite periférica apresentam risco maior de malignidade associada.

■ COMORBIDADES E POLIMIALGIA REUMÁTICA

O reconhecimento da presença de comorbidades é de extrema importância no manejo clínico de pacientes com PMR, tendo em vista o impacto decorrente da doença e de seu tratamento. Recomendações recentes do ACR/EULAR sugerem que todos os pacientes com diagnóstico de PMR devem receber uma avaliação criteriosa quanto à presença de comorbidades:

- **Arterite de células gigantes:** associação mais frequente. Podem se apresentar de maneira concomitante ou separadas por longos intervalos. Relatos de casos, a partir de tomografia por emissão de pósitrons com baixa dose (PET/CT), sugerem que alguns pacientes que exibem características clínicas de PMR isolada apresentam inflamação da aorta e de seus ramos. A maioria das séries de casos relata sintomas polimiálgicos em metade dos pacientes com diagnóstico de ACG, os quais podem ser até mesmo os sintomas iniciais de apresentação.
- **Doença cardiovascular:** assim como ocorre em outras doenças reumatológicas inflamatórias, a PMR está associada ao aumento do risco de doença cardiovascular (DCV), independentemente de outros fatores de risco tradicionais, em virtude da aterosclerose acelerada decorrente da inflamação crônica persistente. Além disso, o uso do CE durante o tratamento pode aumentar ainda mais esse risco.

- **Osteoporose:** fraturas por fragilidade representam um risco conhecido com o uso prolongado dos CE, estando relacionadas tanto com a dose como com a duração do tratamento. Tem sido sugerido que o risco de fratura na PMR é maior durante os primeiros 6 meses de tratamento, quando é maior a dose de CE utilizada. Em outros estudos, no entanto, o risco de fratura aumentou após o tratamento prolongado. Todos os pacientes em tratamento para PMR devem ser avaliados e tratados para osteoporose de acordo com as recomendações existentes.
- **Síndrome metabólica:** trata-se de uma das comorbidades mais frequentes em pacientes com PMR. O ganho de peso, associado principalmente ao uso prolongado do CE, pode acarretar outras comorbidades associadas à obesidade, como dispneia aos esforços, dor articular, doença do refluxo gastroesofágico, hipertensão arterial sistêmica e alterações psicológicas. Além disso, também tem efeito sobre a tolerância à glicose e pode induzir hiperglicemia e *diabetes mellitus*.
- **Catarata:** pode ocorrer de modo acelerado, associada ao uso do CE. O desenvolvimento de catarata associada isoladamente à PMR, em comparação à população geral, não é conhecido.

DIAGNÓSTICO DIFERENCIAL

Como mencionado previamente, os sintomas de PMR não são específicos e podem estar presentes em várias outras condições, sendo importante estar atento e reconhecer outras doenças que podem mimetizar a PMR, como artrite reumatoide, osteoartrite do ombro, doença por deposição de pirofostato de cálcio poliarticular, síndrome do impacto e capsulite adesiva (ombro congelado). No Quadro 48.4 estão listadas as principais condições que fazem diagnóstico diferencial com a PMR.

EXAMES COMPLEMENTARES

Laboratório

Em todos os casos de PMR, antes da prescrição do tratamento, devem ser solicitados exames laboratoriais básicos para exclusão de possíveis condições mimetizadoras, avaliação de comorbidades e definição de uma linha de base para monitoração do tratamento (atenção primária ou secundária):

- Avaliação laboratorial básica completa, que deve incluir fator reumatoide e/ou anticorpo antiproteína citrulinada (ACPA), PCR e/ou VHS, hemograma, glicose, creatinina, testes de função hepática, perfil osteometabólico (incluindo cálcio e fosfatase alcalina) e sumário de urina. Convém considerar adicionalmente eletroforese de proteínas, TSH, creatinoquinase e vitamina D.
- De acordo com os sinais e sintomas e a probabilidade de diagnóstico alternativo, pode ser necessária uma avaliação sorológica mais extensa, como anticorpos antinucleares (FAN), anticorpos anticitoplasma de neutrófilos (ANCA) ou investigação de tuberculose. Segundo a avaliação do clínico acompanhante, podem ser solicitados ainda exames de imagem do tórax para a exclusão de outros diagnósticos.

Exames de imagem

Como a PMR apresenta características clínicas semelhantes a outras doenças reumatológicas, particularmente a artrite reumatoide,

Quadro 48.4 Lista dos principais diagnósticos diferenciais da polimialgia reumática

Doenças reumatológicas inflamatórias	
Artrite reumatoide, especialmente de início tardio	Distribuição articular simétrica e distal; fator reumatoide e/ou ACPA positivos; erosões na radiografia articular
Espondiloartrites de início tardio	Dor lombar baixa e rigidez; anquilose da coluna ou sacroileíte na radiografia; artrite periférica; psoríase
Sinovite simétrica soronegativa remitente com edema *pitting* – Síndrome RS3PE	Edema periférico de mãos e pés
Miopatias inflamatórias	Fraqueza muscular proximal, *rash*; creatinofosfoquinase elevada
Outras doenças do tecido conjuntivo (lúpus eritematoso de início tardio, vasculites, esclerose sistêmica, síndrome de Sjögren)	Fadiga; doença multissistêmica; autoanticorpos específicos dependendo de cada doença Anti-DNA; complementos C3 e C4 baixos
Artropatias cristalinas (deposição de pirofostato de cálcio e hidroxiapatita)	Envolvimento de ombros, carpo e joelhos; achados na radiografia e na ultrassonografia; presença de cristais no líquido sinovial
Doenças reumatológicas não inflamatórias	
Doença articular degenerativa, espondilose	Dor articular mecânica; VHS e PCR usualmente normais; alterações degenerativas na radiografia articular
Síndrome do impacto; capsulite adesiva (ombro congelado)	Dor periarticular, restrição da amplitude de movimento; achados característicos na ultrassonografia e ressonância magnética
Fibromialgia; depressão	Fadiga, dor de longa data, múltiplos *tender points*
Infecções	
Virais e bacterianas (endocardite e micobacterioses)	Febre, perda de peso, sopro cardíaco, leucocitose; alterações no sumário de urina; sorologia viral, hemoculturas
Neoplasias	
Tumores sólidos (rim, estômago, colo, pulmão, outros)	Perda de peso, fadiga; dor difusa, não limitada a ombros ou cintura pélvica; avaliação deve ser guiada pelos sintomas, achados anormais no exame físico, sexo e idade
Doenças hematológicas (mieloma, linfoma, leucemia)	
Miscelânea	
Parkinsonismo	Rigidez, marcha arrastada, início progressivo
Doenças da tireoide/paratireoide	Clínica sugestiva; níveis séricos alterados de TSH, cálcio, fósforo, PTH
Hipovitaminose D	Baixos níveis séricos de vitamina D
Miopatia induzida por medicamentos (estatina, colchicina, outros)	Dor e fraqueza muscular associadas ao uso de medicamentos; aumento de creatinoquinase; anticorpos anti-3-hidróxi-3-metilglutaril coenzima A
Amiloidose primária	Fadiga, perda de peso, disfunção orgânica e sistêmica

ACPA: anticorpos antipeptídeos citrulinados; PCR: proteína C reativa; PTH: paratormônio; TSH: hormônio tireoestimulante; VHS: velocidade de hemossedimentação.

e não há exames laboratoriais específicos que confirmem o diagnóstico, a utilização de exames de imagem pode aumentar a acurácia diagnóstica.

A doença pode afetar a articulação e os tecidos periarticulares, acometendo com maior frequência as bursas subacromiais, subdeltóidea e trocantérica com um padrão inflamatório. A artrite, quando ocorre, é tipicamente não erosiva e, apesar da designação de polimialgia, que sugere dor em vários músculos, estes assumem aparência normal aos exames de imagem.

As radiografias simples das articulações comprometidas não demonstram anormalidades na PMR, devendo ser solicitadas apenas para o diagnóstico diferencial. A cintilografia deixou de ser realizada após o advento de outras técnicas de imagem com melhor resolução espacial, como ultrassonografia (USG), ressonância magnética (RM) e, mais recentemente, PET/CT com 18F-fluordesoxiglicose.

Embora não seja obrigatória, a inclusão da USG nos critérios de classificação do ACR/EULAR aumenta a especificidade de 81,5% para 91,3%, o que sugere sua importância para aumentar a acurácia diagnóstica. Os achados ultrassonográficos consistentes com PMR incluem pelo menos um ombro com bursite subdeltóidea e/ou tenossinovite bicipital e/ou sinovite glenoumeral (posterior ou axilar) e pelo menos um quadril com sinovite e/ou bursite troncantérica.

A RM também é considerada excelente técnica de imagem para PMR por tornar possível a visualização de tecidos inflamados nos níveis articular e periarticular, auxiliando o diagnóstico diferencial. Os pacientes com PMR apresentam grau maior de realce após a administração do gadolínio nos tecidos extracapsulares. Apesar de a PMR ser reconhecida como uma doença que não provoca artrite erosiva quando avaliada por meio de radiografia simples, esta pode ser visualizada na RM, à semelhança do que ocorre na artrite reumatoide.

O PET/CT tem se mostrado útil no diagnóstico diferencial entre PMR e LORA. Wakura e cols. (2016) demonstraram que os pacientes com PMR apresentam captação anormal da fluordesoxiglicose (FDG) em vários locais específicos, como áreas periarticulares da articulação escapuloumeral, face lateral do grande trocanter, êntese do músculo pectíneo, processo espinhoso da coluna cervical e articulações intervertebrais cervicais e lombares. Em contraste, os pacientes com LORA apresentam comprometimento sinovial e de bursas. A sensibilidade e a especificidade do PET/CT para diferenciar PMR da LORA nesse estudo foram de 86,7%.

Em outro estudo, Takahashi e cols. (2015) relataram sensibilidade de 92,6% e especificidade de 90,0% do PET/CT para o diagnóstico da PMR quando observadas pelos menos três das seguintes alterações: (1) captação da tuberosidade isquiática, (2) captação do processo espinhoso, (3) captação isolada da bursa iliopectínea, (4) ausência de captação no punho e (5) ausência de captação linear ou circular ao redor dos ombros. Yuge e cols. (2018) demonstraram que os locais mais específicos de captação da FDG na PMR são as articulações glenoumeral e esternoclavicular, os processos espinhosos vertebrais, a tuberosidade isquiática e o grande trocanter. Além disso, foi observada incidência maior de captação em formato de Y ao longo das bursas interespinhosas, quando comparado com outras doenças inflamatórias (38,0 × 9,0%, p = 0,016).

Cerca de 20% dos pacientes com PMR podem apresentar ACG associada, sendo úteis os exames de imagem para identificar os pacientes com vasculite associada. A USG é uma ferramenta importante para o diagnóstico correto desses pacientes, especialmente quando estão envolvidas artérias superficiais, com sensibilidade variando de 55% a 100% e especificidade de 78% a 100%. Nas vasculites de grandes vasos, o infiltrado inflamatório da parede do vaso resulta em perda da ecoestrutura normal do complexo intimal. Os principais achados ultrassonográficos são espessamento da parede arterial com perda da estrutura trilaminar do complexo intimal, presença de halo perivascular e estenose ou dilatação vascular. Alguns estudos demonstram que o PET/CT também poderia ser utilizado para avaliar a extensão e a gravidade da PMR, identificando até mesmo o comprometimento vascular inflamatório de uma possível associação à ACG.

TRATAMENTO

O principal objetivo do tratamento da PMR é alcançar a remissão e prevenir recidivas, sendo o CE o medicamento inicial de escolha. Dentre os agentes poupadores de CE, o metotrexato (MTX) promove benefício clínico modesto nos ensaios clínicos, e mais recentemente foram demonstrados resultados promissores com o tocilizumabe, medicamento imunobiológico inibidor da IL-6.

Além da avaliação laboratorial, antes do início do tratamento devem ser pesquisadas as possíveis comorbidades, as infecções recorrentes e o uso concomitante de anti-inflamatórios não esteroides (AINE) ou outras medicações, além de fatores de risco para o desenvolvimento de eventos adversos dos CE (mais frequentes em mulheres). Também devem ser analisados os fatores de risco para recaída e/ou tratamento prolongado: sexo feminino, VHS elevada (> 40mm na primeira hora) e artrite inflamatória periférica.

Embora exista consenso com relação ao uso de CE como medicamento de primeira escolha no tratamento da PMR, ainda não há uma padronização da dose, do tempo de tratamento, das estratégias de retirada e do uso concomitante de medicações modificadoras do curso da doença (MMCD). Estima-se que 29% a 45% dos pacientes não respondam adequadamente ao CE após 3 a 4 semanas de tratamento, e em metade dos casos ocorrem eventos adversos relacionados, o que representa um grande desafio para o médico que trata esse tipo de paciente. As recaídas e a dependência do uso prolongado também são frequentes.

De modo a uniformizar o manejo desses pacientes, membros do ACR e da EULAR publicaram em 2015 as últimas recomendações para o tratamento da PMR com base nas evidências científicas disponíveis e nas opiniões dos especialistas e dos pacientes para a tomada de decisão, o que resultou em uma lista de oito princípios gerais e dez recomendações de tratamento. As recomendações finais se posicionaram a favor ou contra determinada intervenção e foram graduadas como condicionalmente ou fortemente. Uma recomendação fortemente a favor (ou contra) foi considerada quando o grupo tinha certeza de que os benefícios superavam (ou não) os riscos, que as preferências/valores dos pacientes foram (ou não foram) contemplados e que o uso de recursos era razoável (ou elevado). Em caso de incerteza, foi feita uma recomendação condicional (Quadros 48.5 e 48.6 e Figura 48.1).

Quadro 48.5 Recomendações gerais para o tratamento da polimialgia reumática (PMR) de acordo com o ACR/EULAR (2015)

A. Adoção de uma abordagem segura e específica para definição de caso de PMR. A avaliação clínica deve ser direcionada para exclusão de doenças mimetizadoras não inflamatórias, inflamatórias (como arterite de células gigantes ou artrite reumatoide), endócrinas, infecciosas, neoplásicas ou induzidas por drogas.

B. Todo caso de PMR deve ter, antes da prescrição do tratamento (atenção primária ou secundária):
- Avaliação laboratorial básica completa.
- Pode ser necessária avaliação sorológica mais extensa: anticorpos antinucleares (FAN), anticorpos anticitoplasma de neutrófilos (ANCA) ou investigação de tuberculose. De acordo com a avaliação do clínico acompanhante, podem ser ainda solicitados exames de imagem do tórax para excluir outros diagnósticos.
- Determinação das comorbidades, uso concomitante de anti-inflamatórios não esteroides (AINE) ou outras medicações e fatores de risco para desenvolvimento de eventos adversos dos CE.
- Fatores de risco associados a alta taxa de recaída e/ou tratamento prolongado: sexo feminino, VHS elevada (> 40mm na primeira hora) e artrite inflamatória periférica.

C. Considerar o encaminhamento ao especialista, particularmente nos casos de apresentação atípica (artrite inflamatória periférica, sintomas sistêmicos, idade < 60 anos, marcadores de inflamação baixos).

D. O tratamento da PMR deve ter como objetivo o melhor cuidado e deve ser baseado na decisão compartilhada entre o paciente e o médico acompanhante. O plano de tratamento deve ser individualizado. As perspectivas e preferências do paciente devem ser sempre consideradas.

E. Os pacientes devem receber orientações e educação como foco no impacto da PMR e do tratamento (incluindo comorbidades e preditores de doença), além de orientação sobre programas de atividade física.

F. Monitoração de fatores de risco e evidência de eventos adversos dos CE, comorbidades, uso de outras medicações relevantes e evidências de fatores de risco para recaída/tratamento prolongado. Sugere-se que a avaliação laboratorial seja realizada a cada 4 a 8 semanas no primeiro ano, 8 a 12 semanas no segundo ano e de acordo com a necessidade em caso de recaída ou durante a descontinuação da prednisona.

G. Considerar um programa de exercícios individualizado para pacientes com PMR visando à manutenção da massa e função muscular e à redução do risco de quedas, especialmente em indivíduos idosos em uso prolongado de CE, como também nos pacientes com síndrome de fragilidade.

Quadro 48.6 Recomendações para o tratamento medicamentoso da polimialgia reumática de acordo com o ACR/EULAR (2015)

Corticoide oral (prednisona ou prednisolona)

O tratamento da PMR deve ser iniciado com CE, oral (VO) ou intramuscular (IM), pelo menor tempo possível, mas o suficiente para garantir sua efetividade *(fortemente recomendado a favor)*, preferencialmente em dose única, em vez da dose dividida, exceto em situações especiais, como dor noturna proeminente *(recomendação condicional)*

Tratamento inicial	12,5 a 25mg/dia	Dose inicial maior pode ser considerada em caso de risco elevado de recaída ou risco baixo de eventos adversos. Em caso de comorbidades ou outros fatores de risco para eventos adversos, deve ser utilizada uma dose menor *(fortemente recomendado a favor)*. Desencoraja-se uma dose inicial ≤ 7,5mg/dia e recomenda-se fortemente contra o uso de doses iniciais > 30mg/dia
Após 4 a 8 semanas	Redução gradual para uma dose de 10mg/dia	O esquema de redução gradual da dose do CE deve ser individualizado com base no monitoramento regular da atividade da doença do paciente, nos marcadores laboratoriais e nos eventos adversos *(fortemente recomendado a favor)*. Resposta ao tratamento – melhora de pelo menos 70% na EVA
> 4 a 8 semanas	Reduzir 1mg/mês até a descontinuação	Caso não esteja disponível comprimidos de 1mg, podem ser aplicadas estratégias de redução semelhantes
Recaída	Aumento para a dose pré-recaída	Até que a remissão seja alcançada novamente, reduzir para a dose de quando ocorreu a recaída em 4 a 8 semanas

Metilprednisolona IM

Tratamento inicial	120mg a cada 3 semanas	
12 a 48 semanas	100mg/mês, com redução da dose em 20mg a cada 12 semanas	Considerar o uso de metilprednisolona IM como alternativa aos CE orais. A escolha entre a VO e a IM fica a critério do médico *(recomendação condicional)*
> 48 semanas	40mg/mês com redução da dose em 20mg, a cada 16 semanas, até descontinuação	

Metotrexato

Tratamento inicial	7,5 a 10mg/semana	Considerar a introdução precoce de metotrexato (MTX) em adição ao CE, particularmente nos pacientes com risco elevado de recaída e/ou tratamento prolongado *(fortemente recomendado a favor)*
Seguimento	7,5 a 10mg/semana	Também deve ser considerado durante o acompanhamento de pacientes com recaída sem resposta significativa ao CE ou eventos adversos *(fortemente recomendado a favor)*. A duração do tratamento vai depender da resposta ao medicamento, não havendo recomendação de tempo mínimo ou ótimo

Inibidores do fator de necrose tumoral (anti-TNF)

O uso de agentes inibidores do TNF (anti-TNF) não é recomendado para tratamento da PMR *(fortemente recomendado contra)*

CE: corticoide; EVA: escala visual analógica; mg: miligramas; PMR: polimialgia reumática; VHS: velocidade de hemossedimentação.

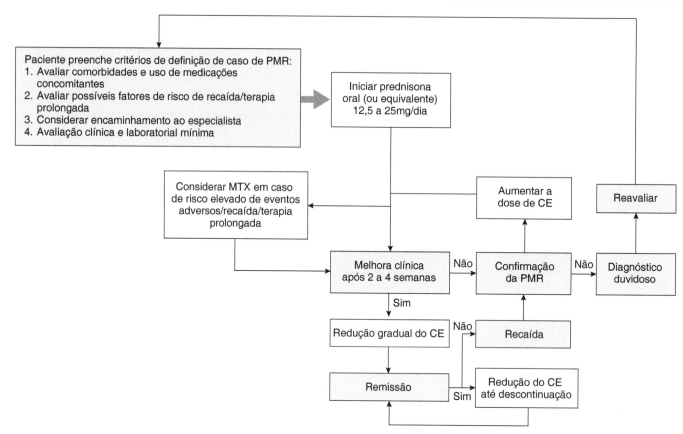

Figura 48.1 Fluxograma de tratamento proposto pelo ACR/EULAR (2015) para o tratamento da polimialgia reumática (PMR). (CE: corticoide; MTX: metotrexato.)

◼ CONSIDERAÇÕES FINAIS

A PMR é doença inflamatória relativamente comum em pessoas com mais de 50 anos nos países do Hemisfério Norte, embora pouco reconhecida no Brasil. Não se sabe se isso se deve a questões genéticas características da população brasileira ou ao não reconhecimento do diagnóstico.

O principal desafio para o diagnóstico consiste em diferenciar a PMR de outras condições inflamatórias do idoso e identificar sua possível associação a neoplasias. Os exames de imagem, que reconhecidamente melhoram a acurácia do diagnóstico quando associados aos critérios clínicos, podem não ser de acesso fácil, principalmente nos níveis primário e secundário. O uso disseminado de PET/CT ainda está longe da realidade de saúde nacional e se encontra disponível apenas para um grupo muito seleto de pessoas.

Desse modo, manter um alto índice de suspeição, avaliar os sintomas clínicos compatíveis, investigar caso a caso as neoplasias e iniciar o tratamento o mais rápido possível podem ser estratégias que minimizem o impacto dessa doença na qualidade de vida dos pacientes.

Bibliografia

Al-Zaghal A, Raynor W, Khosravi M, Guermazi A, Werner TJ, Alavi A. Applications of PET imaging in the evaluation of musculoskeletal diseases among the geriatric population. Semin Nucl Med 2018 Nov; 48(6):525-34.

Barber HM. Myalgic syndrome with constitutional effects: Polymyalgia rheumatica. Ann Rheum Dis 1957; 16:230-7.

Bird HA, Esselinckx W, Dixon AS, Mowat AG, Wood PH. An evaluation of criteria for polymyalgia rheumatica. Ann Rheum Dis 1979; 38:434-9.

Bruce W. Senile rheumatic gout. Br Med J 1888; 2:811-3.

Chatzigeorgiou C, Mackie SL. Comorbidity in polymyalgia rheumatica. Reumatismo 2018 Mar 27; 70(1):35-43.

Cimmino MA, Zaccaria A. Epidemiology of polymyalgia rheumatica. Clin Exp Rheumatol 2000 Jul-Aug; 18(4 Suppl 20):S9-11.

Dasgupta B, Cimmino MA, Kremers HM et al. 2012 provisional classification criteria for polymyalgia rheumatica: a European league against rheumatism/American College of Rheumatology collaborative initiative. Arthritis Rheum 2012; 64:943-54.

Dejaco C, Singh YP, Perel P et al. 2015 Recommendations for the management of polymyalgia rheumatica: a European league against rheumatism/American College of Rheumatology collaborative initiative. Ann Rheum Dis. 2015 Oct; 74(10):1799-807.

González-Gay MA, Matteson EL, Castañeda S. Polymyalgia rheumatica. Lancet 2017 Oct 7; 390(10103):1700-12

Jones JG, Hazleman BL. Prognosis and management of polymyalgia rheumatica. Ann Rheum Dis 1981; 40:1-5.

Michitsuji T, Iwanaga N, Horai Y et al. Swollen joints and peripheral arthritis are signs of malignancy in polymyalgia rheumatica. Mod Rheumatol 2018 Oct 18:1-11.

Milchert M, Brzosko M. Diagnosis of polymyalgia rheumatica usually means a favourable outcome for your patient. Indian J Med Res 2017 May; 145(5):593-600.

Muller S, Hider S, Helliwell T, Partington R, Mallen C. The real evidence for polymyalgia rheumatica as a paraneoplastic syndrome. Reumatismo 2018 Mar 27; 70(1):23-34.

Muratore F, Pazzola G, Pipitone N, Salvarani C. Recent advances in the diagnosis and treatment of polymyalgia rheumatica. Expert Rev Clin Immunol 2016 Oct; 12(10):1037-45.

Muratore F, Salvarani C, Macchioni P. Contribution of the new 2012 EULAR/ACR classification criteria for the diagnosis of polymyalgia rheumatica. Reumatismo 2018 Mar 27; 70(1):18-22.

Nesher G. Polymyalgia rheumatica - Diagnosis and classification. J Autoimmun 2014; 48-49:76-8.

Portioli I. The history of polymyalgia rheumatica/giant cell arteritis. Clin Exp Rheumatol 2000 Jul-Aug; 18(4 Suppl 20):S1-3.

Possemato N, Salvarani C, Pipitone N. Imaging in polymyalgia rheumatica. Reumatismo 2018 Mar 27; 70(1):51-8.

Takahashi H, Yamashita H, Kubota K et al. Differences in fluorodeoxyglucose positron emission tomography/computed tomography findings between elderly onset rheumatoid arthritis and polymyalgia rheumatica. Mod Rheumatol 2015; 25:546-51.

Wakura D, Kotani T, Takeuchi T et al: Differentiation between polymyalgia rheumatic (PMR) and elderly-onset rheumatoid arthritis using 18F-fluorodeoxyglucose positron emission tomography/computer tomography: Is enthesitis a new pathological lesion in PMR? PLoS ONE 2016; 11(7): e0158509.

Yuge S, Nakatani K, Yoshino K, Koyama T. Diagnosing polymyalgia rheumatica on 18F-FDG PET/CT: typical uptake patterns. Ann Nucl Med 2018 Oct; 32(8):573-7.

Arterite de Células Gigantes

Henrique de Ataíde Mariz
Angela Luzia Branco Pinto Duarte

CAPÍTULO 49

■ INTRODUÇÃO

A arterite de células gigantes (ACG) é uma vasculite granulomatosa da artéria aorta e de seus ramos principais com predileção por ramos extracranianos do território do arco aórtico, conhecida também como arterite craniana, cefaleia de Horton e arterite temporal.

Doença rara, de etiologia desconhecida, que acomete preferencialmente as mulheres com mais de 50 anos de idade, com pico de incidência entre os 70 e os 80 anos, apresenta manifestações sistêmicas inespecíficas com importante alteração de provas de atividade inflamatória e tem forte associação à polimialgia reumática (PMR).

As queixas vasculares dependem do território arterial comprometido; entretanto, a ACG apresenta risco de perda súbita da visão (10% a 15%) e aumento da morbimortalidade cardiovascular em longo prazo.

■ EPIDEMIOLOGIA

A incidência da ACG é de 10 a 20/100.000 habitantes por ano, aumentando o número de casos com a progressão da idade, principalmente na faixa etária de 70 a 80 anos. A doença apresenta maior incidência na região norte da Europa e é mais frequente nas mulheres (duas a três vezes) e em indivíduos da raça branca.

A maior prevalência de ACG é descrita nos países da Escandinávia, mais comumente na Islândia e na Suécia. Nos EUA, a prevalência é maior nas regiões em que há o predomínio de imigrantes da Escandinávia, sinalizando importante fator genético na predisposição para ACG. Com o envelhecimento da população, estima-se que aproximadamente 3 milhões de pessoas terão ACG no ano de 2050. No Reino Unido, foi encontrada a prevalência de 250/100.000 em indivíduos com mais de 55 anos.

■ ETIOPATOGENIA

A ACG é uma doença poligênica, parecendo haver relação entre a predisposição genética e os fatores ambientais, via epigenética, com uma mudança na expressão gênica por metilação do DNA, modificação de histonas e microRNA. Essas alterações se relacionam com a ativação de linfócito T (LT) e a polarização para as vias Th1 e Th17.

A idade é o principal fator etiológico e contribui para metilações aberrantes que podem favorecer as transformações malignas e de autoimunidade. Com o envelhecimento, ocorrem modificações nas células (dendríticas, LT, endoteliais e vasculares), na resposta imune e no remodelamento vascular com degeneração da camada média, deposição de cálcio, espessamento da parede vascular, fraturas das fibras elásticas e modificações da matriz proteica.

Estudos de antígenos HLA em diferentes populações mostraram maior representação do HLA-DR4, o que poderia explicar a alta incidência em populações do norte da Europa, onde a frequência de HLA-DR4 é maior que em populações do Mediterrâneo e de afro-americanos. Alelos de HLA-DRB1*04, particularmente HLA-DRB1*0401, HLA-DRB1*0404 ou HLA-DRB1*0408, estão expressos em 60% dos pacientes.

Em virtude da natureza granulomatosa da ACG, supõe-se que a imunidade celular esteja implicada na patogênese da ACG e da PMR, embora não seja excluída a participação da resposta humoral. As células dendríticas, presentes na adventícia das artérias de médio calibre, têm papel fundamental no recrutamento e na ativação das células T, principalmente CD4. As células T ativas são as principais fontes de interleucina 2 (IL-2) e interferon-gama (IFN-γ) que, por sua vez, contribuem tanto para as manifestações sistêmicas como para a formação de granulomas e hiperplasia da íntima. Polimorfismos dos genes do fator de necrose tumoral alfa (TNF-α), IL-1, ICAM-1 (*intercellular adhesion molecule* 1) e IL-6 também foram associados ao aumento da suscetibilidade à ACG. Citocinas pró-inflamatórias produzidas por LT reguladores CD8+ também têm sua regulação alterada pelo envelhecimento.

Agentes infecciosos foram sugeridos na etiopatogenia da ACG em razão dos picos sazonais e do aumento da incidência em epidemias causadas por *Mycoplasma pneumoniae, Chlamydia pneumoniae, Herpes simplex*, parainfluenza humana 1 e parvovírus B19. Apesar dos primeiros relatos da presença desses agentes em biópsias de artérias de pacientes com ACG, esses achados não foram confirmados em estudos com casuística maior.

■ QUADRO CLÍNICO

Na prática, o diagnóstico de ACG é feito de acordo com as manifestações clínicas e a elevação das provas de atividade inflamatória, como velocidade de hemossedimentação (VHS) e proteína C reativa (PCR). A biópsia da artéria temporal ainda é considerada o padrão-ouro para o diagnóstico de ACG, mas não é necessária em todos os casos. Recentemente, os exames de imagem, especialmente a ultrassonografia (USG) de artéria temporal, têm sido usados como instrumentos complementares no diagnóstico da ACG.

Manifestações clínicas

Os pacientes apresentam manifestações clínicas que podem ser divididas didaticamente em arterite craniana, arterite de grandes vasos e manifestações sistêmicas.

A arterite craniana é decorrente do acometimento de ramos da aorta torácica e tem como principais sintomas cefaleia, dor no couro cabeludo, claudicação da mandíbula ou língua, diplopia, amaurose fugaz e cegueira definitiva. A cefaleia, que ocorre em cerca de dois terços dos pacientes, pode ser contínua ou paroxística, unilateral ou bilateral, geralmente na região temporal, occipital ou periorbital. Ao exame clínico, a artéria temporal pode estar espessada, eritematosa, tortuosa e/ou dolorida. Os pacientes costumam apresentar hipersensibilidade no couro cabeludo, o que pode tornar desconfortável o uso de chapéu ou mesmo o ato de se pentear. Em casos extremos, pode ocorrer necrose segmentar no couro cabeludo.

Dor na língua ou na mandíbula durante a mastigação, que melhora durante o repouso, também é uma manifestação relativamente frequente e bastante característica, devendo ser diferenciada da dor na articulação temporomandibular. É causada por insuficiência arterial dos músculos masseter e pterigóideos.

Estima-se que 15% dos pacientes com ACG apresentarão alguma manifestação ocular durante a evolução da doença. A perda visual é geralmente grave e indolor e pode ser parcial ou completa, unilateral ou bilateral. Sintomas premonitórios, como visão borrada, amaurose fugaz, hemianopsias e diplopia, são descritos em 2% a 30% dos casos. A neuropatia óptica isquêmica anterior (NOIA), secundária à isquemia da artéria ciliar posterior, ramo da artéria oftálmica, é a causa da manifestação mais comum e responsável por cerca de 80% dos casos de cegueira total. Na fundoscopia, as alterações decorrentes de dano isquêmico, como palidez do disco óptico, pontos algodonosos e pequenos focos hemorrágicos na retina, são características da NOIA associada à ACG. Outra manifestação presente em 10% a 13% dos pacientes com ACG é a oclusão da artéria central da retina. A perda visual ocorre em cerca de 15% dos pacientes, mas pode chegar a acometer 55% dos casos quando não ocorre o tratamento adequado.

Acidentes vasculares encefálicos (AVE) podem ser decorrentes de lesões estenóticas nas artérias dos territórios carotídeo e basilar, porém são incomuns. Alguns autores consideram que sua frequência possa ser subestimada, pois nessa faixa etária é difícil excluir doença aterosclerótica como causa. O território vertebrobasilar é mais comumente afetado no AVE secundário à ACG que na aterosclerose. As manifestações neurológicas são raras e tanto o sistema nervoso central como o periférico podem ser acometidos, incluindo acidentes isquêmicos transitórios, AVE isquêmicos, mononeurite múltipla e polineuropatias. Raramente, esses pacientes podem apresentar manifestações psiquiátricas, como demência, distúrbios do humor, psicoses ou depressão, que podem ser secundárias a múltiplos pequenos infartos cerebrais.

A arterite de grandes vasos, definida pelo envolvimento do arco aórtico e seus ramos, ocorre em 10% a 15% dos pacientes, e suas manifestações podem ocorrer simultaneamente com as da arterite craniana ou de maneira isolada. Claudicação de membros superiores (secundária à estenose das artérias subclávias, axilares e braquiais) e formação de aneurismas da aorta, especialmente na porção torácica, são as principais manifestações. Os pacientes com claudicação de membros superiores podem se queixar de dor ao executar tarefas como escovar os dentes ou pentear os cabelos. Em geral, as queixas são unilaterais e raramente pode ocorrer gangrena secundária à isquemia dos dedos. Uma característica interessante desse subgrupo de pacientes com ACG é que cerca de 50% deles não apresentam alterações na biópsia de artéria temporal. Ao exame físico, pode ocorrer assimetria de pulsos e da pressão arterial, assim como sopros sobre as artérias carótidas, subclávias, axilar e braquial. O que a diferencia da arterite de Takayasu é a faixa etária.

Esses pacientes podem apresentar sérias complicações, como insuficiência aórtica, dissecção ou mesmo ruptura de aneurismas da aorta. Insuficiência cardíaca ou coronariana raramente ocorre secundariamente à arterite. O acometimento da aorta abdominal e das artérias dos membros inferiores é raro.

Manifestações vestibuloauditivas são comuns e se traduzem por perda auditiva, uni ou bilateral, vertigem e zumbido de início usualmente insidioso.

As manifestações sistêmicas, como febre (raramente > 39ºC), astenia, mialgia, fadiga e perda de peso, são descritas em 40% a 50% dos pacientes. Nos idosos, a ACG deve ser sempre lembrada no diagnóstico diferencial de febre de origem obscura.

A ACG e a PMR têm múltiplos fatores de risco em comum, podendo ocorrer de maneira isolada ou associada. Como os pacientes com PMR têm vasculite subclínica e são sujeitos a complicações vasculíticas, deve ser realizada a avaliação durante o seguimento. Cerca de 50% dos pacientes com ACG desenvolvem PMR antes, durante ou após o diagnóstico de ACG. A PMR pode surgir durante a retirada do tratamento da ACG. Ambas as patologias acometem idosos, com pico de incidência entre os 70 e os 80 anos de idade. A PMR é três a dez vezes mais frequente que a ACG.

Exames complementares

As provas de fase aguda elevadas são consideradas importantes para o diagnóstico e a monitoração da atividade da ACG.

A VHS costuma estar elevada, variando entre 80 e 100mm/h pelo método de Westergren. Entretanto, cerca de 20% dos pacientes podem ter VHS normal antes do início do tratamento. Tem sido descrita sensibilidade de 84% na elevação da VHS e de 86% da PCR, com baixa especificidade desses marcadores (em torno de 30%). Proteínas de fase aguda, como PCR, proteína amiloide A, fibrinogênio e haptoglobina, apresentam níveis elevados nas fases de recidiva da doença. A proteína amiloide A é mais sensível que a PCR para atividade (97% versus 61%) e mais específica que a VHS (86% versus 77%), respectivamente.

Níveis aumentados de IL-6 no soro dos pacientes com ACG e PMR têm sido descritos e parecem estar correlacionados à atividade da doença. Em decorrência do processo inflamatório sistêmico, anemia por doença crônica, plaquetose, enzimas hepáticas aumentadas e níveis elevados de fator VIII também foram descritos. O valor prognóstico dos reagentes da fase aguda ainda é controverso.

Caso seja indicado, dependendo da clínica para descartar outras doenças reumatológicas, podem ser solicitados anticorpos anticitoplasma de neutrófilos (ANCA), anticorpo antipeptídeo citrulinado (anti-CCP) e eletroforese de proteínas, bem como culturas de sangue na vigência de febre de etiologia obscura.

As artérias de grande e médio calibres são as mais acometidas na ACG, mas habitualmente a biópsia da artéria temporal é realizada para o diagnóstico, sendo considerada o exame mais preciso e o padrão-ouro. Assim, a biópsia do segmento da artéria temporal acometido deve ser realizada sempre que possível, mostrando uma vasculite com achados histopatológicos característicos por infiltrado inflamatório granulomatoso focal e segmentar, contendo macrófagos e linfócitos na camada média das artérias. Em cerca de 50% dos casos, são encontrados histiócitos multinucleados e células gigantes do tipo corpo estranho, mas não são necessários para o diagnóstico. Em geral, as células gigantes se localizam na transição entre as camadas média e íntima, adjacente a fragmentos da lâmina elástica interna. Como as lesões são segmentares, recomenda-se a retirada de cerca de 2 a 3cm da artéria para aumentar a chance de encontrar os achados histopatológicos característicos. Recomenda-se a realização da biópsia o mais precocemente possível, porém o exame não deve justificar o atraso no início do tratamento. A biópsia pode ser normal em 10% a 30% dos pacientes.

Os exames de imagem são importantes para o diagnóstico, principalmente nos casos não confirmados por biópsia da artéria temporal. A arteriografia, a angiorressonância magnética (angio-RM), a angiotomografia computadorizada (angio-TC) e a ultrassonografia com Doppler (USGD) são os mais utilizados. Podem ser notadas estenoses ou mesmo oclusão arterial e dilatações pós-estenóticas localizadas principalmente em artérias carótidas, subclávias, axilares e braquiais. As lesões tipicamente ocorrem em segmentos distais dessas artérias, o que ajuda a diferenciá-las das lesões secundárias à aterosclerose.

A USGD apresenta boa especificidade e moderada sensibilidade para o diagnóstico de ACG quando descrito espessamento mural concêntrico hipoecogênico, conhecido como sinal do halo. Recentemente, a European League Against Rheumatism (EULAR) sugeriu que em pacientes com alta probabilidade de ACG o achado de USG sugestivo de ACG seria suficiente para o diagnóstico. A realização da USG por profissional com ampla experiência e a extensão do exame para as artérias carótidas e axilares são medidas fundamentais para um melhor rendimento diagnóstico.

Apesar de ainda ser considerada o exame com melhor rendimento diagnóstico, a arteriografia apresenta como desvantagens o fato de ser técnica invasiva e usar contraste iodado. A angio-RM e a angio-TC apresentam sensibilidades semelhantes para a avaliação dos vasos de grande calibre. Além de alterações como estenoses e aneurismas, o espessamento da parede arterial é sugestivo de vasculite. Alguns estudos com pequena casuística encontraram boa correlação entre angio-RM das artérias temporais e parâmetros clínicos e anatomopatológicos em pacientes com ACG.

DIAGNÓSTICO

O diagnóstico de ACG deve ser suspeitado em um paciente com mais de 50 anos com cefaleia não habitual, claudicação de mandíbula ou polimialgia reumática associadas ou não a sintomas sistêmicos. A instalação pode ser abrupta, porém na maioria das vezes é insidiosa. O paciente também pode apresentar dor em artéria temporal e sopro sobre a artéria carótida, axilar ou braquial. Nos exames laboratoriais, é típico o aumento da VHS e da PCR. Apesar de mais úteis para a classificação de pacientes em estudos científicos, os critérios classificatórios do American College of Rheumatology (ACR – Quadro 49.1) podem ser usados na prática clínica. Um paciente poderá ser considerado com ACG segundo o ACR caso apresente pelo menos três dos cinco critérios (sensibilidade de 93,5% e especificidade de 91,2%).

TRATAMENTO

Doses altas de corticoides (CE), em geral de 40 a 60mg/dia de prednisona via oral, são considerados o tratamento de escolha para a ACG. A resposta costuma ser rápida com diminuição das queixas sistêmicas e associadas à PMR em cerca de 72 horas. Outros sintomas relacionados com a arterite, como cefaleia, dor no couro cabeludo e claudicação de língua e mandíbula, podem necessitar de mais tempo para melhorar. Os CE são capazes de prevenir ou reverter a perda visual, sendo por isso muito importante sua

Quadro 49.1 Critérios para classificação de arterite de células gigantes do Colégio Americano de Reumatologia (ACR – 1990)*

Critério	Definição
Idade de instalação da doença > 50 anos	Desenvolvimento dos sintomas > 50 anos
Nova cefaleia	Cefaleia recente ou um novo tipo de cefaleia
Anormalidade da artéria temporal	Sensibilidade dolorosa na artéria temporal à palpação ou diminuição do pulso, não relacionada com arteriosclerose
VHS aumentada	VHS > 50mm na primeira hora
Anormalidade da artéria temporal por biópsia	Vasculite com predomínio de células mononucleares ou formação granulomatosa, geralmente com células gigantes multinucleadas

*Para ser classificado como ACG, necessita preencher pelo menos três dos cinco critérios.
VHS: velocidade de hemossedimentação pelo teste de Westergren.

rápida instituição. A descontinuidade do CE deve ser lenta e gradual, com base na melhora clínica e na normalização da VHS. Recomenda-se a redução de 10% a 20% da dose a cada 2 semanas. A necessidade de CE é variável, mas na maioria dos casos a administração é mantida por 2 a 3 anos. Portanto, é importante dar atenção aos efeitos colaterais associados ao uso crônico de CE. A diminuição da necessidade de uso crônico de CE oral pode ser alcançada com o uso de pulsoterapia com metilprednisolona no início do tratamento. Além disso, a pulsoterapia pode ser empregada em casos graves com risco de perda visual.

Os pacientes que não alcançam remissão completa, não conseguem a diminuição satisfatória do CE para menos de 10mg/dia de prednisona ou que desenvolvem efeitos colaterais intoleráveis com a corticoterapia podem ser medicados com agentes imunossupressores.

A eficácia do metotrexato (MTX) na ACG ainda é controversa, uma vez que os dois maiores ensaios clínicos realizados encontraram resultados conflitantes. Entretanto, em metanálise publicada em 2007 (Mahr e cols.), o uso de MTX reduziu o risco de recidiva e a dose cumulativa de CE após um seguimento médio de 54,7 semanas. Apesar de formalmente não ter seu uso aprovado, a azatioprina é uma opção para poupar os pacientes dos efeitos colaterais do CE. Outros imunossupressores, como ciclosporina e ciclofosfamida, não foram avaliados em estudos controlados.

O uso dos medicamentos que antagonizam o TNF-α, como o infliximabe e o adalimumabe, apresentou boa eficácia em pacientes com ACG refratária. Entretanto, em ensaio clínico com 44 pacientes realizado em 2007 (Hoffman e cols.), o uso de infliximabe não teve qualquer benefício como tratamento de manutenção.

O ácido acetilsalicílico (AAS) em dose antiagregante (100mg/dia) mostrou-se benéfico em diminuir as complicações isquêmicas na ACG, como perda visual e AVE. Apesar da inexistência de trabalhos prospectivos, seu uso é recomendado, desde que não haja contraindicação.

Recentemente, o tocilizumabe (anticorpo monoclonal contra o receptor da IL-6), na forma subcutânea ou endovenosa, apresentou eficácia no controle dos sintomas da ACG quando adicionado ao CE (Stone e cols., em 2017.). Além disso, os pacientes que usaram o medicamento apresentaram menor dose cumulativa de CE na manutenção. O Quadro 49.2 descreve o manuseio da ACG na terapia de indução e manutenção.

Quando os surtos são intensos, cabe repetir a terapia de indução com prednisona; se moderados, aumenta-se em 10% a 20% a dose da prednisona. O médico deve estar atento a níveis elevados da VHS e da PCR na ausência de sintomas clínicos. O MTX pode ser usado como agente poupador de CE. Tem sido descrito algum benefício com o infliximabe, nenhum benefício com dapsona, adalimumabe, leflunomida, hidroxicloroquina e tocilizumabe e uso anedotal com a azatioprina.

■ PROGNÓSTICO

A mortalidade por ACG parece aumentar três vezes nos primeiros 4 meses após o início do tratamento. Em geral, esse aumento se deve às complicações vasculares, como AVE ou infarto do miocárdio, o que justifica o uso de AAS em doses baixas. É importante o controle da pressão arterial e interromper o tabagismo. Após os 4 meses, a mortalidade se iguala à da população geral com idade correspondente, exceto pelo aumento da prevalência (17 vezes) de aneurisma de aorta torácica e dissecção aórtica. Em geral, a incidência de malignidade não está aumentada nos pacientes com ACG.

Bibliografia

Bienvenu B, Ly KH, Lambert M et al. Management of giant cell arteritis: Recommendations of the French Study Group for Large Vessel Vasculitis (GEFA). Rev Med Interne 2016; 37(3):154-65.

Chitkara P, Dennis GJ. Large-vessel vasculitis: giant cell arteritis, Takayasu arteritis, and aortitis. In: West SG. Rheumatology secrets. 3. ed. Elsevier Mosby 2015:208-15.

Coath F, Gilbert K, Griffiths B et al. Giant cell arteritis: new concepts, treatments and the unmet need that remains. Rheumatology (Oxford) 2019; 58(7):1316.

Dejaco C, Ramiro S, Dufner C et al. EULAR recommendations for the use of imaging in large vessel vasculitis in clinical practice. Ann Rheum Dis 2018; 77(5):636-43.

De Souza AWS, Rego J. Arterite de células gigantes. In: Vasconcelos JTS et al. Sociedade Brasileira de Reumatologia. São Paulo: Manole 2019:287-91.

Hoffman GS, Cid MC, Rendt-Zagar KE et al. Infliximab for maintenance of glucocorticosteroid-induced remission of giant cell arteritis: a randomized trial. Ann Intern Med 2007; 146(9):621-30.

Maffioli L, Mazzone A. Giant-cell arteritis and polymyalgia rheumatica. N Engl J Med 2014; 371(17):50-7.

Mahr AD, Jover JA, Spiera RF et al. Adjunctive methotrexate for treatment of giant cell arteritis: an individual patient data meta-analysis. Arthritis Rheum 2007; 56(8):2789-97.

Stone JH, Klearman M, Collinson N. Trial of tocilizumab in giant-cell arteritis. N Engl J Med 2017; 377(15):1494-5.

Quadro 49.2 Manejo terapêutico da arterite de células gigantes

Terapia de indução	Terapia de manutenção
Fármaco: Prednisona 1mg/kg dia	Retirar 10% a 20% da dose de prednisona por mês
Objetivo: Resolução de laboratório e das alterações clínicas	Monitorar níveis séricos de VHS e PCR
Curso: Geralmente 2 a 4 semanas	Quando a dose de prednisona estiver < 10mg/dia, retirar 1mg/mês
Recomendações: Terapia de proteção óssea, uso de AAS e proteção gástrica	

AAS: ácido acetilsalicílico; VHS: velocidade de hemossedimentação; PCR: proteína C reativa.

Diabetes Mellitus no Idoso

Fábio Moura

CAPÍTULO 50

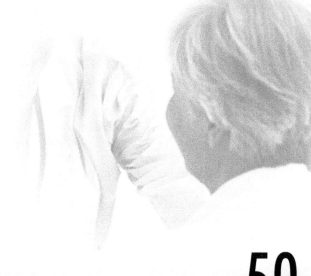

INTRODUÇÃO

O aumento da prevalência das doenças crônicas não transmissíveis, como obesidade, *diabetes mellitus* (DM) do tipo 2 e hipertensão arterial sistêmica (HAS), é uma realidade mundial e mais uma consequência do aumento da expectativa de vida da população mundial.

Com relação ao DM, sua prevalência é de aproximadamente 25% da população com mais de 65 anos de idade. Quando se considera que a prevalência de níveis de glicemia alterados, mas não caracterizando o diagnóstico de DM (pré-DM), é de aproximadamente 46,5% nessa população, 71,5% dos idosos americanos teriam alterações na glicemia.

As repercussões desses números são no mínimo aterrorizantes. Apenas no que diz respeito ao aspecto financeiro, o custo total estimado do diagnóstico de DM nos EUA foi de 327 bilhões de dólares em 2017: 237 bilhões em custos médicos diretos e 90 bilhões em produtividade reduzida.

Os pacientes com DM têm em média despesas médicas 2,3 vezes maiores que na ausência da doença, e os cuidados para pessoas com diagnóstico de DM representam um em cada quatro dólares gastos na assistência médica nos EUA.

Cabe ressaltar ainda os custos indiretos, que incluem aumento do absenteísmo ao trabalho (US$ 3,3 bilhões), a redução da produtividade (US$ 26,9 bilhões) para a população ocupada, a redução da produtividade daqueles que não estão na força de trabalho (US$ 2,3 bilhões), a incapacidade de trabalhar em virtude de deficiências relacionadas com a doença (US$ 37,5 bilhões) e perda de produtividade em decorrência das 277.000 mortes prematuras atribuídas ao diabetes (US$ 19,9 bilhões).

No Brasil, a prevalência de DM do tipo 2 foi estimada em 10,3% na população geral, número com certeza subestimado, sendo mais alta na população com 65 anos de idade ou mais (18,39%).

Os dados sobre os custos do tratamento do DM no Brasil, embora não estejam tão detalhados, também são assustadores. Em 2008, a estimativa do custo total anual de hospitalização com pacientes com DM no Sistema Único de Saúde foi de 264 milhões de dólares, e os custos relacionados com amputações totalizaram 128 milhões de dólares.

Com relação aos pacientes atendidos nos ambulatórios, o custo foi de 2.108 dólares por ano por paciente, o que correspondeu ao dobro dos gastos com os pacientes sem DM. Pelo exposto, fica óbvia a relevância do tema tanto no que se refere à assistência como ao custeio da saúde pública.

PECULIARIDADES DO *DIABETES MELLITUS* NOS IDOSOS

O DM apresenta algumas peculiaridades na população idosa tanto do ponto de vista da fisiopatologia como do tratamento, e suas implicações na abordagem desses pacientes serão discutidas individualmente neste capítulo.

DIAGNÓSTICO E CLASSIFICAÇÃO

Não existem diferenças nos critérios diagnósticos para DM na população idosa, sendo obedecidos os mesmos adotados na população geral, como demonstrado no Quadro 50.1.

Classificação

Não existem diferenças na classificação do DM na população idosa segundo os critérios contidos no Quadro 50.2.

Quadro 50.1 Critérios para o diagnóstico de *diabetes mellitus*

Parâmetro	Observações
Glicemia em jejum (GJ) ≥ 126mg/dL	Entre 8 e 12h em jejum
Teste de tolerância oral à glicose ≥ 200mg/dL	Glicemia 2h após a ingestão de 75g de dextrose anidra dissolvida em água
HbA1c ≥ 6,5%	HbA1c padronizada
Glicemia "ao acaso" ≥ 200mg/dL	Em pacientes sintomáticos: poliúria, polidipsia e perda de peso involuntária

HbA1c: hemoglobina glicada.
Observação: todos os critérios para o diagnóstico de *diabetes mellitus*, com exceção da glicemia ao acaso > 200mg/dL, devem ser repetidos e confirmados em um segundo exame.

Quadro 50.2 Classificação do *diabetes mellitus* (DM)

Tipo de DM	Fisiopatologia
DM1	Destruição autoimune da célula beta pancreática com perda da capacidade da secreção de insulina
DM2	Múltiplas alterações fisiopatológicas
DM gestacional	Intolerância à glicose que surge na gestação
DM "específicos"	Diferentes tipos de alterações na glicemia decorrentes de alterações monogênicas, medicações, doenças endócrinas e infecciosas

■ FISIOPATOLOGIA NO IDOSO

Como a maioria esmagadora dos pacientes – aproximadamente 95% – apresenta DM2, a discussão se limitará a esse contexto. Do ponto de vista fisiopatológico estrito, é possível afirmar que o DM2 é uma consequência do déficit progressivo na capacidade de secreção de insulina somado ao aumento da resistência à insulina. O envelhecimento *per se* contribui para o surgimento de DM2, haja vista ocorrer um aumento na glicemia em jejum de 2mg/dL por década a partir dos 40 anos, mesmo no "envelhecimento fisiológico".

Essa alteração decorre de defeitos tanto na capacidade de secreção como no aumento da resistência. A disfunção da célula beta pancreática é decorrente da diminuição na capacidade do potencial de proliferação, do aumento na vulnerabilidade dessas células à apoptose celular e da diminuição na capacidade de síntese, armazenamento e secreção de insulina, ou seja, mau funcionamento das organelas citoplasmáticas, especialmente das mitocôndrias.

Em paralelo, ocorre aumento na quantidade de gordura corporal, especialmente na obesidade abdominal, o que contribui para o aumento da resistência à insulina. Em estudo realizado no Brasil por Silveira e cols. (2018), 65% das mulheres e 35% dos homens com mais de 60 anos apresentaram aumento na obesidade abdominal.

Na fisiopatologia do DM na população idosa deve ser destacada a importância da sarcopenia e da obesidade sarcopênica. A sarcopenia é uma síndrome definida pela perda progressiva e generalizada de massa musculoesquelética, acompanhada de perda da força muscular e do desempenho físico. Está associada a várias complicações, como aumento no risco de quedas e fraturas ósseas e perda da autossuficiência, além de ser importante fator de risco para o desenvolvimento de DM2 nos idosos – a sarcopenia é três vezes mais comum em idosos com DM, quando comparados à população geral.

Além disso, a sarcopenia se manifesta em idade mais precoce no diabético e evolui mais rapidamente que em não diabéticos. O mau controle glicêmico e o tempo de duração da doença parecem ser os principais fatores preditivos da ocorrência de sarcopenia, embora o sedentarismo também contribua.

Obesidade sarcopênica é uma expressão criada para designar a associação entre obesidade e diminuição da massa magra, que parece ser especialmente danosa, aumentando o risco de DM e doenças cardiovasculares e, embora o conceito esteja claro, os critérios diagnósticos não estão bem estabelecidos.

■ CONDIÇÕES E DOENÇAS ASSOCIADAS AO *DIABETES MELLITUS* NO IDOSO

A população idosa com DM2 apresenta frequentemente maior prevalência de doenças e condições associadas ao DM. A polifarmácia (uso concomitante de múltiplos medicamentos com grande potencial de interações medicamentosas), o risco maior de depressão e síndromes demenciais, bem como de hipoglicemia, a presença de incontinência urinária, a diminuição da acuidade visual e o risco maior de quedas são fatores que não devem ser negligenciados na avaliação desses pacientes.

O rastreio dessas condições é recomendado tanto pela Sociedade Americana de Geriatria como pela American Diabetes Association (ADA).

Polifarmácia

Os idosos com DM frequentemente utilizam vários medicamentos para o DM em si e para outras doenças, como HAS e dislipidemia, o que aumenta o risco de interações medicamentosas e efeitos colaterais. Portanto, uma lista detalhada dos fármacos em uso é imprescindível na avaliação dos pacientes com DM.

Depressão

Os pacientes com DM2 têm risco maior de depressão e aqueles com depressão apresentam risco maior de se tornarem diabéticos, ou seja, as duas condições estão mutuamente associadas.

Por isso, tanto a Associação Americana de Geriatria como a ADA recomendam a avaliação sistemática desses pacientes para depressão na primeira consulta e no seguimento.

Vale ressaltar ainda que alguns fármacos utilizados para tratar a depressão podem induzir alterações metabólicas, como ganho de peso e piora do controle glicêmico, devendo, sempre que possível, ser evitados.

Alterações cognitivas e síndromes demenciais

Os idosos com diabetes têm incidência maior de alterações cognitivas e de demência por todas as causas, como doença de Alzheimer e demência vascular, que as pessoas com tolerância à glicose normal.

O comprometimento cognitivo pode variar desde leve perda da memória até um quadro demencial estabelecido. A hiperglicemia (mau controle glicêmico e duração do DM), o aumento na resistência à insulina e a hipoglicemia, especialmente as mais intensas, estão associados ao aumento do risco de demência.

A ADA faz uma recomendação formal para que todos os pacientes idosos com DM2 sejam avaliados quanto à presença de declínio cognitivo na visita inicial e a cada ano durante o seguimento.

Hipoglicemia

Os idosos com diabetes apresentam risco aumentado para todas as formas de hipoglicemia (sintomática, assintomática e intensa).

A diminuição da resposta contrarregulatória e do limiar de percepção para hipoglicemia seria o principal fator responsável por esse aumento no risco. As hipoglicemias, além de aumentarem o risco de alterações cognitivas, inclusive de demência estabelecida, também elevam o risco de eventos cardiovasculares, especialmente arritmias cardíacas (tanto taquiarritmias como bradiarritmias) e isquemia miocárdica.

Além disso, o medo da hipoglicemia é a principal barreira para o início do tratamento com insulina e um dos principais fatores para o abandono do tratamento por parte desses pacientes.

Os principais fatores de risco para hipoglicemia em pacientes idosos com DM2 estão listados no Quadro 50.3.

Alguns fatores não contemplados no Quadro 50.3 e que também estão associados a risco maior de hipoglicemias em idosos seriam a presença de depressão (aumento de 4,2 vezes no risco), o passado de acidente vascular encefálico (AVE - aumento de 1,9 vez no risco) e o relato de insuficiência cardíaca (aumento de 1,63 vez).

Risco de quedas

Os idosos com diabetes apresentam risco maior de quedas. O uso de insulina, a presença de neuropatia periférica e de sarcopenia, a diminuição da capacidade visual e a ocorrência de hipoglicemias seriam os principais fatores de risco para a ocorrência de quedas nessa população.

Incontinência urinária

Os pacientes idosos com DM apresentam risco maior de incontinência urinária e, por consequência, também de infecção urinária, desidratação, hipovolemia e isolamento social.

Diminuição da acuidade visual

Nos pacientes idosos com diabetes é maior a prevalência de diminuição da capacidade visual, fator envolvido no aumento de vários riscos supracitados, além de maior dependência e de piora na qualidade de vida.

■ QUADRO CLÍNICO

O termo *idoso* é genérico e inclui vários fenótipos. Por isso, pode ser encontrada uma grande variação na apresentação clínica dos pacientes idosos com DM, em um espectro que abrange desde os indivíduos relativamente saudáveis até aqueles com síndrome de fragilidade franca.

Portanto, com o objetivo de identificar melhor o perfil desses pacientes e determinar a intensidade do tratamento – os alvos de controle glicêmico desejados – foram desenvolvidos sistemas de estratificação e classificação funcional desses pacientes.

A classificação proposta pela International Diabetes Federation em 2012 continua sendo a melhor e por esse motivo é sugerida sua utilização (Quadro 50.4).

As metas de controle glicêmico serão definidas em função do contexto de cada paciente. Os níveis de hemoglobina glicada (HbA1c) sugeridos estão listados no Quadro 50.5.

Em síntese, os idosos saudáveis, com poucas doenças associadas, função cognitiva intacta e estado funcional preservado, devem ter metas glicêmicas mais baixas, tentando-se obter os níveis glicêmicos mais baixos possíveis, desde que não ocorra

---

Quadro 50.3 Fatores de risco para hipoglicemia em idosos com *diabetes mellitus*

1. Diabetes de longa duração
2. Tratamento com insulina ou sulfonilureia
3. Polifarmácia
4. Antecedente de hipoglicemia
5. Baixa ingestão de carboidratos e alimentação errática (longe do uso de antidiabéticos orais)
6. Inabilidade para as compras ou preparo de refeições
7. Exercícios ou atividades extras
8. Insuficiência renal
9. Insuficiência hepática
10. Declínio cognitivo
11. Distúrbios de deglutição e má absorção
12. Uso de gastrostomia

Fonte: adaptado de International Diabetes Federation: Managing older people with type 2 diabetes global guideline. Disponível em: https://www.idf.org/e-library/guidelines/78-global-guideline-for-managing-older-people-with-type-2-diabetes.html.

Quadro 50.4 Categorização funcional dos idosos com *diabetes mellitus* tipo 2

Categoria		
Categoria 1	Funcionalmente independente	Não tem prejuízo nas atividades de vida diária (AVD) e recebe nenhum ou mínimo suporte de cuidador
Categoria 2	Funcionalmente dependente	Redução nas AVD, alta probabilidade de requerer cuidados médicos e sociais adicionais
Subcategoria A	Frágil	Fadiga significativa, perda de peso recente, restrição na força e mobilidade, propensão para queda e alto risco de institucionalização
Subcategoria B	Demência	Disfunção cognitiva que acarreta problemas de memória, algum grau de desorientação ou mudança na personalidade que o torne inapto para cuidar de si
Categoria 3	Cuidados paliativos	Doença médica grave ou câncer com expectativa de vida < 1 ano

Fonte: adaptado de International Diabetes Federation: Managing older people with type 2 diabetes global guideline. Disponível em: https://www.idf.org/e-library/guidelines/78-global-guideline-for-managing-older-people-with-type-2-diabetes.html.

Quadro 50.5 Metas de HbA1c para idosos

Estado funcional	Meta de HbA1c
Independente	< 7,5%
Dependente	< 8,0%
Frágil	< 8,5%
Quadro demencial	< 8,5%
Paliativo	Sem metas. Evitar hiperglicemia sintomática

Fonte: adaptado de International Diabetes Federation: Managing older people with type 2 diabetes global guideline. Disponível em: https://www.idf.org/e-library/guidelines/78-global-guideline-for-managing-older-people-with-type-2-diabetes.html.

aumento significativo no risco de hipoglicemia, sempre buscando uma HbA1c < 7,5%.

Por outro lado, naqueles com múltiplas doenças crônicas coexistentes, comprometimento cognitivo ou dependência funcional, as metas glicêmicas devem ser menos rigorosas, visando a uma HbA1c entre 8,0% e 8,5% e evitando obrigatoriamente hiperglicemias sintomáticas.

■ TRATAMENTO NÃO MEDICAMENTOSO

A terapia nutricional e a prática regular de exercícios físicos são fundamentais no tratamento desses pacientes. Com relação à terapia nutricional, devem ser levados em consideração o índice de massa corporal (IMC), a composição corporal, a capacidade funcional, o grau de controle glicêmico e a presença de doenças associadas.

Nesse contexto, a quota calórica deve ser determinada em função da necessidade do paciente – perda, manutenção ou ganho de peso com dietas hipocalóricas, normocalóricas ou hipercalóricas, respectivamente.

Quanto à qualidade (distribuição de macro e micronutrientes), a dieta deve ser rica em fibras e carboidratos complexos e com baixo índice glicêmico, com gorduras poli e monoinsaturadas e proteínas de alto valor biológico. Obviamente, as preferências alimentares dos pacientes, dentro do possível, devem ser sempre respeitadas.

Exercício físico

Os idosos devem ser tão ativos quanto sua capacidade funcional permitir e realizar exercícios aeróbicos e resistidos, além de atividades específicas para melhorar o equilíbrio e a flexibilidade, o que, entre outros benefícios, diminui o risco de quedas e aumenta a autonomia.

Os exercícios resistidos são especialmente indicados para os pacientes com sarcopenia. Outro detalhe importante: nessa população, antes do início de um programa de exercício físico, os cuidados devem ser redobrados. Todos os pacientes devem ser sistematicamente rastreados para a presença de complicações macrovasculares (coronariopatias e vasculopatia periférica) e microvasculares (retinopatia e neuropatia).

■ TRATAMENTO MEDICAMENTOSO

O tratamento farmacológico do DM nos pacientes idosos deve sempre seguir alguns preceitos básicos: evitar hipoglicemias, *overtreatment* e esquemas muito complexos, de difícil entendimento e implementação.

Como mencionado, as metas de controle glicêmico devem ser sempre individualizadas de acordo com o contexto de cada paciente. Com relação ao uso dos fármacos em si, alguns detalhes merecem ser ressaltados.

Metformina

A metformina pode ser utilizada por pacientes idosos com doença renal crônica leve a moderada (taxa de filtração glomerular [TFG] estimada entre 30 e 60mL/min/1,73m^2), pois, embora seja removida por via renal, seus níveis geralmente permanecem dentro da faixa terapêutica e as concentrações de lactato não são substancialmente aumentadas.

No entanto, as doses devem ser diminuídas pela metade em pacientes com TFG < 45mL/min/m^2 e suspensas em pacientes com TFG < 30mL/min/m^2.

Outros cuidados incluem a perda de peso, que pode acontecer em alguns pacientes e que deve ser evitada naqueles com baixo peso, e a diminuição nos níveis de vitamina B$_{12}$ que pode ocorrer nesses pacientes.

Secretagogos de insulina

As sulfonilureias e os outros secretagogos de insulina aumentam o risco de hipoglicemia, especialmente nos pacientes com insuficiência renal e com baixa ingestão de alimentos, devendo ser utilizadas com cuidado nessa população.

Terapias incretínicas

Os inibidores da dipeptidil peptidase do tipo 4 (DPP-4) apresentam risco muito baixo de hipoglicemia e baixo potencial de interação medicamentosa, não promovem ganho de peso e não aumentam o risco cardiovascular, constituindo-se em excelente opção terapêutica nessa população.

Os agonistas do receptor do peptídeo semelhante ao glucagon tipo 1 (GLP1) são especialmente úteis em pacientes com diabetes e obesidade, pois promovem perda de peso, devendo ser evitados naqueles com baixo peso. Apresentam risco baixo de hipoglicemia e diminuem a mortalidade geral e cardiovascular, mesmo na população com mais de 75 anos de idade, como demonstrado pelo estudo LEADER (*Liraglutide Effect and Action in Diabetes: Evaluation of Cardiovascular Outcome Results*) com a liraglutida.

Alguns fatores limitam sua utilização em larga escala, como alto custo, via de utilização (todos são injetáveis) e sintomas gastrointestinais, que são mais frequentes em idosos.

Glitazonas

A pioglitazona pode ser utilizada em idosos, especialmente naqueles com obesidade central e síndrome metabólica, desde que se mantenha a atenção às contraindicações: insuficiência cardíaca (IC) nas classes funcionais III e IV e osteoporose.

Um benefício adicional da pioglitazona foi evidenciado no estudo IRIS, em que seu uso diminuiu o risco de reincidência de AVE em pacientes pré-diabéticos com evento prévio, além de diminuir a progressão de pré-DM2 para DM2.

Inibidores da SGLT2

Os inibidores da SGLT2 (do inglês, *sodium-glucose cotransporter 2*) também apresentam risco baixo de hipoglicemia e são eficazes mesmo nos pacientes em uso de insulina. Além disso, ajudam a diminuir o peso corporal, a pressão arterial e o ácido úrico, sendo úteis em pacientes com sobrepeso e obesidade.

Além disso, protegem os rins dos pacientes por diminuírem a progressão da doença renal diabética e reduzirem a hospitalização por IC e a mortalidade cardiovascular e geral, especialmente à custa da diminuição das taxas de morte por IC.

No entanto, aumentam o risco de infecções urogenitais e desidratação, especialmente em idosos, além de agravarem a incontinência urinária em alguns pacientes.

Insulinas

A terapia com insulina exige que os pacientes ou seus cuidadores tenham boas habilidades visuais e motoras e capacidade cognitiva, pois depende da capacidade do paciente idoso ou de seu cuidador de administrar insulina. As doses devem ser tituladas para atender aos alvos glicêmicos individualizados e para evitar a hipoglicemia.

A terapia de injeção basal de insulina uma vez ao dia está associada a efeitos colaterais mínimos e pode ser uma opção razoável em muitos pacientes mais velhos.

O uso de análogos de insulina de longa duração associados a hipoglicemiantes orais, como os inibidores de DPPIV e os SGLT2, ou aos agonistas de GLP1, pode ser uma boa alternativa em pacientes idosos, pois apresentam risco menor hipoglicemia e de outros efeitos colaterais.

As múltiplas injeções diárias de insulina podem ser muito complexas para o paciente idoso com complicações avançadas do diabetes, doenças crônicas coexistentes limitadoras da vida ou estado funcional limitado.

■ CONSIDERAÇÕES FINAIS

Em resumo, pode-se chegar a algumas conclusões sobre o DM no idoso:

- Sua prevalência vem aumentando de maneira progressiva.
- Os idosos constituem um grupo muito heterogêneo; portanto, o fenótipo do paciente deve ser sempre definido para a escolha da estratégia terapêutica.
- Na fisiopatologia do DM em idosos chamam atenção o aumento da obesidade e a diminuição da massa magra.
- Os pacientes idosos com frequência apresentam síndromes geriátricas associadas ao DM e que são relevantes para o tratamento.
- Os alvos de controle glicêmico devem ser individualizados nesses pacientes de acordo com o estado funcional.
- O tratamento não medicamentoso passa por uma dieta adequada, tanto do ponto de vista quantitativo (quota calórica) como qualitativo (composição da dieta).
- Para o tratamento medicamentoso deve ser considerado o contexto do paciente com o objetivo de evitar agravar as complicações, especialmente a hipoglicemia.

Bibliografia

American Diabetes Association. Standards of Medical Care in Diabetes 2011. Diabetes Care 2011; 34:S11.

American Diabetes Association. Economic costs of diabetes in the U.S. in 2017. Diabetes Care 2018; 41(5):917-28.

American Diabetes Association. Older adults: Standards of medical care in diabetes – 2018. Diabetes Care 2018; 41(Suppl 1):S119-S125.

American Geriatrics Society Expert Panel on the Care of Older Adults with Diabetes Mellitus. Guidelines Abstracted from the American Geriatrics Society Guidelines for Improving the Care of Older Adults with Diabetes Mellitus: 2013 Update. J Am Geriatr Soc 2013 Nov; 61(11):2020-6.

Bertoldi AD, Kanavos P, França GVA et al. Epidemiology, management, complications and costs associated with type 2 diabetes in Brazil: a comprehensive literature review. Global Health 2013; 9:62.

Bowser DM, Utz S, Glick D, Harmon R. A systematic review of the relationship of diabetes mellitus, depression, and missed appointments in a low-income uninsured population. Arch Psychiatr Nurs 2010; 24(5):317-29.

Bramlage P, Gitt AK, Binz C et al. Oral antidiabetic treatment in type-2 diabetes in the elderly: balancing the need for glucose control and the risk of hypoglycemia. Cardiovasc Diabetol 2012; 11:122.

Corriere M, Rooparinesingh N, Kalyani RR. Epidemiology of diabetes and diabetes complications in the elderly: an emerging public health burden. Curr Diab Rep 2013; 13(6):805-13. DOI: 10.1007/s11892-013-0425-5.

Cowie C, Rust K, Ford E et al. Full accounting of diabetes and pre-diabetes in the U.S. population in 1988-1994 and 2005-2006. Diabetes Care 2009; 32(2):287-94.

Eliaschevitz F, De Paula M, Pedrosa H et al. Barriers to insulin initiation in elderly patients with type 2 diabetes mellitus in Brazil. Diabetes Metabol Syndr 2018; 12(1):39-44.

Fick D, Semla T, Beizer J et al. American Geriatrics Society updated Beers criteria for potentially inappropriate medication use in older adults. J Am Geriatr Soc 2012; 60(4):616-31.

Flor L, Campos M. Prevalência de diabetes mellitus e fatores associados na população adulta brasileira: evidências de um inquérito de base populacional. Rev Bras Epidemiol 2017; 20 (1):16-29.

He BW, Goodkind D, Kowal P. U.S. Census Bureau, International Population Reports, P95/16-1, An Aging World: 2015 U.S. Government Publishing Office. Washington, DC, 2016. Disponível em: https://census.gov/content/dam/Census/library/publications/2016/demo/p95-16-1.pdf.

International Diabetes Federation. Managing older people with type 2 diabetes global guideline. Disponível em: https://www.idf.org/e-library/guidelines/78-global-guideline-for-managing-older-people-with-type-2-diabetes.html.

Inzucchi SE, Lipska KJ, Mayo H et al. Metformin in patients with type 2 diabetes and kidney disease: a systematic review. JAMA 2014; 312(24):2668-75.

Kernan B, Viscoli C, Furie K et al. Pioglitazone after ischemic stroke or transient ischemic attack. N Engl J Med 2016; 374:1321-31.

Kirkman MS, Briscoe V, Clark N et al. Diabetes in older adults: a consensus report. J Am Geriatr Soc 2012; 60(12):2342-56.

Lee P, Halter JB. The pathophysiology of hyperglycemia in older adults: Clinical considerations. Diabetes Care 2017 Apr; 40(4):444-52.

Marso S, Daniels G, Brown-Fradsen K et al. Liraglutide and cardiovascular outcomes in type 2 diabetes. N Engl J Med 2016; 375:311-22.

Moura F, Salles JE, Handy O et al. Transcultural diabetes nutrition algorithm: Brazilian application. Nutrients 2015; 7(9):7358-80.

Park SW, Goodpaster B, Strotmeyer E et al. Accelerated loss of skeletal muscle strength in older adults with type 2 diabetes: the health, aging, and body composition study. Diabetes Care June 2007; 30(6):1507-12.

Silveira E, Vieira L, Souza J. Elevada prevalência de obesidade abdominal em idosos e associação com diabetes, hipertensão e doenças respiratórias. Ciênc Saúde Coletiva 2018; 23(3):903-12.

Sociedade Brasileira de Diabetes. Atividade física e diabetes mellitus. Diretrizes da Sociedade Brasileira de Diabetes 2017-2018:112-121.

Steinholm S, Harris T, Rantanem T, Visser M, Kritchevsky SB, Ferrucci L. Sarcopenic obesity – definition, etiology and consequences. Curr Opin Clin Nutr Metab Care 2018; 11(6):693-700.

Tschopp D, Hanefeld J, Meier JJ et al. The role of co-morbidity in the selection of anti-diabetic pharmacotherapy in type-2 diabetes. Cardiovasc Diabetol 2013; 10(12):62.

Whitmer RA, Karter A, Yaffe K. Hypoglycemic episodes and risk of dementia in older patients with type 2 diabetes mellitus. JAMA 2009; 301(15):1565-72.

Xu WL, von Strauss E, Qiu CX, Winblad B, Fratiglioni L. Uncontrolled diabetes increases the risk of Alzheimer's disease: a population-based cohort study. Diabetologia 2009; 52:1031-9.

Yang Y, Hu X, Zhang Q, Zou R. Diabetes mellitus and risk of falls in older adults: a systematic review and meta-analysis. Age Ageing 2016; 45(6):761-7.

Zinman B, Wanner C, Lachin J et al. Empagliflozin, cardiovascular outcomes, and mortality in type 2 diabetes. N Engl J Med 2015; 373:2117-28.

Distúrbios Funcionais da Tireoide

Lucas Gomes de Andrade
Flávia Bezerra de Menezes Goldmann
Fábio Moura

CAPÍTULO 51

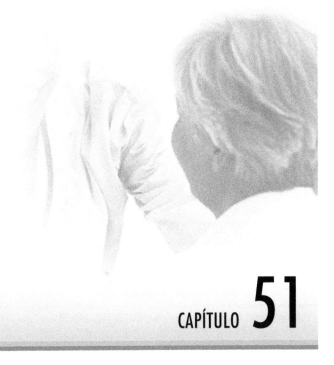

■ INTRODUÇÃO

O processo de tomada de decisões para o cuidado prestado à pessoa idosa deve levar em consideração as mudanças provocadas pelo próprio envelhecimento e o quanto essas mudanças são adaptativas ou disruptivas. Modificações nos eixos endócrinos ocorrem e podem ser influenciadas por muitas comorbidades, adoecimento e medicamentos. Em virtude da prevalência e das consequências em longo prazo dessas morbidades (Quadro 51.1), neste capítulo serão discutidas escolhas sensatas para rastreio e tratamento das disfunções endócrinas da glândula tireoide na população idosa.

As prevalências estimadas das disfunções tireoidianas no Brasil são apresentadas no Quadro 51.2.

Quadro 51.1 Consequências em longo prazo dos distúrbios da tireoide em idosos

Hipertireoidismo subclínico	
Sintomas	Aumento das palpitações e intolerância ao calor
Cognição	Declínio cognitivo (resultados de estudos conflitantes)
Cardiovascular	Aumento do risco para fibrilação atrial e mortalidade relacionada
Cerebrovascular	Aumento do risco de mortalidade relativa
Musculoesquelético	Redução da densidade mineral óssea
Hipotireoidismo subclínico	
Sintomas	Fadiga e fraqueza
Cognição	Declínio cognitivo (resultados de estudos conflitantes)
Cardiovascular	Disfunção diastólica, aumento da resistência vascular, aumento do colesterol total

Quadro 51.2 Prevalência de disfunções tireoidianas em idosos no Brasil

Condição	Definição	Prevalência
Hipotireoidismo subclínico	Elevação do TSH, T4L normal	6,4% a 7,8% 14,3% (ILPI)
Hipotireoidismo	TSH aumentado, T4L baixo	1,5% a 2,4%
Hipertireoidismo subclínico	Diminuição de TSH, T4 e T3 normais	1% a 2,5%
Hipertireoidismo	Diminuição de TSH, T4L e/ou T3 aumentados	0,15% a 2,9%

ILPI: instituição de longa permanência para idosos; TSH: hormônio tireoestimulante.

■ FISIOLOGIA DO EIXO HIPOTÁLAMO-HIPÓFISE-TIREOIDE EM IDOSOS

Os níveis do hormônio tireoestimulante (TSH) em indivíduos saudáveis variam segundo o ritmo circadiano e respondem a mudanças nos níveis de hormônios tireoidianos T3 e T4. Valores anormais de TSH podem refletir doença em hipotálamo e hipófise (causas centrais de disfunção tireoidiana), porém, na grande maioria dos casos, indicam que a função tireoidiana não está normal para o indivíduo.

Fisiologicamente, em decorrência do processo de envelhecimento, podem ocorrer alterações no eixo hipotálamo-hipófise-tireoide e no metabolismo periférico dos hormônios tireoidianos.

Há redução da absorção de iodo, além de baixa resposta ao TSH, o que leva à redução da produção dos hormônios tireoidianos. Em virtude dessas alterações, o TSH pode atingir uma média de 6,0mUI/L na população octogenária e até 8,0mUI/L nos indivíduos com mais de 90 anos (Figura 51.1). O aumento fisiológico do TSH com o avançar da idade poderia ser consequência da

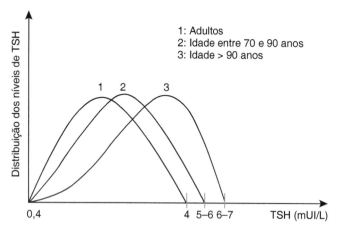

Figura 51.1 Distribuição dos níveis de TSH segundo a idade. (Adaptada de Calsolaro V, Niccolai F, Pasqualetti G et al. Hypothyroidism in elderly: Who should be treated and how? J Endocr Soc 2018; 3[1]:146-58.)

redução da demanda metabólica ou um fator de proteção contra o aumento no catabolismo observado no processo de envelhecimento. Atzmon e cols. (2009) observaram que o aumento do TSH estava relacionado com a longevidade extrema (centenários), o que poderia indicar um papel genético na longevidade com associação à função tireoidiana.

■ QUANDO PESQUISAR DISFUNÇÕES TIREOIDIANAS NO IDOSO

Dilemas diagnósticos acompanham a definição entre a normalidade e a doença, uma vez que os níveis séricos de TSH tendem a sofrer influência da idade, do estado nutricional e de desordens metabólicas. Ao mesmo tempo, o limite superior de referência parece ser muito baixo em pacientes mais idosos e nas mulheres, ocasionando o sobrediagnóstico de hipotireoidismo nesses pacientes.

Os dados para indicação da pesquisa populacional dos distúrbios da tireoide em indivíduos idosos assintomáticos são insuficientes. No entanto, evidências sugerem benefício na solicitação de exames para os pacientes com risco elevado de desenvolver hipotireoidismo (Quadro 51.3).

Em populações com mudanças do estado mental, o hipotireoidismo pode contribuir com o déficit cognitivo e pode ser subdiagnosticado. Os pacientes com cardiopatia e os idosos hospitalizados também têm alta prevalência de hipotireoidismo.

Os pacientes com risco maior de desenvolver hipertireoidismo (histórico familiar positivo, presença de sintomas psiquiátricos ou perda de peso inexplicada) também devem ser submetidos a rastreio de disfunção tireoidiana.

De qualquer modo, deve ser evitada a realização de vários testes na avaliação inicial de um paciente com suspeita de doença da tireoide. O teste do TSH pode detectar doença subclínica da tireoide em pacientes sem sintomas de disfunção tireoidiana. Um valor de TSH dentro do intervalo de referência exclui a maioria dos casos de doença tireoidiana primária. Se o TSH estiver anormal, deve-se confirmar o diagnóstico com a dosagem de tiroxina livre (T4L).

■ MEDICAMENTOS E DISFUNÇÕES TIREOIDIANAS

Um importante fator a ser considerado na avaliação da função tireoidiana consiste na presença de medicamentos prescritos para outras comorbidades e suas interações com outros fármacos, massa e metabolismo corporais (Quadro 51.4).

Hipotireoidismo

Define-se como hipotireoidismo a condição em que há aumento dos níveis séricos do TSH e níveis reduzidos de T4L. Quando o hormônio tireoidiano se encontra dentro dos níveis da normalidade apesar do aumento do TSH, considera-se um caso de hipotireoidismo subclínico. As causas mais comuns desse distúrbio são pós-tireoidectomia, tireoidites (predominantemente a de Hashimoto), pós-radioiodoterapia e iatrogênica (medicamentos).

Nesses casos, são observados sintomas de hipometabolismo, além de alterações cardiovasculares, neuromusculares e mucocutâneas. Os sintomas mais comuns são: ganho de peso, redução de sudorese, sensação de frio, constipação intestinal, aumento de peso, rouquidão, lentificação de movimentos, fraqueza muscular, pele ressecada e sintomas depressivos e cognitivos. Muitos desses sinais e sintomas são inespecíficos e podem se sobrepor a alterações fisiológicas da idade ou a outras comorbidades, o que torna difícil atribui-los principalmente ao hipotireoidismo subclínico.

O hipotireoidismo subclínico tem prevalência aumentada com a idade e é a disfunção da tireoide mais comum nos idosos, acometendo 14,5% dos indivíduos com mais de 60 anos e 22% das mulheres idosas. Atualmente, questiona-se se o valor de referência do TSH deveria ser diferenciado para idosos, ou seja, mais elevado que na população geral, com a finalidade de evitar

---

Quadro 51.3 Pacientes com risco aumentado de desenvolver hipotireoidismo

Mulheres > 60 anos
Uso de medicamentos associados ao hipotireoidismo
Pacientes com história de fibrilação atrial
Cirurgia de tireoide
Tratamento com iodo radioativo
Radioterapia
Familiares com doença tireoidiana
Presença de sintomas consistentes com disfunção tireoidiana

Quadro 51.4 Medicamentos que interferem na função tireoidiana

Inibem a síntese e a secreção de hormônio tireoidiano	Lítio, etionamida, sulfonamidas, sulfonilureias, fenilbutazona, minerais (cálcio, rubídio, cobalto), interleucina 2, alfa-interferon
Afetam as proteínas de transporte do hormônio tireoidiano	Estrogênios, clofibrato, androgênios e esteroides, glicocorticoides, ácido nicotínico, salicilatos, difenil-hidantoína e análogos, furosemida, sulfonilureias, heparina, fenilbutazona, fenclofenado, orfenadrina
Alteram o metabolismo extratireoidiano do hormônio tireoidiano	Propiltiouracil, glicocorticoides, contrastes iodados, amiodarona, clomipramina, difenil-hidantoína, carbamazepina, fenobarbital, colestiramina, rifampicina, sulfato ferroso, hidróxido de alumínio, sucralfato
Agentes que podem afetar a secreção de TSH	Iodo, lítio, metoclopramida, domperidona, sulpirida, biperideno, clorpromazina, haloperidol, cimetidina, clomifeno, espironolactona, anfetaminas, hormônios tireoidianos (T4 e T3), dopamina, L-dopa, piridoxina, fentolamina, tioridazina, glicocorticoides, ácido acetilsalicílico, somatostatina, octreotide, opiáceos, clofibrato, fenclofenaco

TSH: hormônio tireoestimulante.

diagnósticos excessivos que não traduzam doença real, mas sim uma alteração fisiológica.

Tratamento do hipotireoidismo

A idade e as comorbidades devem ser levadas em consideração para o tratamento dos pacientes com suspeita de hipotireoidismo. Aqueles com menos de 65 anos com TSH > 5mUI/L devem ser tratados em razão do aumento da mortalidade. Uma abordagem individualizada deve ser considerada naqueles com mais de 65 anos com TSH > 10mUI/L. Nos pacientes mais idosos (> 75 anos) devem ser considerados o estado geral de saúde, as comorbidades e os medicamentos utilizados e não apenas o *cut-off* do TSH. Em caso de dúvida na indicação do tratamento do hipotireoidismo subclínico, sugere-se a reavaliação laboratorial em 3 meses, além da pesquisa de autoanticorpos (anti-TPO) (Quadro 51.5).

A dose de levotiroxina deve ser menor nos pacientes idosos em virtude do *turnover* da tiroxina relacionado com a redução da massa magra. O idoso também é mais suscetível aos efeitos colaterais da reposição hormonal, como fibrilação atrial e fraturas osteoporóticas.

A dose deverá ser titulada de modo gradativo e com intervalos regulares para evitar iatrogenia. A reposição pode ser iniciada com levotiroxina, 0,4 a 0,5µg/kg/dia (ou regra geral de 25µg), com incrementos de 10% a 15% na dose após 6 a 8 semanas. Em idosos frágeis ou com doença cardiovascular, recomenda-se iniciar com a dose de 12,5µg. A monitoração do tratamento é realizada por meio da dosagem de TSH e T4L com o objetivo de alcançar como alvo TSH de 2,5 a 3,5mUI/L. Em idosos com mais de 75 anos, sugere-se um alvo maior – 6mUI/L – com valor de T4L dentro da normalidade. Após a estabilização do quadro, a função tireoidiana deve ser pesquisada a cada 6 meses. Recomenda-se a administração do medicamento com o estômago vazio, 1 hora antes do café da manhã ou 3 horas após o jantar.

Hipertireoidismo

O hipertireoidismo subclínico é diagnosticado quando o TSH está abaixo dos valores da normalidade (< 0,1mUI/L) e os níveis de hormônios tireoidianos estão normais. Essa disfunção está associada a risco aumentado de doença arterial coronariana, fibrilação atrial, insuficiência cardíaca, fraturas e aumento da mortalidade. Se a causa for a doença de Graves subclínica, a progressão para o hipertireoidismo nos próximos 3 anos é de 30%. O hipertireoidismo subclínico também pode ser consequência da reposição do hormônio tireoidiano no tratamento do hipotireoidismo, devendo ser ajustada a dose com redução da posologia.

O hipertireoidismo se caracteriza por TSH baixo e aumento nos níveis de hormônios tireoidianos (T3 e T4). Em casos mais leves, o T4L pode estar dentro da normalidade e apenas o T3 apresentar aumento em sua concentração sérica. As causas mais comuns de hipertireoidismo no idoso são a doença de Graves e o bócio multinodular tóxico.

O anticorpo antirreceptor de TSH (TSH-R-Ab) é um exame específico para o diagnóstico de doença de Graves. A ultrassonografia (USG) da tireoide deve ser sempre solicitada para pesquisa de nódulos. Recomenda-se a cintilografia de tireoide quando a USG detecta nódulos para o diagnóstico de bócio nodular tóxico ou quando há a suspeita de tireoidite em fase aguda (USG sem nódulos e TSH-R-Ab negativo). A cintilografia também é útil na programação e na avaliação da efetividade do tratamento com radioiodoterapia.

O uso de amiodarona pode resultar em disfunção tireoidiana, mas resultados levemente alterados dos testes da função tireoidiana não devem ser necessariamente atribuídos a esse medicamento.

A tireotoxicose deve ser diagnosticada na presença de elevação significativa de T4L, elevação de T3 e em caso de TSH suprimido. A apresentação clínica nessa faixa etária pode diferir da observada em indivíduos mais jovens com tireotoxicose (Quadro 51.6), caracterizando-se tipicamente por perda de peso, tremores, agitação e intolerância ao calor. Além disso, podem estar presentes sintomas cardiovasculares, como fibrilação atrial. Fraqueza muscular, fadiga, apatia, declínio cognitivo, vômitos, hipercalcemia e piora da osteoporose podem integrar a constelação de sintomas inespecíficos relacionados com o hipertireoidismo. Denomina-se tireotoxicose apática o quadro de hipertireoidismo com sintomas "paradoxais", como fadiga, adinamia, humor deprimido e dispneia.

Apresentações dramáticas com fibrilação atrial, insuficiência cardíaca e síndrome coronariana aguda são mais frequentes nos idosos.

Tratamento do hipertireoidismo

O tratamento do hipertireoidismo subclínico pode melhorar a densidade mineral óssea e reduzir o risco de arritmias cardíacas, além de diminuir as chances de progressão para hipertireoidismo

Quadro 51.5 Estratégias de tratamento do hipotireoidismo subclínico com base nos níveis de TSH e no perfil clínico do idoso

Perfil clínico	Idoso robusto		Idoso frágil	
Idade	65 a 75 anos	> 75 anos	65 a 75 anos	> 75 anos
TSH				
> 10	Tratar	Tratar*/observar	Observar/tratar*	Observar
6 a 10	Observar/tratar*	Observar/tratar*	Observar	Observar
4 a 6	Observar/tratar*	Observar	Observar	Observar

*Na presença de autoanticorpo antitireóideo (anti-TPO), sintomas de hipotireoidismo, doenças concomitantes com potencial de piora com hipotireoidismo (p. ex., insuficiência cardíaca).
TSH: hormônio tireoestimulante.
Fonte: Calsolaro V, Niccolai F, Pasqualetti G et al. Hypothyroidism in elderly: Who should be treated and how? J Endocr Soc 2018; 3(1):146-58.

Quadro 51.6 Frequência de sinais e sintomas de hipertireoidismo em jovens e idosos

Sintoma/sinal	Jovem (%)	Idoso (%)
Palpitação	100	61,5
Bócio	98	61,0
Tremor	96	63
Transpiração excessiva	92	52
Perda de peso	73	77
Sinais oculares	71	42
Arritmias	4,6	39

franco. Indica-se então o tratamento para os idosos com mais de 65 anos com TSH persistentemente < 0,1mUI/L. A primeira escolha é o tratamento farmacológico com agentes antitireoidianos (AAT).

O tratamento do hipertireoidismo por doença de Graves segue a mesma linha adotada nos adultos jovens. Prescreve-se um curso inicial de AAT em conjunto com betabloqueadores se o paciente estiver muito sintomático. Os principais AAT são propiltilouracil (PTU – dose inicial de 100mg de 8/8h) e metimazol (10 a 30mg 1×/dia). Avalia-se a função tireoidiana a cada 3 a 4 semanas para verificar a efetividade do tratamento e titula-se a dose com base nos valores de T4L e T3. Uma parcela substancial dos pacientes atinge o eutireoidismo logo na primeira avaliação.

Normalizada a função tireoidiana, é feito o desmame progressivo do AAT com a dose diária usual de manutenção de 2,5 a 10mg para o metimazol e de 50 a 100mg para o PTU. Em geral, em 50% dos casos a remissão e o desmame total são obtidos após 12 a 18 meses. Os AAT são suspensos após esse tempo caso haja normalização do TSH e do TSH-R-Ab. Caso o anticorpo continue positivo ou não seja atingido o eutireoidismo, deve ser considerada a terapia com iodo radioativo.

Nos casos em que há comprometimento cardíaco com arritmia, insuficiência cardíaca ou sintomas coronarianos, inicia-se precocemente a terapia definitiva com radioiodoterapia. Em indivíduos muito idosos e frágeis com hipertireoidismo leve e sem comprometimento cardíaco, pode estar indicado o tratamento de longo termo com AAT (p. ex., metimazol, 2,5 a 5mg/dia), bem como em situações de pouco acesso a radioiodoterapia e/ou de contraindicação à tireoidectomia.

Os AAT apresentam vários efeitos colaterais, como *rash* cutâneo, urticária, artralgia, poliartrite, leucopenia transitória, sintomas gastrointestinais e alteração do olfato e do paladar. Os idosos são mais propensos ao desenvolvimento de complicações graves, como agranulocitose e hepatotoxicidade. Por isso, os pacientes e seus cuidadores devem ser sempre alertados a buscar atendimento médico em caso de icterícia, acolia fecal, colúria, febre, faringite ou cistite. Aos pacientes em uso de AAT e com episódio febril e/ou faringite, deve ser sempre solicitado hemograma com contagem diferencial de leucócitos para afastar a possibilidade de agranulocitose que, apesar de rara (incidência de 0,2% a 1%), tem alto potencial de mortalidade.

■ CONSIDERAÇÕES FINAIS

Para o manejo clínico das doenças funcionais da tireoide no idoso devem ser levados em consideração aspectos não somente relacionados com a dosagem de TSH, mas também as comorbidades e a presença de fragilidade. A prescrição de medicamentos deve ser avaliada caso a caso, analisando o risco do tratamento *versus* o benefício da utilização dos medicamentos escolhidos, titulando-os a partir das doses mais baixas e conciliando a prescrição com outros medicamentos.

Bibliografia

American Thyroid Association. Guidelines for detection of thyroid disfunction. Arch Intern Med 2000; 160(11):1573-5.

Atzmon G, Barzilai N, Hollowell JG, Surks MI, Gabriely I. Extreme longevity is associated with increased serum thyrotropin. J Clin Endocrinol Metab 2009; 94(4):1251-4.

Biondi B. Should we treat all subjects with subclinical thyroid disease the same way? Eur J Endocrinol 2008; 159(3):343-5.

Calsolaro V, Niccolai F, Pasqualetti G et al. Hypothyroidism in elderly: Who should be treated and how? J Endocr Soc 2018; 3(1):146-58.

Duntas LH. Thyroid function in aging: A discerning approach. Rejuvenation Res 2018; 21(1):22-8.

Jone TH, Hunter SM, Price A, Angelini GD. Should thyroid function be assessed before cardiopulmonary bypass operations? Ann Thorac Surg 1994; 58(2):434-6.

Jones CM, Boelaert K. The endocrinology of ageing: A mini review. Gerontology 2015; 61:291-300.

Kahaly GJ, Bartalena L, Hegedüs L, Leenhardt L, Poppe K, Pearce SH. 2018 European Thyroid Association guideline for the management of Graves' hyperthyroidism. Eur Thyroid J 2018; 7(4):167-86.

Lauberg P, Andersen S, Carlé A, Karmisholt J, Knudsen N, Pedersen IB. The TSH upper reference limit: where are we at? Nat Rev Endocrinol 2011; 7(4):232-9.

Leng O, Razvi S. Hypothyroidism in older population. Thyroid Res 2019; 12:2.

Romaldini JH, Sgarbi JA, Farah CS. Disfunções mínimas da tireóide: Hipotiroidismo subclínico e hipertiroidismo subclínico. Arq Bras Endocrinol Metab 2004; 48(1):147-58.

Ross DS, Burch HB, Cooper DS et al. American Thyroid Association guidelines for diagnosis and management of hyperthyroidism and other causes of thyrotoxicosis. Thyroid 2016; 26(10):1343-421.

Surks MI, Hollowell JG. Age-specific distribution of serum thyrotropin and antithyroid antibodies in the US population: implications for the prevalence of subclinical hypothyroidism. J Clin Endocrinol Metab 2007; 92(12):4575-82.

Hipogonadismo Masculino de Início Tardio

Ana Carolina Thé
Frederico Rangel Araújo Filho
Jussana Ellen Alves de Arruda

CAPÍTULO 52

■ INTRODUÇÃO

O processo de envelhecimento do homem cursa com queda gradual nos níveis séricos da testosterona, de pequena a moderada magnitude, algo em torno de 1% a 2% ao ano após os 40 anos de idade. A associação de níveis reduzidos de testosterona em indivíduos de idade avançada à presença de sintomas da esfera sexual, na ausência de uma causa conhecida de disfunção do eixo hipotálamo-hipófise-gonadal, caracteriza a síndrome hoje denominada hipogonadismo de início tardio (*Late-Onset Hypogonadism* [LOH]). Termos e expressões como andropausa, menopausa masculina e deficiência androgênica parcial do idoso já foram utilizados na literatura médica, mas não refletem os aspectos fisiopatológicos do LOH, que se mostra como uma forma híbrida de hipogonadismo primário e secundário.

Estudos epidemiológicos que adotaram apenas critérios laboratoriais mostravam taxas de prevalência de hipogonadismo relativamente elevadas e bastante variáveis, de acordo com os pontos de corte das dosagens hormonais. No *Baltimore Longitudinal Study of Aging*, usando o valor de testosterona total (TT) < 325ng/dL, a prevalência variou de 12% (40 a 60 anos) a 49% (≥ 80 anos). Em contrapartida, um grande estudo multicêntrico europeu (*European Male Aging Study* [EMAS]) definiu LOH como uma síndrome clínico-laboratorial em que o hipogonadismo (TT < 230ng/dL ou TT entre 230 e 317ng/dL associado a testosterona livre [TL] < 6,5ng/dL) deveria estar associado a pelo menos três sintomas da esfera sexual. Quando apenas o critério laboratorial foi adotado, a prevalência estimada foi de 23,5% para homens entre 40 e 79 anos; com a adição dos critérios clínicos, a taxa caiu para apenas 2,1% para o mesmo grupo. Para as faixas etárias mais avançadas, a prevalência aumentou, chegando a 5,1% naqueles entre 70 e 79 anos.

A prevalência de LOH também é influenciada pela presença de comorbidades, em especial obesidade, como se pode ver na Figura 52.1.

■ FISIOLOGIA E FISIOPATOLOGIA

Apenas 2% a 4% da testosterona circulante se encontram na forma livre e biologicamente ativa (TL), sendo a maior parte ligada a proteínas, principalmente SHBG (*Sexual Hormone-Binding Globulin*),

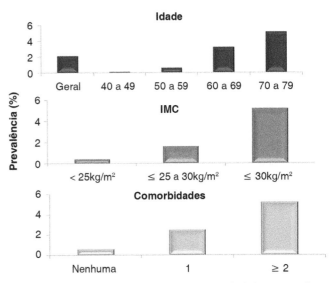

Figura 52.1 Influência da idade, obesidade e comorbidades na prevalência de hipogonadismo de início tardio. (IMC: índice de massa corporal.) (Adaptada de Wu FC, Tajar A, Beynon JM et al. Identification of late onset hypogonadism in middle-aged and elderly men. N Engl J Med 2010; 363[2]:123-35.)

Quadro 52.1 Condições que interferem com a dosagem de SHBG
Promovem queda nos níveis de SHBG
Obesidade
Diabetes mellitus
Uso de glicocorticoides, alguns progestogênios e esteroides androgênicos
Síndrome nefrótica
Hipotireoidismo
Acromegalia
Polimorfismos no gene SHBG
Promovem elevação nos níveis de SHBG
Idade
Infecção pelo vírus da imunodeficiência humana (HIV)
Hepatites e cirrose
Hipertireoidismo
Uso de anticonvulsivantes
Polimorfismos no gene SHBG

SHBG: *sexual hormone-binding globulin*.
Fonte: adaptado de Bhasin S, Brito JP, Cunningham GR et al. Testosterone therapy in men with hypogonadism: An Endocrine Society clinical practice guideline. J Clin Endocrinol Metab 2018; 103(5):1715-44.

e à albumina. Por isso, situações que aumentam a SHBG podem elevar a TT, enquanto as que reduzem seus níveis, como a obesidade, podem causar efeito inverso (Quadro 52.1). A expressão *testosterona biodisponível* se refere à TL somada à fração ligada à albumina, que é facilmente dissociável em nível capilar, principalmente em tecidos como fígado e cérebro.

Em idosos, ocorre redução tanto da TT como da fração livre. Como também há aumento da SHBG com a idade (Figura 52.2), a queda na fração livre é mais expressiva, como foi demonstrado no estudo EMAS. Estudo longitudinal mostrou que em pacientes entre 55 e 68 anos a queda anual dos níveis de testosterona foi de 1,4%, enquanto a da TL foi de 2,7%, com aumento paralelo de 2,7% na SHBG.

O declínio da testosterona em homens idosos pode ser explicado por mecanismos neuroendócrinos que acarretam a diminuição da produção hipofisária dos hormônios gonadotróficos com redução na amplitude dos pulsos do hormônio luteinizante (LH). Além disso, ocorre diminuição primária na produção testicular de testosterona em razão da menor responsividade da gônada ao LH e da redução da massa de células de Leydig sem o esperado aumento na secreção das gonadotrofinas, o que sugere ser o LOH uma sobreposição de hipogonadismo primário e secundário.

Fatores metabólicos exercem importante papel na patogênese do LOH, visto que obesidade e hiperinsulinismo são frequentes nessa população e estão associados à redução nas concentrações de SHBG. Em homens obesos de qualquer idade, tanto a TT como a TL são menores que em não obesos (Figura 52.2). Homens com índice de massa corporal (IMC) > 30kg/m² têm níveis de TT 30% menores que aqueles com IMC normal.

Como mecanismo adicional, nos obesos há maior conversão de testosterona em estrogênio (aromatização no tecido adiposo), responsável por promover *feedback* negativo no eixo hipotálamo-hipófise-gonadal, o que leva à redução da produção testicular de testosterona em um quadro de hipogonadismo hipogonadotrófico. Também ocorre modulação negativa do eixo em virtude da maior secreção de kisspeptinas e de outras adipocinas pelo tecido adiposo. Comorbidades e uso de algumas medicações, condições bastante comuns no idoso, contribuem para essa supressão funcional do eixo, sendo mais um mecanismo ligado ao LOH.

■ DIAGNÓSTICO

O diagnóstico de LOH exige a presença de sinais e sintomas sugestivos de deficiência de testosterona (Quadro 52.2) associados à dosagem, em pelo menos duas ocasiões, de baixos níveis de TT e/ou TL. Questionários de sintomas não são recomendados em razão de sua baixa especificidade, mas podem ser usados na monitoração do tratamento.

Os sintomas de hipogonadismo masculino são bastante inespecíficos, sendo a redução da libido a queixa mais comumente associada. Outras manifestações incluem disfunção erétil, diminuição da força e da massa muscular, fadiga, aumento da gordura corporal, diminuição da densidade mineral óssea (DMO) e osteoporose, baixa vitalidade e humor deprimido.

Nem sempre os sintomas se correlacionam com os níveis hormonais, possivelmente por polimorfismos do receptor androgênico, podendo haver homens assintomáticos e com valores muito baixos de androgênios.

Considerando a baixa especificidade do quadro clínico, bem como a presença de possíveis outras causas de hipogonadismo, é

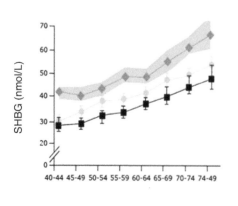 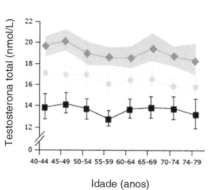 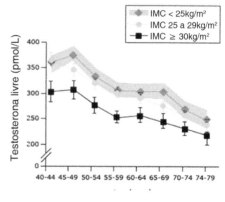

Figura 52.2 Relação entre idade, índice de massa corporal (IMC) e níveis séricos de testosterona total (TT), testosterona livre (TL) e *Sexual Hormone-Binding Globulins* (SHBG). (Adaptada de Wu FC, Tajar A, Pye SR et al. Hypothalamic-pituitary-testicular axis disruptions in older men are differentially linked to age and modifiable risk factors: the European Male Aging Study. J Clin Endocrinol Metab 2008; 93:2737-45.)

Quadro 52.2 Principais sinais e sintomas de LOH (*Late Onset Hypogonadism*)

Sinais	Sintomas
Sexuais	Diminuição da libido Disfunção erétil
Psíquicos	Alterações cognitivas Depressão
Somáticos	Fadiga Menores massa e força musculares Menor massa óssea Aumento da gordura visceral Síndrome metabólica Menor eritropoese

Quadro 52.4 Medicamentos que podem interferir na função gonadal masculina

Bloqueio do receptor androgênico
Digoxina, cimetidina, espironolactona

Alteração na produção ou liberação de LH/FSH
Antagonista do canal de cálcio, IECA, reserpina, dopamina, antidepressivos tricíclicos, antipsicóticos, etanol, corticoides, isoniazida, agonistas do GnRH, esteroides anabolizantes, penicilamina

Elevação da SHBG
Hormônios tireoidianos, anticonvulsivantes

Redução da SHBG
Corticoides, androgênios, progestogênios, insulina

LH: hormônio luteinizante; FSH: hormônio folículo-estimulante; IECA: inibidores da enzima conversora de angiotensina; GnRH: hormônio liberador de gonadotrofina; SHBG: *sexual hormone-binding globulin*.

importante excluir condições como hipotireoidismo, depressão, alcoolismo, déficit nutricional, hiperprolactinemia, tumores e doenças infiltrativas da região hipotálamo-hipofisária, hemocromatose e uso de medicações (opioides, corticoides, esteroides anabólicos, espironolactona, digoxina e antidepressivos). Nos Quadros 52.3 e 52.4 estão resumidas as principais causas de hipogonadismo, bem como alguns medicamentos que podem interferir na função gonadal masculina.

Após anamnese e exame físico detalhados, na presença de sinais e sintomas sugestivos de hipogonadismo, deve ser solicitada a dosagem de TT. Nos casos em que existam condições que alterem os níveis de SHBG ou para valores de TT limítrofes, deve-se solicitar a TL. As dosagens devem ser repetidas ao menos uma vez, sempre pela manhã, em jejum, respeitando o ritmo circadiano e evitando a supressão causada pela alimentação. As gonadotrofinas LH e hormônio folículo-estimulante (FSH), quando estão elevadas, têm valor para excluir hipogonadismo primário (hipergonadotrófico), sugerindo causa testicular. No LOH e nas doenças hipotálamo-hipofisárias, o LH e o FSH podem apresentar valores inapropriadamente normais ou baixos.

Uma análise do EMAS procurou determinar os critérios objetivos para o diagnóstico de hipogonadismo de início tardio, identificando os sintomas que apresentam correlação inversa significativa com a testosterona sérica para confirmar o ponto de corte ideal. Foram avaliados mais de 3.000 homens provenientes de oito centros europeus, com idades entre 40 e 79 anos. Três sintomas da esfera sexual foram os mais relevantes: redução das ereções matinais e da frequência de pensamentos eróticos e disfunção erétil. Sintomas físicos (p. ex., capacidade de andar mais de um quilômetro) ou psicológicos (p. ex., sensação de perda de energia ou fadiga) não foram fortemente associados.

Como não existem intervalos de referência ajustados para a idade, os pontos de corte utilizados são os mesmos adotados para o homem adulto e variam consideravelmente entre os laboratórios. As diretrizes mais recentes da Endocrine Society, com base nos dados de quatro grandes coortes norte-americanas e europeias, usando ensaios padronizados pelo Centers for Disease Control (CDC), definem como de 303ng/dL a 852ng/dL o intervalo de referência da TT para homens jovens (19 a 39 anos) saudáveis e não obesos. Para os ensaios certificados pelo CDC, esses devem ser os valores utilizados.

Por meio dos critérios estabelecidos pelo estudo EMAS, o diagnóstico de LOH pode ser dado na presença de pelo menos três sintomas da esfera sexual (redução da ereção matinal e da frequência de pensamentos eróticos e disfunção erétil) e duas dosagens de TT < 230ng/dL ou TT entre 230 e 317ng/dL mais TL < 6,5ng/dL.

A avaliação inicial é realizada a partir da TT. Não se deve dosar a testosterona em homens em convalescença de doenças agudas ou em uso de medicações que suprimem seus níveis, como opioides e corticoides. Solicita-se TL apenas nos casos que apresentam níveis intermediários de TT ou nos limites inferiores da normalidade e em situações que alteram os níveis da SHBG.

O método ideal de dosagem é a diálise de equilíbrio. No entanto, por ter custo elevado e ser pouco disponível, é mais confiável calcular a TL através da fórmula de Vermeulen, utilizando os valores da TT, SHBG e albumina (disponível no *site* www.issam.ch/freetesto.htm).

Em pacientes com níveis extremamente baixos de TT (< 150ng/dL), a probabilidade de a fração livre estar normal é muito pequena e por isso sua dosagem não deve ser solicitada.

Quadro 52.3 Causas de hipogonadismo masculino

Hipogonadismo primário	Hipogonadismo secundário
Orgânico	
Síndrome de Klinefelter Criptorquidismo Distrofia miotônica Anorquia Alguns tipos de câncer, quimioterapia, irradiação/dano testicular, orquiectomia Orquite, trauma ou torção testicular Idade avançada	Tumor hipotalâmico ou pituitário Doença infiltrativa/destrutiva da hipófise/hipotálamo Hemocromatose Hipogonadismo hipogonadotrófico idiopático
Funcional	
Medicações (p. ex., inibidores androgênicos) Estágio final da doença renal*	Hiperprolactinemia Opioides, esteroides anabolizantes e glicocorticoides Abuso de álcool e *marijuana** Doenças sistêmicas* Deficiência nutricional Exercício físico excessivo Obesidade grave* Distúrbios do sono Falência hepática, cardíaca e pulmonar* Envelhecimento*

*Hipogonadismos primário e secundário combinados.
Fonte: adaptado de Bhasin S, Brito JP, Cunningham GR et al. Testosterone therapy in men with hypogonadism: An Endocrine Society clinical practice guideline. J Clin Endocrinol Metab 2018; 103(5):1715-44.

Cabe lembrar que os ensaios são sensíveis à interferência da biotina, podendo resultar em valores falsamente elevados ou baixos. Os suplementos à base de biotina devem ser suspensos pelo menos 72 horas antes dos testes.

O fluxograma apresentado na Figura 52.3 resume a sequência do diagnóstico de LOH.

■ TRATAMENTO

Mesmo em homens com LOH bem definida, a terapia de reposição com testosterona (TRT) ainda suscita debates e controvérsias. Os riscos e benefícios devem ser minuciosamente avaliados caso a caso, compartilhando a decisão com o paciente. Quando houver hipogonadismo bioquimicamente comprovado, na presença de sintomas sugestivos de deficiência androgênica e na ausência de contraindicações, a TRT deverá ser considerada.

Convém lembrar que a remissão espontânea pode ocorrer em até 50% dos casos, seja pela normalização hormonal, seja pelo desaparecimento dos sintomas. Possíveis causas de redução dos níveis de testosterona, sendo a obesidade a principal, devem ser investigadas e devidamente tratadas. Já foi bem demonstrada a correlação inversa entre ganho ou perda de peso e testosterona sérica.

As formulações de testosterona disponíveis no Brasil estão listadas no Quadro 52.5 e podem ser escolhidas de acordo com a preferência do paciente, considerando a farmacocinética mais adequada e o custo, visto que não existe superioridade de uma sobre outra.

■ EFICÁCIA DA TERAPIA DE REPOSIÇÃO COM TESTOSTERONA

Os resultados sobre a eficácia da TRT eram embasados em estudos com amostras pequenas, que incluíam idosos assintomáticos e com níveis de testosterona no limite inferior da normalidade, o que não assegurava os resultados, bem como não tinham poder para avaliação do risco. A TRT aumenta a massa magra e a DMO vertebral e diminui a massa gorda; entretanto, os efeitos na força muscular, nas funções física e sexual, na energia e no humor são variáveis. Uma metanálise realizada por Isidori e cols. (2005) mostrou que em homens com TT < 345ng/dL houve melhora moderada da libido, das ereções noturnas, dos escores de função erétil e da satisfação sexual geral em comparação com placebo. Outra metanálise, de Tracz e cols. (2006), demonstrou benefício modesto no aumento da DMO em coluna lombar, mas sem efeito no colo de fêmur.

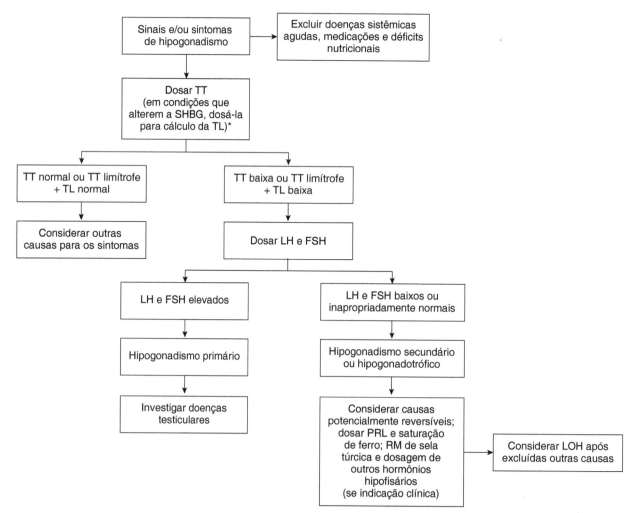

Figura 52.3 Fluxograma para o diagnóstico de LOH (*Late Onset Hypogonadism*). (Adaptada de Bhasin S, Brito JP, Cunningham GR et al. Testosterone therapy in men with hypogonadism: An Endocrine Society clinical practice guideline. J Clin Endocrinol Metab 2018; 103[5]:1715-44.) (*As dosagens devem ser repetidas ao menos uma vez. FSH: hormônio folículo-estimulante; LH: hormônio luteinizante; PRL: prolactina; RM: ressonância magnética; SHBG: *Sexual Hormone-Binding Globulin*; TL: testosterona livre; TT: testosterona total.)

Quadro 52.5 Formulações de testosterona disponíveis no Brasil

Tipo	Administração	Composição (nome comercial)	Vantagens	Desvantagens
Ésteres de curta duração	IM, a cada 2 a 3 semanas	Cipionato de T 200mg Propionato de T 30mg + decanoato de T 100mg + fenilpropionato de T 60mg + isocaproato de T 60mg (Durateston®, Deposteron®)	Custo mais baixo; eficaz; injeções podem ser autoadministradas; flexibilidade de dose	Pico na administração e queda rápida nos níveis de T; dor no local da aplicação; flutuação no humor e na libido nos picos e vales dos níveis de T
Ésteres de longa duração	IM, segunda dose após 6 semanas; doses seguintes a cada 10 a 14 semanas	Undecilato de T 1.000mg (Nebido®, Hormus®)	Níveis de T estáveis após a segunda aplicação	Injeção oleosa, dolorosa
Solução axilar 2%	Axilar, 1 a 4 jatos pela manhã; usar desodorante antes da aplicação	30 a 120mg/dia (cada jato libera 30mg) Dose média: 60mg/dia (Axeron®)	Corrige sintomas; concentrações fisiológicas	Irritação da pele, eritema (raros – 5% a 7% dos homens)
Gel cutâneo a 1%	Transdérmica, 1 a 2 sachês de 2,5 a 5g/dia, pela manhã, em braços e tórax; cobrir a região; lavar as mãos após a aplicação	25 a 100mg/dia (sachês de 2,5 e 5g contendo 25 e 50g de T) Dose média: 50mg/dia (Androgel®)	Conveniente, mimetiza o ritmo circadiano; boa tolerância	Risco de transferência cutânea, irritação da pele rara (< 10% dos homens) Níveis de DHT suprafisiológicos

DHT: di-hidrotestosterona; IM: intramuscular; T: testosterona.

A TRT apresenta efeito importante na composição corporal com aumento significativo da massa magra e redução da massa gorda, mas sem efeito sobre o peso corporal. Os resultados sobre a melhora da fragilidade e da força muscular são inconsistentes em idosos. Parece haver efeitos benéficos no controle glicêmico e na obesidade visceral. No entanto, a curta duração dos ensaios e o número limitado de sujeitos inscritos mostram que não podem ser tiradas conclusões definitivas e, portanto, a reposição ainda não é recomendada para o tratamento dessas condições.

Em 2003, o Instituto de Medicina norte-americano concluiu que as evidências eram insuficientes para indicar a TRT em homens idosos e recomendou a realização de ensaios clínicos randomizados para determinar se a TRT seria benéfica em idosos com testosterona baixa, excluídas outras causas que não a idade. Foram então idealizados os *Testosterone Trials* (*TTrials*), uma junção de sete estudos duplo-cegos controlados, conduzidos em 12 centros e publicados em 2016, que compararam testosterona gel e placebo por 1 ano. Os *TTrials* arrolaram 790 homens com mais de 65 anos, com TT < 275ng/dL em duas dosagens e que fossem elegíveis para pelo menos um dos três ensaios principais (*Sexual Function Trial, Physical Function Trial* ou *Vitality Trial*). A TRT foi associada à melhora da função sexual (atividade sexual, libido e função erétil), mas não houve diferença significativa quanto à função física (aumento da distância em pelo menos 50 metros na caminhada de 6 minutos) e à vitalidade (aumento de pelo menos quatro pontos na escala FACIT-Fatigue). Quando analisados todos os pacientes dos *TTrials*, houve significância no teste da caminhada e no escore de vitalidade. Como desfechos secundários, foi registrada melhora significativa no *SF-36-Vitality Score* e em escalas autorrelatadas de humor e depressão.

Com relação à cognição, a TRT não foi associada à melhora da memória ou de outras funções cognitivas.

Também foi avaliado o volume de placa aterosclerótica coronariana por angiotomografia em um subestudo com 170 participantes (Budoff e cols., 2017). O grupo que usou testosterona apresentou aumento significativo do volume da placa não calcificada, não sendo evidenciadas alterações no escore de calcificação em ambos os grupos. Embora levante a hipótese de possível dano cardiovascular, o estudo teve curta duração, foi pequeno e não avaliou eventos cardiovasculares como desfecho. Durante o ano da intervenção e mais 1 ano de observação, a frequência de eventos cardiovasculares maiores (MACE) foi igual nos dois grupos.

Os *TTrials* evidenciaram melhora significativa de anemia, de causa conhecida ou não, e aumento da DMO volumétrica e da força óssea (estimada por tomografia computadorizada quantitativa [QTC]) na coluna lombar e no quadril. Não há dados conclusivos a respeito da proteção contra fraturas.

■ EFEITOS ADVERSOS DA TERAPIA DE REPOSIÇÃO COM TESTOSTERONA

A eritrocitose (hematócrito > 50%) é o efeito colateral mais importante e frequente, sendo dose-dependente e mais comum nos idosos. Os ésteres de longa ação estão mais relacionados com a ocorrência de eritrocitose. Nos pacientes que a desenvolvem, deve-se suspender a reposição até que o hematócrito retorne à faixa normal e posteriormente retomar o tratamento com dose menor. Caso necessário, pode ser indicada a flebotomia.

Apesar de não existir forte evidência de associação entre o risco de câncer de próstata e os níveis séricos de testosterona, sabe-se que a reposição promove crescimento do câncer metastático e que a ablação androgênica promove benefícios no câncer agressivo. Metanálise de Calof e cols. (2005) mostrou que o número total de eventos prostáticos (incluindo biópsias, câncer, nível sérico do antígeno prostático específico [PSA] > 4ng/mL e aumento do *International Prostate Symptom Score* [IPSS]) foi significativamente maior nos homens tratados com testosterona que naqueles que receberam placebo (*odds ratio* 1,90; IC95%: 1,11 a 3,24; p < 0,05). O número de homens-ano de exposição é pequeno para estabelecer o risco e, como é pouco provável que haja suporte para um estudo de tal magnitude, permanece a dúvida se o uso de testosterona a longo prazo aumenta a incidência de câncer de próstata. Enquanto não há uma resposta, a TRT está contraindicada em homens com câncer de próstata, devendo ser sempre realizada uma avaliação prévia ao tratamento. A TRT aumenta a chance de detecção de um câncer de próstata subclínico por se tratar de pacientes mais vigiados e em razão da elevação de PSA induzida pela testosterona, o que levanta a discussão sobre *overdiagnosis* e *overtreatment* e seus riscos em indivíduos idosos.

Do mesmo modo, embora raro em homens, o câncer de mama também é uma neoplasia hormônio-dependente e, por isso, a TRT não está indicada em pacientes com história prévia de neoplasia de mama.

Com relação à doença arterial coronariana (DAC), a testosterona pode ser considerada aterogênica por causa de seus efeitos adversos em relação ao perfil lipídico (redução de LDL e HDL), cascata de coagulação, hemostasia, bem como possível dano endotelial e da função miocárdica. Entretanto, não há ensaios clínicos randomizados controlados com número significativo de sujeitos ou duração suficiente para determinar os efeitos da TRT na ocorrência de MACE. Portanto, até o momento não há evidência para estabelecer uma relação causal entre TRT e eventos cardiovasculares. O mesmo ocorre com o risco de tromboembolismo venoso, sugerido apenas em relatos de casos e na presença de trombofilias, mesmo sem aumento do hematócrito.

A TRT não piora os sintomas do trato urinário inferior, avaliados pelo IPSS, em homens que não os apresentam de forma grave. Aqueles com sintomas graves foram excluídos dos estudos.

Outros possíveis efeitos colaterais são acne, aumento da oleosidade da pele, sensibilidade nas mamas e ginecomastia, apneia do sono e retenção hídrica, podendo piorar outros estados de edema, como insuficiência cardíaca.

Diante das evidências atuais, a Endocrine Society elenca as contraindicações para TRT:

- Câncer metastático de próstata.
- Câncer de mama.
- Presença de nódulo ou induração prostática não estudados.
- PSA > 4ng/mL ou > 3ng/mL associado a grande risco de câncer de próstata (raça negra, parente de primeiro grau acometido).
- Hematócrito > 48% (ou 50% em altitudes elevadas).
- Sintomas graves do trato genital inferior por hipertrofia da próstata (IPSS > 19).
- Insuficiência cardíaca congestiva malcontrolada.
- Desejo de fertilidade em curto prazo.

Antes de iniciar a TRT, é importante esclarecer ao paciente que a testosterona suprime a espermatogênese, a qual não está necessariamente comprometida no LOH.

Apneia obstrutiva do sono, infarto ou acidente vascular encefálico nos últimos 6 meses e trombofilias também podem ser considerados contraindicações relativas.

Os riscos e benefícios precisam ser amplamente discutidos com o paciente para uma decisão compartilhada, levando em consideração o alívio dos sintomas *versus* a necessidade e os custos da monitoração e o risco do excesso de diagnóstico e tratamento para o câncer de próstata.

MONITORAÇÃO DA TERAPIA

Os níveis de TT devem ser mantidos no valor mediano da normalidade considerado para adultos jovens. O período ideal para a dosagem varia de acordo com a formulação utilizada, podendo ser necessário um intervalo de até 6 meses para o controle dos sintomas. Parâmetros como bem-estar, libido e atividade sexual devem ser avaliados em todas as consultas, que acontecem em 3, 6 e 12 meses. A partir daí, atingido o alvo de TT e na ausência de efeitos adversos, o paciente deverá ser visto anualmente. O Quadro 52.6 mostra o *checklist* para o monitoramento da TRT, de acordo com as diretrizes da Endocrine Society.

Quadro 52.6 Monitoração da terapia de reposição com testosterona

- Explicar os potenciais riscos e benefícios; compartilhar a necessidade de monitoração periódica da próstata
- Avaliar o paciente 3 a 12 meses após início do tratamento; depois anualmente; checar a melhora dos sintomas e efeitos colaterais
- Dosar os níveis de testosterona entre 3 e 6 meses após início do tratamento
- Manter os níveis séricos no valor mediano da normalidade para adultos jovens
- Formulações injetáveis de curta ação: dosar testosterona no meio do intervalo entre as aplicações; se > 600ng/dL ou < 350ng/dL, reajustar dose ou frequência da aplicação
- Formulações injetáveis de longa ação: dosar testosterona ao final do intervalo entre as aplicações com o objetivo de manter os níveis entre a metade e o limite inferior da normalidade para homens jovens
- Gel transdérmico: avaliar concentrações de testosterona após pelo menos 1 semana de uso; entre 2 e 8 horas após a aplicação. Ajustar para o valor mediano da normalidade
- Checar hematócrito antes de iniciar TRT, reavaliar após 3 a 6 meses e depois anualmente. Se > 54%, interromper a terapia até que caia para níveis seguros. Pesquisar causas de hipoxia (p. ex., tabagismo e apneia do sono). Reiniciar a terapia com redução de dose
- Nos pacientes que apresentavam osteoporose antes da reposição, reavaliar a densitometria mineral óssea de coluna lombar e colo de fêmur 1 ou 2 anos após o início do tratamento
- Para homens de 55 a 69 anos e de 40 a 69 anos (em caso de risco elevado de câncer de próstata), realizar exame clínico e dosar o nível de PSA antes de iniciar o tratamento; reavaliar após 3 a 12 meses e em seguida de acordo com as diretrizes para câncer de próstata
- Encaminhar ao urologista se houver aumento no PSA > 1,4ng/mL no primeiro ano de tratamento ou a qualquer momento se houver um PSA > 4ng/mL; qualquer anormalidade no exame do toque retal ou piora substancial de sintomas do trato urinário inferior

PSA: antígeno prostático específico; TRT: terapia de reposição de testosterona.

CONSIDERAÇÕES FINAIS

Segundo critérios rigorosos, a prevalência de LOH na população geral é muito menor que as taxas encontradas quando se consideram apenas os valores séricos de testosterona, ocorrendo apenas em cerca de 2% dos homens entre 40 e 80 anos. Trata-se, portanto, de uma condição relativamente pouco frequente, sendo mais prevalente em homens idosos com excesso de peso e/ou comorbidades.

A TRT deve ser considerada apenas para homens com diagnóstico inequívoco, mas os efeitos benéficos dessa conduta, assim como seus riscos potenciais, são pouco conhecidos até o momento. Novos estudos poderão esclarecer as atuais controvérsias sobre o tratamento.

Bibliografia

Angell P, Chester N, Green D et al. Anabolic steroids and cardiovascular risk. Sports Med 2012; 42:119-34.

Baillargeon J, Urban RJ, Morgentaler A et al. Risk of venous thromboembolism in men receiving testosterone therapy. Mayo Clin Proc 2015; 90(8):1038-45.

Bhasin S, Brito JP, Cunningham GR et al. Testosterone therapy in men with hypogonadism: An Endocrine Society clinical practice guideline. J Clin Endocrinol Metab 2018; 103(5):1715-44.

Budoff MJ, Ellenberg SS, Lewis CE et al. Testosterone treatment and coronary artery plaque volume in older men with low testosterone. JAMA 2017; 317:708-16.

Calof OM, Singh AB, Lee ML et al. Adverse events associated with testosterone replacement in middle-aged and older men: a meta-analysis of randomized, placebo-controlled trials. J Gerontol A Biol Sci Med Sci 2005 ;60:1451-7.

Camacho EM, Huhtaniemi IT, O'Neill TW et al. EMAS Group. Age-associated changes in hypothalamic-pituitary-testicular function in middle-aged and older men are modified by weight change and lifestyle factors: longitudinal results from the European Male Ageing Study. Eur J Endocrinol 2013; 168:445-55.

Clapauch R, Rech CMZ. Hipogonadismo masculino de início tardio: Conceitos atuais. In: Vilar L (ed.). Endocrinologia clínica. Rio de Janeiro: Guanabara Koogan, 2016:551-7.

Coviello AD, Kaplan B, Lakshman KM et al. Effects of graded doses of testosterone on erythropoiesis in healthy young and older men. J Clin Endocrinol Metab 2008; 93:914-9.

Cunningham GR, Stephens-Shields AJ, Rosen RC et al. Testosterone treatment and sexual function in older men with low testosterone levels. J Clin Endocrinol Metab 2016; 101:3096-104.

Dimopoulou C, Ceausub I, Depyperec H et al. EMAS position statement: Testosterone replacement therapy in the aging male. Maturitas 2016; 84:94-9.

Goldman AL, Bhasin S, Wu FCW et al. A Reappraisal of testosterone's binding in circulation: physiological and clinical implications. Endocr Rev 2017; 38(4): 302-24.

Harman SM, Metter EJ, Tobin JD et al. Longitudinal effects of aging on serum total and free testosterone levels in healthy men. Baltimore Longitudinal Study of Aging. J Clin Endocrinol Metab 2001; 86:724-31.

Huhtaniemi I. Late-onset hypogonadism: Current concepts and controversies of pathogenesis, diagnosis and treatment. Asian J Androl 2014; 16:192-202.

Isidori AM, Giannetta E, Gianfrilli D et al. Effects of testosterone on sexual function in men: results of a meta-analysis. Clin Endocrinol (Oxf) 2005; 63:381-94.

Kathrins M, Doersch K, Nimeh T, Canto A, Niederberger C, Seftel A. The relationship between testosterone-replacement therapy and lower urinary tract symptoms: a systematic review. Urology 2016; 88:22-32.

Liverman C, Blazer D (eds.). Testosterone and aging: clinical research directions. Washington, DC: National Academies Press, 2004.

Martinez C, Suissa S, Rietbrock S et al. Testosterone treatment and risk of venous thromboembolism: population-based case-control study. BMJ 2016; 355:i5968.

Resnick SM, Matsumoto AM, Stephens-Shields AJ et al. Testosterone treatment and cognitive function in older men with low testosterone and age-associated memory impairment. JAMA 2017; 317:717-27.

Roy CN, Snyder PJ, Stephens-Shields AJ et al. Association of testosterone levels with anemia in older men: A controlled clinical trial. JAMA Intern Med 2017; 177:480-90.

Saad F, Gooren LJ. Late-onset hypogonadism of men is not equivalent to the menopause. Maturitas 2014; 79:52-7.

Snyder PJ, Bhasin S, Cunningham GR et al. Testosterone trials investigators. Effects of testosterone treatment in older men. N Engl J Med 2016; 374(7):611-24.

Snyder PJ, Kopperdahl DL, Stephens-Shields AJ et al. Effect of testosterone treatment on volumetric bone density and strength in older men with low testosterone: A controlled clinical trial. JAMA Intern Med 2017; 177:471-9.

Swerdloff R, Anawalt BD. Clinical decisions. Testosterone-replacement therapy. N. Engl J Med 2014; 371:2032-4.

Tajar A, Huhtaniemi IT, O'Neill TW et al. Characteristics of androgen deficiency in late-onset hypogonadism: Results from the European Male Aging Study (EMAS). J Clin Endocrinol Metab 2012; 97:1508-16.

Tracz MJ, Sideras K, Bolona ER et al. Testosterone use in men and its effects on bone health. A systematic review and meta-analysis of randomized placebo-controlled trials. J Clin Endocrinol Metab 2006; 91:2011-6.

Travison TG, Araujo AB, Kupelian V, O'Donnell AB, McKinlay JB. The relative contributions of aging, health, and lifestyle factors to serum testosterone decline in men. J Clin Endocrinol Metab 2007; 92(2):549-55.

Travison TJ, Shackelton R, Araujo AB et al. The natural history of symptomatic androgen deficiency in men: onset, progression, and spontaneous remission. J Am Geriatr Soc 2008; 56:831-9.

Vermeulen A, Verdonck L, Kaufman JM. A critical evaluation of simple methods for the estimation of free testosterone in serum. J Clin Endocrinol Metab 1999; 84:3666-72.

Wu FC, Tajar A, Beynon JM et al. Identification of late onset hypogonadism in middle-aged and elderly men. N Engl J Med 2010; 363(2):123-35.

Wu FC, Tajar A, Pye SR et al. Hypothalamic-pituitary-testicular axis disruptions in older men are differentially linked to age and modifiable risk factors: the European Male Aging Study. J Clin Endocrinol Metab 2008; 93:2737-45.

Disfunção Sexual

Michele Melo Bautista
Gabriel Ribeiro dos Santos Júnior

CAPÍTULO 53

■ INTRODUÇÃO

Na civilização moderna, diversos mitos e atitudes sociais são atribuídos às pessoas com idade avançada, principalmente os relacionados com a sexualidade, resultando na concepção de que os idosos são pessoas assexuadas e dificultando a discussão sobre a sexualidade nas idades mais avançadas.

Um grupo especial de idosos, os residentes em instituições de longa permanência, tende a enfrentar ainda mais barreiras no que diz respeito à sexualidade, quando comparados aos idosos da população geral. Essas barreiras incluem pobre qualidade de saúde, maior índice de disfunção sexual, perda do interesse no assunto, ausência de parceiros, ausência de privacidade e repreensão dos profissionais que trabalham nessas instituições.

A compreensão da sexualidade do idoso e do princípio de que ela é um componente da totalidade desse indivíduo não se restringe ao fator biológico, sendo, na verdade, biopsicossociocultural. Por isso, acaba por constituir um relevante indicador de saúde na terceira idade.

A proporção de idosos com vida sexual ativa vem aumentando (50% dos homens e mais de 30% das mulheres, segundo estudos realizados nos EUA e na Inglaterra), o que reforça a necessidade de preparo dos profissionais e a importância da abordagem ativa do assunto.

Urge a percepção de que é comum nessa faixa etária haver estigmas e repreensões concernentes à sexualidade, a qual deve ser estimulada no campo científico e nos espaços sociais, tendo por atores do processo educativo os profissionais da saúde.

Este capítulo descreve a fisiologia da função sexual no idoso, bem como a abordagem da sexualidade no consultório, as principais disfunções sexuais e seus respectivos tratamentos.

■ MUDANÇAS NA FUNÇÃO SEXUAL ASSOCIADAS AO ENVELHECIMENTO

As mudanças fisiológicas esperadas no processo do envelhecimento podem influenciar a resposta sexual dos idosos para ambos os sexos.

O impacto das mudanças relacionadas com a idade sobre o envelhecimento varia de acordo com o comportamento, as atitudes e entre os gêneros, ocorrendo um declínio geral das práticas sexuais para ambos os sexos a partir dos 60 anos de idade. Estudo no Reino Unido relatou que 50% a 80% dos homens e mulheres com mais de 60 anos são sexualmente ativos.

O ciclo sexual normal é composto por cinco estágios:

1. **Desejo (libido):** referente aos pensamentos e às fantasias de atividade sexual. Ativado pelo hipotálamo e por estruturas límbicas no encéfalo e mediado pela presença de testosterona.
2. **Excitação:** ativada por desejo forte e contato direto com o parceiro e mediada por hormônios, manifesta-se por ereção peniana nos homens e aumento do fluxo sanguíneo na vagina, no clitóris e no tecido mamário nas mulheres (além de lubrificação vaginal). Nessa fase, o estímulo nervoso e o fluxo sanguíneo promovem aumento do tônus muscular e das frequências cardíaca e respiratória.
3. **Platô:** sensação de euforia sexual que precede o orgasmo com produção de secreções pré-ejaculatórias nos homens e elevação do útero e dos grandes lábios vaginais nas mulheres.
4. **Orgasmo:** manifesta-se por ejaculação nos homens e contrações da musculatura genital nas mulheres.
5. **Resolução:** fase de relaxamento após o orgasmo, na qual ocorre período refratário à ocorrência de nova excitação.

A autoerotização pode ser uma prática quando não há um parceiro sexual. O sexo vaginal deixa de ser a principal fonte de prazer e o erotismo se apresenta mais difuso, passando a se manifestar por outras formas de estimulação e outras zonas erógenas.

Tanto a senescência (o chamado "envelhecimento normal") como a senilidade (o envelhecimento patológico) promovem alterações que impactam a função sexual dos idosos, como mostram os Quadros 53.1 e 53.2.

ABORDAGEM DA SEXUALIDADE PELO PROFISSIONAL DA SAÚDE

A sexualidade no idoso deve ser avaliada por profissional treinado e com conhecimento e segurança na abordagem do assunto. Convém usar um instrumento de entrevista formal para identificar a presença e o grau de alterações nos diferentes estágios do ciclo sexual.

A anamnese deve ser realizada por meio de linguagem acessível, evitando termos técnicos e nunca com julgamentos quanto à orientação sexual, à religiosidade do idoso ou a seu desejo de ter relações sexuais. Devem ser obtidas as histórias médica e sexual completas, garantindo a privacidade do paciente, que pode optar pela presença ou não do parceiro durante a anamnese.

A história médica inclui a identificação do paciente (com destaque para estado civil, religião e número de filhos), presença de comorbidades, medicações em uso e fatores de risco orgânicos e psicológicos para disfunção sexual. Na história sexual, é importante verificar a presença de relacionamentos (conjugais ou extraconjugais), a frequência e qualidade dos atos sexuais (prévia e atual), o antecedente de infecções sexualmente transmissíveis (IST), o uso de preservativos e a prática de masturbação.

O exame físico também deve ser completo, incluindo avaliação uroginecológica. Em casos específicos, podem ser necessários exames, como para investigação de disfunções hormonais e painel sorológico de IST em caso de comportamento de risco.

Para entender os problemas sexuais é necessário questionar não apenas sobre a saúde física, mas também sobre a saúde psicológica e a satisfação do idoso durante a intimidade sexual. Uma disfunção sexual é frequentemente um dos primeiros sintomas de uma doença global, como a hipertensão arterial sistêmica (HAS) e o *diabetes mellitus* (DM). Analogamente, muitas doenças e terapias farmacológicas aumentam a prevalência de problemas sexuais.

DIAGNÓSTICO E PREVALÊNCIA DAS DISFUNÇÕES SEXUAIS NO IDOSO

Segundo os critérios diagnósticos definidos na quinta edição do *Manual Diagnóstico e Estatístico de Transtornos Mentais* (DSM-5), caracteriza-se a disfunção sexual quando alterações da resposta sexual (em qualquer fase do ciclo), não atribuíveis ao envelhecimento normal, estão presentes por um período mínimo de 6 meses consecutivos e prejudicam o bem-estar do paciente. Para o diagnóstico é necessária a exclusão de problemas relacionados com transtorno mental não sexual ou por perturbação grave no relacionamento, violência do parceiro ou outros estressores. O paciente pode apresentar múltiplas disfunções simultaneamente.

Em homens, a principal disfunção sexual é a erétil, que acomete até 40% dos indivíduos, chegando a 60% a 70% naqueles com mais de 70 anos. Hipogonadismo sintomático e distúrbios de ejaculação são disfunções menos frequentes (< 10%).

Nas mulheres, o transtorno do desejo/excitação sexual feminino tem prevalência de 45%, o transtorno de dor genitopélvica aparece em 40% das idosas e distúrbios do orgasmo ocorrem em quase 40% dos casos.

PRINCÍPIOS GERAIS DO TRATAMENTO DAS DISFUNÇÕES SEXUAIS NO IDOSO

- O médico deve atentar para o principal objetivo do tratamento: melhorar a qualidade do relacionamento do paciente com seu parceiro.
- O primeiro passo consiste em orientação e educação. O médico deve deixar claro que o desejo do idoso de manter relações sexuais e de falar sobre sexualidade é completamente natural e reflete a preocupação com a saúde e o bem-estar. É fundamental garantir a privacidade e o esclarecimento de dúvidas, bem como orientar práticas de sexo seguro e prevenção de IST, já que muitos idosos nunca receberam educação sexual previamente.
- É importante convocar o parceiro sexual do paciente para traçar estratégias que melhorem a relação, enfatizando que o prazer não é alcançado apenas pelo ato sexual propriamente dito e que outras estratégias, como massagens e masturbação, também são benéficas. Cabe ressaltar a importância das preliminares, já que o estímulo necessário para a excitação na terceira idade é maior e mais demorado.
- A prática de exercício físico deve ser incentivada, pois promove benefícios na função sexual, com melhorias no desejo

Quadro 53.1 Alterações da sexualidade relacionadas com a senescência

Fase	Homem	Mulher
Excitação	Diminuição da congestão vascular escrotal Diminuição da elevação testicular Ereção peniana retardada	Diminuição da congestão vascular genital e mamária Diminuição das secreções vaginais Excitação retardada
Platô	Diminuição das secreções pré-ejaculatórias	Redução da elevação do útero e dos grandes lábios
Orgasmo	Curta duração Redução da contração prostática e uretral	Curta duração Contrações uterinas e vaginais mais curtas e em menor quantidade
Resolução	Retração peniana e abaixamento testicular rápidos Período refratário prolongado	Rápida eversão ao estágio pré-excitatório

Quadro 53.2 Alterações da sexualidade relacionadas com a senilidade

Medicamentos (impotência ou perda de libido)

Doenças que levam à impotência

Depressão com perda do interesse por sexo

Perda funcional após cirurgia de próstata ou útero

Barreiras físicas (cateteres ou outros dispositivos)

Perda de mobilidade (por artrite ou acidente vascular encefálico)

Alteração da imagem corporal (amputação de membros, mastectomia)

e na função global, além de agir nas morbidades que também têm impacto deletério, como DM, HAS e obesidade.
- Os pacientes com doenças crônicas devem ser orientados quanto ao uso adequado de medicamentos para tratá-las. Para lidar com limitações físicas e minimizar a dor e a fadiga, devem ser sugeridas posições sexuais adaptadas.
- Psicoterapia individual e terapia de casal são estratégias que auxiliam o aumento da qualidade das relações e a melhora da autoestima.

■ DOENÇAS E MEDICAÇÕES COMO CAUSAS DE DISFUNÇÃO SEXUAL

Muitos estudos tornaram evidente a relação entre a saúde física e a função sexual. Doenças que causam danos aos sistemas vascular e neurológico do aparelho geniturinário podem primariamente ser causas de disfunção sexual.

Disfunção sexual secundária pode resultar de fadiga, dor e comprometimento físico, como em caso de doença pulmonar obstrutiva crônica ou insuficiência cardíaca com dispneia, antecedente de câncer de colo uterino com tratamento cirúrgico e radiológico com dor pélvica, entre outras.

Existem numerosas condições médicas associadas ao aumento do risco de disfunção sexual, as quais incluem problemas de saúde geral, DM, doença cardiovascular, hipertrigliceridemia, hipertensão, doença neurológica, doença geniturinária e distúrbios psiquiátricos.

A prevalência de disfunção sexual é maior em indivíduos com DM, o qual, além de causar danos aos sistemas vascular e neurológico, pode afetar a quase totalidade das fases do ciclo sexual.

Os medicamentos frequentemente são precipitantes ou agravantes de disfunções sexuais. Diante de uma queixa do paciente e antes do início de qualquer opção terapêutica, devem ser sempre revisados os medicamentos em uso, avaliando quais podem causar disfunção sexual para que possam ser retirados ou substituídos.

A HAS *per se* e seu controle inadequado também estão relacionados como fatores de risco para a disfunção sexual. Entretanto, alguns anti-hipertensivos também são apontados como causa de disfunção, como os diuréticos tiazídicos, os bloqueadores da aldosterona, os bloqueadores adrenérgicos e os betabloqueadores não seletivos, os quais apresentam controvérsia em termos de causalidade. Outras medicações também relacionadas com disfunção sexual são os hipolipemiantes (como as estatinas) e alguns antiarrítmicos (digitálicos). Vale salientar que os medicamentos supracitados têm ações e impactos variáveis e seu início ou suspensão deverá ser avaliado em base individual.

Quanto às questões referentes ao humor, os efeitos podem ser diversos e estar relacionados com a própria patologia de base ou com o tratamento instituído. A relação entre depressão e disfunção sexual vem sendo estudada há longo período, e o risco relativo é de pelo menos duas vezes, com até 90% dos casos podendo apresentar alguma forma de disfunção sexual antes do início do tratamento. Até 95% das mulheres idosas com depressão maior em uso de inibidores seletivos da recaptação de serotonina (ISRS) podem apresentar queixas em pelo menos uma das fases do ciclo sexual.

A maioria das medicações com efeitos psicotrópicos tem ação deletéria sobre a função sexual. Estima-se em 59% a prevalência de disfunções causadas por psicotrópicos, sendo incluídas nessa casuística todas as classes de antidepressivos. A prevalência de disfunções causadas por fármacos da classe dos ISRS e pela venlafaxina varia de 58% a 73%, comparada a 25% com a mirtazapina, 5% a 15% com a bupropiona, 8% com a trazodona e 2% com a vortioxetina. Outros medicamentos que também têm efeitos negativos são os neurolépticos, os anticonvulsivantes e os anticolinesterásicos.

A classe de antidepressivos ISRS pode reduzir a libido em ambos os sexos, afetar a excitação (lubrificação nas mulheres e função erétil nos homens), causar anorgasmia no sexo feminino e aumentar a latência para ejaculação no sexo masculino.

Como estratégia para a disfunção relacionada com o uso de ISRS é possível inicialmente aguardar até 8 semanas para obter o melhor efeito antidepressivo, o que muitas vezes pode promover melhora na satisfação sexual. Outras estratégias de tratamento possíveis são:

- Atingir a mínima dose terapêutica efetiva.
- Reduzir a dose e associar outro antidepressivo com menor efeito sobre a função sexual.
- Trocar por outro antidepressivo.
- Avaliar a suspensão da medicação durante o final de semana (risco de abstinência, má adesão).
- Utilizar inibidores da fosfodiesterase 5 em caso de disfunção erétil no sexo masculino ou anorgasmia no feminino.

Outras desordens do sistema nervoso central, como síndromes demenciais, parkinsonismos, acidente vascular encefálico, esclerose múltipla e traumatismo raquimedular, afetam a função sexual de maneira direta ou indireta.

Para o sexo masculino, o tratamento da hiperplasia prostática benigna também pode ter consequências. Os inibidores da 5-alfa-redutase (finasterida, dutasterida) podem reduzir a libido e causar disfunção erétil ou desordem da ejaculação. Os bloqueadores alfa-adrenérgicos (doxasozina, tansulosina) podem aumentar a libido; entretanto, são associados à ejaculação retrógrada.

Com relação ao álcool, doses pequenas inicialmente promovem o aumento da ereção e do desejo sexual em virtude de seu efeito vasodilatador. No entanto, quantidades maiores podem causar sedação, diminuir a libido e acarretar disfunção sexual transitória. O alcoolismo crônico pode provocar disfunção hepática, decréscimo nos níveis de testosterona e aumento dos níveis de estrogênio. Pode causar também polineuropatia alcoólica que afeta diretamente a inervação peniana.

■ PRINCIPAIS DISFUNÇÕES SEXUAIS MASCULINAS
Disfunção/transtorno erétil

A disfunção erétil (DE) é definida como a dificuldade de obter e/ou de manter uma ereção com rigidez adequada até o final da relação sexual em mais de 75% das vezes. A DE tem alta prevalência em idosos, sendo considerada a principal causa de disfunção sexual e com aumento diretamente proporcional à idade (afeta 67% dos idosos com mais de 70 anos); entretanto, menos de 5% dos homens recebem tratamento, muitas vezes em razão da não abordagem do assunto pelo paciente e/ou pelo médico.

Mais de 150 milhões de homens em todo o mundo têm algum grau de DE. A prevalência é similar em todos os grupos étnicos, independentemente do ambiente geográfico. Em virtude do aumento da expectativa de vida, acredita-se que a prevalência de DE nos EUA aumente em 30% até o ano 2025.

Etiologia

A função sexual masculina normal exige interações entre os sistemas vascular, neurológico, hormonal e psicológico. A aquisição e a manutenção da ereção peniana são primariamente um fenômeno vascular desencadeado por sinais neurológicos e facilitado apenas na presença de um meio hormonal apropriado e fatores psicológicos.

A DE pode ter causas vasculares (DM, HAS, dislipidemia, doença coronariana e cerebrovascular, pós-radioterapia, tabagismo), neurogênicas (doença de Parkinson, esclerose múltipla, demências em geral, etilismo, pós-prostatectomia), anatômicas (fratura peniana e doença de Peyronie), endócrinas (hipertireoidismo, hipotireoidismo, hiperprolactinemia e deficiência de testosterona, havendo controvérsia quanto a esta última como causa isolada de DE), psicogênicas (transtornos ansiosos e depressivos), medicamentosas (Quadro 53.3) ou mistas.

Os idosos, ao contrário dos jovens, costumam apresentar mais fatores orgânicos que psicogênicos, sendo comum a presença de DE por etiologia mista.

Como fatores de risco independentes também podem ser encontrados obesidade, tabagismo, alcoolismo, consumo de drogas, como cocaína e heroína, apneia do sono e sedentarismo.

Diagnóstico

O Índice Internacional de Função Erétil (IIEF) é um escore já validado no Brasil para o diagnóstico de DE, a graduação e a avaliação da efetividade do tratamento, sendo composto de 15 questões distribuídas em cinco domínios: função erétil, orgasmo, desejo sexual, satisfação sexual e satisfação geral. O valor de cada questão varia de 1 a 5, e a soma das respostas estabelece um escore final para cada domínio, com valores baixos indicando má qualidade da vida sexual.

Exames específicos, como o Doppler peniano, a arteriografia pélvica e os estudos neuroendocrinológicos, são solicitados apenas nos casos sem explicação diante dos fatores de risco, o que é incomum no idoso.

Tratamento

Modificação no estilo de vida

A prática de atividade física aeróbica pelo menos 150 minutos por semana promove melhora do desempenho sexual na maioria dos idosos. A cessação do tabagismo e do etilismo, o controle dos fatores de risco cardiovasculares e a perda de peso supervisionada por profissionais também auxiliam o tratamento da DE. Essa última medida, associada à prática de atividade física, pode melhorar a função erétil em aproximadamente um terço dos pacientes.

Ademais, também deve ser avaliada a possibilidade de substituição das medicações de uso crônico envolvidas na etiologia da DE.

Terapêutica de primeira linha: inibidores da fosfodiesterase 5 (iFDE5)

Essas medicações constituem a primeira linha de tratamento da DE por sua eficácia, facilidade de uso e perfil com poucos efeitos colaterais. O uso dos iFDE5 se baseia no papel do óxido nítrico na vasodilatação peniana, mediada por guanosina monofosfato cíclico (GMPc), responsável por iniciar e manter a ereção. A perda da ereção é relacionada ao catabolismo do GMPc pela enzima fosfodiesterase 5. Os iFDE5 garantem maior atuação do GMPc, resultando em ereções mais efetivas e duradouras.

Os iFDE5 não serão eficazes se o idoso não realizar os estímulos físicos e emocionais necessários para uma ereção adequada e são contraindicados nos pacientes em uso de nitratos, devendo ser prescritos com bastante cautela para aqueles que tomam bloqueadores alfa-adrenérgicos em virtude do risco de hipotensão.

O Quadro 53.4 lista as principais medicações dessa classe.

Terapêuticas de segunda linha

Dispositivos de ereção a vácuo

Os dispositivos de ereção a vácuo têm três componentes básicos: (1) um cilindro transparente, normalmente de plástico, colocado no pênis e preso firmemente ao púbis; (2) um mecanismo para retirar o ar e produzir um vácuo que irá permitir o retorno de sangue; (3) um anel de constrição colocado ao redor do cilindro enquanto se cria o vácuo e que desliza até a base do pênis.

Os dispositivos não são invasivos, apresentam taxas baixas de complicações e não têm restrições quanto à frequência de uso. Contudo, exigem boa destreza manual, levam à perda do ângulo agudo da ereção e induzem a descoloração do pênis. Recomenda-se que o anel seja removido após um período máximo de 30 minutos. Os dispositivos podem causar contusão em razão da constrição e interferem na ejaculação, sendo comuns queixas de dor ou de falta de ejaculação anterógrada (40% dos casos). Os pacientes em anticoagulação ou com discrasias sanguíneas devem ter cautela ao usá-los.

Dispositivo intrauretral com alprostadil

O supositório de alprostadil (prostaglandina E1) produz relaxamento e dilatação arteriolar com consequente ereção. Após a administração e massagem local, a ereção ocorre em 15 minutos e tem a duração de 30 a 60 minutos. A resposta terapêutica efetiva ocorre em torno de 60% dos pacientes. O inconveniente é a necessidade de habilidade na técnica de aplicação, o que restringe seu uso.

O efeito adverso mais frequente é a dor peniana durante a aplicação. Também podem ocorrer taquicardia, tontura e síncope em virtude do escape de alprostadil para a circulação. Na parceira, podem ocorrer prurido, desconforto vaginal e indução de trabalho de parto, sendo contraindicado em caso de gravidez.

Quadro 53.3 Principais medicações envolvidas na etiologia da disfunção erétil

Medicação	Fase do ciclo sexual afetada
Antidepressivos (principalmente ISRS)	Desejo e orgasmo
Espironolactona	Excitação
Diuréticos tiazídicos	Excitação e platô
Bloqueadores adrenérgicos (clonidina, alfametildopa, propranolol)	Excitação e platô
Digitálicos (digoxina)	Excitação
Cetoconazol	Desejo e excitação
Cimetidina	Desejo e excitação
Metoclopramida	Excitação

ISRS: inibidores seletivos da recaptação da serotonina.

Quadro 53.4 Principais inibidores da fosfodiesterase 5

Fármaco	Marca	Dose	Instruções	Duração	Efeitos colaterais	Interações
Sildenafila	Viagra®	50 a 100mg	Ingerir 1 hora antes da relação sexual, sem alimentos	4 horas	Cefaleia, dispepsia, diarreia, rinite, epistaxe, visão azulada	Todos os inibidores do citocromo P450 (p. ex., inibidores de protease, certos antifúngicos e macrolídeos) aumentam as concentrações séricas dos inibidores de fosfodiesterase 5. Evitar uso de suco de toranja (*grapefruit*)
Vardenafila	Levitra®	5 a 10mg	Iguais às da sildenafila	4 horas	Os mesmos da sildenafila, exceto visão azulada	
Tadalafila	Cialis®	10 a 20mg (antes das relações) ou 2,5 a 5mg (diariamente)	Uma horas antes da relação ou diariamente. Sem restrição com alimentos	Até 36 horas	Os mesmos da sildenafila, exceto visão azulada	
Avanafila	Spedra®	100 a 200mg	15 minutos antes das relações, sem alimentos	6 a 18 horas	Os mesmos da sildenafila, exceto visão azulada	

Injeção peniana (intracavernosa)

A combinação de prostaglandina E1 (alprostadil), papaverina e fentolamina apresentou eficácia superior ao uso isolado de qualquer uma dessas substâncias e menos efeitos colaterais.

Após a aplicação da medicação, o corpo do pênis deve ser massageado por 30 segundos, e a ereção ocorrerá em 5 a 10 minutos. O uso dessa técnica deve ser restrito a até três vezes por semana, diminuindo a probabilidade de eventos adversos (dor, hematoma ou fibrose peniana). A taxa de sucesso chega a 80%. Em geral, os pacientes que não respondem ao tratamento são aqueles com DE arterial grave ou com anormalidades venosas.

Terapêutica medicamentosa oral para disfunção erétil psicogênica

Para a DE psicogênica com transtorno de humor associado, as opções terapêuticas que menos interferem na sexualidade são a trazodona, a mirtazapina, a bupropiona e a vortioxetina. Há risco de priapismo (ereção prolongada – > 4 horas de duração) e de sonolência excessiva com o uso da trazodona, aumento do apetite e do peso com a mirtazapina e pouca eficácia antidepressiva da bupropiona quando usada como monoterapia. A vortioxetina ainda é medicação cara e pouco disponível.

Outras classes medicamentosas de uso oral

A yoimbina é antagonista reversível dos receptores alfa-2--adrenérgicos com ação central e periférica e algum efeito na DE psicogênica (mas não na orgânica). Como efeitos colaterais, apresenta náusea, dispepsia, cefaleia, palpitações e poliúria, havendo dados limitados na literatura sobre sua eficácia.

A apomorfina é agonista dopaminérgica com ação comprovada para DE em alguns estudos, porém com baixa eficácia em idosos, apresentando náusea e sintomas gastrointestinais como efeitos colaterais frequentes.

Tratamento psicológico

Acredita-se que quase todos os idosos afetados por DE apresentam tanto fatores orgânicos como psíquicos. Mesmo com as inúmeras terapias disponíveis para DE orgânica, os fatores psicogênicos não podem ser negligenciados. Os dados da história clínica que sugerem etiologia psicogênica incluem: início súbito relacionado com algum evento da vida (separação conjugal, viuvez, aposentadoria, entre outros), manutenção de ereções noturnas ou matinais, DE intermitente e história de conflitos de relacionamento familiar e conjugal. Dentre as técnicas de terapia psicossexual se destacam: terapia comportamental, cognitiva, psicoanalítica e psicoeducacional. A participação do paciente e da(o) parceira(o) é fundamental para a melhora dos resultados.

Transtorno do desejo sexual masculino hipoativo (desordem da libido)

O transtorno do desejo sexual masculino hipoativo tem prevalência de 5% a 10% em homens, a qual aumenta com a idade e frequentemente acompanha outra desordem sexual, como a DE. Por conseguinte, a anamnese deve incluir uma sequência cronológica, devendo ser descartadas causas relacionadas com outras disfunções sexuais não tratadas.

As principais causas relacionadas são: medicamentosa (ISRS, inibidores da 5-alfa-redutase, analgésicos opioides), etilismo, depressão, fadiga, problemas conjugais, doenças sistêmicas e deficiência de testosterona.

Hipogonadismo masculino

O hipogonadismo é reflexo da diminuição da espermatogênese e da produção de testosterona. A partir dos 50 anos declinam os níveis séricos de testosterona total (0,4% a 0,8% ao ano) e livre (1% a 2% ao ano) e aumenta o nível de globulina ligante de hormônios sexuais (SHBG). Há menor variação dos níveis séricos de testosterona ao longo do dia. Enquanto nos jovens ocorre um pico matinal, nos idosos tende a existir um platô. No entanto, mesmo com essas alterações o hipogonadismo sintomático não é considerado fisiológico.

A queda patológica dos níveis de testosterona, além de impactar as fases do ciclo sexual dos idosos (particularmente o desejo, a excitação e o platô), também pode ter repercussões em outros sistemas, como obesidade central, fadiga, diminuição da densidade mineral óssea, perda de massa e força muscular, diminuição da velocidade de marcha, anemia e distúrbios de humor e da cognição.

A obesidade visceral (central) está associada ao aumento nos níveis de peptídeo C, glicose e insulina, desempenhando um efeito negativo sobre os níveis de testosterona. Em obesos, há aumento da atividade da enzima aromatase, que transforma testosterona em estradiol na corrente sanguínea, suprimindo a testosterona por *feedback* negativo e levando à diminuição da lipólise e ao aumento da deposição de gordura abdominal; por conseguinte, um ciclo vicioso se instala.

Etiologia e diagnóstico

A deficiência androgênica do envelhecimento masculino (DAEM), com componentes de hipogonadismo primário e secundário, não ocorre em todos os idosos, raramente apresenta sintomas típicos e não se manifesta em uma faixa etária estreita. Essas características tornam o diagnóstico mais difícil.

O critério para diagnóstico da DAEM se baseia na coexistência de níveis séricos baixos de testosterona total ou livre com sinais e sintomas compatíveis com hipogonadismo. Os níveis séricos normais de testosterona total variam entre 300 e 800ng/dL. Considera-se hipogonadismo em caso de valores < 231ng/dL, mas as repercussões clínicas tendem a aparecer com níveis < 150ng/dL. A distinção entre hipogonadismo primário e secundário se faz pela dosagem dos hormônios folículo-estimulante (FSH) e luteinizante (LH), que estarão aumentados apenas no hipogonadismo primário.

Em alguns casos, há a necessidade de dosagem de SHBG e exame da testosterona livre (que pode ser dosada pelo método de diálise ou calculada).

Tratamento

O tratamento do hipogonadismo se baseia na reposição de testosterona com o objetivo de atingir níveis séricos normais (300 a 400ng/dL em idosos, diferentemente do patamar de 500 a 600ng/dL em jovens). No entanto, seu benefício é comprovado somente em idosos com hipogonadismo sintomático.

As opções de tratamento estão descritas no Quadro 53.5.

Ejaculação retardada

A ejaculação retardada consiste na ejaculação com retardo acentuado e frequência marcantemente baixa ou ausente em pelo menos 75% das relações, com pelo menos 6 meses de evolução, e que cause dano ao paciente.

O homem relata dificuldade ou incapacidade de ejacular apesar da estimulação adequada e do desejo de ejacular.

A definição de retardo não tem limites precisos, pois não há consenso quanto ao tempo considerado razoável.

Fatores a serem avaliados para ponderação etiológica e/ou terapêutica: relacionados com a parceira (problemas sexuais, estado de saúde), com o relacionamento, individuais (questões de imagem corporal, psiquiátricas, morbidades e medicações), além de culturais ou religiosos.

Ejaculação prematura (precoce)

Atualmente definida como ejaculação que sempre ou quase sempre ocorre antes ou dentro de aproximadamente 1 minuto da penetração, inabilidade para retardar a ejaculação em quase todas as penetrações e relato de experiências negativas com dano psíquico e frustração, a ejaculação prematura ou precoce é a principal causa de disfunção sexual em jovens.

A etiologia muitas vezes é incerta ou obscura, mas fatores psicológicos podem estar relacionados.

Para o manejo, o suporte psicológico individual e do casal e o tratamento farmacológico podem ser os pilares de atuação. No que tange às medicações, são opções os antidepressivos da classe dos ISRS, como a paroxetina, os analgésicos opioides (tramadol é o único estudado para esse fim) e o uso de anestésico na glande (p. ex., lidocaína gel). Como tratamento não farmacológico, também podem ser implementadas técnicas como *start-stop* (início e cessação sequenciados) durante o intercurso sexual ou a compressão da base do pênis.

Ejaculação retrógrada

A ejaculação retrógrada (que ocorre em direção à bexiga) está associada a cirurgias de próstata e de bexiga ou ao uso de alfa-bloqueadores. O paciente não elimina sêmen pela uretra durante o orgasmo. O tratamento envolve orientação e analgesia em caso de relato de dor. Em casos selecionados, em virtude do risco de infertilidade, podem ser usadas a pseudoefedrina e a imipramina.

Quadro 53.5 Principais apresentações de testosterona utilizadas no tratamento do hipogonadismo masculino

Formulação	Substância	Posologia	Local de aplicação	Considerações
Testosterona intramuscular de longa duração	Enantato de testosterona (200mg/mL) e cipionato de testosterona (100 a 200mg/mL)	100 a 200mg a cada 2 semanas	Coxas (autoaplicação) ou nádegas (por outrem)	Pode causar grande flutuação dos níveis séricos de testosterona
Testosterona intramuscular de muito longa duração	Undecanoato de testosterona (250mg/mL ou 1.000mg/4mL)	Dose inicial de 750mg, seguida de 750mg após 4 semanas e depois 750mg a cada trimestre	Glúteo médio	Risco de embolia gordurosa
Adesivos transdérmicos	Testosterona transdérmica de 24 horas de duração (Androderm® ou Andropatch®)	Um a dois adesivos ao dia	Dorso, abdome, braço ou parte superior da coxa, em pele sem lesões	Risco de *rash* cutâneo, difícil adesão ao tratamento
Pomadas e géis tópicos	Testosterona tópica 1%, 1,62% ou 2% (Testogel®, Androgel®)	Uma dose ao dia	Dorso, abdome, coxa ou axila, em pele sem lesões	Nem todos os idosos com hipogonadismo alcançam níveis séricos normais de testosterona com essa preparação
Testosterona oral	Undecanoato de testosterona (40mg)	40 a 80mg, 2×/dia (após o café e o jantar)	Uso oral	Efeitos colaterais gastrointestinais
Implante subcutâneo	Testosterona por implante (75mg)	150 a 450mg, a cada 3 a 6 meses	Quadril (via subcutânea)	Necessidade de incisão para o implante, risco de infecção e fibrose no local
Testosterona bucal tópica	Testosterona em goma (30mg)	30mg, 2×/dia	Cavidade oral	Má adesão, irritação pela goma

PRINCIPAIS DISFUNÇÕES SEXUAIS FEMININAS

Para as mulheres, a experiência da sexualidade na idade adulta tende a ser moldada pelas mudanças fisiológicas e psicológicas ocasionadas pela menopausa. As consequências desse evento são a atrofia urogenital, a diminuição da lubrificação e vasocongestão, o declínio da sensibilidade nas zonas erógenas e a diminuição da libido e da resposta sexual.

Doenças que afetam a mobilidade e a atividade física reduzem o desejo sexual. A imagem corporal e o sentimento de atração também sofrem modificações com o envelhecimento, resultando em menor interesse na atividade sexual. Além disso, a dor ou problemas físicos, como artrite e incontinência urinária, podem aumentar o desconforto ou acarretar dificuldades durante a relação.

Quando se consideram os problemas sexuais como um todo, parece factível que 40% da população feminina seja afetada, com prevalência maior que 50% em mulheres perimenopausadas e pós-menopausadas. No entanto, o percentual de mulheres com problemas sexuais que cursam com algum dano pessoal é muito menor, variando de 12% a 25%.

Várias patologias têm reflexo direto sobre a função sexual feminina, como a incontinência urinária, responsável por disfunção sexual em 26% a 47% das mulheres idosas. O tratamento cirúrgico dessa condição nem sempre promove bons resultados.

A histerectomia pode ter um reflexo positivo nas mulheres que sofrem de dor ou sangramento uterino ou negativo nas que já apresentam problemas sexuais ou têm transtorno depressivo associado.

As neoplasias ginecológicas também podem ter reflexos negativos com dispareunia secundária a cirurgia ou radioterapia local, supressão ovariana cirúrgica ou farmacológica induzida. O câncer de mama e seu tratamento também podem resultar em danos físicos (como mastectomia), psíquicos ou hormonais por causa do uso de bloqueadores hormonais.

As principais disfunções sexuais na mulher idosa são transtorno do desejo/excitação sexual feminino, transtorno de dor genitopélvica e transtorno do orgasmo feminino.

O transtorno do interesse/excitação sexual feminino é diagnosticado quando a idosa apresenta pelo menos três dos seguintes critérios:

1. Interesse reduzido ou ausente em atividade sexual.
2. Redução ou ausência de pensamentos eróticos/fantasias.
3. Redução de iniciativa e refratariedade à intenção do parceiro de iniciar uma relação.
4. Redução do prazer em pelo menos 75% das relações sexuais.
5. Redução da excitação em resposta a qualquer tipo de estímulo (verbal, visual ou outros).

Esse transtorno tem prevalência diretamente proporcional ao fator etário, sendo de cerca de 10% nas mulheres com menos de 50 anos, de 22% naquelas de 50 a 65 anos e de 47% nas de 66 a 74 anos. Outro estudo aponta a incidência de 43% em mulheres entre os 57 e os 85 anos de idade.

A depressão está presente em 17% a 26% das mulheres com baixo desejo sexual; por conseguinte, deve ser sempre aventada a possibilidade de um transtorno de humor associado.

A flibanserina (Addyi®), considerada o "viagra feminino", foi liberada pela Food and Drug Administration (FDA) em 2015 para o tratamento do baixo desejo sexual em mulheres na pré-menopausa. Trata-se de uma terapia de uso diário e que interage com vários fármacos e com o álcool, apresentando eficácia limitada.

O transtorno da dor genitopélvica/penetração pode ser subdividido em duas categorias: dispareunia (dor genital recorrente ou persistente associada à relação sexual que causa desconforto) e vaginismo (espasmo involuntário recorrente ou persistente da musculatura do terço externo da vagina que interfere na penetração vaginal, causando lesões e aflição).

Esse transtorno é diagnosticado quando surgem dificuldades recorrentes ou permanentes em um dos seguintes aspectos:

- Penetração vaginal durante o ato sexual.
- Dor pélvica ou vulvar durante tentativas de penetração.
- Medo de sentir dor em antecipação ao ato sexual ou durante a penetração vaginal.
- Tensão dos músculos do assoalho pélvico durante a penetração.

O transtorno da dor genitopélvica aumenta em prevalência com a idade e está associado a outros problemas de saúde, sendo encontrado um risco relativo três vezes maior que nas mulheres saudáveis.

Ademais, alguns fatores de risco estão associados ao transtorno, como nível educacional baixo, baixo *status* econômico, estresse ou problemas emocionais e prevalência de sintomas do trato urinário. Além disso, esse transtorno está associado à deterioração da qualidade de vida das pacientes.

Cerca de 20% das mulheres na pré-menopausa e 25% daquelas na pós-menopausa apresentam queixas relacionadas com o transtorno da dor genitopélvica e essa prevalência tende a aumentar com o avançar da idade.

O transtorno do orgasmo feminino se caracteriza pela ausência, demora ou pouca frequência de orgasmo ou intensidade muito reduzida das sensações orgásticas em pelo menos 75% das relações sexuais.

Essa desordem afeta 25% das mulheres e sua prevalência aumenta com a idade – cerca de 35% das mulheres entre 57 e 85 anos têm anorgasmia.

Diagnóstico das disfunções sexuais femininas

Convém obter uma história clínica completa, incluindo antecedentes ginecológicos e sexuais. Além dos itens pertinentes a todos os pacientes com disfunções sexuais, os seguintes tópicos devem ser levantados diante de pacientes idosas:

- *Status* menopausal.
- Histórico gestacional.
- Antecedente de cirurgias ou neoplasias pélvicas.
- Dor pélvica ou vulvovaginal.
- Sensação de vagina seca.
- Sangramentos.
- Incontinências urinária e fecal.

Em casos selecionados, é possível lançar mão de exames complementares, como ultrassonografia transvaginal, culturas para gonorreia e clamídia (obtidas do colo uterino), níveis séricos de TSH e prolactina. A dosagem de hormônios androgênios em mulheres não é recomendada de rotina.

Tratamento

Medidas não farmacológicas

Além das medidas gerais já abordadas (educação, terapia de casal, psicoterapia), as seguintes abordagens apresentam benefícios:

fisioterapia com reabilitação pélvica (em casos de dor pélvica ou hipertonia do assoalho pélvico), tratamento das incontinências (urinária e fecal), uso de lubrificantes vaginais à base de água e a recomendação de vibradores ou livros com temas eróticos.

Medidas farmacológicas

A reposição de testosterona pode ser tentada por 3 a 6 meses em mulheres na pós-menopausa com transtorno do desejo hipoativo que não obtiveram resultados com as medidas não farmacológicas. A reposição deve ser suspensa caso não seja obtida a melhora e não deve ser realizada por mais de 24 meses em razão da ausência de estudos de segurança e eficácia.

Os estrogênios sistêmicos (combinados ou não com progesterona) têm benefício apenas nas pacientes com disfunção sexual associada ao climatério sintomático, devendo ser usados por período limitado em virtude dos fatores de risco associados e contraindicados fora desse contexto. O estrogênio tópico pode ser usado em casos de incontinência urinária e para atrofia vaginal com melhora da dispareunia.

O ospemifeno é medicação oral aprovada pela FDA como alternativa ao uso dos lubrificantes vaginais no tratamento da dispareunia associada à atrofia genital. No entanto, exige uso diário e não tem sua segurança comprovada em pacientes com fatores de risco para neoplasia mamária ou embolia pulmonar.

A tibolona é um esteroide sintético com propriedades estrogênicas, progestogênicas e androgênicas aprovado para uso em mulheres menopausadas na Europa, porém está associado ao risco de neoplasia de mama e acidente vascular encefálico.

■ INFECÇÕES SEXUALMENTE TRANSMISSÍVEIS NOS IDOSOS

Causam perplexidade os dados alarmantes sobre a prevalência das infecções sexualmente transmissíveis em indivíduos com mais de 65 anos. Entre os anos de 2010 a 2014 foi registrado aumento de 52% nos casos de clamídia, de 75% nos de gonorreia e de 64% nos de sífilis. Em 2013, aproximadamente 21% dos diagnósticos de HIV e 27% dos casos de síndrome da imunodeficiência adquirida (AIDS) foram registrados em pessoas com mais de 50 anos.

■ CONSIDERAÇÕES FINAIS

- A educação em saúde é a melhor estratégia para a elaboração de conceitos que encarem o idoso como um indivíduo livre para vivenciar sua sexualidade, desprendida de mitos e preconceitos socialmente solidificados. Cabe ressaltar que essas ações educativas devem envolver tanto os idosos como os não idosos, pois o envelhecimento é inerente ao ser humano, e questões sobre a sexualidade precisam ser discutidas no percurso de todas as etapas da vida.
- A maioria dos homens e mulheres com mais de 60 anos relatou em pesquisas ter relações sexuais pelo menos uma vez por mês. O preditor mais influente da atividade sexual parece ser a saúde física, em homens mais velhos, e a qualidade da relação conjugal, em mulheres mais velhas.
- Fatores que podem contribuir para a disfunção sexual em idosos incluem efeitos físicos de doenças, medicamentos, transtornos psiquiátricos e estressores psicossociais, incluindo a perda do parceiro.
- Os distúrbios sexuais mais frequentes em homens mais velhos incluem disfunção erétil e ejaculação retardada. Os transtornos observados em mulheres idosas incluem o transtorno do interesse sexual hipoativo/excitação sexual feminina, o distúrbio orgástico feminino e a dor genitopélvica/desordem de penetração.
- Os princípios gerais do tratamento das disfunções sexuais devem incluir o tratamento de doenças crônicas, adaptações com o tratamento das limitações físicas ou da dor, educação, psicoterapia individual ou de casal e terapia farmacológica, além de informações sobre o envelhecimento normal.

Bibliografia

Agronin M. Sexual dysfunction in older adults. In: Stein MB (ed.). UpToDate. Waltham, Mass.: UpToDate, 2017. Disponível em: www.uptodate.com/contents/sexual-dysfunction-in-older-adults. Acesso em: 10/01/2019.

Becher E, Torres LO, Glina S. Consenso latino-americano sobre DAEM. São Paulo: PlanMark, 2013.

Bhasin S, Cunningham GR, Hayes FJ et al. Testosterone therapy in men with androgen deficiency syndromes: An Endocrine Society clinical practice guideline. J Clin Endocrinol Metab June 2010, 95(6):2536-59.

Burke RM, Evans JD. Avanafil for treatment of erectile dysfunction: review of its potential. Vasc Health Risk Manag 2012; 8:517.

Cunningham GR, Rosen RC. Overview of male sexual dysfunction. In: Snyder PJ, O'Leary MP (eds.). UpToDate. Waltham, Mass.: UpToDate, 2018. Disponível em: www.uptodate.com/contents/overview-of-male-sexual-dysfunction. Acesso em: 10/01/2019.

Hirsch M, Birnbaum RJ. Sexual dysfunction caused by selective serotonin reuptake inhibitors (SSRIs): management. In: Roy-Byrne PP (ed.). UpToDate. Waltham, Mass.: UpToDate, 2017. Disponível em: www.uptodate.com/contents/sexual-dysfunction-caused-by-selective-serotonin-reuptake-inhibitors-ssris-management. Acesso em: 10/01/2019.

Khera M, Cunningham GR. Treatment of male sexual dysfunction. In: Snyder PJ, O'Leary MP, (eds.). UpToDate. Waltham, Mass.: UpToDate, 2018. Disponível em: www.uptodate.com/contents/treatment-of-male-sexual-dysfunction. Acesso em: 10/01/2019.

Morgentaler A, Zitzmann M, Traish AM et al. Fundamental concepts regarding testosterone deficiency and treatment: international expert consensus resolutions. Mayo Clin Proc July 2016; 91(7):881-96.

Sarris AB, Nakamura MC, Fernandes GR, Staichak RL, Pupulim AF, Sobreiro BP. Fisiopatologia, avaliação e tratamento da disfunção erétil: artigo de revisão. Rev Med (São Paulo) 2016 jan-mar; 95(1):18-29.

Shifren JL. Overview of sexual dysfunction in women: epidemiology, risk factors, and evaluation. In: Barbieri RL (ed.). UpToDate. Waltham, Mass.: UpToDate, 2018. Disponível em: www.uptodate.com/contents/overview-of-sexual-dysfunction-in-women-epidemiology-risk-factors-and-evaluation. Acesso em: 10/01/2019.

Spitzer M, Basaria S, Travison TG et al. Effect of testosterone replacement on response to sildenafil citrate in men with erectile dysfunction: a parallel, randomized trial. Ann Intern Med 2012; 157:681.

Van Anders SM. Testosterone and sexual desire in healthy women and men. Arch Sex Behav 2012; 41:1471.

Wierman ME, Arlt W, Basson R et al. Androgen therapy in women: A reappraisal: An Endocrine Society clinical practice guideline. J Clin Endocrinol Metab October 2014, 99(10):3489-510.

Envelhecimento em Pessoas Vivendo com HIV/AIDS

Isaura Romero Peixoto
Paulo Sergio Ramos de Araújo

CAPÍTULO 54

■ INTRODUÇÃO

A síndrome da imunodeficiência adquirida (AIDS, do inglês *acquired immunodeficiency syndrome*) passou a ser considerada uma doença crônica após o início da terapia antirretroviral (TARV), em meados da década de 1990. A sobrevida dessa população, quando apresenta bom controle virológico, pode estar dentro da curva esperada. Entretanto, a ocorrência de comorbidades é mais comum e mais precoce em pessoas com mais de 50 anos de idade vivendo com HIV/AIDS quando comparadas aos indivíduos HIV-negativos da mesma faixa etária. Essas comorbidades parecem impactar diretamente o manejo clínico e o incremento de morbidade e mortalidade desses indivíduos ao longo de seus anos de vida. Muito frequentemente detectado, o fenômeno da multimorbidade é caracterizado pela presença de pelo menos duas ou mais comorbidades não infecciosas e de maneira muito clara tem sido apontado como fator de risco para o decaimento funcional e a morte.

Até 2014 havia no mundo 4,2 milhões pessoas vivendo com HIV/AIDS (PVHA) maiores de 50 anos de idade, 60% dos quais na África Subsaariana. Até 13% da população de adultos vivendo com HIV/AIDS têm mais de 50 anos de idade, havendo a real necessidade de melhoria no acesso a essa população aos serviços de atenção à saúde, a qual é muitas vezes negligenciada ou mesmo ignorada. Essa negligência tem origem em diversos fatores: baixa percepção dos riscos de aquisição de infecção por HIV, dificuldades no manejo das PVHA, acesso deficitário aos serviços de saúde e a presença de estigmas e discriminação.

■ FORMAS DE TRANSMISSÃO

A despeito de múltiplas rotas terem sido apontadas no passado para a transmissão do vírus da imunodeficiência humana (*human deficiency virus*), as evidências atuais suportam apenas três formas primárias para a transmissão: contato sexual, exposição a sangue (como em usuários de substâncias injetáveis e ocasionalmente transfusão de sangue) e transmissão perinatal através de mães infectadas. Dados publicados no boletim epidemiológico de HIV/AIDS de 2018 apontam que entre 2007 e 2017 a principal rota de transmissão entre os indivíduos maiores de 13 anos de idade foi a sexual em ambos os sexos (96,4% entre os homens e 97,4% entre as mulheres), predominantemente entre os homens da categoria homo/bissexuais (48,7%). A proporção de casos entre os usuários de substâncias injetáveis vem se reduzindo em todo o país (2,7% entre os homens e 1,4% entre as mulheres).

De modo geral, tem sido reportado que o sexo anal aumenta mais o risco de transmissão do HIV que o sexo vaginal, cuja prática aumenta mais os riscos que o sexo oral. A coexistência de infecções sexualmente transmissíveis, mais marcadamente a presença de úlceras genitais, amplia a suscetibilidade do contato sexual. Em 2018, várias sociedades médicas, apoiadas pelo Joint United Nations Programme on HIV/AIDS (UNAIDS), a partir de evidências robustas de diversos estudos, relataram que o risco de transmissão de HIV pode ser considerado insignificante entre aqueles indivíduos em uso de TARV e que apresentem carga viral indetectável nos últimos 6 meses. Essa recomendação autoriza afirmar não ser necessário o uso de preservativos nas relações sexuais entre casais sorodiscordantes, embora seja sempre importante ressaltar o risco de transmissão de outras infecções sexualmente transmissíveis.

■ MANIFESTAÇÕES CLÍNICAS

O HIV/AIDS apresenta um amplo espectro de manifestações, desde infecção assintomática em período longo de latência até estágios de imunodeficiência avançada que se expressa através de infecções oportunistas, neoplasias e condições inflamatórias relacionadas com o vírus.

A infecção primária ou síndrome retroviral aguda pode se manifestar como uma síndrome mononucleose-*like* em até 40% a 90% dos indivíduos em 2 a 4 semanas após a exposição. Clinicamente, pode apresentar febre, linfadenopatia, mialgia, artralgia, exantema cutâneo, fadiga, letargia, anorexia, náusea, vômitos, cefaleia, fotofobia e úlceras mucocutâneas.

Sem TARV, a história natural da doença tem mostrado que a progressão para AIDS ocorre em 25% dos indivíduos após 6 anos e em 50% após 10 anos, e esse fato está relacionado com a queda progressiva da imunidade celular, representada principalmente pela redução da população de células T CD4. Aproximadamente 5% dos indivíduos permanecem sem sintomas e com níveis preservados de células T CD4 de 8 a 10 anos após a infecção, sendo classificados como progressores lentos.

Nas últimas duas décadas, com a introdução da TARV, tem sido relatada a redução significativa da ocorrência de infecções oportunistas e morte relacionadas com esses agravos. Entretanto, naqueles indivíduos com contagem de células T CD4 < 200/mm³, essas infecções oportunistas são frequentes, assim como nos que não aderem ou que abandonam o tratamento antirretroviral.

Algumas das infecções oportunistas mais frequentemente citadas são: pneumonia por *Pneumocystis jiroveci*, criptococose, histoplasmose, toxoplasmose cerebral, candidose oral ou oroesofagiana, citomegalovirose, tuberculose pulmonar e extrapulmonar e leucoencefalopatia multifocal progressiva (LEMP).

Em virtude do aumento da expectativa de vida dessa população, algumas condições médicas, antes pouco vistas, passaram a se expressar com frequência maior, como carcinoma cervical invasivo, neoplasias do canal anal e cavidade oral, muitas vezes relacionadas com o papilomavírus humano, doença hepática crônica ou hepatocarcinoma por vírus da hepatite B e/ou C, doença cardiovascular, osteoporose, declínio cognitivo e demências e aumento das neoplasias não relacionadas com o HIV.

Em PVHA, fatores como coinfecção pelo vírus da hepatite B/C, abuso de álcool e substâncias ilícitas, tabagismo, disfunção imune crônica e uso de agentes antirretrovirais parecem contribuir, em parte, para a perda progressiva da reserva funcional multissistêmica, levando ao surgimento de doenças crônico-degenerativas.

Os indivíduos mais velhos têm sido diagnosticados com infecção pelo HIV mais tardiamente quando comparados à população com menos de 50 anos de idade. Isso se deve, em parte, à falsa percepção dos profissionais de saúde de que pessoas mais velhas apresentariam risco baixo de transmissão do HIV através de exposição sexual ou por uso de substâncias endovenosas. Além disso, muitos sinais e sintomas da AIDS podem ser confundidos com a síndrome de fragilidade, como perda de peso, cansaço físico e perdas cognitivas.

■ COMORBIDADES RELACIONADAS COM A INFECÇÃO PELO HIV E TARV

Resistência insulínica e *diabetes mellitus*

Até metade dos pacientes em TARV desenvolverá distúrbios do metabolismo da glicose e, em idosos, a presença de sobrepeso/obesidade, o sedentarismo e o uso de inibidores de protease (fármacos que podem compor os esquemas de TARV) aumentam esse risco.

Dislipidemias

O aumento dos triglicerídeos, a redução do colesterol HDL e o aumento do colesterol LDL são um traço marcante entre PVHA em TARV e estão bem relacionados com o uso de inibidores de protease. Estudos apontam para a frequência de até 50% a 80% dessa alteração metabólica nessa população. Atualmente, os regimes baseados em inibidores da integrase (raltegravir e darunavir) têm melhorado esse cenário.

Lipodistrofia

A lipodistrofia se caracteriza pelo acúmulo (lipo-hipertrofia) e/ou subtração (lipoatrofia) de gordura do tecido celular subcutâneo em áreas do corpo e quase sempre está associada à síndrome metabólica e a risco cardiovascular aumentado, além de frequentemente causar perda da autoestima, acarretando transtornos emocionais que conduzem à pobre adesão ao tratamento. O tratamento pode implicar a revisão do esquema antirretroviral, o encorajamento à prática de atividade física com exercícios de resistência e, em alguns casos, procedimentos estéticos, como técnicas de preenchimento e cirurgias plásticas reconstrutoras.

Alterações renais

Comprometimento da função renal pode ocorrer por ação do próprio vírus, causando glomerulopatias, toxicidade dos medicamentos empregados e ainda por comorbidades e aumento da expectativa de vida.

Alterações neurológicas

Nas duas últimas décadas, após a introdução da TARV, houve um declínio importante na incidência das infecções oportunistas que comprometem o sistema nervoso central, como toxoplasmose cerebral, meningite criptocócica e LEMP. Por outro lado, tem aumentado o registro de desordens neurocognitivas associadas ao HIV (HAND), que se caracterizam pela evolução progressiva de alterações cognitivas, comportamentais e motoras, características das demências subcorticais. Nas fases iniciais podem ocorrer déficit de memória, bradipsiquismo, perda da capacidade de concentração, apatia e transtornos do humor. Com a evolução há prejuízo das tarefas da vida diária, distúrbios de marcha, tremor e comprometimento motor. Em estágio avançado é comum a incapacidade total para o autogerenciamento dos cuidados básicos da vida diária. Idade > 50 anos, presença de *diabetes mellitus* e doença cardiovascular e nível de escolaridade baixo são fatores de risco para HAND.

Alterações ósseas

Os indivíduos infectados pelo HIV apresentam menor densidade mineral óssea, o que parece estar relacionado com o próprio vírus, além de outros fatores, como uso de corticoides, tempo de infecção, magnitude da carga viral e emprego de antirretrovirais com tenofovir e inibidores de protease. Dessa maneira, apresentam com mais frequência osteopenia e osteoporose. Necrose asséptica da cabeça do fêmur também parece ser duas a três vezes mais frequente nessa população.

Neoplasias

Sarcoma de Kaposi e linfoma não Hodgkin são doenças definidoras de AIDS e ainda se apresentam como neoplasias malignas muito frequentes em PVHA, mesmo após a introdução da TARV. Com o aumento da expectativa de vida, essa população passou a apresentar aumento importante nas estatísticas de câncer de pulmão, câncer anal, câncer de próstata, linfoma de Hodgkin e câncer colorretal.

Fragilidade

Fragilidade tem sido reportada como uma síndrome clínica relacionada com o envelhecimento e que tem acarretado desfechos desfavoráveis, como aumento da hospitalização, deficiências e risco maior de morte. Sua etiologia não está esclarecida e talvez possa estar associada à disfunção mitocondrial, atividade de citocinas inflamatórias e aumento dos radicais livres. Alguns desses fatores também têm sido encontrados em PVHA e em pacientes em uso de TARV. Esse processo pode se expressar por meio de cansaço físico, marcha lentificada, níveis de atividade baixos, fraqueza e perda de peso.

■ DIAGNÓSTICO LABORATORIAL

Vários testes laboratoriais se encontram disponíveis para o diagnóstico de infecção por HIV com base na detecção de material nucleico ou proteínas virais e/ou na detecção de anticorpos. Apresentam diferentes sensibilidades e especificidades e seu desempenho está relacionado com o estágio da infecção.

As estratégias de testagem têm o objetivo de melhorar a qualidade do diagnóstico da infecção recente pelo HIV e ao mesmo tempo fornecer uma base racional para assegurar um diagnóstico seguro e rápido.

Ensaios de terceira geração foram empregados para detecção de imunoglobulina M (IgM) e imunoglobulina G (IgG). Já os ensaios de quarta geração possibilitam a detecção combinada de antígeno (antígeno p24) e anticorpos específicos, reduzindo o período de janela diagnóstica. Atualmente, os testes moleculares por meio de reação em cadeia da polimerase (PCR quantitativo) têm sido os mais eficazes para a confirmação diagnóstica por possibilitarem o diagnóstico de infecções agudas e/ou recentes e apresentarem melhor custo-efetividade.

Os indivíduos denominados controladores de elite, situação pouco frequente em que mantêm infecção latente com carga viral indetectável, precisam ter o diagnóstico laboratorial confirmado por meio de testes laboratoriais, como *Western-Blot* ou *Imunoblot* rápido. Diante de diversos cenários possíveis, casos de infecção recente são mais bem identificados por meio de um teste de quarta geração como teste inicial e de um teste molecular como complementar. Os indivíduos na fase crônica da infecção são identificados com sucesso por meio de qualquer combinação de testes iniciais (terceira ou quarta geração), seguidos por um teste complementar *Western-Blot* ou *Immunoblot* rápido.

Os testes rápidos são ferramentas ágeis para o diagnóstico laboratorial, levando em torno de 30 minutos para sua execução, com amostra de sangue obtida por punção digital ou fluido oral; entretanto, a janela imunológica desses últimos varia de 1 a 3 meses. Os testes rápidos recomendados pelo Departamento de Vigilância, Prevenção e Controle das Infecções Sexuais Transmissíveis, do HIV/AIDS e das Hepatites Virais do Ministério da Saúde do Brasil apresentam sensibilidade > 99,5% e especificidade > 99,0%.

A definição de algoritmos para a escolha e o ordenamento dos testes diagnósticos para infecção do HIV depende de variáveis como a disponibilidade dos testes empregados e os diversos cenários enfrentados. No Brasil, o Ministério da Saúde normatiza três diferentes possibilidades de algoritmos para o diagnóstico e, em caso de emprego de testes rápidos, sempre haverá a recomendação de dois testes de diferentes fabricantes:

- **Algoritmo 1:** emprega dois testes rápidos (TR1 e TR2), que contêm antígenos diferentes, usados sequencialmente em amostras de sangue, as quais podem ser obtidas por punção da polpa digital ou por punção venosa.
- **Algoritmo 2:** emprega dois testes rápidos (TR1 e TR2) de antígenos diferentes usados sequencialmente. O primeiro teste (TR1) é realizado com amostra de fluido oral e o segundo com amostra de sangue, a qual pode ser obtida por punção da polpa digital ou por punção venosa.
- **Algoritmo 3:** o diagnóstico da infecção pelo HIV em ambiente laboratorial é realizado por meio da utilização de testes iniciais e complementares. Emprega testes de imunoensaio de terceira geração (anticorpos) e quarta geração (antígenos e anticorpos simultaneamente), além de testes moleculares confirmatórios. Esse procedimento por meio dos testes de quarta geração possibilita o diagnóstico mais precoce de infecção por HIV.

Os exames solicitados na consulta e na avaliação inicial da PVHA são: hemograma, glicemia de jejum, creatinina, lipídios, aminotransferases, bilirrubinas, urinálise, parasitológico de fezes, testes sorológicos para hepatites A, B e C, testes treponêmicos e não treponêmicos, sorologia para HTLV, sorologia para Chagas e toxoplasmose, teste tuberculínico e radiografia do tórax, além de contagem de células T CD4 e carga viral para o HIV. Genotipagem pré-tratamento está recomendada em algumas situações, como em gestantes, em caso de coinfecção com tuberculose e em pessoas que tenham se infectado com parceria em uso de TARV. A pesquisa de HLA-B 5701 deve ser realizada antes do início dos regimes à base de abacavir.

■ PERIODICIDADE DAS CONSULTAS

A frequência de consultas de PVHA deve ser estabelecida de acordo com a condição clínica e a fase do tratamento. Após o início ou a modificação do regime da TARV, é importante que o indivíduo seja reavaliado entre 7 e 14 dias. Nessa oportunidade serão avaliados a adesão e os eventos adversos. Consultas mensais devem ser motivadas até a adaptação ao tratamento para reforçar a adesão; aqueles que atingem a estabilidade clínica e a supressão viral deverão ser avaliados com intervalos de 6 meses, quando novos exames laboratoriais serão solicitados. PVHA com mais de 50 anos, mesmo que não apresentem comorbidades, podem se beneficiar de intervalos menores entre as consultas, visando à redução dos riscos e à adoção de medidas de promoção da saúde. Nesse contexto, impõe-se a adesão à TARV e a outros medicamentos necessários, a avaliação das interações medicamentosas, a checagem da taxa de filtração glomerular e a correção das doses dos fármacos, a identificação dos indivíduos nas faixas etárias de risco para determinadas neoplasias, como de mama, próstata e cólon, e sobretudo os mecanismos que facilitem a incorporação de hábitos saudáveis de vida, especialmente dieta equilibrada e prática regular de atividades físicas.

■ TRATAMENTO ANTIRRETROVIRAL

As metas do tratamento antirretroviral são a redução da mortalidade e o aumento da qualidade de vida mediante a redução das morbidades. Nos últimos anos, tem sido observada a tendência mundial de iniciar a TARV precocemente, logo após o diagnóstico de infecção por HIV e na ausência de infecções oportunistas, com o objetivo de promover a supressão viral, o que parece reduzir diretamente a ativação imune e a cascata inflamatória. Essa medida está sabidamente relacionada com efeitos deletérios sobre os sistemas cardiovascular, nervoso central e renal. Entretanto, as indicações devem ser sempre personalizadas, levando em consideração os aspectos pessoais do indivíduo, já que a prescrição iniciada em momento inoportuno pode repercutir negativamente na adesão.

Os medicamentos antirretrovirais atuam em diferentes etapas do ciclo reprodutivo do HIV. No Brasil, estão disponíveis:

- **Inibidores da transcriptase reversa:**
  - **Análogos dos nucleosídeos:** zidovudina, lamivudina, abacavir e entricitabina.
  - **Análogos dos nucleotídeos:** tenofovir.
  - **Não análogos dos nucleosídeos:** nevirapina, efavirenz e etravirina.
- **Inibidores de protease:** atazanavir, darunavir, tipranavir, ritonavir e lopinavir.
- **Inibidores de entrada:** enfuvirtida e maraviroque.
- **Inibidores da integrase:** dolutegravir e raltegravir.

Atualmente, tem sido recomendada a combinação de pelo menos três antirretrovirais, sendo dois inibidores da transcriptase reversa análogos dos nucleosídeos (ITRN) ou inibidores da transcriptase reversa análogos dos nucleotídeos (ITRNt), associados a uma outra classe, ITRN, inibidores de protease (IP/ritonavir) ou inibidores da integrase. No Brasil, o esquema preferencial de primeira linha tem sido a associação de tenofovir/lamivudina (ITRN) e dolutegravir (inibidor da integrase), exceto em caso de coinfecção com tuberculose e gestantes ou mulheres em idade fértil. Esses indivíduos deverão receber uma combinação com tenofovir, lamivudina e efavirenz.

Os indivíduos que apresentem falha terapêutica, marcada pela não supressão viral após o regime inicial, deverão ser resgatados com nova composição de medicamentos, preferencialmente após realizado o teste de genotipagem para detecção de mutações que possibilite a elaboração de esquemas efetivos.

Não há recomendação protocolar de esquemas terapêuticos diferenciados em idosos com relação àqueles empregados em outras faixas etárias. Entretanto, algumas questões precisam ser consideradas, como a necessidade de ajustes de doses pela taxa de filtração glomerular quando do uso de alguns fármacos e o risco maior de interações medicamentosas, já que essa faixa etária muito frequentemente necessita de polifarmácia. O tenofovir apresenta risco maior de tubulopatia renal e queda do *clearance* de creatinina ao longo dos anos, além de alterações do metabolismo ósseo, podendo contribuir para a aceleração de osteopenia e osteoporose. Inibidores de protease, como lopinavir e ritonavir, estão associados a alterações do metabolismo da glicose e dos lipídios, além de redistribuição de gordura corporal. O efavirenz, agente menos empregado como esquema de primeira linha desde 2017, frequentemente acarretava sintomas, como cefaleia, sonolência, humor deprimido e até ideação suicida em indivíduos com transtornos de humor prévios. É importante que a composição da TARV nessa população seja personalizada, levando em consideração as diversas variáveis que possam ampliar as chances de sucesso com menos eventos adversos.

■ PROFILAXIA DAS INFECÇÕES OPORTUNISTAS (IO)

A profilaxia primária é uma estratégia que visa reduzir os riscos de desenvolvimento de IO em pessoas com exposição prévia a essas doenças. O principal parâmetro para orientar a introdução e a suspensão da profilaxia é a contagem de células T CD4, uma vez que o risco de IO está diretamente associado ao nível dessas células. (Quadro 54.1).

A profilaxia secundária objetiva minimizar os riscos de recidiva de IO anterior que já tenha recebido tratamento completo (Quadro 54.2).

■ VACINAÇÃO

As PVHA são mais vulneráveis a doenças provocadas por patógenos imunopreveníveis, de modo que a vacinação se apresenta como importante estratégia para redução desses riscos. Entretanto, é importante considerar o melhor momento para oferecer esses imunobiológicos, levando em consideração principalmente a condição imunológica de cada paciente. Faixas de células T CD4 têm sido empregadas para a recomendação de vacinas nessa população: em caso de CD4 > 350/mm^3, estão recomendadas; em casos de CD4 entre 200 e 350/mm^3, considerar os riscos e a epidemiologia; quando CD4 < 200/mm^3, não recomendadas.

Os imunobiológicos estão disponíveis nas salas de vacinas do Programa Nacional de Imunização (PNI), nos Centros de Referência para Imunobiológicos Especiais (CRIE) e nas clínicas de imunização (Quadro 54.3).

■ CONSIDERAÇÕES FINAIS

Diretrizes que contemplem de maneira integrada uma linha de cuidado de indivíduos idosos vivendo com HIV/AIDS são necessárias na medida em que essa população apresenta frequência maior de comorbidades, uso de diversos fármacos e suas interações e disfunções orgânicas próprias da idade, além de síndrome de fragilidade, que direciona a necessidade do cuidado centrado na multi e interdisciplinaridade.

Quadro 54.1 Indicações de profilaxia primária em pacientes com HIV/AIDS

Agente	Indicação	Primeira linha	Alternativa	Critérios de suspensão
Pneumocystis jiroveci	LT-CD4 < 200 (ou < 14%) ou candidíase oral ou doença definidora de AIDS	SMX/TMP (800/160mg) 3×/semana	Dapsona 100mg/dia	Boa resposta à TARV com manutenção de LT-CD4$^+$ > 200 células/mm^3 por mais de 3 meses. Reintroduzir profilaxia se LT-CD4$^+$ < 200 células/mm^3
Toxoplasma gondii	LT-CD4 < 100 células/mm^3 + anticorpo IgG para toxoplasma reagente	SMX/TMP (800/160mg) 1×/dia	Dapsona 50mg/dia + pirimetamina 50mg/semana + ácido folínico 10mg 3×/semana ou clindamicina 600mg 3×/dia + pirimetamina 25 a 50mg/dia + ácido folínico 10mg 3×/semana	Boa resposta à TARV com manutenção de LT-CD4$^+$ > 200 células/mm^3 por mais de 3 meses. Reintroduzir profilaxia se LT-CD4$^+$ < 100 células/mm^3
Mycobacterium tuberculosis	PPD > 5mm ou contato com paciente bacilífero ou radiografia de tórax com cicatriz sem tratamento prévio de tuberculose	Isoniazida 5mg/kg/dia (máximo 300mg/dia) + piridoxina 50mg/dia para reduzir o risco de neuropatia ou rifampicina 10mg/kg (máximo 600mg/dia)		Duração de 6 a 9 meses para isoniazida (preferencialmente a utilização de 270 doses em 9 a 12 meses) ou 4 meses para rifampicina
Complexo Mycobacterium avium	LT-CD4 < 50 células/mm^3	Azitromicina (1.200 a 1.500mg) 1×/semana	Claritromicina (500mg) 12/12h	Boa resposta à TARV com manutenção de LT-CD4$^+$ > 100 células/mm^3 por mais de 3 meses. Reintroduzir profilaxia se LT-CD4$^+$ < 50 células/mm^3
Cryptococcus sp.	Não se recomenda profilaxia primária			
Histoplasma capsulatum	Evitar situações de risco, como entrada em cavernas, em virtude do risco de exposição a fezes de pássaros e morcegos			
Citomegalovírus	Não se recomenda profilaxia primária			
Herpes simples	Não se recomenda profilaxia primária			

PPD: reação intradérmica à tuberculina (*purified protein derivative*); SMX-TMP: sulfametoxazol-trimetoprima; TARV: terapia antirretroviral; LT-CD4: linfócitos T CD4$^+$.
Fonte: adaptado do Protocolo Clínico e Diretrizes Terapêuticas para Manejo da Infecção por HIV em Adultos/MS, 2018.

Quadro 54.2 Indicações de profilaxia secundária em pacientes com HIV/AIDS

Agente	Primeira escolha	Alternativa	Critérios de suspensão
Pneumocystis jiroveci	SMX/TMP (800/160mg) 3×/semana	Dapsona 100mg/dia	Boa resposta à TARV com manutenção de LT-CD4$^+$ > 200 células/mm^3 por mais de 3 meses
Toxoplasma gondii	Peso < 60kg: sulfadiazina 500mg 6/6h + pirimetamina 25mg/dia + ácido folínico 10mg/dia Peso > 60kg: sulfadiazina 1g 6/6h + pirimetamina 50mg/dia + ácido folínico 10mg/dia	SMX/TMP (800/160mg) 2×/dia ou clindamicina 600mg 3×/dia + pirimetamina 25 a 50mg/dia + ácido folínico 10mg 1×/dia	Boa resposta à TARV com manutenção de LT-CD4$^+$ > 200 células/mm^3 por mais de 6 meses
Complexo Mycobacterium avium	Claritromicina 500mg 2×/dia + etambutol 15mg/kg/dia (máximo de 1.200mg/dia)	Azitromicina 500mg/dia + etambutol 15mg/kg/dia (máximo de 1.200mg/dia)	Após 1 ano de tratamento para MAC, na ausência de sintomas, boa resposta à TARV com manutenção de LT-CD4$^+$ > 100 células/mm^3 por mais de 6 meses. Reintroduzir profilaxia se LT-CD4$^+$ <100 células/mm^3
Cryptococcus sp.	Fluconazol 200mg/dia	Itraconazol 200mg 2×/dia Anfotericina B desoxicolato 1mg/kg 1×/semana	Término do tratamento de indução e consolidação e pelo menos 1 ano de manutenção, assintomático e LT-CD4$^+$ > 200 células/mm^3 por mais de 6 meses
Isospora belli	SMX/TMP (800/160mg) 3×/semana	Pirimetamina 25mg 1×/dia + ácido folínico 10mg 3×/semana	Não há recomendação específica. No entanto, indica-se a suspensão da profilaxia com LT-CD4$^+$ > 200 células/mm^3 por mais de 3 meses
Citomegalovírus (apenas para retinite, não recomendado rotineiramente para outras manifestações)	Ganciclovir EV 5mg/kg/dia 5×/semana	Foscarnet 90 a 120mg/kg 1×/dia	Boa resposta à TARV com manutenção de LT-CD4 > 100 células/mm^3 por mais de 3 a 6 meses
Histoplasmose (disseminada ou acometimento do SNC)	Itraconazol 200mg/dia		Manutenção por tempo indeterminado, pois não há evidência suficiente para a recomendação de interrupção do itraconazol Considerar suspensão após período mínimo de 1 ano de tratamento de manutenção, ausência de sintomas e LT-CD4$^+$ > 150 células/mm^3 por mais de 6 meses Reintroduzir se LT-CD4$^+$ < 150 células/mm^3
Herpes simples (> 6 episódios/ano)	Aciclovir 400mg 12/12h		
Candidíase esofágica	Não recomenda profilaxia secundária		

PPD: reação intradérmica à tuberculina (*purified protein derivative*); SMX-TMP: sulfametoxazol-trimetoprim; TARV: terapia antirretroviral; LT-CD4: linfócitos T CD4$^+$; SNC: sistema nervoso central.
Fonte: adaptado do Protocolo Clínico e Diretrizes Terapêuticas para Manejo da infecção por HIV em Adultos/MS, 2018.

Quadro 54.3 Imunobiológicos disponíveis

Vacinas	PNI	CRIE	Clínicas privadas
dT	dT 10/10 anos	dT 10/10 anos	dT 10/10 anos
dTPa	–	–	dTPa 10/10 anos
Influenza	Anual (trivalente)	–	Anual (tetravalente)
Pneumo-13	–	1 dose + 1 reforço após 5 anos*	dose + 2 reforços (6 meses + 5 anos)*
Pneumo-23	–		
Meningo-C	–	1 dose	1 dose
Meningo-ACWY	–	–	1 dose
Febre amarela	Dose única**	–	–
Tríplice viral (rubeola, sarampo e caxumba)	1 dose + 1 reforço após 3 meses	–	1 dose + 1 reforço após 3 meses
Varicela	–	1 dose + 1 reforço após 3 meses	1 dose + 1 reforço após 3 meses
Hepatite A	–	1 dose + 1 reforço após 6 meses	1 dose + 1 reforço após 6 meses
Hepatite B	4 doses duplas (0, 30, 60 e 180 dias)	4 doses duplas (0, 30, 60 e 180 dias)	4 doses duplas (0, 30, 60 e 180 dias)

PNI: Programa Nacional de Imunização; CRIE: Centros de Referência de Imunobiológicos Especiais.
*Os CRIE oferecem a vacina pneumocócica 23 + reforço após 5 anos. Em clínicas de vacinação, recomenda-se iniciar o esquema vacinal com pneumocócica 13 + dois reforços da vacina pneumocócica 23 (6 meses e 5 anos após a pneumocócica 13).
**Vacina febre amarela: dose única (após os 60 anos, avaliar riscos e benefícios).

Bibliografia

Brasil. Ministério da Saúde. Secretaria de Vigilância em Saúde. Departamento de Vigilância, Prevenção e Controle das Infecções Sexualmente Transmissíveis, do HIV/AIDS e das Hepatites Virais. Protocolo Clínico e Diretrizes Terapêuticas para Manejo da Infecção pelo HIV em Adultos. Ministério da Saúde, 2018, 412p.

Cardoso, SW, Torres TS, Santini-Oliveira M, Marins LMS, Veloso VG, Grinsztejn B. Aging with HIV: a practical review. Braz J Infect Dis 2013; 17(4):464-79.

Guidelines for Prevention and Treatment of Opportunistic Infections in HIV-Infected Adults and Adolescents. Recommendations from the Centers for Disease Control and Prevention, the National Institutes of Health, and the HIV Medicine Association of the Infectious Diseases Society of America. Disponível em: https://Aidsinfo.nih.gov/guidelines.

Maciel AR, Kluck HM, Durand M, Sprinz E. Comorbidity is more common and occurs earlier in persons living with HIV than in HIV-uninfected matched controls, aged 50 years and older: A cross-sectional study. Int J Infect Dis 2018; 70:30-5.

Ministério da Saúde do Brasil. DATASUS. Disponível em: http://tabnet.datasus.gov.br. Acesso em: 05/05/2019.

Simonette FR, Dewar R, Maldarelli F. Diagnosis of human immunodeficiency virus infection. In: Mandell, Douglas and Bennett's principles and practice of infectious diseases. 8. ed. Elsevier Saunders, 2015.

Tenore S, Dias RS. Tratamento antirretroviral. In: Salomão R. Infectologia – Bases clínicas e tratamento. 1. ed. Rio de Janeiro: Guanabara Koogan, 2017.

Rastreios Oncológicos

Glauber Moreira Leitão
Luiz Alberto Reis Mattos Junior

CAPÍTULO 55

■ INTRODUÇÃO

O rastreio do câncer (também chamado de triagem ou *screening*) consiste no conjunto de métodos diagnósticos aplicados em determinada população assintomática que visa detectar a doença ainda em uma fase subclínica com o objetivo de reduzir a mortalidade por meio de tratamentos mais eficazes nos estágios iniciais da doença. Embora o câncer seja a segunda principal causa de morte entre as pessoas com mais de 64 anos de idade, há escassez de dados provenientes de estudos clínicos sobre a eficácia e os danos associados ao rastreio do câncer nessa população. Apesar da possibilidade de detectar precocemente o câncer, vale ressaltar que o rastreio também está associado a danos potenciais decorrentes dos procedimentos diagnósticos.

Desse modo, a decisão de rastrear precisa equilibrar a probabilidade do benefício em oposição à probabilidade de dano, bem como o horizonte de tempo para se beneficiar do diagnóstico *versus* o horizonte de tempo para prejudicar e ainda incorporar as preferências do paciente.

As recomendações para rastreio do câncer em idosos variam particularmente em relação a quando interrompê-lo. Essas diretrizes são fundamentadas em evidências derivadas de populações mais jovens e geralmente não abordam variações individuais na expectativa de vida, morbidades associadas, capacidade (*status*) funcional ou preferência pessoal, condições que alteram a relação risco-benefício nesse grupo de pacientes. Atualmente, a decisão de oferecer o rastreamento do câncer ao paciente idoso representa um desafio clínico.

Este capítulo contém uma revisão das diretrizes e dados atuais sobre o rastreio do câncer em idosos e oferece sugestões sobre como incorporar essas diretrizes na prática clínica.

■ CÂNCERES DE MAIOR INCIDÊNCIA NA POPULAÇÃO IDOSA

De acordo com dados fornecidos pelo Programa SEER (*Surveillance, Epidemiology, and End Results Program*) do Instituto Nacional do Câncer norte-americano, entre 2011 e 2015, 53,4% de todos os novos casos de câncer e 69,7% das mortes por câncer ocorreram em pessoas com 65 anos ou mais. Dentre as causas de morte, a mortalidade por câncer nessa faixa etária ocupa a segunda posição, perdendo apenas para as doenças cardiovasculares. Os quatro tipos principais de câncer que afetam os idosos norte-americanos são o de mama, o colorretal, o de pulmão e o de próstata.

Potencial benefício do rastreio diante da expectativa de vida

A avaliação geriátrica ampla pode ser usada para avaliar o estado geral de saúde de um paciente, incluindo comorbidades e fragilidade, e ainda para obter uma estimativa da expectativa de vida. A estimativa da expectativa de vida pode ser usada para determinar o benefício potencial das intervenções terapêuticas. Por exemplo, se uma intervenção conhecida necessita de tempo para promover benefício de 10 anos e o paciente tem uma expectativa de vida inferior a 5 anos, os riscos potenciais ou os efeitos adversos dessa intervenção provavelmente superam os potenciais benefícios. Esse conceito também pode ser aplicado ao rastreio do câncer.

As ferramentas para rastreio do câncer têm sido avaliadas quanto ao tempo médio para beneficiar essa população. O benefício do rastreio é comumente representado pela redução da mortalidade específica por câncer. Os pesquisadores enfatizam a redução do risco absoluto da mortalidade, que é mais clinicamente significativa.

Para o rastreio do câncer da mama, por exemplo, a mamografia de rastreio repetida entre as idades de 50 e 74 anos reduz 7 mortes por câncer da mama para cada 1.000 mulheres rastreadas ao longo da vida, ou seja, uma redução de risco absoluta de 0,7%.

Quanto ao rastreio do câncer colorretal, estima-se que sua realização regularmente entre as idades de 50 e 75 anos reduza em 17 a 24 o número de mortes por câncer para cada 1.000 rastreios ao longo da vida, ou seja, uma redução de risco absoluto de 1,7% a 2,4%. No câncer de próstata, o benefício do rastreio permanece controverso. Uma atualização da recomendação da U.S. Preventive Services Task Force (USPSTF) menciona que o rastreio em homens entre 55 e 69 anos promoveu a redução das taxas de morte por câncer de próstata apenas em um estudo, 1 a 2 por 1.000 rastreios, ou redução absoluta do risco de 0,1% para 0,2%.

Na avaliação dos potenciais benefícios, devem ser considerados os idosos que têm expectativa de vida limitada e podem não viver o suficiente para se beneficiarem das ações de rastreio do câncer. Um conceito relacionado é o dos riscos concorrentes: mais da metade de todos os adultos com mais de 65 anos tem múltiplas condições crônicas e alguns podem ter maior probabilidade de morrer de outras doenças que de um câncer indolente, como no câncer de próstata, sem mencionar o sofrimento psíquico e emocional e a possibilidade de tratamento excessivo.

■ REVISÃO DOS PRINCIPAIS CONSENSOS INTERNACIONAIS

As diretrizes para rastreio do câncer de mama, pulmão, colorretal e próstata apresentadas pela USPSTF, American Cancer Society (ACS), American College of Physicians (ACP) e National Comprehensive Cancer Network (NCCN) são brevemente revisadas com foco sobre as recomendações relevantes para uma abordagem individualizada do rastreio do câncer em idosos. A maioria das recomendações em torno da tomada de decisão individualizada envolve situações em que os potenciais benefícios e danos do rastreio são incertos ou faltam evidências; como tal, essas são também situações em que as orientações de diferentes sociedades são por vezes inconsistentes.

Rastreio do câncer de mama

A mamografia é o único teste de rastreio que demonstra reduzir as mortes por câncer de mama em ensaios clínicos randomizados. Embora o avançar da idade seja o principal fator de risco para o câncer de mama, os estudos que avaliaram o rastreio com mamografia não incluíram as mulheres com mais de 74 anos de idade.

Todas as diretrizes referenciadas recomendam a mamografia de rastreio como teste de escolha para o rastreio do câncer de mama, embora registrem diferenças quanto à periodicidade do exame e à idade de interrupção do rastreio. Uma revisão sistemática de Galit e cols. (2007) sugeriu que, com uma expectativa de vida razoável e sem comorbidades graves, as mulheres com 75 anos ou mais provavelmente se beneficiariam da mamografia. Além disso, estudos de coorte observacionais e retrospectivos mostraram que a mamografia de rastreio regular em mulheres com 75 anos ou mais está associada à detecção de doença em estágio inicial e à menor mortalidade por câncer de mama (Badgwell e cols., 2008; Freedman e cols., 2016).

A USPSTF encontrou evidências insuficientes para recomendar a mamografia em mulheres com mais de 74 anos de idade. O NCCN recomenda a decisão individualizada para as mulheres com mais de 65 anos, "pesando seus potenciais riscos e benefícios no contexto da saúde geral dos pacientes e longevidade estimada".

Rastreio do câncer de próstata

O rastreio do câncer de próstata é um tema controverso. A maioria dos casos tem bom prognóstico mesmo sem tratamento, embora alguns tipos de câncer sejam agressivos. O câncer de próstata aumenta com a idade, e 75% dos diagnósticos são estabelecidos em pacientes com 65 anos de idade ou mais. Os testes de dosagem do antígeno prostático específico (PSA) e o toque retal são as duas principais abordagens, as quais, em geral, são combinadas para o rastreio do câncer de próstata. Não existe um teste único eficaz e confiável para o rastreio do câncer de próstata precoce em homens saudáveis, e não é incomum que os homens tenham neoplasia prostática aos 80 anos de idade, embora apenas 1 em cada 25 morreria da doença após o diagnóstico nessa faixa de idade.

A atual recomendação da USPSTF é contrária à realização do PSA para rastreio do câncer de próstata em todas as idades, recomendando uma decisão individualizada para os pacientes de 55 a 69 anos de idade. O NCCN recomenda que, em homens com mais de 75 anos, o teste de PSA seja feito com cautela e somente em indivíduos muito saudáveis, com poucas ou sem comorbidades, dado o risco de sobrediagnóstico. As diretrizes da NCCN também afirmam que os homens com mais de 60 anos com PSA < 1ng/mL provavelmente não se beneficiarão da triagem adicional. A American Urological Association (AUA) recomenda uma discussão sobre os potenciais danos e benefícios do rastreio com PSA em homens entre 55 e 69 anos e não recomenda a triagem naqueles com 70 anos ou mais ou que tenham expectativa de vida inferior a 10 ou 15 anos.

Rastreio do câncer colorretal

Dados de estudos clínicos de rastreio do câncer colorretal demonstram redução da mortalidade específica pelo câncer. Os exames recomendados para rastreio incluem colonoscopia a cada 10 anos, teste de sangue oculto nas fezes de alta sensibilidade (FOBT) ou teste imunoquímico fecal (FIT) anual, bem como sigmoidoscopia flexível a cada 5 anos. Um estudo feito com beneficiários do *Medicare* americano com colonoscopia para rastreio diminuiu modestamente o risco de câncer colorretal em um período de 8 anos para aqueles com idade entre 70 e 74 anos (2,2% *versus* 2,6% no grupo sem rastreamento com o exame). Uma diminuição ainda menor e estatisticamente não significativa do risco foi verificada para aqueles de 75 a 79 anos (2,8% *versus* 3,0% no grupo sem rastreamento) (García-Albéniz e cols., 2016).

A USPSTF faz uma forte recomendação de rastreio para adultos a partir dos 50 anos. A escolha do teste de rastreio deve ser individualizada com base na preferência do paciente e na disponibilidade do exame. O rastreio do câncer colorretal em pessoas com mais de 75 anos permanece controverso porque esses pacientes não foram incluídos em estudos clínicos randomizados sobre sua eficácia.

O American College of Physicians recomenda o rastreio de adultos com idade entre 50 e 75 anos usando uma das quatro estratégias: FOBT ou FIT a cada ano; sigmoidoscopia flexível a cada 5 anos; combinação de FOBT ou FIT a cada 3 anos mais sigmoidoscopia flexível a cada 5 anos ou colonoscopia a cada 10 anos.

A ACS recomenda a continuação da triagem de rotina em adultos até os 75 anos e naqueles com expectativa de vida de mais de 10 anos, individualizando as decisões de rastreio para os pacientes de 76 a 85 anos e desencorajando a triagem em indivíduos com mais de 85 anos.

Rastreio do câncer de pulmão

O câncer de pulmão é o segundo tipo de câncer mais comum e a principal causa de morte por câncer nos EUA e no Brasil, correspondendo a 1 em cada 4 mortes por câncer. O risco de câncer de pulmão aumenta com a idade e com o uso de tabaco; 85% dos cânceres de pulmão são decorrentes do tabagismo e 66% são diagnosticados entre adultos com 65 anos ou mais.

Como o tamanho do tumor e o estágio estão fortemente relacionados com a sobrevida dos pacientes com câncer de pulmão, há forte interesse em estratégias que possam detectar o câncer mais precocemente. A sobrevida em 5 anos é baixa na maioria das populações do mundo (em média, 10% a 15%). Isso porque, em geral, esse tipo de câncer é detectado em estágios avançados, uma vez que não são observados sintomas em seus estágios iniciais.

A radiografia de tórax, a citologia de escarro e a tomografia computadorizada (TC) de baixa dose têm sido usadas para rastrear o câncer de pulmão. Há poucas evidências de benefício do rastreio com radiografia de tórax e com citologia de escarro nos estudos clínicos randomizados na diminuição da mortalidade. Entretanto, algumas evidências de estudos randomizados em larga escala indicam que o exame de TC de baixa dose pode reduzir as mortes por câncer de pulmão (Humphrey e cols., 2013).

A USPSTF e a ACS recomendam rastreio anual para câncer de pulmão com TC do tórax com baixas doses em adultos de 55 a 74 anos de idade (até 80 anos, segundo as diretrizes da USPSTF) com histórico de 30 anos de tabagismo e que ainda fumam ou pararam de fumar nos últimos 15 anos. O rastreamento não é recomendado para adultos com comorbidades graves ou expectativa de vida curta, para os quais a cirurgia curativa não seria apropriada.

O Quadro 55.1 resume as principais recomendações para o rastreio de neoplasias.

■ RECOMENDAÇÕES NACIONAIS

No que tange às recomendações nacionais de rastreamento de câncer, incluindo os idosos, extrapolam-se dados das sociedades americanas e europeias.

Para o câncer de próstata, por exemplo, a Sociedade Brasileira de Urologia recomenda que os homens a partir dos 50 anos de idade realizem uma avaliação individualizada com a solicitação racional de exames complementares. Aqueles da raça negra ou com parentes de primeiro grau com câncer de próstata devem começar

Quadro 55.1 Diretrizes internacionais para o rastreio oncológico

	Método de rastreio	Consenso	Ano	Recomendações
Câncer de mama	Mamografia	USPSTF	2016	Mulheres de 50 a 74 anos: rastreio a cada 2 anos; as evidências atuais são insuficientes para avaliar o risco-benefício em mulheres > 75 anos
		ACS	2015	Mulheres entre 45 e 54 anos: triagem anual; mulheres com idade ≥ 55 anos e expectativa de vida > 10 anos: rastreio bianual; as preferências do paciente devem ser consideradas em caso de mulheres > 40 anos
Câncer de próstata	PSA sérico	USPSTF	2012	Não recomenda o rastreio
		ACS	2010	Homens > 50 anos com expectativa de vida > 10 anos: a decisão sobre rastreio do câncer de próstata deve ser tomada após informações sobre incertezas (riscos e possíveis benefícios) – consentimento informado
		AUA	2013	Homens entre 55 e 69 anos: decisão compartilhada sobre rastreio; homens > 70 anos: não recomendado exame de rotina; pacientes com excelente estado de saúde podem se beneficiar do rastreio (decisão compartilhada)
Câncer colorretal	FOBT, FIT, teste de DNA nas fezes, sigmoidoscopia, solonoscopia por TC, colonoscopia	USPSTF/NCCN	2016	Adultos entre 50 e 75 anos: rastreio rotineiro – os riscos e benefícios de diferentes métodos de rastreio variam; adultos entre 76 e 85 anos: decisões individualizadas sobre a continuação do rastreio – considerar se expectativa de vida e condições de saúde são suficientes para se submeter ao tratamento oncológico e se as condições de comorbidades limitam a expectativa de vida
		ACS ACR	2008	Adultos > 50 anos: rastreio rotineiro
		ACP	2015	Adultos com idade entre 50 e 75 anos e com mais de 10 anos de expectativa de vida: rastreio rotineiro com a modalidade de exame preferida do paciente; adultos > 75 anos ou com expectativa de vida < 10 anos: interromper o rastreio
Câncer de pulmão	Tomografia computadorizada de baixa dose	USPSTF	2014	Adultos com idade entre 55 e 80 anos com história de tabagismo > 30 maços-anos e que atualmente fumam ou pararam de fumar há menos de 15 anos – descontinuar o rastreio se interrupção do tabagismo > 15 anos ou se houver problemas de saúde que limitem a expectativa de vida ou a possibilidade de cirurgia pulmonar curativa
		ACS	2013	Adultos com idade entre 55 e 80 anos com história de tabagismo > 30 maços-anos e que atualmente fumam ou pararam de fumar há menos de 15 anos

ACG: American College of Gastroenterology; ACP: American College of Physicians; ACR: American College of Radiology; AUA: American Urological Association; USPSTF: U.S. Preventive Services Task Force; NCCN: National Comprehensive Cancer Network; FOBT: teste de sangue oculto nas fezes de alta sensibilidade; FIT: teste imunoquímico fecal.

aos 45 anos. Após os 75 anos, o rastreio poderá ser realizado apenas naqueles com expectativa de vida acima de 10 anos.

Dentre as mulheres, espera-se que 1 em cada 12 venha a desenvolver neoplasia maligna de mama ao longo da vida. Para essa população, a Sociedade Brasileira de Mastologia, a Sociedade Brasileira de Cirurgia Oncológica e a Sociedade Brasileira de Radiologia recomendam iniciar o rastreio com mamografia a partir dos 40 anos de idade com frequência anual até os 75 anos de vida (Nível 1) na tentativa de estabelecer o diagnóstico precoce do câncer de mama. Os estudos prospectivos, controlados e randomizados não incluíram mulheres com mais de 75 anos, não havendo dados diretos sobre o rastreamento nessa faixa etária. Para essa população, o rastreio deve ser individualizado e, caso a expectativa de vida seja inferior a 5 a 7 anos, não se deve rastrear (Nível 2A – com base em nível de evidência baixo, existe consenso uniforme de que a intervenção é apropriada). O Instituto Nacional de Câncer (INCA)/Ministério da Saúde preconiza o início da mamografia aos 50 anos de idade, a qual deve ser realizada a cada 2 anos até os 69 anos de idade. Essas recomendações foram expressamente refutadas pelas sociedades médicas em vista das recomendações internacionais (Urban e cols., 2017).

Com base também em dados e recomendações internacionais, a Sociedade Brasileira de Coloproctologia sugere que os indivíduos sem histórico de câncer colorretal na família realizem rastreio a partir dos 45 aos 50 anos com pesquisa de sangue oculto e/ou colonoscopia. Se houver casos na família, essa estratégia deve ser iniciada 10 anos antes da idade do diagnóstico familiar. É bastante razoável que para os indivíduos na faixa etária de 76 a 85 anos, antes da solicitação dos exames de rastreio, seja avaliada a expectativa de vida e, nos casos em que ela seja superior a 10 anos, os exames devem ser solicitados de maneira individualizada. Após os 85 anos, não há recomendação com base em evidência.

Quanto às recomendações para o rastreio do câncer de pulmão, em um grande banco de dados de casos no estado de São Paulo, apenas 8,8% dos 20.850 pacientes com câncer de pulmão registrados no sistema entre 2000 e 2010 apresentavam doença no estágio I. Essas taxas diferem bastante das registradas em países como EUA e Reino Unido (15,4% e 14,5%, respectivamente). Em um ensaio brasileiro sobre o rastreio do câncer de pulmão com 790 voluntários, 10 pacientes receberam o diagnóstico de câncer de pulmão de não pequenas células (prevalência de 1,3%), sendo a maioria classificada no estágio I (Araújo e cols., 2018). Vale ressaltar que as medidas de prevenção primária contra o câncer parecem ser tão ou mais eficazes que a solicitação de exames de rastreio oncológico. Ainda não há qualquer evidência para o uso de marcadores tumorais, exceto PSA, como mencionado previamente. Assim, os dados brasileiros são bastante escassos e controversos, e na prática clínica são seguidas as recomendações de protocolos internacionais.

■ CONSIDERAÇÕES FINAIS

O câncer é comum na população idosa, e os benefícios do rastreio dos tipos mais comuns de câncer permanecem controversos. Os médicos devem discutir os riscos envolvidos no rastreio, incluindo desconforto durante a realização do teste, ansiedade, complicações potenciais de procedimentos diagnósticos e sobrediagnóstico de tumores que não são uma ameaça e que podem resultar em tratamento excessivo. Os idosos devem ser questionados a respeito de como veem os possíveis benefícios e danos de diferentes testes de rastreio, de modo que seus valores e preferências sejam considerados nas decisões sobre o rastreio. Mais pesquisas são necessárias para o melhor entendimento da relação entre câncer e envelhecimento, bem como dos riscos e benefícios do rastreio do câncer em idosos, para uma boa saúde e uma longevidade com maior qualidade de vida.

Bibliografia

American Geriatrics Society Expert Panel on the care of older adults with multimorbidity. Guiding principles for the care of older adults with multimorbidity: An Approach for clinicians. J Am Geriatr Soc 2012; 60(10):E1–E25.

Araújo LH, Baldotto C, Castro Jr G et al. Lung cancer in Brazil. J Bras Pneumol 2018; 44 (1):55-64.

Badgwell BD, Giordano SH, Duan ZZ et al. Mammography before diagnosis among women age 80 years and older with breast cancer. J Clin Oncol 2008; 26 (15):2482-8.

Bellera CA, Rainfray M, Mathoulin-Pélissier S et al. Screening older cancer patients: first evaluation of the G-8 geriatric screening tool. Ann Oncol 2012; 23(8):2166-72.

Bibbins-Domingo K, Grossman DC, Curry SJ et al. Screening for colorectal cancer: US Preventive Services Task Force Recommendation Statement. JAMA 2016; 315(23):2564-75.

Freedman RA, Keating NL, Partridge AH, Muss HB, Hurria A, Winer EP. Surveillance mammography in older patients with breast cancer – Can we ever stop? – A review. JAMA Oncology 2016; 3(3):402-9.

Galit W, Green MS, Lital KB. Routine screening mammography in women older than 74 years: a review of the available data. Maturitas 2007; 57(2):109-19.

García-Albéniz X, Hsu J, Bretthauer M, Hermán MA. Effectiveness of screening colonoscopy to prevent colorectal cancer among Medicare beneficiaries aged 70 to 79 years. Ann Intern Med 2016; 166(1):18-26.

Humphrey LL, Deffebach M, Pappas M et al. Screening for lung cancer with low-dose computed tomography: a systematic review to update the US Preventive Services Task Force Recommendation. Ann Intern Med 2013; 159(6):411-20.

Konety BR, Sharp VJ, Raut H, Williams RD. Screening and management of prostate cancer in elderly men: The Iowa Prostate Cancer Consensus. Urology 2013; 71(3):511-4.

Levin B, Lieberman DA, McFarland B et al. Screening and surveillance for the early detection of colorectal cancer and adenomatous polyps, 2008: A joint guideline from the American Cancer Society, the US Multi-Society Task Force on Colorectal Cancer, and the American College of Radiology. Gastroenterology 2008; 134(5):1570-95.

Migowski A, Silva GA, Dias MBK, Diz MDPE, Sant'ana DR, Nadanovsky P. Diretrizes para detecção precoce do câncer de mama no Brasil. II – Novas recomendações nacionais, principais evidências e controvérsias. Cad Saúde Pública 2018; 34(6):e00074817.

Moyer VA, US Preventive Services Task Force. Screening for lung cancer: U.S. Preventive Services Task Force recommendation statement. Ann Intern Med 2014; 160(5):330-8.

Moyer VA, US Preventive Services Task Force. Screening for prostate cancer: U.S. Preventive Services Task Force recommendation statement. Ann Intern Med 2012; 157(2):120-34.

Qaseem A, Denberg TD, Hopkins RH Jr et al. Screening for colorectal cancer: a guidance statement from the American College of Physicians. Ann Intern Med 2012; 156(5):378-86.

Roobol MJ, Steyeberg EW, Kranse R et al. A risk-based strategy improves prostate-specific antigen-driven detection of prostate cancer. European Urology 2010; 57(1):79-85.

Santos MO. Estimativa 2018: Incidência de câncer no Brasil. Rev Bras Cancerol 2019; 64(1):119-20.

Schonberg MA, Breslau ES, Hamel MB, Belizzi KM, McCarthy EP. Colon cancer screening in U.S. adults aged 65 and older according to life expectancy and age. J Am Geriatr Soc 2015; 63(4):750-6.

Siegel RL, Miller KD, Jemal A. Cancer statistics, 2016. CA Cancer J Clin 2016; 66(1):7-30.

Siu AL, US Preventive Services Task Force. Screening for breast cancer: U.S. Preventive Services Task Force recommendation statement. Ann Intern Med 2016; 164(4):279-96.

Urban LABD, Chala LF, Bauab SDP et al. Breast cancer screening: updated recommendations of the Brazilian College of Radiology and Diagnostic Imaging, Brazilian Breast Disease Society, and Brazilian Federation of Gynecological and Obstetrical Associations. Rev Bras Ginecol Obstet 2017; 39(10):569-75.

Wender R, Fontham ET, Barrera E Jr et al. American Cancer Society lung cancer screening guidelines. CA Cancer J Clin 2013; 63(2):107-17.

Wilt TJ, Harris RP, Qaseem A. Screening for cancer: Advice for high-value care from the American College of Physicians. Ann Intern Med 2015; 162(10):718-25.

Hiperplasia Prostática Benigna

Alexandre de Mattos Gomes
Ivan Batista Barros

CAPÍTULO 56

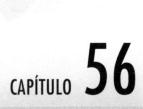

▪ INTRODUÇÃO

A hiperplasia prostática benigna (HPB) é de fato uma doença benigna: insidiosa e oligossintomática durante anos. No entanto, à medida que a próstata vai crescendo (e esse processo não para), o paciente tende a se tornar mais sintomático, havendo impacto negativo em sua qualidade de vida.

Diversas intervenções clínicas e cirúrgicas se encontram disponíveis com focos primário (reduzir os sintomas) e secundário (reduzir o tamanho da glândula prostática).

Cabe salientar que, embora possam coexistir, a HPB não é fator de risco para o câncer de próstata (CP). Portanto, o tratamento da HPB não se destina à prevenção do CP, mas à própria melhora sintomática.

A prevalência da doença é muito alta, chegando a acometer 50% a 75% dos homens com mais de 50 anos de idade e 80% daqueles com mais de 70 anos. Como o tratamento inicial geralmente é clínico, não é razoável esperar que apenas o urologista investigue e trate esses pacientes. Essa doença deve ser conduzida inicialmente por um médico generalista, seja na atenção primária, seja pelo clínico ou geriatra, buscando o apoio do especialista quando se tratar de casos mais complexos e atípicos ou se o urologista estiver disponível no sistema de saúde.

▪ APRESENTAÇÃO CLÍNICA

Em geral, o paciente com HPB procura auxílio médico em virtude da presença de sintomas do trato urinário inferior (STUI). Por isso, a avaliação inicial consiste na investigação desses sintomas via anamnese e por meio de escalas específicas, das quais a mais utilizada é o *International Prostate Symptom Score* (IPSS). Em seguida, é realizado o toque retal (TR).

Usualmente, os STUI se dividem naqueles de esvaziamento vesical e de armazenamento. São sintomas de esvaziamento: jato urinário fraco, hesitância, intermitência, sensação de esvaziamento incompleto e uso de força para urinar. Os sintomas de armazenamento são polaciúria, noctúria e urgência urinária.

A escala IPSS é mostrada no Quadro 56.1. Sua interpretação abrange desde indivíduos levemente sintomáticos (0 a 7 pontos) e moderadamente sintomáticos (8 a 19 pontos), até os portadores de sintomas graves (20 a 35 pontos).

O TR deve ser preferencialmente executado por profissional familiarizado com o procedimento e visa avaliar a consistência da próstata, seu tamanho, simetria, textura e presença de nodulações.

▪ DIAGNÓSTICO DIFERENCIAL

O paciente com STUI apresenta alta probabilidade de ter HPB, porém se faz necessário o diagnóstico diferencial com CP, cistite, bexiga hiperativa e até varizes hemorroidárias. Alguns medicamentos também podem agravar ou mesmo causar os sintomas, como os opioides e alguns antidepressivos. Portanto, a busca por medicações responsáveis por iatrogenias sempre consiste em uma boa prática geriátrica.

Exames complementares

Alguns exames complementares podem ser úteis no diagnóstico diferencial.

O sumário de urina pode ajudar a identificar cistite mediante a presença de piúria e bacteriúria, bem como outras condições, como hematúria, algumas vezes associada ao câncer de bexiga.

Quadro 56.1 Escore IPSS (*International Prostate Symptom Score*)							
	Nunca	Menos de uma vez a cada cinco	Menos da metade das vezes	Metade das vezes	Mais da metade das vezes	Quase sempre	Pontuação
Esvaziamento incompleto No mês passado, com que frequência você teve a sensação de não ter esvaziado a bexiga completamente após terminar de urinar?	0	1	2	3	4	5	
Frequência No mês passado, com que frequência você teve de urinar novamente menos de 2 horas após ter urinado?	0	1	2	3	4	5	
Intermitência No mês passado, com que frequência você notou que interrompia e reiniciava algumas vezes enquanto urinava?	0	1	2	3	4	5	
Urgência No mês passado, quão difícil foi conter a vontade de urinar?	0	1	2	3	4	5	
Jato fraco No mês passado, com que frequência você notou o jato urinário fraco?	0	1	2	3	4	5	
Micção forçosa No mês passado, com que frequência você teve de fazer força para começar a urinar?	0	1	2	3	4	5	
Noctúria No mês passado, quantas vezes em média você teve de urinar no período em que se deitou para dormir até o despertar pela manhã?	0	1 vez	2 vezes	3 vezes	4 vezes	5 ou mais vezes	
			TOTAL				
Qualidade de vida Se você fosse passar o resto de sua vida com os atuais sintomas urinários, como se sentiria?	Ótimo	Satisfeito	Parcialmente satisfeito	Mais ou menos	Parcialmente insatisfeito	Terrível	

Escore total: 0 a 7: levemente sintomático; 8 a 19: moderadamente sintomático; 20 a 35: severamente sintomático.
Fonte: adaptado de Mobley D, Feibus A, Baum N. Benign prostatic hyperplasia and urinary symptoms: evaluation and treatment. 2015.

Os pacientes com predomínio de sintomas de esvaziamento incompleto podem ser investigados por meio de diário miccional para avaliação de possível bexiga hiperativa. O estudo ultrassonográfico também é importante para avaliar o resíduo pós-miccional (RPM), que passa a ser significativo quando ultrapassa o valor de 200mL.

Os tabagistas com predomínio de sintomas de armazenamento podem ser submetidos à ultrassonografia de vias urinárias, à citologia urinária e à cistoscopia para avaliação de câncer vesical.

O estudo urodinâmico é reservado para os casos mais complicados em que as etapas descritas não definem o diagnóstico.

O antígeno específico da próstata (PSA) é comumente pesquisado nos pacientes com HPB com dois objetivos principais: diferenciar de CP e estimar o tamanho/volume da próstata, uma medida que é importante para certas decisões terapêuticas.

Para os pacientes com PSA total entre 2,5 e 10ng/mL, faz-se a relação PSA livre/PSA total: quando > 0,25, ou seja, mais de 25% do PSA total em sua forma livre, esse será um indicador favorável ao diagnóstico de HPB; quando < 0,25, é necessária investigação posterior, geralmente com biópsia de próstata.

O PSA, em especial em sua forma livre, tem boa correlação para a estimativa do tamanho da glândula, servindo como exame de seguimento para esses pacientes. A forma padrão para a obtenção dessa medida é por meio da ultrassonografia transretal da próstata.

O PSA também aumenta naturalmente com o envelhecimento, porém ainda não foram estabelecidos pontos de corte específicos por idade que justifiquem sua implementação, já que o aumento é pouco significativo.

Cabe ter muito cuidado na interpretação das elevações nos valores séricos do PSA nos idosos, principalmente quando em uma zona cinzenta, na faixa de 4 a 10ng/mL, quando se impõe o diagnóstico diferencial com CP.

A busca de CP se faz por meio de múltiplas biópsias prostáticas, o que, além do desconforto do procedimento, acarreta possíveis complicações, como dor e infecção local. Caso venha a ser diagnosticado, pode-se optar por vigilância ativa ou tratamento radioterápico e/ou prostatectomia, os quais carreiam suas indesejáveis complicações: disfunção erétil (incidência de cerca de 65%) e incontinência urinária (cerca de 20%). Isso deve ser levado em consideração na decisão terapêutica em caso de CP, uma vez que a evolução é indolente na maioria dos casos, o que torna o sobrediagnóstico e o sobretratamento dessa patologia um problema frequente.

Em virtude da indolência do CP na maioria dos casos e da frequente ocorrência de sobrediagnóstico e sobretratamento, a indicação do rastreio com PSA tem sido bastante questionada, chegando ao ponto de a Associação Americana de Urologia contraindicá-lo em maiores de 70 anos e orientar a discussão dos prós e contras nos casos de pacientes de 55 a 70 anos.

■ TRATAMENTO CLÍNICO

Uma vez diagnosticado com HPB, o homem decidirá, em conjunto com o médico, o melhor tratamento. Nessa situação, a IPSS se mostra de valiosa importância, pois, em caso de sintomas leves ou moderados/graves que não estejam perturbando o paciente, pode ser adotada a estratégia de observação vigilante, em que o paciente faz visitas anuais ao médico que acompanhará a sintomatologia e o crescimento da próstata (via PSA livre e/ou ultrassonografia).

Caso se opte pelo tratamento, o medicamentoso é a etapa inicial e mais utilizada para a doença. Nesse grupo, existem as seguintes opções:

- Bloqueadores alfa-adrenérgicos (alfabloqueadores).
- Inibidores da 5-alfa-redutase (5αRI).
- Inibidor da fosfodiesterase 5 (PDE5I).
- Antimuscarínicos.
- Agonista beta-3-adrenérgico: mirabegron.
- Associação de medicamentos.

Bloqueadores alfa-adrenérgicos

São integrantes dessa classe: doxazosina, terazosina e alfuzosina, além dos mais seletivos, tansulosina e silodosina, destinados a bloquear a estimulação da contração da musculatura lisa prostática, o que promove seu relaxamento e o consequente alívio dos STUI. Não há diferenças significativas na eficácia dos diferentes fármacos quanto a esse benefício, porém os efeitos colaterais variam, sendo os mais seletivos melhores em relação a esse aspecto.

Um efeito colateral muito comum é a ejaculação retrógrada, em que o paciente nota a redução do volume espermático ou até a anejaculação. Os principais medicamentos associados a esse efeito colateral são a silodosina e a tansulosina.

Um efeito bastante problemático entre os idosos é a redução dos níveis de pressão arterial, em especial a hipotensão postural, o que pode levar a quedas e todos os problemas associados. A tansulosina, a silodosina e a alfuzosina são os mais seguros nesse aspecto, não exigindo a titulação da dose, enquanto as outras necessitam de elevação gradual a depender da incidência de sintomas de hipotensão.

Um efeito menos frequente com a maior parte dessas medicações, mas muito comum com a tansulosina, é a síndrome da íris flácida intraoperatória (IFIS). Os alfabloqueadores inibem o músculo dilatador da íris, causando prolapso da íris e constrição da pupila durante cirurgias oculares, devendo ser prescritos com cuidado e não sendo indicados para pacientes que estiverem em pré-operatório de cirurgia de catarata.

Por fim, às vezes é possível a ocorrência de congestão nasal.

Inibidores da 5-alfa-redutase

Esses fármacos inibem a conversão de testosterona em di-hidrotestosterona (DHT), reduzindo a velocidade de crescimento da próstata. Atualmente, encontram-se disponíveis a finasterida e a dutasterida; a primeira reduz a DHT em aproximadamente 75% e a segunda em 90%. Ambas estão indicadas para próstatas aumentadas em volume (> 30mL), o que se correlaciona a PSA total > 1,5ng/mL. O tempo necessário para que comece a ser notada a melhora nos STUI pode chegar a 6 meses. Os alfabloqueadores, em contrapartida, demoram apenas alguns dias para demonstrar seus efeitos benéficos. Por esse motivo, os 5αRI são muito mais utilizados em conjunto com os alfabloqueadores que em monoterapia.

Outra indicação dos 5αRI é para hematúria decorrente de sangramento prostático, pois inibem precocemente o fator de crescimento endotelial vascular (VGEF). Como efeitos colaterais, embora infrequentes, podem surgir ginecomastia e redução do volume ejaculatório.

Em caso de boa aderência ao tratamento, após 6 meses de uso o valor do PSA total geralmente cai à metade do encontrado antes do tratamento. Por isso, para rastreio de CP, o PSA total deve ser considerado o dobro do valor aferido. Por exemplo, se era de 4ng/mL antes do tratamento e após 1 ano se encontra a 3ng/mL, deve ser considerado que houve um crescimento, pois o valor presumido do PSA, caso o 5αRI não tivesse sido iniciado, seria de 6ng/mL.

Inibidor da fosfodiesterase 5

O uso diário de tadalafila pode melhorar os STUI concomitantemente à melhora da disfunção erétil. Um cuidado importante em relação a esse medicamento é não associá-lo a nitratos, o que pode ocasionar hipotensão severa.

Antimuscarínicos

Os antimuscarínicos estão indicados para os pacientes com predomínio de STUI de armazenamento, sendo necessária a cautela de avaliar o RPM antes do início do tratamento, pois, como ele reduz a atividade detrusora, poderá causar retenção urinária aguda (RUA) naqueles pacientes com RPM elevado.

Entre os representantes dessa classe estão oxibutinina, tolterodina, fesoterodina e tróspio, além dos mais seletivos solifenacina e darifenacina. Todos são problemáticos em idosos em virtude de seus efeitos anticolinérgicos (déficit cognitivo, xerostomia, turvação visual e constipação intestinal, entre outros). Os mais seletivos são preferíveis principalmente em razão do menor impacto na cognição.

Agonista beta-3-adrenérgico

O mirabegron, único representante dessa classe disponível até o momento, também acarreta relaxamento do detrusor; portanto, devem ser adotados os mesmos cuidados com o RPM.

A diferença entre o mirabegron e os antimuscarínicos reside no fato de o primeiro ser um agonista adrenérgico e não promover os indesejáveis efeitos anticolinérgicos, mas o aumento da pressão arterial é um importante efeito colateral.

Associação de medicamentos

Embora possam ser feitas diversas associações, a depender das necessidades do paciente, as mais frequentes são as de alfabloqueadores com 5αRI e de alfabloqueadores com antimuscarínicos.

As doses habituais dos medicamentos citados neste capítulo e que estão à venda no Brasil se encontram no Quadro 56.2.

■ TRATAMENTO CIRÚRGICO

As opções de tratamento cirúrgico da HPB são diversas e geralmente indicadas quando o paciente apresenta sintomas de intensidade moderada a grave ou complicações da doença, como a RUA, a despeito do tratamento farmacológico. No entanto, se assim desejar, o paciente pode ser submetido a esses procedimentos mesmo sem tentar o tratamento farmacológico, desde que sejam explicados os prós e os contras de cada um.

Quadro 56.2 Fármacos utilizados para o tratamento da hiperplasia prostática benigna

Classe	Fármacos e posologia		Efeitos colaterais
Bloqueadores alfa-adrenérgicos	Tansulosina Doxazosina	0,4 a 0,8mg à noite 1 a 8mg à noite	Ejaculação retrógrada, hipotensão postural, IFIS e congestão nasal
Inibidores da 5α-redutase	Finasterida Dutasterida	5mg ao dia 0,5mg ao dia	Ginecomastia e redução do volume ejaculatório
Inibidor da fosfodiesterase 5	Tadalafila	2,5 a 5mg ao dia	Hipotensão quando associado a nitrato
Antimuscarínicos	Solifenacina Darifenacina Tolterodina Oxibutinina	5 a 10mg ao dia 7,5 a 15mg ao dia 2 a 4mg ao dia 5 a 10mg, 2 a 3x/dia	Déficit cognitivo, xerostomia, turvação visual e constipação intestinal
Agonista beta-3-adrenérgico	Mirabegron	25 a 50mg ao dia	Hipertensão arterial

IFIS: síndrome da íris flácida intraoperatória.
Fonte: dados extraídos do Medscape (https://reference.medscape.com).

Procedimentos minimamente invasivos

Nesse grupo, os procedimentos são ambulatoriais e de baixo risco, estando bem indicados para os pacientes com alto risco cirúrgico. A desvantagem reside em não serem tão efetivos quanto a ressecção transuretral da próstata (RTUP).

A ablação transuretral por agulha (TUNA) e a termoterapia transuretral por micro-ondas (TUMT) ressecam a camada interna da próstata, liberando o fluxo urinário. Outra opção minimamente invasiva é a embolização das artérias prostáticas por radiologia intervencionista realizada em laboratório de hemodinâmica.

Procedimentos cirúrgicos

Esse grupo é composto pelas terapias a *laser*, transuretrais e prostatectomias.

As terapias a *laser* costumam resultar em menos complicações e menos tempo de internação e de cateterização vesical. Assim como em qualquer procedimento cirúrgico, a escolha depende das condições do paciente, de sua anatomia e da experiência do cirurgião com o procedimento.

Os procedimentos transuretrais são a eletrovaporização transuretral da próstata (TUVP), a incisão transuretral da próstata (TUIP) e, a mais popular de todas, a RTUP.

Finalmente, para aqueles pacientes com próstata muito grande (> 80 a 100mL), pode ser indicada a prostatectomia simples por cirurgia aberta ou robótica.

■ COMPLICAÇÕES

A complicação mais frequente da HPB é a RUA, mas podem aparecer, também, insuficiência renal, infecções urinárias recorrentes, hematúria macroscópica e cálculo vesical.

■ CONSIDERAÇÕES FINAIS

Em virtude de sua alta prevalência e da abordagem inicial relativamente simples, a HPB precisa ocupar a atenção do médico generalista. Os pacientes não precisam esperar uma consulta com o especialista para começarem a se beneficiar dos tratamentos disponíveis. A melhora dos STUI representa menos desconforto, maior sociabilidade e melhor qualidade de vida.

Bibliografia

Albertsen PC. Prostate cancer screening with prostate-specific antigen: where are we going? Cancer 2017; 124(3):1-3.

Chang DF, Osher RH, Wang L et al. Prospective multicenter evaluation of cataract surgery in patients taking tamsulosin (Flomax). Ophthalmology 2007; 114(5):957-64.

Coban S, Doluoglu OG, Keles I et al. Age and total and free prostate-specific antigen levels for predicting prostate volume in patients with benign prostatic hyperplasia. Aging Male 2016; Early online: 1-4.

Deters LA, Costabile RA, Leveillee RJ et al. Benign prostatic hyperplasia (BPH). Medscape. Acesso em: 10/11/2018.

Egan KB. The epidemiology of benign prostatic hyperplasia associated with lower urinary tract symptoms prevalence and incident rates. Urol Clin N Am 2016; 43:289-97.

Grossman DC, Curry SJ, Owens DK et al. Screening for prostate cancer – U.S. Preventive Services Task Force recommendation statement. J Amer Med Assoc 2018; 319(18):1901-13.

Harrison S, Tilling K, Turner EL et al. Investigating the prostate specific antigen, body mass index and age relationship: is an age-BMI-adjusted PSA model clinically useful? Cancer Cause Control 2016; 27:1465-74.

McVary KT, Roehrborn CG, Avins AL et al. Update on AUA guideline on the management of benign prostatic hyperplasia. J Urol 2011; 185(5):1793-803.

Medscape. Drugs and diseases. Disponível em: https://reference.medscape.com. Acesso em: 10/11/2018.

Mobley D, Feibus A, Baum N. Benign prostatic hyperplasia and urinary symptoms: evaluation and treatment. Postgrad Med 2015; 127(3):301-7.

Rahman T. Benign prostatic hyperplasia: review and update on etiopathogenesis and treatment modalities. J Urol Res 2016; 3(5):1063.

Oncogeriatria

Maria Magalhães Vasconcelos Guedes

CAPÍTULO 57

▪ INTRODUÇÃO

As neoplasias são consideradas doenças do envelhecimento, uma vez que os idosos são muito mais propensos a desenvolver câncer, quando comparados aos jovens. Nos EUA, aproximadamente 60% dos diagnósticos de câncer e 70% da mortalidade com ele relacionada ocorrem em indivíduos com mais de 65 anos de idade. Além disso, o número de pacientes idosos com esse diagnóstico só tende a crescer, sendo a probabilidade de desenvolver uma neoplasia acima de 70 anos de 1 caso para cada 3 homens e para cada 4 mulheres. Segundo o Instituto Brasileiro de Geografia e Estatística (IBGE), existem atualmente cerca de 20 milhões de idosos no Brasil, o que o torna o sexto país no mundo com o maior número de idosos.

A idade cronológica é um fator de risco isolado para o desenvolvimento de malignidades. No entanto, o envelhecimento é um processo heterogêneo, e a idade isoladamente não é um dado confiável para predizer prognóstico, expectativa de vida, funcionalidade ou tolerância ao tratamento oncológico. Há escassez de estudos clínicos randomizados com grande população de idosos portadores de neoplasia, mas foi identificado, por meio de análise de subgrupos de grandes estudos oncológicos, que a tolerância dos idosos com boa condição clínica é semelhante à dos adultos jovens. Segundo dados do Instituto Nacional do Câncer dos EUA (NCCN), menos de 25% dos pacientes avaliados nos grandes ensaios clínicos americanos têm entre 65 e 74 anos e menos de 10% desses pacientes têm mais de 75 anos.

A indicação de terapia modificadora de doença oncológica nos idosos, que muitas vezes pode mudar a história clínica do paciente e melhorar sua qualidade de vida, deve passar por uma avaliação criteriosa para a indicação do melhor tratamento e de maneira individualizada. Convém evitar tanto o subtratamento (ou seja, subestimar a capacidade do idoso de tolerar o tratamento oncológico que poderia mudar o curso de sua doença) como o supertratamento (a indicação de um tratamento oncológico desproporcional à capacidade de tolerância do idoso, o que pode acarretar mais danos à saúde e acelerar o processo de morte).

Nesse contexto, a oncogeriatria surge para realizar uma abordagem mais ampla do idoso com câncer, identificando suas vulnerabilidades, propondo medidas de reabilitação, estabelecendo prognósticos mais confiáveis e indicando tratamentos proporcionais à tolerância individual. Tem ainda como objetivos estudar o comportamento das neoplasias na população idosa, monitorar e minimizar possíveis efeitos colaterais do tratamento oncológico. Os cuidados paliativos também estão presentes em muitos aspectos da oncogeriatria, principalmente quando se trata da indicação ou não de terapia oncológica modificadora de doença com base no prognóstico do paciente. Além disso, o controle dos sintomas é uma preocupação diária nesses casos.

▪ AVALIAÇÃO CLÍNICA DO IDOSO ONCOLÓGICO

A avaliação geriátrica ampla (AGA) é um instrumento extensamente conhecido e utilizado na geriatria e consiste na compilação de ferramentas validadas para avaliação dos diversos domínios da saúde do idoso. Na oncogeriatria, seu valor foi confirmado em diversos estudos, exercendo papel fundamental na avaliação e no manejo de vulnerabilidades, assim como guiando a reabilitação e proporcionando um melhor preditor de prognóstico. Nesse contexto, a AGA auxilia a indicação adequada do tratamento oncológico de maneira individualizada, levando em consideração os riscos e benefícios de cada modalidade para cada paciente. A identificação da "idade funcional" é mais relevante para predizer a tolerância individual ao tratamento oncológico que a idade cronológica isoladamente, uma vez que a funcionalidade varia amplamente entre diferentes idosos de mesma idade cronológica.

As escalas de avaliação oncológica tradicionais, como o *Eastern Cooperative Oncology Group Performance Status* (ECOG-PS – Quadro 57.1) e o *Karnofsky Performance Status* (KPS – Quadro 57.2), foram extensamente estudadas e são utilizadas por oncologistas de todo o mundo. No entanto, já há a comprovação de que essas escalas subestimam o risco de complicações da terapia oncológica em idosos e são insuficientes para identificar sua funcionalidade. Há a descrição de que apenas um terço dos idosos com KPS ≥ 80 não apresenta déficits quando avaliados pela AGA. Além disso, aqueles que apresentam apenas um déficit podem ter desfechos negativos, principalmente quando o teste de caminhada se encontra alterado ou esse déficit consiste em perda de peso não intencional.

Atualmente, a Sociedade Internacional de Oncologia Geriátrica (SIOG) e o NCCN recomendam a utilização da AGA em todos os idosos portadores de câncer. A AGA é capaz de identificar problemas que não foram evidenciados no exame clínico habitual, mesmo associado à utilização das escalas oncológicas de rotina, além de ter a capacidade de predizer o risco de toxicidade relacionado com quimioterapia, declínio funcional e mortalidade. Por exemplo, a identificação de polifarmácia com risco maior de interação medicamentosa, além do número e do controle das comorbidades, está diretamente relacionada com desfechos clínicos negativos, como morbidade e mortalidade associadas ao câncer. Adicionalmente, piores resultados na avaliação da velocidade de marcha através do teste *Get Up and Go* indicam risco maior de complicação no pós-operatório de idosos com câncer e de morte após quimioterapia de primeira linha.

O ideal nesse cenário seria uma avaliação em conjunto com a equipe de geriatria ou uma interconsulta com o geriatra antes da elaboração do plano de tratamento do paciente. No entanto, muitas vezes isso não é factível e, nesses casos, o oncologista pode lançar mão de escalas de triagem para identificar idosos vulneráveis e que precisam ser mais bem avaliados pela AGA em um segundo momento. Desse modo, há uma otimização do tempo na consulta oncológica, além da possibilidade de identificar de maneira mais rápida os idosos frágeis, que seriam excluídos da terapia oncológica, e os idosos hígidos, que são elegíveis para o tratamento padrão de modo similar aos adultos jovens. Nesse momento, aqueles idosos considerados vulneráveis, mas ainda não frágeis, seriam encaminhados para a AGA com equipe especializada.

Diversas escalas têm sido estudadas com a finalidade de identificar idosos vulneráveis, dentre as quais se destacam duas com maior robustez de estudos clínicos e associação independente com risco maior de efeitos adversos relacionados com a quimioterapia: VES-13 (Figura 57.1) e G8 (Quadro 57.3). O VES-13 é um questionário autoaplicável desenvolvido para identificar idosos com risco maior de deterioração na comunidade. Um escore ≥ 3 indica que o idoso é vulnerável, ou seja, apresenta risco maior de desenvolver toxicidade com o tratamento oncológico, deterioração funcional ou morte nos próximos 2 anos. O questionário é composto de 13 itens, incluindo idade, autoavaliação de saúde e avaliação funcional. Sua sensibilidade pode chegar a 80% quando comparada à da avaliação de funcionalidade pela AGA, mas perde em outras questões, como na avaliação do impacto das comorbidades.

O preenchimento do questionário leva, em média, 5 minutos, mas é importante frisar que é necessário um mínimo de entendimento do paciente quando se utiliza questionário autoaplicável. Essa informação assume especial relevância quando se trabalha com populações de baixa escolaridade e suporte social. Também há limitação no uso do VES-13 para idosos com mais de 85 anos, uma vez que esses já atingem o critério de vulnerabilidade apenas pelo fator etário.

O questionário G8 é considerado atualmente uma das melhores ferramentas de triagem para a identificação de idosos vulneráveis, apresentando sensibilidade de 76,5% e especificidade de 64,4%. É composto de oito itens, incluindo idade (< 80, 80 a 85, > 85 anos) e sete itens adaptados da miniavaliação nutricional (MAN): alteração de apetite, perda de peso, mobilidade, problemas neuropsicológicos, índice de massa corporal (IMC), medicações e saúde referida. A faixa de resultado varia entre 0 e 17, com os valores menores indicando risco maior de comprometimento, e o resultado abaixo de 14 é o ponto de corte para considerar que o teste se encontra alterado. Em virtude da rapidez de aplicação (< 5 minutos) e da simplicidade das perguntas, o G8 é uma abordagem fácil que torna possível aos médicos a identificação dos idosos de menor e maior risco e a destinação de mais tempo àqueles que demandam mais cuidados.

No entanto, a AGA ainda é o padrão-ouro para a identificação das vulnerabilidades em idosos, conseguindo avaliar de maneira

Quadro 57.1 Avaliação de desempenho clínico pelo ECOG (ECOG – PS)	
Grau	ECOG – PS
0	Totalmente ativo, capaz de realizar todas as atividades habituais sem restrição
1	Restrito para atividades físicas extenuantes, mas capaz de ser acompanhado ambulatorialmente. Capaz de realizar atividades laborais e domésticas leves
2	Ambulatorial e capaz de exercer seu autocuidado. Deambulando, mas incapaz de trabalhar. Mais de 50% do dia fora do leito ou cadeira
3	Autocuidado limitado, restrito ao leito ou à cadeira em mais de 50% do tempo em que se encontra acordado
4	Completamente dependente, totalmente confinado à cama/cadeira
5	Morte

Fonte: adaptado de Oken M, Creech R, Tormey D et al. Toxicity and response criteria of the Eastern Cooperative Oncology Group. Am J Clin Oncol 1982; 5:649-55.

Quadro 57.2 Escala de desempenho de Karnofsky	
100%	Sem sinais ou queixas; sem evidência de doença
90%	Mínimos sinais e sintomas; capaz de levar vida normal
80%	Sinais e sintomas menores; realiza atividades laborais com esforço
70%	Cuida de si, mas não é capaz de trabalhar
60%	Necessita de assistência ocasional, mas consegue realizar a maioria de suas atividades habituais
50%	Requer assistência considerável e cuidados médicos frequentes
40%	Incapaz; requer cuidados especiais e assistência frequente
30%	Muito incapaz; indicada hospitalização apesar de a morte não ser iminente
20%	Muito debilitado; necessita de tratamento de suporte ativo
10%	Moribundo; morte iminente

Fonte: adaptado de Karnofsky DA, Burchenal JH, 1949.

1. Idade _____

   PONTUAÇÃO: 1 ponto para idade 75–84
   3 pontos para idade ≥ 85

2. Em geral, comparando com outras pessoas de sua idade, você diria que sua saúde é:
   Ruim* (1 ponto)
   Regular* (1 ponto)
   Boa
   Muito boa
   Excelente

   PONTUAÇÃO: 1 ponto para ruim ou regular

3. Em média, quanta dificuldade você tem para fazer as seguintes atividades físicas:

	Nenhuma dificuldade	Pouca dificuldade	Média dificuldade	Muita dificuldade*	Incapaz de fazer*
Curvar-se, agachar ou ajoelhar-se	( )	( )	( )	( )	( )
Levantar ou carregar objetos com peso aproximado de 5kg	( )	( )	( )	( )	( )
Elevar ou estender os braços acima do nível do ombro	( )	( )	( )	( )	( )
Escrever ou manusear e segurar pequenos objetos	( )	( )	( )	( )	( )
Andar 400 metros (aproximadamente 4 quarteirões)	( )	( )	( )	( )	( )
Fazer serviço doméstico pesado, como esfregar o chão ou limpar janelas	( )	( )	( )	( )	( )

   PONTUAÇÃO: 1 ponto para cada resposta *muita dificuldade* ou *incapaz de fazer* (considerar no máximo 2 pontos)

4. Por causa de sua saúde ou condição física, você tem alguma dificuldade para:

   a. Fazer compras de itens pessoais (como produtos de higiene pessoal ou medicamentos)?

( ) SIM → Você recebe ajuda para fazer compras?	( ) SIM*	( ) NÃO
( ) NÃO		
( ) NÃO FAÇO COMPRAS → Isso acontece por causa de sua saúde?	( ) SIM*	( ) NÃO

   b. Lidar com dinheiro (como controlar suas despesas ou pagar contas)?

( ) SIM → Você recebe ajuda para lidar com dinheiro?	( ) SIM*	( ) NÃO
( ) NÃO		
( ) NÃO LIDO COM DINHEIRO → Isso acontece por causa de sua saúde?	( ) SIM*	( ) NÃO

   c. Atravessar o quarto andando? É PERMITIDO USAR BENGALA OU ANDADOR

( ) SIM → Você recebe ajuda para andar?	( ) SIM*	( ) NÃO
( ) NÃO		
( ) NÃO ANDO → Isso acontece por causa de sua saúde?	( ) SIM*	( ) NÃO

   d. Realizar tarefas domésticas leves (como lavar louça ou fazer limpeza leve)?

( ) SIM → Você recebe ajuda para tarefas domésticas leves?	( ) SIM*	( ) NÃO
( ) NÃO		
( ) NÃO FAÇO TAREFAS DOMÉSTICAS LEVES → Isso acontece por causa de sua saúde?	( ) SIM*	( ) NÃO

   e. Tomar banho de chuveiro ou banheira?

( ) SIM → Você recebe ajuda para tomar banho de chuveiro ou banheira?	( ) SIM*	( ) NÃO
( ) NÃO		
( ) NÃO TOMO BANHO DE CHUVEIRO OU BANHEIRA → Isso acontece por causa de sua saúde?	( ) SIM*	( ) NÃO

   PONTUAÇÃO: *considerar 4 pontos* para uma ou mais respostas sim

   CLASSIFICAÇÃO FINAL: não vulnerável: pontuação < 3
   vulnerável: pontuação ≥ 3

Figura 57.1 Questionário VES-13.

Quadro 57.3 Questionário G8

MAN	Itens	Possíveis respostas (escore)
A	A ingesta alimentar reduziu nos últimos 3 meses por causa da perda de apetite, problemas digestivos, de mastigação ou disfagia?	0: grave diminuição na ingesta alimentar 1: moderada diminuição na ingesta alimentar 2: nenhuma diminuição na ingesta alimentar
B	Perda de peso nos últimos 3 meses	0: perda de peso > 3kg 1: não sabe referir 2: perda de peso entre 1 e 3kg 3: sem perda de peso
C	Mobilidade	0: restrito à cama ou cadeira 1: consegue sair da cama/cadeira, mas não sai de casa 2: consegue sair de casa
E	Problemas neuropsicológicos	0: demência ou depressão graves 1: demência ou depressão leves 2: sem problemas neuropsicológicos
F	Índice de massa corporal (IMC)	0: IMC < 19 1: IMC ≥ 19 e < 21 2: IMC ≥ 21 e < 23 3: IMC ≥ 23
H	Usa mais de três medicações ao dia?	0: sim 1: não
P	Em comparação com outras pessoas da mesma idade, como o idoso considera sua saúde?	0: pior 0,5: não sabe dizer 1: tão boa quanto 2: melhor
–	Idade	0: > 85 1: 80 a 85 2: < 80
ESCORE TOTAL		0 a 17

MAN: miniavaliação nutricional.
Fonte: adaptado de Soubeyran P, Bellera C, Goyard J et al. Screening for vulnerability in older cancer patients: The ONCODAGE Prospective Multicenter Cohort Study. PLoS One 2014; 9(12):e115060. DOI:10.1371/journal.pone.0115060.

completa os domínios da saúde que estão deficientes e, assim, propor intervenções para reabilitação adequada. Desse modo, consegue-se realizar o tratamento oncológico com risco menor de complicações, sem incorrer na possibilidade de subtratamento. Segundo a diretriz de oncologia geriátrica publicada pela Sociedade Americana de Oncologia (ASCO) em 2018, estudos têm mostrado que as medidas de desempenho oncológico tradicionais, como o ECOG e o KPS, não predizem de maneira acurada quais idosos estão sob risco maior de desenvolver toxicidade grave com a quimioterapia. Portanto, todos os idosos com idade ≥ 65 anos que têm indicação de receber tratamento oncológico, especialmente quimioterapia, devem ser avaliados por meio da AGA. Como na prática clínica diária o oncologista muitas vezes não dispõe do tempo necessário para a aplicação de uma AGA completa, devem ser avaliados no mínimo alguns aspectos essenciais, considerando evidências na literatura de impacto em mortalidade e risco de complicações com o tratamento. Essa avaliação mínima inclui: funcionalidade, risco de quedas, comorbidades, depressão, cognição, estado nutricional e suporte social. No Quadro 57.4 se encontra um resumo das escalas recomendadas para avaliação oncogeriátrica segundo a ASCO.

■ INDICAÇÃO DO TRATAMENTO ONCOLÓGICO

A avaliação clínica minuciosa do idoso portador de neoplasia tem como principal objetivo indicar a terapia oncológica mais adequada e com risco menor de efeitos colaterais. Nesse contexto, é importante lembrar que a senescência induz mudanças na fisiologia do indivíduo que podem ter impacto na farmacocinética e farmacodinâmica dos quimioterápicos. Dentre essas modificações, destacam-se: alteração na composição corporal com diminuição da quantidade de água e da massa magra e aumento do tecido adiposo, diminuição da taxa de filtração glomerular e suscetibilidade maior à mielotoxicidade e à hepatotoxicidade.

A se considerar ainda o processo de decisão da terapia oncológica, é importante que o médico assistente saiba predizer de modo aproximado a expectativa de vida do idoso independentemente do diagnóstico da neoplasia. O endereço eletrônico *ePrognosis* (www.eprognosis.ucsf.edu) dispõe de alguns questionários validados que são úteis para predizer o prognóstico de um indivíduo por meio de perguntas sobre sua idade, estilo de vida (tabagismo, etilismo, sedentarismo), comorbidades e funcionalidade. Essas ferramentas são utilizadas para estimar a expectativa de vida não relacionada com o câncer, de modo a avaliar se o paciente tem uma expectativa de viver além de 4 anos para se beneficiar do tratamento oncológico. A diretriz da ASCO recomenda especialmente o índice de Lee e Schonberg para predizer o risco de mortalidade no idoso que vive na comunidade. Esses escores de prognóstico devem ser interpretados com cautela, uma vez que representam estudos populacionais, e o julgamento clínico deve ser aplicado a cada indivíduo.

O risco de toxicidade pela quimioterapia é uma preocupação constante, como se percebe ao avaliar os estudos relacionados com a oncogeriatria, que sempre a colocam como desfecho a ser avaliado. Os domínios da AGA também foram estudados levando em consideração esse risco. Portanto, a própria realização da AGA é considerada uma boa triagem para a estimativa do risco de quimiotoxicidade.

No entanto, algumas ferramentas têm se mostrado úteis para avaliação de um idoso candidato à terapia quimioterápica no sentido de predizer o risco de complicações. A principal escala disponível com essa finalidade é o escore de toxicidade do Cancer and Aging Research Group (CARG), também chamado escore de Hurria, a principal pesquisadora do grupo. Foi desenvolvido um escore que se utiliza de dados da anamnese (peso e altura) associados a informações acerca do tratamento planejado, dados de funcionalidade e resultados laboratoriais básicos, como hemoglobina e função renal. No Quadro 57.5 é apresentada a versão em português do escore, que tem por objetivo predizer o risco de quimiotoxicidade hematológica e não hematológica de graus 3 a 5 e provou ser mais sensível que o Karnofsky. Trata-se de uma ferramenta de fácil aplicação e rápida, com tempo estimado de menos de 5 minutos, além de contar com uma calculadora *online* no endereço eletrônico www.mycarg.org/Chemo_Toxicity_Calculator (*site* em inglês).

Quadro 57.4 Escalas da AGA recomendadas para avaliação oncogeriátrica mínima		
Domínio a ser avaliado	**Escala recomendada**	**Evidência**
Funcionalidade	AIVD: dependência em qualquer item indica comprometimento funcional; considerar realização adicional de ABVD	Comprometimento de AIVD está associado isoladamente a mortalidade, risco de toxicidade por QT, hospitalização e declínio funcional
Quedas	Única pergunta: quantas quedas você apresentou nos últimos 6 meses (ou desde a última consulta)?	A ocorrência de qualquer número de quedas está associada a risco maior de toxicidade por QT
Comorbidades	Presença de três ou mais comorbidades crônicas ou uma comorbidade grave/descompensada; considerar escalas validadas, como o Charlson ou CIRS-G	Associação a pior sobrevida, risco de toxicidade por QT, mortalidade e hospitalização
Cognição	MINI-COG*. O teste é considerado alterado quando não há evocação de nenhuma palavra OU 1-2 palavras evocadas com um teste do relógio alterado	Associação a menor sobrevida e risco maior de toxicidade pela QT
Depressão	Escala de Depressão Geriátrica (GDS-15)**: teste alterado quando pontuação > 5	Depressão tem sido associada a internações não planejadas, tolerância ao tratamento, mortalidade e declínio funcional em idosos submetidos à QT
Nutrição	Perda de peso não intencional, perda de mais de 10% do peso prévio e IMC < 21	Nutrição comprometida está associada à mortalidade. Considerar G8 e MAN como avaliações alternativas

ABVD: atividades básicas de vida diária; AIVD: atividades instrumentais de vida diária; IMC: índice de massa corporal; MAN: miniavaliação nutricional; QT: quimioterapia.
Fonte: adaptado da diretriz de oncologia geriátrica da ASCO, 2018.
*O MEEM apresenta dados mais robustos para predizer desfecho em idosos com neoplasia e também prediz risco de toxicidade por QT, mas o MINI-COG tem elevadas sensibilidade e especificidade quando comparado com o MEEM, além de ser realizado em menos tempo.
**O *Patient Health Questionnary-9* (PHQ-9) também é recomendado pela ASCO para avaliação de depressão.
Obs: outras avaliações mais detalhadas podem ser realizadas a depender da estrutura do serviço de saúde e do tempo disponível para atendimento. Avaliação do suporte social com eventual intervenção da assistência social, assim como testes de avaliação do desempenho físico, como o teste *Get Up and Go*, ajudam a identificar melhor o risco de queda e a mobilidade do idoso.

Quadro 57.5 Escore de toxicidade de Hurria (CARG)	
Fator de risco	**Pontuação**
Idade > 72 anos	2
Tipo de câncer: GI ou GU	2
Dose da quimioterapia: dose padrão	2
Número de medicamentos quimioterápicos: poliquimioterapia	2
Hemoglobina < 11g/dL (homens) e < 10g/dL (mulheres)	3
Clearance de creatinina < 34mL/min	3
Audição limítrofe ou déficit auditivo grave	2
Uma ou mais quedas nos últimos 6 meses	3
Tomar medicações: com ajuda parcial ou não consegue	1
Caminhar um quarteirão com limitação moderada ou acentuada	2
Diminuição das atividades sociais, pelo menos em algumas ocasiões, devido à limitação física e/ou emocional	1
Total	
Estratificação de risco	**Pontuação**
Baixo	0 a 5
Moderado	6 a 9
Alto	10 a 19

GI: gastrointestinal; GU: geniturinário.
Fonte: adaptado de Pontes LB, Chinaglia L, Karnakis T. Quimioterapia em idosos: tradução do escore de toxicidade de Hurria para o português. Geriatr Gerontol Aging 2017; 11(2):76-9.

Atualmente, tanto a diretriz de oncologia geriátrica da ASCO como o NCCN recomendam o uso do escore de Hurria para complementar a AGA em idosos elegíveis para quimioterapia. Outra ferramenta utilizada para predição de risco de toxicidade associada ao tratamento quimioterápico é o escore CRASH, que provê separadamente o risco de toxicidade hematológica grau 3 e não hematológica graus 3 e 4 por meio de dados da anamnese e do exame físico, além de alguns resultados de exames laboratoriais. O tempo de realização desse escore é mais longo, cerca de 20 a 30 minutos, o que dificulta sua utilização na prática clínica.

As pesquisas para avaliação do impacto da radioterapia em idosos, sua eficácia e riscos associados são escassas. Novas técnicas de radioterapia mais seletivas induzem taxa menor de lesão aos tecidos sadios e tratamentos de duração mais curta. Em tese, as mudanças teciduais nos idosos poderiam alterar o desempenho dessa modalidade terapêutica, mas estudos comprovam que a radioterapia é efetiva e bem tolerada nessa faixa etária.

Uma opção de ajuste de tratamento radioterápico consiste no hipofracionamento da dose de radiação em idosos mais frágeis. Convém dar atenção às complicações associadas a essa modalidade terapêutica, que dependem da área que foi irradiada. Nos tumores do sistema nervoso central, destacam-se as convulsões, o déficit focal e a perda cognitiva de memória recente. Mais frequentemente vista na prática clínica, a irradiação dos tumores de cabeça e pescoço pode ocasionar xerostomia e mucosite graves, as quais têm impacto na nutrição do idoso. Também é muito comum a irradiação da pelve (tumores de próstata e de reto), acarretando retite actínica, diarreia crônica e risco de obstrução intestinal.

Em idosos portadores de neoplasia com indicação cirúrgica, a AGA também se mostrou útil na identificação dos pacientes com risco maior de tolerância ao procedimento. A idade isoladamente não estima o risco de um procedimento, mas aumenta a incidência de *delirium* após a cirurgia. Componentes da AGA, como funcionalidade, cognição e depressão, estiveram relacionados com desfechos no pós-operatório.

Recentemente, o Colégio Americano de Cirurgiões (ACS) reconheceu que houve melhora no cuidado prestado aos idosos após a publicação das diretrizes de cuidado pré-operatório direcionadas, com avaliação da fragilidade e múltiplos componentes da AGA (depressão, nutrição, cognição e funcionalidade). Outros fatores que merecem destaque são o uso de álcool, o suporte social, a polifarmácia e o risco de quedas. Para os pacientes com deficiências em um ou mais componentes da AGA, programas de intervenção antes do procedimento cirúrgico, como fisioterapia e otimização nutricional, além da manutenção de níveis de hemoglobina > 12mg/dL, são indicados, promovendo melhora da resposta terapêutica.

■ CONSIDERAÇÕES FINAIS

Os idosos representam o grupo etário mais acometido pelas neoplasias e, apesar disso, ainda não se dispõe de grandes estudos clínicos para avaliação da eficácia e do risco dos tratamentos oncológicos. No entanto, as sociedades internacionais de oncologia e geriatria têm estudado maneiras de predizer os fatores de risco associados à pior sobrevida e ao risco maior de toxicidade com a terapia antineoplásica. Nesse contexto, destaca-se a AGA com um papel fundamental na identificação das vulnerabilidades dos idosos com foco na reabilitação e individualização do tratamento.

Bibliografia

Berreta JM, Pontes LB, Souza PMR. Oncogeriatria. In: Tomasso ABG, Moraes NS, Cruz EC, Kairalla MC, Cendoroglo MS. Geriatria – Guia prático. São Paulo: Guanabara Koogan, 2016: 353-64.

Decoster L, Van Puyvelde K, Mohile S et al. Screening tools for multidimensional health problems warranting a geriatric assessment in older cancer patients: an update on SIOG recommendations. Ann Oncol 2015; 26:288-300.

Feng MA, McMillan DT, Crowell K, Muss H, Nielsen ME, Smith AB. Geriatric assessment in surgical oncology: A systematic review. J Surg Res 2015 January; 193(1):265-72.

Jolly TA, Deal AM, Nyrop KA et al. Geriatric assessment-identified deficits in older cancer patients with normal performance status. Oncologist 2015; 20:379-85.

Kenis C, Bron D, Libert Y et al. Relevance of a systematic geriatric screening and assessment in older patients with cancer: results of a prospective multicentric study. Ann Oncol 2013; 24(5):1306-12.

Li D, Glas NA, Hurria A. Cancer and aging: General principles, biology, and geriatric assessment. Clin Geriatr Med 2016; 32:1-15.

Loh KP, Soto-Perez-de-Celis E, Hsu T et al. What every oncologist should know about geriatric assessment for older patients with cancer: Young International Society of Geriatric Oncology Position Paper. J Oncol Pract 2018; 14(2):85-94.

Maia FOM, Duarte YAO, Secoli SR, Santos JLF, Lebrão ML. Adaptação transcultural do Vulnerable Elders Survey – 13 (VES-13): Contribuindo para a identificação de idosos vulneráveis. Rev Esc Enferm USP 2012; 46(Esp):116-22.

Mohile SG, Dale W, Somerfield MF et al. Practical assessment and management of vulnerabilities in older patients receiving chemotherapy: ASCO Guideline for Geriatric Oncology. J Clin Oncol 2018; 36:2326-47.

Pfeffer MR, Blumenfeld P. The changing paradigm of radiotherapy in the elderly population. Cancer J 2017; 23(4):223-30.

Pontes LB, Chinaglia L, Karnakis T. Quimioterapia em idosos: tradução do escore de toxicidade de Hurria para o português. Geriatr Gerontol Aging 2017; 11(2):76-9.

Shahrokni A, Wu AJ, Carter J, Lichtman SM. Long-term toxicity of cancer treatment in older patients. Clin Geriatr Med 2016; 32:63-80.

Soubeyran P, Bellera C, Goyard J et al. Screening for vulnerability in older câncer patients: The ONCODAGE Prospective Multicenter Cohort Study. PLoSOne 2014; 9(12):e115060. DOI:10.1371/journal.pone.0115060.

Xerodermia e Prurido

Cláudia Elise Ferraz

CAPÍTULO 58

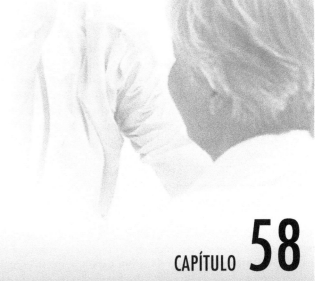

■ INTRODUÇÃO

O prurido crônico é considerado um problema de saúde muito comum na população geriátrica e resulta em diminuição na qualidade de vida dos indivíduos afetados. Sua prevalência é variável em diversos países, sendo estimada em torno de 7% a 45,9%. Entende-se por prurido a sensação cutânea desagradável que leva o indivíduo a se coçar, podendo estar relacionado com doenças dermatológicas ou até mesmo sistêmicas.

Apesar da escassez de estudos epidemiológicos nessa faixa etária, a incidência do prurido parece aumentar com o avançar da idade, e ele é considerado um dos sintomas dermatológicos mais comuns do idoso. Nos EUA, prurido é relatado como sintoma em mais de 7 milhões de consultas ambulatoriais a cada ano. Cerca de 25% desses casos acontecem em pacientes com mais de 65 anos de idade. Além disso, a intensidade desse sintoma também é maior que em jovens e pode ser tão debilitante quanto outras condições comuns nesse período da vida, como dor, constipação intestinal e disfunção sexual – logo, não deve ser desprezado.

As consequências do prurido crônico são especialmente significativas nessa população e incluem diminuição da qualidade de vida, saúde mental e impacto econômico nos cuidados de saúde. A busca pela etiologia correta é um fator decisivo para a escolha do tratamento eficaz.

O prurido no idoso decorre de múltiplos fatores, como o próprio envelhecimento fisiológico da pele (xerose, imunossenescência, neuropatia), doenças dermatológicas (dermatites, eczemas, penfigoide bolhoso, linfoma cutâneo), condições sistêmicas (insuficiência hepática, estágio final da doença renal, malignidades e infecção pelo vírus da imunodeficiência humana [HIV]), além de causas neuropáticas e psicogênicas. Cabe ressaltar que nessa faixa etária a ocorrência de reações adversas a medicamentos é alta em razão do uso concomitante de vários fármacos. Portanto, uma boa avaliação, com anamnese e exame físico completos, é de suma importância para que se possa aplicar um raciocínio clínico adequado e definir a melhor abordagem terapêutica.

■ XERODERMIA

A etiologia mais comum do prurido no idoso ainda é a xerodermia (xerose cutânea ou pele seca), que frequentemente pode ser acentuada por hábitos inadequados e medicamentos e está presente em 30% a 58% dos indivíduos na faixa etária geriátrica. Esse pode ser um sintoma relatado pelo paciente, que descreve a própria pele como ressecada, acinzentada e descamativa, ou ser um achado de exame clínico. Percebe-se pele seca, áspera, sem brilho e com tendência à descamação. Quando a xerose se intensifica, observam-se fissuras, escoriações e escamas poligonais, dando um aspecto craquelado à superfície, às vezes acompanhado de eritema e prurido. Nos quadros mais graves, há descamação intensa de padrão ictiótico. No prurido secundário à xerose, tipicamente não há dermatite primária; entretanto, o ato de coçar pode ocasionar lesões secundárias com escoriações, arranhaduras e risco de infecções no local.

A xerodermia no idoso pode decorrer do próprio envelhecimento da pele, que promove alterações como redução de água e lipídios no estrato córneo, aumento do tamanho e do número dos corneócitos e redução do tamanho das glândulas sebáceas e sudoríparas, assim como da vasculatura da pele. Sabe-se que os fatores naturais de hidratação (NMF – *Natural Moisturizing Factors*) são as moléculas capazes de se ligar fortemente à água no corneócito. Sugere-se que idosos com xerose apresentam níveis mais baixos de NMF com perda da homeostase da água na epiderme.

O mecanismo do prurido crônico nesse contexto parece resultar de uma combinação de fatores, como descamação defeituosa da camada córnea, função alterada de proteases que participam da proteólise dos corneodesmossomos, redução na quantidade de lipídios de superfície, pH mais alcalino da pele (que ativa proteases indutoras do prurido) e redução dos níveis de estrogênio. Em mulheres pós-menopausadas, há redução na hidratação, aumento da perda de água transepidérmica e alteração na composição dos lipídios. A perda da integridade da barreira da pele por si só pode causar prurido por aumentar a exposição de terminações nervosas dérmicas a estímulos exógenos. Além disso, com a idade o *turnover* epidérmico diminui gradualmente, tornando mais lento o mecanismo de reparação celular.

Além da xerose, mais dois processos biológicos do envelhecimento participam como causa intrínseca do prurido: a imunossenescência e a neuropatia. A imunossenescência é um estado pró-inflamatório que contribui para a frequência maior de reações eczematosas ou outras doenças inflamatórias na pele. Acredita-se que haja diminuição do efeito da via Th1 e maior influência da resposta de Th2 como gatilho de reações alérgicas. A desregulação das células T pode estar associada à perda da autotolerância e à consequente predisposição a eventos autoimunes.

O envelhecimento também afeta o sistema nervoso e pode contribuir para o prurido. Uma das hipóteses consideradas é a de que haja uma neuropatia degenerativa subclínica com redução no limiar de prurido a diversos estímulos. Involução cerebral relacionada com a idade, associada a múltiplos infartos cerebrais, pode interferir na via do prurido que passa pelo tálamo, cápsula interna e chega ao córtex sensitivo. Esses pacientes frequentemente se queixam de prurido e de formas adicionais de disestesia (ardência, formigamento, dormência).

Hábitos de vida, comorbidades e uso de medicamentos contribuem para o surgimento ou a acentuação da xerose cutânea e do prurido. O efeito do banho no prurido generalizado pode fornecer pistas para o diagnóstico de xerose como etiologia do sintoma. O alívio imediato com o banho ou duchas sugere fortemente xerose, principalmente se a queixa volta a surgir minutos ou horas após o banho (Quadro 58.1). Contudo, lavagens repetidas e o ato de esfregar a pele, apesar de aliviarem momentaneamente o prurido, exacerbam o ressecamento cutâneo e podem acentuar o prurido. O uso excessivo de sabonetes, a exposição prolongada a aquecedores ou condicionadores de ar (ambiente mais seco), banhos quentes e/ou demorados e o uso de talcos e álcool (como antisséptico) devem ser desencorajados.

A lista de medicamentos de uso habitual (atual e pregresso) do idoso também deve ser revisada, especialmente porque fármacos como diuréticos, agentes antiandrogênicos e cimetidina podem contribuir para xerodermia. É necessário também se manter atento a novas queixas para o diagnóstico de doença sistêmica ainda não detectada.

Manejo da xerose cutânea
Medidas gerais

Orientar o paciente a reduzir o tempo do banho, não utilizar água quente ou sabonetes em excesso, evitar o uso de roupas sintéticas e cortar as unhas são medidas gerais importantes para a diminuição da xerose cutânea e do prurido por ela provocado (Quadro 58.2).

Hidratação da pele

A hidratação da pele consiste na primeira linha de tratamento com o objetivo de diminuir a perda de água transepidérmica, restaurar a integridade da barreira cutânea e evitar a entrada de substâncias irritantes ou outros agentes incitadores do prurido.

Os hidratantes são compostos por combinações variáveis de emolientes, umectantes e substâncias oclusivas. Os veículos mais utilizados são loção ou creme. As loções têm alto teor de água, o que aumenta a tolerância e a evaporação, enquanto os cremes têm textura agradável e consistem em uma emulsão bifásica de água em óleo ou óleo em água. A eficácia do hidratante está estreitamente associada à aplicação rotineira do produto, sua quantidade e frequência. Para melhor resultado, o hidratante deve ser utilizado logo após o banho e espalhado sobre toda a pele. A escolha do produto adequado pode ser um desafio e deve considerar a preferência de cada paciente quanto à textura e ao custo, já que será de uso diário e ao longo dos anos. Portanto, o melhor hidratante é aquele que o paciente tem maior probabilidade de usar diariamente.

Felizmente, há uma grande variedade de produtos disponíveis no mercado. Idealmente, devem ser evitados produtos com fragrância, conservantes e sensibilizantes. Substâncias presentes em determinados hidratantes, como propilenoglicol, parabenos, bálsamo do Peru, lanolina, formaldeído, vitamina E, aloe vera e

---

Quadro 58.1 Anamnese inicial do paciente com xerose cutânea

Questões	Implicações
Este problema sempre existiu, houve aumento gradual ou mudança súbita?	Quando a xerose é recente e nenhum fator foi identificado, alertar para a possibilidade de diagnóstico subjacente (p. ex., hipotireoidismo, insuficiência renal, HIV, malignidades, deficiência de zinco)
Ocorre no corpo todo ou em determinados locais?	Normalmente a xerose é generalizada, com acentuação em membros, mas pode poupar dobras, como axilas e virilhas (mais úmidas)
Loções ou cremes ajudam?	Avalia fatores atenuantes, como uso de hidratantes
É pior no clima seco, no inverno ou em ambiente com ar condicionado?	Aborda fatores exacerbadores. Umidade em níveis < 10% agravam o ressecamento da pele. Já ambientes com > 70% de umidade do ar ajudarão a manter a pele mais hidratada
Medicações de uso frequente?	Atentar para xerose como efeito colateral de medicamentos (diuréticos, agentes antiandrogênicos e cimetidina)

HIV: vírus da imunodeficiência humana.
Fonte: adaptado de White-Chu EF, Reddy M. Dry skin in the elderly: Complexities of a common problem. Clin Dermatol 2011; 29:37-42.

Quadro 58.2 Recomendações no manejo de xerose e prurido associados

- Restringir o uso de sabonetes a áreas como axilas, virilhas, genitália, palmas e plantas
- Banhos pelo menos uma vez ao dia, mornos (não quentes), de curta duração
- Aplicar hidratantes (em creme ou loção) imediatamente após os banhos, preferencialmente duas vezes ao dia
- Evitar óleos de banho em virtude do risco de queda
- Considerar cremes com corticoide de média ou alta potência (em creme, 1 a 2x/dia por poucos dias) em caso de xerose e prurido graves e tendência à irritação local

fragrâncias, podem funcionar como sensibilizadores e causar dermatite de contato. Óleos de banho podem ser benéficos, mas, por aumentarem o risco de queda, não são habitualmente utilizados na faixa etária geriátrica.

Corticoides tópicos

Quando a xerose é extrema, facilitando o aparecimento de áreas eczematosas e liquenificadas, podem surgir pápulas e nódulos queratóticos, caracterizando o prurigo. Nesse contexto, pode haver intolerância ao uso de hidratantes com ardor local e controle insuficiente do prurido. São recomendados corticoides tópicos de média ou alta potência por período determinado (p. ex., 7 a 14 dias). Casos intensos de prurigo podem precisar de infiltração intralesional de triancinolona e devem ser encaminhados ao dermatologista.

Vale lembrar que nem todos os pacientes com xerodermia apresentam prurido, assim como nem todos os idosos têm prurido devido à xerose cutânea.

O encontro de uma causa potencial de prurido não elimina a necessidade de completar uma avaliação aprofundada já que, em idosos, múltiplos fatores são mais frequentemente implicados. É razoável, portanto, orientar o tratamento da xerodermia enquanto se caminha com a investigação. Em cerca de 8% dos casos, a causa não será estabelecida.

■ AVALIAÇÃO DO IDOSO COM PRURIDO

Para definição da etiologia do acometimento é necessário caracterizar bem o prurido como sintoma, checar o uso de medicações associadas, detectar se há lesões primárias da pele (avaliando a presença de xerose, escabiose ou outra dermatose) e direcionar os exames complementares.

Caracterização do prurido

Definir a duração do sintoma (agudo ou crônico), a intensidade, a localização (localizado ou generalizado), a frequência e os horários de maior intensidade do sintoma, bem como os fatores atenuantes e agravantes percebidos pelo paciente, é extremamente útil para a determinação correta do diagnóstico.

O prurido é considerado crônico quando persiste por mais de 6 semanas. Quando ocorre o surgimento abrupto do sintoma, frequentemente está associado a farmacodermia, infestação, micose ou dermatite de contato e menos provavelmente a etiologia é sistêmica. O prurido colestático, o urêmico e aquele causado por escabiose se caracterizam por apresentar piora acentuada à noite.

A avaliação da intensidade do prurido em uma escala de 0 (menos intenso) a 10 (mais intenso) durante todas as visitas facilita o monitoramento da resposta ao tratamento (Quadro 58.3). Não se deve esquecer de indagar se há impacto no sono do indivíduo. Nesse cenário, quando a queixa é recente (nos últimos 6 meses), prurido paraneoplásico deve ser considerado parte do diagnóstico diferencial.

Múltiplas condições sistêmicas, incluindo *diabetes mellitus*, insuficiência renal, doenças hepáticas, infecção pelo HIV e história de traumatismo em pescoço e coluna vertebral, podem ser fatores importantes que contribuem para que um paciente idoso desenvolva prurido crônico. São relevantes os inquéritos sobre as condições de vida do idoso: hábitos alimentares, uso de substâncias ilícitas, contato com animais domésticos, se outros membros da família também relatam coceira, assim como questões relacionadas com a higiene do paciente (hábitos de banho, uso de sabonetes, frequência etc.).

Quadro 58.3 Avaliação inicial e manejo do prurido em idosos

Direcionar a história do prurido, enfatizando a intensidade (escala 0 a 10), localização (localizado x generalizado) e fatores modificadores (banho, calor)

1. Revisar medicações sistêmicas e tópicas
2. Realizar exame físico para evidenciar escabiose e sinais de pele seca (manchas eritematosas, fissuradas em pernas, braços e flancos, com descamação)
3. Solicitar avaliação laboratorial básica (hemograma, glicemia, função tireoidiana, testes de função hepática, ureia e creatinina, cálcio e fósforo)
4. Se há erupção cutânea primária, avaliar com dermatologista
5. Tratar xerose
6. Tratar escabiose, se diagnosticado
7. Se não há erupção cutânea e persiste com prurido, avaliar deficiência de ferro, paratireoide e considerar investigação de malignidade, alterações metabólicas ou neuropatia

Medicações

O histórico de uso de medicações deve incluir uma revisão de tratamentos tópicos e sistêmicos. Muitos pacientes não usam apropriadamente medicações locais e/ou aplicam substâncias inadequadas que podem provocar dermatite de contato, agravando o prurido local. Especialmente na população mais idosa, na qual é comum a polifarmácia, prurido pode ser um efeito colateral medicamentoso ou decorrer de diversos outros mecanismos (Quadro 58.4). O interrogatório deve abranger também antecedentes de internações hospitalares e substâncias usadas por via endovenosa. Os hidroxietilamidos (HES) – soluções sintéticas coloidais usadas como expansores plasmáticos, por exemplo – podem acarretar prurido intenso de difícil controle mesmo após meses de utilização.

Quando há a suspeita de que algum medicamento participe do processo, é importante não retardar o início do tratamento sintomático enquanto se aguarda a resposta clínica plena após a interrupção da medicação. Se o prurido surgir em poucas semanas após a introdução de um novo medicamento, deve ser considerada sua descontinuação. Contudo, a medicação deve ser descontinuada por pelo menos 6 meses a 1 ano para se certificar de que é a verdadeira causa dos sintomas. A reintrodução do medicamento leva à recorrência das queixas em poucos dias.

Medicações como inibidores da enzima conversora da angiotensina (ECA), salicilatos, cloroquina e bloqueadores do canal de cálcio (BCC) podem ser a causa de prurido sem erupção cutânea. Os pacientes idosos com prurido e eczema são duas a quatro vezes mais propensos a tomar BCC e têm probabilidade duas vezes maior de tomarem tiazídicos que os idosos não afetados por essas condições. Eczema com prurido devido a BCC pode surgir anos após a medicação ter sido iniciada e tende a se resolver entre 3 e 4 meses após sua suspensão.

Há medicações que apenas sob o efeito da luz ultravioleta (direta ou até mesmo através de vidros de janela) causam erupção cutânea com prurido. A acentuação das lesões de pele em áreas expostas à luz com preservação das áreas cobertas por

Quadro 58.4 Fármacos que induzem prurido

Classe	Exemplos	Possíveis mecanismos
Agentes anti-hipertensivos	Bloqueadores de canais de cálcio	Xerose, inflamação cutânea
	Bloqueadores do receptor de angiotensina	Colestase
	Inibidores da enzima de conversão da angiotensina	Aumento da bradicinina
	Betabloqueadores	Inflamação cutânea, desconhecido
Agentes hipolipemiantes	Estatinas	Xerose
Neurológicos	Opioides	Bloqueio do receptor opioide μ
Antibióticos	Penicilinas	Colestase, inflamação cutânea
	Cefalosporinas	Inflamação cutânea
	Sulfonamidas	Desconhecido, reação alérgica
Antimaláricos	Cloroquina	Desconhecido
Agentes antineoplásicos	Ipilimumabe	Inflamação cutânea, desconhecido
	Inibidores EGFR	Xerose, inflamação cutânea
	Bleomicina	Xerose, inflamação cutânea
	Tamoxifeno	Sebostasia, xerose
	Interferons	Desconhecido
Moduladores hormonais	Contraceptivos orais	Desconhecido
	Androgênios	Colestase
	Antiandrogênios	Xerose, desconhecido
Agentes psicotrópicos	Lítio	Inflamação cutânea, desconhecido
	Antidepressivos tricíclicos	Colestase
Antiepilépticos	Fenitoína	Inflamação cutânea, reação alérgica, desconhecido
	Lamotrigina	Inflamação cutânea, reação alérgica, desconhecido
Diuréticos	Furosemida	Inflamação cutânea, desconhecido
	Hidroclorotiazida	Inflamação cutânea, desconhecido
Expansores plasmáticos	Hidroxietilamidas (HES)	Depósito de HES nos nervos periféricos
Outros	Anti-inflamatórios não esteroides	Aumento da síntese de leucotrienos, colestase
	Penicilamina	Desconhecido
	Ácido acetilsalicílico	Degranulação mastocitária
	Contrastes iodados	Degranulação mastocitária, reação alérgica

Fonte: adaptado de Garybian L, Chiou AS, Elmariah SB. Advanced aging skin and itch: Addressing an unmet need. Dermatol Ther 2013; 26:92-103.

roupas sugere padrão de fotodermatite. Tiazídicos, tetraciclinas, inibidores da ECA (IECA), BCC, anti-inflamatórios não esteroides, quinina e amiodarona são os fotossensibilizantes mais comumente usados na população idosa. Qualquer medicação iniciada nas últimas 6 semanas antes do início do *rash*, se possível, deve ser interrompida. Apenas eventualmente a biópsia de pele contribui para o diagnóstico, ao sugerir o padrão de reação medicamentosa (p. ex,. dermatite liquenoide), restringindo o grupo de fármacos a ser investigado como responsável.

Exame físico

O exame físico deve sempre tentar identificar a presença de lesões cutâneas primárias (eritema, edema, vesículas e bolhas, urticas e descamação). Se existe lesão cutânea primária que isoladamente justifica o prurido, recomenda-se a avaliação especializada do dermatologista, cuja abordagem diagnóstica e tratamento serão direcionados à dermatose em questão (Figura 58.1).

Algumas vezes, contudo, o exame clínico evidencia pele normal ou apenas alterações da superfície motivadas pelo ato de coçar (xerose, hiperpigmentação, liquenificação, impetiginação e escoriações, erupção secundária ao prurido), não relacionadas com o processo patológico que deu origem ao sintoma. Nessa situação, a inexistência de lesões em áreas em que o paciente não alcança direciona a etiologia para causas medicamentosas, sistêmicas, malignidades ou causas neuropáticas. Se há suspeita de neoplasia, os linfonodos devem ser palpados no exame físico.

Vale ressaltar o aumento substancial de casos de escabiose após os 65 anos de idade, especialmente em octogenários e em indivíduos institucionalizados; portanto, esse diagnóstico precisa ser excluído. A presença de prurido intenso, de surgimento súbito, com acentuação no período noturno, associado às lesões papulosas escoriadas entre os dedos das mãos, punhos, plantas dos pés, genitália e mamas (nas mulheres), sugere fortemente escabiose. O exame clínico detalhado pode ainda identificar pequenas lesões tortuosas lineares que representam túneis de migração do ácaro.

Apesar da manifestação típica descrita, a depender do *status* imune do hospedeiro, a escabiose pode se apresentar com morfologia variada com vesículas, pústulas, nódulos, manchas e placas acinzentadas liquenificadas. Em idosos, deve-se investigar também o acometimento do couro cabeludo ou sob a forma de escabiose nodular – com nódulos eritematovioláceos na virilha ou na axila como resultado de hipersensibilidade ao ácaro. Os pacientes imobilizados ou com demência têm risco maior de apresentar sarna crostosa, caracterizada por placas espessas, acinzentadas e descamativas, intensamente pruriginosas, principalmente nas mãos, pés e couro cabeludo, com grande número de parasitas na pele.

Diagnóstico da etiologia do prurido

Causas dermatológicas

Se o paciente apresenta erupção dermatológica primária, o tratamento deve ser focado nessa condição. O diagnóstico diferencial das doenças dermatológicas que mais cursam com prurido no idoso está sumarizado no Quadro 58.5.

Causas sistêmicas

Numerosas doenças sistêmicas têm sido implicadas como causa de prurido crônico, muitas das quais são mais frequentemente observadas na população idosa (Quadro 58.6), sendo

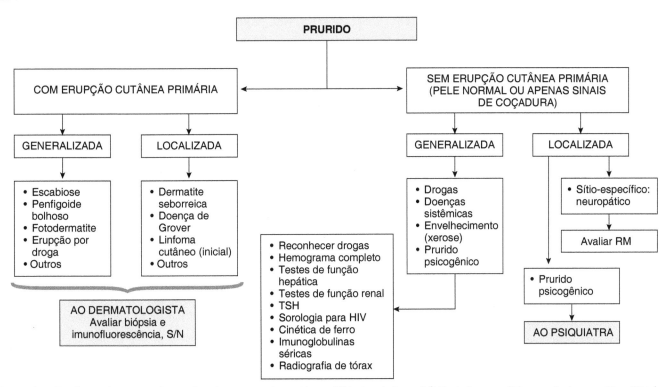

Figura 58.1 Abordagem diagnóstica do prurido crônico em pacientes idosos. (HIV: vírus da imunodeficiência humana; RM: ressonância magnética; TSH: hormônio tireoestimulante.)

Quadro 58.5 História e achados ao exame físico de condições dermatológicas pruriginosas comuns em idosos

Condição	História	Exame físico
Eczema xerótico/asteatósico	Melhora com o banho, afeta principalmente pernas e braços e poupa axilas, virilhas, face e couro cabeludo	Pode apresentar alterações mínimas ou pele muito seca com placas mal definidas finamente descamativas e fissuradas
Escabiose	Prurido intenso, de surgimento súbito; história de institucionalização; possível exacerbação do prurido à noite e queixa em contactantes	Pequenas pápulas e lesões lineares em axilas, genitália externa, áreas intertriginosas dos dedos e periumbilical. Envolvimento de couro cabeludo em idosos
Dermatite seborreica	Pacientes neurológicos (doença de Parkinson, doença de Alzheimer, antecedente de acidente vascular encefálico)	Lesões eritematodescamativas em face (supercílios, canto nasal e área da barba), orelhas, couro cabeludo e área superior do tórax (dorso e colo)
Penfigoide bolhoso	Prurido intenso	Placas urticadas e bolhas nas áreas proximais dos braços, coxas e flancos
Doença de Grover (dermatose acantolítica transitória)	Piora após sudorese e eventualmente no inverno	Pápulas eritematosas discretamente descamativas, de 2 a 4mm na área anterior e posterior do tronco
Linfoma cutâneo de células T (tipo micose fungoide)	Longa duração das lesões; prurido mínimo a grave	Grandes máculas e placas com atrofia e discromia nas áreas inferiores do dorso, nádegas e parte proximal das coxas
Erupção induzida por fármacos	Medicação nova (p. ex., bloqueador dos canais de cálcio ou tiazídicos)	Morfologia variada; lesões eritematosas simétricas difusamente distribuídas
Fotodermatite	Uso de medicação fotossensibilizante; piora após exposição ao sol	Placas e manchas eritematosas confluentes, predominando no dorso das mãos, antebraços, pescoço e colo (áreas expostas ao sol)

Quadro 58.6 Principais causas sistêmicas de prurido no idoso

Doença sistêmica	Diagnóstico
Doenças endócrinas	Hiper e hipotireoidismo, DM e doença da paratireoide
Doenças infecciosas	Infecção pelo HIV e parasitoses
Doença hepática	Doenças hepáticas com ou sem colestase: hepatites B e C, cirrose biliar primária, carcinoma de ductos biliares, hepatite autoimune e cirrose
Doença renal	Insuficiência renal crônica, hemodiálise e diálise peritoneal
Doenças linfoproliferativas e hematológicas	Linfomas, leucemias, policitemia vera e deficiência de ferro
Neoplasias viscerais	Tumores de próstata, mama, estômago ou cólon e síndrome carcinoide

DM: *diabetes mellitus*; HIV: vírus da imunodeficiência humana.

recomendada a investigação laboratorial para *diabetes mellitus*, deficiência de ferro, hiper/hipotireoidismo, doença hepática, colestase, falência renal e hiperparatireoidismo. Essa investigação não deve ser realizada aleatoriamente, mas guiada pela anamnese e pelo exame físico. O prurido causado por essas condições costuma ser generalizado e sem erupção cutânea primária visível ou apenas com escoriações. Disfunção neural pode se apresentar tanto no prurido generalizado como no localizado.

- **Doença renal crônica (DRC):** prurido é frequentemente observado em pacientes com doença renal avançada. Dados epidemiológicos demonstram que cerca de 40% dos pacientes com DRC avançada relatam queixa de prurido moderado a grave. Esse percentual pode chegar a 50% a 70% naqueles que recebem tratamento dialítico, porém com intensidade bem menor do sintoma. Pode se apresentar de maneira generalizada ou localizada, em áreas simétricas, com predomínio no dorso. Não há frequência e intensidade regulares, podendo ou não ser diária, muitas vezes piorando à noite e afetando negativamente a qualidade de vida dos pacientes. A patogênese do prurido urêmico permanece incerta, embora diversas teorias tenham sido propostas. Danos neuropáticos centrais e alterações do sistema imunológico (com níveis aumentados da proteína C reativa e interleucinas [IL] 2, 6 e 33), além do desequilíbrio do sistema opiodérgico, anemia, hiperparatireoidismo, aumento dos níveis de histamina e alterações no equilíbrio de fosfato e cálcio são possíveis fatores implicados. O prurido está associado a aumento de 17% na mortalidade de pacientes em hemodiálise.
- **Prurido hepático:** os pacientes com doença hepatobiliar apresentam prurido em frequência variável, a depender do diagnóstico subjacente. Aproximadamente 70% dos pacientes com colangite biliar primária e colangite esclerosante primária ou secundária relatam prurido em algum momento do curso da doença. Obstrução intra ou extra-hepática de tratos biliares é menos frequentemente associada a essa queixa, sendo observada em cerca de 45% dos afetados por doença obstrutiva maligna (como carcinoma de cabeça de pâncreas) e 16% dos acometidos por obstrução biliar benigna (como coledocolitíase). Apenas 5% a 15% dos indivíduos não tratados para infecção crônica pelo vírus C relatam prurido. Por outro lado, é raramente referido nas infecções crônicas pelo vírus da hepatite B, doença hepática gordurosa alcoólica ou não alcoólica e esteato-hepatite, mesmo quando há colestase. Embora vários mediadores potenciais participem da patogênese do prurido – aumento dos sais biliares, histamina, opioides endógenos, serotonina e metabólitos da progesterona – as autotoxinas e o ácido lisofosfatídico (LPA), recentemente identificados, parecem exercer papel importante na fisiopatogenia do prurido colestático. Apresenta-se de maneira generalizada, exceto nas desordens imunomediadas com colangite, quando as palmas e as solas são sítios de predileção.
- **Disfunção tireoidiana:** prurido generalizado é comum, sendo mais frequente no hipertireoidismo. A causa do prurido está associada à presença de anticorpos antitireoidianos. O hipotireoidismo também pode causar o sintoma, muito comumente em consequência da xerose cutânea associada.
- **Infecção pelo HIV:** prurido é um sintoma comum em pacientes que vivem com HIV. Cabe lembrar que essa retrovirose está em ascensão entre os idosos devido à expectativa de vida prolongada e à maior detecção da infecção nessa faixa etária. O mecanismo exato do prurido nesse grupo não está elucidado. Condições cutâneas subjacentes (como xerose, dermatite seborreica e infecções fúngicas superficiais) ou mesmo aquelas relacionadas com o vírus (erupção papulopruriítica do HIV, foliculite eosinofílica do HIV) podem ter papel no surgimento do sintoma nesses pacientes.
- **Malignidades:** doença maligna pode ser encontrada em cerca de 6% dos indivíduos com prurido generalizado. Prurido paraneoplásico é definido como a sensação de coceira decorrente de uma reação sistêmica à presença de tumor ou malignidade hematológica sem ser induzido pela presença de células cancerígenas no local nem pela terapia antitumoral. As doenças hematológicas são as que apresentam maior incidência de prurido, principalmente linfoma e policitemia *vera*. Já no contexto de um paciente em tratamento oncológico, deve ser considerado que muitos dos mais recentes agentes biológicos anticancerígenos, como inibidores do receptor de crescimento epidérmico (cetuximabe, erlotinibe, panitumumabe), inibidores da BRAF quinase (vemurafenibe) e anticorpos monoclonais (como o ipilimumabe), podem apresentar prurido como efeito colateral.
- **Deficiência de ferro (com ou sem anemia):** é apontada como causa de prurido generalizado. No idoso, convém complementar com a avaliação da dieta e do hábito intestinal. Se houver alteração deste último, é mandatório afastar câncer de cólon.

Disfunção neural

Prurido crônico pode representar o resultado de dano aos nervos responsáveis pela detecção, transmissão e processamento do prurido, tanto por lesões no sistema nervoso periférico como no central. O paciente não costuma apresentar lesões de pele primárias, mas apenas escoriações, hiperpigmentação e liquenificação. O prurido relatado pelo paciente é comumente refratário ao tratamento e pode ser mais bem caracterizado na anamnese como uma disestesia. O relato de sintoma unifocal aumenta a probabilidade de uma etiologia neurológica. Várias formas são descritas:

- **Prurido braquirradial:** afeta a área dorsolateral do braço, uni ou bilateralmente, mas eventualmente pode se estender para áreas do pescoço, ombros, parte proximal dos braços e dorso. Os pacientes referem não apenas prurido, mas também sensação de queimação, formigamento e pinicação local. Ocorre comumente por patologia da espinha cervical, como estenose e compressão de C5-C8. Curiosamente, a exposição ao sol pode ser um fator exacerbador.
- **Notalgia parestésica:** afeta áreas escapulares dos dermátomos T1-T5. Sugere-se que anormalidades da coluna vertebral com consequente radiculopatia sensorial de nervos espinhais participem da etiologia do problema.
- **Herpes-zóster:** a neuralgia pós-herpética pode se manifestar não só com dor, mas com alta prevalência de prurido no dermátomo afetado decorrente do dano aos neurônios responsáveis pela sensação de prurido.
- **Acidente vascular encefálico (AVE):** pode ser causa de prurido, principalmente na pele do lado contralateral ao AVE (área parética), poucas semanas após o evento. Quando a medula lateral é o local específico do dano, essa condição é denominada síndrome de Wallenberg, cuja apresentação

típica inclui prurido, hipoestesia dolorosa termoálgica, hipoestesia trigeminal contralateral, disfunção cerebelar, náusea e vômitos.
- **Síndrome trófica trigeminal:** condição rara unilateral com lesões autoinduzidas pelo prurido neuropático por dano ao nervo trigeminal como resultado de cirurgia, AVE envolvendo o núcleo trigeminal ou herpes-zóster. A queixa de prurido intenso se restringe à área inervada pelo trigêmeo, e a ulceração decorrente da automutilação é vista comumente na asa nasal, podendo ser confundida com carcinoma basocelular, infecções ou doenças granulomatosas da pele.
- **Diabetes mellitus:** polineuropatia de pequenas fibras é um dos mecanismos sugeridos do prurido no paciente diabético, o qual pode ser generalizado ou não. Um dos contextos clínicos mais específicos é o prurido em tronco, cuja prevalência é quatro vezes maior em pacientes diabéticos que em controles saudáveis. Prurido no couro cabeludo também pode representar uma das primeiras manifestações do *diabetes mellitus* em idosos, sendo passível de resolução com o controle glicêmico.

Prurido psicogênico

Prurido psicogênico deve ser considerado apenas ao se esgotarem as investigações. Nesses pacientes, é fundamental tentar quebrar o ciclo da coceira, tratando uma condição subjacente ou usando abordagens com *wraps*. Em alguns pacientes, há condição psiquiátrica causando comportamento de automutilação, como depressão, transtorno obsessivo-compulsivo, ansiedade ou psicose. Se perguntas sobre sono, humor e autopercepção levantarem preocupações, o encaminhamento à psiquiatria poderá beneficiar o paciente.

■ TRATAMENTO

O tratamento do prurido na pessoa idosa é um desafio para o médico e o cuidador. As possíveis deficiências físicas e cognitivas apresentadas pelo paciente podem ser uma grande barreira ao tratamento adequado. O gerenciamento do prurido deve ser feito de maneira individualizada, considerando as condições de vida do idoso, o uso concomitante de fármacos e a gravidade dos sintomas.

Em virtude do grande prejuízo na qualidade de vida dos pacientes com prurido crônico intenso, o tratamento imediato do sintoma muitas vezes é necessário, enquanto a investigação da causa subjacente é definida em paralelo. Quando refratário à terapia, resulta em sentimentos de desamparo e desespero, que podem ainda ser exacerbados por distúrbios do sono que a própria sensação de coceira provoca. Redes inadequadas de apoio e a coexistência de depressão podem intensificar ainda mais o prurido por um estímulo retroativo. Logo, estabelecer um tratamento viável e específico para a etiologia do prurido é o ponto crítico para o manejo dessa condição.

Identificar e remover os fatores que agravam o prurido é o primeiro passo a ser orientado, sendo necessário educar os pacientes e os familiares quanto à realização do tratamento, quebrando o ciclo prurido-coçadura-prurido.

Tanto o cenário clínico em que o prurido ocorre como o contexto em que a pessoa idosa está inserida influenciam a abordagem do tratamento. A etapa inicial deve consistir na identificação da causa subjacente do sintoma, já que os tratamentos não são igualmente eficazes nos diferentes tipos de prurido.

É evidente que o tratamento específico deve ser instituído nos casos de doença dermatológica primária, assim como as substâncias suspeitas precisam ser afastadas em caso de suspeição de farmacodermia ou dermatite de contato.

Reforçar o tratamento e a prevenção da xerodermia é fundamental.

Tratamento tópico
Corticoides

Nas áreas de eczema e liquenificação, o uso do corticoide tópico, preferencialmente de média potência e por curto período, auxilia a cessação do ciclo de coçadura. Convém atentar para efeitos adversos locais, principalmente com as formulações mais potentes ou de uso prolongado, como atrofia de pele, telangiectasia e supressão do eixo hipotálamo-hipofisário. Curativos oclusivos ou bandagens da área acometida, em caso de lesões localizadas, potencializam o efeito do corticoide e dificultam a manipulação, ajudando no tratamento. Em virtude do risco de maior absorção sistêmica, essa técnica só deve ser usada por poucos dias.

Imunomoduladores

Os imunomoduladores tópicos inibidores da calcineurina (tacrolimus e pimecrolimus) podem ser uma boa opção de tratamento de doenças localizadas em face, dobras e genitália ou mesmo em substituição ao corticoide tópico, quando é necessário manter o efeito anti-inflamatório por mais tempo. São particularmente vantajosos em idosos, pois não há risco de atrofia da pele.

Mentol

O mentol é uma substância que promove a sensação de refrescamento da pele por agir nas fibras nervosas A delta, podendo promover alívio do prurido. A principal limitação é a curta duração da efeito desse produto, que gira em torno de 30 minutos.

Anestésicos

A lidocaína e a benzocaína podem ser utilizadas no prurido localizado, mas no máximo três vezes ao dia, para evitar a ressensibilização da pele, promovendo resultados variáveis e, em geral, alívio passageiro.

Capsaicina

A capsaicina tem propriedade antipruriginosa por dessensibilizar as fibras nervosas sensoriais, podendo ser benéfica no tratamento da notalgia parestésica e do prurigo nodular. Como dor e ardor local podem surgir como efeitos colaterais, é utilizada em baixas concentrações (0,025%, podendo ser aumentada até a concentração de 0,1%) ou um anestésico tópico pode ser usado antes da aplicação do fármaco. Pode ser aplicada três a seis vezes ao dia.

Tratamentos sistêmicos

Os medicamentos sistêmicos devem ser prescritos com muito cuidado, avaliando as possíveis interações medicamentosas, os efeitos colaterais, as comorbidades e o estado cognitivo do idoso.

Anti-histamínicos

Embora sejam frequentemente usados como agentes de primeira linha no tratamento do prurido, os anti-histamínicos têm impacto apenas modesto nos casos crônicos. As propriedades sedativas dos anti-histamínicos de primeira geração (hidroxizina, difenidramina e dexclofeniramina) são consideradas benéficas para o tratamento do prurido. Já os anti-histamínicos de segunda geração (cetirizina, fexofenadina, loratadina) têm melhor aplicabilidade na urticária crônica. Todavia, devem ser utilizados com cautela em idosos em razão de seus efeitos anticolinérgicos, que incluem confusão mental, boca seca e constipação intestinal. Em idosos, deve-se evitar principalmente o uso de dexclofeniramina, ciclo-heptadina, clemasina e difenidramina. Cabe lembrar a necessidade de ajuste da dose em caso de redução importante da função renal.

Anticonvulsivantes

A gabapentina e a pregabalina podem beneficiar os pacientes com prurido crônico relacionado com doença renal avançada, colestática e neuropática e ao diabetes. Inicia-se com 100mg de gabapentina ou 75mg de pregabalina, aumentando a dose gradativamente, se necessário.

Talidomida

Agente imunossupressor anti-inflamatório e neurotóxico que reduz o prurido por modificar a secreção do fator de necrose tumoral-alfa e promover efeitos depressores do sistema nervoso central e periférico, a talidomida pode ser utilizada no prurigo nodular e no prurido urêmico na dose de 100 a 400mg/dia por 6 a 12 meses. A resposta clínica costuma ser observada a partir de 2 ou 3 semanas. Convém atentar para os efeitos colaterais, como fadiga e neuropatia periférica.

Antagonistas dos receptores de serotonina

Inibidores da recaptação seletiva da serotonina, como paroxetina (na dose de 10 a 20mg/dia), sertralina (50 a 75mg/dia) e fluvoxamina, podem aliviar o prurido de pacientes com dermatite atópica, linfoma sistêmico ou carcinomas sólidos e doença hepática crônica. Altos níveis de serotonina podem potencialmente suprimir as células T, reduzindo as substâncias inflamatórias envolvidas na patogênese do prurido.

Antidepressivos tricíclicos

A amitriptilina e a doxepina antagonizam os receptores tipo 1 da histamina e têm propriedades anticolinérgicas. Podem ser úteis no prurido psicogênico e noturno. Em geral, inicia-se a doxepina com 10mg/dia à noite, aumentando gradativamente até 40mg/dia. Deve ser evitada em pacientes com história de prostatismo e glaucoma.

Antidepressivos noradrenérgicos e serotoninérgicos específicos

A mirtazapina é usada no tratamento do prurido norturno na dose de 7,5 a 15mg/dia. Podem ocorrer efeitos como sedação, aumento do apetite e do peso e boca seca. A mirtazapina está indicada em caso de prurido paraneoplásico, urêmico, colestático e atópico. A combinação de mirtazapina com gabapentina (ou pregabalina) parece reduzir o prurido em pacientes com linfoma cutâneo de células T. A duloxetina é uma opção de efeito central que não induz aumento do apetite, sendo usada na dose de 60mg/dia.

Aprepitanto

O aprepitanto é um antagonista seletivo oral do receptor da neurocinina 1 que bloqueia o efeito da substância P e é usado como antiemético em tratamentos oncológicos. Atua nos casos de prurido induzido por medicamentos, paraneoplásico, braquirradial e no linfoma cutâneo de células T.

Agonistas e antagonistas opioides

O uso sistêmico de naltrexona (antagonista do receptor opioide μ) pode promover alívio do prurido em pacientes com colestase e dermatite atópica. Seu uso pode ser limitado em idosos em virtude da diversidade de efeitos colaterais. A nalfurafina (agonista do receptor opioide *kappa*) tem sido utilizada em pacientes com prurido urêmico no Japão.

Imunossupressores sistêmicos

Ciclosporina, metotrexato, azatioprina, glicocorticoides e micofenolato de mofetil podem ajudar no manejo do prurido crônico da pessoa idosa em caso de inflamação cutânea. A escolha da melhor substância deve ser fundamentada no diagnóstico de base do indivíduo.

Outros tratamentos

Fototerapia

As radiações ultravioleta A (UVA), B (UVB) e UVB *narrowband* têm sido empregadas em numerosas dermatoses associadas ao prurido no idoso, mas também no manejo desse sintoma na DRC. A fototerapia tem se mostrado eficaz no tratamento de uma variedade de condições pruriginosas que acometem os pacientes idosos, incluindo prurido decorrente de dermatite atópica, insuficiência renal, policitemia *vera*, doença hepática e linfoma de Hodgkin.

A fototerapia é especialmente apropriada para os idosos, uma vez que evita os efeitos adversos das terapias imunossupressoras. Entretanto, o tratamento de longo prazo em pacientes com fotodano intenso ou antecedentes de câncer de pele deve ser avaliado com cautela. Pode ser útil nos casos em que há dificuldades cognitivas que limitam a adesão à medicação, embora muitas vezes exija cooperação e disponibilidade da família ou cuidadores do paciente para garantir tratamento presencial duas ou três vezes por semana.

Tratamentos comportamentais

As opções de tratamento descritas podem ser suplementadas com suporte psicológico que estimule medidas de enfrentamento e reversão de hábitos perpetuadores do prurido. A terapia cognitivo-comportamental pode ser muito útil para interromper o fenômeno de prurido e coçadura de modo a melhorar a qualidade do sono. Mais estudos são necessários para a melhor compreensão da influência das intervenções comportamentais sobre essa queixa.

Abordagem do prurido por etiologia

Prurido renal

A maioria dos especialistas recomenda uma abordagem escalonada no tratamento do prurido urêmico, começando com otimização da diálise, adequação dos níveis do paratormônio (PTH), cálcio e fósforo, hidratação da pele e nutrição apropriada, a fim de minimizar os riscos adicionais decorrentes da introdução de novos medicamentos. Se os sintomas persistirem, pode-se oferecer terapia farmacológica. Dados robustos para intervenção específica para o prurido urêmico permanecem limitados.

De todas as terapias sistêmicas atualmente usadas, a gabapentina tem mostrado efeito mais consistente no controle do prurido nesses pacientes. Em pacientes com DRC ainda não substitutiva, utilizam-se em média 100mg de gabapentina ao dia, mas, quando em hemodiálise, pode ser orientado o uso de 100 a 300mg/dia (3 a 4×/semana) após a sessão dialítica. A pregabalina também tem sido efetiva na dose de 75mg/dia à noite (ao deitar) e pode ser considerada quando os pacientes não toleram a gabapentina.

Apesar de comumente usados na tentativa de controlar o prurido, os anti-histamínicos são considerados ineficazes. O uso de antagonistas de receptores opioides, como naltrexona, parece promover resultados conflitantes nos estudos com DRC. A fototerapia com UVA ou UVB também pode ser considerada uma alternativa terapêutica com poucos efeitos colaterais, mas com o inconveniente da necessidade de deslocamento para os serviços que disponibilizam o tratamento duas a três vezes por semana.

Prurido hepático

A recomendação atual para o prurido hepático consiste em uma abordagem por etapas, iniciando a intervenção com a colestiramina, seguida de rifampicina, naltrexona, sertralina ou paroxetina. O ácido ursodesoxicólico exerce propriedades anticolestáticas por estimular a função secretória hepatobiliar, reduzindo a toxicidade da bile, mas apresenta pouca eficácia. Os pacientes que não respondem a esses fármacos podem tentar tratamentos alternativos com bezafibratos ou se submeter a procedimentos invasivos com plasmaférese ou drenagem biliar. Quando o prurido é muito grave e refratário, o transplante hepático pode ser considerado mesmo na ausência de falência hepática.

Prurido associado a malignidades

O tratamento deve ser direcionado à doença de base. Os anti-histamínicos tradicionais não são ineficazes. Tanto a paroxetina como a mirtazapina podem ser benéficas em doses baixas. Alguns estudos sugerem certo valor com o uso do aprepitanto. Em pacientes com prurido relacionado com policitemia *vera*, a flebotomia ocasionalmente alivia o sintoma por levar à redução da massa de hemácias, já que em alguns casos nem mesmo o tratamento agressivo da doença é capaz de controlar essa manifestação.

Prurido neuropático

Apesar de haver alguma evidência de que terapias tópicas possam ser úteis no tratamento de prurido neuropático localizado, estudos adicionais são necessários para estabelecer a eficácia de acordo com cada subtipo a ser tratado. A capsaicina tópica em creme a 0,025% a 0,075% pode ser uma opção no tratamento do prurido braquiorradial e da notalgia parestésica, mas pode haver recidiva após sua suspensão. Mentol tópico a 1% é capaz de oferecer algum alívio, assim como anestésicos tópicos, apesar de sua eficácia não estar bem demonstrada. Corticoides tópicos não têm aplicabilidade nesse grupo. Estudos adicionais são necessários para explorar a eficácia e a segurança de formulações tópicas com amitriptilina e cetamina, cuja indicação deve se restringir a casos irresponsivos. A toxina botulínica tipo A vem sendo utilizada ocasionalmente, mas com resultados divergentes na notalgia parestésica. Em caso de evidência de anormalidades na coluna vertebral à radiografia (p. ex., artrose dorsal), no contexto de prurido neuropático localizado, como na notalgia parestésica, a fisioterapia pode estar indicada.

As opções de primeira linha para o tratamento oral em pacientes sem resposta adequada à terapia local incluem gabapentina e pregabalina. Relatos de casos demonstraram benefício isolado com o uso de cetoprofeno, lamotrigina, oxcarbamazepina e antidepressivos tricíclicos.

O melhor tratamento para o prurido persistente decorrente de herpes-zóster não está estabelecido. Pode haver controle ou não com a abordagem semelhante à adotada para a neuralgia pós-herpética. Anestésicos ou capsaicina tópicos podem ser utilizados, assim como os agentes sistêmicos já citados.

As principais opções de tratamento, de acordo com a etiologia do prurido crônico, estão sumarizadas no Quadro 58.7.

Quadro 58.7 Principais opções de tratamento de acordo com a etiologia do prurido crônico

Etiologia	Tratamento	Apresentação	Posologia usual
Prurido renal	Gabapentina	Cápsulas de 300, 400 e 600mg	100mg/dia ou 100 a 300mg após a diálise
	Pregabalina	Cápsulas de 75 e 150mg	75mg à noite
	Talidomida	100mg	100mg/dia
	Fototerapia	UVA, UVB e UVBnb	2 a 3×/semana
Prurido hepático	Colestiramina	Sachês de 4g	1 sachê 1h antes e depois do café da manhã; máximo de 16g/dia
	Rifampicina	Comprimidos de 300mg	150 a 600mg/dia
	Naltrexona	Comprimidos de 50mg	25 a 50mg/dia
	Sertralina	Comprimidos de 50mg	75 a 100mg/dia
	Paroxetina	Comprimidos de 10, 20 e 30mg	20mg/dia
Prurido neuropático	Capsaicina tópica	0,025% ou 0,075% em creme; 0,025% em loção	3 a 4×/dia
	Lidocaína	5% em pomada	Máximo 3×/dia
	Gabapentina	Cápsulas de 300, 400 e 600mg	100mg/dia ou 100 a 300mg após a diálise
	Pregabalina	Cápsulas de 75 e 150mg	25 a 75mg à noite
Prurido associado a malignidade	Paroxetina	Comprimidos de 10, 20 e 30mg	10 a 20mg/dia
	Mirtzapina	Comprimido de 15, 30, 45mg	15 a 30mg/dia
	Talidomida	100mg/dia	100mg/dia

■ CONSIDERAÇÕES FINAIS

O prurido crônico na população idosa pode ser consequência de uma grande variedade de doenças dermatológicas, sistêmicas, neuropáticas e fatores psicogênicos. Determinar a causa desse sintoma pode ser especialmente desafiador, mas é primordial para direcionar o tratamento. Cabe ressaltar que a abordagem terapêutica deve levar em conta não apenas o controle das condições cutâneas, sistêmicas ou psicogênicas subjacentes, mas também das alterações fisiológicas de pele características do processo de envelhecimento.

Bibliografia

Berger TG, Shive M, Harper M. Pruritus in the older patient: a clinical review. JAMA 2013; 310(22):2443-50.

Cao T, Tey HL, Yosipovitch G. Chronic pruritus in the geriatric population. Dermatol Clin 2018; 36:199-211.

Carvalho AA, Alchorne MMA. Prurido no idoso. Rev Soc Bras Clin Med 2014; 12(1):93-9.

Düll MM, Kremer AE. Management of chronic hepatic itch. Dermatol Clin 2018; 6(3):293-300.

Garybian L, Chiou AS, Elmariah SB. Advanced aging skin and itch: Addressing an unmet need. Dermatol Ther 2013; 26:92-103.

Pereira SM, Alchorne MMA. Prurido no idoso. In: Lupi O, Cunha PR. Rotinas de diagnóstico e tratamento da Sociedade Brasileira de Dermatologia. São Paulo: Grupo Editorial Nacional, 2012:519-28.

Schevchencko A, Valdes-Rodriguez R, Yosipovitch G. Causes, pathophysiology, and treatment of pruritus in the mature patient. Clin Dermatol 2018; 36:140-51.

White-Chu EF, Reddy M. Dry skin in the elderly: Complexities of a common problem. Clin Dermatol 2011; 29:37-42.

Anemia no Idoso

Sergio Falcão Durão
Raquel de Santana Teixeira
Igor Ribeiro Cavalcanti Batista

CAPÍTULO 59

■ INTRODUÇÃO

Anemia, definida como queda na concentração de hematócrito ou hemoglobina (Hb) ou ainda como decréscimo na contagem de hemácias, é a condição hematológica mais comum em idosos. Os valores de corte de Hb mais usualmente utilizados estão de acordo com o critério da Organização Mundial da Saúde (OMS) estabelecido na década de 1960, em que foram considerados anêmicos os indivíduos do sexo masculino com níveis de Hb < 13g/dL e, no tocante às mulheres, níveis < 12g/dL. Nos últimos anos, esses valores vêm sendo questionados, já que à época foram definidos com base em dados de uma população que não incluía indivíduos com mais de 65 anos de idade.

Além disso, é importante observar que raça e origem étnica influenciam os ditos valores fisiológicos de hemoglobina. Estima-se que aproximadamente 30% dos afro-americanos têm a deleção 3.7-kb no gene da alfatalassemia, manifestada em estado de portador assintomático, entretanto ainda com alteração hematimétrica. Mesmo excluindo aqueles com deleção no gene da alfatalassemia, deficiência de ferro, doença renal crônica e portadores de traço falcêmico, os níveis de hemoglobina em afro-americanos ainda assim parecem ser persistentemente menores que os observados na população caucasiana. Postula-se, portanto, que os idosos negros apresentem uma média de hemoglobina 0,8g/dL menor que os brancos.

Entretanto, é curioso observar que, embora tenham sido realizadas algumas tentativas para o estabelecimento de novas metas, essas medidas não foram adotadas pela maioria dos autores em seus estudos, os quais ainda preferem se utilizar dos critérios da OMS para definição de anemia. Alguns chegam a defender a não adoção de limites mais baixos na população idosa, argumentando a importância de não deixar de diagnosticar uma condição possivelmente tratável e que níveis "fisiologicamente" mais baixos de hemoglobina ainda assim estariam associados a taxas maiores de morbidade, mortalidade e hospitalização.

A prevalência de anemia em idosos é bastante variável, refletindo as diversas populações estudadas e os diferentes conceitos de anemia. O mais conhecido inquérito nacional de saúde, o terceiro National Health and Nutrition Examination Survey (NHANES III), realizado entre 1988 e 1994 nos EUA, demonstrou que no grupo de idosos estudados, definidos como aqueles não institucionalizados com 65 anos ou mais, a prevalência de anemia foi de 11% em homens e de 10,2% em mulheres. Foi também constatado o aumento progressivo com a idade: 13% na faixa etária entre 75 e 84 anos e 23% naqueles com 85 anos ou mais, o que foi reproduzido em estudos posteriores realizados em outras regiões. Residentes de instituições de longa permanência (ILP) e idosos hospitalizados apresentam prevalências ainda maiores, que podem chegar a 50%, porque geralmente são mais frágeis, apresentam mais comorbidades e fazem uso de mais medicações que os provenientes da comunidade.

Múltiplos estudos evidenciam a associação de anemia à redução da qualidade de vida e do desempenho físico, além de aumento do risco de quedas, fadiga, demência, *delirium* e exacerbações de doenças de base, assim como de hospitalizações. Além disso, a anemia é significativamente associada a hospitalizações mais prolongadas e a risco maior de mortalidade, particularmente a associada à doença cardiovascular.

É de suma importância, portanto, a pronta identificação do processo de anemia em um paciente idoso e sua adequada investigação etiológica, já que o tratamento de certas condições influencia positivamente os desfechos apresentados.

CAUSAS/DIAGNÓSTICO DAS ANEMIAS

A base de dados norte-americana NHANES III também se propôs a analisar as possíveis causas de anemia na população idosa, as quais foram classicamente divididas em três grupos. O primeiro, que representa cerca de um terço da população estudada, consistia em distúrbios anêmicos relacionados com deficiências nutricionais, sendo mais da metade desse grupo formada por portadores de anemia ferropriva – isolada ou mesmo acompanhada de outras anemias carenciais, como deficiência de vitamina B_{12} ou ácido fólico. O segundo grupo (cerca de 30% da amostra) era composto de anemia proveniente de doença crônica, condição de difícil diagnóstico, especialmente se associada à anemia ferropriva, e sem tratamento específico. Por fim, os últimos 30% foram classificados como anemia de etiologia inexplicada, um diagnóstico de exclusão com fisiopatologia pouco compreendida. Apesar do nome, foram incluídas nesse grupo diversas condições, como mielodisplasia, anemia de doença renal crônica previamente não diagnosticada e causas incomuns em idosos, como anemias hemolíticas.

Price e cols., em estudo realizado entre 2006 e 2010 também nos EUA, buscaram por meio de intensiva investigação hematológica estabelecer causas para o grupo previamente classificado como anemia de etiologia inexplicada. Os resultados evidenciaram, em um total de 190 pacientes com anemia, que 12% apresentavam anemia ferropriva, 6% anemia de doença crônica, 22% anemia relacionada com malignidades hematológicas (majoritariamente formado por indivíduos com suspeita ou confirmação de síndrome mielodisplásica), 11% anemia relacionada com terapia de neoplasias não hematológicas, 4% anemia de doença renal crônica e, de modo impressionante, persistência de anemia inexplicada em 35% dos pacientes. Apesar das limitações (impossibilidade de realizar avaliação medular em todos os pacientes com dúvida diagnóstica e problemas na amostragem), é interessante observar como a proporção se mantém nessa faixa etária, o que traduz apenas uma das muitas dificuldades enfrentadas na investigação diagnóstica de anemias em idosos.

Além da divisão fisiopatológica para o diagnóstico diferencial de anemia em idosos, continua sendo útil a classificação que considera o valor do volume corpuscular médio (VCM) utilizada na prática clínica em adultos, como resumido no fluxograma apresentado na Figura 59.1.

Anemia ferropriva

Um adulto tem em seu organismo cerca de 3 a 4g de ferro, 70% dos quais se encontram incorporados à hemoglobina nas hemácias. A absorção média diária, 1 a 2mg, é contrabalançada pela perda fisiológica de ferro resultante da descamação dos epitélios dos tratos gastrointestinal e geniturinário, assim como das perdas cutâneas. Para a produção de novas hemácias e a manutenção da homeostase, são requeridos diariamente cerca de 20 a 25mg de ferro. A ingestão do nutriente nas quantidades usuais não é suficiente para alcançar essa meta, sendo de suma importância o mecanismo de reciclagem férrica a partir de hemácias senescentes para evitar o balanço negativo de ferro.

O ferro se encontra disponível em duas formas para absorção: a forma heme (Fe^{2+} ou estado ferroso), de melhor biodisponibilidade, e a não heme (Fe^{3+} ou estado férrico), influenciada por fatores como acidez gástrica e alimentação. Além disso, os níveis de hepcidina, enzima produzida no fígado, estimulada por aumento da interleucina 6 e presente em estados inflamatórios, por exemplo, são essenciais para a homeostase férrica. A hepcidina tem a capacidade de se ligar à ferroportina nos enterócitos, impedindo a saída de ferro e seu transporte para o plasma. O paciente com anemia ferropriva tem níveis baixos de hepcidina, o que resulta em elevada absorção intestinal e liberação de ferro dos macrófagos.

As mudanças nos padrões hematimétricos observadas no hemograma (queda nos níveis de hemoglobina e hematócrito e tendência à redução do VCM das hemácias e ao aumento do índice de anisocitose) na verdade demonstram o estágio final da carência férrica. O primeiro parâmetro a se alterar é a queda da ferritina, justificada pelo fato de ser uma proteína de armazenagem responsável pela estocagem de ferro no organismo. Em caso de desbalanço na homeostase, com perda férrica maior que a absorção, reservas de ferro nos enterócitos serão recrutadas para o ambiente medular, mantendo estável a produção celular.

As principais causas de deficiência de ferro são redução na ingestão diária, absorção reduzida e perda sanguínea crônica. Na faixa etária idosa, sobressai-se a perda sanguínea, principalmente advinda de perda oculta gastrointestinal (malignidades, telangiectasias/angiodisplasias e gastrite). Portanto, após o achado de anemia ferropriva, é de extrema importância não apenas estabelecer o tratamento, mas proceder também à cuidadosa investigação etiológica.

Os sinais e sintomas presentes na maioria das vezes são inespecíficos, resultantes de síndrome anêmica, como astenia, fadiga, palidez mucocutânea, dispneia e descompensação de doenças cardíacas e respiratórias. A depender da velocidade de instalação e do grau do processo anêmico, a apresentação clínica pode variar desde assintomática até a descompensação franca. Manifestações mais especificamente relacionadas com a ferropenia, como coiloníquia, glossite atrófica, síndrome de Plummer-Vinson e perversão do apetite com pagofagia, são cada vez menos comuns, pois traduzem um estado de severa carência nutricional. Um aspecto interessante consiste na associação de síndrome das pernas inquietas em pacientes idosos com anemia ferropriva.

O diagnóstico de anemia ferropriva em idosos nem sempre é simples. As alterações clássicas na cinética do ferro (ferro sérico baixo, ferritina baixa, saturação de transferrina normal/baixa com transferrina normal/elevada) podem não estar presentes. O idoso, geralmente portador das mais variadas comorbidades, pode apresentar quadros inflamatórios crônicos com aumento de citocinas e, por conseguinte, estímulo à produção de ferritina, um reagente de fase aguda. Cabe salientar também que mesmo fisiologicamente a ferritina tende a aumentar com a idade por mecanismo não muito bem compreendido (Quadro 59.1).

Com base nas informações apresentadas, fica claro que o principal diagnóstico diferencial é com a anemia da doença crônica. Como proceder, portanto, diante desses questionamentos? Há a necessidade de estabelecer novos limites ou os valores comumente utilizados conseguem diferenciar com segurança as duas entidades?

As dosagens de ferro sérico e saturação de transferrina não são utilizadas com esse propósito, pois as duas condições comumente registram valores semelhantes. A concentração sérica de ferritina identifica ausência de estoque de ferro com boa especificidade quando seus limites se encontram < 12 a 15μg/L,

Capítulo 59 | Anemia no Idoso 431

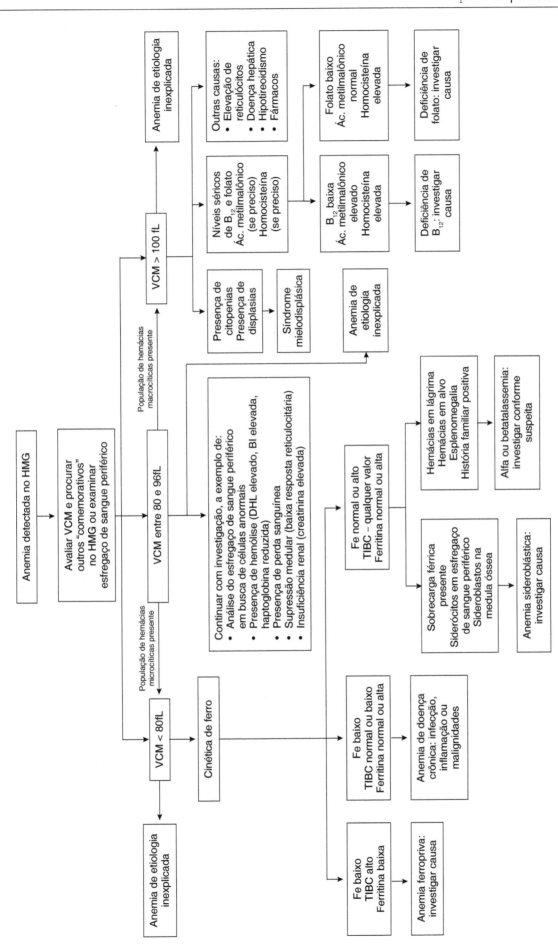

Figura 59.1 Avaliação de anemia no adulto de acordo com o volume corpuscular médio (VCM). (Adaptada de Schrier SL et al. Approach to the adult with anemia. Wolters Kluwers' Uptodate 2018; Gráfico 99491.)

Quadro 59.1 Diferenças laboratoriais entre a anemia ferropriva e a decorrente de doença crônica

Indicador	Anemia ferropriva	Anemia de doença crônica
Ferro	Reduzido	Reduzido
Transferrina	Aumentada	Reduzida
Saturação de transferrina	Reduzida	Reduzida
Ferritina	Reduzida	Normal ou aumentada
Receptor solúvel de transferrina	Aumentado	Normal
Capacidade total de ligação do ferro	Aumentada	Reduzida
Níveis de citocinas	Normal	Aumentado

estabelecendo o diagnóstico de anemia ferropriva independentemente da idade. Em pacientes com comorbidades e, em outras palavras, "inflamados cronicamente", é razoável ampliar esses limites, e a maioria dos autores considera valores < 50µg/L altamente sugestivos de anemia por deficiência de ferro, ampliando assim a sensibilidade, mas perdendo em especificidade. A título de exemplo, Hansen e cols. (1986), em estudo realizado com 67 pacientes anêmicos e portadores de artrite reumatoide, evidenciaram que um valor de ferritina sérica <60µg/L tinha acurácia de 83% para predizer a resposta à terapia oral com ferro.

Nas últimas décadas, tem sido discutido o uso do receptor solúvel da transferrina (sTfR), também chamado de receptor de transferrina circulante, apontado como bom indicador de baixo estado funcional de ferro por não sofrer as influências sistêmicas a que estão sujeitos outros marcadores, como a ferritina. O sTfR é uma proteína derivada da clivagem proteolítica do receptor de membrana de transferrina nos precursores eritroides presentes na medula óssea. O ferro entregue aos eritroblastos é mediado pela interação da transferrina plasmática com receptores de transferrina na superfície celular (TfR). O complexo TfR-transferrina-ferro é internalizado e, uma vez no compartimento intracelular, o ferro se dissocia e os demais componentes retornam à superfície celular, onde serão novamente utilizados.

Praticamente todas as células do organismo contêm TfR; no adulto, entretanto, cerca de 80% desses receptores se encontram na medula óssea. Assim, a quantidade de TfR na superfície celular reflete o requerimento de ferro, ou seja, durante a fase de depleção dos estoques os níveis de sTfR permanecem inalterados. Entretanto, com a diminuição do ferro funcional e o maior requerimento férrico, há estímulo para síntese de TfR e elevação dos níveis de sTfR. Seus valores, portanto, são inversamente relacionados com o nível intracelular de ferro.

Valores elevados de sTfR são encontrados tanto na anemia ferropriva como em estados em que a atividade eritropoética está acelerada, como nas anemias hemolíticas e após reposição de eritropoetina. Sua principal indicação consiste em auxiliar a diferenciação entre anemia ferropriva e anemia de doença crônica, estando elevado na primeira e normal na última. Como impedimento se encontram a pouca disponibilidade e o fato de os valores de referência variarem conforme o método utilizado, não havendo uma padronização. Além disso, apesar da empolgação inicial, estudos posteriores demonstraram que apenas a medida dos níveis de sTfR não superava a dosagem de ferritina sérica para o diagnóstico de anemia ferropriva em idosos. O índice sTfR-ferritina – calculado pela razão do sTfR em mg/L pelo logaritmo da ferritina sérica em µg/L – apresenta, portanto, melhores sensibilidade e especificidade em comparação com a dosagem única de sTfR. Um valor elevado (> 2 a 3) é altamente sugestivo de anemia ferropriva, enquanto um resultado < 1 sugere anemia decorrente de doença crônica. Valores intermediários podem representar etiologias combinadas.

Outros parâmetros, como índices reticulocitários, cujos valores reduzidos detectam a eritropoese deficiente de ferro antes do aparecimento da deficiência de ferro propriamente dita, ou como dosagem de hepcidina, cuja elevação indica anemia de doença crônica, ainda estão em estudo quanto à reprodutibilidade no diagnóstico diferencial de anemia em idosos.

Por fim, cabe lembrar que o padrão-ouro para o diagnóstico de anemia ferropriva é a ausência de ferro medular em uma amostra adequada e propriamente corada com azul da Prússia. Entretanto, por ser um método invasivo, é raramente utilizado. Outra opção consiste em realizar uma prova terapêutica com reposição por via oral ou endovenosa, a depender do caso. Uma resposta completa, indicada por recuperação dos índices hematimétricos, confirma o diagnóstico de anemia ferropriva. Uma resposta parcial pode indicar etiologia combinada (anemia ferropriva associada à anemia decorrente de doença crônica).

O tratamento é realizado por meio da administração de ferro com duração estimada de 3 a 6 meses para reposição dos estoques. O ferro pode ser ofertado por diversas composições, como sulfato ferroso, glicinato férrico, fumarato ferroso, gluconato ferroso e ferripolimaltose, variando principalmente conforme a quantidade de ferro elementar disponível e os efeitos colaterais, que incluem náusea, constipação intestinal, diarreia, desconforto abdominal, gosto metálico na boca e fezes escurecidas.

A dose diária recomendada de ferro elementar para tratamento do adulto varia geralmente entre 60 e 200mg, devendo preferencialmente ser administrada pelo menos 30 minutos antes da refeição, combinada ou não com vitamina C para melhorar a absorção. Como os idosos são mais vulneráveis aos efeitos adversos do ferro, são usualmente utilizadas doses menores que as preconizadas para os adultos.

Rimon e cols. (2005) demonstraram que a administração de 15 a 50mg de ferro elementar por dia era tão eficaz quanto a dose de 150mg, mas com menos efeitos colaterais. Além disso, Moretti e cols. (2015) indicaram que a reposição com doses > 60mg/dia de ferro elementar eleva a concentração sérica de hepcidina por até 24 horas, interferindo na absorção do nutriente no dia seguinte; portanto, é sugerida a reposição de ferro em dias alternados, cujos resultados demonstram eficácia e taxa menor de efeitos adversos. O ferro na forma quelada ou de ferripolimaltose promove menos efeitos adversos e não necessita de jejum para ser absorvido, o que torna essas apresentações vantajosas para o paciente idoso (Quadro 59.2).

Os pacientes com baixa resposta ao ferro oral, intolerância à preparação e má absorção podem se beneficiar da reposição parenteral.

Anemia megaloblástica

Apesar de intensamente pesquisada, a anemia megaloblástica não é uma doença comumente diagnosticada em idosos. Causada principalmente por deficiência de vitamina B_{12} – também conhecida como cobalamina – e/ou ácido fólico, ainda assim

Quadro 59.2 Reposição de ferro oral

Apresentações de ferro por via oral	Quantidade de Fe elementar	Nomes comerciais
Sais ferrosos (sulfato ferroso)	60mg	Vitafer® 109mg
Ferro aminoquelado (ferro quelatoglicinato)	30mg 50mg/mL 50mg/5mL 60mg 100mg	Neutrofer® 150mg, 250mg/mL, 250mg/5mL, 300mg e 500mg
Ferripolimaltose	100mg	Noripurum® 100mg, Ultrafer® 100mg, 50mg/mL, 10mg/mL, Dexfer® 400mg/10mL
Ferrocarbonila	120mg	Novofer® 126mg

deve ser mantido alto grau de suspeição durante a investigação em razão do tratamento fácil e da grande possibilidade de controle da doença hematológica.

A vitamina B_{12} e o ácido fólico são vitaminas pertencentes ao complexo B que, ao mediarem a síntese de ácido desoxirribonucleico (DNA) e ácido ribonucleico (RNA), exercem papel essencial na hematopoese. O ácido fólico tem uma função direta ao participar da metilação do DNA, enquanto o papel da vitamina B_{12} é indireto, servindo como cofator em uma reação que transforma folato de sua forma inativa em ativa. Esses processos acontecem em virtualmente todas as células do organismo; entretanto, em virtude da alta taxa de replicação celular e da constante renovação, as células precursoras hematopoéticas são as mais afetadas.

A instalação da deficiência acarreta dois efeitos principais: alterações megaloblásticas e eritropoese ineficaz. As alterações megaloblásticas são causadas por dissincronia núcleo-citoplasma durante o processo de divisão celular. A divisão do núcleo é relativamente mais lenta que a maturação citoplasmática, o que leva à formação de múltiplas células imaturas ou morfologicamente anormais, podendo acometer todas as três séries hematopoéticas e acarretar citopenias. Outros achados são hemácias macrocíticas e neutrófilos hipersegmentados, sendo estes últimos uma alteração patognomônica da anemia megaloblástica. A eritropoese ineficaz, conhecida como hemólise intramedular, piora as citopenias e pode levar a achados laboratoriais de hemólise, como aumento da desidrogenase láctica e da bilirrubina indireta.

Os distúrbios hematológicos, entretanto, não são as únicas complicações das deficiências nutricionais presentes na anemia megaloblástica. A vitamina B_{12}, por exemplo, é um cofator essencial para as enzimas metionina sintase e L-metilmalonil-CoA mutase, envolvidas no metabolismo da homocisteína, promovendo a metilação dessa substância em metionina. A metionina, condensada com o trifosfato de adenosina (ATP), é essencial em diversas reações, incluindo algumas de importância fundamental para a manutenção da bainha de mielina nos neurônios. Desse modo, a deficiência de vitamina B_{12}, além de provocar o aumento de homocisteína e ácido metilmalônico – a forma ligada à coenzima A, chamada de metilmalonil-CoA, é convertida em succinil-CoA pela L-metilmalonil-CoA mutase. O déficit de vitamina B_{12} impede essa reação, desviando o substrato para a formação de ácido metilmalônico, bem como provoca defeitos desmielinizantes no sistema nervoso.

O quadro clínico neurológico é vasto e está presente quase que exclusivamente na deficiência de vitamina B_{12}. Nem sempre há a resolução completa dos sintomas após a reposição vitamínica. Consiste em neuropatias e mielopatias, e mais raramente disfunções cerebrais e autonômicas, e se manifesta tipicamente com polineuropatias, especialmente sensoriais, além de ataxia, perda de propriocepção, disfunções cognitivas e transtornos depressivos.

Em virtude do intricado mecanismo de absorção, a deficiência de vitamina B_{12} pode ter diversas etiologias. Como a vitamina B_{12} está presente em alimentos de origem animal, os vegetarianos exclusivos podem apresentar essa complicação após vários anos de dieta restritiva sem reposição adequada. Entretanto, a causa dietética é extremamente rara na idade adulta.

Outras causas incluem anormalidades gástricas, como gastrectomia ou gastrite atrófica com redução da secreção de ácido clorídrico, importante para separar a ligação cobalamina-proteína animal, deixando a cobalamina livre para se ligar ao ligante-R e a protegendo até a chegada ao intestino delgado. Anormalidades pancreáticas também estão presentes, com a insuficiência pancreática exócrina, impossibilitando a separação do complexo cobalamina-ligante-R para enfim permitir a ligação da cobalamina com fator intrínseco, produzido pelas células parietais do estômago, que tem como função transportá-la com segurança até o íleo terminal.

No caso das anormalidades intestinais, destacam-se a ressecção ileal, mais precisamente dos 80cm distais, local de absorção da vitamina B_{12}, assim como as doenças inflamatórias ileais (p. ex., doença inflamatória intestinal e doença celíaca). Outras causas mais incomuns devem ser investigadas, como o uso de fármacos que dificultem a absorção (p. ex., biguanidas e inibidores da bomba de prótons) e distúrbios genéticos (p. ex., deficiência de transcobalamina II). O Quadro 59.3 apresenta um resumo das principais etiologias.

Quadro 59.3 Causas de deficiência de cobalamina (vitamina B_{12})

Causas	Mecanismo fisiopatológico	Etiologias específicas
Deficiência dietética (raro)	Ingesta inadequada de cianocobalamina (presente em alimentos de origem animal)	Paciente vegano/vegetariano Baixa ingesta de carnes
Má absorção	Incapacidade de separar proteína animal da cobalamina Falta de fator intrínseco Incapacidade de separar ligante-R da cobalamina Competição pela cobalamina Desordens ileais Fármacos (p. ex., metformina, inibidores de bomba de prótons)	Acloridria Gastrectomia Anemia perniciosa (causa mais comum) Gastrectomia (total) Insuficiência exócrina pancreática Hiperproliferação bacteriana *Diphyllobothrium latum* ("tênia do peixe") Ressecção do íleo distal Inflamação ileal (p. ex., doença de Crohn)
Outras causas	Desordens genéticas envolvendo transporte plasmático Desordens genéticas envolvendo metabolismo intracelular	Deficiência de transcobalamina (raro) Defeitos de enzimas intracelulares (raro)

Fonte: adaptado de Stabler SP. Vitamin B12 deficiency. N Engl J Med 2013; 368: 149-60.

Entretanto, a causa mais comum de deficiência de vitamina B_{12} é uma condição autoimune caracterizada pela formação de anticorpos antifator intrínseco, o que impede a ligação cobalamina-fator intrínseco e, por conseguinte, reduz drasticamente a absorção da vitamina. Essa condição é denominada anemia perniciosa, sendo diagnosticada com base nos valores de vitamina B_{12}, hematimetria e na presença de autoanticorpos (anticorpo antifator intrínseco e/ou anticorpo anticélula parietal). Ocasionalmente, está associada a outras condições autoimunes, como tireoidopatia, *diabetes mellitus* tipo 1, vitiligo e gastrite atrófica crônica, além de elevar o risco de neoplasia gastrointestinal.

Comumente, a deficiência de vitamina B_{12} é diagnosticada de acordo com seus níveis séricos. Quando > 300pg/mL, considera-se o resultado normal com sensibilidade aproximada de 90%. Níveis < 200pg/mL são compatíveis com deficiência vitamínica. Já os casos com valores entre 200 e 300pg/mL se beneficiam de testes adicionais, como dosagem de ácido metilmalônico e homocisteína. O teste de Schilling não é mais utilizado.

Em idosos, entretanto, a correlação entre níveis baixos de vitamina B_{12} e anemia megaloblástica não é tão clara. Um estudo realizado por Pennypacker e cols. (1992) evidenciou que, dos 10% a 20% de idosos com dosagens reduzidas de cobalamina, apenas 10% (1% a 2% do total) apresentavam anemia decorrente de deficiência vitamínica, confirmada pela melhora dos índices hematimétricos após a reposição. Portanto, em caso de dúvida diagnóstica, recomenda-se a solicitação das dosagens de ácido metilmalônico e homocisteína e, se a dúvida persistir, a prova terapêutica com reposição de cobalamina.

O tratamento da deficiência de vitamina B_{12} consiste na reposição vitamínica, na maioria das vezes por via intramuscular, principalmente em portadores de anemia perniciosa com déficit de absorção importante. Contudo, a reposição oral em altas doses pode ser tão efetiva quanto a intramuscular.

Por não haver diretriz brasileira orientando o uso, a maioria dos autores opta por adaptar esquemas provenientes de outros países. Uma adaptação sugerida nos casos de pacientes sem sintomas neurológicos consiste na administração de 5.000μg de cianocobalamina por via intramuscular em dias alternados por 1 a 2 semanas, passando para 5.000μg/semana por 4 semanas e mantendo 5.000μg a cada 3 meses, em caso de necessidade de reposição crônica. Se houver manifestação neurológica, devem ser administrados 5.000μg em dias alternados até a melhora sintomática, reavaliando em 3 semanas e, por fim, mantendo a dose de 5.000μg a cada 2 meses. Essa abordagem não oferece risco por não haver relato de intoxicação com dose suprafisiológica de cobalamina. Caso se opte pelo uso de vitamina B_{12} por via oral, as doses devem ser altas (de 1.000 a 2.000μg/dia). Sugere-se, entretanto, iniciar com reposição parenteral, deixando a via oral como alternativa durante a fase de manutenção.

Já a deficiência de ácido fólico pode ter como causa o déficit de ingestão, principalmente de alimentos foliáceos, fígado e cereais, os quais são absorvidos no nível do duodeno e do jejuno. Seus estoques duram semanas a meses, diferentemente dos de vitamina B_{12}, que podem durar anos. Outras causas importantes são a síndrome da má absorção, o uso de certos fármacos e o aumento da demanda vitamínica (hemólise, gravidez e lactação). As principais etiologias estão resumidas no Quadro 59.4. O quadro clínico não difere muito do observado na deficiência de cobalamina, a não ser pelas queixas neurológicas, que são raras em caso de deficiência de folato.

Quadro 59.4 Causas de deficiência de folato

Causas	Mecanismo fisiopatológico	Etiologias específicas
Deficiência dietética	Ingesta inadequada de ácido fólico (presente em alimentos foliáceos, fígado, cereais)	–
Má absorção	Inflamação do intestino delgado	Espru tropical Doença celíaca Doença de Crohn
	Fármaco (p. ex., barbitúricos, fenitoína)	–
Outras causas	Aumento de demanda vitamínica	Hemólise Malignidade Gravidez/lactação
	Prejuízo no metabolismo	Fármacos (p. ex., metotrexato, pirimetamina)
	Desordens genéticas (raro)	–

Fonte: adaptado de Devalia V et al. Guidelines for the diagnosis and treatment of cobalamin and folate disorders. Brit J Haematol 2014; 166:496-513.

O diagnóstico de deficiência de folato é tipicamente estabelecido por meio da dosagem sérica de ácido fólico, sendo confirmado quando < 2ng/mL e descartado caso > 4ng/mL. Em caso de valores intermediários, deve-se avaliar a necessidade de testes adicionais, como dosagem de homocisteína (elevada na deficiência vitamínica), avaliação clínica e teste terapêutico com reposição de folato, caso a deficiência de vitamina B_{12} esteja definitivamente descartada.

O tratamento consiste na reposição de ácido fólico, geralmente por via oral, na dose de 1 a 5mg/dia, a qual costuma ser suficiente até mesmo em situações de má absorção vitamínica. Se a causa da deficiência for reversível, sugere-se manter a terapia por 3 a 4 meses após a correção da causa ou até a evidência laboratorial de recuperação hematológica. Em caso de etiologias crônicas, o tratamento tem duração indefinida. Alguns pacientes, como nos casos de estados hemolíticos crônicos, necessitam de doses ainda menores de folato (cerca de 1mg por semana). O seguimento deve ser realizado mediante acompanhamento dos índices hematimétricos, sendo possível optar pela observação da resposta reticulocitária, um dos primeiros parâmetros a sofrer modificação. Não há a necessidade de dosagens sucessivas de folato sérico.

Anemia decorrente de doença crônica

Anemia decorrente de doença crônica, também conhecida como anemia de inflamação crônica, é uma anemia hipoproliferativa caracterizada por baixo ferro sérico associado a estoques de ferro adequados ou até elevados. Foi classicamente definida como anemia com ferro sérico baixo, poucos sideroblastos em anel na medula e aumento no ferro reticuloendotelial, em conjunto com contexto clínico de inflamação sistêmica. Posteriormente, o critério sofreu modificação para incluir qualquer indivíduo com ferro sérico < 60mg/dL, ferritina sérica normal ou elevada e ausência de outras causas.

Entretanto, o processo de envelhecimento está associado à elevação de marcadores de inflamação até mesmo em indivíduos não anêmicos. Postula-se, então, que o diagnóstico deva ser considerado naqueles pacientes com cinética de ferro compatível (ferro sérico baixo com ferritina sérica impropriamente elevada) e doença inflamatória ativa.

Além da elevação da hepcidina, estimulada pelo aumento de citocinas inflamatórias, outros fatores que contribuem para a instalação da anemia são a resposta medular reduzida ao estímulo da eritropoetina, a própria redução relativa na produção de eritropoetina e o decréscimo na meia-vida das hemácias. Há ainda um efeito negativo direto na proliferação e diferenciação das células progenitoras eritroides em ambiente intramedular.

A clínica do paciente com anemia de doença crônica é vasta, refletindo a doença de base. Laboratorialmente, a maioria dos indivíduos se apresenta com anemia leve, usualmente normocítica e normocrômica. Os achados no esfregaço de sangue periférico não são típicos, e é seguro considerar que valores de ferritina sérica > 50µg/L e índice sTfR-log ferritina < 1 sugerem componente de anemia de doença crônica durante a investigação em idosos.

O tratamento deve, se possível, priorizar a correção da doença de base. Os demais fatores complicadores, como deficiência conjunta de ferro e vitamina B_{12}, também devem ser tratados. O uso de agentes estimuladores de eritropoese e transfusões sanguíneas é controverso e precisa ser revisto caso a caso.

Outra entidade com características semelhantes à anemia decorrente de doença crônica é a anemia de doença renal crônica. A eritropoetina, principal agente estimulador da eritropoese no nível medular, é primariamente produzida em adultos por células intersticiais renais e normalmente secretada em resposta à queda da pressão arterial de oxigênio, apresentando crescimento logarítmico correspondente à gravidade da anemia.

Em portadores de disfunção renal, a anemia se dá por diversas razões. A perda de parênquima renal acarreta menor produção de eritropoetina. Além disso, em idosos, há certa resistência ao estímulo da eritropoetina com seus níveis se elevando aquém do esperado para a gravidade da anemia. Esse é um dos principais motivos pelos quais a medição dos níveis séricos de eritropoetina geralmente não é útil para confirmação diagnóstica de anemia decorrente de doença renal crônica.

Outros mecanismos capazes de promover anemia incluem a própria disfunção renal, que pode acarretar redução da vida das hemácias, sem contar as perdas presentes durante a diálise, que acrescentam ao processo um mecanismo de anemia ferropriva, ou o próprio quadro de inflamação persistente presente em um paciente renal crônico, podendo ser confundido com a anemia decorrente de doença crônica.

Há grande controvérsia quanto ao grau de disfunção renal que melhor se correlacionaria com a instalação da anemia. A maioria dos autores, como apontam Kheir e cols. (2010), opta por uma taxa de filtração glomerular (TFG) < 30mL/min/1,73m² por existirem estudos comprovando essa associação. Outros, entretanto, como Ramírez e cols. (2017), sugerem que devem ser considerados limites até 60mL/min/1,73m². Cabe lembrar, contudo, a necessidade, independentemente dos níveis de TFG, de sempre excluir outras causas mais comuns de anemia antes de considerar que a alteração laboratorial do paciente seja puramente decorrente da anemia causada por doença renal crônica.

O tratamento consiste na administração de agentes estimuladores da eritropoese. A maioria dos pacientes, porém, não apresentará benefício com a reposição. Diversos estudos chegaram a demonstrar aumento do risco de trombose, hipertensão e progressão de certas neoplasias com o uso indevido desses fármacos, particularmente quando os níveis de hemoglobina ultrapassavam 12g/dL. A principal recomendação, portanto, é que os agentes estimuladores da eritropoese sejam utilizados nos pacientes com doença renal crônica em diálise, visando manter valores de hemoglobina entre 10 e 12g/dL.

Síndrome mielodisplásica

A síndrome mielodisplásica (SMD) engloba um vasto grupo de desordens clonais caracterizadas por displasia celular e hematopoese ineficaz, ocasionando citopenias em sangue periférico. Trata-se de uma das principais causas de anemia relacionada com malignidades hematológicas.

A SMD é uma desordem hematológica adquirida por meio de transformação mutagênica da célula-tronco hematopoética principalmente nos idosos, com média de idade ao diagnóstico de 65 anos e risco variado de transformação leucêmica. A forma primária, de curso mais arrastado, é típica de idosos e está associada a fatores ambientais, como exposição a certos agentes químicos, particularmente benzeno, e radiação.

Convém suspeitar de SMD em todo idoso que se apresenta com anemia hipoproliferativa (geralmente macrocítica ou normocítica), bicitopenia ou mesmo pancitopenia inexplicada, refratária ao tratamento convencional, e com anemias carenciais já devidamente descartadas. A clínica engloba manifestações referentes às três linhagens hematopoéticas – sinais e sintomas de síndrome anêmica, infecções geralmente desproporcionais ao grau de neutropenia e sangramentos decorrentes de plaquetopenia. Manifestações autoimunes estão presentes em até 15% dos casos. Menos comumente, são encontradas manifestações dermatológicas, como a síndrome de Sweet, também conhecida como dermatose aguda febril neutrofílica.

As alterações em sangue periférico são diversas, refletindo displasia celular principalmente nas séries vermelha e branca. Anormalidades como macro-ovalócitos, eliptócitos, acantócitos, neutrófilos hipossegmentados, neutrófilos hipo/agranulares e anomalia pseudo-Pelger-Hüet podem estar presentes, aumentando a suspeita diagnóstica durante uma investigação de citopenias.

O diagnóstico é estabelecido por meio da avaliação medular associada à inspeção de sangue periférico em um paciente com contexto clínico apropriado. Outros métodos, como estudo imunofenotípico e cariotipagem, são importantes para a classificação e o estadiamento prognóstico das síndromes mielodisplásicas, influenciando o tratamento. A biópsia de medula é usualmente hipercelular com displasia de única ou múltiplas linhagens. O clássico paradoxo da síndrome mielodisplásica – o achado de pancitopenia periférica a despeito de hipercelularidade medular – se dá pela apoptose celular ainda no ambiente intramedular.

O tratamento é definido de acordo com a idade do paciente, o *performance status* e os escores prognósticos, sendo o mais utilizado o *Revised International Prognostic Scoring System* (IPSS-R). Com bases nessas variáveis, os pacientes podem ser tratados apenas com terapia de suporte ou com medidas de suporte associadas à terapia quimioterápica de baixa ou alta intensidade. Cabe lembrar que o único tratamento potencialmente curativo – o transplante alogênico de células-tronco hematopoéticas – é contraindicado na maioria dos casos.

Anemia de etiologia inexplicada

A despeito da extensiva investigação hematológica, em cerca de um terço dos idosos com anemia não será possível estabelecer um diagnóstico próprio, sendo eles classificados como portadores de anemia de etiologia inexplicada. Não se sabe muito bem qual é sua fisiopatologia, mas vários mecanismos foram propostos.

Uma das hipóteses é a desregulação na resposta da eritropoetina ao estímulo da hipoxia, sugerindo redução na produção ou mesmo resistência à ação do hormônio. A própria medula óssea apresenta resposta diminuída ao estímulo eritropoético, provavelmente por redução de progenitores eritropoéticos ou defeitos na capacidade de proliferação ou maturação. Outros possíveis mecanismos seriam o próprio estado pró-inflamatório, em razão da produção de espécies reativas de oxigênio e alterações no ambiente intramedular, e o hipogonadismo, considerando que a eritrocitose é um importante efeito colateral da terapia de reposição com testosterona e que com o avançar da idade há redução dos níveis séricos desse hormônio. Acredita-se, também, que alguns dos casos considerados como anemia de etiologia inexplicada poderiam se tratar de síndromes mielodisplásicas em fase inicial, o que dificultaria o diagnóstico. Outras causas, como uso de certos fármacos com toxicidade medular ou o efeito direto de algumas comorbidades na gênese do processo anêmico, também são discutidas, mas com relevância menor.

O diagnóstico é sempre de exclusão, e as alterações laboratoriais mais comumente encontradas consistem em anemia hipoproliferativa leve a moderada associada a valores de eritropoetina inapropriadamente baixos e sem elevação dos marcadores inflamatórios.

O tratamento é indicado apenas para os pacientes sintomáticos do ponto de vista da síndrome anêmica e consiste em terapia de suporte com o uso de agentes estimuladores da eritropoese ou transfusão de concentrado de hemácias. A reposição de testosterona ainda não é uma opção validada para todos os casos, devendo sua indicação ser revista individualmente.

■ CONSIDERAÇÕES FINAIS

A avaliação de anemia em idosos se impõe como um desafio para o profissional médico. Comumente, a investigação de anemia nesse grupo populacional é deixada em segundo plano; contudo, convém ter em mente que processos anêmicos, mesmo os de leve intensidade, estão relacionados com maiores morbidade e mortalidade. Além disso, a identificação da etiologia da anemia pode promover o diagnóstico de condições de suma importância clínica, como as neoplasias.

Ainda assim, nem sempre é fácil encontrar uma etiologia com a investigação usual. Não é incomum o achado de duas ou mais condições que justifiquem o quadro anêmico do paciente, o que dificulta o diagnóstico e ocasionalmente a resposta ao tratamento. Mesmo com uma investigação mais detalhada, estudos demonstram prevalência em torno de 30% de anemia de etiologia inexplicada, um grupo de anemias cuja fisiopatologia ainda não está totalmente esclarecida e que não têm, portanto, tratamento próprio.

Avanços no entendimento da fisiopatologia de certos tipos de anemia, novas técnicas diagnósticas e tratamento direcionado são necessários para melhor controle dessas condições. Outros estudos também são necessários para avaliar o impacto da terapêutica na qualidade de vida e na redução da morbimortalidade no idoso.

Bibliografia

Devalia V, Hamilton MS, Molloy AM. Guidelines for the diagnosis and treatment of cobalamin and folate disorders. Brit J Haematol 2014;166:496-513.

Goodnough LT, Schrier SL. Evaluation and management of anemia in the elderly. Am J Hematol 2014;89(1):88-96.

Gowanlock Z, Sriram S, Martin A, Xenocostas A, Lazo-Langner A. Erythropoietin levels in elderly patients with anemia of unknown etiology. PLoSOne 2016;11(6):e0157279.

Green R. Vitamin B12 deficiency from the perspective of a practicing hematologist. Blood 2017; 129(19):2603-11.

Guralnik JM, Eisenstaedt RS, Ferrucci L, Klein HG, Woodman RC. Prevalence of anemia in persons 65 years and older in the United States: evidence for a high rate of unexplained anemia. Blood 2004; 104:2263-8.

Hansen TM, Hansen NE. Serum ferritin as indicator of iron responsive anemia in patients with rheumatoid arthritis. Ann Rheum Dis 1986; 45:596.

Joosten E. Iron deficiency anemia in older adults: A review. Geriatr Gerontol Int 2018; 18(3):373-9.

Kheir F, Haddad R. Anemia in the elderly. Dis Mon 2010; 56:456-67.

Killick SB, Carter C, Culligan D et al. Guidelines for the diagnosis and management of adult myelodysplastic syndromes. Brit J Haematol 2014; 164:503-25.

Moretti D, Goede JS, Zeder C et al. Oral iron supplements increase hepcidin and decrease iron absorption from daily or twice-daily doses in iron-depleted young women. Blood 2015; 126:1981-9.

Pang WW, Schrier SL. Anemia in the elderly. Curr Opin Hematol 2012; 19:133-40.

Pennypacker LC, Allen RH, Kelly JP et al. High prevalence of cobalamin deficiency in elderly outpatients. J Am Geriatr Soc 1992; 40:1197-204.

Price EA, Mehra R, Holmes TH, Schrier SL. Anemia in older persons: Etiology and evaluation. Blood Cells, Molecules, and Diseases 2011; 46:159-65.

Ramírez SG, Sevilla AFR, Gómez MM. Anaemia in the elderly. Med Clin (Barc) 2017; 149(11):496-503.

Rimon E, Kagansky N, Kagansky M et al. Are we giving too much iron? Low-dose iron therapy is effective in octogenarians. Am J Med 2005; 118:1142-7.

Stabler SP. Vitamin B12 deficiency. N Engl J Med 2013; 368:149-60.

Stauder R, Thein SL. Anemia in the elderly: clinical implications and new therapeutic concepts. Haematologica 2014; 99(7):1127-30.

Stauder R, Valente, P, Theurl I. Anemia at older age: etiologies, clinical implications and management. Blood 2018; 131:505-14.

Mieloma Múltiplo no Idoso

Claudia Wanderley de Barros Correia Pires
Manuela Freire Hazin Costa

CAPÍTULO 60

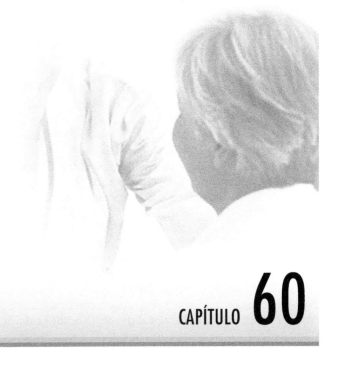

INTRODUÇÃO

O mieloma múltiplo (MM) é uma doença maligna de células plasmáticas clonais, os plasmócitos. Representa 1% de todos os tipos de câncer e aproximadamente 10% das neoplasias hematológicas e responde por 20% dos óbitos na onco-hematologia. Afeta primariamente indivíduos idosos, cuja média de idade ao diagnóstico é de 70 anos, dois terços dos quais têm mais de 65 anos.

Cerca de 30.000 casos novos são diagnosticados a cada ano nos EUA e mais de 12.000 pacientes morrem em consequência da patologia. Trata-se da segunda neoplasia hematológica mais frequente, com incidência de 6,2 casos a cada 100.000 habitantes. A incidência em países ocidentais é de 5,6 casos/100.000 pessoas/ano. O MM é levemente mais comum em homens que em mulheres e duas vezes mais frequente em afro-americanos comparados com caucasianos. No Brasil, não há estatísticas sobre sua incidência e prevalência. Como a estimativa no Brasil para o biênio 2018-2019 era de cerca de 420.000 casos novos de câncer e o MM representa cerca 1% de todos os tipos de câncer, supõe-se que em 2018 tenham sido registrados cerca de 4.200 casos novos.

Caracteristicamente, o MM acomete uma parcela maior de pacientes idosos, principalmente com mais de 70 anos. O desenvolvimento de novos agentes terapêuticos na última década tem melhorado a sobrevida dos pacientes mais jovens, mas esses benefícios ainda não se estenderam aos indivíduos com mais de 80 anos, os quais continuam com prognóstico pobre. Esse grupo de pacientes apresenta grande heterogeneidade clínica com a subnotificação de exposição a novos fármacos em razão de sua baixa representatividade em estudos clínicos. Além disso, é esperada maior toxicidade ao tratamento. Independentemente da idade, cerca de 30% dos pacientes têm um perfil frágil ao diagnóstico.

Existe uma necessidade urgente de determinar em quais pacientes a terapia antimieloma é factível e qual tratamento será efetivo sem comprometer o paciente. Ferramentas abrangentes de avaliação geriátrica têm sido utilizadas em estudos clínicos na tentativa de definir um escore de fragilidade e avaliar seu impacto nos resultados clínicos e na toxicidade dos pacientes. O perfil de fragilidade foi associado a risco aumentado de morte, progressão, eventos adversos não hematológicos, descontinuidade do tratamento, independentemente do Sistema de Estadiamento Internacional (ISS), anormalidades cromossômicas e ao tipo de tratamento. Como o MM é uma doença predominantemente de idosos, a incorporação de escores geriátricos será determinante para melhores condução e personalização do tratamento.

Descrito como uma patologia ainda incurável, o MM cursa com um padrão de regressão e remissão seguidas de múltiplas recaídas. Sua apresentação clínica é muito variável com numerosas complicações clínicas, como anemia, infecções, insuficiência renal e fraturas ósseas. Os principais objetivos do tratamento são alcançar uma resposta profunda e duradoura e controlar a doença, minimizando as complicações, o que resultará em aumento da sobrevida e na melhora da qualidade de vida dos pacientes.

ETIOLOGIA E PATOGÊNESE

O MM é precedido por uma fase pré-maligna em quase todos os doentes, a denominada gamopatia monoclonal de significado indeterminado (GMSI), que se caracteriza pela presença de uma proteína monoclonal (M) sem evidência de mieloma ou desordem relatada. A GMSI está presente em cerca de 1% a 5% dos idosos e está associada a uma taxa de progressão para mieloma de 1% ao ano. Alguns pacientes podem apresentar outra condição assintomática com alto risco de progressão para MM sintomático, conhecida como mieloma múltiplo indolente (MMI). A taxa de progressão nesses casos é de 10% nos primeiros 5 anos de diagnóstico, de 3% ao ano nos 5 anos subsequentes e de 1,5% por ano daí em diante. Essas entidades, diferentemente do MM ativo, não necessitam de tratamento.

Com relação à fisiopatogenia da doença, ocorrem translocações recorrentes envolvendo o gene da cadeia pesada da imunoglobulina (IgH) com expressão concomitante de outros genes, incluindo ciclina D1 (CCND1,11q13), FGF3/MMSET (4p16.3), ciclina D3 (CCND3, 6p21), MAFC (16q23) e MAFB (20q11). Há também rearranjos hiperdiploides e recorrentes trissomias dos cromossomos 3, 5, 7, 9, 11, 15, 19 e 21, caracterizando uma heterogeneidade genética primária nessa doença. Esses rearranjos são responsáveis pela regulação do ciclo celular e estão intimamente relacionados com a desregulação de ciclinas, evento crucial para a transformação clonal dos plasmócitos na doença. Há eventos de hipometilação, hipermetilação e mutação dos oncogenes KRAS, NRAS, BRAF, p53, NF-*kappa* e na família MYC.

Além de alterações genéticas e epigenéticas, o microambiente da medula óssea (matriz extracelular, osteoblastos, osteoclastos, células endoteliais) desempenha papel fundamental no crescimento e desenvolvimento dos plasmócitos clonais. Nesse microambiente, há a constante secreção de mediadores inflamatórios (aumento da interleucina 6 e do fator de crescimento endotelial vascular [VEGF]), que também estão relacionados com a expansão do clone de plasmócitos anormais, bem como indução da angiogênese, supressão de imunidade, aumento do ativador do receptor do ligante do fator nuclear KB (RANKL) e diminuição da osteoprotegerina. Essa interação de fatores genéticos, mediadores inflamatórios e celulares ocorre durante todo o processo da doença, desregulando a homeostase, com crescimento e proliferação das células neoplásicas e resultando nas alterações clínicas.

■ DIAGNÓSTICO

Anamnese e exame físico detalhados do paciente e testes laboratoriais são recomendados para o diagnóstico acurado. Convém suspeitar de MM em idosos que apresentem anemia, alteração da função renal e/ou dores ósseas. No entanto, esses achados podem ser erroneamente atribuídos a outras etiologias, exigindo uma avaliação detalhada. Na Inglaterra, por exemplo, há relatos de frequentes atrasos entre o início dos sintomas e o diagnóstico de mieloma, com a duração média de 6 meses, e cerca de 50% deles precisam de três consultas com generalista antes de serem encaminhados.

Para a pesquisa de gamopatia monoclonal é utilizada uma combinação de testes: eletroforese de proteínas séricas, imunofixação sérica e dosagem de cadeias leves livres séricas. Menos de 2% dos pacientes com MM apresentam a doença não secretora sem evidência de componente monoclonal segundo os estudos relatados.

Associa-se o estudo de aspirado da medula óssea para morfologia e contagem de células plasmocitárias. A biópsia de medula óssea e a imunofenotipagem por citometria de fluxo também auxiliam a investigação. A biópsia de medula geralmente é bem tolerada no idoso, mas sua necessidade deve ser cuidadosamente avaliada no paciente frágil, o qual apresenta risco aumentado de complicações, como sangramentos, em virtude da probabilidade maior de uso de agentes antiplaquetários nessa população, além da interferência da paraproteína na produção de fibrina, da incapacidade de deitar na posição adequada para a coleta e da osteoporose, que podem prejudicar a amostra.

Exames laboratoriais complementares, como hemograma, função renal, cálcio sérico e dosagem de beta-2-microglobulina, devem ser solicitados para o detalhamento do diagnóstico. Quando possível, devem ser realizados estudos moleculares por hibridização fluorescente *in situ* (FISH) para avaliação prognóstica. Certas anormalidades citogenéticas são associadas a pobre prognóstico independentemente da idade, e a pesquisa por FISH inclui t(11;14), t(4;14)(p16;q32), t(14;16)(q32;q23), t(14;20), trissomias e Del (17p).

A avaliação da doença óssea (lesões líticas) pode ser feita por radiografia de esqueleto (coluna, crânio, tórax, bacia, fêmures e úmeros), embora a tomografia de corpo inteiro de baixa dose e a tomografia por emissão de pósitrons/tomografia computadorizada (PET-CT) avaliem melhor essas lesões. Vale ressaltar que pode haver resultados falso-positivos na PET-CT. A ressonância magnética (RM) é útil em caso de suspeita de MMI para afastar lesões focais na medula óssea que precedem as lesões osteolíticas, para acessar doença extramedular, síndromes compressivas ou ainda para detalhar melhor uma área sintomática específica.

Para o diagnóstico de MM (Quadro 60.1) é necessária a presença de um ou mais eventos definidores de mieloma (EDM) em associação à evidência de 10% ou mais de plasmócitos na medula óssea ou uma biópsia demonstrando plasmocitoma.

Os EDM ou sintomas CRAB (mnemônico do inglês) são:

- Hipercalcemia (*Calcium elevated*).
- Insuficiência renal (*Renal failure*).
- Anemia (*Anemia*).
- Lesões ósseas líticas (*Bone lesion*).

Três biomarcadores também definem mieloma ativo: plasmocitose ≥ 60% na medula óssea, razão das cadeias leves livres ≥ 100 (cadeia livre envolvida ≥ 100mg/L) e presença de mais de uma lesão focal na RM medindo no mínimo 5mm. A atualização dos critérios e o incremento dos biomarcadores possibilitaram o diagnóstico mais precoce do mieloma ativo e o início de terapia antes de lesão de órgão-alvo.

Quadro 60.1 Critérios diagnósticos revisados para mieloma múltiplo sintomático segundo o International Myeloma Working Group (IMWG)

Presença na medula óssea de plasmócitos clonais ≥ 10% ou biópsia de medula óssea comprovando plasmocitoma extramedular

Associado a um ou mais dos seguintes eventos definidores:

Evidência de dano em órgão-alvo que pode ser atribuído ao mieloma, especificamente:
- Hipercalcemia: cálcio sérico > 11mg/dL (2,75mmol/L)
- Insuficiência renal: creatinina sérica > 2mg/dL (177 μmol/L)
- Anemia: hemoglobina < 10g/dL ou abaixo do limite inferior da normalidade (> 2g/dL)

Lesões ósseas: uma ou mais lesões osteolíticas na radiografia do esqueleto, TC ou PET-CT

Percentual de células plasmáticas clonais na medula óssea ≥ 60%

Razão das cadeias leves livres (envolvidas/não envolvidas) ≥ 100 com cadeia leve livre envolvida > 100mg/dL

Presença de uma ou mais lesões focais na ressonância magnética (pelo menos 5mm de diâmetro)

TC: tomografia computadorizada; PET-CT: tomografia por emissão de pósitrons.
Fonte: adaptado de Rajkumar SV, 2016.

PROGNÓSTICO E ESTRATIFICAÇÃO DE RISCO

Dados de estudos randomizados e controlados mostram que a sobrevida média dos pacientes com MM é de aproximadamente 6 anos. Para os pacientes elegíveis ao transplante autólogo de células-tronco hematopoéticas (TACTH), a média é de 8 anos e as taxas de sobrevida em 4 anos nesses indivíduos superam os 80%. Entre os idosos com mais de 75 anos há redução dessa média para 5 anos. As variações na sobrevida dependem de fatores do hospedeiro, da carga tumoral, da biologia do tumor e da resposta à terapia. Em estudo de Hungria e cols. (2017) com pacientes da América Latina, 80% dos quais eram brasileiros, a sobrevida global (SG) em 5 anos foi de 56% para os pacientes submetidos ao TACTH e de 38% para os não transplantados.

Para uma estimativa mais precisa de prognóstico é necessária a avaliação de múltiplos fatores. Como em outras neoplasias, a sobrevida global dos pacientes com MM é afetada por suas características próprias, como condições clínicas, comorbidades e idade, além de atraso no diagnóstico, biologia da doença e resposta ao tratamento. Recentemente, o International Myeloma Working Group (IMWG) desenvolveu um escore de fragilidade que, combinado com a idade, categorizou os idosos em três grupos: saudáveis, intermediários e frágeis. A carga tumoral foi avaliada pelo estadiamento de Durie-Salmon (DSS), posteriormente substituído pelo ISS (Quadro 60.2) em razão do valor prognóstico diante dos esquemas de tratamento e também para a sobrevida global.

A biologia da doença pode ser avaliada ainda por meio de diversos outros marcadores, sendo escolhido o subtipo de proteína monoclonal. Os subtipos diferentes da IgG inferem pior prognóstico. A elevação da desidrogenase láctica (DHL) sérica está associada a doença avançada e sobrevida inferior. Esses marcadores, associados à apresentação, como doença extramedular e leucemização (circulação de células plasmocitárias), estão relacionados com doença mais agressiva.

Recentemente, vários testes moleculares têm sido incorporados para a estratificação prognóstica do MM. Inicialmente, o cariótipo convencional tinha algum valor, mas estudos com FISH demonstraram a superioridade deste último. A interpretação e o impacto das anormalidades citogenéticas no MM variam de acordo com a fase em que são detectadas. Os testes moleculares continuam a ser desenvolvidos, e o uso do perfil de expressão gênica (PEG), quando possível, oferece um valor prognóstico adicional.

A combinação de fatores relacionados com a carga tumoral/indivíduo (ISS), somada a fatores relacionados com a biologia da doença (FISH, DHL), possibilitou um estadiamento mais criterioso. A IMWG criou então o ISS revisado (R-ISS [Quadro 60.3]), que inclui a combinação de ISS, presença ou ausência de marcadores citogenéticos considerados de alto risco – t(4;14); t(14;16) e Del(17p) - e DHL normal ou elevado.

Vários estudos têm associado a qualidade e a profundidade de resposta ao incremento na SG(26). A melhora dos tratamentos vem incrementando a avaliação das respostas. A pesquisa de doença residual mínima (DRM) está em processo de implementação como alternativa para determinação prognóstica. Os três principais métodos para identificação de DRM são: sequenciamento de nova geração (SNG) dos genes de imunoglobulina, citometria de fluxo e técnicas sensíveis de imagem por PET/CT. Estudos adicionais são necessários e, até o presente, os resultados de DRM ainda não são utilizados para mudança nas decisões terapêuticas.

ASPECTOS DO TRATAMENTO EM IDOSOS

Na onco-hematologia, observa-se um crescente interesse pelo tratamento de neoplasias na população idosa. Na última década houve uma evolução considerável nos tratamentos disponíveis para os pacientes com MM, o que se traduz pelo aumento na sobrevida dos pacientes e a diminuição das complicações secundárias à doença. Com relação ao grupo de pacientes idosos, o tratamento também evoluiu, embora alguns fatores influenciem a resposta aos quimioterápicos, como tolerância ao tratamento, carga tumoral, reserva biológica, comorbidades e neoplasias associadas, bem como a escolha da melhor terapia e da intensidade do tratamento, variando desde a elegibilidade para o transplante de medula óssea até esquemas de quimioterapia menos intensos.

O acesso aos novos medicamentos permanece um desafio na prática clínica diária, uma vez que em alguns países e no Sistema Único de Saúde brasileiro até o momento ainda não estão disponíveis todas as terapias inovadoras, o que acarreta diferentes respostas e sobrevidas dos pacientes.

Cabe destacar que a idade cronológica não deve ser utilizada isoladamente como parâmetro na escolha da melhor terapia disponível, uma vez que simplifica e banaliza a heterogeneidade da doença, associada à idade e a outros fatores biológicos da

Quadro 60.2 Sistema de Estadiamento Internacional (ISS)

ISS	Fatores prognósticos
Estágio I	Beta-2-microglobulina sérica < 3,5mg/dL, albumina sérica ≥ 3,5g/dL Mediana de sobrevida de 62 meses
Estágio II	Beta-2-microglobulina sérica < 3,5mg/dL, albumina sérica < 3,5g/dL, ou beta-2-microglobulina sérica entre 3,5 e 5,5mg/dL, independentemente dos níveis de albumina sérica Mediana de sobrevida de 49 meses
Estágio III	Beta-2-microglobulina ≥ 5,5mg/dL Mediana de sobrevida de 29 meses

Fonte: adaptado de Palumbo A e cols., 2011.

Quadro 60.3 Sistema de Estadiamento Internacional Revisado (R-ISS)

R-ISS	Fatores prognósticos
Estágio I	Beta-2-microglobulina sérica < 3,5mg/dL e albumina sérica ≥ 3,5g/dL e DHL normal e Ausência de citogenética de alto risco Mediana de sobrevida não atingida
Estágio II	Nem estágio I nem III Mediana de sobrevida de 83 meses
Estágio III	Beta-2-microglobulina ≥ 5,5mg/dL e Presença de citogenética de alto risco: t(4;14), t(14;16), del (17p) e/ou DHL elevado Mediana de sobrevida de 43 meses

DHL: desidrogenase láctica.
Fonte: adaptado de Palumbo A e cols., 2015.

neoplasia em questão. Assim, os pacientes podem ser classificados de acordo com:

- Índice do IMWG para identificar a fragilidade biológica de pacientes idosos com MM com base na idade (< 75 anos, 76 a 80 anos e > 80 anos).
- Índice de comorbidade de Charlson (≤ 1 ou > 1).
- Atividades básicas de vida diária (ABVD > 4 ou ≤ 4).
- Atividades instrumentais de vida diária (AIVD > 5 ou ≤ 5).
- Presença ou não de fragilidade (de acordo com fatores como perda de peso não intencional, exaustão, astenia, velocidade lenta de deambulação e/ou baixa atividade física).

Além desses parâmetros para a determinação do início do tratamento e a avaliação da sobrevida global e da mortalidade, há escalas que mensuram as habilidades e a independência desses indivíduos em realizar suas atividades rotineiras, como *performance status*, que pode ser avaliada com base no Eastern Cooperative Group (ECOG) ou por meio da escala de Karnofsky. Além dessas escalas, há outras de medidas geriátricas, como o índice de comorbidade de Charlson (CCI – *Charlson Comorbidity Index*), utilizado no índice do IMWG, o índice de comorbidade de Freiburg e o modelo de predição de disabilidades de Davidoff (algoritmo de Davidoff), que avalia de um ponto de vista interdisciplinar e pode definir a correta estratégia terapêutica, analisando aspectos sociais, psicológicos, nutricionais, físicos e comorbidades. Há também questionários de qualidade de vida que partem do ponto de vista do paciente idoso, dos aspectos físicos e de saúde mental e que vêm contribuindo para a aprovação de novos esquemas de quimioterapia, como apontam os estudos FIRST, VISTA e UPFRONT.

Quanto à pesquisa translacional, estudos apontam a possibilidade de haver algum biomarcador que possa traduzir em números o quão frágil será o idoso e suas possibilidades terapêuticas, como o $p16^{INK4A}$ e o peptídeo natriurético N-terminal tipo B, em combinação com outros recursos que melhorem a acurácia das indicações terapêuticas.

Escolha terapêutica

Transplante de células-tronco hematopoéticas autólogo

Na maioria das vezes, o TCTH vem sendo utilizado em pacientes com menos de 65 anos. No entanto, com a melhora da assistência aos quadros infecciosos e dos tratamentos de suporte, mais de 20% dos pacientes idosos são submetidos a esse tipo de tratamento. Essa indicação se baseia no fato de respostas mais profundas alcançadas com o TCTH melhorarem a morbimortalidade e prolongarem a sobrevida desse grupo de pacientes. No entanto, persiste o desafio para a escolha dos pacientes que apresentarão menos complicações decorrentes do transplante.

A decisão sobre o TCTH em um paciente idoso deve ser bem avaliada, uma vez que múltiplos esquemas terapêuticos com novos fármacos são destinados a essa população, promovendo especialmente respostas e melhora da sobrevida com menor morbidade e melhora da qualidade de vida.

Agentes quimioterápicos

Várias classes medicamentosas estão atualmente disponíveis ou em processo de aprovação para o tratamento quimioterápico dos pacientes com MM. Podem ser utilizados esquemas de quimioterapia com agentes isolados, duplos, triplos ou quádruplos que, em combinação, atuam por meio de diferentes mecanismos de ação e atingem diferentes alvos da doença e maior número de subclones. Apresentam limitada toxicidade quando justapostos tanto na doença inicial como nos casos de doença refratária e recaída, cuja evolução clonal já é reconhecida.

No Quadro 60.4 estão resumidos os fármacos utilizados em diferentes combinações e com diferentes resultados na população de idosos. Um tratamento personalizado que possa proporcionar aos idosos melhor tolerância aos medicamentos e otimizar a eficácia e a sobrevida vem sendo largamente empregado na decisão terapêutica para os pacientes com MM.

Há aspectos peculiares de cada medicação no que diz respeito aos efeitos adversos, como neuropatia, trombose, toxicidade cardíaca, renal e hematológica, elevação da glicemia, reações infusionais e frequência de quadros infecciosos. O manejo deve ser realizado para aumentar a tolerabilidade, por vezes adotando o ajuste de doses de maneira individualizada para a obtenção de melhores resultados.

■ TRATAMENTO DE SUPORTE

O tratamento de suporte deve ocorrer em conjunto com o uso de quimioterapia naqueles pacientes que toleram as medicações e se caracteriza basicamente por controle da dor óssea, cuidados com a saúde óssea e prevenção de infecções e tromboses venosas.

O controle da dor óssea é de extrema importância, uma vez que o atraso em seu início pode resultar em maior dependência do paciente idoso com diminuição de suas atividades rotineiras e piora da depressão. Nesse momento se faz necessário o apoio multidisciplinar com o acompanhamento de profissionais de saúde mental, ortopedia, fisioterapia, terapia ocupacional e de profissional de saúde habilitado para cuidar da dor.

Nos cuidados com a saúde óssea, o uso de cálcio e vitamina D é recomendado para manter a homeostase do cálcio, ao passo que os antagonistas da reabsorção óssea, como bisfosfonatos e o denosumabe, reduzem o risco de fraturas e podem prolongar a sobrevida dos pacientes. Os bisfosfonatos de escolha são de uso endovenoso (ácido zoledrônico e pamidronato), os quais impedem

Quadro 60.4 Principais fármacos relacionados com o tratamento do mieloma múltiplo

Agentes alquilantes	Melfalano, ciclofosfamida
Agentes citotóxicos	Cisplatina
Agentes imunomoduladores	Talidomida, lenalidomida, pomalidomida
Alcaloides da vinca	Vincristina
Anticorpos monoclonais	Daratumumabe, elotuzumabe
Antraciclinas	Doxorrubicina
Corticoides	Prednisona, dexametasona
Inibidores da histona deacetilase	Panobinostate, vorinostate
Inibidores de proteassoma	Bortezomibe, carfilzomibe, ixazomibe
Inibidores da topoisomerase	Etoposídeo
Mostarda nitrogenada	Ciclofosfamida
Nitrosureia	Carmustina

a osteoclastogênese e inibem a atividade osteoclástica. O denosumabe é um anticorpo monoclonal humano inibidor do RANKL.

Radioterapia ou intervenções cirúrgicas podem ser necessárias em certas situações clínicas, como na síndrome de compressão medular.

A profilaxia infecciosa reduz a morbidade do tratamento, principalmente em idosos com antecedente de infecções por herpesvírus e quando em uso de inibidor de proteassoma no tratamento. A profilaxia bacteriana para reduzir as infecções ainda não está bem definida em estudos clínicos.

Em se tratando de profilaxia de eventos trombóticos, a avaliação física e a anamnese detalhada do paciente servem para estratificar o risco de trombose (obesidade, tromboses prévias, síndrome de hiperviscosidade, trombofilias, diabetes). Deve-se dar especial atenção aos idosos com contraindicação à anticoagulação ou mesmo à profilaxia por conta do risco maior de sangramento.

A anemia em pacientes com MM também deteriora a qualidade de vida, e transfusões de concentrado de hemácias e de plaquetas são realizadas com frequência, porém devem ser avaliadas as características clínicas de anemia ou do risco de sangramento em conjunto com os achados laboratoriais, devendo ser sempre dada preferência aos produtos filtrados. O uso de agentes estimuladores da eritropoese pode ser uma alternativa às transfusões de hemácias, apresentando risco menor de reação adversa inerente à terapia transfusional.

CONSIDERAÇÕES FINAIS

Muitos ensaios clínicos com subanálises de grupos de idosos com MM evidenciam a melhora da resposta, da sobrevida e da qualidade de vida, principalmente com o advento dos novos medicamentos, tornando possível um seguimento individualizado com maior tolerabilidade e menos efeitos adversos nesse grupo populacional. Portanto, a avaliação da vulnerabilidade, das comorbidades e das demais informações prognósticas auxilia o diagnóstico e a otimização do tratamento mediante o ajuste das doses e a escolha e o sequenciamento dos regimes terapêuticos na tentativa de evitar toxicidades e garantir a continuidade do tratamento com a consequente melhoria na qualidade de vida.

Bibliografia

Castelli R, Sciara S, LambertenghiDeliliers G, Pantaleo G. Biosimilar epoetin alfa increases haemoglobin levels and brings cognitive and socio-relational benefits to elderly transfusion-dependent multiple myeloma patients: results from a pilot study. Ann Hematol 2017 May; 96(5):779-86.

Estimativa 2018: incidência de câncer no Brasil/Instituto Nacional de Câncer José Alencar Gomes da Silva. Coordenação de Prevenção e Vigilância. Rio de Janeiro: INCA, 2017.

Girmenia C, Cavo M, Offidani M et al. Management of infectious complications in multiple myeloma patients: Expert panel consensus-based recommendations. Blood Rev 2019; 34:84-94.

Hungria VT, Maiolino A, Martinez G et al. Observational study of multiple myeloma in Latin America. Ann Hematol 2017; 96:65-72.

Palumbo A, Bringhen S, Mateos MV, Larocca A, Facon T, Kumar SK. Geriatric assessment predicts survival and toxicities in elderly myeloma patients: An International Myeloma Working Group report. Blood 2015 Mar 26; 125(13):2068-7.

Palumbo A, Rajkumar SV, San Miguel JF et al. International Myeloma Working Group consensus statement for the management, treatment, and supportive care of patients with myeloma not eligible for standard autologous stem-cell transplantation. J Clin Oncol 2014; 32:587-600.

Pavo N, Cho A, Wurm R et al. N-terminal B-type natriuretic peptide (NT-proBNP) is associated with disease severity in multiple myeloma. Eur J Clin Invest 2018; 48(4). DOI: 10.1111/eci.12905.

Pawlyn C, Davies FE. Towards personalized treatment in multiple myeloma based on molecular characteristics. Blood 2019; 133(7):660-75.

Rajkumar VR. Multiple myeloma: 2018 up to date on diagnosis, risk-stratification, and management. Am J Hematol 2018 April 13; 93: 1091-110.

Swan D, Rocci A, Bradbury C, Thachil J. Venous thromboembolism in multiple myeloma – choice of prophylaxis, role of direct oral anticoagulants and special considerations. Br J Haematol 2018 Nov; 183(4):538-56.

Terpos E, Ntanasis-Stathopoulos I, Dimopoulos MA. Myeloma bone disease: from biology findings to treatment approaches. Blood 2019; 133(14):1534-9.

Van de Donk NW, Mutis T, Poddighe PJ, Lokhorst HM, Zweegmman S. Diagnosis, risk stratification and management of monoclonal gammopathy of undetermined significance and smoldering multiple myeloma. Int J Lab Hematol 2016; 38(Suppl 1):110-22.

Willan J, Eyre TA, Sharpley F, Watson C, King AJ, Ramasamy K. Multiple myeloma in the very elderly patient: challenges and solutions. Clinical Interventions in Aging 2016; 11:423-35.

Yu H, Yang L, Fu Y, Gao M, Tian L. Clinicopathological significance of the p16 hypermethylation in multiple myeloma, a systematic review and meta-analysis. Oncotarget 2017 Jun 27; 8(47):83270-83279.

Zweegman S, Engelhardt M, Larocca A. Elderly patients with multiple myeloma: towards a frailty approach? Curr Opin Oncol 2017; 29:315-21.

Síndromes Mielodisplásicas

Renata Amorim Brandão

CAPÍTULO 61

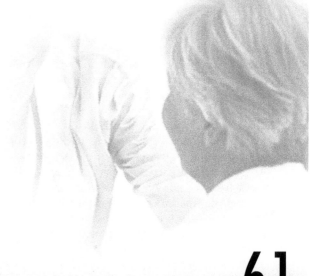

■ INTRODUÇÃO

As síndromes mielodisplásicas (SMD) abrangem desordens morfologicamente distintas caracterizadas por hematopoese displásica e ineficaz contextualizadas através de citopenias periféricas, hipercelularidade da medula óssea e diferenciação celular anormal, sendo a consequência da expansão clonal de um progenitor hematopoético, progredindo para leucemia mieloide aguda (LMA) em até 30% dos casos e mais raramente para leucemia linfoide aguda (LLA).

A incidência aumenta com a idade, havendo uma diferença de cinco vezes no risco entre os pacientes de 60 anos e os com mais de 80. Em todas as idades, os homens são mais afetados que as mulheres na população geral. No Brasil, a média de idade para o diagnóstico foi reportada em torno dos 67 anos, um pouco menor que a relatada em muitos países ocidentais (76 anos nos EUA, 73 anos na Alemanha e 70 anos na Espanha) e maior que nos países orientais (57 anos no Japão e 53 anos na Coreia). Ademais, no Brasil a maior parte dos casos foi reportada em mulheres, possivelmente em virtude da exposição a pesticidas agrícolas. Entretanto, os casos de SMD aparentemente podem ser subdiagnosticados e sub-reportados nos registros de câncer, uma vez que a anemia em idosos que se apresentem na atenção primária pode não ser suspeitada como possível SMD. Além disso, a acurácia do diagnóstico varia de acordo com a experiência do patologista e do médico que acompanham o caso.

Por se tratar de doença heterogênea, alguns casos têm curso indolente e outros desenvolvem profundas citopenias. As principais causas de morbimortalidade são infecção e sangramentos.

■ FATORES DE RISCO

Cerca de 80% dos casos não apresentam causa aparente, sendo denominados idiopáticos ou primários. Os casos secundários de SMD ocorrem anos após a exposição a agentes que causam dano cromossômico, como quimioterápicos (agentes alquilantes e inibidores de topoisomerase II são os principais), radioterapia, metais pesados (como mercúrio e chumbo), agentes químicos à base de benzeno e fungicidas, entre outros. A predisposição genética é rara; entretanto, desordens congênitas, como síndrome de Bloom, síndrome de Down, anemia de Fanconi e neurofibromatose, apresentam genes instáveis e risco maior de evolução com mielodisplasia. Já foram relatados casos familiares.

■ DIAGNÓSTICO

Em geral, o diagnóstico da SMD é suspeitado a partir de contagens celulares anormais no hemograma, na ausência de doença sistêmica que justifique as citopenias, e confirmado por meio do estudo da medula óssea com o mielograma (que analisa a morfologia celular e o percentual de blastos) e com a biópsia de medula óssea, que torna possível a determinação da celularidade e da arquitetura medular. O diagnóstico é estabelecido pela presença de displasia em uma ou mais séries em mais de 10% das células da medula óssea.

Alguns testes adicionais são necessários para completar a avaliação (Quadro 61.1) e classificar corretamente o paciente, sendo o mais importante a análise citogenética, por seu papel no cálculo de prognóstico e na indicação do tratamento. Cabe ressaltar que os padrões citogenéticos não são estáveis na SMD

Quadro 61.1 Exames diagnósticos e de exclusão de outras causas de citopenias

Hemograma completo com avaliação do esfregaço de sangue periférico
Contagem de reticulócitos
Aspirado medular com coloração para ferro/biópsia de medula óssea
Cariótipo
Dosagem de eritropoetina
Enzimas hepáticas e canaliculares
Função renal e eletrólitos
Ácido fólico/vitamina B_{12}
Perfil bioquímico do ferro
TSH e T4 livre
DHL
FAN e fator reumatoide
Sorologias virais: HIV, HBV, HCV
Imunofenotipagem
Tipagem de HLA
Pesquisa de HPN em casos específicos

DHL: desidrogenase láctica; FAN: fator antinuclear; HBV: vírus da hepatite B; HCV: vírus da hepatite C; HIV: vírus da imunodeficiência humana; HLA: antígeno leucocitário humano; HPN: hemoglobinúria paroxística noturna; TSH: hormônio tireoestimulante.

e que ganhos de alterações citogenéticas estão correlacionados com o risco de transformação para LMA e com menor sobrevida.

Com frequência, é difícil a definição do grau de displasia e há variabilidade interobservadores quando células displásicas são contadas no aspirado medular. Ademais, mutações somáticas são encontradas em idosos saudáveis, e outros pacientes apresentam citopenias de etiologia indeterminada sem evidência morfológica ou citogenética de SMD.

Para otimizar o diagnóstico, foram propostos critérios diagnósticos mínimos, os quais se encontram descritos nos Quadros 61.2 e 61.3.

ESTRATIFICAÇÃO DE RISCO

Como citado previamente, a análise citogenética por meio de cariótipo convencional tem papel fundamental no cálculo prognóstico do paciente com SMD e deve ser realizada em todos os casos suspeitos. As recomendações atuais determinam o exame de pelo menos 20 metáfases.

Os resultados do cariótipo, juntamente com a quantidade de blastos na medula óssea e as características da(s) citopenia(s), são utilizados para o cálculo do *International Prognostic Scoring System* (IPSS), ferramenta prognóstica bastante simples e reprodutível, inicialmente publicada em 1997 (Quadro 61.4). Em 2012, o índice foi revisado (IPSS-R) para melhorar a estratificação dos pacientes de baixo risco (Quadro 61.5 e Figura 61.1), incorporando novo escore citogenético e melhorando a avaliação prognóstica e o risco de evolução para LMA.

Quadro 61.3 Achados das síndromes mielodisplásicas (SMD) em sangue periférico e em medula

Subtipo	Achados em sangue periférico	Achados em medula óssea
SMD com displasia de linhagem única	Citopenia isolada ou bicitopenia	Displasia > 10% em uma linhagem celular, < 5% de blastos
SMD com sideroblastos em anel (SA)	Anemia Ausência de blastos	≥ 15% AS ou ≥ 5% SA na presença da mutação SF3B1
SMD com displasia de múltiplas linhagens	Citopenias < 1.000 monócitos	Displasia ≥ 10% em duas ou mais linhagens; ≤ 15% AS ou ≤ 5% SA na presença da mutação SF3B1; < 5% de blastos
SMD com excesso de blastos 1	Citopenias 2% a 4% blastos < 1.000 monócitos	Uma ou mais linhagens displásicas, 5% a 9% de blastos, sem bastonetes de Auer
SMD com excesso de blastos 2	Citopenias 5% a 19% blastos < 1.000 monócitos	Uma ou mais linhagens displásicas, 10% a 19% de blastos ± bastonetes de Auer
SMD inclassificável	Citopenias ± 1% blastos em duas ocasiões	Uma linhagem displásica ou sem displasia, porém citogenética característica de SMD e < 5% de blastos
SMD com del (5q) isolada	Anemia e plaquetas normais ou elevadas	Displasia eritroide, del (5q) isolada, < 5% blastos ± outra anormalidade, exceto -7/del(7q)

Quadro 61.2 Classificação das síndromes mielodisplásicas (SMD) segundo a Organização Mundial da Saúde (OMS, 2016)

A. Pré-requisitos (ambos requeridos)	Citopenia persistente (4 meses) em uma ou mais linhagens celulares: células eritroides, neutrófilos, plaquetas (exceção: na presença de excesso de blastos e citogenética relacionada com SMD, o diagnóstico pode ser estabelecido sem atraso) Exclusão de outra causa sistêmica que explique a citopenia/displasia*
B. Critérios maiores (pelo menos um presente)	Displasia de pelo menos 10% de todas as células das linhagens eritroide, granulocítica ou megacariocítica em aspirado de medula óssea ≥ 15% sideroblastos em anel (coloração para ferro) ou ≥ 5% sideroblastos em anel na presença da mutação SF3B1 5% a 19% mieloblastos em aspirado de medula óssea (ou 2% a 19% em esfregaço de sangue periférico) Alterações cromossômicas típicas em cariótipo convencional ou FISH (fluorescência por hibridização *in situ*)**
C. Cocritérios (pacientes que preenchem A, mas não B, entretanto se apresentam clinicamente com anemia macrocítica dependente de transfusão; dois ou mais itens devem ser positivos para o diagnóstico provisório de SMD)	Achados histológicos e/ou imuno-histoquímicos anormais sugerindo SMD (p. ex., *clusters* de precursores imaturos em localização anormal [ALIP], *clusters* de células blásticas CD34+, micromegacariócitos displásicos em imuno-histoquímica) Imunofenótipo anormal das células da medula óssea através de citometria de fluxo Evidência de uma população clonal de células mieloides determinada por estudos moleculares, revelando mutações relacionadas com a SMD

*Em casos raros, a SMD pode ser diagnosticada em coexistência a outra doença que potencialmente causa citopenias.
**Alterações cromossômicas típicas são aquelas recorrentemente encontradas em pacientes com SMD, como -5q, -7.
Fonte: adaptado de Valent P, Orazi A, Steensma DP et al. Proposed minimal diagnostic criteria for myelodysplastic syndromes (MDS) and potential pre-MDS conditions. Oncotarget 2017; 8(43):73483-500.

Capítulo 61 | Síndromes Mielodisplásicas

Quadro 61.4 Prognóstico embasado no *International Prognostic Scoring System* (IPSS)

	0	0,5	1,0	1,5	2,0
Blastos	< 5	5 a 10	–	11 a 20	21 a 30
Cariótipo*	Bom	Intermediário	Ruim		
Citopenia**	0/1	2/3			

Interpretação		
Categoria de risco	Escore	Sobrevida média sem tratamento (em anos)
Baixo	0	5,7
Intermediário 1	0,5 a 1,0	3,5
Intermediário 2	1,5 a 2,0	1,1
Alto	≥ 2,5	0,4

*Cariótipo: bom > normal, -Y, del(5q), del(20q); ruim > complexo (≥ anormalidades) ou alterações do cromossomo 7.
**Citopenias: neutrófilos < 1.800; plaquetas < 100.000; hemoglobina < 10g/dL.
Fonte: adaptado de National Comprehensive Cancer Network Guidelines, 2019.

Quadro 61.5 Prognóstico com base no *Revised International Prognostic Scoring System* (IPSS-R)

	0	0,5	1,0	1,5	2	3	4
Cariótipo	Muito bom		Bom		Intermediário	Ruim	Muito ruim
Blastos	≤ 2		> 2 a < 5		5 a 10	> 10	
Hemoglobina (g/dL)	≥ 10		8 a < 10	< 8			
Plaquetas × 10³	≥ 100	50 a < 100	< 50				
Neutrófilos	≥ 800	< 800					

Interpretação		
Categoria de risco	Escore	Sobrevida média sem tratamento (em anos)
Muito baixo	≤ 1,5	8,8
Baixo	> 1,5 a ≤ 3,0	5,3
Intermediário	> 3 a ≤ 4,5	3,0
Alto	> 4,5 a ≤ 6	1,5
Muito alto	> 6	0,8

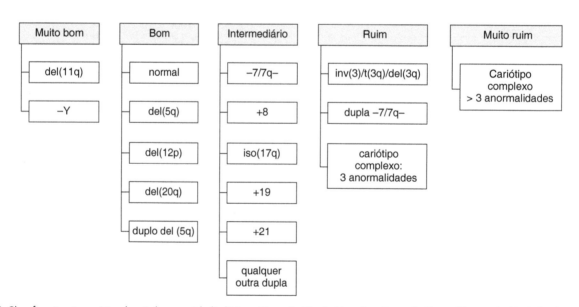

Figura 61.1 Classificação citogenética das síndromes mielodisplásicas. (Reproduzida de Montalban-Bravo G, Garcia-Manero G. Myelodysplastic syndromes: 2018 update on diagnosis, risk-stratification and management. Am J Hematol 2018; 93:129-47.)

Muito embora o IPSS-R seja melhor preditor de sobrevida, a escolha do tratamento ainda é embasada no IPSS.

■ TRATAMENTO

O manejo do paciente com SMD é bastante complexo em virtude da heterogeneidade da doença e varia de acordo com a idade do paciente, o *performance status*, o escore prognóstico, a classificação da Organização Mundial da Saúde (OMS) e a elegibilidade ou não para transplante de medula óssea (TMO) alogênico.

Simplificadamente, os pacientes com doença de alto risco devem ser submetidos a tratamentos com o objetivo de modificar o curso da doença, evitando a progressão para LMA e melhorando a sobrevida, ao passo que os pacientes de baixo risco são tratados para melhorar os sintomas relacionados com as citopenias e a qualidade de vida.

Opções terapêuticas nos casos de baixo risco

Eritropoetina ± G-CSF (granulocyte colony-stimulating factor)

A eritropoetina (EPO) pode ser usada para melhorar a anemia e diminuir a necessidade transfusional em pacientes com anemia sintomática. O uso associado de G-CSF aumenta as taxas de respostas, as quais são melhores nos pacientes com dosagens baixas de EPO endógena e menores contagens de blastos. Recomenda-se a manutenção do tratamento por até 3 meses para avaliação da eficácia.

Terapia transfusional e quelação do ferro

Apesar de o uso de EPO ± G-CSF reduzir a necessidade transfusional, percentual significativo de casos não responde e necessita de transfusões repetidas, cursando com hemocromatose secundária. A quelação do ferro deverá ser considerada quando o paciente receber mais de 20 unidades de concentrado de hemácias e/ou quando houver indícios de comprometimento sistêmico em virtude do acúmulo de ferro ou ferritina elevada.

Tratamento da plaquetopenia

O manejo padrão da plaquetopenia é transfusional. Vários estudos demonstraram que a trombopoetina endógena (TPO) está elevada nos pacientes com SMD, bem como há diminuição dos níveis de receptores de TPO. A despeito dessa observação, alguns estudos mostram resultados favoráveis ao uso de romiplostina ou eltrombopag, que são agonistas de receptores de TPO, mas o uso corrente dessas medicações ainda não é recomendável.

Imunomoduladores (lenalidomida e talidomida)

A lenalidomida é um análogo da talidomida mais potente e menos teratogênico aprovado para o tratamento da anemia em pacientes de risco baixo e intermediário 1 de IPSS + deleção do 5q com ou sem alterações citogenéticas adicionais. Pode ter resultados benéficos mesmo em caso de EPO endógena alta. Estudos recentes apontam resposta em pacientes dependentes de transfusão e sem alterações do cromossomo 5.

No Brasil, a talidomida ainda é mais disponível em razão do custo menor, e respostas são observadas em 35% dos pacientes que conseguem usar a medicamento por pelo menos 8 a 12 semanas. Entretanto, em 20% a 50% dos casos a talidomida é descontinuada ao longo do tempo em virtude de seus efeitos colaterais, que parecem ser mais importantes e menos tolerados na SMD que no mieloma múltiplo, possivelmente devido à idade mais avançada dos pacientes no primeiro caso. O mecanismo de ação é desconhecido, mas se sabe que a talidomida suprime a síntese do fator de necrose tumoral alfa, inibe a angiogênese e exerce atividades imunomodulatórias.

Agentes hipometilantes

A azacitidina é aprovada para uso em todas as categorias de risco de SMD, ao passo que a decitabina é reservada aos pacientes com risco intermediário 1 e maior (exceto nos portadores da síndrome 5q-); entretanto, é mais usada nos pacientes com alto risco que não são candidatos ao TMO alogênico ou em pacientes já submetidos a outras terapêuticas, como fatores de crescimento e lenalidomida, e que falharam em obter resposta. Ambas podem, ainda, ser usadas como ponte até a disponibilidade de doador em candidatos a TMO.

Trata-se de agentes inibidores da DNA metiltransferase e hipometilantes. A metilação do DNA promove a inibição dos genes supressores tumorais e subsequentemente aumenta o risco de evolução para LMA.

As diretrizes atuais recomendam o uso contínuo enquanto houver resposta sem toxicidade significativa, mas não há consenso com relação à duração total de tratamento.

Imunossupressores (timoglobulina e ciclosporina)

O uso de imunossupressores na SMD se baseia na premissa de que alguns casos são caracterizados por desregulação na imunidade celular e humoral e é ponto de controvérsia, uma vez que os resultados do grupo do NIH (National Institutes of Health) não foram reproduzidos por outros grupos. Preditores de resposta seriam idade mais jovem, positividade para HLA-DR15, hipocelularidade da medula óssea e pequena duração da dependência transfusional.

Ponto importante é que, em pacientes com medula óssea hipocelular e idade mais jovem, o TMO alogênico deve ser indicado o mais precocemente possível.

Transplante de medula óssea alogênico

O TMO alogênico é a única alternativa curativa disponível e vem sendo cada vez mais utilizado em pacientes mais idosos em virtude da melhora nos regimes de condicionamento, na seleção de doadores e na terapêutica de suporte. Uma vez que cerca de 75% dos pacientes com SMD têm 60 anos ou mais, o número de candidatos ao TMO alogênico deve crescer em virtude dessa nova janela de oportunidade.

Estudo retrospectivo japonês (Itonaga e cols., 2019) relata cinco fatores de risco implicados na menor sobrevida global dos pacientes transplantados entre 60 e 69 anos de idade: baixo *performance status*, citogenética de alto risco, receptor masculino, enxertos com *mismatch* e fonte cordão umbilical. A principal causa de mortalidade é a recaída ou progressão da SMD (50,5% das mortes), seguida por infecção (19,2% dos casos).

■ CONSIDERAÇÕES FINAIS

A SMD é uma doença heterogênea, muitas vezes de difícil diagnóstico e por isso subdiagnosticada, que acomete a população mais idosa e leva a um estado de falência da medula óssea em graus variados com aumento do risco de transformação leucêmica, devendo fazer parte do diagnóstico diferencial das citopenias do idosos. Diversas opções terapêuticas estão disponíveis tanto para o controle dos sintomas como com o objetivo de conter a evolução da doença e aumentar o conhecimento acerca da genética, e a melhoria do suporte clínico tem beneficiado o manejo dos idosos, anteriormente considerados frágeis para o tratamento intensivo.

Bibliografia

Adès L, Feneaux P. Immunomodulating drugs in myelodysplastic syndromes. Hematology Am Soc Hematol Educ Program 2011; 2011:556-60.

Chung CY, Lin SF, Chen PM et al. Thalidomide for the treatment of myelodysplastic syndrome in Taiwan: results of a phase II trial. Anticancer Res 2012; 32(8):3415-9.

Disperati P, Ichim CV, Tkachuk D, Chun K, Schuh AC, Wells RA. Progression of myelodisplasia to acute lymphoblastic leukemia: Implications for disease biology. Leukemia Reasearch 2006; 30(2):233-9.

Goldberg SL, Chen E, Corral M et al. Incidence and clinical complications of myelodysplastic syndromes among United States Medicare's Beneficiaries. J Clin Oncol 2010; 28:2847-52.

Greenberg PL, Stone RM, Al-Kali A et al. Myelodysplastic syndromes, Version 2.2017, NCCN Clinical Practice Guidelines in Oncology. J Natl Compr Canc Netw 2017; 15(1):60-87.

Itonaga H, Ishiyama K, Aoki K et al. Increased opportunity for prolonged survival after allogenic hematipoietic stem cell transplantation in patients aged 60-69 years with myelodysplastic syndrome. Annals of Hematology, epub 11 March 2019.

Magalhaes SMM, Heredia FF, Fernandes LCM et al. Beyond race-related disparities: is myelodysplastic syndrome the same everywhere? Leukemia & Lymphoma 2013; 54(7):1564-6.

Magalhaes SMM, Madeira TS, Bittencourt R et al. Epidemiological and clinicopathological data from the Brazilian registry of patients with myelodysplastic syndromes and comparative analysis between different geographic areas. Blood 2010; 116(Suppl 1):Abstract 1884.

Mohammad AA. Myelodysplastic syndrome from theoretical review to clinical application view. Oncology Reviews 2018; 12:397.

Montalban-Bravo G, Garcia-Manero G. Myelodysplastic syndromes: 2018 update on diagnosis, risk-stratification and management. Am J Hematol 2018; 93:129-47.

Rollison, DE, Howlader N, Smith MT et al. Epidemiology of myelodysplastic syndromes and chronic myeloproliferative disorders in the United States, 2001-2004, using data from the NAACCR and SEER programs. Blood 2008; 112:45-52.

Valent P, Orazi A, Steensma DP et al. Proposed minimal diagnostic criteria for myelodysplastic syndromes (MDS) and potential pre-MDS conditions. Oncotarget 2017; 8(43):73483-500.

Imunização em Idosos

Daniel Christiano de Albuquerque Gomes
Maisa Kairalla

CAPÍTULO 62

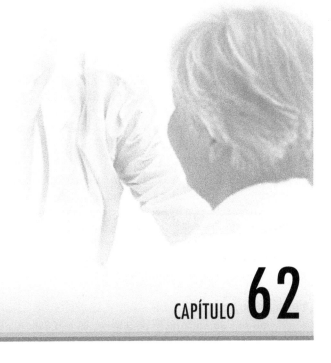

■ INTRODUÇÃO

O envelhecimento promove uma deterioração do sistema imunológico, a chamada imunossenescência. Somam-se outros fatores, como multimorbidades, polifarmácia e desnutrição, bastante prevalentes em idades mais avançadas, que contribuem para a maior suscetibilidade a infecções nos idosos, nos quais as doenças infecciosas costumam acarretar mais complicações, como declínio funcional, até mesmo com perda de independência, descompensação de doenças crônicas, além de maiores taxas de hospitalização e morbimortalidade.

A imunização é uma das medidas mais úteis para minimizar o risco de infecções e suas complicações e constitui um dos pilares para a promoção da saúde do idoso com comprovada relação custo-efetividade. Entretanto, apesar do sucesso dos programas de vacinação na infância, a necessidade e a importância das práticas de imunização na população idosa ainda são subvalorizadas até mesmo por profissionais da saúde.

Em todo atendimento ao idoso, é fundamental investigar a situação vacinal e orientar adequadamente o paciente e seus familiares sobre a importância das vacinas e quais devem ser administradas. É papel do profissional da saúde incentivar a vacinação e esclarecer os diversos mitos e ideias equivocadas acerca de vacinas e que, infelizmente, ainda são muito frequentes.

O presente capítulo se destina a detalhar as principais vacinas recomendadas para o idoso e apresentar o atual calendário vacinal proposto para essa faixa etária. As recomendações aqui expostas estão fundamentadas especialmente nas diretrizes da Sociedade Brasileira de Imunização (SBIm) e da Sociedade Brasileira de Geriatria e Gerontologia (SBGG).

■ VACINA CONTRA INFLUENZA

A influenza (gripe) é uma doença aguda das vias respiratórias, altamente contagiosa, causada pelos vírus influenza A ou B (*Mixovirus influenza*), que ocorre de modo epidêmico em praticamente todos os anos, especialmente entre os meses de maio e outubro no hemisfério Sul (novembro a abril no hemisfério Norte).

A idade avançada é um dos principais fatores de risco para as formas graves e complicações da doença, como pneumonias bacterianas secundárias. Cerca de 90% das mortes relacionadas com a influenza ocorrem em idosos.

A vacinação anual contra influenza é a medida mais eficaz para prevenção da gripe, sendo por isso uma importante medida de saúde pública.

O vírus influenza, especialmente o influenza A, apresenta elevada taxa de mutações antigênicas. Essa característica compromete a habilidade do sistema imune em proteger contra novas variantes virais. Por isso, novas vacinas precisam ser produzidas a cada ano para conferir imunidade diante dos vírus circulantes.

A Organização Mundial da Saúde (OMS) monitora constantemente as cepas virais circulantes por meio de informações coletadas por centros sentinelas situados em diversos países ao redor do mundo. Com base nisso, estabelece a composição mais apropriada da vacina anual. A eficácia protetora da vacina é diretamente associada à correlação entre as cepas virais utilizadas em sua composição e os vírus que mais circulam durante a temporada de influenza.

Indicação

A vacina anual é recomendada para todos os indivíduos a partir dos 6 meses de idade. Entretanto, os idosos integram o grupo prioritário para receber a vacina em virtude do risco maior de apresentarem as formas graves e complicações da influenza. Os profissionais da saúde e as pessoas que mantêm contato próximo com idosos, como cuidadores e familiares que residem no mesmo domicílio, também devem ser vacinados prioritariamente.

Características da vacina
As vacinas disponíveis no Brasil são constituídas apenas por vírus inativados e fragmentados. São tri ou tetravalentes, compostas, respectivamente, por três ou quatro cepas do vírus influenza, sendo dois subtipos de influenza A e um ou dois subtipos de influenza B. A vacina inativada convencional contém 15µg de cada uma das cepas de vírus. Traços de ovo e de antibióticos, como neomicina ou polimixina, também compõem a vacina.

Calendário da vacinação
Recomenda-se a administração de dose única anual da vacina, idealmente logo antes do início da temporada de gripe (final do mês de abril no hemisfério Sul e final de outubro no hemisfério Norte). A campanha de vacinação deve ser estendida por toda a temporada. Vale salientar, porém, que nas regiões tropicais a atividade da influenza é observada durante todo o ano. A vacina inativada pode ser administrada concomitantemente às outras vacinas recomendadas, porém em sítios diferentes.

Via de administração
A vacina deve ser administrada por via intramuscular, preferencialmente no deltoide, ou subcutânea.

Eficácia da vacina
A eficácia da vacina contra influenza é difícil de ser analisada em virtude da heterogeneidade de diversos parâmetros utilizados em estudos.

Uma metanálise recente de Demicheli e cols. (2018) identificou que a vacina em idosos resultou em redução de cerca de 60% no risco de influenza durante uma temporada quando comparada ao placebo. Os autores do estudo, no entanto, graduaram a evidência como de baixa qualidade, sobretudo em virtude da incerteza de como era firmado o diagnóstico de influenza.

A vacina parece ser eficiente em reduzir o risco de formas graves, complicações da doença, hospitalizações e até mesmo de morte. Entretanto, a imunogenicidade e a eficácia da vacina parecem ser menores em idosos, sobretudo na presença de fragilidade e comorbidades. Alguns estudos têm apontado redução da imunogenicidade com o uso de estatinas.

A revacinação anual parece aumentar a eficácia da vacina. Um estudo de Voordouwe e cols. (2004) relatou redução da mortalidade com a vacinação em idosos que haviam sido previamente vacinados, sem redução naqueles que foram vacinados pela primeira vez.

Efeitos adversos
A vacina inativada costuma ser bem tolerada e segura. Os efeitos adversos mais comuns são dor, edema e eritema no local da aplicação, de curso autolimitado e resolução em até 48 horas. Efeitos sistêmicos leves e transitórios também podem ocorrer, como febre, mal-estar e mialgia. Eventos mais graves, como reações anafiláticas, são raros. Tem sido descrita, raramente, a ocorrência da síndrome de Guillain-Barré (SGB). Cabe ressaltar, entretanto, que o risco dessa síndrome ocasionada pela infecção é substancialmente maior que o de sua ocorrência por causa da vacina.

Vale frisar que, como é constituída por vírus inativado, não há risco de infecção induzida pela vacina. Portanto, eventuais infecções após a aplicação devem ser interpretadas como eventos coincidentes (causados por outros vírus ou até mesmo por outras cepas de vírus influenza não presentes na composição da vacina).

Precauções e contraindicações
Convém adiar a vacinação na vigência de doença febril aguda moderada ou grave. Em pacientes com trombocitopenia ou alguma coagulopatia, deve-se evitar a via de administração intramuscular.

A vacina é contraindicada para indivíduos com história de reação anafilática prévia ou alergia grave ao ovo de galinha e seus derivados ou a qualquer componente da vacina. É prudente também evitar a vacinação naqueles que desenvolveram a SGB no intervalo de 6 semanas após a imunização.

Disponibilidade da vacina
A vacina contra influenza está incluída no Programa Nacional de Imunização (PNI) do Ministério da Saúde. Estão disponíveis na rede pública (gratuitamente) apenas vacinas trivalentes. As tetravalentes são encontradas nas clínicas privadas de vacinação.

Vacina com dose elevada
Em 2018, a Agência Nacional de Vigilância Sanitária (Anvisa) aprovou, para uso exclusivamente em idosos, uma vacina trivalente com dose antigênica mais elevada (Fluzone High-Dose®), que contém 60µg de cada cepa viral (a vacina convencional contém apenas 15µg). Em ensaio clínico multicêntrico com indivíduos a partir de 65 anos, de Diaz Granados e cols. (2014), essa vacina apresentou eficácia relativa de 24% para prevenção de influenza quando comparada à vacina inativada convencional. Espera-se que essa vacina esteja disponível a partir da temporada de gripe de 2020.

■ VACINA ANTIPNEUMOCÓCICA
As infecções causadas pelo *Streptococcus pneumoniae* (pneumococo) podem resultar em síndromes clínicas potencialmente graves, como pneumonia, bacteriemia e meningite. Define-se doença pneumocócica invasiva (DPI) mediante o isolamento do pneumococo em sítios normalmente estéreis, como sangue, líquido pleural ou líquor.

A maior incidência de DPI ocorre em extremos de idades, ou seja, em crianças com menos de 2 anos de idade e em idosos. A DPI está associada a elevada morbimortalidade. As maiores taxas de mortalidade ocorrem em idosos, especialmente naqueles com morbidades importantes. A letalidade da meningite pneumocócica em idosos chega a 80%. Doenças crônicas, como insuficiência cardíaca, doença renal crônica e doença pulmonar obstrutiva crônica (DPOC), aumentam o risco de desfechos desfavoráveis nas infecções pneumocócicas.

A vacinação é eficaz na prevenção de DPI e há evidências de proteção também contra a pneumonia adquirida na comunidade.

Mais de 90 diferentes sorotipos capsulares de pneumococo já foram identificados. As vacinas atualmente disponíveis contêm os polissacarídeos capsulares dos sorotipos mais comumente responsáveis pelas doenças pneumocócicas.

Duas vacinas se encontram disponíveis para uso em adultos: a polissacarídica 23-valente (VPP23) e a conjugada 13-valente (VCP13). Recomenda-se, nos idosos, a utilização de ambas as vacinas de modo sequencial, de acordo com a orientação descrita adiante no texto.

Indicação

A vacinação antipneumocócica está indicada de rotina para todos os idosos. Os indivíduos mais jovens portadores das condições que apresentam o risco de DPI também devem ser vacinados (Quadro 62.1).

Via de administração

A vacina deve ser administrada por via intramuscular, preferencialmente no deltoide. A VCP13 não deve ser aplicada no glúteo.

Características e eficácia das vacinas

A VPP23 contém polissacarídeos da cápsula de 23 sorotipos do pneumococo, os quais são responsáveis por cerca de 60% a 70% das doenças pneumocócicas invasivas. Além disso, a vacina contempla os sorotipos mais frequentemente resistentes aos antimicrobianos mais utilizados. Diversos estudos, incluindo a metanálise de Moberley e cols. (2013), têm mostrado que a VPP23 é eficaz em prevenir a ocorrência de DPI. Há controvérsias, porém, quanto à sua eficácia em prevenir doença não invasiva quando não há confirmação etiológica.

A VCP13 contempla polissacarídeos capsulares de 13 sorotipos do pneumococo. Nessa vacina, os polissacarídeos são conjugados a uma proteína transportadora, o que induz uma resposta imunológica T-dependente, estimulando a produção de anticorpos e gerando memória imunológica. A vacina conjugada induz uma resposta imune na mucosa e suprime a colonização nasofaríngea da bactéria, o que promove uma proteção indireta, reduzindo a taxa de infecção também nos indivíduos não vacinados. O maior estudo a avaliar o efeito dessa vacina em idosos, o *CaPiTA trial*, que incluiu cerca de 85.000 indivíduos, demonstrou eficácia de 45% da VCP13 contra pneumonia não bacteriêmica causada pelos sorotipos vacinais e de 75% contra DPI causada por esses mesmos sorotipos. Uma limitação desse estudo foi a exclusão de indivíduos imunodeprimidos.

Esquema de doses

A SBGG e a SBIm recomendam a vacinação de todos os idosos (> 60 anos) com a VCP13, seguida, após 6 a 12 meses, da VPP23. Cinco anos após a vacinação com VPP23 deve ser aplicada uma segunda dose.

Para quem já recebeu anteriormente uma dose de VPP23, deve ser respeitado o intervalo mínimo de 1 ano para a aplicação da VCP13 e agendada uma segunda dose de VPP23 para 5 anos após a primeira administração da VPP23.

Para aqueles que receberam anteriormente duas doses da VPP23, recomenda-se respeitar o intervalo de 1 ano entre a última dose e a VCP13. Se a segunda dose da VPP23 foi aplicada antes dos 65 anos, é necessária uma terceira após essa idade com intervalo mínimo de 5 anos.

Efeitos adversos

Ambas as vacinas são comumente bem toleradas. Sinais flogísticos locais, quando surgem, involuem rapidamente. Reações mais graves, como anafilaxia, são muito raras.

Precauções e contraindicação

A vacinação deve ser adiada na vigência de doença febril aguda. Nos pacientes com trombocitopenia ou distúrbio de coagulação, deve-se evitar o uso intramuscular, podendo ser considerada a via subcutânea.

A vacinação está contraindicada naqueles com história de anafilaxia com a vacina ou com algum de seus componentes.

Disponibilidade

As vacinas antipneumocócicas ainda não estão incluídas no PNI para uso de rotina em todos os idosos. A VPP23, porém, está disponível nos Centros de Referência para Imunobiológicos Especiais (CRIE) para idosos que fazem parte de grupos de risco (listados no Quadro 62.1) ou que estejam hospitalizados ou residam em instituições de longa permanência. Ambas as vacinas, VPP23 e VCP13, são disponibilizadas por clínicas privadas de vacinação.

■ VACINA CONTRA HERPES-ZÓSTER

A infecção pelo vírus varicela-zóster (VVZ) é responsável por duas entidades clínicas distintas: a varicela e o herpes-zóster (HZ). A infecção primária pelo VVZ resulta na varicela. Após esse evento, o vírus permanece em estado latente nos gânglios nervosos sensitivos. Ao longo da vida pode ocorrer a reativação do vírus, que resulta no HZ.

Quadro 62.1 Indicações dos CRIE para vacina antipneumocócica

HIV/AIDS
Asplenia anatômica ou funcional e doenças relacionadas
Pneumopatias crônicas, exceto asma intermitente ou persistente leve
Cardiopatias crônicas
Nefropatias crônicas/hemodiálise/síndrome nefrótica
Transplantados de órgãos sólidos ou de medula óssea
Imunossupressão por câncer ou medicamentos
Diabetes mellitus
Fístula liquórica
Fibrose cística
Doenças neurológicas crônicas incapacitantes
Implante coclear
Trissomias
Imunodeficiência congênita
Hepatopatias crônicas
Doenças de depósito

CRIE: Centros de Referência para Imunobiológicos; HIV: vírus da imunodeficiência humana; AIDS: síndrome da imunodeficiência humana adquirida.

O HZ é uma condição muito comum, especialmente em idosos. Estima-se que uma em cada três pessoas desenvolva o HZ ao longo da vida. A idade avançada é o principal fator de risco para HZ. Com o passar dos anos há um declínio na imunidade celular específica para o VVZ, o que favorece a eclosão da doença. Cerca de 70% dos casos ocorrem em pessoas com mais de 50 anos de idade.

O HZ se caracteriza por uma erupção cutânea vesicular e eritematosa, unilateral, comumente bastante dolorosa, na distribuição de um dermátomo. Eventualmente, pode se manifestar com dor por neurite sem lesão cutânea. A complicação mais comum do HZ, a neuralgia pós-herpética (NPH), também é mais frequente em idosos e costuma ter impacto significativo na qualidade de vida. Complicações mais graves, como encefalite e necrose retiniana, podem raramente ocorrer. Tem sido descrita a associação de HZ, sobretudo facial, ao risco aumentado de acidente vascular encefálico.

A incidência e a gravidade do HZ e da NPH podem ser reduzidas com a administração da vacina.

Indicação da vacina

A vacina contra HZ é indicada de rotina para pessoas imunocompetentes com mais de 60 anos, até mesmo para quem já tenha apresentado HZ. Neste último caso, porém, é necessário um intervalo mínimo de 6 meses, ou preferencialmente 1 ano, entre a doença e a aplicação da vacina. A vacina está indicada para reduzir o risco de desenvolvimento de HZ e NPH, e não para o tratamento dessas condições. Não é necessário determinar se o indivíduo já teve varicela antes para indicar a vacina.

Características da vacina

Duas vacinas são aprovadas pela Food and Drug Administration (FDA) nos EUA. A primeira, mais antiga, cujo nome comercial é Zostavax®, é composta de vírus vivo atenuado e desde 2014 está licenciada no Brasil. Contém a mesma cepa do VVZ utilizada na vacina contra varicela, porém com carga antigênica 14 vezes maior. A segunda, denominada vacina zóster recombinante (VZR), de nome comercial Shingrix®, ainda não licenciada nem disponível no país, é constituída da glicoproteína E do VVZ combinada a um adjuvante.

Eficácia da vacina

O primeiro ensaio clínico (Oxman e cols., 2005) que avaliou a vacina de vírus vivo atenuado identificou uma eficácia de 51% na redução da ocorrência de HZ. No grupo de pacientes mais idosos (≥ 70 anos), contudo, a eficácia foi menor (37,6%). A vacina reduziu de maneira modesta a duração dos sintomas do HZ quando comparada ao placebo (21 versus 24 dias, respectivamente). Além disso, diminuiu em 67% a ocorrência de NPH, sendo esse benefício ainda maior nos mais idosos.

Com relação à VZR, no estudo de Cunningham e cols. (2016), que incluiu quase 14.000 idosos com idade a partir de 70 anos, sua eficácia foi de cerca de 90% tanto para prevenir HZ como NPH.

Embora ainda não existam estudos que tenham comparado diretamente as duas vacinas, uma metanálise de Tricco e cols. (2018), que incluiu cinco ensaios clínicos randomizados, concluiu que a VZR oferece maior proteção contra a ocorrência do HZ.

Esquema de doses

A vacina de vírus vivo é administrada em dose única por via subcutânea. Já a VZR deve ser administrada em duas doses por via intramuscular, a segunda de 2 a 6 meses após a primeira. Caso o paciente já tenha recebido a vacina de vírus vivo atenuado, ainda assim é recomendada a administração da VZR, sendo necessário, contudo, aguardar o intervalo mínimo de 8 semanas entre as vacinas.

Eventos adversos

A vacina de vírus vivo atenuada costuma ser bem tolerada, sendo mais comuns reações locais, mas transitórias.

Com relação à VZR, costuma haver dor no local na aplicação (78%), assim como sintomas sistêmicos leves, como fadiga, mialgia e cefaleia. Eventos graves são muito raros.

Precauções e contraindicações

A vacina com vírus vivo atenuado deve ser evitada em pacientes com imunodeficiência ou que estejam em uso de terapia imunossupressora em moderada ou alta dose em virtude do risco de desenvolvimento de infecção disseminada pelo VVZ. Quando disponível, a VZR poderá ser oferecida a esses pacientes.

No entanto, é possível a administração da vacina com vírus vivo atenuado naqueles com imunodepressão leve, como os portadores de HIV com CD4 > 200, usuários de terapia imunossupressora em dose baixa (dose equivalente de prednisona ≤ 20mg/dia, metotrexato na dose ≤ 0,4mg/kg/dia e azatioprina na dose ≤ 3mg/kg/dia).

Nos pacientes que irão receber quimioterapia, transplante de órgãos ou outra terapia mais imunossupressora, recomenda-se a administração da vacina com vírus vivo atenuado com um mínimo de 4 semanas de antecedência.

As vacinas estão contraindicadas em pacientes que apresentaram reação anafilática após a administração de dose prévia.

Disponibilidade

Apenas a vacina de vírus vivo atenuado está atualmente disponível no Brasil. Entretanto, não está incluída ainda no PNI para uso rotineiro em idosos, sendo encontrada somente em clínicas privadas de vacinação.

■ VACINA CONTRA TÉTANO, DIFTERIA E COQUELUCHE

Casos de tétano acidental continuam a ocorrer, especialmente em idosos não vacinados e naqueles que foram vacinados de modo incompleto ou que não receberam o reforço vacinal recomendado.

A difteria no Brasil é evento raro em virtude da vacinação. Todavia, surtos da doença ainda ocorrem em outros países, o que torna necessária a manutenção da população imunizada.

Com relação à coqueluche, tem ocorrido aumento do número de casos da doença nos últimos anos. A doença é potencialmente grave e às vezes fatal, especialmente em menores de 1 ano de vida. A infecção nessa faixa etária ocorre sobretudo pelo contato próximo com os familiares, o que explica a grande importância da imunização dos adultos de modo a reduzir a transmissão para os lactentes.

Vacinas disponíveis e eficácia

Existem duas vacinas atualmente disponíveis: a dT (dupla bacteriana tipo adulto), na rede pública, e a dTpa (tríplice bacteriana acelular do tipo adulto), encontrada na rede privada. A primeira confere proteção contra o tétano e a difteria, enquanto a segunda reduz adicionalmente o risco de coqueluche.

A vacina apresenta boa eficácia para prevenção de difteria, tétano e formas graves de coqueluche, sendo menor sua eficácia para prevenção das formas leves dessa última.

Via de administração

A vacina deve ser administrada por via intramuscular.

Esquema de doses

Os idosos que já receberam o esquema completo (três doses) de vacinação para tétano e difteria devem receber uma dose adicional de dTpa independentemente do momento em que foi administrada a última dose de dT. A partir daí, devem receber reforço de dTpa (ou dT em caso de indisponibilidade de dTpa) a cada 10 anos.

Para aqueles que nunca foram vacinados ou têm esquema incompleto ou com história vacinal desconhecida, deve ser administrada uma dose de dTpa, seguida de uma ou duas doses de dT (2 e de 4 a 8 meses depois) para completar três doses. A partir daí, como citado, devem ser mantidos os reforços de dTpa (ou dT na indisponibilidade da dTpa) a cada 10 anos.

Pode ser considerado o reforço com dTpa a cada 5 anos para idosos contactantes de lactentes.

Vale lembrar que a vacina dTpa deve ser recomendada mesmo para aqueles que já tiveram coqueluche, uma vez a infecção não confere imunidade permanente.

A vacina pode ser administrada concomitantemente às demais indicadas de rotina aos idosos.

Para os idosos que pretendem viajar para países nos quais a poliomielite é endêmica, recomenda-se a vacina dTpa combinada à pólio inativada (dTpa-VIP).

Eventos adversos

Podem ocorrer sinais flogísticos locais e febre. Encefalopatia e convulsões, observadas em crianças com uso de vacinas inteiras, não têm sido reportadas em idosos, que só utilizam vacinas acelulares.

Precauções e contraindicações

A vacinação deve ser adiada em caso de doença febril aguda e está contraindicada naqueles com histórico de reação anafilática prévia à vacina ou a algum de seus componentes. Em casos de coagulopatia, a via subcutânea pode ser utilizada para a administração.

■ VACINA CONTRA HEPATITE B

Existem mais de dois bilhões de indivíduos no mundo com evidência sorológica de infecção pelo vírus da hepatite B (VHB). Desses, 292 milhões têm infecção crônica, e a cada ano ocorrem quase 700.000 mortes relacionadas com a hepatite B. Apesar de avanços na terapia antiviral, apenas uma minoria dos pacientes com infecção crônica pelo VHB apresenta resposta sustentada.

A infecção pelo VHB pode ser potencialmente erradicada por meio da vacinação global. Apesar de a cobertura vacinal atual em crianças ser considerada boa, permanece abaixo do desejado em adultos e idosos.

Características e eficácia da vacina

A vacina é constituída de antígeno de superfície do VHB. A taxa de soroconversão (positividade do anti-HBs) é elevada após a vacinação de adultos saudáveis (> 90%), porém tende a reduzir em idades mais avançadas.

Indicação

Recomenda-se a vacina contra hepatite B rotineiramente para os idosos que não tenham sido infectados pelo VHB ou recebido a vacinação completa previamente.

Em pacientes com indicação também para vacina contra hepatite A, pode ser administrada a vacina hepatite combinada A e B.

Esquema de doses

Recomenda-se a administração de três doses, sendo a segunda 1 mês após a primeira e a terceira 6 meses após a primeira (esquema 0, 1, 6 meses). Uma interrupção no calendário não implica o reinício de todo o esquema de doses ou a administração de dose extra.

Via de administração

A vacina deve ser administrada no deltoide por via intramuscular.

Disponibilidade

A vacina para hepatite B é disponibilizada na rede pública e nas clínicas privadas, enquanto a vacina combinada A e B é encontrada apenas na rede privada.

■ VACINAS DE USO NÃO ROTINEIRO NO IDOSO

Vacina contra hepatite A

A hepatite A é a mais comum entre as hepatites virais e tem curso agudo e limitado, que não evolui para cronicidade. De transmissão por via fecal-oral, sua incidência é maior em regiões mais pobres com condições sanitárias inadequadas.

A maioria dos adultos e idosos no Brasil é soropositiva para hepatite A e, portanto, não necessita da vacina, a qual é recomendada para os indivíduos suscetíveis, ou seja, com sorologia negativa, ou em situações de exposição a pessoas com a infecção ou na ocasião de surtos.

A vacina, disponível apenas em clínicas privadas, é administrada por via intramuscular (deltoide) em duas doses com intervalo de 6 meses (esquema 0, 6 meses).

Vacina contra febre amarela

A febre amarela é uma arbovirose ainda endêmica em várias regiões do Brasil com letalidade significativa nas formas graves, especialmente em idosos. A vacinação representa a principal forma de prevenção da doença.

A vacina contra febre amarela é constituída de vírus vivo atenuado com a utilização da cepa 17D do vírus, a qual é cultivada em ovos embrionados de galinha. A vacina tem alta imunogenicidade e confere imunidade por tempo prolongado.

Recomenda-se a administração da vacina aos indivíduos que residem em regiões endêmicas para febre amarela e aos que irão viajar para essas áreas. Nesse caso, deve ser aplicada pelo menos 10 dias antes da viagem.

Nos idosos, tem sido observada maior ocorrência de doença viscerotrópica associada à vacina, um evento adverso raro, porém grave, que costuma ocorrer após a primeira dose. Por isso, a vacina só deve ser administrada em idosos após avaliação criteriosa dos riscos e benefícios.

Preconiza-se atualmente a aplicação de dose única da vacina por via subcutânea. Há alguns anos a OMS deixou de recomendar a dose de reforço a cada 10 anos. Todavia, de acordo com o risco epidemiológico, uma segunda dose pode ser considerada 10 anos após a primeira aplicação.

Como a vacina contém vírus vivo atenuado, é contraindicada em situações de imunossupressão.

A vacina é disponibilizada tanto na rede pública como na rede privada.

Vacina meningocócica conjugada ACWY

A infecção meningocócica pode resultar em quadros graves, como meningite e menigococcemia, com taxas de letalidade elevadas.

A vacina meningocócica conjugada contém polissacarídeos dos meningococos A, C, W e Y conjugados com proteínas carreadoras.

A vacina, que é administrada por via intramuscular, é disponibilizada apenas por clínicas privadas de vacinação e está indicada em situações de surtos ou viagens para áreas de risco. Nesses casos, aplica-se dose única. Em caso de indisponibilidade da vacina, pode-se substituir pela vacina meningocócica C conjugada.

Vacina tríplice viral (sarampo, caxumba, rubéola)

A maioria dos idosos no Brasil é imune ao sarampo, à caxumba e à rubéola. Portanto, a vacina não é recomendada rotineiramente para os idosos. Entretanto, em casos de surto, devem ser vacinados aqueles que não tenham comprovação sorológica de infecção prévia ou não tenham recebido as duas doses da vacina anteriormente.

A vacina é administrada em duas doses por via subcutânea com intervalo mínimo de 1 mês entre elas e é disponibilizada em clínicas privadas de vacinação.

Após a exposição ao sarampo, uma dose deve ser administrada em até 72 horas.

Como é constituída por vírus vivo atenuado, é contraindicada em pessoas com imunossupressão.

O calendário de vacinação do idoso com as recomendações expostas neste capítulo está resumido no Quadro 62.2.

Quadro 62.2 Calendário de vacinação do idoso

Vacinas	Quando indicar	Esquemas e recomendações	Comentários	Disponibilização Gratuita	Clínicas privadas
Influenza (gripe)	Rotina	Dose única anual	Desde que disponível, a vacina tetravalente é preferível à trivalente	Sim, a trivalente	Sim, trivalente e tetravalente
Pneumocócica (VCP13 e VPP23)	Rotina	Iniciar com uma dose da VCP13 seguida de uma dose da VPP23 de 6 a 12 meses depois e uma segunda dose de VPP23 5 anos após a primeira	Para quem já recebeu uma dose de VPP23, recomenda-se intervalo de 1 ano para aplicar VCP13. A segunda dose de VPP23 deve ser feita 5 anos após primeira. Para quem já recebeu duas doses de VPP23, recomenda-se uma dose de VCP13 com intervalo mínimo de 1 ano. Se a segunda dose de VPP23 foi aplicada antes dos 60 anos, deve-se fazer uma terceira dose depois dessa idade com intervalo de 5 anos após a última dose	Apenas a VPP23, disponível nos CRIE para pacientes com as indicações listadas no Quadro 62.1	Sim
Herpes-zóster	Rotina	Uma dose	Para os pacientes que tiveram herpes-zóster, respeitar o intervalo mínimo de 1 ano entre o evento e a vacinação	Não	Sim
Tríplice bacteriana acelular do tipo adulto (difteria, tétano e coqueluche) – dTpa Dupla adulto (difteria e tétano) – dT	Rotina	Atualizar dTpa independentemente do intervalo prévio com dT **Com esquema básico completo:** reforço com dTpa a cada 10 anos **Com esquema básico incompleto:** uma dose de dTpa a qualquer momento e completar vacinação com uma ou duas doses de dT de modo a completar três doses **Não vacinados ou histórico desconhecido:** uma dose de dTpa e duas doses de dT (0-2-4 a 8 meses)	A vacina é recomendada mesmo para aqueles que tiveram coqueluche Considerar antecipar reforço com dTpa para 5 anos em idosos contactantes de lactentes Para idosos que pretendem viajar para países onde a poliomielite é endêmica, recomenda-se a dTpa combinada à pólio inativada (dTpa-VIP) A dTpa-VIP pode substituir a dTpa, se necessário	Sim, a dT	Sim, a dTpa e a dTpa-VIP

(Continua)

Quadro 62.2 Calendário de vacinação do idoso (*continuação*)

Vacinas	Quando indicar	Esquemas e recomendações	Comentários	Disponibilização Gratuita	Disponibilização Clínicas privadas
Hepatites A e B	**Hepatite A:** após sorologia negativa ou situações de exposição ou surtos	Duas doses: 0 – 6 meses	Em idosos, é incomum sorologia negativa para hepatite A e, portanto, a vacinação não é prioritária	Não	Sim
	Hepatite B: rotina	Três doses: 0 – 1 – 6 meses		Sim	Sim
	Hepatite A e B: quando ambas indicadas	Três doses: 0 – 1 – 6 meses		Não	Sim
Febre amarela	Para idosos não vacinados e residentes em áreas de risco, após avaliar risco/benefício	Não há consenso sobre a duração da proteção da vacina. De acordo com o risco epidemiológico, uma segunda dose pode ser considerada	Embora raro, foi descrito risco aumentado de eventos adversos graves na primovacinação de indivíduos > 60 anos. Nessa situação, avaliar risco/benefício	Sim	Sim
Meningocócicas conjugadas ACWY/C	Surtos e viagens para áreas de risco	Uma dose. A indicação da vacina, assim como de reforços, dependerá da situação epidemiológica	Na indisponibilidade da conjugada ACWY, substituir pela vacina conjugada C	Não	Sim
Tríplice viral (sarampo, caxumba, rubéola)	Situações de risco aumentado	Uma dose. A indicação dependerá do risco epidemiológico e da situação individual de suscetibilidade	Na população idosa é incomum encontrar indivíduos suscetíveis a sarampo, rubéola e caxumba	Não	Sim

Fonte: adaptado do Calendário de Vacinação SBim IDOSO – Recomendações da Sociedade Brasileira de Imunizações (SBIm) – 2019/2020.

Bibliografia

Bonten MJ, Huijts SM, Bolkenbaas M et al. Polysaccharide conjugate vaccine against pneumococcal pneumonia in adults. N Engl J Med 2015; 372 (12):1114-25.

Cunningham AL, Lal H, Kovac M et al. Efficacy of the herpes zoster subunit vaccine in adults 70 years of age or older. N Engl J Med 2016; 375:1019-32.

Demicheli V, Jefferson T, Di Pietrantonj C et al. Vaccines for preventing influenza in the elderly. Cochrane Database Syst Rev 2018; 2:CD004876.

DiazGranados CA, Dunning AJ, Kimmel M et al. Efficacy of high-dose versus standard-dose influenza vaccine in older adults. N Engl J Med 2014; 371:635-45.

Dooling KL, Guo A, Patel M et al. Recommendations of the Advisory Committee on Immunization Practices for use of herpes zoster vaccines. MMWR Morb Mortal Wkly Rep 2018; 67:103-8.

Grohskopf LA, Sokolow LZ, Broder KR et al. Prevention and control of seasonal influenza with vaccines: Recommendations of the Advisory Committee on Immunization Practices – United States, 2018-19 Influenza Season. MMWR Recomm Rep 2018; 67(No. RR-3):1-20.

Hibberd PL. Seasonal influenza vaccination in adults. In: Hirsch MS (ed.). UpToDate. Waltham, Mass.: UpToDate, 2019.

Liang JL, Tiwari T, Moro P et al. Prevention of pertussis, tetanus, and diphtheria with vaccines in the United States: Recommendations of the Advisory Committee on Immunization Practices (ACIP). MMWR Recomm Rep 2018; 67(No. RR-2):1-44.

Moberley S, Holden J, Tatham DP, Andrews RM. Vaccines for preventing pneumococcal infection in adults. Cochrane Database Syst Rev. 2013; 1:CD000422.

Musher DM. Pneumococcal vaccination in adults. In: Bartlett JG, ed. UpToDate. Waltham, Mass.: UpToDate, 2019.

Oxman MN, Levin MJ, Johnson GR et al. A vaccine to prevent herpes zoster and postherpetic neuralgia in older adults. N Engl J Med 2005; 352:2271.

SBIm/SBGG. Guia de vacinação geriatria 2016/2017. Disponível em: http://www.sbim.org.br. Acesso em: 21/06/2019.

Teo EK, Lok ASF. Hepatitis B virus immunization in adults. In: Esteban R (ed.). UpToDate. Waltham, Mass.: UpToDate, 2019.

Tomczyk S, Bennett NM, Stoecker C et al. Use of 13-valent pneumococcal conjugate vaccine and 23-valent pneumococcal polysaccharide vaccine among adults aged ≥65years: Recommendations of the Advisory Committee on Immunization Practices (ACIP). MMWR Recomm Rep 2014; 63(37):822-5.

Tricco AC, Zarin W, Cardoso R et al. Efficacy, effectiveness, and safety of herpes zoster vaccines in adults aged 50 and older: Systematic review and network meta-analysis. BMJ 2018; 363:k4029.

Voordouw AC, Sturkenboom MC, Dieleman JP et al. Annual revaccination against influenza and mortality risk in community-dwelling elderly persons. JAMA 2004; 292(17):2089.

Imunossenescência

Mateus da Costa Machado Rios
Filipe Wanick Sarinho
Almerinda Rêgo Silva

CAPÍTULO 63

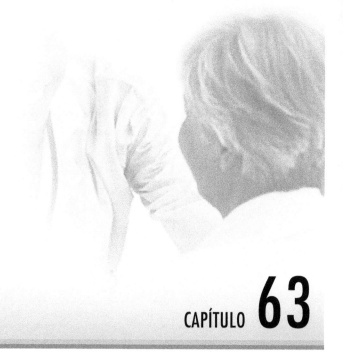

■ INTRODUÇÃO

O envelhecimento populacional direciona a ciência para o estudo da saúde do idoso em busca do entendimento da fisiologia, das comorbidades e das doenças mais relacionadas com a senescência. Nesse contexto, um novo universo de pesquisa se abre ao estudo do sistema imunológico nessa população. Mudanças imunológicas podem ser observadas no envelhecimento, levando ao aumento da suscetibilidade a infecções, doenças autoimunes e câncer, circunstância conhecida como imunossenescência. Essas alterações no sistema imunológico acontecem concomitantemente a outras modificações características do envelhecimento, como redução do estado funcional e disfunção de órgãos-alvo. Esse fenômeno resulta de múltiplos fatores e terá expressão variada para cada indivíduo.

■ SISTEMA IMUNOLÓGICO

O sistema imunológico está associado a um conjunto de células, tecidos e moléculas que medeia uma complexa cadeia de respostas coordenadas a antígenos mediante o reconhecimento desses e proporcionando mecanismos efetores quando necessário. Essa resposta imunológica promove a inibição de processos autorreativos, o reconhecimento e a eliminação de células tumorais, além da prevenção de infecções e sua erradicação, quando já instaladas. Para o melhor entendimento dessa complexa rede de resposta, o sistema imunológico pode ser classificado em dois compartimentos de acordo com a especificidade da resposta:

- **Sistema imune inato:** formado pela pele (função de barreira), pelos linfócitos *natural killer* (NK), pelo sistema complemento e por células capazes de fagocitar e secretar/formar substâncias bactericidas (lisozima, defensinas, radicais livres de oxigênio). Os principais fagócitos são os neutrófilos (granulócitos circulantes com grande capacidade de mobilização no organismo) e os macrófagos (células monocíticas habitualmente presentes nos tecidos).
- **Sistema imune adaptativo:** formado pelos linfócitos, que são células dotadas de receptores específicos contra epítopos (peptídeos capazes de gerar reconhecimento imune). A especificidade desses receptores é única para cada linfócito e, desse modo, um organismo contém bilhões de linfócitos *naïve* (virgens), cada um específico para um epítopo.

Uma resposta rápida e inespecífica de alerta geral é iniciada pelo sistema inato e deve ser seguida de uma resposta mais lenta, porém mais específica, do sistema adaptativo, que formará uma memória imunológica. Em caso de um desafio nocivo posterior pelo mesmo agente, o sistema imune inato responderá da mesma maneira, enquanto a resposta adaptativa será mais rápida e eficiente, podendo inclusive tornar o indivíduo imune. Essa memória adquirida possibilita que o sistema adaptativo seja ainda subdividido em respostas humoral ou celular por fornecer, respectivamente, defesa/memória contra patógenos extra ou intracelulares.

Os linfócitos, na imunidade adaptativa, podem ser subdivididos em linfócitos T ou B. Os linfócitos T podem ser ainda CD4 (*helper* ou auxiliares – responsáveis pela iniciação e coordenação da resposta adaptativa) ou CD8 (citotóxicos – responsáveis pela imunidade celular). Os linfócitos B são responsáveis pela formação de anticorpos (imunidade humoral).

Apesar de o sistema imune executar várias etapas de defesa contra cada microrganismo, a defesa contra determinados patógenos pode depender mais de um setor da imunidade que de outro. São exemplos as maiores suscetibilidades a:

- Infecções por germes encapsulados em pacientes com deficiência de anticorpos.
- Vírus e bactérias intracelulares na deficiência de CD8.
- Sepse grave e infecções por germes oportunistas nas linfopenias de CD4+.

■ SISTEMA IMUNOLÓGICO NA IMUNOSSENESCÊNCIA

As doenças infecciosas são comuns em idosos, principalmente as infecções urinárias, a pneumonia e as infecções por vírus, as quais evoluem por vezes com apresentação grave que pode estar relacionada ou não com o envelhecimento do sistema imunológico. A imunossenescência consiste em modificações na composição, no fenótipo e nas funções da imunidade inata e adaptativa.

Imunidade inata

As alterações na imunidade inata relacionadas com o envelhecimento modificam a primeira linha de defesa aos patógenos, o que está implicado no aumento da morbidade e mortalidade relacionadas com as infecções. Essas alterações da imunidade inata se devem a modificações nas respostas de células centrais, como neutrófilos, linfócitos NK, monócitos/macrófagos e células dendríticas.

Os neutrófilos na senescência se apresentam com redução da quimiotaxia, a qual é atribuída a alterações nas ativações da fosfoinositídeo-3-quinase (PI3K), assim como redução da adesão leucocitária. Com o envelhecimento dos neutrófilos, também são observadas reduções significativas da atividade fagocitária direcionada a patógenos opsonizados pelas imunoglobulinas em virtude da redução da expressão do receptor Fc. A essas alterações foi atribuído o risco de maiores incidência e gravidade de infecções.

As células dendríticas se encontram na interface entre a imunidade inata e a imunidade adaptativa, tendo como uma de suas funções a apresentação de antígenos. No envelhecimento, há evidência de redução no número das células dendríticas, o que está associado a alterações na soroconversão de algumas vacinas, assim como ao aumento da incidência de infecções virais.

O comportamento dos linfócitos NK pode ser variável durante a senescência. Alguns casos se apresentam com redução na produção e proliferação e outros com níveis séricos elevados, o que é justificado pelo aumento da migração dessas células, sugerindo um tempo de vida mais longo nos idosos. Os pacientes com redução dessas células estão mais suscetíveis a infecções virais graves e recorrentes.

Os monócitos/macrófagos estabelecem proteção contra vírus, bactérias e células modificadas por meio de mecanismos como quimiotaxia, fagocitose e apresentação de antígenos. O reconhecimento desses antígenos pelos monócitos/macrófagos ocorre através dos receptores *toll like* (TLR), o que induz a produção de citocinas, como as interleucinas (IL) 6 e 8 e o fator de necrose tumoral alfa (TNF-α), as quais estão relacionadas com o processo inflamatório. A senescência pode modificar os TLR, alterando a produção das citocinas inflamatórias e, dependendo das modificações desses receptores, poderá ocorrer aumento ou redução da função relacionada com os monócitos/macrófagos.

Imunidade adaptativa

O aumento da suscetibilidade a infecções virais, a reativação de patógenos latentes, a redução da resposta vacinal, a diminuição da resposta aos germes encapsulados e o aumento na prevalência de doenças autoimunes podem estar associados ao envelhecimento da imunidade adaptativa.

O envelhecimento das células T está associado ao decréscimo da capacidade de proliferação celular e à redução de interleucinas, como IL-2, interferon-γ e TNF-α, que estão relacionados com a diferenciação celular e a ativação do potencial citotóxico dessas células. As células T CD8 e CD4, assim como o subtipo de T reguladoras (Treg), apresentam declínio importante como resultado da atrofia tímica, a qual é observada com a redução do número de linfócitos T *naïve*. As células reguladoras são fundamentais para a manutenção da tolerância periférica, modulando o sistema imunológico em relação a processos autorreativos, infecções e tumores. Os linfócitos T perdem também algumas de suas moléculas de superfície com importante ação coestimuladora; logo, a diminuição do CD28, uma dessas moléculas, ocasiona menor atividade em sua função.

Os linfócitos B podem apresentar declínio de sua função em virtude da redução da expressão do CD40 ligante das células T CD4 e da diferenciação dos linfócitos B, comprometendo a produção de anticorpos. À semelhança do que ocorre no setor celular, também há redução dos linfócitos B de memória. A produção de imunoglobulinas pode estar reduzida, apresentando taxa menor de recombinações, o que interfere na afinidade antígeno-anticorpo. Esse desequilíbrio da função dos linfócitos B ocasiona a síntese de anticorpos com baixa especificidade, interferindo na resposta vacinal, além da maior produção de anticorpos autorreativos, levando ao surgimento de doenças autoimunes.

Inflammaging

Como consequência das alterações na imunidade inata, surge uma característica fisiológica da senescência, a denominada *inflammaging*. A mudança no número e função de células desse setor da imunidade está associada a uma desregulação de mediadores inflamatórios circulantes, como secreção de fatores de crescimento, citocinas pró-inflamatórias e proteases, resultando no comprometimento da homeostase da resposta inflamatória.

Inflammaging, portanto, é o termo utilizado para descrever um estado inflamatório subclínico crônico encontrado nessa fase da vida e caracterizado por níveis elevados de citocinas pró-inflamatórias (IL-6 e TNF-α) e proteínas de fase aguda, assim como redução das citocinas anti-inflamatórios (IL-10). Essa condição é considerada um possível preditor de fragilidade e fator de risco importante para doenças relacionadas com o envelhecimento, como aterosclerose, síndrome demencial degenerativa e sarcopenia. O declínio da função pulmonar na senescência, além de fatores genéticos e ambientais, tem sido relacionado com o processo de *inflammaging*. As mudanças estruturais no pulmão ocasionadas pela inflamação crônica envolvem a estrutura alveolar. Foi observado que alterações no macrófago pulmonar podem ser um dos desencadeadores da secreção de citocinas pró-inflamatórias (IL-1, IL-6 e TNF-α) no pulmão, resultando em uma cascata inflamatória.

■ FATORES RELACIONADOS

As múltiplas mudanças moleculares são uma das características observadas no envelhecimento. Essas mudanças relatadas durante a senescência resultam de uma complexa interação entre genética, fatores ambientais e estilo de vida. As pessoas são submetidas a uma variedade de exposições, muitas das quais têm o potencial de "marcar" o DNA e alterar o processo celular. A chave desse processo é a epigenética.

A metilação do DNA (*DNA methylation*), que consiste na adição de um grupo metil ao DNA, tem o potencial de influenciar processos celulares por meio de mudanças na expressão gênica. Uma importante função da metilação do DNA é mediar molecularmente fatores ambientais e mudanças fisiopatológicas com prováveis alterações no sistema imunológico. A metilação do DNA tem sido observada em doenças autoimunes, como lúpus eritematoso sistêmico, artrite reumatoide e *diabetes mellitus* tipo 1, apresentando modificações na expressão do gene relacionado com o interferon. As modificações da metilação do DNA na expressão gênica de monócitos/macrófagos pode acarretar deficiência na resposta fagocitária, associada a infecções como tuberculose e leishmaniose.

A atual função da metilação do DNA no processo de senescência ainda é pouco conhecida, mas mudanças específicas têm forte correlação com a cronologia do envelhecimento.

Fatores ambientais, como exercício físico, desnutrição e presença de doenças inflamatórias crônicas, certamente influenciam o funcionamento do sistema imune e têm sido relacionados com a causa da imunossenescência. Exercício físico extenuante e de alto rendimento é associado à disfunção imunológica e à imunodeficiência secundária, sendo recomendável uma prática regrada e regular de exercício para estimular o sistema imune. A desnutrição proteica, calórica e/ou de micronutrientes também é causa de imunodeficiência secundária. Acredita-se que o antecedente de imunodeficiência secundária possa predispor a imunossenescência a partir das sequelas de infecções recorrentes. Não parecem existir evidências, no momento, acerca do benefício da suplementação de micronutrientes em níveis supranormais para a prevenção da imunossenescência.

As diferenças na expectativa de vida entre os sexos podem ser atribuídas à função imune alterada em consequência de fatores hormonais. A influência dos hormônios sexuais no sistema imune ainda precisa ser mais bem determinada, mas observações epidemiológicas sobre o risco maior de doenças autoimunes em mulheres na pós-menopausa sugerem um papel regulador imune do estrogênio. A reposição estrogênica, a depender da dose, também é relatada como estimuladora da função humoral. Os hormônios androgênicos e a progesterona são por vezes relacionados com a involução tímica e podem se associar a efeitos imunossupressores.

A infecção viral crônica, principalmente pelos vírus da imunodeficiência humana (HIV) e da família Herpesviridae, como citomegalovírus (CMV) e o vírus Epstein-Barr (EBV), está relacionada com a ativação imune crônica, a produção de um perfil pró-inflamatório e a maior desregulação imunológica, independentemente da atividade viral.

A presença de doenças inflamatórias crônicas é tema geralmente associado ao *inflammaging*. No entanto, alguns autores apontam a possibilidade dessas doenças (que em geral incluem doenças autoimunes e linfoproliferativas) predisporem a imunossenescência precoce em consequência da ativação imunológica crônica e disfunção imune.

O uso de fármacos imunomoduladores e imunossupressores também é causa de imunodeficiência secundária. O uso de altas doses cumulativas de corticoides e imunossupressores parece estar associada à disfunção imunológica mesmo anos após sua interrupção.

Quadro 63.1 Fatores associados à imunossenescência

Fatores genéticos: principalmente metilação do DNA
Fatores hormonais
Infecção viral crônica por CMV, EBV ou HIV
Fatores ambientais: principalmente história de desnutrição
Presença de doenças inflamatórias crônicas
Uso de fármacos imunomoduladores e/ou imunossupressores

CMV: citomegalovírus; EBV: vírus Epstein-Barr; HIV: vírus da imunodeficiência humana.

Alguns dos fatores associados à imunossenescência estão listados no Quadro 63.1.

■ APRESENTAÇÃO CLÍNICA

A imunossenescência é um processo natural do envelhecimento com expressões fenotípicas diferentes em consequência das interações de fatores genéticos e externos. Alguns desses fenótipos podem se apresentar com manifestações clínicas importantes, como aumento da suscetibilidade para infecções, e se relacionar com piores desfechos, como sepse grave no idoso. Há redução das células de memória e modificação funcional e numérica dos fagócitos, bem como uma possível redução quantitativa das células linfocitárias coordenadoras e efetoras. Essas mudanças ocasionam infecções graves e oportunistas e a reativação de microrganismos latentes, como nas infecções crônicas por vírus herpes. A possível redução funcional da imunidade humoral na senescência pode aumentar o risco de infecções graves e frequentes por bactérias encapsuladas em virtude da necessidade de opsonização dessas bactérias pelas imunoglobulinas, o que é observado em episódios frequentes de pneumonia com maior gravidade.

Os órgãos atingidos pelo processo infeccioso e a identificação dos germes responsáveis pela infecção podem fornecer indícios a respeito do setor do sistema imunológico comprometido. Desse modo, os portadores de imunodeficiências humorais geralmente têm infecções causadas por germes encapsulados. Nos distúrbios de imunidade celular, as infecções são frequentemente causadas por bactérias gram-negativas, vírus, fungos, protozoários, micobacterioses e outros germes oportunistas. Nos portadores de defeitos de fagócitos, os estafilococos e as bactérias gram-negativas são os agentes infecciosos mais comuns.

A fragilidade no idoso é uma afecção comum e está associada a mudanças no sistema imunológico, tanto na imunidade inata como na adaptativa. Há uma correlação com os títulos elevados da sorologia IgG (imunoglobulina G) para CMV e inversão de CD4/CD8. A fragilidade pode ser decorrente do processo inflamatório crônico presente no *inflammaging*. A sarcopenia tem sido sugerida como parte da fragilidade e associada à disfunção imunológica também presente.

Como mencionado previamente, o envelhecimento do sistema imunológico pode ocasionar modificações na frequência e na função do Treg com consequente autoimunidade, o que pode ser observado nas apresentações das doenças autoimunes nessa faixa etária. Dentre essas doenças, a artrite reumatoide tem maior prevalência em mulheres na faixa de 45 a 54 anos e está relacionada com fatores associados à imunossenescência, como modificações na produção hormonal. Também associadas à senescência do sistema imunológico, as mudanças na resposta imune humoral e mediada por células no envelhecimento reduzem a resposta vacinal quando comparada à de pessoas mais jovens, o que se traduz na possível diminuição das respostas vacinais ao tétano, à influenza e ao pneumococo.

■ CÂNCER E IMUNOSSENESCÊNCIA

A associação entre neoplasias e o sistema imune é bastante complexa. Convém destacar que as neoplasias podem tanto ocasionar desregulação imune como ser consequências dela. Deve-se estar atento a essa associação em idosos previamente saudáveis que se apresentam com neutropenia, linfopenia ou hipogamaglobulinemia. Recomenda-se investigar e descartar possíveis causas secundárias, incluindo neoplasias. Caso a alteração imune persista após o tratamento da neoplasia, deve-se investigar a possibilidade de imunossenescência, uma vez que, conforme comentado anteriormente, a desregulação imunológica atribuída a esse processo de envelhecimento pode se manifestar como maior propensão para neoplasias.

A idade *per se* é considerada um fator de risco independente para a maioria das neoplasias sólidas, provavelmente devido ao acúmulo de mutações e à menor capacidade de regeneração celular, mas esse risco pode ser mitigado por um sistema imune vigilante que identifique e elimine o controle de células tumorais mediante o reconhecimento de linhagens antigênicas resultantes de diferenciação ou até mesmo neoantígenos resultantes do processo de carcinogênese.

A menor capacidade de vigilância do sistema imune está relacionada com o aumento da incidência de câncer, o que ocorre principalmente em virtude da disfunção de linfócitos T e NK. Os linfócitos T efetores exercem ações citolíticas que promovem a destruição tumoral *in situ*, auxiliados principalmente pelos macrófagos subtipo M1, e ambos tendem a diminuir de função com a idade. As células NK constituem um grupo heterogêneo de células também associadas à atividade citotóxica. No entanto, é importante frisar que, apesar de poder haver aumento do número total de linfócitos NK com a idade, em geral ocorre uma diminuição de CD56dim, que é o subgrupo mais citotóxico, o que aumenta a propensão para o câncer decorrente da imunossenescência. Outros grupos celulares podem promover um microambiente inflamatório/imunossupressor que inibe a função adequada dos linfócitos T e das células NK. As células supressoras derivadas da linhagem mieloide, linfócitos Tregs e macrófagos M2 são células cujo número aumenta com a idade e com os processos inflamatórios e que podem potencializar esse microambiente imunossupressor mediante a produção de citocinas, como IL-10 e TGF-β, favorecendo o desenvolvimento de tumores.

A ocorrência cumulativa de mais de um tipo de neoplasia no idoso não parece ser indício exclusivo da imunossenescência, uma vez que pacientes com mais de 70 anos podem representar até metade dos sobreviventes a pelo menos um câncer prévio. Além disso, persiste controvérsia se há maior incidência de determinados tipos específicos de tumores em idosos imunossenescentes. Em geral, a menor linfopoese e a maior mielopoese em razão das mudanças fisiológicas da hematopoese da medula óssea com a idade predispõem os idosos a uma possibilidade maior de desenvolvimento de neoplasias mieloides quando comparados aos jovens. Assim, de modo geral, os pacientes com imunossenescência devem ser avaliados para neoplasias de acordo com protocolo específico para a idade e os fatores de risco.

■ COMO DIAGNOSTICAR

Durante a avaliação inicial para a identificação do comprometimento imunológico na população geriátrica, é preciso primeiro afastar possíveis causas secundárias que estejam ocasionando a imunodeficiência, pois o tratamento específico dessas causas pode reverter essas modificações no sistema imunológico. O uso de medicações imunossupressoras, a desnutrição, as doenças metabólicas, como *diabetes mellitus* e insuficiência renal, as doenças neoplásicas e as infecções virais crônicas, como pelo vírus do HIV, são exemplos de causas de imunodeficiência secundária.

Após a exclusão das causas secundárias de imunodeficiência, ainda é preciso avaliar a possibilidade de o defeito imune ser justificado por um erro inato de apresentação tardia.

Finalmente, alto grau de suspeição é necessário para o diagnóstico de imunossenescência, e a intervenção deverá ser individualizada de acordo com o grau de imunodeficiência, a clínica apresentada e o setor acometido.

Como referido previamente, as modificações presentes na imunossenescência se caracterizam por expressões fenotípicas diferentes no sistema imunológico. Essas expressões auxiliam a identificação do envelhecimento desse sistema, sendo interpretadas como possíveis biomarcadores.

As infecções pelos herpesvírus, sobretudo o CMV e o EBV, estão associadas à etiologia da senescência imunológica em virtude de possíveis reinfecções de vírus latentes. Logo, a sorologia para CMV com níveis elevados se torna um importante biomarcador da imunossenescência. Infecção latente pelo CMV esteve associada à expansão do CD8+CD28 e à expressão do CD57.

O CD57 é um antígeno de superfície presente em subpopulações de células NK e linfócitos T, cuja expressão é marcada pelas etapas terminais da maturação e por um marcador da imunossenescência. O aumento do CD57 esteve associado a infecções crônicas, sobretudo por CMV.

O envelhecimento está relacionado com mudanças na frequência, no fenótipo e na função das células NK, T e B. Mudanças quantitativas e funcionais dessas células podem ser analisadas no laboratório, verificando indícios de disfunção em algum setor do sistema imunológico. A verificação dos *clusters*, como CD56/16, CD19, CD4 e CD8, possibilita identificar, respectivamente, células NK, linfócitos B e T auxiliares e citotóxicos. A inversão do CD4/CD8 (CD4:CD8 < 1) também é um importante biomarcardor da imunossenescência. A verificação das imunoglobulinas séricas e da resposta sorológica específica torna possível avaliar funcionalmente a imunidade humoral.

Os exames complementares sugeridos para rastreio estão descritos no Quadro 63.2 e os valores de referência se encontram nos Quadros 63.3 e 63.4.

Quadro 63.2 Exame de triagem para imunossenescência
Hemograma
Dosagem de IgA, IgM e IgG total ou subclasses*
Contagem de CD4 e CD8*
Razão CD4/CD8 < 1
Contagem de CD16+ CD56+*
Soropositividade para CMV ou EBV com expansões de células T CD8+ específicas EBV+ ou CMV+

CMV: citomegalovírus; EBV: vírus Epstein-Barr.
*Os parâmetros de referência continuam nos Quadros 63.3 e 63.4.

Quadro 63.3 Percentis 2,5 a 97,5 para idade de uma população estudada no Reino Unido*

	Mulheres			Homens		
Idade (anos)	18 a 60	61 a 70	> 71	18 a 60	61 a 70	> 71
IgA (mg/dL)	110 a 357	109 a 377	89 a 364	98 a 355	78 a 385	89 a 465
IgM (mg/dL)	60 a 221	32 a 173	39 a 193	57 a 221	30 a 172	37 a 19
IgG (mg/dL)	800 a 1.560	730 a 1.580	570 a 1.220	830 a 1.670	650 a 1.560	590 a 1.540
IgG 1 (mg/dL)	435 a 955	42 a 1.068	361 a 870	410 a 890	361 a 890	353 a 873
IgG 2 (mg/dL)	118 a 466	125 a 403	123 a 387	142 a 472	135 a 387	144 a 299
IgG 3 (mg/dL)	13 a 62	18 a 88	16 a 69	19 a 85	18 a 64	18 a 64
IgG 4 (mg/dL)	?** a 108	? a 69	? a 70	? a 118	? a 116	? a 106

*Não existem estudos com N > 1.000 para a população idosa brasileira.
** Nível inferior indetectável pelo método utilizado.
Fonte: dados derivados de Lock RJ et al. Ann Clin Biochem 2003; 40:143-8.

Quadro 63.4 Valores de referência em população brasileira saudável independentemente do sexo*

	Abaixo do percentil 10	Acima do percentil 90
CD3+	844	1.943
CD4+	476	1.136
CD8+	248	724
CD19+	138	544
CD56+	134	545

*Não existem estudos específicos N > 1.000 para a população idosa saudável.
Fonte: dados de Moraes-Pinto e cols., 2007.

COMO CONDUZIR

Não existem protocolos específicos para a conduta diante da imunossenescência, mas é consenso entre os especialistas que, em geral, o tratamento não deve ser indicado exclusivamente em caso de diagnóstico por biomarcadores, sendo necessária a presença de manifestações clínicas características e compatíveis com o setor imunológico alterado. Isso porque não é incomum observar pacientes idosos com alterações nos valores desses marcadores, mas sem história clínica compatível. Assim, se eles se mantiverem assintomáticos ou com baixo risco de desenvolver um desfecho grave, não deverá ser instituída nenhuma intervenção, a não ser a orientação quanto às imunizações.

A profilaxia vacinal para o vírus influenza e o pneumococo é frequentemente recomendada para os idosos em muitos países, mesmo quando comprovada a imunossenescência. Entende-se que, além da potencial proteção, trata-se de uma forma de avaliação do sistema imune. A atenção nessa população deve ser direcionada à administração das vacinas com vírus vivo atenuado, em especial quando há a suspeita de comprometimento da resposta celular. Nessa situação, deve ser mantida uma conduta conservadora e não recomendada a vacinação sem a avaliação do especialista.

Diante de um paciente com sinais clínicos de deficiência no setor humoral e indícios de disfunções nos marcadores, como baixos valores de imunoglobulinas, sobretudo a imunoglobulina G, e/ou baixa resposta sorológica, principalmente ao pneumococo, algumas intervenções poderão ser estabelecidas. O reforço vacinal contra o pneumococo e o início da profilaxia com antibiótico são medidas que visam minimizar possíveis reinfecções de repetição por falha no setor humoral. Em muitas circunstâncias pode ser necessária a reposição de imunoglobulina venosa conforme protocolo estabelecido para as imunodeficiências.

Em virtude do impacto da senescência nas respostas do sistema imunológico durante as infecções, várias pesquisas clínicas têm estudado o uso de agentes que possam melhorar a resposta imune nessa população. Alguns desses estudos utilizaram imunomoduladores, como a IL-7 e o anti-PD1, em modelos experimentais de sepse em cobaias e foi obtida melhora significativa da sobrevida na população estudada.

A compreensão das mudanças no sistema imunológico durante o envelhecimento e de que modo essas modificações influenciam a função de órgãos-alvo e o estado fisiológico no idoso é fundamental na definição de possíveis intervenções durante a senescência. Por isso, são necessários estudos mais direcionados para uma melhor condução da população geriátrica.

Bibliografia

Abbas K, Lichtman AH, Pillai S. Cellular and molecular immunology. 6. ed. Saunders Elsevier, 2007.

Bueno V, Lord JM, Jackson TA. The ageing immune system and health. Springer, 2017.

Drew W, Wilson DV, Sapey E. Inflammation and neutrophil immunosenescence in health and disease: Targeted treatments to improve clinical outcomes in the elderly. Experimental Gerontology, 2017.

Elias R, Hartshorn K, Rahma O, Lin N, Snyder-Cappione JE. Aging, immunesenescence, and immunotherapy: A comprehensive review. Seminars In Oncology 2018; 45(4):187-200.

Falia T, Vallet H, Sauce D. Impact of stress on aged immune system compartments: Overview from fundamental to clinical data. Experimental Gerontology, 2018.

Goronzy JJ, Weyand CM. Understanding immunosenescence to improve responses to vacines. Nature Immunology 2013; 14(5):428-36.

Graham P. Age and immunity: What is "immunosenescence"? Experimental Gerontology 2018; 105:4-9.

Graham P. Immunosenescence and cancer. Biogerontology, 2017.

Lock RJ, Unsworth DJ. Immunoglobulins and immunoglobulin subclasses in elderly. Ann Clin Biochem 2003; 40:143-8.

Moraes-Pinto MI, Ono E, Antunes E et al. Lymphocyte subsets from birth through adulthood: values in a healthy Brazilian population and in patients under investigation for primary immunodeficiencies. Clinics, São Paulo, 2007; 62:S54-S54.

Tchkonia T, Campisi J, Kirkland JL. Cellular senescence and the senescent secretory phenotype: therapeutic opportunities. J Clin Invest 2013; 123(3):966-72.

Avaliação Perioperatória do Idoso

Carlos Henrique Tavares de Albuquerque
Rafaela Lopes da Silva
Atos de Macêdo Amaral

CAPÍTULO 64

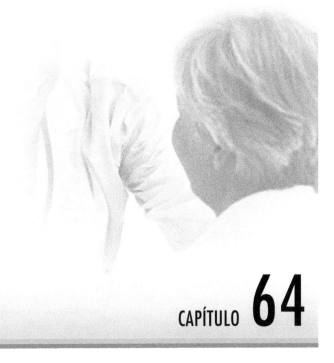

■ INTRODUÇÃO

A cada ano são realizadas mais de 4 milhões de cirurgias em idosos de alto risco nos EUA. O aumento da expectativa de vida da população mundial acarretou aumento importante no número de cirurgias realizadas na população idosa. Em alguns países, mais de 60% das cirurgias ocorrem em pacientes com mais de 65 anos de idade. O desenvolvimento tecnológico proporcionou a redução da morbimortalidade pré-operatória de maneira geral, mas não em idosos multimórbidos. Ainda se observa um número elevado de cancelamentos de procedimentos cirúrgicos entre os pacientes mais velhos, sobretudo entre aqueles com internações mais prolongadas.

A idade isoladamente não é um fator de risco pré-operatório importante, principalmente quando se compara com o peso das comorbidades, em especial com a maneira de lidar com elas.

Os procedimentos mais realizados nessa faixa etária são artroplastia de quadril e joelhos, tratamento de catarata, cirurgia de revascularização do miocárdio, ressecção colorretal e colecistectomia. O avanço nas técnicas cirúrgicas reduziu a mortalidade diretamente relacionada com o procedimento, mas sem sucesso proporcional na capacidade de preservar a funcionalidade desses pacientes.

Nesse grupo de pacientes, fatores como idade avançada, multimorbidades, polifarmácia e fragilidade contribuem para o aumento do risco perioperatório. A idade biológica traduz a carga de fatores genéticos, promovendo um envelhecimento fisiológico normal (senescência) ou patológico (senilidade) com predisposição para comorbidades, uso de diversas medicações e, em conjunto, levando o idoso a um quadro de baixa reserva funcional. Essa reserva funcional tem maior relevância que a idade cronológica, caracterizando um grupo bastante peculiar e heterogêneo de pacientes. Assim, a decisão pelo tratamento cirúrgico em idosos deverá levar em consideração o *status* funcional do doente e não apenas a idade cronológica.

Dessa maneira, a disposição em conjunto das equipes médicas – geriatra, clínico, cirurgião e anestesista – e multidisciplinar é cada vez mais frequente e tem promovido benefícios com a maior qualidade no pós-operatório e menos tempo de internação. É imperativo, também, discutir sempre com o paciente e o cuidador a possibilidade de complicações pós-operatórias que vão além do ato cirúrgico, como o declínio funcional e cognitivo, a perda da independência e a sobrecarga de cuidados.

A avaliação pré-operatória tem por objetivos prever os riscos da intervenção cirúrgica e otimizar as condições clínicas que possam interferir na qualidade do procedimento e no pós-operatório, destacando situações que impliquem o cuidado ao doente.

■ MUDANÇAS FISIOLÓGICAS DO ENVELHECIMENTO E EFEITOS NO MANEJO PERIOPERATÓRIO

O processo de envelhecimento cursa com alterações fisiológicas que impactam a segurança perioperatória, como demonstrado no Quadro 64.1. Destacam-se mudanças na fisiologia cardíaca, em que se observa, dentre outras situações, perda da complacência vascular, aumento da rigidez do ventrículo esquerdo, redução do relaxamento diastólico e aumento das pressões de enchimento ventricular. Essas alterações levam, por exemplo, a uma menor tolerância a volume nesse grupo etário.

É de fundamental importância que o geriatra domine o conhecimento acerca dessas alterações e o compartilhe com a equipe de

Quadro 64.1 Alterações fisiológicas do envelhecimento e suas implicações

	Alterações fisiológicas	Implicações
Gerais	Redução da massa muscular esquelética Redução da termorregulação	Volume de distribuição alterado Potencial de farmacotoxicidade Maior fragilidade Reduzida recuperação funcional
Cutâneas	Redução da reepitelização Redução dos vasos da derme	Redução da cicatrização de feridas
Cardíacas	Aumento da rigidez vascular Aumento da rigidez ventricular Degeneração do sistema de condução Degeneração valvar Redução da frequência cardíaca máxima Descondicionamento cardiopulmonar Aumento da prevalência de DAC	Aumento da PA e da carga ventricular Hipertrofia ventricular esquerda Aumento da sensibilidade a volume Redução da resposta da FC Aumento do risco de bloqueios Aumento do risco de isquemia
Pulmonares	Redução da retração elástica Aumento da rigidez da parede torácica Piora da relação V/Q Redução da proteção de vias aéreas	Aumento do risco de falência respiratória Aumento do risco de aspiração e infecções
Renais	Redução do número de néfrons Redução do sódio e da excreção de água Hipertrofia prostática	Aumento da meia-vida dos fármacos eliminados pelo rim Aumento do risco de sobrecarga de volume Aumento de retenção urinária e infecção
Imunes	Redução da função imunológica	Aumento do risco de infecção
Hepáticas	Redução do fluxo sanguíneo Redução da oxidação microssomal	Aumento da meia-vida dos fármacos
Endocrinológicas	Resistência à insulina Redução da secreção de insulina	Hiperglicemia

DAC: doença arterial coronariana; FC: frequência cardíaca; PA: pressão arterial; V/Q: ventilação/perfusão.

modo a prevenir consequências clínicas. As principais complicações observadas entre os idosos submetidos a cirurgias são:

- **Cardíacas:** quase um terço das mortes no perioperatório é decorrente de eventos cardíacos, sobretudo coronariopatia e insuficiência cardíaca descompensada.
- **Pulmonares:** destacam-se atelectasias e broncoaspiração. Observam-se também pneumonia (mortalidade em torno de 15% a 20%), exacerbação de doença pulmonar obstrutiva crônica (DPOC), pneumotórax, derrame pleural e broncoespasmo.
- **Aparelho urinário:** a senescência glomerular e tubular acarreta a redução da função renal. A esclerose progressiva dos glomérulos é acelerada por comorbidades como hipertensão arterial, *diabetes mellitus* e doença arterial coronariana. Cabe ressaltar que o envelhecimento também se caracteriza pela redução da massa muscular e consequentemente da produção de creatinina, o que diminui a confiança na creatinina sérica como marcador único da função renal. Isso explica a dificuldade em controlar o volume e a maior suscetibilidade à necrose tubular aguda no pós-operatório.
- **Neurológicas:** destaca-se o risco maior de disfunção cognitiva tanto aguda (*delirium*) como persistente (desordem cognitiva pós-operatória [DCPO]).
- **Nutricionais:** a perda de massa muscular com o envelhecimento está associada ao aumento das complicações cirúrgicas.

Os idosos tendem a apresentar menor consumo calórico, agravado pela presença de comorbidades, dificuldade de mastigação e deglutição, polifarmácia, isolamento social, comprometimento cognitivo e incapacidade física. O comprometimento nutricional dificulta a cicatrização e promove alterações na resposta imune.

As mudanças fisiológicas conferidas pelo envelhecimento normal têm impacto no metabolismo de medicamentos, sendo descritas no Quadro 64.2 as principais alterações farmacológicas.

■ IMPACTO NA COGNIÇÃO

Dados americanos estimam que, a cada ano, cerca de 40% dos idosos submetidos a cirurgias e procedimentos anestésicos apresentam *delirium* ou disfunção cognitiva persistente, ambas associadas à redução da qualidade de vida, ao aumento da mortalidade e, possivelmente, ao aumento do risco de evolução para doença de Alzheimer.

Os idosos frágeis estão mais predispostos a apresentar piora cognitiva, uma vez que a característica central desse grupo é uma redução prévia mais acentuada das reservas fisiológicas.

A DCPO é uma condição reversível em mais de 90% dos casos e afeta múltiplos domínios cognitivos.

O *delirium* pode ocorrer no período pré, peri ou pós-operatório e tem como pontos centrais o déficit de atenção e o início agudo. Embora muito prevalente, tende a apresentar reversibilidade mais rápida, principalmente nos casos em que os fatores precipitantes são prontamente controlados.

■ PRÉ-OPERATÓRIO

Diante da possibilidade de cirurgia, se possível, os objetivos e metas para o paciente devem ser definidos com o geriatra antes da decisão definitiva acerca do procedimento cirúrgico,

Quadro 64.2 Alterações farmacológicas relacionadas com o envelhecimento

Alterações fisiológicas	Principais consequências
Diminuição da massa magra e aumento do tecido gorduroso	Medicações lipossolúveis apresentam maior volume de distribuição com prolongamento dos efeitos (p. ex., benzodiazepínicos)
Diminuição dos níveis de albumina	Maior fração livre circulante de alguns fármacos
Redução do fluxo sanguíneo hepático	Prolongamento da meia-vida dos fármacos
Queda no metabolismo de fase I	Prolongamento da meia-vida dos fármacos

tentando definir a capacidade do paciente de tomar decisões, aferindo suas preferências e tentando estimar a expectativa de vida.

História clínica

A avaliação deverá começar pela história clínica detalhada, coletada sempre com o paciente e os familiares, preferencialmente com o cuidador principal. Recomenda-se a avaliação geriátrica ampla (AGA). Seu uso no pré-operatório está relacionado com mortalidade menor, menos tempo de internação e melhor recuperação funcional.

A AGA consiste em uma avaliação interdisciplinar e multidimensional que tem como principal objetivo identificar o idoso vulnerável e possibilitar traçar um programa mais direcionado de tratamento e reabilitação. Contém os seguintes itens:

- Perfil sociodemográfico e cultural: idade, sexo, estado civil, filhos, escolaridade e religião.
- Antecedentes pessoais: comorbidades, sorologias, histórico de hemotransfusão e se a autoriza, alergias e histórico cirúrgico e anestésico.
- Uso de medicações, álcool, tabagismo, substâncias ilícitas.
- Avaliação da capacidade funcional: escala de atividades básicas de vida diária (ABVD), atividades instrumentais de vida diária (AIVD), miniexame do estado mental (MEEM), escala de depressão geriátrica (GDS) e *Timed Up and Go* (TUG).

Exame físico

O objetivo do exame físico é identificar o desequilíbrio das doenças de base e eventuais repercussões clínicas. Deverá ser completo e não se limitar apenas ao sistema cardiovascular, incluindo exames de cabeça e pescoço e dos aparelhos respiratório, abdominal, musculoesquelético e neurológico.

Na avaliação de cabeça e pescoço, utiliza-se a escala de Mallampati modificada, solicitando a abertura máxima da boca e a protrusão da língua sem fonação, com o examinador de frente para o paciente e na altura dos olhos. O resultado se divide em:

- **Classe I:** palato mole, fauce, úvula e pilares amigdalianos visíveis.
- **Classe II:** palato mole, fauce e úvula visíveis.
- **Classe III:** palato mole e base da úvula visíveis.
- **Classe IV:** palato mole totalmente não visível.

As classificações III e IV são preditoras de via aérea difícil, facilitando a elaboração de estratégias e aumentando a segurança do paciente.

Medicações

Solicita-se a lista de medicações do paciente, procurando entender a indicação de cada item. Nesse momento, determina-se a medicação que poderá ser suspensa ou substituída sem prejuízo à saúde do paciente.

O ácido acetilsalicílico (AAS) e os anti-inflamatórios aumentam o risco de sangramento. Para cirurgias não cardíacas em coronariopatas, recomenda-se manter o AAS, exceto em casos de neurocirurgia, prostatectomia transuretral e em qualquer procedimento em que o sangramento seja proibitivo. Nesses casos, o medicamento deverá ser suspenso 7 dias antes da abordagem.

Para os pacientes em uso de dupla antiagregação plaquetária, se possível, a cirurgia deve ser postergada por 30 dias após a colocação do *stent* convencional e por 12 meses após a colocação do *stent* farmacológico. Caso não seja possível adiar a cirurgia, convém manter a dupla agregação plaquetária caso a cirurgia apresente risco baixo de sangramento.

Em procedimentos com risco médio de sangramento e *stent* farmacológico colocado há mais de 12 meses, o clopidogrel deve ser suspenso 7 dias antes e mantido o AAS. No caso do ticagrelor, deve ser suspenso 1 dia antes.

Nos procedimentos cirúrgicos com risco alto de sangramento catastrófico (p. ex., cirurgia intracraniana e espinhal), o clopidogrel deve ser descontinuado 7 dias antes e o ticagrelor 1 dia antes, devendo ser considerada a suspensão 5 dias antes do AAS. O paciente pode ser internado de 2 a 4 dias antes para a administração de tirofibana ou eptifibatida, nos casos de alto risco de trombose de *stent*.

Os anticoagulantes não devem ser suspensos antes de procedimentos com risco baixo de sangramento, como cirurgia dermatológica e de catarata. A anticoagulação deve ser suspensa antes de procedimentos considerados com risco de sangramento significativo, como punção lombar, biópsia hepática e cirurgia abdominal e ortopédica, entre outros. A varfarina deve ser suspensa 5 dias antes e a heparina de baixo peso molecular iniciada 3 dias antes, sendo a última dose administrada 24 horas antes da cirurgia e reduzida pela metade. No caso da dabigatrana, deve ser suspensa 1 a 3 dias antes. Já a rivaroxabana e a pixabana devem ser suspensas 1 dia antes.

No pós-operatório, convém aguardar 24 horas (48 a 72 horas em caso de hemostasia difícil) para o reinício da heparina de baixo peso molecular, e os anticoagulantes orais devem ser reiniciados 48 horas após.

Os hipoglicemiantes orais devem ser mantidos até a manhã da cirurgia e retomados logo após ser restabelecida a dieta, exceto pela metformina, que será reintroduzida após descartada a presença de lesão renal no perioperatório.

Os diuréticos devem ser suspensos no dia da cirurgia.

Os inibidores seletivos da recaptação da serotonina estão relacionados com aumento do risco de sangramento, porém sua descontinuação súbita pode levar à síndrome de retirada, aumentando também a morbimortalidade. Logo, nos casos em que são bem indicados, seu uso deve ser mantido e tomadas as providências para reduzir o risco de sangramento. Alguns autores recomendam a redução da dose (sem consenso). Nos casos sem indicação precisa de uso e com tempo hábil para o desmame, convém tentar a suspensão.

Os betabloqueadores devem ser mantidos nos pacientes em uso crônico. Para os não usuários, mas que apresentam risco cardíaco médio a alto segundo o teste de estresse ou de índice de risco cardíaco > 3, deve-se iniciar betabloqueador de ação prolongada dias a semanas antes do procedimento.

As estatinas devem ser continuadas em pacientes que já fazem uso. Caso o risco cardíaco seja elevado e o paciente não seja usuário, deve-se iniciar o uso antes do procedimento. A maioria dos autores recomenda seu início 2 semanas antes.

Exames complementares

Rotineiramente, solicitam-se hemograma completo, função renal, ionograma, coagulograma, albumina, eletrocardiograma (ECG) e radiografia de tórax para todos os pacientes antes de qualquer procedimento cirúrgico. Entretanto, os exames complementares devem ser solicitados sempre que necessário e não apenas por protocolo, pois têm custo excessivo e despertam ansiedade no paciente, além de não estarem relacionados com a redução nem com a predição de complicações. Mesmo em idosos, se o procedimento for de baixo risco (p. ex., cirurgia de catarata), não é imperativa a realização de ECG e radiografia de tórax, visto que não promovem benefícios melhores que a história clínica e o exame físico completo.

As anormalidades encontradas no ECG são mais frequentes nos idosos, as quais apresentam baixo poder preditivo de complicações, sobretudo nas cirurgias de risco baixo a moderado. Recomenda-se o ECG nos casos de doença cardíaca, vascular, cerebrovascular já conhecida ou cirurgias de grande porte, como procedimentos vasculares ou cirurgias torácicas prolongadas, abdominais e de cabeça e pescoço.

Assim como o ECG, a radiografia de tórax raramente oferece algum benefício, sendo sugerida sua realização naqueles pacientes com doença cardiopulmonar ou que serão submetidos à cirurgia de aorta, torácica ou abdominal alta. A espirometria não deve ser solicitada de rotina, estando indicada antes de cirurgias de ressecção pulmonar e/ou com base nos critérios clínicos.

Avaliação do risco global

A escala mais utilizada para avaliação do risco global é a elaborada pela American Society of Anesthesiology (ASA), que classifica o paciente de acordo com seu estado clínico geral a partir da presença ou não de comorbidades, prevendo a chance de mortalidade nas próximas 48 horas.

A escala é dividida em seis categorias:

- **ASA 1:** paciente sadio sem alterações orgânicas.
- **ASA 2:** paciente com alteração orgânica leve ou moderada.
- **ASA 3:** paciente com alteração sistêmica grave com limitação funcional.
- **ASA 4:** paciente com alteração sistêmica grave que represente risco à vida.
- **ASA 5:** paciente moribundo que não se espera que sobreviva sem cirurgia.
- **ASA 6:** paciente com morte cerebral declarada, cujos órgãos estão sendo removidos para doação.

Avaliação de risco cardíaco em cirurgia não cardíaca

Os fatores de risco cardíaco mais importantes são:

- Doença coronariana.
- Insuficiência cardíaca não compensada.
- Disfunção do ventrículo esquerdo.
- Doença valvar.
- Idade.
- Presença de *diabetes mellitus*.
- Disfunção renal.
- Comprometimento funcional.

O risco cardíaco também está relacionado com o tipo de procedimento cirúrgico proposto (Quadro 64.3).

Dos vários instrumentos de avaliação do risco cardíaco disponíveis, o índice de risco cardíaco revisado (IRC-R) parece ser o mais prático para aplicação rotineira, sendo composto por seis itens – e uma pontuação ≥ 2 sugere risco elevado (Quadro 64.4).

Quadro 64.3 Risco cirúrgico de acordo com o procedimento proposto

Risco	Procedimento cirúrgico
Baixo	Cirurgia de mama Cirurgia de tireoide Odontológico Oftalmológico Uroginecológico menor
Médio	Angioplastia de membros inferiores Cirurgia de carótida (sintomática) Cirurgia de cabeça e pescoço Cirurgia intraperitoneal Cirurgia intratorácica menor Ginecológico de grande porte Ortopédico maior Reparo endovascular de aneurisma Urológico
Alto	Amputações Cirurgia de aorta Cirurgia duodenopancreática Esofagectomia Pneumectomia Revascularização de membros inferiores Transplante hepático e pulmonar Trombectomia

Quadro 64.4 Índice de risco cardíaco revisado (IRC-R)*

Creatinina > 2,0

Presença de insuficiência cardíaca

Diabetes mellitus insulino-dependente

Cirurgia vascular suprainguinal

Doença cardíaca isquêmica

Histórico de AVE ou AIT

AVE: acidente vascular encefálico; AIT: acidente isquêmico transitório.
*Se ≥ 2 pontos, o risco é considerado elevado.

Constatado risco cardíaco elevado, deve-se proceder à avaliação da capacidade funcional, usualmente medida em equivalentes metabólicos (MET). Os idosos com capacidade funcional < 4 MET são considerados de risco aumentado. Em geral, o paciente que consegue subir dois lances de escada ou uma ladeira provavelmente apresenta capacidade funcional > 4 MET.

Testes cardíacos de estresse ou imagens não invasivas não devem ser realizados em pacientes com programação de cirurgia não cardíaca de baixo risco.

Não há indicação de ecocardiograma de rotina nos pacientes sem história nem sintomas de doença cardíaca. O escore de cálcio não está indicado em nenhuma situação. Os pacientes sem sintomas e sem critérios de alto risco para doença cerebrovascular não devem ser submetidos ao estudo rotineiro das carótidas.

Um fluxograma para avaliação do risco cardíaco para cirurgia não cardíaca é mostrado na Figura 64.1.

Avaliação do risco pulmonar

Em idosos submetidos a tratamento cirúrgico, as complicações pulmonares são mais frequentes, destacando-se infecção, atelectasias, síndrome da angústia respiratória, broncoespasmos, embolia pulmonar e exacerbação de DPOC.

Os principais fatores de risco de falência respiratória no pós-operatório são: dependência funcional, insuficiência cardíaca,

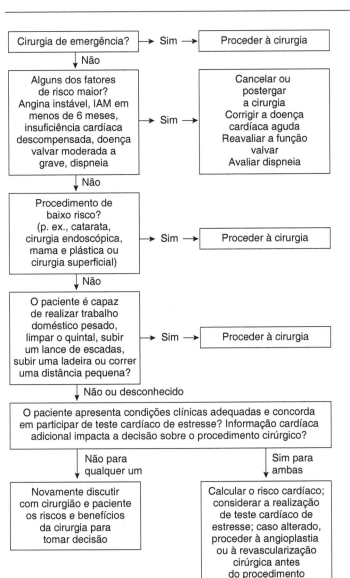

Figura 64.1 Avaliação de risco cardíaco em cirurgia não cardíaca.

cirurgia prolongada (> 3 horas), cirurgia abdominal, neurológica, torácica, vascular, reparo de aneurisma de aorta abdominal, cirurgia de emergência e de cabeça e pescoço, com destaque também para anestesia geral e hipoalbuminemia.

Tabagismo, etilismo, perda ponderal recente, síndrome da apneia do sono e hipertensão pulmonar são considerados de risco menor.

Um dos instrumentos recomendados é o índice de risco para falência respiratória. As principais recomendações são: cessação do tabagismo de 6 a 8 semanas antes da cirurgia, fisioterapia intensiva, uso de ventilação mecânica não invasiva intermitente como terapia de expansão e uso de sonda nasogástrica no pós-operatório em pacientes com náusea e vômitos frequentes ou com distensão abdominal.

Fragilidade

Das várias definições de fragilidade disponíveis, a mais aceita é a de que se trata de uma síndrome caracterizada por menor capacidade adaptativa aos eventos agressores mínimos, resultando em maior vulnerabilidade a desfechos adversos.

Há um crescente interesse pela avaliação da fragilidade no pré-operatório, pois os idosos frágeis apresentam incidência elevada de complicações quando comparados aos não frágeis. Desse modo, é possível discutir com o paciente e os familiares o risco da abordagem cirúrgica, organizar os cuidados do pós-operatório e preparar o idoso para a cirurgia.

Várias escalas podem ser usadas para auxiliar o diagnóstico, sendo a escala FRAIL, composta por cinco domínios, a de aplicação mais rápida e fácil, na qual a presença de três critérios sugere fragilidade (Quadro 64.5).

A fragilidade responde bem aos exercícios físicos resistidos e à modificação da dieta com alta ingesta de proteína. A terapia medicamentosa com hormônios ainda necessita de mais evidências científicas.

Portanto, a fragilidade deverá ser avaliada em todos os paciente, pois, quando presente, prediz eventos desfavoráveis. Alguns aspectos podem ser modificados, contribuindo para um desfecho melhor.

A terapia imunomoduladora vem se destacando principalmente no cenário das cirurgias do trato gastrointestinal, em especial das oncológicas, onde se verifica alta prevalência de déficit nutricional, sobretudo proteico. A dieta imunomoduladora é rica em nutrientes que atuam diretamente no sistema imunológico, em especial os ácidos graxos essenciais, como o ômega 3, e os aminoácidos, como a glutamina, entre outros. A intervenção nutricional consiste na adequação da dieta oral, no uso de suplementos orais e até na dieta enteral. Os efeitos desejados são observados com a implementação da dieta de 10 a 14 dias antes do procedimento. Com relação aos idosos, as evidências são recentes, porém crescentes, e alguns serviços já incorporaram essa intervenção como rotina.

Como se sabe, o paciente idoso frágil está mais predisposto às complicações decorrentes dos procedimentos cirúrgicos e da própria internação. No entanto, é importante ressaltar que o procedimento cirúrgico e a internação podem acelerar o consumo das reservas fisiológicas, conduzindo a uma evolução mais rápida para fragilidade ou agravando uma condição de fragilidade já instalada.

Destacam-se os seguintes fatores aceleradores da fragilidade: jejum prolongado, analgésicos opioides, perda de sangue no perioperatório, agentes anestésicos, dor no pós-operatório, náusea e vômitos, ambiente desconhecido e imobilidade.

■ TRANSOPERATÓRIO

Ainda não existem evidências científicas sobre qual seria o melhor método anestésico para o idoso nem a comparação entre anestesia geral e regional. Apesar da impressão geral de que

Quadro 64.5 Escala FRAIL

Fatigue (fadiga)	Sente-se fatigado?
Resistance (resistência)	Não consegue subir um lance de escada?
Aerobic (capacidade aeróbica)	Não consegue caminhar um quarteirão?
Illnesses (comorbidades)	É portador de mais de cinco doenças ?
Loss of wheight (perda de peso)	Perdeu mais que 5% do peso corporal em 6 meses?

a anestesia regional seria mais segura, devem ser considerados o tipo de cirurgia e as preferências do cirurgião e do paciente, bem como as comorbidades. Os trabalhos disponíveis levam em consideração desfechos indiretamente relacionados com a anestesia, como tempo de internação e mortalidade em 30 dias, o que pode dificultar a comparação das formas de anestesia. Outro fator que pode prejudicar a interpretação dos trabalhos é o uso de sedativos concomitantemente ao de anestesia regional.

A dosagem do anestésico é o item mais importante, pois os de ação central, como benzodiazepínicos, opioides, agentes voláteis e sedativos, apresentam aumento da meia-vida em idosos, especialmente os mais frágeis, em razão do aumento do tecido adiposo. Já os agentes hidrossolúveis tendem a atingir concentrações médias e máximas maiores e de maneira mais rápida.

A redução da massa cerebral, dos neurotransmissores e do número de fibras sensitivas altera a sensibilidade dos idosos aos anestésicos (p. ex., há o dobro do risco de depressão respiratória por opioides). Convém tentar evitar também o uso de sedativos na pré-medicação ou, se necessário, preferir o propofol ou os benzodiazepínicos de meia-vida curta, como o midazolam.

Os avanços no monitoramento durante a cirurgia têm promovido redução das complicações relacionadas com a anestesia, com destaque para o uso do eletroencefalograma para monitorar a profundidade da anestesia e da ultrassonografia transesofágica com Doppler para monitorar o volume de hidratação.

■ PÓS-OPERATÓRIO

O manejo pós-operatório tem a devida importância na evolução dos pacientes no hospital até a alta. Nesse momento, serão avaliadas as possíveis complicações pós-cirúrgicas, bem como as dificuldades inerentes à internação a que está exposta a população idosa, principalmente o idoso frágil.

Assim como na avaliação pré-operatória, a equipe multidisciplinar será fundamental nessa fase, buscando prevenir e detectar precocemente eventos que comprometam a recuperação direta do paciente ou que agravem situações preexistentes.

Alterações cognitivas ou *delirium* no pós-operatório são importantes na recuperação e no prognóstico dos pacientes idosos. As alterações cognitivas relacionadas com o procedimento cirúrgico costumam ser temporárias, com prevalência variável a depender do tipo de cirurgia, e podem permanecer por meses. Caracterizam-se pelo declínio basal em vários domínios da cognição, como atenção, concentração, memória de trabalho, função executiva e velocidade de processamento.

O *delirium* é mais bem descrito e associado a desfechos adversos, implicando declínio cognitivo posterior. Caracteriza-se como flutuação da cognição, desatenção e pensamento desorganizado não explicados por quadro demencial prévio. Uma hipótese multifatorial é aventada com base em um déficit central colinérgico, hipoxia cerebral no intraoperatório e resposta inflamatória sistêmica com liberação de citocinas (interleucina 1b e fator de necrose tumoral alfa). Alguns pacientes com reserva cognitiva baixa podem não conseguir compensar essas alterações, manifestando-se clinicamente com *delirium*.

Assim, a prevenção com base no controle do ambiente será uma das medidas não farmacológicas a serem instituídas, como permitir a presença dos familiares nas unidades de terapia intensiva, orientação no tempo-espaço, uso de órteses previamente utilizadas (óculos, aparelho auditivo) e facilitar a noção de dia e noite.

Caso seja necessário o controle medicamentoso, principalmente do *delirium*, convém utilizar antipsicóticos em baixas doses, como quetiapina e olanzapina, bem como antidepressivos e estabilizadores do humor.

Um outro ponto a ser observado no cuidado pós-operatório diz respeito à dor, a qual também está diretamente relacionada com a prevenção de *delirium*. O uso de escalas analógicas auxilia a equipe a identificar e graduar a dor do paciente. Entretanto, essa avaliação pode ficar comprometida naqueles mais frágeis ou com déficit cognitivo. Nesse casos, é importante avaliar o comportamento do idoso no leito e verificar a presença de fácies de dor ou agitação/inquietação.

O manejo da dor pode ser não farmacológico ou farmacológico. A abordagem não farmacológica (Quadro 64.6) inicia antes mesmo do procedimento cirúrgico, quando o sintoma é explicado ao paciente e aos familiares.

O tratamento farmacológico, por sua vez, deve obedecer à linha de cuidados determinada pela Organização Mundial da Saúde (OMS), iniciando com analgésicos simples e progredindo a otimização com opioides e adjuvantes. Cabe sempre lembrar de iniciar em baixas doses e cautelosamente, observando os efeitos colaterais e a tolerância do idoso. A via intramuscular deve ser evitada, dando sempre que possível preferência à via oral.

A dexmedetomidina é um sedativo do tipo agonista alfa-2 adrenérgico apontado como excelente opção para prevenção e tratamento de *delirium* em idosos com aparente redução da incidência e da gravidade dos casos.

Nos cuidados pós-operatórios, deve ser avaliada ainda a prevenção de lesões por pressão e tromboembolismo venoso (TEV). As primeiras são evitadas mediante a verificação diária das áreas com maior predisposição a úlceras, como as proeminências ósseas, a mudança de decúbito a cada 2 horas e a mobilização precoce no leito, o que também previne o TEV e outras complicações. A mobilização do paciente pode ser um fator de proteção ou de dano, dependendo de como for realizada, devendo ser evitada a fricção ou torção sob a pele, a qual se torna mais fina e delicada com o envelhecimento. Convém aplicar hidratantes para prevenir o ressecamento da pele e promover cuidados com a umidade excessiva decorrente das excreções corporais ou do extravasamento das soluções aplicadas. Deve ser estabelecido suporte nutricional adequado com aporte calórico e proteico que atenda a demanda do paciente e sempre ter cautela com as medicações vasoconstritoras, que podem causar isquemia periférica e levar à formação das lesões por pressão.

Quadro 64.6 Manejo não farmacológico da dor

Educação sobre o que o paciente deve esperar em cada fase da convalescença

Técnicas psicocomportamentais, incluindo terapia cognitivo-comportamental, atenção plena (*mindfullness*), relaxamento e hipnose

Aconselhamento e comunicação solidários

Tom solidário e tranquilizador

Tratamento com calor ou frio local

Musicoterapia

Estimulação elétrica nervosa transcutânea (TENS)

Massagem terapêutica

Fisioterapia, incluindo órteses/imobilização quando necessário

Acupuntura

Quadro 64.7 Fatores de risco para tromboembolismo venoso

Cirurgia
Desordens hematológicas
Doença arterial coronariana
Doença pulmonar obstrutiva crônica (DPOC)
Fraturas
Imobilidade
Neoplasias
Obesidade
Reposição hormonal
Traumatismo
Quimioterapia

O TEV tem incidência aumentada em torno de 21% nos maiores de 65 anos, quando comparados com jovens até 45 anos. Entre os pacientes com mais de 70 anos, a incidência de TEV é de 65% naqueles que não fazem a profilaxia, e a taxa de mortalidade chega a 16% nos maiores de 80 anos. A idade é um dos fatores de risco para TEV, embora exista um conjunto de fatores predisponentes. O Quadro 64.7 mostra os principais fatores de risco para TEV.

Não existe um algoritmo específico para guiar a anticoagulação profilática, e cada caso deve ser avaliado individualmente. Entretanto, alguns modelos foram criados para classificar os pacientes em risco baixo, moderado e alto, como o de Caprini e cols. (1991).

A medida inicial preconizada para todos os pacientes consiste na deambulação precoce e na saída do leito, porém nem todos os pacientes terão condição clínica para isso e/ou precisarão de fisioterapia motora para reiniciar a andar, podendo ser realizada então a profilaxia mecânica com meias de compressão nos membros inferiores, prevenindo a estase venosa e contribuindo para a redução de edema. Essas medidas são de baixo custo e de fácil manejo e têm eficácia de 60% a 72% na prevenção de TEV, quando comparadas com a anticoagulação medicamentosa isoladamente. Outra possibilidade é a compressão pneumática intermitente, que, além do efeito mecânico, estimula a produção endógena de fibrinolítico e promove a redução do inibidor do fator ativador do plasminogênio.

Com relação à anticoagulação farmacológica, está bem estabelecido o uso das heparinas, antagonistas da vitamina K, fondaparinux e dos novos anticoagulantes orais (NOAC), devendo ser individualizado cada caso para a escolha da medicação e observadas as contraindicações (p. ex., função renal, alergia, risco alto de sangramento ou sangramento ativo). O fondaparinux e os NOAC ainda carecem de estudos para seu uso pós-cirúrgico.

CONSIDERAÇÕES FINAIS

Diante do exposto, verifica-se que o grande desafio no manejo do paciente idoso que se submete a cirurgia consiste em proporcionar um ambiente mais seguro, visando não apenas reduzir a mortalidade, mas também evitar a perda funcional, sobretudo entre aqueles de risco maior. Essas metas só podem ser alcançadas mediante a realização de uma avaliação geriátrica ampla na fase pré-operatória, levando a um planejamento terapêutico preciso que será executado por uma equipe interdisciplinar.

Bibliografia

Byrnes A, Banks M, Mudge A, Young A, Bauer J. Enhanced recovery after surgery as an auditing framework for identifying improvements to perioperative nutrition care of older surgical patients. Eur J Clin Nutr 2018; 72(6):913-6.

Cao X, White PF, Ma H. Perioperative care of elderly surgical outpatients. Drugs Aging 2017; 34(9):673-89.

Caprini JA, Arcelus JI, Hasty JH, Tamhane AC, Fabrega F. Clinical assessment of venous thromboembolic risk in surgical patients. Semin Thromb Hemost 1991; 17(Suppl 3):304-12.

Colburn J, Mohanty S, Burton J. Surgical guidelines for perioperative management of older adults: What geriatricians need to know. JAGS 2017; 65:1339-46.

Czoski-Murray C, Lloyd M, McCabe C et al. What is the value of routinely testing full blood count, electrolytes and urea, and pulmonary function tests before elective surgery in patients with no apparent clinical indication and in subgroups of patients with common co-morbidities: A systematic review of the clinical and cost-effective literature. Health Technol Assess 2012; 16(50):i-xvi, 1-159.

Darvall J, Gregorevic K, Story D, Hubbard R, Lim W. Frailty indexes in perioperative and critical care: a systematic review. Arch Gerontol Geriatr 2018; 79:88-96.

Fleisher L, Fleischmann K, Auerbach A et al. Guideline on perioperative cardiovascular evaluation and management of patients undergoing noncardiac surgery. Circulation 2014; 130:e278-e333.

Fried LP, Ferrucci L, Darer J, Williamson JD, Anderson G. Untangling the concepts of disability, frailty, and comorbidity: implications for improved targeting and care. J Gerontol A Biol Sci Med Sci 2004; 59(3):255-63.

Gualandro D, Yu P, Caramelli B et al. III diretriz de avaliação cardiovascular perioperatória da Sociedade Brasileira de Cardiologia. Arq Bras Cardiol 2017; 109(3Supl.1):1-104.

Hewitt J, Long S, Carter B, Bach S, McCarthy K, Clegg A. The prevalence of frailty and its association with clinical outcomes in general surgery: a systematic review and meta-analysis. Age Ageing 2018; 47(6):793-800.

Kirkham K, Wijeysundera D, Pendrith C et al. Preoperative laboratory investigations. Anesthesiology 2016; 124:804-14.

Lin HS, Mcbride RL, Hubbard RE. Frailty and anesthesia-risks during and post-surgery. Local Reg Anesth 2018; 11:61-73.

Liu L, Dzankic S, Leung J. Preoperative electrocardiogram abnormalities do not predict postoperative cardiac complications in geriatric surgical patients. J Am Geriatr Soc 2002; 50(7):1186-91.

Lorga M, Azmus A, Soeiro A et al. Diretrizes brasileiras de antiagregantes plaquetários e anticoagulantes em cardiologia. Arq Bras Cardiol 2013; 101(3Supl.3):1-93.

Loureiro B, Feitosa-Filho G. Escores de risco perioperatório para cirurgias não cardíacas: descrições e comparações. Rev Soc Bras Clin Med 2014; 12(4):314-20.

Makary M, Segev D, Pronovost P et al. Frailty as a predictor of surgical outcomes in older patients. J Am Coll Surg 2010; 210:901-8.

Mallampati RS, Gatt SP, Gugino LD et al. A clinical sign to predict difficult tracheal intubation: A prospective study. Can Anaesth Soc J 1985; 32:429.

Nichani S, Grant P, Malani P. Perioperative evaluation and management. In: Halter J, Ouslander J, Stundeski S et al. Hazzard's geriatric medicine and gerontology. 7. ed. New York: McGraw-Hill Education Medical, 2017.

O'Brien H, O'Leary N, Scarlett S, O'Hare C, Kenny RA. Hospitalization and surgery: are there hidden cognitive consequences? Evidence from The Irish Longitudinal study on Ageing (TILDA) Age Ageing 2018; 47(3):408-15.

Partridge J, Harari D, Dhesi J. Frailty in the older surgical patient: a review. Age Ageing 2012; 41(2):142-7.

Santos VH. Pré e pós-operatório no idoso. In: Tratado de geriatria e gerontologia. Rio de Janeiro: Guanabara Koogan, 2017.

Sitta M, Machado A, Apolinario D, Leme L. Avaliação perioperatória do idoso. Geriatria & Gerontologia 2008; 2(2):86-94.

Vendites S, Almada- Filho C, Minose J. Aspectos gerais da avaliação pré-operatória do paciente idoso cirúrgico. Arq Bras Cir Dig 2010; 23(3):173-82.

Causas e Manejo do Déficit Visual do Idoso – Avaliação Oftalmológica em Geriatria

Marcelo Bezerra de Melo Mendonça
Andrea Andrade Azevedo de Vasconcelos

CAPÍTULO 65

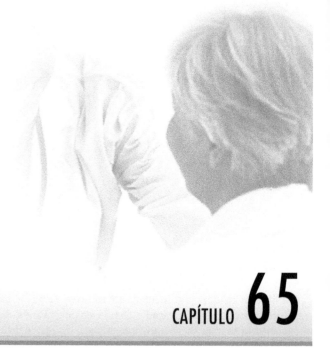

■ IMPACTO DA DEFICIÊNCIA VISUAL NA SAÚDE DO IDOSO E SUAS CONSEQUÊNCIAS

Idosos com deficiência visual vivem mal e menos

A principal causa de incapacitação entre os idosos, em todo o mundo, é a cegueira ou a baixa visão moderada a severa. A despeito do senso comum de que as doenças cardiovasculares ou os quadros demenciais seriam as principais causas de incapacitação, a baixa visão é a maior causa de incapacidade entre os idosos.

De fato, os idosos com deficiência visual sofrem mais quedas e têm três vezes mais depressão e probabilidade três vezes maior de se envolver em acidentes. Também têm comprometida a execução de atividades de vida diária, interagem menos socialmente, queixam-se mais de dor e desconforto e apresentam até 27 comorbidades (de um total de 29 estudadas) a mais em comparação com os idosos que enxergam bem.

Assim, é possível afirmar que os idosos com deficiência visual vivem mal e menos. A maneira mais adequada de entender a dificuldade do idoso seria fechar os olhos momentaneamente e tentar caminhar no ambiente por 1 único minuto. A chance maior é de cair, e a diferença principal é que, quanto mais jovem, maiores são as reservas que defendem contra essa queda.

A maior parte dos casos de cegueira ou baixa visão é, como a catarata, reversível. No entanto, infelizmente, milhões de idosos em todo o mundo se tornam vítimas de cegueira ou baixa visão irreversível. A prevenção, o diagnóstico e o tratamento precoces poderiam salvar a visão de pelo menos 81% desses idosos que, por falhas na prevenção, se tornam visualmente incapacitados ou irremediavelmente cegos.

Ao final deste capítulo o geriatra estará apto a reconhecer as alterações das funções visuais e a instituir as medidas preventivas adequadas de maneira a garantir que seus pacientes usufruam de mais tempo e, sobretudo, de melhor qualidade de vida.

Para a consecução desse objetivo, expõem-se aqui as principais doenças oculares entre os idosos com as estratégias para que o geriatra possa conduzir desde a prevenção primária até a prevenção quaternária dos agravos à saúde visual de seus pacientes.

■ O QUE É CEGUEIRA E O QUE É VISÃO SUBNORMAL?

Cego não é apenas o incapaz de ver luz. A incapacidade de ver a luz, a amaurose, é o grau mais profundo de comprometimento da função visual, mas há graus menos profundos de comprometimento que, ainda assim, são fonte de profundo sofrimento.

Segundo a definição da Organização Mundial da Saúde (OMS), têm baixa visual moderada a severa as pessoas com acuidade visual ≤ 20/200 ou cujo campo visual seja menor que 10 graus de raio a partir do ponto de fixação. Mas, como o geriatra saberá se o paciente enxerga mal? O geriatra pode avaliar a acuidade visual? Sim, o geriatra pode e deve avaliar a acuidade visual de seus pacientes.

Todo geriatra deve ter em seu consultório uma tabela para avaliação da acuidade visual. Há vários modelos de tabelas distribuídas gratuitamente (Figura 65.1). Qualquer que seja o modelo, a tabela trará um grupo de letras ou números com o símbolo 20/20. Esses são caracteres que as pessoas com visão normal devem enxergar a 20 pés (6 metros) de distância. Essas pessoas são capazes de discriminar objetos cujas áreas de contraste *luz/não luz* formam um ângulo de 1 minuto de arco com o olho.

Se o paciente não é capaz de discriminar aquele pequeno caractere, é solicitado a tentar identificar caracteres progressivamente maiores. Se ele só for capaz de identificar os caracteres marcados

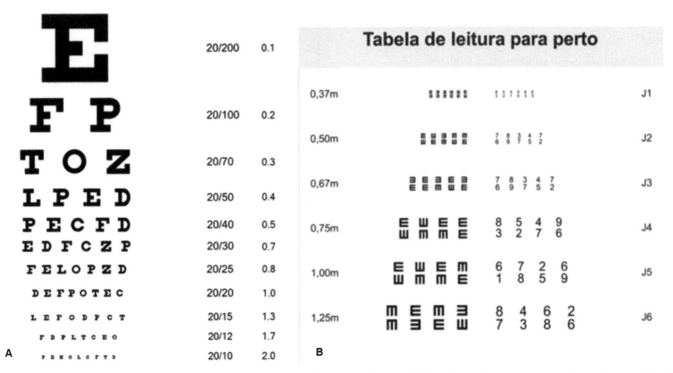

Figura 65.1 Tabelas para avaliação de acuidade visual. **A** Tabela de Snellen, que avalia a acuidade visual para longe: os caracteres designados como 20/20 são aqueles que uma pessoa com "visão normal" consegue reconhecer e são formados por tipos em que as áreas de contraste claro/escuro formam com o olho ângulos de 1 minuto de arco. Pessoas com acuidade visual 20/200 conseguem apenas reconhecer, à mesma distância, tipos de tamanho dez vezes maior. Já as pessoas que não conseguem identificar os tipos 20/200 são aquelas que têm baixa visual severa. **B** Tabela de Jaeger, que avalia a acuidade visual para perto.

como 20/200, isso significa que consegue identificar apenas a 20 pés (ou 6 metros) caracteres que pessoas normais conseguiriam identificar a uma distância dez vezes maior, de 200 pés (60m). Assim, pode-se dizer que ele é capaz de identificar formas 10 vezes maiores que as pessoas com visão "normal" (20/20) podem identificar.

Os pacientes que não são capazes de identificar nem mesmo esses caracteres têm baixa visão moderada a severa. Eles podem ser capazes de identificar um caractere duas vezes maior que o de 20/200, ou seja, caracteres de 20/400 (o que equivale a identificar o caractere 20/200 à metade da distância de teste).

Os pacientes com dificuldade ainda mais severa podem ser capazes apenas de contar os dedos do examinador ou ver somente o movimento das mãos sem contar os dedos; em casos mais graves, podem apenas identificar a luz e de onde ela está sendo projetada ou, em casos ainda mais graves, dizer apenas se há ou não luz diante dos olhos. Por fim, aqueles incapazes até mesmo de identificar se há luz ou não são considerados amauróticos.

■ CAUSAS DE DEFICIÊNCIA VISUAL NA POPULAÇÃO IDOSA

As principais causas de cegueira e de baixa visão severa no idoso são catarata, glaucoma, degeneração macular relacionada com a idade (DMRI) e retinopatia diabética.

Nos países em desenvolvimento, uma parcela significativa dos idosos sofre de incapacitação visual moderada ou severa ocasionada tão somente por não disporem de óculos. Por isso, a OMS passou a considerar recentemente os erros refrativos e a presbiopia (dificuldade para enxergar de perto que surge com a idade) não corrigidos com óculos como uma causa de baixa visão severa, na verdade a principal causa de baixa visão em todo o mundo.

O Quadro 65.1 indica as principais causas de cegueira com seus respectivos métodos de prevenção e tratamento.

Quadro 65.1 Principais causas de cegueira

Causa da cegueira	Cegueira é prevenível?	Cegueira é tratável?
Catarata	Não Cirurgia oportuna evita complicações de estágios avançados	Sim Cirurgia
Glaucoma	Sim Colírios (eventualmente cirurgia) e controle dos fatores de risco	Não A cegueira, uma vez estabelecida, é definitiva
DMRI	Parcialmente Complexos vitamínicos reduzem o risco de evolução para a forma exsudativa	Parcialmente Injeção de agentes antiangiogênicos retarda a evolução e melhora parcialmente a perda visual já estabelecida
Retinopatia diabética	Parcialmente Controle clínico da glicemia e dos fatores de risco associados	Parcialmente Fotocoagulação retarda a evolução para a forma proliferativa Cirurgia para complicações pode melhorar a visão em alguns casos

DMRI: degeneração macular relacionada com a idade.

DEFICIÊNCIA VISUAL A PARTIR DE SEUS PLANOS ANATÔMICOS

Alterações do cristalino (presbiopia e catarata)

A catarata é a principal causa de cegueira na população mundial. Felizmente, é causa de cegueira reversível, e o déficit visual ocasionado pode ser corrigido, na maioria das vezes, por meio de cirurgia.

A catarata decorre do processo de envelhecimento natural do cristalino, a lente intraocular. O cristalino é ectoderma de superfície com o epitélio voltado para dentro, envolto por uma cápsula que é, na realidade, sua membrana basal. Com a mesma natureza dos demais epitélios de revestimento do ectoderma de superfície (epiderme e epitélios dos tratos digestório, respiratório e urinário), compartilha com eles a tendência de manter elevada taxa mitótica.

A multiplicação das células do cristalino, somada a alterações em sua matriz extracelular, acarreta inexoravelmente dois problemas: a presbiopia e a catarata.

Com efeito, o cristalino vai perdendo gradualmente a capacidade de modificar sua forma, de modo a ficar mais curvo em resposta à contração do músculo ciliar para focalizar objetos próximos aos olhos (fenômeno da acomodação) e a voltar para um estado "menos curvo" com o relaxamento do músculo ciliar durante a observação de objetos distantes.

Assim, em torno dos 40 anos de idade, pessoas que antes não necessitavam de óculos começam a se queixar de dificuldade para ler ou para executar tarefas de perto (como costurar, bordar, consertar objetos e, sobretudo, observar o relógio e o telefone celular), condição conhecida popularmente como "vista cansada", a presbiopia.

Como quase todas as pessoas com mais de 40 anos precisarão de óculos (rara exceção para aquelas que têm um olho emétrope – enxerga à distância – e o outro míope e se adaptam utilizando um olho para visão de longe e o outro para atividades de perto), a indisponibilidade de óculos para corrigir os erros refrativos e a presbiopia ainda é a causa mais importante de incapacidade de natureza visual nas populações de baixa renda.

O geriatra pode, com uma manobra simples, determinar se a queixa visual de seu paciente pode ser corrigida com óculos. Solicita-se ao paciente que olhe para a tabela de optotipos - caracteres ópticos - ao longe (tabela que "mensura" a acuidade visual) ou simplesmente que olhe um livro ou qualquer material impresso para perto. O médico pode, diante do relato de visão turva ou incapacidade de ler, fazer um pequeno furo de cerca de 3mm de diâmetro em uma folha de papel e pedir ao paciente que observe o mesmo objeto através desse furo (artifício da fenda estenopeica). Se a causa da dificuldade visual for a falta de óculos, a visão do paciente deverá melhorar prontamente com essa manobra simples, o que não ocorrerá em caso de catarata.

Agora que o geriatra consegue determinar se o paciente é presbíope e se poderá melhorar com o uso de óculos, ele deve voltar à história natural do cristalino de seu paciente que continua a envelhecer. Uma vez que o paciente, já presbíope, continua envelhecendo, o processo de envelhecimento do cristalino e de "empacotamento" de restos celulares continua, deixando a lente intraocular cada vez mais densa e menos transparente, até o ponto em que a opacificação da lente reduz a acuidade visual à condição de visão subnormal ou mesmo de cegueira.

O médico generalista deve suspeitar de catarata em todo idoso que se queixa de turvação visual gradual. A lente intraocular, antes transparente, "cristalina", agora adquire uma coloração turva, brancacenta, como a coloração das águas revoltas de uma catarata, o que deu origem ao nome da doença.

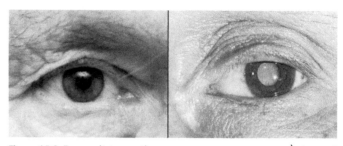

Figura 65.2 Exame clínico pupilar sem catarata e com catarata. À direita, é possível observar na área pupilar um reflexo opaco, brancacento, causado por um cristalino com catarata, em contraste com a imagem à esquerda, em que se observa um cristalino "sadio", translúcido – veja encarte colorido.

O simples exame com lanterna é suficiente para mostrar um reflexo brancacento na pupila que denuncia a presença da catarata (Figura 65.2). Diante desse achado, é recomendada a avaliação do oftalmologista quanto à indicação do tratamento cirúrgico.

Glaucoma

O glaucoma é a principal causa de cegueira irreversível no mundo, uma tragédia da saúde pública que poderia ser quase que totalmente prevenida e evitada.

Enquanto a catarata não pode ser prevenida, mas tratada, a cegueira pelo glaucoma, que poderia ser prevenida, uma vez estabelecida é intratável e definitiva. Por isso, o glaucoma é um problema de saúde pública ainda mais grave que a catarata.

O geriatra está em posição privilegiada para desempenhar o mais fundamental papel na prevenção da cegueira pelo glaucoma. Para isso, precisa compreender o mecanismo fisiopatológico básico da lesão glaucomatosa.

Glaucoma é o nome comum para uma síndrome constituída por um grupo heterogêneo de condições mórbidas, as quais têm em comum a perda crônica de células do nervo óptico. Basicamente, pode ser dividido em de ângulo fechado, quando um estreitamento do ângulo da câmara anterior dificulta a drenagem do humor aquoso, levando ao aumento da pressão ocular, ou de ângulo aberto, quando não ocorre o fechamento.

Ambos podem ser de natureza primária, idiopática, ou secundária a doenças diversas, de estruturas oculares também diversas; a maior parte dos casos de glaucoma, porém, é mesmo de natureza primária, idiopática, sem que haja fechamento anatômico do ângulo, o chamado glaucoma crônico primário de ângulo aberto ou glaucoma crônico simples.

O fato é que, embora causado por condições diversas, o que há em comum nos glaucomas é a mortandade neuronal crônica. Embora alguns autores advoguem a existência de casos de insulto inflamatório crônico ao nervo, a hipótese mais aceita é a de que o insulto ao nervo seja de natureza predominantemente hipóxico-isquêmica.

E a pressão ocular, qual sua importância? Apesar de glaucoma não ser sinônimo de hipertensão ocular (há casos de glaucoma em pacientes com pressão ocular normal, ditos glaucomas normotensivos), a hipertensão ocular é principal fator de risco para o glaucoma.

Com efeito, a hipertensão ocular aumenta a pressão no sistema venoso ocular, reduzindo o gradiente pressórico responsável por impulsionar o sangue através da retina e do nervo óptico com a consequente redução do fluxo sanguíneo e isquemia/hipoxia crônicas.

Além disso, é possível que a hipertensão ocular, que consiste na alteração do gradiente pressórico entre a região pré-laminar do nervo óptico (região do nervo que está dentro do olho, submetida à pressão ocular) e a região retrolaminar do nervo óptico (região atrás do olho, em que a pressão do líquido cefalorraquidiano em volta do nervo óptico é derivada da pressão intracraniana), provoque outras alterações biomecânicas no disco óptico que, somadas à isquemia, dificultem o transporte intra-axonal de fatores neurotróficos e/ou provoquem dano mecânico direto ao nervo.

O resultado é a perda crônica das células nervosas por apoptose. Como os corpúsculos apoptóticos restantes são fagocitados pelos macrófagos locais (as células da glia fazem aqui o papel de histiócitos), o sinal anatômico que surge é o de um "buraco" cada vez maior no disco óptico, que corresponde ao sinal fundoscópico de "aumento da escavação do disco óptico".

O geriatra, se treinado em exame de fundoscopia, pode aprender a reconhecer esse importante sinal clínico, mas, ainda que não consiga realizar a fundoscopia, poderá facilmente reconhecer e acompanhar o eventual aumento da escavação do disco óptico, observando fotografias das retinas de seus pacientes, as retinografias (Figura 65.3).

Pode-se questionar se é importante que o geriatra acompanhe a escavação dos discos ópticos de seus pacientes pela retinografia. Acredita-se que sim: mais que importante, é importantíssimo. Porque o aumento da escavação pode ser observado muito antes de surgirem quaisquer sintomas ou alterações no exame dos campos visuais.

O disco óptico tem 1,2 a 1,5 milhão de células nervosas. Somente quando metade dessas células já estiver morta começarão a aparecer os primeiros escotomas, áreas de diminuição da sensibilidade visual à campimetria computadorizada. O exame desarmado do campo visual, ensinado nas aulas de semiologia, não tem nenhum valor no diagnóstico precoce do glaucoma.

Mesmo quando os escotomas começam a aparecer no exame de campimetria (perda neuronal ≥ 50% das células nervosas), o paciente nem sequer é capaz de suspeitar de sua presença. Por isso, mais ainda que o *diabetes mellitus* (DM) para o clínico geral, o glaucoma é a mais traiçoeira das doenças oculares para

o oftalmologista, visto que não dói nem causa alteração visual perceptível, a não ser em estágios muito avançados da doença, quando os danos provocados são irreversíveis.

Outros fatores de risco para o glaucoma são DM, tabagismo, hipotensão arterial ou hipertensão arterial sistêmica (HAS), migrânea, síndrome da apneia/hipopneia do sono (SAHOS), uso crônico de corticoides (principalmente corticoides tópicos administrados diretamente em estruturas oculares) e alta miopia ou alta hipermetropia.

O glaucoma é mais comum entre os parentes de pacientes com glaucoma e entre as pessoas de ascendência africana, hispânica ou asiática. Por ser doença silenciosa, sua prevenção se baseia na busca ativa de doentes na população.

A recomendação da OMS é a de que todos os adultos com mais de 40 anos de idade sejam submetidos a um exame oftalmológico que inclua a mensuração da pressão ocular e a observação dos discos ópticos.

A pressão ocular normal varia de 10 a 21mmHg, e aqueles pacientes com pressões oculares maiores devem ser submetidos à avaliação oftalmológica mais pormenorizada, incluindo, entre outros exames eventualmente necessários, a campimetria visual computadorizada.

Caso o exame oftalmológico confirme a suspeita inicial de glaucoma, o tratamento deve ser prontamente instituído e o paciente deve ser instruído a fazer ao menos uma consulta anual de revisão ou consultas mais frequentes conforme a orientação do oftalmologista.

Aqui é comum ouvir o aforismo de que "pressão ocular não é tudo, mas é 100%". De fato, até mesmo nos casos de pacientes com glaucoma normotensivo, a redução da pressão ocular é a principal medida para evitar a progressão do glaucoma, e o arsenal terapêutico do oftalmologista consiste quase que exclusivamente de colírios (ou procedimentos cirúrgicos em casos refratários) que objetivam a redução da pressão ocular.

Mas o uso de colírios para reduzir a pressão ocular é mesmo "100%"? Decerto que não. Os pacientes com glaucoma, seja com pressão ocular normal, seja com pressão ocular elevada, e que permanecem com fatores de risco que diminuem a oferta de sangue e oxigênio para o disco óptico, como anemia, SAHOS, hipotensão arterial noturna etc., continuarão a cursar com morte neuronal e progressão do quadro glaucomatoso, razão pela qual o controle das doenças sistêmicas pelo geriatra é de fundamental importância na prevenção de lesão adicional aos nervos ópticos.

Por fim, é importante que o geriatra atente para o risco de um agente sistêmico poder piorar alguns casos de glaucoma. De fato, qualquer medicamento sistêmico que cause midríase (aumento da pupila) pode eventualmente precipitar aumento súbito da pressão ocular, mas apenas naqueles pacientes com glaucoma de ângulo estreito (fechado).

O geriatra deve tranquilizar seu paciente para que não se preocupe demasiadamente com a advertência comum nas bulas de remédios de que tal ou qual medicamento "pode causar glaucoma". Como já referenciado, há dois tipos de glaucoma:

1. O glaucoma de ângulo aberto, o mais prevalente, praticamente não existindo medicação de efeito sistêmico que piore esse tipo (glaucoma de ângulo aberto ou glaucoma crônico simples).
2. O glaucoma de ângulo fechado é bem menos prevalente. Para prevenir eventual piora iatrogênica, mediante o uso de agentes sistêmicos que tenham efeito simpaticomimético ou

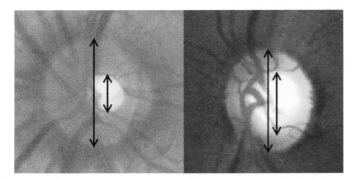

Figura 65.3 Glaucoma. À esquerda, nota-se nervo óptico com a relação normal (fisiológica) entre a escavação e o diâmetro do disco óptico, enquanto na imagem seguinte essa relação se encontra aumentada, sugerindo a apoptose crônica das células ganglionares do nervo óptico que ocorre no glaucoma – veja encarte colorido.

anticolinérgico, é necessária a liberação em comum acordo, por parte do oftalmologista, nos casos em que a medicação seja imprescindível e não haja equivalente que a substitua (p. ex., alguns medicamentos das classes dos antidepressivos).

Outra dúvida frequente consiste em saber se alguns medicamentos sistêmicos podem ter efeito sobre a pressão ocular. Sim, podem, mas esse efeito é insuficiente para que possam ter utilidade terapêutica no glaucoma. Por outro lado, é preciso estar atento ao contrário: os efeitos sistêmicos de colírios glaucomatosos prescritos pelos oftalmologistas. Aqui cabe menção especial aos colírios à base de betabloqueadores, como o timolol, e em menor grau (por ter mais afinidade por receptores beta-1 que beta-2), o betaxolol, uma vez que o uso desses colírios pode causar broncoespasmo severo em pacientes com asma ou doença pulmonar obstrutiva crônica (DPOC), além de poder mascarar os efeitos adrenérgicos de alerta para eventual hipoglicemia em pacientes diabéticos que façam uso de insulina.

Em síntese, o geriatra, garantindo o diagnóstico precoce, fiscalizando o acompanhamento terapêutico adequado e controlando os fatores de risco sistêmicos, pode e deve comandar a prevenção da cegueira pelo glaucoma entre seus pacientes.

Degeneração macular relacionada com a idade

A DMRI é a principal causa de cegueira legal em pessoas com mais de 50 anos nos países industrializados. O principal fator de risco é a idade. Em algumas populações, a DMRI chega a acometer 20% de todas as pessoas com mais de 80 anos.

Além da idade avançada, outros fatores podem estar associados, como raça branca, tabagismo, história familiar, HAS, hipercolesterolemia e doenças cardiovasculares, sendo sugeridas ainda a exposição excessiva à luz solar e a coloração clara da íris como fatores de risco adicionais.

Não se sabe a causa da DMRI, mas é possível que se trate de uma exacerbação das alterações que o envelhecimento determina sobre a retina neural, o epitélio pigmentário da retina (EPR), a membrana de Bruch e a coriocapilar.

A DMRI pode ser classificada em seca (sem alterações resultantes de proliferação neovascular) ou exsudativa (com alterações resultantes de proliferação neovascular).

A forma seca, que contabiliza 90% dos casos, caracteriza-se pela presença de depósitos sub-retínicos ditos "drusas", hiperpigmentação e hipotrofia da retina neural e de seu epitélio pigmentário, sendo a hipotrofia da retina a principal responsável pela baixa visão nos pacientes com a forma seca da DMRI.

A segunda forma, chamada de exsudativa, embora menos comum (10% dos casos de DMRI), é responsável por 80% dos casos de cegueira legal relacionados com a DMRI, donde se infere sua gravidade muito maior.

Nessa forma exsudativa da DMRI ocorre a formação de neovasos da coroide com crescimento direcionado acima ou abaixo do EPR. Esses neovasos, diferentemente da rede vascular original da retina, apresentam deficiência nos mecanismos de barreira hematorretínica, podendo haver extravasamento de plasma com consequentes edema intersticial e desorganização da arquitetura do tecido retínico.

Como a nutrição das camadas mais externas da retina (camada dos fotorreceptores) se dá quase que exclusivamente por difusão de oxigênio e nutrientes provenientes da camada coriocapilar subjacente, o edema crônico conduz ao sofrimento hipóxico da retina, que, combinado com a desorganização da arquitetura do tecido neural, provoca a deterioração da visão central. Além dessa redução da acuidade visual, os pacientes podem se queixar de distorção na forma dos objetos (metamorfopsia) e de áreas de borramento (escotomas) centrais ou paracentrais.

Na consulta oftalmológica, a avaliação da retina com o exame do "fundo do olho" é capaz de demonstrar alterações características da DMRI. Pode ser necessária a realização de exames complementares, como a angiografia fluoresceínica ou a tomografia de coerência óptica (OCT), para melhor caracterização das alterações vasculares e da arquitetura do tecido retínico.

Na forma seca da DMRI, o objetivo do tratamento é evitar a progressão para a forma exsudativa, sendo o uso de vitaminas e antioxidantes o único recurso atual para esses casos. Estudos epidemiológicos demonstraram diminuição na chance de progressão para a forma neovascular com o uso de quantidades específicas de vitamina C, vitamina E, vitamina A, óxido de zinco, óxido de cobre, luteína, zeaxantina e ômega 3. Além disso, recomenda-se uma dieta rica em vegetais e folhas verdes e pobre em gorduras.

Em virtude da sugestão de possível relação de causalidade entre a exposição excessiva à luz solar e a DMRI, orienta-se o uso de óculos escuros com proteção contra raios ultravioleta como forma de prevenção.

O arsenal terapêutico para a forma neovascular ou exsudativa da DMRI, que incluía recursos como a fotocoagulação a *laser* e a terapia fotodinâmica para tentar diminuir a exsudação e o consequente edema retínico, deu um salto de qualidade nas duas últimas décadas com a utilização cada vez mais frequente da injeção de agentes antiangiogênicos diretamente na câmara vítrea.

Os antiangiogênicos diminuem o edema tissular na retina, promovendo a melhora da acuidade visual, e reduzem a formação de neovasos, prevenindo a progressão da doença. A principal desvantagem da terapia com esses agentes é o alto custo dos medicamentos, principalmente quando se considera que os efeitos são transitórios. Com frequência, as injeções precisam ser repetidas, às vezes com frequência trimestral ou menos. A boa notícia é que em dezembro de 2018 essa modalidade terapêutica foi incorporada ao rol de procedimentos ofertados pelo SUS no país.

Após o diagnóstico da DMRI, é necessário acompanhamento regular com o oftalmologista, sendo a periodicidade determinada pelo especialista de acordo com o tipo e a gravidade da doença. No entanto, o geriatra, no intervalo entre as consultas, pode utilizar dois recursos simples, baratos e eficazes para o acompanhamento desses pacientes: a tabela de leitura para perto e a grade de Amsler.

A grade de Amsler é uma grade retangular com uma série de linhas verticais e horizontais (semelhante a um "jogo da velha" com mais linhas) e um ponto central para fixação (Figura 65.4). Testa-se cada olho separadamente com o uso de óculos (quando o paciente os utiliza) e à distância usual de leitura, solicitando-se ao paciente que mantenha a fixação no ponto central, enquanto tenta identificar a eventual presença de borrões (escotomas), linhas tortas (metamorfopsias) ou outras alterações significativas na visão central que possam sinalizar precocemente a piora do quadro de DMRI. Se o paciente notar qualquer alteração na visão central ou perceber piora na capacidade de leitura, deve retornar ao oftalmologista o quanto antes.

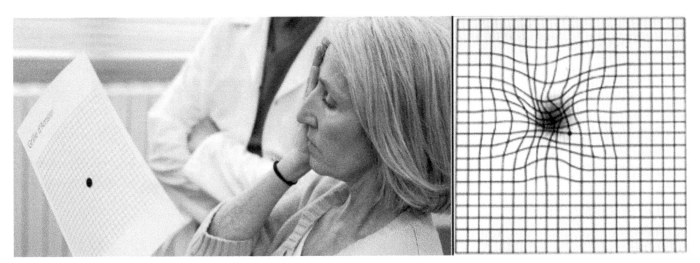

Figura 65.4 Grade de Amsler. À esquerda, paciente observa a grade Amsler, que pode ser usada em "autoexames", no acompanhamento da degeneração macular relacionada com a idade; na sequência, alterações que podem ser percebidas pelos pacientes, como as metamorfopsias (deformações nas linhas) e os escotomas (áreas de sombreamento ou turvação), que podem indicar piora da doença – veja encarte colorido.

Retinopatia diabética

Não é à toa que a retinopatia diabética é uma das doenças oculares consideradas prioritárias pela OMS nos programas de prevenção de cegueira e baixa visão. Esperam-se 366 milhões de diabéticos no mundo em 2030, e a retinopatia diabética se desenvolve em praticamente todos os pacientes com DM tipo 1 e em mais de 77% daqueles com DM tipo 2 com mais de 20 anos de doença.

Por isso, são estimados 5 milhões de cegos no mundo por conta da DM. Do mesmo modo, a retinopatia diabética é a principal causa de cegueira de início recente entre os pacientes que fazem parte da população economicamente ativa. Portanto, os esforços para prevenir a cegueira por retinopatia diabética devem ser coletivos, e o geriatra deve ter participação ativa no processo.

A retinopatia diabética resulta da combinação de alterações bioquímicas, celulares e vasculares que comprometem cronicamente o funcionamento normal da retina. A membrana basal capilar fica mais espessada e ocorrem proliferação endotelial, perda de pericitos e modificações bioquímicas com acúmulo de radicais livres e de produtos finais de glicosilação.

Esse conjunto de alterações microangiopáticas promove o comprometimento da barreira hematorretínica. Há aumento da tendência a exsudação e edema, além de provocar uma condição hipóxico-isquêmica crônica. Esses mecanismos de adaptação envolvem inicialmente a liberação de fatores humorais que promovem vasodilatação (acidose, aumento da PCO_2, diminuição da PO_2, síntese de óxido nítrico e de ácido láctico) e, em última instância, a síntese e liberação de fatores estimuladores da proliferação neovascular, entre eles os fatores de crescimento do endotélio vascular (VEGF).

A microangiopatia é em certo sentido semelhante à que ocorre, por exemplo, nos rins. Aproximadamente 35% dos pacientes com retinopatia diabética assintomática apresentam proteinúria e níveis séricos elevados de ureia e creatinina. Cabe lembrar que o problema desses pacientes nunca é "só dos olhos" ou "só dos rins", uma vez que todas as complicações estão interligadas, sendo causadas pela mesma doença. Em virtude da multiplicidade de órgãos afetados e da gravidade de suas possíveis complicações, costuma-se dizer do DM não tratado que: *Tant'è amara che poço... è più morte*[1]*.

Uma vez identificada, a retinopatia diabética deve ser classificada, para fins de estadiamento, como não proliferativa (Figura 65.5) ou proliferativa (Figura 65.6). A primeira, mais prevalente, costuma causar baixa de visão discreta a moderada, quando há edema macular, e pode ser subdividida em leve, moderada, grave e muito grave. Já a retinopatia diabética proliferativa é sempre sinônimo de gravidade e tem o potencial de levar à baixa de visão mais importante, pois pode causar complicações, como hemorragia vítrea e descolamento de retina.

A importância da classificação está diretamente relacionada com o prognóstico e a determinação do tratamento. Reforçar a

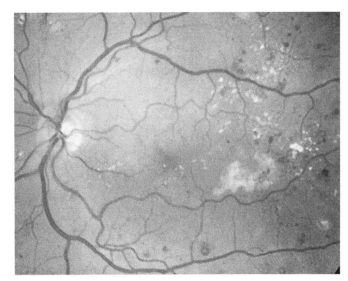

Figura 65.5 Retinopatia diabética não proliferativa severa. É possível identificar a presença de hemorragias e exsudatos nos quatro quadrantes da retina, compatível com doença não proliferativa severa, ou seja, apesar de a doença ainda ser não proliferativa (ainda não há proliferação fibrovascular), há risco iminente de que "evolua" para a forma proliferativa, com grande risco de perda visual severa – veja encarte colorido.

---

*Tanto é amarga que só um pouco mais (amarga) é a morte (Dante Alighiere, Canto I, *Divina Comédia*).

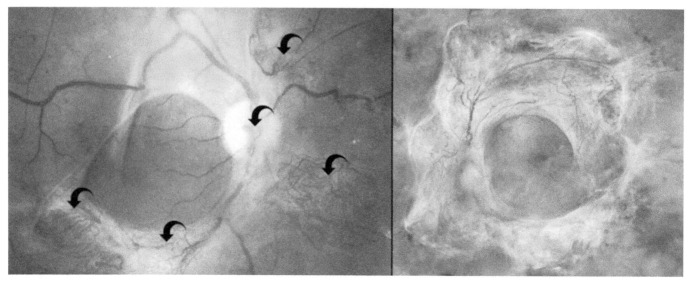

Figura 65.6 Retinopatia diabética proliferativa e descolamento de retina tracional. À esquerda, nota-se retinopatia diabética proliferativa – as setas indicam áreas com proliferação de neovasos anômalos. Além disso, há proliferação de tecido "fibroso" sobre quase toda a área fotografada da retina, com exceção de pequena área piriforme entre o disco óptico e a mácula. Isso implica risco elevado de descolamento de retina. À direita, retinopatia diabética proliferativa já com descolamento de retina tracional extenso – veja encarte colorido.

importância de um bom controle glicêmico é fundamental e melhora o resultado de possíveis tratamentos específicos estabelecidos.

O controle adequado de outras comorbidades associadas, como HAS, dislipidemia e obesidade, também contribui para reduzir a progressão da retinopatia diabética. De fato, a base para o sucesso do tratamento oftalmológico é a atuação do geriatra na busca de um bom controle das comorbidades junto ao paciente, sendo essencial uma abordagem conjunta e interligada, incentivando a referência e a contrarreferência entre os profissionais.

Das intervenções oftalmológicas, a fotocoagulação a *laser* é o tratamento padrão para a retinopatia diabética. A fotocoagulação focal pode ser utilizada para obstruir focos de exsudação e reduzir o edema retínico. Já a panfotocoagulação objetiva reduzir a demanda metabólica da retina, adaptando-a à menor oferta de oxigênio e levando à diminuição da secreção de fatores antiangiogênicos.

Diminui assim o risco de o paciente evoluir para a forma proliferativa, que pode envolver complicações catastróficas, como a hemorragia vítrea, o glaucoma neovascular e o descolamento tracional da retina. Outras abordagens, como injeção intravítrea de antiangiogênicos, criocoagulação e vitrectomia, podem ser indicadas a depender da apresentação e da gravidade da retinopatia.

Para que os procedimentos sejam bem indicados e o tratamento instituído a tempo, todos os pacientes diabéticos precisam ser submetidos ao exame de fundo de olho (fundoscopia). Médicos não oftalmologistas treinados chegam a deixar de diagnosticar a retinopatia diabética proliferativa em 50% dos casos, e o percentual de erro na classificação do grau da retinopatia diabética por médicos não especialistas é de 61%. Assim, a avaliação pelo especialista ainda é necessária.

No entanto, os oftalmologistas representam apenas 2% do total de médicos. Por isso, têm sido desenvolvidos programas de rastreio populacional envolvendo o registro da fundoscopia e a posterior avaliação pelo especialista utilizando recursos de telemedicina.

Mais que isso, têm se destacado ainda pesquisas que usam inteligência artificial para o diagnóstico automatizado de alterações retinográficas, ao menos para fins de triagem de doenças como o glaucoma e a retinopatia diabética. Esses programas objetivam possibilitar a triagem do maior número possível de pessoas, deixando a cargo do especialista aqueles casos em que alguma alteração pode ser previamente identificada pelos algoritmos computacionais.

Enquanto esses programas não estão amplamente disponíveis, será que os pacientes têm sido acompanhados com a regularidade ideal? A resposta é não. Cerca de um quarto dos pacientes com DM 1 e dois terços dos diagnosticados com DM tipo 2 nunca tiveram seus olhos examinados.

Dos pacientes diabéticos considerados de alto risco para perda visual, 32% nunca foram sequer examinados. A OMS estima que 50% dos adultos com DM nos EUA não recebem avaliação oftalmológica anual e há razões para crer que esse percentual seja ainda maior no Brasil.

Como os pacientes não têm sido avaliados no momento oportuno e com a periodicidade ideal, qual seria então esse momento oportuno? Quando os geriatras devem referenciar os pacientes diabéticos para o exame oftalmológico?

A resposta é: se o diagnóstico do diabetes ocorreu após os 30 anos de idade, o primeiro exame de fundo de olho precisa ser feito no momento do diagnóstico.

A frequência do seguimento vai depender da classificação feita durante a fundoscopia inicial. Se não há sinais de retinopatia diabética ou se ela se caracteriza como não proliferativa muito leve, o seguimento deve ser anual. Nos casos não proliferativos leves a moderados sem a presença de edema macular, o acompanhamento deve ser realizado a cada 6 a 12 meses, enquanto a presença do edema macular exige visitas a cada 2 a 4 meses.

Se a retinopatia diabética for não proliferativa grave, o seguimento também deve ser feito a cada 2 a 4 meses, assim como nos casos não proliferativos muito graves, quando já deve ser iniciado o tratamento.

Se a retinopatia for proliferativa ou se estiver presente edema macular clinicamente significativo, o tratamento também deve ser recomendado de imediato e a periodicidade das consultas de acompanhamento deve ser determinada pelo especialista.

Retinopatia hipertensiva

Este tópico não objetiva apresentar miríades de classificações ou critérios diagnósticos para a retinopatia hipertensiva. Mais importante nesse momento é entender que a incidência de retinopatia hipertensiva é diretamente proporcional à duração e à gravidade da hipertensão arterial sistêmica e que a presença de doença renal crônica é o principal fator preditivo de retinopatia hipertensiva grave.

Outros fatores, como sexo feminino, afrodescendência, tabagismo, elevação de leptina plasmática e deleção do alelo da enzima conversora de angiotensina, estão associados a risco maior de desenvolvimento de retinopatia hipertensiva.

Um estado crônico e persistente de elevação da pressão arterial acarreta modificações na parede dos vasos retínicos, alterando sua estrutura e fluxo sanguíneo. Cronicamente, o que se observa à fundoscopia é a alteração no reflexo dos vasos decorrente da modificação da parede vascular e da coluna de sangue em seu interior, bem como a presença de cruzamento arteriovenoso patológico, uma vez que a arteríola e a vênula compartilham a mesma adventícia.

Já na hipertensão aguda ocorrem disfunção da barreira hematorretínica e até mesmo necrose fibrinoide das paredes vasculares com exsudatos e hemorragias. Em casos de hipertensão maligna, pode chegar a ocorrer o papiledema.

Algumas classificações são usadas para categorizar a retinopatia hipertensiva. A mais tradicional é a de Keith-Wagner-Barker, cuja graduação vai de I a IV. No grau I se encontra a constrição arteriolar leve e generalizada, enquanto no grau II (Figura 65.7) a constrição é focal com presença de cruzamento arteriovenoso patológico; no grau III há hemorragias e exsudatos duros ou algodonosos, enquanto o grau IV é caracterizado pela presença de edema do disco óptico e edema macular (Figura 65.8).

Vale ressaltar que a HAS é um dos principais fatores de risco associados à presença de doença oclusiva na retina, sendo importante a investigação de oclusão venosa ou arterial nesses pacientes.

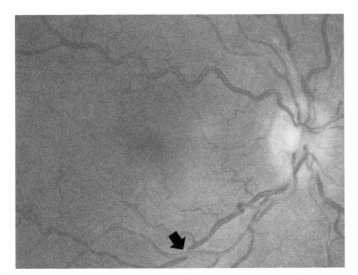

Figura 65.7 Retinopatia hipertensiva grau II de Keith-Wagner-Barker. Percebem-se aumento da tortuosidade arteriolar, estreitamento arteriolar e aumento do reflexo dorsal dos vasos. A seta aponta um cruzamento arteriovenoso patológico – veja encarte colorido.

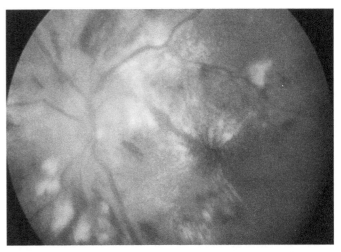

Figura 65.8 Retinopatia hipertensiva grau IV de Keith-Wagner-Barker. Percebem-se edema de disco óptico, edema macular, hemorragias e exsudatos duros difusamente distribuídos – veja encarte colorido.

Assim como do ponto de vista sistêmico, muitas alterações da retinopatia hipertensiva ocorrem sem causar sintomas, o que pode atrasar a procura pelo oftalmologista, sendo função do médico assistente a referência desses pacientes ao especialista.

O diagnóstico de retinopatia hipertensiva grau III ou IV pode determinar modificações no tratamento da hipertensão independentemente da estratificação do risco cardiovascular, que costuma estar subestimado nesses pacientes. A principal maneira de evitar a progressão da retinopatia hipertensiva é mediante o controle adequado dos níveis pressóricos e de outras comorbidades associadas, como DM, tabagismo, dislipidemia e obesidade.

Neuropatias ópticas isquêmicas

As neuropatias ópticas isquêmicas são infartos isquêmicos dos nervos ópticos. Na maioria das vezes, acontecem na região anterior do nervo óptico (a região que está dentro do olho), quando são ditas neuropatias ópticas isquêmicas anteriores (NOIA). Bem menos comuns são os infartos da porção posterior (atrás do olho) dos nervos ópticos, denominados neuropatias ópticas isquêmicas posteriores (NOIP).

Apesar de serem causas menos comuns de cegueira que as anteriormente descritas, a maioria dos casos tem evolução desfavorável, deixando irremediavelmente cegos idosos que poderiam ser privados desse sofrimento com prevenção adequada e com diagnóstico e tratamento precoces e adequados.

O tecido da retina, e do nervo óptico, é o que tem maior demanda metabólica por unidade de peso em todo o organismo. Sua irrigação é feita pela artéria oftálmica e ocorre após a artéria se dividir em dois subsistemas:

- O sistema da artéria central da retina, que irriga as camadas internas da retina, onde estão, entre outros, os núcleos das células ganglionares do nervo óptico, as células bipolares e as células horizontais e as amácrinas.
- O sistema das artérias ciliares posteriores, que irriga a maior parte do nervo óptico, e a coriocapilar, indiretamente responsável pela nutrição da camada mais externa da retina, onde repousam as células fotorreceptoras, cones e bastonetes.

As alterações dos pequenos, médios e grandes vasos que surgem com a idade implicam um risco acentuado de NOIA em pacientes com mais de 60 anos de idade (Figura 65.9). O quadro clínico é de perda súbita da visão. O idoso refere que "foi dormir e acordou com a visão turva" ou que estava fazendo alguma atividade cotidiana quando "de repente, a visão ficou ruim". A maioria dos casos acontece sem pródromos ou comemorativos, embora alguns pacientes possam referir dor periocular.

Diante dessa queixa, o clínico geral pode prontamente reconhecer a disfunção do nervo óptico do olho acometido, utilizando uma simples lanterna. Ao iluminar a lanterna, apontando para o olho sadio, espera-se que as pupilas se contraiam; já ao direcionar a lanterna para o olho com NOIA, o nervo óptico afetado envia menos impulsos ao cérebro e, por isso, as duas pupilas retornam a um estado anterior de não dilatação ou de menor dilatação.

Para o clínico, que troca a direção do feixe luminoso para o olho afetado, é como se a pupila estivesse paradoxalmente dilatando com a luz, sinal chamado de *pupila de Marcus Gunn* e que corresponde a um defeito aferente da fotorreação, a marca registrada das doenças dos nervos ópticos.

Após confirmar o defeito pupilar aferente, o médico pode observar o disco óptico à fundoscopia, quando poderá verificar, na fase aguda, edema do disco óptico infartado (na fase crônica, o disco óptico que perdeu boa parte de suas células ganglionares estará em estado de hipotrofia e será observada palidez do disco óptico; nessa fase, a terapia não pode mais lograr a melhora da função visual).

Uma vez confirmado o diagnóstico de NOIA, cumpre classificá-la entre duas formas básicas:

- **NOIA não arterítica:** corresponde à maior parte dos casos e não há inflamação da parede vascular.
- **NOIA arterítica:** o infarto do nervo óptico resulta da obstrução dos vasos que o irrigam por um processo inflamatório (arterite de células gigantes) na parede dos vasos.

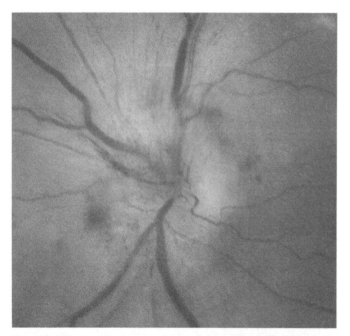

Figura 65.9 Neuropatia óptica isquêmica anterior. Observa-se edema do disco óptico com redução da nitidez de suas margens, além de algumas áreas de hemorragia – veja encarte colorido.

Os casos de NOIA arterítica têm evolução mais desfavorável e, sobretudo, um risco acentuado (85% em algumas séries) de evoluir para acometimento bilateral. Por isso, é fundamental interrogar o paciente quanto às queixas eventualmente associadas à arterite de células gigantes, como cefaleia, perda de peso, febre, claudicação da mandíbula e, principalmente, artralgias.

Caso haja a mínima suspeita de arterite de células gigantes associada, devem ser solicitadas velocidade de hemossedimentação (VSH) e proteína C reativa (PCR) em caráter de urgência. Se os exames laboratoriais estiverem alterados ou se houver forte suspeita clínica, o paciente deverá ser internado e o tratamento instituído em caráter de urgência.

Embora a confirmação da suspeita possa ser feita com exames complementares, como a ultrassonografia das artérias temporais e das artérias oftálmicas, a biópsia das artérias temporais e mesmo com o PET-*scan*, há alta taxa de falso-negativos entre eles, e não se deve esperar por nenhum desses exames complementares para se proceder ao tratamento.

O tratamento consiste em pulsoterapia com metilprednisolona na fase aguda, caso a condição clínica geral do paciente não imponha uma contraindicação absoluta, seguida por corticoterapia oral por período prolongado (geralmente ≥ 6 meses). A administração de tocilizumabe possibilita redução significativa na dose de corticoide necessária para o controle da arterite de células gigantes.

Nos casos de NOIA não arterítica, há melhora da acuidade visual final nos pacientes tratados com pulsoterapia com metilprednisolona na fase aguda. Os autores que defendem a pulsoterapia argumentam que o infarto do nervo óptico difere do acidente vascular encefálico isquêmico típico porque se desenvolve no nervo óptico algo semelhante a uma "síndrome compartimental".

Esse tópico ainda é motivo de debate. Outros autores advogam o uso de eritropoetina recombinante humana na fase aguda, associada ou não à pulsoterapia. Algumas séries de casos também têm demonstrado melhora do resultado visual com a instituição de terapia trombolítica. No entanto, o tratamento na fase aguda da NOIA ainda é motivo de intenso debate.

Se o tratamento da fase aguda ainda é motivo de debate, é consensual entre os autores a necessidade imperativa de identificação, pelo geriatra, dos fatores sistêmicos que aumentam o risco de um novo episódio de NOIA. Aqui merecem menção especial o DM, o tabagismo, a HAS, a anemia, a SAHOS, a hiperlipidemia, a ateromatose dos vasos cervicais ou da crossa da aorta, as valvopatias cardíacas com risco de formação de trombos intracavitários (que tanto podem provocar NOIA como embolia da artéria central da retina) e sobretudo a hipotensão.

Cabe salientar que no Brasil a principal causa de NOIA é o uso excessivo de agentes anti-hipertensivos por pacientes que recebem dois, três ou até quatro fármacos anti-hipertensivos e que têm acentuado decréscimo noturno da pressão arterial.

É importante e fundamental verificar o perfil lipídico desses pacientes e pesquisar se há anemia ou distúrbio da coagulação ou alguma cardiopatia associada. Contudo, é preciso sobretudo garantir que não tenham hipotensão arterial. Alguns estudos relataram diminuição do risco de novos episódios de NOIA não arterítica no olho acometido ou no olho contralateral do mesmo paciente com a administração de ácido acetilsalicílico em doses diárias de 100 a 325mg, mas o real benefício desse tratamento também tem sido motivo de debate recente.

Alterações da motricidade ocular

Alterações da motricidade ocular podem ser causa de distúrbios incapacitantes em idosos e resultar de diversas condições mórbidas, mas no idoso quase sempre são decorrentes de distúrbios da *vasa nervorum*, o conjunto de vasos que irrigam os nervos, ou de traumatismos.

A disfunção de um dos nervos responsáveis pela motricidade ocular causa um quadro de estrabismo paralítico (ausência total de função do músculo inervado) ou parético (déficit parcial da função do músculo inervado). Como consequência, duas imagens do mesmo objeto são projetadas em pontos diferentes das duas retinas e o paciente experimenta a desconfortável queixa de diplopia.

É comum que, em vez de dizer que está vendo duplo, o paciente refira que "está vendo turvo". Isso porque, quando o desvio entre os dois olhos é muito pequeno, as duas imagens são projetadas em áreas distintas mas muito próximas nas duas retinas e o paciente as enxerga como se fossem uma imagem única, porém "borrada".

Em todo caso, o sintoma é muito desconfortável e pode ser acompanhado de tontura e náusea. Com frequência, o paciente tem dificuldade para ler e executar atividades cotidianas, bem como, eventualmente, dificuldade acentuada para deambular. Os pacientes com diplopia devem ser impedidos de dirigir automóveis enquanto estiverem com os sintomas.

Nas paresias dos sextos nervos (nervos abducentes, que inervam os músculos retos laterais), uni ou bilaterais, os pacientes desenvolvem esotropia (estrabismo convergente) e experimentam diplopia horizontal (uma imagem ao lado da outra, mas ambas na mesma altura), que piora ao olhar para longe. O paciente não costuma se queixar de diplopia ao olhar para perto ou durante a leitura, já que nesse caso os músculos retos laterais estariam relaxados para que os olhos convergissem para um ponto próximo.

Nas paresias do quarto nervo (nervo troclear, que inerva o músculo oblíquo superior), muito comuns após quedas ou outros traumatismos cranianos, o olho acometido terá dificuldade de infradução, principalmente na posição de adução. Como resultado, o paciente pode experimentar estrabismo vertical (em que a imagem do olho parético está localizada em um ponto mais alto que a do olho não afetado), além de poder relatar "torção" da imagem.

Das paresias do terceiro nervo craniano (nervo oculomotor) podem resultar quadros diversos conforme o acometimento mais ou menos acentuado de cada um dos músculos inervados pelo nervo oculomotor (músculos elevador da pálpebra superior, reto superior, oblíquo inferior, reto medial e esfíncter da pupila) (Figura 65.10).

Por isso, o paciente pode experimentar ptose palpebral e estrabismo horizontal, vertical ou ambos. Atenção especial deve ser dada ao exame da pupila. Como os axônios que se dirigem para o músculo esfíncter pupilar estão em posição externa no

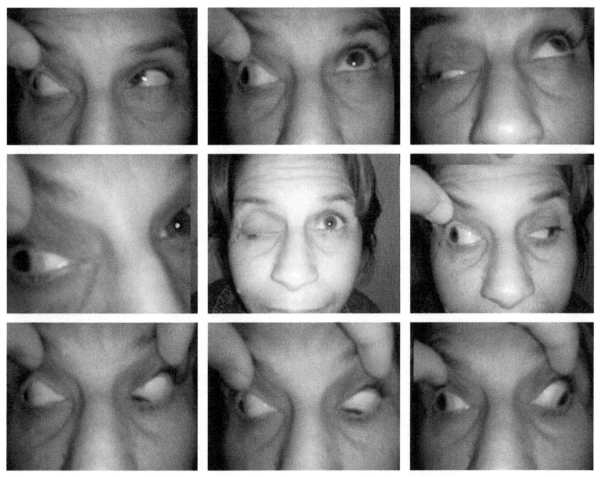

Figura 65.10 Paresia do nervo oculomotor direito. Na imagem central, evidencia-se ptose palpebral, enquanto as outras representam as diferentes posições do olhar. Notam-se estrabismo divergente e limitação na supraversão, infraversão e adução. O olho afetado se mantém em abdução devido à função do músculo reto lateral (inervado pelo nervo abducente), não contrabalançada pela função do reto medial do mesmo olho – veja encarte colorido.

nervo e são nutridos por várias arteríolas piais colaterais, a midríase paralítica indica chance maior de que a causa da paresia seja a compressão extrínseca do nervo (aneurismas, hematomas extradurais, tumores etc.), visto que nas isquemias por microangiopatia da *vasa nervorum* a função do músculo esfíncter pupilar costuma estar preservada.

Seja qual for o músculo afetado, o geriatra pode determinar se a queixa do paciente é secundária à paresia de algum músculo ocular com uma manobra simples: basta ocluir um dos olhos. Se a queixa do paciente for secundária a estrabismo parético, ela cessará tão logo se oclua qualquer um dos olhos, reaparecendo assim que o paciente for deixado novamente com os dois olhos abertos.

Se o geriatra suspeita que a queixa do paciente possa ser secundária a estrabismo, o paciente deve ser encaminhado ao oftalmologista, que facilmente identificará o músculo parético e determinará o tratamento adequado.

Alterações das pálpebras e da superfície ocular

Várias alterações das pálpebras e da superfície ocular podem afetar a vida do idoso, desde o aspecto estético até o funcional. O geriatra não precisa saber de detalhes do tratamento, mas precisa reconhecer essas alterações, assegurando que não tenham impacto negativo no bem-estar do idoso.

Dermatocalase

A pele das pálpebras é a mais fina e elástica de toda a superfície do corpo. Com o passar dos anos ocorre uma perda quantitativa e qualitativa das fibras elásticas e colágenas que compõem as pálpebras. Com isso a pele se torna flácida, caindo sobre a margem palpebral e, algumas vezes, ultrapassando-a, o que se denomina dermatocalase (Figura 65.11).

No início o incômodo é estético, porém, com a progressão, pode ocorrer uma sensação de peso e "cansaço" pelo uso excessivo da musculatura frontal com fim compensatório; por fim, a pálpebra flácida e caída pode chegar até mesmo a obstruir parte do eixo visual.

A blefaroplastia é o procedimento cirúrgico que corrige a dermatocalase, devendo o paciente ser encaminhado ao oftalmologista para avaliação.

Ptose aponeurótica ou involucional

Ptose palpebral é a queda da pálpebra, e diz-se ptótica a pálpebra superior cuja margem esteja abaixo de sua posição normal, 2mm abaixo do limbo superior, na posição primária do olhar (paciente olhando para a frente).

Dos tipos de ptose palpebral, o mais frequente no idoso é a ptose aponeurótica ou involucional, causada pela dificuldade na transmissão da força do músculo levantador da pálpebra superior para a pálpebra, decorrente de uma deiscência entre o tendão e o músculo. O aspecto estético costuma incomodar os pacientes, podendo se tornar um problema funcional caso cubra o eixo visual. O tratamento cirúrgico consiste na reinserção do tendão do músculo levantador da pálpebra superior.

Ectrópio

O ectrópio se caracteriza pela eversão da margem palpebral para longe do olho, acometendo geralmente a pálpebra inferior. A maioria dos casos observados na prática clínica é involucional, sendo causada por vários fatores associados ao envelhecimento, como flacidez horizontal da pálpebra, desinserção dos retratores da pálpebra inferior, frouxidão do tendão cantal medial e alteração do tônus do músculo orbicular.

O ectrópio promove uma exposição prolongada do bulbo ocular, causando sintomas de olho seco, lacrimejamento reflexo e alterações metaplásicas da conjuntiva exposta. O tratamento é cirúrgico e visa restabelecer o equilíbrio físico e funcional das estruturas alteradas da pálpebra.

Entrópio

Entrópio palpebral consiste na inversão da borda da pálpebra, fazendo os cílios tocarem o globo ocular. O entrópio involucional é responsável por 22% dos tipos de entrópio, ocorrendo geralmente na pálpebra inferior e sendo decorrente da flacidez dos tecidos palpebrais, havendo ainda afinamento e alongamento dos retratores e podendo ocorrer sua desinserção, além de alteração na contração dos orbiculares.

O entrópio provoca atrito dos cílios e da pele no bulbo ocular, promovendo queixas, como olho vermelho, lacrimejamento e sensação de corpo estranho. Podem ser identificadas no exame oftalmológico ceratites e mesmo ulcerações da córnea. A avaliação pelo oftalmologista é de extrema importância, e o tratamento do entrópio é primariamente cirúrgico.

Bloqueio funcional da drenagem lacrimal

O bloqueio funcional da drenagem lacrimal é decorrente da redução do tônus do músculo orbicular que, em suas funções normais, atua como bomba lacrimal. A falha nessa bomba justifica a epífora, que consiste no escorrimento das lágrimas pela face do paciente, queixa presente em 85% dos casos, sendo geralmente unilateral e progressiva, com piora dos sintomas na presença de fatores que aumentam a produção lacrimal.

A queixa de irritação ocular crônica ocorre em 80% dos portadores de bloqueio funcional. O tratamento varia de acordo com a intensidade dos sintomas e com o grau de acometimento da via lacrimal, havendo ainda chances de persistência dos sintomas, pois o tratamento é pouco efetivo. As abordagens clínicas promovem melhora transitória da epífora, enquanto os resultados do tratamento cirúrgico podem ser mais duradouros.

Blefarite e olho seco

Essas duas doenças definitivamente não são exclusivas da senilidade. De fato, são extremamente comuns na prática oftalmológica, inclusive na terceira idade. Foram colocadas juntas neste tópico por não ser infrequente sua associação, guardando frequentemente relação de causalidade.

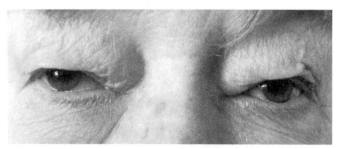

Figura 65.11 Dermatocalase. Pele palpebral flácida e excessiva que faz a pálpebra superior se projetar sobre a margem pupilar – veja encarte colorido.

Blefarite

A blefarite consiste na disfunção das glândulas de Meibômio, responsáveis por parte da produção de lipídios que irão compor a camada externa do filme lacrimal, levando ao acúmulo de crostas e material sebáceo na base dos cílios (Figura 65.12).

Essa disfunção é responsável por causar alteração do filme lacrimal, irritação ocular, inflamação clinicamente significativa e alterações da superfície ocular, incluindo o olho seco. Os pacientes com blefarite costumam se queixar de prurido, hiperemia, queimação e lacrimejamento.

O tratamento inclui a higiene palpebral, que deve ser feita com soluções oftalmológicas específicas. Em caso de dificuldade de obtenção das soluções, pode-se usar o xampu neutro infantil, 2 a 3×/dia; pode ser necessária a realização de compressas mornas, que ajudam a amolecer as crostas e as secreções, facilitando sua remoção.

A depender do tipo da blefarite e de sua gravidade, pode ser necessário o uso de antibióticos e corticoides tópicos e, algumas vezes, antibióticos sistêmicos, a critério do oftalmologista.

Olho seco

O olho seco pode ocorrer por deficiência na produção lacrimal (p. ex., na síndrome de Sjögren) ou, mais comumente, por evaporação excessiva (p. ex., na blefarite). O idoso caracteristicamente apresenta alteração na dinâmica palpebral, havendo redução progressiva da amplitude e da velocidade do piscamento espontâneo, o que aumenta a evaporação do filme lacrimal, piorando o quadro de olho seco.

Além disso, alguns idosos fazem uso de várias medicações sistêmicas, algumas das quais podem reduzir a produção lacrimal, como diuréticos, psicotrópicos, anticolinérgicos e anti-histamínicos. O paciente se queixa de ardor, hiperemia ocular, lacrimejamento reflexo e sensação de corpo estranho. O tratamento depende do tipo de deficiência do filme lacrimal e da gravidade do quadro.

A intervenção básica consiste no uso de lubrificante ocular, idealmente sem conservantes, com tempo de permanência e viscosidade apropriados ao grau de olho seco de cada paciente. Em casos mais graves, pode haver benefício com o uso de cápsulas de óleo de peixe ou de linhaça, com alto teor de ômega 3, pela via oral.

Algumas intervenções cirúrgicas podem ser indicadas em casos mais resistentes, como oclusão temporária ou permanente dos pontos lacrimais, com o objetivo de aumentar o tempo de contato do filme lacrimal com a superfície ocular.

■ MEDIDAS PREVENTIVAS EM PACIENTES SEM QUEIXAS OCULARES

A população está envelhecendo e com isso se tornam essenciais medidas preventivas para evitar a perda visual. No passado, o comprometimento visual fazia parte da realidade de muitos idosos quase que de maneira inevitável.

Atualmente, graças a tantas inovações e à possibilidade de um cuidado preventivo, é possível envelhecer com saúde visual. Investir em prevenção não deve ser encarado como um gasto, mas como um investimento que viabiliza o bem-estar pessoal, social e econômico do idoso, além de reduzir os custos para o sistema de saúde.

A previsão de gastos com deficiência visual em 2020, no mundo, é de 2,8 trilhões de dólares em custos diretos (cuidados médicos e serviços em saúde) e de 760 bilhões de dólares em custos indiretos (relacionados com menor produtividade, aposentadoria precoce e absenteísmo elevado).

Um estudo australiano comparou os custos diretos e indiretos com o custo envolvido na implantação de um programa desenvolvido para reduzir causas preveníveis de cegueira e baixa visão a partir do diagnóstico precoce. Encontrou-se um retorno do investimento de aproximadamente cinco vezes durante o primeiro ano e de mais de seis vezes quando a intervenção foi mantida durante toda a vida. A economia possibilitada por medidas preventivas é de fato mais que relevante.

Dentre as ações consideradas prioritárias para a prevenção da perda visual se incluem:

- Integração de medidas de rastreio e ações preventivas voltadas para adultos de todas as idades.
- Implementação de programas educacionais abordando potenciais causas de baixa visão.
- Investimento financeiro em intervenções terapêuticas e de prevenção que envolvam a saúde ocular e na viabilização do uso da telemedicina para ampliar a possibilidade de rastreio em áreas de difícil acesso.
- Investimento em pesquisas que avaliem a eficácia de ações preventivas voltadas para a saúde ocular.

Os esforços para viabilizar as medidas de prevenção não devem se limitar à classe médica ou aos profissionais de saúde: a iniciativa deve ser de todos, pois só assim será possível alcançar resultados mais eficientes e duradouros.

■ PREVENÇÃO QUATERNÁRIA – REABILITAÇÃO VISUAL

Quando o idoso apresenta baixa visão que não é passível de correção com óculos convencionais ou outros tratamentos, como proceder?

Diz-se que a pessoa tem visão subnormal quando a acuidade visual é inferior a 20/60 (pessoas incapazes de discriminar optotipos ou letras três vezes maiores que as de 20/20, consideradas correspondentes à visão normal) até a acuidade visual de 20/200

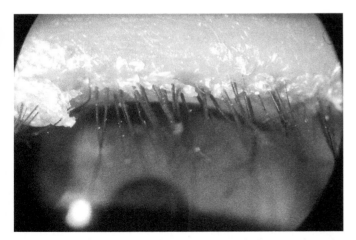

Figura 65.12 Blefarite. Acúmulo de crostas e material sebáceo na base dos cílios – veja encarte colorido.

(capazes de discriminar optotipos ou letras dez vezes maiores que as de tamanho "normal"), enquanto a cegueira corresponde à acuidade visual inferior a 20/200 até a ausência de percepção luminosa (amaurose).

A deficiência visual afeta aspectos pessoais e socioeconômicos. Muitos idosos prezam por manter o desenvolvimento de suas atividades de vida diária, suas relações sociais e, muitas vezes, o desempenho de atividades com ganhos econômicos. O impacto da baixa visão costuma ser catastrófico, acarretando mudanças radicais na rotina e organização de vida desses pacientes. Diante da cegueira ou da visão subnormal, muitos deles desenvolvem quadros depressivos com consequências à saúde física e mental.

No entanto, cabe ressaltar que os portadores de visão subnormal ainda têm alguma visão útil com potencial de melhora com recursos ópticos especiais. O idoso que apresenta esse comprometimento, independetemente da causa, deve ser submetido a procedimentos ópticos e reabilitacionais.

Os auxílios para baixa visão, que podem ser ópticos, não ópticos e/ou eletrônicos, são capazes de promover o melhor desempenho das atividades cotidianas e incluem desde auxílios para a ampliação da imagem dos objetos (vários tipos de lentes e lupas, telescópios etc.) até medidas como o controle da iluminação e recursos para melhorar a postura e o posicionamento durante a leitura e a escrita.

Em documento sobre os Direitos da Pessoa com Deficiência, a Organização das Nações Unidas (2011) definiu reabilitação como "um conjunto de medidas que ajudam pessoas com deficiência ou prestes a adquirir deficiências a terem e manterem uma funcionalidade ideal na interação com seu ambiente". Para esse fim, é necessária a contribuição de uma equipe multidisciplinar.

O geriatra deve coordenar todos os cuidados necessários a garantir o estado de saúde plena para o idoso, e parte fundamental desses cuidados consiste em garantir adequada saúde visual.

"O bom geriatra previne a cegueira e garante a saúde visual de seus pacientes."

Bibliografia

Ávila M, Lavinsky J, Moreira Júnior CA. Retina e vítreo. 3. ed. Rio de Janeiro: Cultura Médica - Guanabara Koogan, 2013. il. (Oftalmologia brasileira/CBO).

International Federation on Aging. The high cost of low vision; the evidence on ageing and the loss of sight. International Federationon Aging. Global Connections, 2013.

Kara-José N, Almeida GV.Senilidade ocular. São Paulo: Roca, 2001. (Conselho Brasileiro de Oftalmologia – CBO).

Modi P, Arsiwalla T. Hypertensive retinopathy. [Updated 2019 Jan 23]. In: StatPearls [Internet]. Treasure Island (FL): Stat Pearls Publishing, 2019 Jan.

Schor P, Uras R, Maria Aparecida, Haddad O. Óptica. Refração e visão subnormal. 3. ed. Rio de Janeiro: Cultura Médica - Guanabara Koogan, 2013. il. (Oftalmologia brasileira/CBO)

Vital Filho J, Cruz AAV, Schellini SA, Figueiredo ARP, Matayoshi S, Herzog Neto G. Órbita, sistema lacrimal e oculoplástica. 3. ed. Rio de Janeiro: Cultura Médica - Guanabara Koogan, 2013. il. (Oftalmologia brasileira/CBO).

World Health Organization. Prevention of blindness from diabetes mellitus: report of a WHO consultation in Geneva, Switzerland, 2005.

World Health Organization. Prevention of cardiovascular disease: guidelines for assessment and management of total cardiovascular risk. Geneva, Switzerland, 2007.

Cuidados Paliativos: Conceitos, Fundamentos e Princípios

Alicia Rafaela Martinez Accioly
Maria Magalhães Vasconcelos Guedes

CAPÍTULO 66

Eu serei uma janela na sua casa.
(David Tasma – primeiro paciente em cuidados paliativos assistido por Cicely Saunders)

■ INTRODUÇÃO

Os cuidados paliativos constituem uma área relativamente recente e em desenvolvimento da medicina, sendo dotada de mitos e preconceitos, inclusive entre os profissionais que atuam na área da saúde. O termo *paliativo* se origina do latim *pallium* (manto ou capote, utensílio usado por viajantes na Idade Média para se proteger das intempéries da viagem). No século V já era usado o termo *hospice*, significando abrigo para acolher e cuidar de viajantes e posteriormente, no período medieval, doentes peregrinos.

Com o passar dos anos a prática de cuidar de pessoas com doenças graves, principalmente os pobres, foi ampliada por instituições de caridade de origem religiosa, com destaque para o *Our Lady's Hospice of Dying*, em 1879 na Irlanda, e o *St. Joseph's Hospice*, em 1905 na cidade de Londres.

Somente em 1967 o conceito tomou forma com o surgimento do Movimento Hospice Moderno, criado pela enfermeira, assistente social e médica, a inglesa Cicely Saunders. Nesse ano, ela fundou o St. Christopher's Hospice com o intuito de cuidar dos pacientes com doenças graves em estágio avançado e desenvolver ensino e pesquisa. Durante anos, Cicely Saunders recebeu profissionais de diversos países e disseminou o conhecimento dos cuidados paliativos para outros continentes, tornando-se a principal responsável pela expansão dos princípios de cuidados paliativos.

A evolução tecnológica na medicina possibilita que diagnósticos precoces e novas terapias sejam cada vez mais oferecidos aos pacientes. Consequentemente, os indivíduos vivem mais tempo mesmo quando são portadores de doenças crônicas e incuráveis. A mortalidade relacionada com as doenças crônico-degenerativas caiu expressivamente, desacelerando a evolução natural até a morte, cada vez mais tardia. Esse processo de cronificação fez surgir um novo cenário em que muitas pessoas convivem com uma doença que evolui progressivamente, mas cujos cursos podem variar amplamente de dias a anos. É preciso conhecer o doente e sua doença no que se refere aos mecanismos fisiopatológicos, tratamentos e estágios clínicos para saber identificar, de maneira responsável e precisa, o momento em que os tratamentos modificadores de doença se tornam fúteis e podem causar mais malefícios que benefícios.

A experiência médica ao longo do tempo mostra que tratar somente a doença, sem um olhar atento ao indivíduo com suas necessidades próprias, muitas vezes não se traduz no bem-estar do doente, prolongando o tempo de vida em sofrimento e podendo até acelerar o processo de morte. Além disso, é importante destacar que o diagnóstico correto e no tempo oportuno de uma doença em fase avançada, ou seja, quando há progressão a despeito do tratamento adequado, independe de dados rígidos, como idade e tipo da doença.

No idoso o desafio é ainda maior, uma vez que muitos são portadores de múltiplas doenças crônicas coexistentes de curso independente, mas progressivo. É importante saber identificar a condição clínica que torna o idoso um paciente com indicação de cuidados paliativos, além de evitar preconceitos relacionados exclusivamente com a idade que possam motivar a suspensão de terapias eficazes para doenças com possível controle de seu curso.

DEFINIÇÃO E PRINCÍPIOS

Recentemente, em 2017, a Organização Mundial da Saúde (OMS) revisou a definição de cuidados paliativos, que consiste em:

> Assistência promovida por uma equipe multidisciplinar, que objetiva a melhoria da qualidade de vida do paciente e de seus familiares, diante de uma doença ou agravo que ameace a continuidade da vida, por meio da prevenção e do alívio do sofrimento, da identificação precoce, avaliação impecável e tratamento da dor e demais sintomas físicos, sociais, psicológicos e espirituais desde o diagnóstico da doença ao final da vida e estendendo-se ao período de luto.

O que chama atenção nessa definição é a abordagem direcionada à qualidade de vida do doente e de seus familiares, diferentemente da prática tradicional de focar o tratamento na doença em si, além da atenção aos sintomas físicos e não físicos, entendendo o indivíduo como um ser único com necessidades próprias decorrentes de sua história de vida. Essa nova visão, centrada no ser humano inserido em seu contexto de vida, com destaque ao respeito às suas escolhas e vontades, não exclui o tratamento voltado para a doença, o qual tem seu espaço já estabelecido. Por outro lado, amplia a terapêutica, na medida em que torna tão importante quanto tratar a enfermidade em si promover o alívio do sofrimento mediante o manejo imperativo dos sintomas apresentados pelo indivíduo.

Com relação aos sintomas físicos, a OMS enfatiza a dor como o sintoma mais encontrado na prática clínica e muitas vezes desprezado e subtratado pelos profissionais de saúde. A definição aborda ainda os sintomas de natureza psicossocial e espiritual, não menos importantes, e que contribuem para a percepção do "sintoma total". Essa expressão foi cunhada por Cicely Saunders, que a utilizou pela primeira vez para se referir à "dor total" quando identificava um paciente com uma dor de difícil controle apesar do uso de medicações apropriadas. No entanto, quando ele era tratado com abordagem multidisciplinar, com atenção às suas angústias psicossociais e espirituais, obtinha-se o controle adequado de sua dor.

Outro ponto a destacar na definição se refere à abordagem já a partir do diagnóstico inicial. A necessidade de uma proposta paliativa na presença de doenças incuráveis desde o diagnóstico precoce não significa que todos os pacientes precisem receber assistência especializada em cuidados paliativos desde o início, mas que todos os profissionais de saúde, independentemente da especialidade e do nível de complexidade em que trabalham, são responsáveis pelo diagnóstico, pela comunicação da má notícia, pelo tratamento da doença de base e pelo acompanhamento do paciente, necessitando, portanto, conhecer e atuar em conformidade com os princípios dos cuidados paliativos. Conforme a doença progride e aumenta a complexidade do manejo, a abordagem especializada se impõe.

Os princípios dos cuidados paliativos definidos pela OMS são mostrados no Quadro 66.1.

QUANDO E COMO INDICAR CUIDADOS PALIATIVOS

Segundo a definição da OMS, deve-se sempre pensar em cuidados paliativos naqueles casos de portadores de *doenças que ameaçam a continuidade da vida*. Convém pensar na abordagem paliativa diante de uma paciente com câncer de mama com metástase cerebral, em pleno curso de deterioração clínica e dor excruciante, refratária a todos os tratamentos oncológicos disponíveis. Contudo, o início do manejo paliativo somente nesse momento é perda de tempo e de oportunidades preciosas para amenizar o sofrimento, ajudar no processo de morte e discutir com a paciente e sua família como, onde e na companhia de quem ela gostaria de vivenciar esse pouco tempo de vida que lhe resta, estando em plena consciência da inevitabilidade de sua morte. A paliação não se restringe apenas aos pacientes oncológicos nem à fase terminal de vida, como era encarado pela prática médica tradicional (Figura 66.1).

Apesar da visão moderna de que os cuidados paliativos devem estar presentes desde o diagnóstico da doença, certamente sua contribuição aumenta à medida que as terapias modificadoras de doença vão se esgotando. Desse modo, conforme demonstrado na Figura 66.2, as duas abordagens, curativa e paliativa, devem caminhar juntas desde o início, porém com pesos proporcionais a depender do estágio em que se encontra o paciente, sempre com vistas à melhoria da qualidade de vida.

Cabe enfatizar isso porque é senso comum na prática clínica, tanto por parte dos profissionais de saúde como do paciente e da família, a associação equivocada dos cuidados paliativos à assistência ao doente apenas nas últimas horas de vida ou quando já "não há nada a fazer para controlar a doença". É preciso abolir urgentemente essa ideia errônea. A abordagem integral do ser humano, multidimensional e multidisciplinar, deve continuamente

Quadro 66.1 Princípios dos cuidados paliativos segundo a Organização Mundial da Saúde

1. Promover o alívio da dor e de outros sintomas
2. Reafirmar a vida e aceitar a morte como um processo natural
3. Não antecipar e não postergar a morte
4. Integrar os aspectos psicossociais e espirituais ao cuidado
5. Ofertar um sistema de suporte que possibilite ao indivíduo viver tão ativamente quanto possível até a morte
6. Oferecer um sistema de suporte que ampare a família e os entes queridos durante todo o processo da doença, inclusive no luto
7. Realizar abordagem de equipe multiprofissional para focar nas necessidades dos pacientes e de seus familiares
8. Melhorar a qualidade de vida e influenciar positivamente o curso da doença
9. Iniciar o mais precocemente possível, junto a outras medidas de prolongamento de vida – como a quimioterapia e a radioterapia – e incluir todas as investigações necessárias para melhor compreensão e manejo dos sintomas

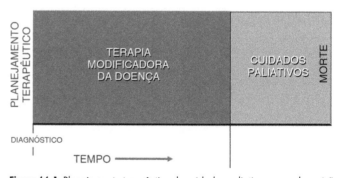

Figura 66.1 Planejamento terapêutico de cuidados paliativos segundo a visão inicial.

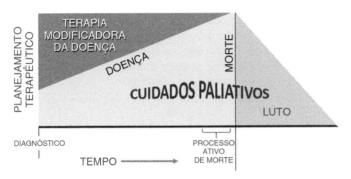

Figura 66.2 Planejamento terapêutico de cuidados paliativos segundo a visão moderna. (Modificada de Lynn J, Adamson DM. Living well at the end of life: adapting health care to serious chronic illness in old age. Arlington: Rand Health, 2003.)

unir esforços para aliviar o sofrimento do doente em qualquer fase de sua doença. Sempre há o que fazer, e todas as práticas clínicas devem se submeter ao racional do risco de piora dos sintomas *versus* o benefício de melhorar a qualidade mesmo que nos últimos momentos da vida.

À exceção das causas de morte súbita (geralmente decorrentes de traumatismos, infecções graves, arritmias ou infarto agudo do miocárdio), três trajetórias de fim de vida para as pessoas que convivem com doenças crônicas foram descritas por Lynn e Adamson em 2003. Como pode ser visto na Figura 66.3, um grupo de doentes apresenta uma progressão de doença constante e com uma fase terminal bem definida e relativamente rápida (Figura 66.3A), como os pacientes com câncer. Outro grupo apresenta uma trajetória com declínio mais lento, porém entremeado de episódios de deteriorações agudas da doença (Figura 66.3B), os quais podem levar ou a uma morte mais abrupta ou a uma recuperação, porém sempre em um nível inferior. Esse grupo é representado pelos portadores de doenças crônicas, como insuficiência cardíaca, doença pulmonar obstrutiva crônica (DPOC) e cirrose hepática. Por último, há aqueles pacientes cujas trajetórias de doença apresentam um declínio progressivo e lento até o óbito (Figura 66.3C), exemplificado pelos idosos com demências ou síndrome de fragilidade.

Obviamente, as mudanças nos tratamentos decorrentes das descobertas científicas vêm alterando essa classificação. Por exemplo, alguns tipos de câncer têm sido diagnosticados precocemente e novas terapias possibilitam um controle tão eficaz que o paciente se mostra oligossintomático durante muito tempo, muitas vezes podendo a morte ser desencadeada por outros processos não relacionados com o câncer. Em passado recente, os pacientes diagnosticados como portadores do vírus da imunodeficiência humana estariam fadados a um declínio rápido e inexorável (morte aguda). Com o advento da terapia antirretroviral os pacientes em tratamento regular atingem expectativa de vida semelhante à de outras pessoas que não são portadoras do vírus. Portanto, essa classificação pode ajudar os profissionais de saúde a preverem a trajetória da doença e a contribuírem para o planejamento terapêutico, mas deve ser usada de maneira individualizada e dinâmica, conforme novas descobertas vão surgindo.

■ AVALIAÇÃO DO DECLÍNIO FUNCIONAL

Com o objetivo de situar em que momento da doença o paciente se encontra são utilizados os já conhecidos escores de avaliação

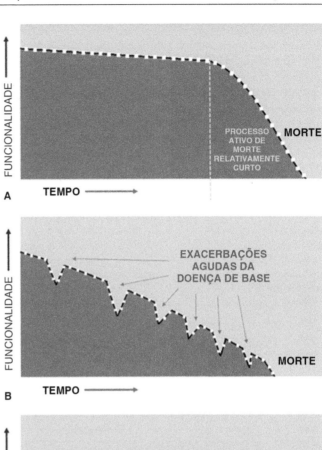

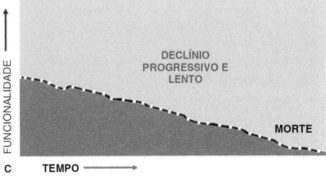

Figura 66.3 Curvas de trajetórias de funcionalidade de acordo com os tipos de doenças crônicas. (Modificada de Lynn J, Adamson DM. Living well at the end of life: adapting health care to serious chronic illness in old age. Arlington: Rand Health, 2003.)

da capacidade funcional a fim de identificar o nível de comprometimento nas atividades básicas (ABVD) e instrumentais (AIVD) de vida diária. No entanto, é preciso ter em mente que o prejuízo funcional do paciente pode ser causado por sintomas não controlados, como uma dor limitante, e não pela extensão da doença em si, podendo levar a erros na definição do prognóstico. É importante que os profissionais da saúde mantenham um olhar crítico para a aplicação dessas escalas, sabendo individualizar sua interpretação.

Na prática geriátrica, é possível encontrar uma grande variedade de situações clínicas. Há os idosos com pouca ou nenhuma doença, ativos e com funcionalidade preservada, e nessas situações a máxima é preservar e retardar tanto quanto possível esse declínio funcional. Existem aqueles com doenças controladas, mas que necessitam de maiores cuidados, apresentando prejuízos de algumas AIVD, mas preservação das ABVD. Por último, o que também é muito comum, há os idosos com doenças importantes, muitas vezes simultâneas, em pleno curso declinante, com incapacidades progressivas e graves. Observa-se, entretanto, que a idade por si só tem pouca influência e que o principal é uma abordagem integral que considere vários fatores da anamnese, exame clínico, avaliação da funcionalidade e grau de dependência e fase da doença, sempre buscando metas realistas à condição individual de cada paciente.

A escala de *performance status* de Karnofsky (KPS), desenvolvida em 1940 para os pacientes oncológicos, torna possível correlacionar o nível de funcionalidade ao prognóstico do paciente (Quadro 66.2). Diretrizes médicas para determinação de prognóstico em pacientes não oncológicos, publicadas em 1996 pela American National Hospice Organization, sugeriam que os pacientes com KPS de 50% ou menos e com comprometimento de pelo menos três das ABVD apresentavam grande chance de morrer dentro dos próximos 6 meses. Também em 1996 foi desenvolvido, a partir da KPS, um instrumento de avaliação adaptado para os cuidados paliativos: *Palliative Performance Scale* (PPS). Essa escala é composta de 11 níveis que se diferenciam por valores de 10, decrescendo de 100 a 0, e avalia o doente a partir de cinco critérios: deambulação, atividade e evidência da doença, autocuidado, ingesta e nível de consciência (Quadro 66.3). Alguns serviços de cuidados paliativos têm usado o PPS de modo longitudinal, construindo gráficos sobre o paciente ao longo do tempo e ajudando a compreender a trajetória da doença e o planejamento de cuidados.

■ CRITÉRIOS DE ELEGIBILIDADE PARA CUIDADOS PALIATIVOS

Embora a paliação esteja mais bem consolidada no ambiente oncológico, qualquer doença incurável, degenerativa, ou que apresente um curso mais ou menos longo, de declínio progressivo e incapacitante, é área de atuação paliativa. Isso inclui doenças cardíacas, renais, pulmonares, endócrinas e infecciosas, entre tantos outros exemplos. Além disso, é sabido que doenças incompatíveis com a continuidade da vida estão presentes em todas as faixas etárias, fazendo parte também do cotidiano da neonatologia e da pediatria.

A geriatria, por sua vez, representa um campo farto de aplicação dos cuidados paliativos. Com o avançar da idade várias morbidades vão se acumulando e se somam às alterações orgânicas próprias do envelhecimento, ao uso de polifarmácia e às consequentes interações medicamentosas, tornando os idosos mais vulneráveis e frágeis com progressiva perda da funcionalidade e da qualidade de vida. Nesse contexto, ressaltam-se os *3Fs* da geriatria: fragilidade, declínio funcional e falência orgânica, que são o tripé para definição da terapia paliativa nos idosos. Cabe lembrar que a fragilidade representa uma síndrome com critérios bem definidos, caracterizada pela presença de perda de peso não intencional, força de preensão palmar reduzida, diminuição da

Quadro 66.2 Escala de *performance status* de Karnofsky

%	
100%	Sem sinais ou queixas; sem evidência de doença
90%	Mínimos sinais e sintomas; capaz de levar vida normal
80%	Sinais e sintomas menores; realiza atividades laborais com esforço
70%	Cuida de si, mas não é capaz de trabalhar
60%	Necessita de assistência ocasional, mas consegue executar a maioria de suas atividades habituais
50%	Necessita assistência considerável e cuidados médicos frequentes
40%	Incapaz; exige cuidados especiais e assistência frequente
30%	Muito incapaz; indicada hospitalização apesar de a morte não ser iminente
20%	Muito debilitado; necessita de tratamento de suporte ativo
10%	Moribundo; morte iminente

Fonte: adaptado de Karnofsky DA, Burchenal JH, 1949.

Quadro 66.3 *Palliative Performance Scale*

%	Deambulação	Atividade e evidência de doença	Autocuidado	Ingesta	Nível de consciência
100	Completa	Atividade normal e de trabalho; sem evidência de doença	Completo	Normal	Completo
90	Completa	Atividade normal e de trabalho; com alguma evidência de doença	Completo	Normal	Completo
80	Completa	Atividade normal com esforço; alguma evidência de doença	Completo	Normal ou reduzida	Completo
70	Completa	Incapaz para o trabalho; doença significativa	Completo	Normal ou reduzida	Completo
60	Reduzida	Incapaz para *hobbies*/trabalho doméstico; doença significativa	Assistência ocasional	Normal ou reduzida	Completa ou períodos de confusão
50	Reduzida	Incapaz para qualquer trabalho; doença extensa	Assistência considerável	Normal ou reduzida	Completa ou períodos de confusão
40	Maior parte do tempo sentado ou deitado	Incapaz para a maioria das atividades; doença extensa	Assistência considerável	Normal ou reduzida	Completa ou sonolência. Com ou sem confusão
30	Maior parte do tempo acamado	Incapaz para a maioria das atividades; doença extensa	Dependência quase completa	Normal ou reduzida	Completa ou sonolência. Com ou sem confusão
20	Totalmente acamado	Incapaz para qualquer atividade; doença extensa	Dependência completa	Mínima a pequenos goles	Completa ou sonolência. Com ou sem confusão
10	Totalmente acamado	Incapaz para qualquer atividade; doença extensa	Dependência completa	Cuidados com a boca	Sonolência ou coma. Com ou sem confusão
0	Morte	–	–	–	–

Fonte: Victoria Hospice Society. J Pall Care 9(4). Tradução oficial: http://victoriahospice.org/sites/default/files/pps_portuguese_0.pdf.

velocidade de marcha, redução da atividade física e queixas de exaustão física.

No ambiente dos cuidados paliativos vem sendo difundida a seguinte questão-surpresa: Você se surpreenderia se esse paciente morresse nos próximos 12 meses? Apesar da praticidade para ser instituída de modo que os profissionais de saúde comecem a pensar em terapia paliativa para seus pacientes, até o momento a acurácia da pergunta como ferramenta preditiva para morte ainda é controversa, sendo sugerida sua associação a outras ferramentas de prognóstico, como o PPS e as escalas de funcionalidade.

Dentre as ABVD, a incontinência urinária e fecal, a incapacidade para se alimentar sem auxílio e a imobilização permanente em leito ou poltrona compreendem as indicações de cuidados paliativos. O Quadro 66.4 contém os principais critérios de elegibilidade de cuidados paliativos de acordo com as doenças mais comumente encontradas na prática clínica.

AVALIAÇÃO DOS SINTOMAS E ABORDAGEM AO PACIENTE EM CUIDADOS PALIATIVOS

A busca pelos sintomas deve ser prioridade no cenário dos cuidados paliativos, devendo ser realizada rotineiramente e de maneira ativa, uma vez que muitos pacientes não verbalizam seus sofrimentos ou não conseguem se comunicar. Qualquer sintoma apresentado pelo doente deve ser acolhido e valorizado. Após diagnóstico e avaliação, convém tratar com urgência e por meio de medidas farmacológicas, não farmacológicas e abordagem multidisciplinar em concordância com o princípio da "dor total", conforme esquematizado na Figura 66.4. Após a instituição do tratamento inicial, deve-se monitorar continuamente e sempre reavaliar o paciente, propondo novas abordagens de maneira individualizada.

Vários instrumentos auxiliam a avaliação da dor, como a escala visual analógica (EVA), que gradua numericamente a dor do paciente, e a escala de faces (Figura 66.5). A escolha da escala a ser utilizada irá depender do grau de instrução e entendimento do doente, devendo o método ser explicado e ensinado previamente à aplicação. A escala proposta deve ser a mesma utilizada nas reavaliações posteriores.

Outro questionário muito utilizado em cuidados paliativos e que engloba vários sintomas, além da dor, consiste na escala de avaliação de sintomas de Edmonton (ESAS - Canadá, 2006), que apresenta nove itens, cada qual com escore de pontuação que varia de zero a 10. A pontuação deve ser dada de acordo com a intensidade do sintoma, definida pelo próprio paciente ou, caso não consiga se comunicar, pelo cuidador (Quadro 66.5).

Questões específicas, como uso de antibióticos, quimioterapia e radioterapia, sondas de alimentação e medidas invasivas, como intubação orotraqueal, procedimentos cirúrgicos, reanimação cardiopulmonar e internação em unidades de terapia intensiva, devem ser individualizadas. Uma maneira de facilitar essa definição é questionar: o paciente está desconfortável com o sinal e/ou sintoma apresentado? O desconforto será amenizado com essa medida? Existem meios alternativos para aliviar o sofrimento com menos efeitos adversos?

Um paciente com doença avançada e em fase terminal comumente apresenta hiporexia, e tentar obrigá-lo a se alimentar, seja por via oral, seja por sondas, pode causar mais mal-estar e complicações, além de não acrescentar benefícios ao controle da doença. Já em outro paciente com DPOC em estágio final, com infecção pulmonar refratária, a manutenção do antibiótico pode significar controle da produção de secreção do trato respiratório e menos desconforto respiratório. A morfina, comumente usada para alívio da dor e da dispneia, pode ser administrada por via subcutânea, evitando a necessidade de punções venosas profundas dolorosas ou intubações orotraqueais e possibilitando ainda o tratamento domiciliar. O racional dos cuidados paliativos é sempre pesar em esfera individual os benefícios e os malefícios antes que qualquer medida seja implementada ou refutada. Convém pensar na proporcionalidade de cada medida a fim de estabelecer a terapêutica mais adequada.

Quadro 66.4 Critérios de elegibilidade de cuidados paliativos de acordo com as doenças

Câncer	Qualquer paciente com câncer metastático ou inoperável
Doenças cardíacas	Sintomas de insuficiência cardíaca com terapia otimizada Fração de ejeção < 20% Nova disritmia IAM, síncope ou AVE Idas frequentes a urgências por causa dos sintomas
Doenças pulmonares	Dispneia em repouso com terapia otimizada Sinais e sintomas de insuficiência cardíaca direita Saturação periférica de oxigênio < 88% Pressão parcial de gás carbônico > 50mmHg Perda de peso não intencional
Demência	Incapacidade de deambular Incontinência Menos de seis palavras inteligíveis Albumina < 2,5g/dL Idas frequentes a urgências por causa dos sintomas
Síndrome de fragilidade	Idas frequentes a urgências por causa dos sintomas Albumina < 2,5g/dL Perda de peso não intencional Úlceras de decúbito Restrição ao leito e/ou ao domicílio
Doenças hepáticas	Tempo de protrombina > 5 segundos Albumina < 2,5g/dL Ascite refratária ao tratamento otimizado Peritonite bacteriana espontânea Icterícia Desnutrição ou perda de massa muscular
Doenças renais	Não candidato à diálise Depuração de creatinina < 15mL/min Creatinina sérica > 6,0mg/dL
AVE	PPS ≤ 40% Paciente permanece principalmente no leito Incapacidade de trabalhar Incapacidade de autocuidado Ingesta alimentar e hídrica diminuída Sonolência e confusão mental Perda de peso significativa Albumina sérica < 2,5g/dL Aspiração pulmonar, sem resposta efetiva da fonoaudiologia
Paciente em UTI	Paciente proveniente de ILP com condições crônicas limitantes Duas ou mais admissões em UTI na mesma internação Tempo prolongado de ventilação mecânica ou falha no desmame Falência de múltiplos órgãos Paciente candidato à retirada de suporte ventilatório com possibilidade de óbito Câncer metastático Sofrimento familiar que comprometa a tomada de decisões

AVE: acidente vascular encefálico; IAM: infarto agudo do miocárdio; ILP: instituição de longa permanência; UTI: unidade de terapia intensiva.

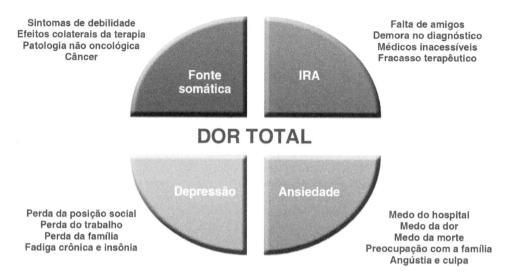

Figura 66.4 Esquema do princípio de "Dor Total". (Adaptada de Twycross R. Medicina paliativa: filosofia y consideraciones éticas. Acta Bioethica 2000; 6[1]: 27-46.)

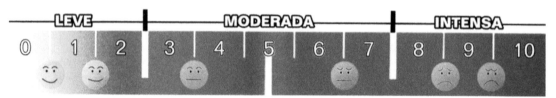

Figura 66.5 Escala visual analógica, incluindo a escala de faces para avaliação de intensidade de dor – veja encarte colorido. (Adaptada de Ministério da Saúde. Instituto Nacional de Câncer. Cuidados Paliativos Oncológicos: controle da dor. Rio de Janeiro: INCA, 2001.)

Quadro 66.5 Escala de avaliação de sintomas de Edmonton											
Sem dor	0	1	2	3	4	5	6	7	8	9	10	Pior dor possível
Sem cansaço	0	1	2	3	4	5	6	7	8	9	10	Pior cansaço possível
Sem náusea	0	1	2	3	4	5	6	7	8	9	10	Pior náusea possível
Sem depressão	0	1	2	3	4	5	6	7	8	9	10	Pior depressão possível
Sem ansiedade	0	1	2	3	4	5	6	7	8	9	10	Pior ansiedade possível
Sem sonolência	0	1	2	3	4	5	6	7	8	9	10	Pior sonolência possível
Muito bom apetite	0	1	2	3	4	5	6	7	8	9	10	Pior apetite possível
Sem falta de ar	0	1	2	3	4	5	6	7	8	9	10	Pior falta de ar possível
Melhor sensação de bem-estar	0	1	2	3	4	5	6	7	8	9	10	Pior sensação de bem-estar possível

Fonte: Regional Palliative Care Program, Capital Health, Edmonton, Alberta, 2003. Traduzido e adaptado para o português por Neto IG, 2006.

Durante todo o processo, é imprescindível uma boa comunicação entre a equipe, o paciente e a família. Ao receber o diagnóstico, se o paciente assim desejar, deve-se respeitar sua autonomia e a verdade deve ser dita de modo compreensível, empático e integral, mesmo que sejam necessários vários encontros para os devidos esclarecimentos. Todo o suporte espiritual e psicológico deve ser ofertado ao doente e a seus familiares.

O prognóstico deve ser explicado para que haja a oportunidade de redimensionar metas de vida e resolver pendências pessoais. Os diversos tratamentos necessários devem ser explicados, planejados e submetidos conforme a aceitação por parte do paciente, rediscutindo cada etapa de acordo com o surgimento de novas intercorrências. Se surgir qualquer sintoma novo, deve ser sempre tratado de maneira multidisciplinar e urgente e reavaliado, acessando sua eficácia e a necessidade de novas abordagens. Novos sintomas devem ser prevenidos ao máximo.

Por fim, quando as propostas de terapias modificadoras de doença forem reduzidas, devem ser antecipadas as discussões sobre o fim de vida, enquanto o paciente se mantém autônomo, consciente e capaz de planejar seu próprio processo de morte. Decisões como morrer no próprio lar ou na enfermaria com seus entes queridos e não ser intubado ou reanimado podem ser compartilhadas com a família e toda a equipe de modo a garantir o respeito à autonomia do paciente. Após a morte, os familiares devem continuar sendo assistidos pela equipe, ajudando na elaboração do luto e diminuindo os riscos de traumas e culpas infundadas.

CONSIDERAÇÕES FINAIS

Os profissionais da saúde precisam desenvolver a habilidade de reconhecer cada etapa da trajetória da doença e conhecer seu paciente, sua individualidade e necessidades próprias, a fim de conseguir administrar os cuidados paliativos de maneira adequada. É essencial também o seguimento do paciente e de sua família durante todo o percurso, assistindo-os antes, durante e após a morte.

Bibliografia

Burlá C, Azevedo D L. Paliação: cuidados ao fim da vida. In: Freitas VF, Py L. Tratado de geriatria e gerontologia. 3. ed. Rio de Janeiro: Guanabara Koogan, 2016:1722-44.

Carvalho RT, Parsons HA (orgs.). Academia Nacional de Cuidados Paliativos. Manual de cuidados paliativos. 2. ed. Rio de Janeiro: Diagraphic, 2012:14-57.

Cicely Saunders International. Dame Cicely Saunders Biography. 2019. Disponível em: https://cicelysaundersinternational.org/dame-cicely-saunders/dame-cicely. Acesso em: 18/06/2019.

Fallon M, Cherny NI, Hanks G. The problem of suffering and the principles of assessment in palliative medicine. In: Hanks G, Cherny NI, Christakis N, Fallon M, Kaasa S, Portenoy R. Oxford textbook of palliative medicine. 5 ed. Oxford University Press, 2015.

Lynn J, Adamson DM. Living well at the end of life: adapting health care to serious chronic illness in old age. Arlington: Rand Health, 2003.

Oliveira RA (coord.). Cuidado paliativo. Conselho Regional de Medicina do Estado de São Paulo. São Paulo, 2008.

The World Health Organization. Definition of Palliative Care. 2017. Disponível em: https://www.who.int/cancer/palliative/definition/en. Acesso em: 18/06/2019.

Twycross R. Introducing palliative care. 4. ed. United Kingdom: Radcliffe Medical Press, 2003.

Twycross R. Medicina paliativa: filosofía y consideraciones éticas. Acta Bioethica 2000; 6(1):27-46.

White N, Kupelo N, Vickerstaff V, Stone Patrick. How accurate is the 'Surprise Question' at identifying patients at the end of life? A systematic review and meta-analysis. Marie Curie Palliative Care Research Department, Division of Psychiatry, University College London. London, 2017.

Comunicando Más Notícias

Christyanne Maria Rodrigues Barreto de Assis

CAPÍTULO 67

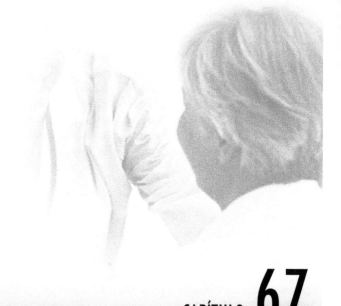

A comunicação é parte do tratamento do paciente, e, muitas vezes, ficar conversando com ele é o próprio remédio.
(Rebecca Bebb)

■ INTRODUÇÃO

A despeito do avanço da tecnologia, a comunicação se mantém como atividade humana básica, constituindo-se em uma ferramenta primária e necessária à vida. Através da comunicação se legitimam as relações sociais. Inerente à prática do profissional da saúde que tem como base de seu trabalho as relações humanas, independentemente de sua área de formação, uma boa comunicação é indispensável à troca de informações.

Etimologicamente, a palavra *comunicar* tem origem no latim *communicare*, que significa tornar comum. O ato de se comunicar tem como base a troca e a compreensão de informações entre duas ou mais pessoas, proporcionando a interação entre elas e determinando comportamentos e atitudes mediante o compartilhamento de ideias, pensamentos e propósitos. A comunicação é considerada um processo complexo que envolve compreensão, percepção, expectativas, grau de suspeição para a notícia a ser recebida, experiências, crenças, valores e sentimentos.

No processo de comunicação são utilizados dois tipos de linguagem: a verbal e a não verbal. A comunicação verbal se dá mediante a utilização de palavras no intuito de repassar uma mensagem, expressar um pensamento e validar alguma informação. Já o componente não verbal qualifica a dimensão verbal, possibilitando a percepção do significado das palavras e dos sentimentos implícitos na informação. Revela-se pela movimentação corporal, através de gestos e da externalização de sentimentos que acompanham o discurso, compreendendo todas as demais formas de emissão de mensagem que não a palavra, como o olhar, as expressões faciais, as posturas corporais, a distância mantida entre duas pessoas e o tom de voz. É principalmente através dos sinais não verbais emitidos pelos profissionais que o paciente permitirá o desenvolvimento do vínculo e da confiança necessários a uma relação terapêutica efetiva. E, pelo fato de inserirem emoção à fala, esses sinais são mais dificilmente controlados durante o processo de comunicação, necessitando de atenção e concentração, visto que podem servir para complementar, substituir ou contradizer a linguagem verbal.

Assim como nas demais relações interpessoais, a comunicação entre os profissionais da saúde, seus pacientes e familiares também se faz através da interação do verbal e do não verbal com o intuito de informar apropriadamente, assegurar a compreensão e atentar para a reação afetiva envolvida durante o diálogo. Embora possa parecer tarefa simples, a comunicação entre as equipes de saúde e os pacientes muitas vezes ocorre de maneira insatisfatória. Torna-se ainda mais difícil quando se deve comunicar más notícias, uma vez que geram perturbação e impacto psicológico em ambos os lados – emissor e receptor da mensagem.

Má notícia compreende toda informação que altera drástica e negativamente a vida da pessoa e sua perspectiva de futuro. Assim, é definida a partir do ponto de vista do paciente, sendo única, individual e influenciada pelo contexto, bem como pela distância entre as expectativas do doente e a realidade médica – quanto maior a realidade médica, piores as expectativas do doente. Embora muito relacionada com a transmissão de diagnósticos oncológicos ou de prognósticos reservados, pode se tratar também de outras notícias, desde que impacte negativamente a vida do doente, como uma cardiopatia em um atleta, uma malformação fetal ou a necessidade de um tratamento ou procedimento em um momento inoportuno.

Antigamente, acreditava-se que deveriam ser mantidas ocultas as informações que pudessem gerar angústia e desesperança entre os pacientes, como ditavam os tradicionais Códigos de Ética Médica do século XIX. Contudo, desde meados do século XX a comunicação médica tem mudado com a exposição mais ampla e clara de diagnósticos e prognósticos. Um estudo da Organização Mundial da Saúde (OMS) (Premi, 1993) revelou que os médicos assumiam três tendências com relação a quanto informar os pacientes, estando suas posturas relacionadas com o pensamento de determinada época. Havia os que defendiam que a informação deveria ser dada integralmente, independentemente das repercussões nos pacientes. Outros acreditavam que o doente não deveria ser informado de sua condição, devendo o profissional lançar mão de mentiras, se necessário, com o objetivo de garantir maior aderência terapêutica. Por fim, havia os que recomendavam considerar o impacto psicológico da notícia para o paciente sem, contudo, esclarecer como deveria ser dada a notícia. Essa pesquisa mostrou que a preocupação maior dos profissionais estava centrada na necessidade (ou não) de informar ao doente o quanto ele deve saber.

No entanto, atualmente o modelo de comunicação compartilhado tem ganhado espaço e, dessa maneira, busca-se uma abordagem centrada no doente, de modo a fortalecer sua autonomia e participação ativa no processo terapêutico. Para isso, tem-se focado no treinamento e na capacitação do médico para comunicar más notícias e enfrentar essas situações de maneira empática e acolhedora para ambos os lados, não mais considerando a possibilidade de omitir ou mentir para o paciente.

As duas dimensões da comunicação, a verbal e a não verbal, complementam-se e são essenciais à transmissão de uma má notícia. Sabe-se que apenas 7% dos pensamentos são transmitidos pela linguagem verbal e o restante estaria associado aos componentes não verbais da comunicação (38% por sinais paralinguísticos, como entonação de voz, velocidade, volume, e 55% pelos sinais do corpo – fisionomia tensa, olhar triste), e que a percepção desses últimos ocorre em nível consciente, podendo ser aperfeiçoada com treinamento para seu desenvolvimento e aprendizado.

Contudo, os profissionais ainda carecem de informação e preparo para uma boa comunicação com o paciente e seus familiares, encontrando dificuldades em perceber e utilizar os sinais não verbais de modo consciente. Isso pode resultar em situações em que a interação recai sobre atitudes e palavras mal colocadas, as quais podem comprometer a aderência terapêutica do paciente e prejudicar o vínculo com o emissor, além de poder criar um clima de hostilidade contra quem comunica e, assim, resultar em fator iatrogênico na relação médico-paciente.

Ademais, a linguagem não verbal tem efeito cinco vezes maior que a verbal e, quando não há coerência entre o que é dito e o que é percebido, as pessoas desconsideram o que foi falado oralmente e dão maior importância à mensagem não verbal. Assim, infere-se que, ainda que o profissional se utiliza de palavras positivas e adequadas, sua linguagem não verbal é o que determinará o caráter terapêutico ou iatrogênico da relação com o paciente, podendo comprometer o vínculo de confiança entre eles, uma vez que só se confia em alguém quando se percebe coerência entre o que se diz e o que se faz.

Desse modo, é necessário que o profissional da área de saúde treine suas capacidades de percepção e comunicação a fim de tornar a transmissão da má notícia mais suportável e acolhedora, propiciando, assim, uma melhor qualidade do cuidado e atenção à dimensão emocional dos pacientes e de seus familiares, na medida em que lhes permite compartilhar seus sofrimentos e exercer sua autonomia. Mesmo entre os pacientes idosos, deve ser respeitada a vontade do doente de saber ou não dos acontecimentos. Embora muitas vezes de maneira errônea ou precipitada, os profissionais e familiares relacionem a autonomia desses doentes à noção de dependência física e social, adotando uma abordagem negativa do envelhecimento e impedindo que o idoso participe de suas tomadas de decisão.

No que diz respeito à população idosa, questões como "Quem deve comunicar?", "Como dialogar?", "A família deve ser a primeira a receber a informação?" e "Deve-se considerar e respeitar a autonomia do idoso?" podem surgir, uma vez que há a preocupação em dizer ou não a verdade para esses pacientes devido à falsa impressão de poder preservá-los do impacto e da ansiedade da notícia. Contudo, o dilema não deve focar na revelação ou não da notícia, mas na maneira mais adequada de comunicá-la a fim de causar os menores danos e impacto emocional possíveis.

■ FATORES QUE DIFICULTAM O PROCESSO DE TRANSMISSÃO DE MÁS NOTÍCIAS E BENEFÍCIOS DA BOA COMUNICAÇÃO

Comunicar más notícias é considerada provavelmente uma das tarefas mais difíceis e complexas realizadas pelos profissionais de saúde. Pode gerar estresse antecipatório, medo e ansiedade, principalmente pelo fato de provocar importante impacto psicológico no paciente e em seus familiares, bem como pela dificuldade do emissor em gerir e lidar com a situação e as reações dos receptores. Assim, uma das maiores preocupações é como a má notícia afetará o receptor da mensagem, o que pode levar, muitas vezes, ao adiamento da comunicação difícil. Comumente são usados eufemismos no momento de conversar com os doentes e sua rede de apoio, levando a uma atitude paternalista que pode prejudicar a compreensão total da doença pelo paciente e seu ajustamento a ela e afetar o exercício de sua autonomia.

Além disso, os próprios medos dos médicos que se veem também diante da possibilidade de sua finitude e morte corroboram a dificuldade em transmitir notícias difíceis. Os profissionais têm receio de causar dor e sofrimento, de ser culpabilizados pelo paciente e familiares, de enfrentar problemas judiciais, da possibilidade de falha terapêutica, de reconhecer seus limites e da falta de conhecimento para dirimir as dúvidas que possam surgir. Vale ressaltar também a apreensão em expressar suas emoções, o que pode ser interpretado como fragilidade e fraqueza.

Do mesmo modo, a evolução tecnológica e científica da medicina propiciou nos últimos anos um aumento na expectativa de vida e incutiu entre pacientes, familiares e prestadores de cuidados uma ideia de imortalidade. Assim, os médicos por vezes consideram a notícia negativa em saúde um sinônimo de fracasso pessoal na busca pela cura.

Outro fator que pode influenciar negativamente a qualidade da transmissão de notícias difíceis em saúde é a falta de tempo do profissional, seja pela grande demanda, seja para a própria fuga desse momento, acarretando o repasse incompleto das informações. Do mesmo modo, o uso de linguagem técnica ou infantilizada também prejudica a compreensão plena da mensagem a ser transmitida. Esses fatores geram insatisfação com a comunicação em saúde, sendo o principal motivo de reclamações contra as equipes médica e de enfermagem em virtude da escassez e/ou do não entendimento das informações recebidas, podendo promover falsas esperanças e a realização de procedimentos desnecessários ou ser traumatizante a ponto de o paciente não ver o médico como um aliado.

Essas dificuldades acabam por contribuir para a ocultação da verdade e o emprego da mentira, resultando na chamada "conspiração do silêncio" e na "mentira piedosa". Isso ocorre quando o profissional e/ou os familiares optam por omitir as informações dos pacientes, lançando mão do eufemismo, do discurso otimista, da superficialidade e da ambivalência a fim de evitar trazer sofrimento ao paciente, em especial quando se trata de idosos. Nesse momento, é útil lembrar que o compromisso ético do médico é com o paciente, especialmente se ele identifica no doente o desejo de obter as informações e participar no processo de decisão. Da mesma maneira, o doente, no intuito de proteger seus entes queridos, esquiva-se de falar sobre suas dúvidas e anseios, e é criada uma espécie de isolamento emocional entre ambos.

Some-se ao exposto o fato de a maioria dos profissionais não ter recebido treinamento durante sua formação para obter mais segurança ao transmitir más notícias e diminuir as barreiras à interação com os pacientes. As habilidades de comunicação são apreendidas com instrução adequada e com enfoque nesse objetivo, visto que uma parcela de médicos, ainda que mais experiente, se sente insuficientemente capacitada, apesar de ter mais tempo de exercício da profissão.

Uma comunicação eficaz fortalece o vínculo e reduz as incertezas, os medos e a ansiedade, ajudando na aceitação da doença e do plano terapêutico e promovendo a participação ativa durante o processo de tratamento e cuidado. Possibilita, também, ao paciente resolver questões pendentes e adotar medidas práticas para si e sua família. Ademais, uma boa comunicação ainda está relacionada com taxas menores de depressão e transtorno do humor.

Os fatores mais importantes para uma boa comunicação, do ponto de vista dos pacientes e familiares, incluem competência, honestidade, clareza e atenção do médico no intuito de transmitir um diagnóstico direto e compreensível. O profissional também precisa dispor de tempo para esclarecimentos sobre questões que surjam no momento ou posteriormente acerca do diagnóstico, tratamento e prognóstico.

Assim, a principal questão não parece ser informar os pacientes, mas saber como, quando e o quanto se deve revelar sobre determinada situação, de modo a respeitar o indivíduo, uma vez que uma minoria dos pacientes pode não desejar uma revelação total. Ainda assim, nesses casos em que a comunicação é estabelecida com um familiar ou alguém próximo do paciente, é fundamental atentar para os mesmos critérios e sempre se colocar disponível para conversar posteriormente caso o paciente sinta vontade.

■ ESTRATÉGIAS PARA APRIMORAR O PROCESSO DE COMUNICAÇÃO DE MÁS NOTÍCIAS

Os médicos que receberam treinamento em comunicação difícil em saúde se mostram mais preparados para atender aos aspectos emocionais de suporte ao doente e enfrentam situações complicadas e dilemas éticos mais apropriadamente, além de melhorarem a maneira de estruturar e conduzir uma reunião de família. Não existe uma norma única para isso. No entanto, a literatura disponibiliza algumas sugestões de estratégias e protocolos que visam sistematizar e favorecer uma boa comunicação pelos profissionais de saúde no sentido de se tornar parte integrante de sua atuação.

A notícia precisa ser dada de maneira gradual, progressiva, adaptada à vontade, compreensão e necessidade de saber manifestada pelo paciente e a família. Deve ser clara, suportável, verdadeira e sem retirar a esperança. Convém demonstrar empatia, reconhecer e validar os sentimentos do paciente, explorar sua compreensão e aceitação das más notícias e fornecer informações sobre possíveis intervenções e plano terapêutico, ainda que a cura não seja possível.

O médico também deve ter em mente que a responsabilidade pelo aparecimento da doença ou pelo mau prognóstico ou falha terapêutica curativa não é sua. Embora o paciente possa culpá-lo, essa é uma reação frequentemente associada à maneira do doente de lidar com a situação. O profissional deve aprender a separar a mensagem do mensageiro. A responsabilidade do profissional da saúde em relação à notícia difícil é a de comunicá-la de maneira empática e sensível a fim de amenizar os impactos negativos, acolher e validar os sentimentos e estar ao lado do paciente e dos familiares. Deve também dirimir dúvidas e acompanhar o paciente, ainda que vislumbre uma trajetória difícil em relação ao tratamento ou perdas ao longo do processo de adoecimento, ou ainda que não haja mais perspectivas curativas para a doença.

Um plano de ação e o envolvimento de profissionais da equipe multidisciplinar (como enfermeiro, psicólogo e assistente social) no processo de comunicação ajudam a alinhar o discurso e a apoiar todos os envolvidos. Cabe ressaltar que, embora existam protocolos divididos didaticamente em passos, o processo de comunicação é dinâmico e é impossível desmembrá-lo em etapas rígidas. Além disso, comunicar notícias difíceis é um processo gradativo que pode envolver mais de um encontro.

Entre os protocolos existentes que orientam e sintetizam estratégias para facilitar a comunicação de más notícias, o SPIKES (Quadro 67.1) é um dos mais difundidos, sendo constituído por seis passos: *Setting up the interview, Perception, Invitation, Knowledge, Emotions* e *Strategy and summary*.

O primeiro passo se refere ao *preparo para o encontro* (*Setting up the interview*), que consiste na preparação do ambiente, buscando privacidade e conforto, além de garantir a não interrupção da comunicação por fatores externos. É importante saber se o paciente deseja a presença de outras pessoas durante a conversa. No caso de pacientes idosos, devem ser consideradas sua capacidade física, psíquica e funcional e a disponibilidade para uma

Quadro 67.1 Protocolo SPIKES

S	Setting up	Preparando-se para o encontro
P	Perception	Percebendo o paciente
I	Invitation	Convidando para o diálogo
K	Knowledge	Transmitindo as informações
E	Emotions	Expressando emoções
S	Strategy and summary	Resumindo e organizando estratégias

relação que comporte a comunicação de más notícias. Nesses casos, é mais conveniente a presença dos familiares, principalmente quando os pacientes são mais vulneráveis e frágeis. Atenção deve ser dada igualmente aos familiares, cuidadores e aos entes queridos do paciente, mantendo-se atento às suas necessidades e sentimentos. Idealmente, busca-se dar a notícia com todos os participantes sentados e sem uma barreira entre eles, garantindo um tempo razoável para as etapas da conversa a seguir.

Antes de entrar no tema da conversa, é importante buscar saber das informações e percepções sobre a situação clínica que o paciente e seus familiares partilham, a *percepção* (*Perception*). Essa etapa ajuda a reconhecer o grau de conhecimento do paciente acerca da doença, de modo a favorecer a comunicação de acordo com os saberes prévios, visto que o doente e os familiares podem não estar atentos à gravidade da situação, por exemplo. Perguntas abertas, como "O que você sabe (ou o que lhe foi dito) sobre sua doença?", "Você teme algo sobre sua condição? O quê?", "Tem alguma ideia de por que razão fez esse exame?", podem ajudar nessa etapa com a finalidade de corrigir informações erradas, alinhar as expectativas com a realidade e adequar as más notícias aos conhecimentos do doente.

Com base nas estatísticas de que um percentual de pacientes não deseja a revelação total, é necessário, por meio da estratégia *convite para o diálogo* (*Invitation*), questioná-los diretamente sobre o que e o quanto querem saber. O intuito é respeitar a autonomia e os desejos dos pacientes e guiar a quantidade de informação que será repassada. Discutir o desejo sobre a revelação dos resultados no momento em que a investigação está sendo realizada por meio, por exemplo, de perguntas como "Você gostaria que eu lhe desse todas as informações sobre os resultados dos exames ou prefere que eu comunique a alguém de sua confiança?", "Se essa situação se mostrar algo séria, você é o tipo de pessoa que gostaria de saber exatamente o que se passa?", "Prefere saber de toda a informação ou apenas ter uma breve ideia sobre os resultados e despender mais tempo com informações sobre o tratamento?", permite ao médico planejar a próxima discussão com o paciente. Ainda que o paciente explicite o desejo de não querer falar, é essencial se colocar disponível e aberto para conversar sobre o tema em outro momento caso ele julgue necessário. A recusa de informação pode ser um mecanismo psicológico de defesa que, embora se manifeste mais nas fases iniciais e avançadas da doença, pode ocorrer a qualquer momento e variar ao longo do acompanhamento.

A etapa de *transmissão da informação* (*Knowledge*) é a fase em que o tema da conversa será inserido e transmitido, devendo ser compartilhada com suavidade. Para isso, faz-se necessário o conhecimento prévio e cuidadoso da história médica, o que dará consistência às decisões clínicas e facilitará a comunicação. Prefaciar a notícia com declarações de pesar, como "Desculpe, eu tenho uma notícia séria para lhe dar" ou "Infelizmente, eu tenho uma má notícia para compartilhar", ou ainda "Os exames que realizamos apresentaram resultados preocupantes...", permite que o interlocutor se prepare para o que está por vir. A linguagem deve ser não punitiva, sem julgamentos ou eufemismos, clara, simples, evitando detalhes dispensáveis e excesso de informações e sem uso de jargões técnicos, que podem dificultar a compreensão. É sugerido que o emissor informe com tom de voz suave, porém firme, com pausas, para que o paciente tenha a oportunidade de falar, além de perguntar, com certa frequência, como se sente e o que está entendendo. Após a transmissão da má notícia, deve ser dado tempo para o paciente e seus familiares interiorizarem a informação e colocarem suas dúvidas. Deve-se ter a consciência de que o silêncio pode se fazer presente e que também é uma forma de comunicação.

A quinta fase do protocolo corresponde à *expressão das emoções* (*Emotions*) e é direcionada para a validação de sentimentos e o reconhecimento de emoções de maneira empática, o que consiste em prestar atenção, ouvir e se comunicar com sensibilidade. Frases como "Eu gostaria que a notícia fosse melhor" ou "Esta é, obviamente, uma notícia preocupante" podem demonstrar empatia, bem como a utilização da linguagem não verbal, como o toque ou meneios positivos de cabeça. Pode-se também estimular a verbalização de medos e angústias a fim de promover a expressão e a valorização dos sentimentos identificados. Se um paciente parece triste, mas está calado, convém fazer perguntas abertas sobre o que ele está pensando ou sentindo. Além disso, cabe buscar a razão dessa emoção que, em geral, está ligada à má notícia, mas, se não houver certeza, deve ser questionada. Um paciente pode ficar triste pela proximidade da finitude, enquanto outro pode ter o mesmo sentimento por saber que não conseguirá ir à formatura do filho, por exemplo. Saber exatamente o motivo dos sentimentos, pensamentos e emoções dos pacientes ajudará o plano terapêutico, tentando enfocar suas prioridades e autonomia.

Por fim, o último passo consiste no *resumo e organização de estratégias* (*Strategy and summary*), momento dedicado a minimizar a ansiedade do paciente, resumindo as informações apresentadas e formulando um plano de tratamento com as intervenções que serão realizadas a partir daquele momento, visando oferecer esperança e encorajamento e evitando frases como "Não há nada mais que possam fazer por você", a qual é inconsistente, uma vez que existem outros objetivos terapêuticos importantes, como um bom controle dos sintomas e a preservação da funcionalidade. A transmissão de esperança deve ser realizada de maneira realista e dirigida a objetivos alcançáveis. Antes da conversa sobre o plano de tratamento, no entanto, recomenda-se questionar se o paciente está pronto para essa discussão. Por vezes, o impacto da informação pode gerar sentimentos ou reações que podem dificultar a apreensão de novos dados. Nesses casos, pode ser sugerido um outro encontro, com brevidade, para traçar o plano terapêutico. Nessa etapa, é importante avaliar também o entendimento do paciente e de sua família de modo a assegurar a compreensão e a retenção da informação, podendo ser necessário repetir alguns dados, bem como se colocar à disposição para prestar esclarecimentos adicionais. Outro ponto fundamental consiste na verbalização da disponibilidade para o cuidado e o não abandono.

O método mnemônico NURSE é outro protocolo útil que auxilia o reconhecimento e a recepção das angústias e emoções dos pacientes e da família, ajudando a promover respostas empáticas. O NURSE é composto por cinco fases: *Naming*, em que se busca nomear o sentimento gerado no receptor da mensagem por meio de perguntas, em vez de afirmar, através de suposições, possíveis reações afetivas dos interlocutores; *Understanding*, por meio da qual se tenta compreender de maneira clara os medos e preocupações; *Respecting* se refere a tratar o paciente com respeito e dignidade, sendo possível fazer uso de linguagem não verbal, por meio de expressões corporais e do toque; *Supporting*, a penúltima fase, consiste em apoiar a capacidade do paciente de lidar com a situação, reforçando suas habilidades de enfrentamento; por último, a etapa *Exploring* objetiva dar oportunidade aos doentes para compartilharem suas dúvidas mediante a solicitação de perguntas diretas e esclarecimentos sobre as respostas anteriores.

Uma vez que a incoerência entre as palavras e a comunicação não verbal traduz uma comunicação ineficiente, ao longo de todo o processo é importante o uso de sinais não verbais (Quadro 67.2), através do tom de voz suave, do toque afetivo, da proximidade física, com o corpo voltado na direção de quem fala, mantendo os membros descruzados, e com a verbalização de compaixão e solidariedade. Faz-se necessário também manter o contato com os olhos por no mínimo 50% do tempo da interação, além de meneios positivos com a cabeça, demonstrando atenção e disponibilidade para escuta. Ao manter o contato através do olhar, o profissional evidencia que se importa não apenas com o que o doente está falando, mas também com o que ele está sentindo e expressando. O uso de sorrisos e reforços positivos e otimistas, do mesmo modo, podem ser utilizados de acordo com a situação, além da atenção à própria aparência física, evitando acessórios e vestimentas que possam dispersar a atenção do ouvinte. Em alguns momentos, no entanto, o melhor é apenas manter silêncio ao lado do paciente e/ou familiar, permanecendo à disposição para eventuais esclarecimentos.

Por fim, como nos lembram Araújo e Leitão (2012), é preciso ter sempre em mente que "a verdade é como um remédio: há dose, via e hora para ser administrada. Uma dose baixa não é eficaz, mas uma dose alta demais ou administrada de forma errada também pode fazer mal. E para saber qual a dose necessária é preciso perceber o paciente" a fim de que a transmissão de más notícias se dê com a menor quantidade possível de efeitos adversos.

Por ser complexo, cada processo de comunicação exige uma técnica adequada ao conteúdo, não existindo uma estratégia única que sirva para todas as situações. O protocolo é entendido como um parâmetro, pois não abarca toda a complexidade relacional que envolve o ato de comunicar más notícias. Ademais, a transmissão de notícias difíceis precisa ser individualizada para cada paciente e seu contexto familiar. Em se tratando de paciente gravemente enfermo, por exemplo, cuja autonomia esteja comprometida, as relações das equipes de saúde devem ser estabelecidas com os familiares, mas sempre levando em consideração as vontades, os desejos e as crenças do paciente ("Se o paciente pudesse interagir, qual seria sua decisão?"). Assim, o bom profissional precisa estar atento a todas essas variáveis e se utilizar do que há de melhor para cada sujeito e momento de modo a tornar mais ameno e suportável para todos os envolvidos o recebimento de notícias difíceis.

■ CONSIDERAÇÕES FINAIS

A comunicação é uma ferramenta indispensável aos profissionais de saúde, uma vez que seu trabalho é fundamentado na relação interpessoal com os pacientes, os cuidadores e os familiares. A inabilidade em efetivar ações por meio da comunicação é caracterizada como uma barreira à assistência de qualidade.

Inúmeras são as dificuldades para a transmissão de más notícias pelos profissionais de saúde, e a principal delas está relacionada com o receio em proporcionar dor e sofrimento ao paciente e a seus familiares.

Assim, na medida em que a literatura demonstra que as habilidades de comunicação não são adquiridas com o tempo, mas com adequada capacitação e treinamento, e que não são características intrínsecas de determinadas pessoas, alguns autores têm sugerido estratégias facilitadoras da comunicação de más notícias, as quais têm o objetivo de minimizar a lacuna existente entre a formação profissional e a prática clínica diária de modo a favorecer a tomada de decisão conjunta, permitindo o exercício da autonomia do doente, bem como ajudar na prevenção de conflitos e diminuir a ansiedade e o sofrimento dos interlocutores.

Os principais componentes dessas técnicas se baseiam em escuta atenta, ativa e empática ("antes de dizer, pergunte") e incluem: a percepção, compreensão e transmissão da informação por parte de cada sujeito envolvido na interação; o acolhimento dos sentimentos gerados e sua validação; a confirmação e a síntese do entendimento pelo paciente e os familiares; e a disponibilidade do profissional para novas incursões, quando necessário.

A atitude do profissional e sua capacidade de comunicação desempenham papel essencial e decisivo no modo como o doente enfrentará seu problema, visto que, independentemente do

Quadro 67.2 Modelos não verbais de comunicação dos profissionais da saúde

Comunicação não verbal	Uso efetivo/eficaz[#]	Uso inefetivo/ineficaz[##]
Postura	Relaxada e atenta	Rígida
Móveis	Usados para unir (evitar interposições entre emissor e receptor)	Usados como barreira
Roupas e acessórios	Simples	Provocativos, extravagantes
Expressão facial	Sorridente (de acordo com a situação), mostrando seus sentimentos	Rosto voltado para o lado, inexpressivo ou incongruente com que é falado
Maneirismos	Sem maneirismos	Distrações
Volume da voz	Claramente audível	Alto ou baixo
Ritmo da voz	Médio	Impaciente, hesitante, lento
Nível de energia	Em alerta	Apático, sonolento, irrequieto
Distância interpessoal	Aproximação	Distanciamento
Toque	Presente (respeitar as preferências individuais e evitar regiões do corpo, como as pernas)	Ausente
Cabeça	Meneio positivo	Meneio negativo
Contato visual	Presente (no mínimo 50% da interação)	Ausente ou < 50% da interação
Postura corporal	Voltada para a pessoa (pode-se flexionar o tronco em direção ao interlocutor)	Lateral ou de costas
Comunicação paraverbal	Responde prontamente	Uso de pausas ou respostas com grunhidos

[#]Uso efetivo/eficaz – comportamentos que encorajam a fala do outro e demonstram aceitação e respeito.
[##] Uso inefetivo/ineficaz – comportamentos que enfraquecem a conversação.
Fonte: adaptado de Silva MJP. Comunicação tem remédio. A comunicação nas relações interpessoais em saúde. 6. ed. São Paulo: Edições Loyola, 2008.

arranjo linguístico utilizado, as más notícias não se transformarão em boas notícias, apenas serão mais bem ou mal recebidas pelo paciente e seus familiares a depender da maneira como eles forem acolhidos e abordados pelos profissionais da saúde.

Bibliografia

Almeida KLS, Garcia DM. O uso de estratégias de comunicação em cuidados paliativos no Brasil: revisão integrativa. Cogitar Enferm 2015; 20(4):725-32.

Andrade CG, Costa SFG, Lopes MEL. Cuidados paliativos: a comunicação como estratégia de cuidado para o paciente em fase terminal. Ciênc Saúde Coletiva 2013; 18(9):2523-30.

Araujo JA, Leitão EMP. A comunicação de más notícias: mentira piedosa ou sinceridade cuidadosa. Revista Hospital Universitário Pedro Ernesto 2012; 11(2):58-62.

Araújo MMT, Silva MJP, Puggina ACG. A comunicação não-verbal enquanto fator iatrogênico. Rev Esc Enferm USP 2007; 41(3):419-25.

Baile WF, Buckman R, Lenzi R, Glober G, Beale EA, Kudelka AP. SPIKES - A six-step protocol for delivering bad news: application to the patient with cancer. The Oncologist 2000; 5:302-11.

Becze E. Strategies for breaking bad news to patients with cancer. ONS Connect 2010; 25(9):14-5.

Burlá C, Py L. Peculiaridades da comunicação ao fim da vida de pacientes idosos. Revista Bioética 2005; 13(2):97-106.

Fallowfield L. Giving sad and bad news. Lancet 1993; 341:476-8.

Gulinelli A, Aisawa RK, Konno SN et al. Desejo de informação e participação nas decisões terapêuticas em caso de doenças graves em pacientes atendidos em um hospital universitário. Rev Assoc Med Bras 2004; 50(1):41-7.

Jonas TL, Silva NM, de Paula JM, Marques S, Kusumota L. Comunicação do diagnóstico de câncer à pessoa idosa. Revista da Rede de Enfermagem do Nordeste 2015; 16(2):275-83.

Lino CA, Augusto KL, Oliveira RAS, Feitosa LB, Caprara A. Uso do protocolo Spikes no ensino de habilidades em transmissão de más notícias. Rev Bras de Educ Méd 2011; 35(1):52-7.

Munhoz BA, Paiva HS, Abdalla BMZ et al. De um lado ao outro: o que é essencial? Percepção dos pacientes oncológicos e de seus cuidadores ao iniciar o tratamento oncológico e em cuidados paliativos. Einstein 2014; 12(4):485-91.

Premi JN. Communicating bad news. Genebra: World Health Organization, 1993.

Silva MJP. Comunicação de más notícias. O Mundo da Saúde 2012; 36(1):49-53.

Silva MJP. Comunicação tem remédio. A comunicação nas relações interpessoais em saúde. 6. ed. São Paulo: Edições Loyola, 2008.

Silva MJP, Araújo MMT. Comunicação em cuidados paliativos. In: ANCP - Academia Nacional de Cuidados Paliativos. Manual de cuidados paliativos ANCP. 2. ed. Porto Alegre: Meridional, 2012:75-85.

Van Vliet LM, Epstein AS. Current state of the art and science of patient-clinician communication in progressive disease: patients need to know and need to feel know. J Clin Onc 2014; 32 (31):3474-8.

Vandekief GK. Breaking bad news. American Family Physician 2001; 64:12.

Victorino AB, Nisenbaum EB, Gibello J, Bastos MZN, Andreoli PBA. Como comunicar más notícias: revisão bibliográfica. Rev SBPH 2007; 10(1):53-63.

Visentin A, Labronici L, Lenardt MH. Autonomia do paciente idosos com câncer: o direito de saber do diagnóstico. Acta Paul Enferm 2007; 20(4):509-13.

Sobrecarga do Cuidador

Paula Silveira Osório
Lucas Rampazzo Diniz

CAPÍTULO 68

■ INTRODUÇÃO

Cuidar, no dicionário Aurélio, significa *ter cuidado em, tratar de, interessar-se por, trabalhar*. O conceito de cuidar se entrelaça com a dinâmica familiar, a estrutura psicossocial de cada lar, a ideologia e a cultura de cada sociedade. O ato em si, culturalmente, pode traduzir afeto e estar relacionado com a potencial satisfação do cuidador.

Entretanto, observa-se uma divisão assimétrica no cuidado com o idoso. Muitas vezes, um único cuidador central assume esse papel, investindo um tempo prolongado no cuidado, o que culmina em sobrecarga. Cada vez mais tem sido dada atenção aos desfechos adversos físicos, mentais e psicossociais associados a essa sobrecarga. Sentimentos de fadiga, sobrecarga, insatisfação com a vida e isolamento social são queixas recorrentes. Faz-se necessário refletir sobre o tema para que sejam alcançadas maneiras de evitar ou mitigá-la.

Caregiver burden, expressão habitualmente utilizada em língua inglesa para designar a sobrecarga do cuidador, engloba as reações e demandas emocionais e físicas associadas ao ato de cuidar. Esses indivíduos são mais suscetíveis a apresentar problemas gerais de saúde, como ansiedade, depressão, doenças cardiovasculares e redução da qualidade de vida, sendo frequentemente referidas condições clínicas, como artralgia, lombalgia, diabetes, doenças cardiovasculares, hipercolesterolemia, hipertensão, ansiedade e osteoporose.

A saúde do cuidador impacta sua habilidade e confiança no cuidar.

■ DEPENDÊNCIA FUNCIONAL

Para o melhor entendimento do contexto relacionado com o estresse do cuidador é preciso rever o conceito de funcionalidade.

A funcionalidade global do indivíduo é definida como a capacidade de gerir a própria vida ou cuidar de si. Considera-se saudável o indivíduo capaz de realizar suas atividades sozinho, de maneira plena, independentemente de sua idade ou comorbidades.

Os indivíduos com o mesmo diagnóstico clínico podem diferir absolutamente um do outro em termos de funcionalidade. Trata-se, portanto, de uma característica individual.

O contexto de funcionalidade inclui a autonomia e a independência. A primeira é a capacidade individual de decisão e comando sobre suas ações, as quais são estabelecidas e seguidas a partir das próprias convicções. Já a independência é definida como a capacidade de realizar algo com os próprios meios, permitindo que o indivíduo cuide de si e de sua vida. Cabe ressaltar que a independência e a autonomia estão intimamente relacionadas, mas são conceitos diferentes. O declínio funcional, por fim, consiste na perda da autonomia e/ou da independência, restringindo a participação social do indivíduo.

A avaliação da funcionalidade pode ser realizada por meio de instrumentos específicos que classificam graus de dependência através das atividades básicas de vida diária (ABVD) e das atividades instrumentais de vida diária (AIVD).

Em geral, o declínio funcional segue uma hierarquia, iniciando pelas AIVD mais complexas até comprometer o autocuidado (ABVD). Os instrumentos de avaliação são indispensáveis para uma estratificação objetiva do idoso quanto à funcionalidade e para formulação, implementação e avaliação do plano de cuidados. Nesse contexto de dependência ou ausência de autonomia entra o papel essencial do cuidador.

Quando ocorre a incapacidade funcional, o idoso necessita que outras pessoas, como os familiares ou cuidadores, assumam as tarefas diárias do cuidado. Muitas vezes, isso se dá sem a devida preparação, com a ausência de conhecimento adequado e sem suporte para executar esse papel.

A sobrecarga, além de relacionada com a dependência funcional, pode estar associada também à falta de discernimento quanto à necessidade de assistência ou apenas de supervisão durante a realização de uma atividade. A falta de conhecimento, o medo e o sentimento de negligência dificultam que o cuidador delegue tarefas, privando o idoso de melhoria funcional e possível independência. Portanto, cabe ao profissional de saúde questionar o grau de assistência e os pormenores do cuidado.

Restaurar aspectos positivos do cuidado, como reconhecimento, oportunidade de reconciliação e aproximação das relações, também deve ser o objetivo ao reduzir a sobrecarga (Quadro 68.1), mas sem esquecer os múltiplos aspectos que a envolvem (Quadro 68.2).

PERFIL EPIDEMIOLÓGICO DOS CUIDADORES NO BRASIL

A literatura brasileira sobre o tema é predominantemente composta por estudos transversais para avaliar a prevalência da entidade, principalmente em pacientes em domicílio. O instrumento de avaliação mais utilizado foi a escala de Zarit.

Há o predomínio de mulheres que exercem o papel de cuidadoras (75% a 95%), com média de idade em torno de 55 anos (mas há relatos em que quase metade tem mais de 60 anos). Mais da metade é de cuidadores informais (sem vínculo trabalhista relacionado com o cuidar, chegando a 90%) e de familiares do idoso, a maioria cônjuge ou filha.

Entre o cuidadores, a prevalência da sobrecarga varia entre 60% e 80%. Há nos relatos a associação entre o aumento do grau de dependência funcional do idoso e a maior prevalência de sinais de sobrecarga, assim como número maior de comorbidades e déficit cognitivo. Entre os fatores mais relacionados com evento estressor do cuidador estão os cuidados de pele, a relação com as funções eliminatórias e a higiene corporal, assim como atividades extradomiciliares, principalmente para compor a renda familiar.

Destaca-se o papel da mulher como cuidadora. Historicamente, a mulher sempre esteve à frente do cuidado por herança cultural de sociedades marcadas pela estrutura patriarcal. Nessas, o homem assumia o papel de gestor financeiro ou provedor e a divisão de tarefas era assimétrica. Apesar das mudanças sociais e na composição familiar, e com a inserção da mulher no mercado de trabalho, as mulheres mantêm o papel de cuidadoras. Diante dos avanços socioculturais, cabe deixar claro que o papel de cuidador é de todos. É preciso reflexão para não culpar a mulher por não conseguir gerir múltiplos turnos de trabalho, afazeres e cuidado pessoal. Quando se trata de cuidado ao idoso com funcionalidade reduzida, cabe a todos e a qualquer familiar o dever de prover ou gerir o cuidado de maneira equânime.

SOBRECARGA DO CUIDADOR DO PACIENTE COM DEMÊNCIA

Com o aumento da prevalência da demência, tornou-se necessária uma melhor compreensão dos indicadores do estresse do cuidador, e os profissionais devem tentar identificar os sinais de sobrecarga e promover intervenções. Ao utilizarem um conjunto mais amplo de critérios, como os de impacto na vida do cuidador e a presença de sintomas psiquiátricos, os profissionais da saúde estarão mais informados para poder intervir.

Nos cuidadores de pacientes portadores de síndromes demenciais, a prevalência de depressão e sintomas de ansiedade pode chegar a, respectivamente, 37% e 55%. A presença de sintomas prévios à atividade de cuidador é forte preditora de desenvolvimento de transtornos de humor.

Justifica-se a correlação entre os sintomas neuropsicológicos (NPS) do paciente e o estresse do cuidador em virtude da imprevisibilidade de atitudes e comportamentos do primeiro, os quais muitas vezes são difíceis de administrar, principalmente os mais embaraçosos, abusivos e os associados à privação de sono. Os comportamentos disruptivos, como agitação, agressividade e desinibição, seguidos por alucinações e alteração de humor, parecem ser preditores da sobrecarga. Os comportamentos disruptivos têm impacto negativo na conexão emocional do binômio paciente-cuidador por exacerbarem as dificuldades em domínios diversos (p. ex., ABVD).

Na demência, o ônus de fornecer cuidados para as ABVD é muitas vezes exacerbado pelo NPS. Por exemplo, o paciente pode assumir uma atitude agressiva (verbal ou fisicamente) quando o cuidador tenta banhá-lo, vesti-lo ou alimentá-lo. Fauth e cols. (2016) descobriram que a resistência aos cuidados explicava em grande parte as associações entre deficiências de ABVD, medidas de sobrecarga e sintomas depressivos.

Na demência frontotemporal, as mudanças de comportamento são proeminentes e potencialmente mais desconcertantes em razão da interpretação familiar da falta de sensibilidade aparente dos pacientes, enquanto na demência por corpúsculo de Lewy as alucinações visuais são os sintomas referidos pelos cuidadores como os mais incômodos.

Cuidadores que lidam com o excesso de sobrecarga ou que chegam a seus limites pessoais podem optar pela institucionalização

Quadro 68.1 Aspectos positivos e negativos do cuidado

Aspectos positivos	Aspectos negativos
Reconhecimento e agradecimento	Sobrecarga física
Atenção	Estresse emocional
Aumento da autoestima	Insegurança e incerteza
Orgulho	Redução da liberdade pessoal
Gratificação	Solidão e isolamento social
Aproximação interpessoal	Insatisfação com a vida
Oportunidade de reconciliação	Dificuldade financeira

Quadro 68.2 Múltiplos aspectos da sobrecarga

Sobrecarga psicológica	Sobrecarga física	Sobrecarga social
Depressão	Fadiga	Vida social restrita
Ansiedade	Exaustão	Isolamento e afastamento
Desespero	Sono não reparador	Estigmas
Preocupação	Cefaleias	Conflitos familiares
Frustração	Dores generalizadas	Relacionamentos instáveis
Desamparo	Lombalgia	Culpa e vergonha
Insônia	Hipertensão arterial sistêmica	Rejeição e acusações

Fonte: adaptado de Thrush A, Hyder A. The neglected burden of caregiving in low- and middle-income countries. Disabil Health J 2014; 7(3):262-72.

como mecanismo de escape. Entretanto, observa-se aumento das queixas ou sintomas depressivos após a relocação. Há ainda a dificuldade de reajuste do próprio cuidador e a mortalidade precoce dos pacientes portadores de demência.

■ ESCALAS PARA AVALIAÇÃO DO ESTRESSE DO CUIDADOR

A sobrecarga do cuidador pode ser vista como um conceito vasto que abrange a esfera biopsicossocial e resulta da busca de um equilíbrio entre as seguintes variáveis: tempo disponível para o cuidado, recursos financeiros, condições psicológicas, físicas e sociais, atribuições e distribuição de papéis. Logo, são necessários instrumentos de medida amplos para a identificação dos domínios mais afetados.

A Organização Mundial da Saúde (OMS) caracteriza como qualidade de vida a percepção do indivíduo em relação a sua posição na vida, contexto cultural, sistema de valores atribuídos, estado psicológico, níveis de independência, relacionamento social, características ambientais e padrão espiritual. O questionário padronizado *Short Form Health Survey 36* (SF-36) é uma ferramenta de utilização internacional, traduzida e incorporada em inúmeros países para avaliação da qualidade de vida. O propósito desse instrumento é detectar diferenças clínicas e socialmente relevantes no *status* de saúde da população geral, assim como as mudanças na saúde ao longo do tempo. O SF-36 é constituído por oito domínios: capacidade funcional, aspectos físicos, dor, estado geral de saúde, vitalidade, aspectos sociais, aspectos emocionais e saúde mental. O curto tempo para preenchimento (5 a 10 minutos) e a versatilidade de sua aplicação (autopreenchimento, entrevistas presenciais ou telefônicas com pessoas com mais de 14 anos de idade), associados aos níveis de confiabilidade e validade que excedem os padrões mínimos recomendados, tornam esse instrumento atraente para uso combinado com outros questionários.

O Questionário de Avaliação da Sobrecarga do Cuidador Informal (QASCI) foi desenvolvido em Portugal para aferir a sobrecarga física, emocional e social do cuidador informal com diagnóstico de acidente vascular encefálico. Posteriormente, suas características psicométricas foram avaliadas quando utilizado amplamente em cuidadores informais de idosos ou de pessoas dependentes em pelo menos uma ABVD. Considera-se cuidador informal (CI) a "pessoa não remunerada, familiar ou amiga, que se assuma como principal responsável pela organização ou assistência e cuidados prestados à pessoa dependente". O questionário é composto por 32 itens que integram sete dimensões: implicações na vida pessoal, satisfação com o papel e com o familiar, reações às exigências, sobrecarga emocional, apoio familiar, sobrecarga financeira e percepção dos mecanismos de eficácia e de controle. Valores mais altos correspondem a situações com maior peso ou maior sobrecarga. No processo de validação de um instrumento, é importante analisar a confiabilidade, considerando a consistência interna dos itens. Monteiro e cols. (2018) analisaram a validação interna do QASCI no Brasil com evidência de bom ajuste do modelo ao correlacionar suas dimensões e sobrecarga do cuidador.

A *Caregiver Burden Scale*, escala amplamente adotada, é composta por um questionário agrupado em cinco dimensões (tensão geral, isolamento, decepção, envolvimento emocional e ambiente). Essas dimensões abrangem áreas fundamentais para o cuidador, como saúde, bem-estar psicológico, relações pessoais, sobrecarga física, suporte social e ambiente. Entretanto, são relatadas limitações nas correlações entre essa escala e outros instrumentos para avaliação da sobrecarga, além de certa dificuldade de compreensão quanto à sua graduação.

Já o *Caregiver Reaction Assessment* contém 24 itens divididos em cinco subescalas: quatro subescalas avaliam os aspectos negativos do cuidar – planos interrompidos, problemas financeiros, falta de apoio familiar e problemas de saúde – e uma avalia possíveis aspectos positivos do cuidar, como a autoestima.

Outras escalas bastante utilizadas foram o *Caregiver Strain Index*, o *Sense of Competence Questionnaire*, a *Relatives Stress Scale* e a *Zarit Burden Interview*. Apesar da discussão sobre os diferentes questionários, a avaliação da sobrecarga é mais fidedigna quando se associa mais de um instrumento.

Por uma questão de tempo-efetividade, sugere-se a utilização da escala de Zarit reduzida (Quadro 68.3) para rastreio ambulatorial em virtude de sua facilidade de aplicação, curta duração e pontuação simples. Essa escala não deve ser realizada na presença do idoso. A cada afirmativa, o cuidador deve indicar como se sente em relação ao que foi perguntado (nunca, raramente, algumas vezes, frequentemente ou sempre). Não existem respostas certas ou erradas. O estresse dos cuidadores será indicado por altos escores.

■ CONCEITO DE *COPING*

Coping é definido como os esforços comportamentais e psicológicos específicos para lidar com ou minimizar os eventos estressantes, sendo também denominado estratégias de enfrentamento. Trata-se de um processo dinâmico, pois depende da interação do indivíduo com o meio em que vive, resultando em uma série de ações intencionais, tanto cognitivas como comportamentais, destinadas a controlar o impacto negativo do evento ou situação estressante.

Quadro 68.3 Avaliação da sobrecarga dos cuidadores – escala de Zarit reduzida

1. Sente que, por causa do tempo que utiliza com seu familiar/doente, já não tem tempo suficiente para você mesmo?
2. Sente-se estressado/angustiado por ter de cuidar de seu familiar/doente e ao mesmo tempo ser responsável por outras tarefas? (p. ex., cuidar de outros familiares, ter de trabalhar)
3. Acha que a situação atual afeta sua relação com amigos ou outros elementos da família de uma maneira negativa?
4. Sente-se exausto quando tem de estar junto de seu familiar/doente?
5. Sente que sua saúde tem sido afetada por ter de cuidar de seu familiar/doente?
6. Sente que tem perdido o controle de sua vida desde que a doença de seu familiar/doente se manifestou?
7. No geral, sente-se muito sobrecarregado por ter de cuidar de seu familiar/doente?

Para cada uma das questões escolha uma alternativa:

(1) Nunca
(2) Quase nunca
(3) Às vezes
(4) Frequentemente
(5) Quase sempre

Interpretação:

Sobrecarga leve: até 14 pontos
Sobrecarga moderada: 15 a 21 pontos
Sobrecarga grave: > 22 pontos

As estratégias de enfrentamento podem ser um determinante importante e teoricamente modificável da morbidade psicológica. Incluem todas as medidas cognitivas, emocionais e comportamentais adotadas por um indivíduo em resposta a demandas internas e/ou externas específicas que são consideradas excedentes de seus recursos normais.

Os comportamentos de enfrentamento podem ser divididos em três categorias: focados no problema (passos práticos para remover ou reduzir o estressor), focados na emoção (gerenciando as respostas emocionais ao estresse) e disfuncionais (desengajando da situação estressante ou emoções).

As estratégias focadas na emoção envolvem: aceitação, apoio emocional, uso do humor, ressignificação positiva e apoio da religião. Essa forma de enfrentamento pode ser potencializada a partir da rede de apoio social em que o cuidador está inserido (apoio familiar, espiritual, financeiro) e do acompanhamento profissional com serviços de psicologia, serviço social e assistência domiciliar. Essas estratégias reduzem a ansiedade, a depressão, os sintomas comportamentais e psicológicos e o estresse e atuam no controle da pressão arterial média do cuidador. Estratégias emocionais negativas de enfrentamento foram associadas ao aumento do risco cumulativo para a saúde e da probabilidade de ganho de peso.

As estratégias de enfrentamento focadas no problema foram relacionadas com a melhora no estresse percebido e na sobrecarga. Além disso, os resultados mostraram que essas estratégias aumentaram o senso de controle e melhoraram os resultados de cuidados dos pacientes com demência de Alzheimer. As estratégias focadas no problema mais frequentemente adotadas foram: enfrentamento ativo, apoio instrumental (obter ajuda e conselhos de outras pessoas) e planejamento. Novamente, o suporte social e o acompanhamento profissional (psicologia, enfermagem, médico, agente de saúde) são vitais para o sucesso.

Por outro lado, pode ocorrer disfuncionalidade dentro das estratégias de enfrentamento. As mais frequentemente relatadas foram: desengajamento comportamental (desistir de tentar lidar com o problema), negação, autodistração, autoculpa e uso de substâncias. Estratégias de enfrentamento focadas na evitação aumentam os níveis de sobrecarga do cuidador, sendo consideradas negativas tanto para o cuidador como para o paciente.

As estratégias de resolução de problemas são consideradas eficazes quando se lida com problemas específicos e pontuais, enquanto o enfrentamento focado na emoção pode ajudar no controle de sintomas. No entanto, observa-se uma considerável heterogeneidade das técnicas de intervenção e dos métodos de avaliação, o que dificulta a compreensão de como utilizar as técnicas em situações específicas.

O profissional de saúde deve estar atento à percepção do cuidador diante da sobrecarga e às estratégias de enfrentamento adotadas para guiá-lo para respostas mais saudáveis.

■ PROPOSTAS PARA AUMENTAR A QUALIDADE DE VIDA DO CUIDADOR

Voltar a atenção aos cuidadores, entendendo as barreiras físicas, sociais e emocionais envolvidas no ato de cuidar, é imprescindível para proporcionar maior qualidade de vida e menor sobrecarga.

Samia e cols. (2012) descrevem a frustração dos cuidadores com a falta de conhecimento e a incapacidade de encontrar recursos quando necessários. Em revisão sistemática, Thinnes e cols. (2011) propuseram que os cuidadores e as famílias recebam as informações necessárias para entender o declínio esperado, preparando-os para promover modificações no estilo de vida e nas atividades. Atender às necessidades educacionais dos cuidadores pode melhorar sua autoeficácia e diminuir os sentimentos de depressão e ansiedade em seu novo papel. Nesse contexto, os atendimentos com os profissionais da saúde devem ser aproveitados para repassar gradualmente informações, checar o entendimento e estimular a participação em grupos de apoio.

São sugeridas melhorias na saúde ou no bem-estar dos cuidadores (p. ex., com relação à sobrecarga, à depressão, à autoeficácia e à confiança) como resultado de programas utilizando a internet intitulados *web-based interventions*.

Entretanto, questionam-se os resultados encontrados, tendo em vista baixa a qualidade da maioria dos estudos examinados e a variabilidade nas ferramentas de avaliação e nas características dos cuidadores. O tema cresce na área de pesquisa, principalmente quanto às estratégias para apoiar a melhoria da autoeficácia, o controle do estresse e o enfrentamento.

Medidas específicas que podem fornecer alívio do cuidador incluem:

- Programas de cuidados diurnos externos para pacientes que permitam que o cuidador atenda suas próprias necessidades.
- Envolvimento de vários membros da família para ajudar no atendimento ao paciente (p. ex., metade do dia a cada semana).
- Garantia de sono reparador para o paciente e o cuidador.
- Estímulo ao apoio psicossocial.

O encaminhamento da família aos profissionais da saúde mental e da assistência social com experiência no tratamento de doenças crônicas pode ser apropriado. Em outros casos, pode ser útil o encaminhamento para aconselhamento jurídico, financeiro ou profissional.

O aconselhamento a respeito do luto pode ser necessário após o falecimento do idoso com baixa funcionalidade, pois, além do ente querido, os cuidadores devem se ajustar à perda do complexo papel que desenvolviam. O isolamento é muitas vezes agravado pela perda de contato social com outras pessoas envolvidas ou não no cuidado.

O apoio de todos os profissionais e voluntários envolvidos no cuidado da pessoa com baixa funcionalidade e sua família se torna mais importante à medida que aumenta a carga do cuidador. Esse apoio pode incluir supervisão regular, educação sobre a doença, conselhos sobre como lidar com a deterioração do paciente e reuniões da equipe com a oportunidade de discutir os sentimentos e as questões levantadas na prestação de cuidados. Há evidências de que o aumento do conhecimento, o desenvolvimento de uma abordagem em equipe e o apoio contínuo podem ajudar a reduzir os riscos de exaustão emocional e esgotamento.

De maneira prática, sugere-se a utilização da escala de Zarit reduzida para estratificação do grau de sobrecarga dos cuidadores. Principalmente nos sobrecarregados, deve ser analisada a presença de sintomas psiquiátricos ou psicossomáticos atuais, bem como revisado o histórico de transtornos prévios; avaliada a divisão de tarefas, apoio e tempo de cuidados entre os familiares; questionada a situação socioeconômica e financeira; questionadas as síndromes álgicas e comorbidades, sendo devidamente referenciadas para a retomada do cuidado com a saúde pessoal – física e mental. Deve ser estimulada a participação de outros familiares no cuidado, bem

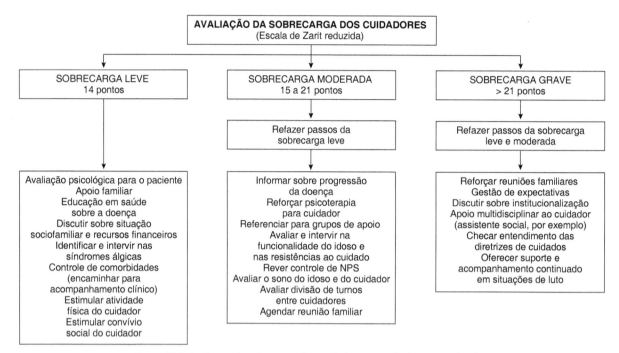

Figura 68.1 Avaliação da sobrecarga dos cuidadores – Escala de Zarit (reduzida).

como frequentemente recapitular a progressão esperada e o entendimento sobre diagnóstico, demonstrando apoio da equipe.

Especialmente nas formas moderadas a graves, são importantes: reforçar o entendimento e a informação, referenciar o cuidador para a psiquiatria associada à psicoterapia, sugerir e estimular a formação de grupos de apoio, rever o controle dos NPS do idoso e a qualidade de sono e avaliar os turnos de cuidados e a divisão de horário (Figura 68.1). Caso necessário, convém marcar novas reuniões familiares, reforçar o apoio multidisciplinar também ao cuidador, demonstrar suporte – inclusive no luto – e discutir com a família a possibilidade de internação em instituição de longa permanência para idosos (ILPI) ou institucionalização.

Desse modo, espera-se que seja dada a devida atenção ao tema da sobrecarga para melhorar o cuidado prestado àqueles que muitas vezes doam suas vidas em prol de cuidar de outrem.

Bibliografia

Braithwaite V. Contextual or general stress outcomes: making choices through caregiving appraisals. Gerontologist 2000; 40(6):706-17.

Carvalho EB, Neri AL. Time use by family caregivers of elderly with dementia: an integrative review. Rev Bras Enferm 2018; 71(Suppl 2):893-904.

Cheng ST. Neuropsychiatric symptom clusters of Alzheimer disease in Hong Kong Chinese: Correlates with caregiver burden and depression. Am J Geriatr Psychiatry 2013; 21(10):1029-37.

Cheng ST. Dementia caregiver burden: A research update and critical analysis. Curr Psychiatry Rep 2017; 19(9):64.

Fauth EB, Femia EE, Zarit SH. Resistiveness to care during assistance with activities of daily living in non-institutionalized persons with dementia: associations with informal caregivers' stress and well-being. Aging Ment Health 2016; 20(9):888-98.

Georges J, Jansen S, Jackson J, Meyrieux A, Sadowska A, Selmes M. Alzheimer's disease in real life – The dementia carer's survey. Int J Geriatr Psychiatry 2008; 23(5):546-51.

Hughes TB, Black BS, Albert M et al. Correlates of objective and subjective measures of caregiver burden among dementia caregivers: influence of unmet patient and caregiver dementia-related care needs. Int Psychogeriatr 2014; 26(11):1875-83.

Laguardia J, Campos MR, Travassos C, Najar AL, Anjos LA, Vasconcellos MM. Dados normativos brasileiros do questionário Short Form-36 versão 2. Rev Bras Epidemiol 2014; 16(4):889-97.

Landefeld CS, Winker MA, Chernof B. Clinical care in the aging century – Announcing "Care of the Aging Patient: From Evidence to Action". JAMA 2009; 302(24):2703-4.

Loureiro LSN, Fernandes MGM, Marques S, Nóbrega MML, Rodrigues RAP. Sobrecarga de cuidadores familiares de idosos: prevalência e associação com características do idoso e do cuidador. Rev Esc Enferm USP 2013; 47(5):1133-40.

Monteiro AMF, Santos RL, Kimura N, Baptista MAT, Dourado MCN. Coping strategies among caregivers of people with Alzheimer disease: A systematic review. Trends Psychiatry Psychother 2018; 40(3):258-68.

Monteiro EA, Mazin SC, Dantas RAS. The Informal Caregiver Burden Assessment Questionnaire: validation for Brazil. Rev Bras Enferm 2015; 68(3):364-70.

Parker Oliver D, Patil S, Benson JJ et al. Review the effect of internet group support for caregivers on social support, self-efficacy, and caregiver burden: A meta-analysis. Telemed J E Health 2017; 23(8):621-9.

Samia LW, Hepburn K, Nichols L. "Flying by the seat of our pants": What dementia family caregivers want in an advanced caregiver training program. Res Nurs Health 2012; 35(6):598-609.

Snyder CM, Fauth E, Wanzek J et al. Dementia caregivers' coping strategies and their relationship to health and well-being: The Cache County Study. Aging & Mental Health 2015; 19(5):390-9.

Souza LR, Hanus JS, Libera LBD et al. Sobrecarga no cuidado, estresse e impacto na qualidade de vida de cuidadores domiciliares assistidos na atenção básica. Cad Saúde Colet 2015; 23(2):140-9.

Terum TM, Andersen JR, Rongve A, Aarsland D, Svendsboe EJ, Testad I. The relationship of specific items on the Neuropsychiatric Inventory to caregiver burden in dementia: a systematic review. Int J Geriatr Psychiatry 2017; 32(7):703-17.

Thinnes A, Padilla R. Effect of educational and supportive strategies on the ability of caregivers of people with dementia to maintain participation in that role. Am J Occup Ther 2011; 65(5):541-9.

Thrush A, Hyder A. The neglected burden of caregiving in low- and middle-income countries. Disabil Health J 2014; 7(3):262-72.

Terapia Nutricional em Geriatria

Glaucia Queiroz Morais

CAPÍTULO 69

■ INTRODUÇÃO

Os idosos representam uma parcela cada vez maior da população e são mais suscetíveis a alterações do estado nutricional em decorrência de mudanças compatíveis com o envelhecimento. Cabe ao profissional de saúde reconhecer essas particularidades, caracterizadas sobretudo por alto grau de fragilidade e múltiplas doenças ativas que se tornam mais comuns na faixa etária acima de 80 anos.

Sabe-se que a nutrição é um importante modulador da saúde e do bem-estar. Há uma estreita relação entre desnutrição e piores desfechos clínicos, como aumento das taxas de infecções e úlceras por pressão, aumento do tempo de internação hospitalar, duração da convalescença após doença aguda e maior mortalidade. A nutrição inadequada contribui para a progressão de muitas doenças e é também importante fator na complexa etiologia da sarcopenia e da fragilidade.

Múltiplos mecanismos estão implicados na ingestão alimentar inadequada nos idosos, destacando-se a perda de apetite, também chamada de anorexia do envelhecimento (especialmente para líquidos e alimentos com fibras), alteração no paladar (predominantemente para alimentos ácidos e amargos), olfato alterado, mudanças naturais da senescência que levam à má absorção dos nutrientes, saúde oral prejudicada, redução do fluxo salivar e saciedade precoce. Fatores psicossociais e econômicos também interferem na ingestão alimentar.

■ RISCO NUTRICIONAL

Os cuidados nutricionais adequados começam com a identificação dos pacientes em risco nutricional ou de desnutrição no momento da internação por meio de uma ferramenta de triagem nutricional.

O objetivo da triagem nutricional é selecionar, dentre uma população de idosos, aqueles que necessitam de uma avaliação nutricional completa e da implementação de uma terapia nutricional imediata e agressiva, seja por via oral, enteral ou parenteral.

Preferencialmente, devem ser utilizadas ferramentas nutricionais validadas para o idoso, as quais se aplicam não só aos idosos com patologias específicas, mas também aos pacientes geriátricos com excesso de peso.

Uma das ferramentas de triagem e avaliação nutricional no idoso é a miniavaliação nutricional do idoso (MAN), instrumento útil tanto para idosos independentes como dependentes. A MAN contém itens específicos para o idoso, como grau de dependência, qualidade de vida, cognição, mobilidade e sensação subjetiva de saúde, sendo atualmente recomendada pela Sociedade Europeia de Nutrição Clínica e Metabolismo (ESPEN) em sua última publicação, no ano de 2019.

■ DESNUTRIÇÃO NO IDOSO

A desnutrição é um transtorno corporal produzido por um desequilíbrio entre o aporte de nutrientes e as necessidades do indivíduo e motivado por uma dieta inadequada ou por fatores que comprometem a ingestão, absorção e utilização dos nutrientes decorrentes de alguma afecção ou por necessidades nutricionais aumentadas.

Uma recente abordagem internacional consensual chamada *Global Leadership Initiative on Malnutrition* (GLIM) define uma combinação de alguns critérios para o diagnóstico da desnutrição, como perda de peso não intencional, redução do índice de massa corporal (IMC), redução de massa muscular, além de redução da ingestão alimentar, má absorção e presença de doença grave com inflamação.

Nesse contexto, para os idosos, a presença de perda não intencional de massa corporal (> 5% em 6 meses ou > 10% além dos 6 meses) e de diminuição acentuada da massa corporal (ou seja, IMC < 20kg/m²) ou massa muscular deve ser considerada sinal grave de desnutrição que necessita de uma investigação para a avaliação de sua causa subjacente.

■ SARCOPENIA E FRAGILIDADE

Uma das síndromes geriátricas mais prevalentes é a sarcopenia, caracterizada por uma perda desproporcional de massa muscular e força. Essa síndrome é acompanhada por declínio na atividade física, funcionalidade e desempenho. Uma perda excessiva de massa muscular e força resulta em deficiência física, quedas, fraturas, incapacidade para atividades da vida diária, desordens metabólicas e risco maior de fragilidade, além de maiores tempo e custo de hospitalização.

Apesar da grande ligação com a sarcopenia, a fragilidade representa uma síndrome clínica distinta, caracterizada por maior vulnerabilidade ao estresse, e como consequência há um declínio cumulativo em muitos sistemas fisiológicos durante o envelhecimento. A fragilidade está associada a risco aumentado de resultados adversos na saúde, sendo estimado que afete cerca de 25% das pessoas com 85 anos ou mais.

A desnutrição pode coexistir com a sarcopenia, apresentando manifestações clínicas comuns, incluindo redução da ingestão de nutrientes, perda de peso corporal, diminuição da massa muscular, força e/ou função física, bem como com a fragilidade, sendo importante a atenção ao estado nutricional, principalmente às metas proteicas, nas duas patologias.

■ RECOMENDAÇÕES NUTRICIONAIS

Calorias

As recomendações nutricionais para idosos seguem tabelas propostas pelo Institute of Medicine (IOM, 2002), em que são consideradas as particularidades dessa população e os objetivos do tratamento, como redução, manutenção ou aumento do peso corporal.

Entretanto, sabe-se que o padrão-ouro na estimativa nutricional dessa população seria a realização dos métodos de calorimetria direta e indireta, os quais, porém, não fazem parte da realidade da maioria dos hospitais e institutos para idosos.

Algumas equações também têm sido sugeridas para estimativa da taxa metabólica de repouso e das necessidades nutricionais dos indivíduos, como a de Harris-Benedict, que pode superestimar em até 24% a necessidade energética em repouso, quando comparada às avaliações pelo método de calorimetria direta.

As recomendações mais recentes de energia para idosos, segundo a última atualização europeia (ESPEN, 2019), são de 30 calorias/kg de peso/dia, sendo esse valor ajustado individualmente em relação ao estado nutricional, ao nível de atividade física e ao estado de doença. Para os idosos abaixo do peso ideal, os requerimentos energéticos devem ser de 32 a 38 calorias/kg/dia com um nível de recomendação B (forte consenso).

Proteínas

A recomendação de proteína para o idoso tem sido alvo de inúmeros estudos e é considerada um tema controverso. Na escolha de o quanto será consumido de proteína, deve-se levar em consideração a condição de saúde de cada idoso, ajustando-se individualmente em relação ao estado nutricional, ao nível de atividade física, ao estado de doença e à tolerância.

O IOM 2002 recomenda uma ingestão proteica na faixa entre 10% e 35% do valor energético diário ou de acordo com o peso corporal, que consiste em 0,8g de proteína para cada quilograma de peso atual para indivíduos com mais de 51 anos de idade.

Entretanto, essa recomendação se encontra bem abaixo da estabelecida nos últimos consensos publicados para geriatria, reforçando que em casos de doenças, inflamações, infecções e feridas essa cota deve ser elevada, como mostra o Quadro 69.1.

Outra recomendação bastante utilizada é a do grupo europeu PROT-AGE, composto pela Sociedade Médica Geriátrica da União Europeia em cooperação com outras organizações científicas, que prevê uma ingestão diária média de pelo menos 1,0 a 1,2g/kg/dia para idosos (> 65 anos) para manutenção e recuperação da massa corporal magra e dá outras recomendações (Quadro 69.2).

O Instituto Nacional de Câncer (INCA), em sua última atualização, recomenda para o idoso oncológico a ingestão proteica mostrada no Quadro 69.3.

■ OUTROS MACRONUTRIENTES

A ingestão adequada de carboidratos para o idoso varia entre 45% e 65% do valor energético total (VET), respeitando ainda o valor de ingestão dietética recomendada de pelo menos 130g diários.

A ingestão de açúcares por idosos não diabéticos deve estar situada na faixa de 25% do VET. Com relação às gorduras, os valores percentuais aceitáveis de ingestão são de 20% a 35% do VET. A recomendação de fibras alimentares é igual à estabelecida para a população adulta: 14g a cada 1.000 calorias.

Quadro 69.1 Recomendações proteicas para o idoso*

Proteína		
	Saudável	1,0g/kg/dia
	Doença aguda ou crônica	1,2 a 1,5g/kg/dia
	Idosos com desnutrição severa	Até 2,0g/kg/dia

*Conforme as recomendações da Sociedade Europeia de Nutrição Clínica e Metabolismo (ESPEN, 2019).

Quadro 69.2 Recomendações proteicas para o idoso*

Proteína		
	Biotipo	g de proteína/kg de peso
	Saudável	1,0 a 1,2g/kg/dia
	Doença aguda ou crônica	1,2 a 1,5g/kg/dia
	Doença renal	
	TFG < 30	0,8g/kg/dia
	TFG 30 a 60	> 0,8g/kg/dia
	TFG > 60	AC
	HD ou DP	1,2 a 1,5g/kg/dia

AC: a critério, de acordo com as necessidades; DP: diálise peritoneal; HD: hemodiálise; TFG: taxa de filtração glomerular.
*Recomendações do PROT-AGE Study Group (Bauer e cols., 2013).

Quadro 69.3 Recomendações proteicas para o idoso com câncer*

Proteína		
	Sem estresse	1,0 a 1,25g/kg/dia
	Estresse moderado	1,2 a 1,5g/kg/dia
	Estresse grave	1,5 a 2,0g/kg/dia

*Instituto Nacional de Câncer, 2011.

CUIDADOS NUTRICIONAIS

O cuidado nutricional compreende diferentes abordagens, incluindo aconselhamento dietético (orientação nutricional), enriquecimento de refeições, uso de suplementos nutricionais orais (SNO), nutrição enteral e parenteral, as quais podem ser complementadas mutuamente em relação a seus efeitos sobre a ingestão e o estado nutricional.

FORTIFICAÇÃO ALIMENTAR

A primeira iniciativa dos cuidados nutricionais para idosos com desnutrição ou em risco nutricional deve ser a fortificação alimentar, ou enriquecimento dietético, usando alimentos naturais (p. ex., óleo, azeite, leite em pó, manteiga, ovos) ou a adição de nutrientes específicos, como a maltodextrina ou proteína em pó, às preparações cotidianas do idoso. Essa conduta aumenta a densidade calórica e proteica de refeições e bebidas e, assim, promove maior consumo de nutrientes, mantendo a mesma ingestão alimentar.

Vários estudos clínicos randomizados (ECR) e metanálises mostram aumento significativo no consumo calórico e proteico com a fortificação alimentar, porém, devido à heterogeneidade dos estudos e ao número reduzido de participantes, os autores concluem que mais estudos de alta qualidade são necessários para fornecer evidências confiáveis.

A literatura sobre a fortificação de alimentos com micronutrientes foi recentemente resumida em uma revisão de escopo para atendimento residencial, mas as evidências são insuficientes para derivar recomendações específicas a respeito disso.

Convém frisar que os idosos com sinais de disfagia orofaríngea e/ou dificuldade na mastigação devem receber alimentos com textura modificada como uma estratégia compensatória para apoiar uma melhor ingestão da dieta.

TERAPIA NUTRICIONAL ORAL

Os SNO são produtos densos em energia, proteína e micronutrientes projetados para ingestão dietética quando a dieta é isoladamente insuficiente para atender às necessidades nutricionais diárias. Existe uma ampla gama de SNO, com vários formatos, volumes, especializados, padrão e com sabores disponíveis para um amplo espectro de necessidades e requisitos, como mostra o Quadro 69.4.

Quadro 69.4 Formulações de suplementos nutricionais orais disponíveis para uso no idoso e suas indicações

Indicações	Nome/marca/apresentação	Valor nutricional por unidade
Suplemento padrão para adultos e idosos	Nutren 1,5 cal (Nestlê)/Tetra slim 200mL	300 calorias e 11,2g de proteína
	Nutren 2.0 cal (Nestlê)/Tetra slim 200mL	400 calorias e 17,2g de proteína
	Nutridrink Compact (Danone)/Embalagem plástica 125mL	300 calorias e 12g de proteína
	Nutridrink Compact Protein (Danone)/Embalagem plástica 125mL	300 calorias e 18,4g de proteína
	Ensure Plus (Abbott)/Tetra pack 200mL	300 calorias e 12,6g de proteína
	Ensure Protein (Abbott)/Garrafinha 200mL	275 calorias e 17,38g de proteína
	Fresubin Energy Fibre (Fresenius)/Easy Bottle 200mL	300 calorias e 11,2g de proteína
	Fresubin Protein Energy (Fresenius)/Easy Bottle 200mL	300 calorias e 20g de proteína
Suplemento especializado para idosos	Sust'up Mais (Prolev)/Lata 400g	Densidade calórico-proteica depende da diluição prescrita
	Nutren Active (Nestlê)/Lata 400g	Densidade calórico-proteica depende da diluição prescrita
	Sustagen (Mead Johnson)/Lata 400g	Densidade calórico-proteica depende da diluição prescrita
	Nutridrink MAX (Danone)/Lata de 350 e 700g	Densidade calórico-proteica depende da diluição prescrita
	Nutren Sênior pó sem sabor ou com sabor (Nestlê)/Lata de 370 e 740g	Densidade calórico-proteica depende da diluição prescrita
	Nutren Sênior (Nestlê)/Garrafa 200mL	300 calorias e 20g de proteína
Suplementos orais para diabéticos	Diasip (Danone)/Embalagem plástica 200mL	200 calorias e 9,8g de proteína
	Novasource GC (Nestlê)/Tetra pack 200mL	224 calorias e 9,8g de proteína
	Nutri Diabetic (Nutrimed)/Tetra pack 200mL	200 calorias e 7,8g de proteína
	Diamax (Prodiet)/Tetra pack 200mL	200 calorias e 8,6g de proteína
Suplemento para pacientes renais em tratamento dialítico	Novasource REN (Nestlê)/Tetra slim 200mL	400 calorias e 14,8g de proteína
	Nutri Renal D (Nutrimed)/Tetra pack 200mL	400 calorias e 15g de proteína
	HD Max (Prodiet)/Tetra pack 200mL	300 calorias e 13,4g de proteína
Suplemento para oncológicos	Forticare (Danone)/Embalagem plástica 125mL	200 calorias e 11g de proteína
	Prosure (Abbott)/Garrafinha 220mL	280 calorias e 14,7g de proteína
	Fresubin Lipid (Fresenius)/Easy Bottle 200mL	300 calorias e 20g de proteína
Imunonutrição perioperatória	Impact (Nestlê)/Tetra slim 200mL	210 calorias e 13g de proteína
Cicatrização de lesões por pressão	NovasourceProline (Nestlê)/Tetra slim 200mL	274 calorias e 20g de proteína
	Cubitan (Danone)/Embalagem plástica 200mL	256 calorias e 20g de proteína
	Nutri Repair (Nutrimed)/Tetra pack 200mL	250 calorias e 19,2g de proteína

Entende-se como SNO padrão aquele que atende aos requisitos de composição para macro e micronutrientes estabelecidos com base nas recomendações para a população saudável. O SNO especializado ou modificado é aquele que sofreu alteração em relação aos requisitos de composição estabelecidos para a fórmula padrão que implique ausência, redução ou aumento dos nutrientes, adição de substâncias ou de proteínas hidrolisadas, bem como formulações específicas voltadas para diversas patologias, como diabetes, doenças renais em tratamento dialítico ou conservador e outras situações.

Aos idosos hospitalizados, com desnutrição ou risco nutricional, deverão ser oferecidos SNO na tentativa de melhorar a ingestão dietética e o peso corporal, com o benefício de diminuir o risco de complicações e readmissões.

A ESPEN recomenda para idosos a escolha de um produto que oferte ao menos um adicional de 400 calorias e 30g de proteína diários, os quais deverão ser ofertados por pelo menos 1 mês para promover impacto nutricional maior.

Em geral, a maioria dos SNO modificados para o idoso diverge dos padrões apenas por apresentarem maior teor de cálcio, vitamina D e proteína. No Brasil também há suplementos específicos para diversas situações clínicas destinadas aos pacientes adultos, mas dos quais os idosos também poderão se beneficiar, como produtos para diabetes, nefropatias, imunonutrição, oncologia, situações críticas (terapia intensiva), cicatrização de feridas e cirurgia, entre outros.

Diante do exposto, o Quadro 69.4 lista vários SNO disponíveis atualmente no mercado para pacientes adultos e geriátricos e o Quadro 69.5 apresenta os diversos módulos alimentares isolados para o manejo de situações específicas.

Cabe enfatizar que os quadros apresentam uma pequena parcela dos principais suplementos e das principais marcas, visto que se encontram disponíveis no Brasil diversos produtos catalogados para esse fim. Vale reforçar também que um mesmo tipo de suplemento pode conter várias apresentações com sabores diversos ou desprovidos de sabor, com ou sem sacarose e lactose, com ou sem fibras, de modo a se adequar aos diversos perfis de pacientes.

■ TERAPIA NUTRICIONAL ENTERAL

A nutrição enteral (NE) está indicada para os idosos com prognóstico razoável, desde que seja esperado que a ingestão oral não seja possível por período superior a 3 dias ou uma ingestão menor que 50% dos requerimentos calóricos por mais de 7 dias. Assim, a via enteral é indicada para assegurar uma ingestão adequada a fim de atender às necessidades nutricionais e manter o *status* do idoso.

O efeito da NE nos idosos não está claro. Rigorosos ensaios clínicos randomizados prospectivos, comparando NE *versus* não uso da nutrição enteral, terminam não sendo viáveis por razões éticas. Tudo o que se sabe sobre a NE vem principalmente de ensaios observacionais. Ela é com frequência iniciada tardiamente, após perda substancial de peso e com o paciente já em processo de desnutrição grave, o que dificulta uma efetiva terapia nutricional.

Uma metanálise demonstrou sobrevida de 81% após 1 mês, 56% após 6 meses e 38% após 1 ano em idosos em uso de NE por gastrostomia endoscópica percutânea. No entanto, a sobrevida depende muito da indicação e da seleção dos pacientes.

Quadro 69.5 Módulos alimentares isolados para manejo de situações específicas

Indicação	Módulos/marca	Apresentação
Manutenção da integridade intestinal, recuperação do sistema imune, prevenção de risco de translocação bacteriana e coadjuvante no tratamento da diarreia	Glutamin (Danone)	Envelope com 10g de glutamina
	Glutamax (Vitafor)	Sachê de 10g ou lata de 300g
	Glutaflora (Invictus)	Sachê de 5g
Constipação intestinal (*mix* de fibras solúveis e insolúveis)	Stimulance Multifiber (Danone)	Lata de 225g e caixa com 14 sachês de 5g
	Nutri Fibra Fiber Mix (Nutrimed)	Pote de 400g
	Enterfiber (Prodiet)	Lata de 400g
Diarreia (fibras solúveis e probióticos)	Fiber Mais Flora (Nestlê) – probióticos + 4,0g de goma guar/inulina	Caixa com 6 sachês de 5g
	Fiber Mais (Nestlê) – 100% de fibras solúveis	Lata de 260g e caixa com 10 sachês de 5g
	Fiber FOS (Invictus) – 100% de fruto-oligossacarídeo	Caixa com 15 ou 30 sachês de 6g
Reguladores da flora intestinal (constipação intestinal ou diarreia)	Simbioflora (Invictus) – probióticos + 5,5g de fruto-oligossacarídeos	Caixa com 15 ou 30 sachês de 6g
	Atillus Multi (Myralis) – probióticos + 5,5g de fruto-oligossacarídeos	Caixa com 15 ou 30 sachês de 7g
	Probiatop (Invictus) – probióticos isolados	Caixa com 15 ou 30 sachês de 1g
	Simfort (Vitafor) – probióticos isolados	Caixa com 15 ou 30 sachês de 2g
	Bidrilac (Daudt) – probióticos isolados	Caixa com 15 sachês de 1g
Módulos proteicos	Fresubin Powder (Fresenius) – 100% de proteína do soro do leite	Lata de 300g
	Nutri Hwhey (Nutrimed) – 100% de proteína hidrolisada do soro do leite	Lata de 250g
	Caseical (Danone) – 100% de caseinato	Lata de 250g
	Resource Protein (Nestlê) – 100% de caseinato de cálcio	Lata de 240g
	Protein PT (Prodiet)	Lata de 150g
Módulos de carboidratos complexos	Nutri Dextrin (Nutrimed)	Lata de 400g
	Carbofor (Vitafor)	Lata de 400g
	CarboCH (Prodiet)	Lata de 400g
Espessante alimentar	Resource Thicken Up Clear (Nestlê)	Lata de 125g
	Nutilis (Danone)	Lata de 300g
	Thick & Easy (Fresenius)	Lata de 225g

Em resumo, sabe-se que o efeito da NE sobre a funcionalidade, a mortalidade e a qualidade de vida dos idosos ainda não está claro, e os benefícios esperados e os riscos potenciais devem ser avaliados individualmente e reavaliados regularmente conforme a condição clínica. Algumas perguntas devem ser levadas em consideração pela equipe multidisciplinar na tomada de decisão quanto ao início da NE, sendo as principais:

- É provável que a NE melhore ou mantenha a funcionalidade do paciente?
- É provável que a NE prolongue a sobrevida desse paciente?
- O prolongamento da vida é desejável do ponto de vista do paciente?

Cabe reforçar que os idosos terminais com baixa ingestão nutricional não devem ser submetidos à NE, mas a uma alimentação de conforto (*confort oral feeding*).

■ TERAPIA NUTRICIONAL PARENTERAL

A nutrição parenteral (NP) está indicada em idosos com prognóstico razoável, quando é esperado que a ingestão oral ou enteral seja inviável por mais de 3 dias ou que oferte um requerimento energético < 50% por mais de 1 semana, e tem a finalidade de atender às necessidades nutricionais e manter ou melhorar o estado nutricional. Os critérios gerais de indicação da NP são os mesmos adotados para os adultos jovens.

Segundo diretriz europeia (ESPEN, 2019), tanto a NE como a NP devem ser consideradas como tratamentos e não como cuidados básicos e, portanto, devem ser usadas apenas se houver a chance realista de melhoria ou manutenção da condição e da qualidade de vida do paciente.

A diretriz recomenda ainda com nível forte de evidência alguns cuidados para a terapia nutricional enteral ou parenteral, como aumento gradual do aporte calórico-proteico durante os primeiros 3 dias para evitar a síndrome de realimentação em idosos desnutridos, com atenção especial para os níveis sanguíneos de fosfato, magnésio, potássio e tiamina, que devem ser complementados em caso de deficiência leve.

Bibliografia

Agarwal E, Miller M, Yaxley A, Isenring E. Malnutrition in the elderly: a narrative review. Maturitas 2013; 76(4):296-302.
Baker H. Nutrition in the elderly: nutritional aspects of chronic diseases. Geriatrics 2007; 62:21-5.
Bauer J, Biolo G, Cederholm T et al. Evidence-based recommendations for optimal dietary protein intake in older people: A position paper from the PROT-AGE study group. J Am Dir Assoc 2013; 14(8):542-59.
Cederholm T, Jensen GL, Correia MITD et al. GLIM criteria for the diagnosis of malnutrition - A consensus report from the Global Clinical Nutrition Community. ESPEN Endorsed Recommendation. Clin Nutr 2018; 38:1-9.
Choi J, Ahn A, Kim S, Won CW. Global prevalence of physical frailty by Fried's criteria in community-dwelling elderly with national population-based surveys. J Am Med Dir Assoc 2015; 16(7):548-50.
Donini LM, Savina C, Ricciardi LM et al. Predicting the outcome of artificial nutrition by clinical and functional indices. Nutrition 2009; 25(1):11-9.
Forster S, Gariballa S. Age as a determinant of nutritional status. A cross sectional study. Nutr J 2005; 4:28.
Institute of Medicine; Food and Nutrition Board. Dietary intake for energy, carboydrate, fiber, fat, fatty acid, cholesterol, protein and amino acids. Washington: National Academy Press, 2002.
Instituto Nacional de Câncer - Brasil. Consenso Nacional de Nutrição Oncológica. Volume II. Rio de Janeiro: INCA, 2011.
Kondrup J, Allison SP, Elia M, Vellas B, Plauth M. Educational and Clinical Practice Committee, European Society of Parenteral and Enteral Nutrition (ESPEN). ESPEN Guidelines for nutrition screening 2002. Clin Nutr 2003; 22:415-21.
Lam IT, Keller HH, Pfisterer K, Duizer L, Stark K, Duncan AM. Micronutrient food fortification for residential care: a scoping review of current interventions. J Am Med Dir Assoc 2016; 17(7):588-95.
Ling CH, Taekema D, De Craen AJ, Gussekloo J, Westendorp RG, Maier AB. Handgrip strength and mortality in the oldest old population: The Leiden 85-plus study. CMAJ 2010; 182(5):429-35.
Marley JE. Protein-energy malnutrition in older subjects. Proc Nutr Soc 1998; 57(4):587-92.
Mitchell SL, Tetroe JM. Survival after percutaneous endoscopic gastrostomy placement in older persons. J Gerontol A Biol Sci Med Sci 2000; 55(12):735-9.
Morilla-Herrera JC, Martin-Santos FJ, Caro-Bautista J, Saucedo-Figueredo C, Garcia-Mayor S, Morales-Asencio JM. Effectiveness of food-based fortification in older people. A review and meta-analysis. J Nutr Health Aging 2016; 20(2):178-84.
Morley JE. Anorexia of ageing: a key component in the pathogenesis of both sarcopenia and cachexia. J Cach Sarc Muscle 2017; 8(4):523-6.
Silva ML, Marucci MFN, Roediger MA. Tratado de nutrição em gerontologia. 1. ed. São Paulo: Editora Manole, 2016.
Trabal J, Farran-Codina A. Effects of dietary enrichment with conventional foods on energy and protein intake in older adults: a systematic review. Nutr Rev 2015; 73(9):624-33.
Vandewoude MF, Alish CJ, Sauer AC, Hegazi RA. Malnutrition-sarcopenia syndrome: is this the future of nutrition screening and assessment for the older adults? J Aging Res 2012; 570-651.
Volkert D, Beck AM, Cederholm T et al. ESPEN guideline on clinical nutrition and hydration in geriatrics. Clin Nutr 2019; 38:10-47.

Abordagem Prática da Odontogeriatria

Antonio Carlos Moura de Albuquerque Melo
Márcia Carréra Campos Leal

CAPÍTULO 70

■ INTRODUÇÃO

O fenômeno do envelhecimento populacional e por consequência a mudança do perfil epidemiológico tiveram implicações sociais e econômicas como o grande desafio da sociedade atual.

O envelhecimento é descrito como um processo de progressivas modificações biológicas, psicológicas e sociais ao longo da vida do ser humano, não sendo em si um processo patológico, uma vez que ocorrem mudanças normais e esperadas, porém o risco de adoecer aumenta em razão da maior suscetibilidade a várias doenças (Motta e cols., 2005).

No Brasil, o número de idosos (≥ 60 anos de idade) vem aumentando de maneira acelerada com a alteração desse contingente populacional, que passou de 3 milhões em 1960 para 7 milhões em 1975 e 14 milhões em 2002, devendo alcançar 32 milhões em 2020 (Closs e Schwnake, 2012).

A preocupação com os pacientes idosos na odontologia surgiu na década de 1950, com Saul Kamen nos EUA, considerado o pai da odontologia geriátrica, inicialmente voltada para a avaliação dos pacientes institucionalizados e de suas condições de saúde bucal (Brunetti e Montenegro, 2002). Esse foi um grande passo para despertar a importância da odontologia na atenção à pessoa idosa.

Em 2001, o Conselho Federal de Odontologia (CFO) definiu a nova especialidade – odontogeriatria – como a área que se concentra no estudo dos fenômenos decorrentes do envelhecimento que têm repercussão na boca e nas estruturas associadas, bem como na promoção de saúde, no diagnóstico, na prevenção e no tratamento de enfermidades bucais e do sistema estomatognático do idoso. A odontogeriatria tem como sinonímias odontologia geriátrica, gerodontologia e estomatologia geriátrica.

Sob o ponto de vista anatomofuncional, a área de atuação específica da odontologia é o sistema estomatognático, que compreende os dentes, os tecidos periodontais, a mucosa bucal, a língua, as glândulas salivares, a maxila e mandíbula, a musculatura mastigatória e a articulação temporomandibular. Cabe ressaltar que durante o processo de envelhecimento várias mudanças anatômicas e fisiológicas ocorrem nessas estruturas, o que não significa, porém, que acarretarão desequilíbrio no processo saúde-doença (Domingos e cols., 2011).

Cabe entender que muitos dos problemas odontológicos que ocorrem no idoso geralmente são complicações provenientes de processos patológicos em consequência de higienização bucal deficitária, iatrogenias, desinteresse e falta de orientação em relação à importância dos cuidados com a saúde bucal, bem como da dificuldade de acesso aos serviços odontológicos durante toda a vida do indivíduo.

Com o avanço da medicina e das demais áreas da saúde, vem ocorrendo aumento significativo na expectativa de vida e consequentemente dos indivíduos de idade mais avançada, levando à procura de cuidados pelos profissionais da área da saúde. Essa mudança do perfil demográfico levanta uma maior discussão da classe odontológica quanto à atuação da odontologia na atenção integral à saúde do idoso, proporcionando maior integração entre as diferentes áreas da saúde no atendimento a essa clientela (Aguiar e Montenegro, 2007; Saintrain e Vieira, 2008).

Na avaliação e abordagem da pessoa idosa, é necessário conhecer os aspectos da senescência e da senilidade. Sabe-se que uma saúde bucal precária pode contribuir para aumentar os riscos à saúde geral. Assim, na avaliação do paciente devem ser incluídos dados da história atual e pregressa, identificando condições clínicas, cognitivas, funcionais, sintomatologia depressiva, familiares e, em destaque, a condição odontológica.

Logo, na prática odontogeriátrica, de caráter interdisciplinar, as particularidades devem ser bem compreendidas para favorecer a estruturação de uma anamnese adequada, bem como o diagnóstico, o tratamento e o prognóstico, de modo a proporcionar uma boa saúde ao paciente idoso. Assim, é necessária uma abordagem sistemática da coleta dos dados sobre o idoso avaliado, incluindo também suas expectativas diante do quadro apresentado para um planejamento seguro e coerente, contribuindo para a qualidade de vida do idoso.

As estruturas orais, assim como todo o organismo, sofrem ações do tempo no processo de envelhecimento. Entretanto, muitas dessas modificações estão relacionadas com a história de vida do paciente, considerando a importância da manutenção da dentição natural e sua funcionalidade. Quando ocorre a substituição dos elementos dentários por próteses ou implantes, estes devem manter não só a estética, mas principalmente a funcionalidade com conforto para uma boa mastigação, deglutição, digestão e fala.

O aumento da população de idosos acarreta várias complicações, como a necessidade de atendimento odontológico com ênfase no tratamento como um todo. Por isso, é importante que o profissional cirurgião-dentista tenha conhecimento acerca das possíveis doenças crônicas existentes.

Os idosos constituem a população mais acometida pelas doenças crônicas, a saber: hipertensão arterial, *diabetes mellitus* (DM), câncer e patologias cardiovasculares. É provável que esse aumento decorra da interação de fatores genéticos predisponentes, alterações fisiológicas do envelhecimento e fatores de risco modificáveis, como sedentarismo, tabagismo, ingestão alcoólica e consumo de alimentos não saudáveis.

Algumas manifestações bucais são muito comuns e podem ser os primeiros sinais e sintomas de doenças ou de alterações sistêmicas decorrentes de certas terapêuticas. Essas lesões bucais podem funcionar como um sinal de alerta precoce para o diagnóstico de algumas doenças.

O cirurgião-dentista, ao fazer um diagnóstico das lesões bucais, deve levar em consideração que elas podem não se restringir à boca, mas às vezes representar manifestações locais de doenças gerais. No entanto, é necessária a avaliação integral do paciente e de suas condições sistêmicas, pois a boca não pode ser tratada de maneira isolada. Desse modo, é imprescindível adotar como prática a correlação entre problemas sistêmicos e a condição bucal do idoso.

Portanto, o papel da odontologia na atenção ao idoso, na perspectiva interdisciplinar, consiste em abordar as ações odontológicas na promoção da saúde, prevenção de doenças e reabilitação, favorecendo um plano comum para melhoria na condição de vida dos idosos em suas três dimensões: biológica, psicológica e social.

O conceito de que "a saúde bucal é parte integrante e inseparável da saúde geral do indivíduo e está relacionada diretamente com as condições de saneamento, alimentação, moradia, trabalho, educação, renda, transporte, lazer, liberdade, acesso e posse da terra, aos serviços de saúde e à informação" (Brasil, 1993) indica o caráter abrangente da atenção odontológica e a indissociabilidade dos aspectos de saúde bucal e de saúde geral no atendimento ao paciente.

■ EPIDEMIOLOGIA

Faz parte do rol das políticas públicas de saúde a inclusão da saúde bucal dos idosos, pois não há como tratar o idoso de maneira integral se sua saúde bucal não for considerada. Como embasamento dos dados epidemiológicos, dentre eles a presença de cárie, doença periodontal e edentulismo, serão apresentados os relacionados com a população idosa e estabelecidos na Pesquisa Nacional de Saúde Bucal, denominada SB Brasil 2010, realizada em 177 municípios brasileiros, incluídas todas as capitais dos estados e o Distrito Federal, com o objetivo geral de conhecer a situação de saúde bucal da população urbana para subsidiar o planejamento e a avaliação das ações e dos serviços perante o Sistema Único de Saúde (SUS) (Brasil, 2012).

A saúde bucal, para a Organização Mundial da Saúde (OMS), não significa apenas ter dentes saudáveis, devendo ser considerada também como integrante da saúde geral e sendo essencial para a condição de bem-estar do indivíduo. Por conseguinte, a saúde bucal significa estar livre de dor crônica orofacial, câncer bucal ou da orofaringe, lesões de tecidos moles bucais e de outras doenças que afetam os tecidos bucais, dentais e orofaciais, como a cárie dentária e as periodontites.

Faz-se necessário conhecer as principais alterações bucais fisiológicas e patológicas que ocorrem no paciente idoso, bem como os aspectos psicossociais que possam intervir na qualidade de vida da pessoa idosa. Logo, destaca-se a importância de uma abordagem interdisciplinar na assistência odontológica, contribuindo para o sucesso do tratamento e prognóstico.

Com relação à epidemiologia dos principais agravos bucais na população idosa brasileira, o estudo Saúde Bucal Brasil (Brasil, 2011) aponta os desfechos mais prevalentes nos idosos de 65 a 74 anos, como cárie dentária, doença periodontal, uso e necessidade de próteses e alterações de tecidos moles. Cabe salientar, também, as dores de cabeça e pescoço, as disfunções salivares e o comprometimento das funções de mastigação, deglutição e paladar.

Para o Ministério da Saúde (Brasil, 2008), dentre os principais agravos, podem ser definidos os seguintes:

1. A cárie dentária como manifestação clínica de uma infecção bacteriana. A atividade metabólica das bactérias resulta em um contínuo processo de desmineralização e remineralização do tecido dentário; a partir de um desequilíbrio nesse processo, poderá ocorrer a progressão da desmineralização do dente, levando à formação da lesão de cárie. A etiologia da cárie dentária é influenciada por muitos fatores determinantes, sendo por isso considerada uma doença multifatorial.
2. Com relação à doença periodontal, é vista como um processo de desequilíbrio entre as ações de agressão e defesa sobre os tecidos de sustentação e proteção do dente que tem como principal determinante a placa bacteriana. A doença periodontal atualmente se constitui em importante fator de risco para diabetes e doenças vasculares e cardíacas.
3. No tocante ao edentulismo, este resulta de diversos e complexos determinantes, como as precárias condições de vida, a baixa oferta e cobertura dos serviços e o modelo assistencial predominante de prática mutiladora. Em geral, o índice mais utilizado para a estimativa do edentulismo é a avaliação do uso e da necessidade de próteses.
4. Dentre as alterações dos tecidos moles destaca-se o câncer de boca (lábio e de cavidade oral), que é uma das principais causas

de óbitos por neoplasias e representa uma causa importante de morbimortalidade em virtude de mais de 50% dos casos terem o diagnóstico estabelecido em estágios avançados. Preferencialmente, está localizado no assoalho da boca e na língua.

De acordo com Bucarelli e Manço (2008), a saúde bucal brasileira, na maioria das situações, é caracterizada apenas como curativa e mutiladora, pois sempre se deu prioridade ao tratamento das lesões cariosas por meio das restaurações (curativa) ou, em pior situação, pela exodontia de elementos que sofreram algum comprometimento, seja cárie, fraturas ou doença periodontal, levando à mutilação.

Para objetivar os dados epidemiológicos dos principais agravos em saúde bucal no período de 2003 e 2010, são apresentadas as observações realizadas por Lima e cols. (2015) em seu estudo *Avaliação da condição de saúde bucal de idosos mediante comparação dos dados do SB Brasil 2003 e 2010*, o qual conclui que:

> Percebe-se que a condição de saúde bucal da população idosa brasileira é crítica e precária, com os mais variados problemas bucais, principalmente atividade de lesão cariosa, extensas perdas dentárias e doença periodontal nos remanescentes dentários. Há uma grande necessidade de uso de próteses dentárias, que são fundamentais para uma reabilitação oral do paciente, retomando-se as funções do sistema estomatognático.

Antes da discussão sobre os itens referentes ao diagnóstico e ao tratamento, serão resumidas algumas alterações morfofisiológicas que dizem respeito tanto à saúde bucal como à saúde geral, as quais surgem com o processo do envelhecimento, podendo uma alteração bucal interferir na saúde geral e vice-versa.

Entre as enfermidades comuns no paciente idoso, com consequências na cavidade bucal, estão o câncer, a artrite, o diabetes e o mal de Parkinson. Assim, os pacientes submetidos à terapia de câncer na maioria dos casos se apresentam malnutridos com cicatrização alterada, perda da capacidade gustativa, diminuição da resistência às infecções, além de redução do fluxo salivar, podendo provocar mucosites. Os pacientes portadores de artrite e mal de Parkinson apresentam perda da habilidade manual necessária para uma completa higiene bucal, enquanto os diabéticos têm alta prevalência de xerostomia, candidíase, cáries múltiplas e doença periodontal (Rosa e cols., 2008).

DIAGNÓSTICO E TRATAMENTO EM ODONTOGERIATRIA

A partir do entendimento de que a saúde bucal é parte integrante e inseparável da saúde geral do indivíduo, a odontologia se vê obrigada a ajudar na promoção de saúde, aumentando a qualidade de vida dos que atingem a terceira idade e promovendo bem-estar físico-psíquico-social (Brasil, 1986; Peres e Peres, 2003).

O processo de envelhecimento não está diretamente relacionado com o surgimento de doenças na cavidade bucal, embora essas estejam geralmente presentes em indivíduos idosos (Guimarães e cols., 2005). De acordo com os dados epidemiológicos brasileiros, dentre os problemas bucais observados no envelhecimento a perda dentária ainda é o mais frequente, o que torna importante a reabilitação protética para o restabelecimento das condições bucais ideais (Brasil, 2011).

Cabe destacar que as alterações na capacidade mastigatória do idoso são provocadas por ausência dentária, próteses mal adaptadas ou com precário estado de conservação e presença de cáries e doença periodontal. Esses fatores interferem na fase inicial do processo digestivo e têm repercussões nas condições de saúde e nutrição do idoso (Sheiham e cols., 1999). Esse comprometimento da saúde bucal pode contribuir para distúrbios de alimentação, desnutrição crônica, sarcopenia e desenvolvimento de infecções, o que aumenta o risco de fragilidade no idoso.

A baixa utilização de serviços odontológicos e a pobre autopercepção da saúde bucal podem ser consideradas possíveis marcadores de risco para a síndrome de fragilidade, causando impacto na vida diária e ocasionando desnutrição em razão da restrição de alguns alimentos, além de baixa autoestima (Andrade, 2012; Moreira, 2009; Stenman, 2012).

Em geral, os problemas de saúde bucal no idoso estão relacionados com problemas periodontais em virtude do controle deficiente da placa bacteriana, de lesão cariosa, do uso de próteses mal adaptadas, de lesões traumáticas de mucosa decorrentes de trabalhos protéticos deficientes e da falta de ações preventivas para promoção e adequação do meio bucal. Além disso, observa-se menor capacidade de reserva funcional e da homeostase em virtude de os padrões farmacodinâmicos dos idosos serem diferentes dos encontrados nos pacientes jovens (Rosa e cols., 2008).

A diminuição do fluxo e as alterações nas glândulas salivares podem ser observadas no paciente geriátrico em decorrência de efeitos colaterais causados por medicamentos e que acabam interferindo diretamente na saúde bucal. Esse quadro pode aumentar o risco de desenvolvimento de lesões de cárie, estomatites, candidíase e lesões de mucosa (Niklander e cols., 2017).

A saliva desempenha papel importante na manutenção das condições fisiológicas normais dos tecidos da boca e as suas propriedades são essenciais para a proteção da cavidade bucal e do epitélio gastrointestinal. Além de umidificar os tecidos da cavidade oral, a propriedade lubrificante da saliva auxilia a formação e deglutição do bolo alimentar, facilita a fonética, é essencial para retenção de próteses totais e previne danos aos tecidos causados por agentes mecânicos ou por microrganismos nocivos (Feio e Sapeta, 2005).

A xerostomia consiste em uma sensação subjetiva de boca seca, geralmente relacionada com redução na produção de saliva e/ou alteração de sua condição química. Pode ser decorrente de vários fatores etiológicos, como administração de medicamentos com potencial xerostômico, irradiação da cabeça e pescoço, alterações hormonais, doença autoimune, síndrome de Sjögren, artrite reumatoide, lúpus eritematoso sistêmico, sarcoidose, doenças sistêmicas como DM, nefrite e disfunção na tireoide, respiração bucal crônica, doenças renais, doença de Alzheimer, alterações psicológicas, como ansiedade e depressão, doença de Parkinson, alcoolismo e má nutrição, entre outros (Tibério e Tonoli, 2015).

Por outro lado, a hipossalivação pode ser estritamente definida como uma redução objetiva da taxa do fluxo salivar, ocasionando o ressecamento da mucosa da boca e aumentando a suscetibilidade a infecções. Uma das infecções mais comuns no paciente idoso é a candidíase oral, que geralmente se apresenta sob três formas clínicas distintas: aguda pseudomembranosa, aguda atrófica e atrófica crônica (a mais comum com o uso de próteses móveis) (Oliveira e cols., 2011).

Convém destacar que a queilite angular, comum no quadro de envelhecimento bucal, pode estar associada à presença de cândida, bem como à perda da dimensão vertical, ou seja, a relação espacial da mandíbula com a maxila no plano vertical, situação relativamente frequente no idoso.

A respeito da importância das doenças bucais *versus* a saúde sistêmica, são encontradas na literatura diversas colocações pertinentes sobre essa relação e sua repercussão na saúde do indivíduo. As primeiras citações científicas encontradas são datadas de 2.100 a.C., nas quais é sugerida a relação entre as doenças bucais e os problemas sistêmicos (Reilly e Glaffey, 2005).

Desde então, os resultados das inúmeras pesquisas realizadas evidenciam cada vez mais essa possível relação, indicando que problemas bucais, especialmente a doença periodontal, podem atuar como foco de disseminação de microrganismos patogênicos com efeito metastático sistêmico, especialmente em pessoas com a saúde comprometida (Reilly e Glaffey, 2005). Avanços científicos trazem subsídios para acreditar na contribuição significativa do tratamento odontológico, especificamente mediante a remoção de focos infecciosos, na prevenção e/ou melhora da condição sistêmica (Reilly e Glaffey, 2005; William e Paquette, 2005).

Algumas enfermidades comuns ao paciente idoso apresentam consequências bucais. O cirurgião-dentista deve estar atento de modo a minimizar interferências no tratamento odontológico, além de contribuir no tratamento conduzido pelos demais profissionais da área gerontológica e geriátrica.

Diabetes *versus* infecções bucais

Além das complicações crônicas, como nefropatia, neuropatia e retinopatia, o DM também está relacionado com complicações bucais. A doença periodontal é a complicação oral mais importante, sendo considerada a sexta complicação clássica do diabetes (Souza e cols., 2003).

Com a associação entre a doença periodontal e o DM, observa-se uma relação bidirecional, cujos mecanismos ainda não estão totalmente definidos, porém se sabe que o DM atua como agente modificador da resposta inflamatória, causando destruição maior dos tecidos periodontais e aumento da gravidade da doença periodontal. A doença periodontal, por sua vez, pode alterar a resposta à insulina e consequentemente agravar a condição sistêmica preexistente. Portanto, acredita-se que o tratamento de infecções bucais, como doença periodontal, possa melhorar o controle glicêmico nos indivíduos diabéticos (Martins, 2013).

Pneumonias *versus* infecções bucais

As bactérias envolvidas na pneumonia aspirativa podem colonizar a orofaringe e posteriormente alcançar as regiões inferiores do trato respiratório (Scannapieco, 2008).

A literatura evidencia que medidas de higiene bucal diminuem a colonização de patógenos na cavidade oral com efeitos benéficos na prevenção da pneumonia, especialmente a associada à ventilação (PAV). Os estudos demonstram a associação entre higiene bucal adequada e redução na incidência de pneumonia, especialmente a PAV, importante causa de mortalidade em todo o mundo (Brasil, 2017).

A diversidade microbiana da cavidade bucal, potencializada por infecções periodontais e fúngicas tão comumente encontradas no doente crítico, sugere que a redução da carga microbiana das estruturas periodontais e de todos os nichos intrabucais tenha um papel relevante na prevenção das pneumonias aspirativas (Brasil, 2017).

Doenças cardiovasculares *versus* infecções bucais

Em um dos primeiros relatos sobre a associação entre doença periodontal e doença arterial coronariana, Mackenzie e Millard ressaltaram em suas pesquisas que 62% dos pacientes com aterosclerose demonstravam maior perda óssea nos maxilares que o grupo-controle, e a associação mais detalhada entre condição bucal e doenças coronarianas foi estabelecida por Matilla em 1989 (Morais, 2015).

Segundo Vieira (2014), deve-se levar em conta que as periodontites crônicas do tipo grave podem alterar o perfil lipídico e conduzir a eventos coronarianos agudos, bem como que a presença de microrganismos periodontais em artérias coronarianas está associada ao desenvolvimento e à progressão da aterosclerose.

Portanto, essas associações indicam que as infecções da cavidade bucal e suas possíveis interações não podem ser negligenciadas, devendo ser tratadas para a manutenção de uma boa saúde bucal e para amenizar possíveis problemas cardiológicos (Offenbacher e cols., 2009).

Artrite *versus* infecções bucais

Uma das teorias que tentam explicar por que a periodontite seria uma condição de risco à artrite se baseia na exposição crônica ao lipopolissacarídeo que ocorre nas doenças periodontais. Segundo esse conceito, o lipopolissacarídeo de bactérias periodontopáticas serviria como uma fonte de superantígenos ao hospedeiro, podendo iniciar a cascata imunológica observada na artrite reumatoide (AR). Por outro lado, a desregulação imunológica observada na AR, acarretando o aumento de citocinas sistemicamente, faria que os pacientes, na presença de patógenos periodontais e em um ambiente propício, desenvolvessem maior suscetibilidade à periodontite (Braga e cols., 2007).

Demência *versus* condição da saúde bucal

A atenção de toda a equipe de saúde tem extrema importância nesses casos, pois os pacientes recebem cuidados de familiares ou cuidadores que muitas vezes se deparam com dificuldades para realizar uma simples escovação dentária. Muitos desses pacientes apresentam dificuldade na abertura bucal, falta de cooperação e comportamentos agressivos e pouco colaborativos (Caramelli, 2002; Galluci e cols., 2005).

O reconhecimento de um estado doloroso também pode representar um desafio para profissionais e cuidadores, uma vez que com a perda da linguagem alterações de comportamento podem se instalar ante uma simples dor de dente. Portanto, uma abordagem interdisciplinar com tomadas de decisões em conjunto com os diversos profissionais da área da saúde colabora no tratamento e para o bem-estar do paciente demenciado (Caramelli, 2002; Galluci e cols., 2005).

Nos usuários de próteses, devem ser verificadas as condições de higienização, fraturas, desgastes, adaptação e aspecto funcional. No exame clínico intrabucal é possível observar mais comumente nesses pacientes: candidíase em suas diversas formas clínicas, língua saburrosa, lesões por próteses mal adaptadas, como úlceras traumáticas e hiperplasia fibrosa inflamatória, cáries radiculares e periodontopatias.

O acúmulo do biofilme dentário, a deficiência da escovação de dentes e das próteses e a presença de saburra lingual denotam a dificuldade de higiene desses pacientes, o que pode se agravar com a evolução da doença em virtude da perda do autocuidado, refletindo inevitavelmente em sua saúde bucal (Spezzia, 2015).

Portanto, é importante que o paciente seja encaminhado para uma avaliação odontológica assim que for diagnosticado o quadro demencial, pois, à medida que se instalam as fases mais graves da doença, a realização dos procedimentos odontológicos se torna ainda mais difícil principalmente devido ao comportamento não colaborativo (Spezzia, 2015).

Além das enfermidades comuns ao paciente idoso que apresentam consequências bucais, discutidas previamente, cabe destacar o uso de determinados medicamentos que podem ter consequências negativas na cavidade oral.

A osteonecrose dos maxilares relacionada com medicamentos (ONMRM) é definida clinicamente pela exposição do osso necrótico. Essa condição pode ser associada a fatores desencadeantes, como infecção, trauma e diminuição da vascularização (Ribeiro e cols., 2018).

No entanto, vale ressaltar que os agentes antirreabsortivos e antiangiogênicos usados na terapia antitumoral e no tratamento de várias outras doenças estão relacionados com a etiologia da ONMRM, diminuindo a capacidade de remodelação óssea. Os sinais e sintomas clínicos incluem necrose óssea, dor, disgeusia, fístula oroantral, mau odor, trismo e fístula extraoral, entre outros (Clezardin, 2013; Ruggiero e cols., 2014).

É importante o cuidado com os pacientes que forem iniciar terapias com agentes antirreabsortivos e antiangiogênicos relacionados com a ONMRM, os quais deverão passar por uma consulta odontológica prévia com o objetivo de analisar criteriosamente a condição clínica, radiográfica dentária e estruturas ósseas. Realiza-se a adequação do meio bucal previamente mediante a remoção de focos infecciosos e fatores traumáticos da mucosa bucal. Além disso, devem ser prestados esclarecimentos aos pacientes e aos familiares quanto aos fatores de risco associados, ao rígido controle da placa bacteriana e à higiene oral com visitas regulares ao dentista e à avaliação periódica da adaptação de próteses removíveis (Picciani e cols., 2019).

O dentista pode optar entre diferentes abordagens para conduzir cada caso de acordo com suas peculiaridades. Os regimes de tratamento podem incluir antibioticoterapia, ressecção óssea, oxigenação hiperbárica, laserterapia de baixa potência, terapia fotodinâmica, óleo ozonizado, terapia com uso associado de pentoxifilina com tocoferol e plasma rico em plaquetas (Ribeiro e cols., 2018).

O tratamento irá depender do quadro apresentado e de suas repercussões tanto na saúde geral como na condição da saúde bucal.

■ CONSIDERAÇÕES FINAIS

Para a assistência integral à saúde da pessoa idosa, o cirurgião-dentista deverá compreender as alterações morfofisiológicas e as patologias, bem como as interferências sistêmicas que afetam a saúde bucal, o que é imprescindível para o diagnóstico e o tratamento correto em uma abordagem interdisciplinar bem-sucedida.

Bibliografia

Aguiar MCA, Montenegro FLB. Avaliação do conhecimento de médicos com atuação na área geriátrica do estado de São Paulo sobre a inter-relação entre saúde bucal e saúde sistêmica. Rev Kairós 2007 jun.; 10(1):155-74.

Andrade FB, Lebrão ML, Santos JL, Duarte YA, Teixeira DS. Factors related to poor self-perceived oral health among community-dwelling elderly individuals in São Paulo, Brazil. Cad Saud Pub 2012; 28(10):1965-75.

Braga FSFF, Miranda LA, Miceli VC et al. Artrite crônica e periodontite. Rev Bras Reumatol 2007; 47(4):276-80.

Brasil. Ministério da Saúde. I Conferência Nacional de Saúde Bucal. Relatório final. Brasília: Ministério da Saúde, 1986.

Brasil. Ministério da Saúde. Relatório Final da Segunda Conferência Nacional de Saúde Bucal. Brasília: Conselho Nacional de Saúde, Ministério da Saúde, 1993.

Brasil. Ministério da Saúde. Secretaria de Atenção à Saúde. Departamento de Atenção Básica. Saúde Bucal/Ministério da Saúde, Secretaria de Atenção à Saúde, Departamento de Atenção Básica. (Série A. Normas e Manuais Técnicos) (Cadernos de Atenção Básica; 17). Brasília: Ministério da Saúde, 2008.

Brasil. Ministério da Saúde. Projeto SB Brasil 2010: Pesquisa Nacional de Saúde Bucal – Resultados Principais. Brasília: Ministério da Saúde, 2011.

Brasil. Ministério da Saúde. Coordenação Nacional de Saúde Bucal. Secretaria de Vigilância em Saúde. SB Brasil 2010: Pesquisa Nacional de Saúde Bucal. Brasília: Ministério da Saúde, 2012.

Brasil. Agência Nacional de Vigilância Sanitária. Medidas de Prevenção de Infecção Relacionada à Assistência à Saúde. Brasília: Anvisa, 2017.

Brunetti RF, Montenegro FLB. Odontogeriatria. Noções de interesse clínico. São Paulo: Artes Médicas, 2002.

Bulgarelli AF, Manço ARX. Idosos vivendo na comunidade e a satisfação com a própria saúde bucal. Ciência & Saúde Coletiva 2008; 13(4):1165-74.

Caramelli P, Barbosa MT. Como diagnosticar as quatro causas mais frequentes de demência? Rev Bras Psiquiatr 2002; 24(Supl 1):7-10.

Clezardin P. Mechanisms of action of bisphosphonates in oncology: a scientific concept evolving from antiresorptive to anticancer activities. Bonekey Rep 2013; 2:267.

Closs E, Schwnake CHA. A evolução do índice de envelhecimento no Brasil, nas suas regiões e unidades federativas no período de 1970 a 2010. Rev Bras Geriatr Gerontol 2012; 15(3):443-58.

Conselho Federal de Odontologia. Resolução CFO-12/2001. Seção IX art. 29. Normas sobre o exercício das especialidades odontológicas dos cursos de especialização, 2001.

Domingos PAS, Moratelli RC, Oliveira ALM. Atenção odontológica integral ao idoso: uma abordagem holística. Revista de Odontologia da Universidade Cidade de São Paulo 2011 mai-ago; 23(2):143-53.

Feio M, Sapeta, P. Xerostomia em cuidados paliativos. Acta Med Port 2005; 18:459-66.

Galluci-Neto J, Tamelini MG, Forlenza OV. Diagnóstico diferencial das demências. Rev Psiquiatr Clin 2005; 32(3):119-30.

Guimarães MLR, Hilgert JB, Hugo FN, Corso AC, Nocchi P, Padilha DMP. Impacto da perda dentária na qualidade de vida de idosos independentes. Scientia Medica, Porto Alegre, PUCRS, 2005; 15(1).

Lima IHMNF, Barreto PF, Oliveira TON, Ribeiro IAP. Avaliação da condição de saúde bucal de idosos mediante comparação dos dados do SB Brasil 2003 e 2010. R Interd 2015; 8(3):119-27.

Martins JSC. A relação entre a doença periodontal e a diabetes mellitus [dissertação]. Lisboa: Universidade de Lisboa Faculdade de Medicina Dentária da Universidade de Lisboa, 2013.

Morais TMN. Fundamentos da odontologia em ambiente hospitalar/UTI. 1. ed. Rio de Janeiro: Elsevier, 2015.

Moreira RS, Nico LS, Sousa MLR. Fatores associados à necessidade subjetiva de tratamento odontológico em idosos brasileiros. Cad Saúde Púb 2009; 25:2661-71.

Motta LB, Assis M, Steenhagen CHV et al. Treinamento interdisciplinar em saúde do idoso: um modelo de programa adaptado às especificidades do envelhecimento. Rio de Janeiro: Universidade Aberta da

Terceira Idade/UERJ, 2005. Disponível em: http://www.crde-unati.uerj.br/publicacoes/pdf/tisi.pdf. Acesso em: 17/11/2018.

Niklander S, Veas L, Barrer C, Fuentes F, Chiappini G, Marshall M. Risk factors, hyposalivation and impact of xerostomia on oral health-related quality of life. Braz Oral Res 2017 (31):14.

Offenbacher S, Beck JD, Moss K et al. Results from Periodontitis and Vascular Events (PAVE) Study: a pilot multicentered, randomized, controlled trial to study effects of periodontal therapy in a secondary prevention model of cardiovascular disease. J Periodontol 2009; 80(2):190-201.

Oliveira RMT, Lia EN, Macedo SB, Amorim RFB Oral health status in patients with elderly dementia. Rev Odontol Bras Central 2011; 20(53).

Pereira CMMS, Montenegro FLB. Efeitos bucais das drogas: cuidados na terceira idade. In: Brunetti RF, Montenegro FLB. Odontogeriatria: noções de interesse clínico. Art Méd 2002; 131-50.

Peres SHCS, Peres AS. Determinantes das condições socioeconômicas da saúde bucal da terceira idade. Rev Pós-Grad 2003; 10(4):369-75.

Picciani SLB, Santos PSS, Soares Jr LAV, Santos BM. Diretrizes para atendimentos odontológico de pacientes sistemicamente comprometidos. 1. ed. São Paulo: Editora Quintessence, 2019.

Reilly PG, Glaffey NM. História da sepsia bucal como causa de doenças. In: Williams RC, Offenbacher S. Periodontologia 2000. São Paulo: Santos, 2005:13-8.

Ribeiro GH, Chrun ES, Dutra KL, Daniel FI, Grando LJ. Osteonecrosis of the jaws: a review and update in etiology and treatment. Braz J Otorhinolaryngol 2018; 84:102-8.

Rosa LB, Zuccolotto MCC, Bataglion C, Coronatto EAS. Odontogeriatria – A saúde bucal na terceira idade. Rev Fac Odont (RFO) 2008; 13(2):82-6.

Ruggiero SL, Dodson TB, Fantasia J et al. American Association of Oral and Maxillofacial Surgeons position paper on medication-related osteonecrosis of the jaw – 2014 update. J Oral Maxillofac Surg 2014; 72:1938-56.

Saintrain MVL, Vieira LJES. Saúde bucal do idoso: abordagem interdisciplinar. Ciência Saúde Coletiva 2008; 13(1)127-32.

Scannapieco FA. Pneumonia in non-ambulatory patients. The role of oral bacteria and oral hygiene. J Am Dent Assoc 2006; 137 Suppl:21S-25S. Erratum in: J Am Dent Assoc 2008; 139(3):252.

Sheiham A, Steele JG, Marcenes W, Finch S, Walls AW. The impact of oral health on stated ability to eat certain foods. Findings from the National Diet and Nutrition Survey of Older People in Great Britain. Gerodontology 1999; 16:11-7.

Souza RR, Castro RD, Monteiro CH, Silva SC, Nunes AB. O paciente odontológico portador de diabetes mellitus. Pesq Bras Odontopediatr Clin Integr 2003; 3:71-7.

Spezzia S. Demência e saúde bucal. Rev Fac Ciênc Méd Sorocaba 2015; 17(4):175-8.

Stenman U, Ahlqwist M, Rkelund CB, Hakeberg M. Oral health-related quality of life – associations with oral health and conditions in Swedish 70-year-old individuals. Gerodontology 2012; 29:e440-e446.

Tibério D, Tonoli A. Alzheimer na clínica odontológica. 1. ed. Curitiba: Appris, 2015:65.

Vieira RW. Doença cardiovascular e doença periodontal. Rev Bras Cir Cardiovasc. São José do Rio Preto jan/mar 2014; 29(1).

Williams RC, Paquette D. Periodontite como fator de risco para doença sistêmica. In: Lindhe J, Karring T, Lang NP. Tratado de periodontia clínica e implantologia oral. 4. ed. Rio de Janeiro: Guanabara Koogan, 2005:356-375.

Fisioterapia Aplicada à Geriatria

Helga Cecília Muniz de Souza

CAPÍTULO 71

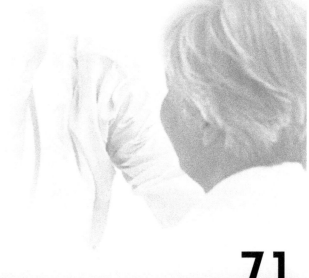

■ INTRODUÇÃO

O envelhecimento bem-sucedido está ligado à capacidade de adaptação do indivíduo aos fatores agressores a que ele foi exposto ao longo da vida. Esse conceito engloba a prevenção de doenças e incapacidades e a manutenção da condição física e cognitiva, além da participação em atividades sociais e produtivas. Contudo, a exposição a situações que predispõem o acúmulo de estresse biológico, como tabagismo, sedentarismo e nutrição inadequada, é outro elemento contribuinte para os achados da senilidade, determinando a qualidade do envelhecimento.

Nesse sentido, a fisioterapia pode ajudar a promover um envelhecimento bem-sucedido por meio de medidas terapêuticas focadas nos achados biológicos da senescência. Objetiva atenuar as perdas progressivas de diferentes sistemas e funções, contribuindo para a prevenção de incapacidades, bem como reabilitar indivíduos doentes por meio de estratégias para redução de danos que interrompam o ciclo vicioso de doença-incapacidade-nova doença com o propósito de melhorar a capacidade funcional e a qualidade de vida.

Assim, a reabilitação gerontológica inclui um conjunto de intervenções diagnósticas e terapêuticas com o objetivo de manter ou restaurar a capacidade funcional dos idosos, desenvolvendo seu potencial de maneira individualizada.

■ AVALIAÇÃO FISIOTERAPÊUTICA E DIAGNÓSTICO FUNCIONAL

A funcionalidade se refere à interação das capacidades físicas e psicocognitivas para realização de atividades do cotidiano. O conceito de estado funcional engloba as seguintes subdimensões:

1. Atividades de vida diária ou atividades básicas de vida diária (AVD ou ABVD), que se relacionam com tarefas básicas de autocuidado, similar às habilidades aprendidas na infância.
2. Atividades instrumentais de vida diária (AIVD), que se referem à capacidade da pessoa de interagir com a comunidade e o meio ambiente para manter sua independência.
3. Atividades avançadas de vida diária (AAVD), que são habilidades que permitem ao indivíduo a participação em atividades de âmbito social, recreativo e laboral.

Em virtude das alterações advindas com o envelhecimento, pode ocorrer diminuição da capacidade adaptativa física, psicológica ou social, culminando com declínio funcional, dependência e piora da qualidade de vida. Assim, a avaliação da capacidade funcional no idoso fornece informações referentes às habilidades e limitações no desempenho de tarefas necessárias na vida diária, atividades de lazer e ocupacionais e interações sociais.

Para o planejamento terapêutico direcionado, o fisioterapeuta pode utilizar diferentes instrumentos para avaliação e diagnóstico do nível funcional no idoso, dentre os quais a medida de independência funcional (MIF), instrumento desenvolvido em 1980 na América do Norte e adaptado para a versão brasileira em 2000, surge com o propósito de acompanhar os pacientes em fase de reabilitação. A MIF tem por objetivo avaliar de maneira quantitativa o desempenho funcional do paciente através de um conjunto de 18 tarefas, como autocuidado, transferências, locomoção, controle esfincteriano, comunicação e cognição social, que inclui memória, interação social e resolução de problemas. Cada uma dessas atividades é avaliada e recebe uma pontuação total que varia de 18 (dependência total) a 126 (independência completa). Esse instrumento revelou altas reprodutibilidade e confiabilidade, mas seu uso exige treinamento prévio dos profissionais.

Com a finalidade de avaliar as AVD, o índice de Barthel mensura a independência funcional em atividades de cuidado pessoal, mobilidade, locomoção e eliminações. Na versão original foi desenvolvido para monitorar o desempenho de pacientes internados e tem sido utilizado na reabilitação para estimar o tempo de internação, predizer prognósticos e antecipar consequências da alta hospitalar. Além desses, é crescente sua aplicação como instrumento de avaliação em que cada item é pontuado de acordo com o desempenho do paciente em realizar tarefas de maneira independente, com necessidade de assistência ou de modo dependente. Uma pontuação geral é aplicada, atribuindo-se pontos em cada categoria, a depender do tempo e da assistência necessária para cada paciente. A pontuação varia de 0 a 100, e as pontuações mais elevadas indicam independência maior, apresentando resultados de confiabilidade e validade consistentes.

Em adição aos instrumentos descritos, o fisioterapeuta pode avaliar a funcionalidade nas ABVD em idosos por meio do índice de Katz, obtido a partir de um instrumento composto por seis itens distintos que verificam o desempenho do indivíduo nas atividades de autocuidado, os quais obedecem à seguinte hierarquia de complexidade: alimentação, controle de esfíncteres, transferência, higiene pessoal e capacidade de se vestir e tomar banho.

Além das repercussões sobre as AVD, as alterações fisiológicas decorrentes do envelhecimento sobre os componentes biomecânicos (força muscular, amplitude de movimento, alinhamento articular), motores (respostas reativas e respostas posturais antecipatórias), somatossensoriais (sensibilidade, propriocepção) e psicocognitivos (atenção, medo de cair, ansiedade) afetam os sistemas de controle de equilíbrio. Somadas a essas modificações senescentes no equilíbrio, as doenças crônicas adquiridas intensificam os distúrbios envolvidos no controle postural. Assim, essa população apresenta vulnerabilidade maior para quedas, e a avaliação de desempenho postural, equilíbrio e risco de quedas é fortemente recomendada em idosos para que grupos de risco sejam identificados e implementadas estratégias preventivas.

Neste capítulo são abordados testes que avaliam o desempenho físico-funcional relacionado com o equilíbrio e o risco de quedas em idosos. Assim, essa avaliação tem como objetivos principais:

1. Identificar precocemente déficits no equilíbrio dinâmico e estático, prevendo riscos de quedas.
2. Determinar as possíveis causas da disfunção estabelecida.
3. Avaliar a necessidade e a eficácia de intervenções fisioterapêuticas sobre a prevenção e a restauração das alterações no equilíbrio.
4. Avaliar o impacto sobre as atividades e a funcionalidade global.

A escala de equilíbrio de Berg (EEB) é um instrumento, já validado no Brasil, que avalia o equilíbrio dinâmico e estático dos indivíduos e o risco de quedas, considerando a influência ambiental na função. A EEB avalia o desempenho do equilíbrio funcional em 14 tarefas mais frequentemente envolvidas na realização de atividades funcionais da vida diária: sentar-se, ficar de pé, alcançar, girar em volta de si, olhar por cima dos ombros, ficar em apoio unipodal e transpor degraus. Essa ferramenta alcança pontuação máxima de 56 pontos e mínima de zero e cada teste contém cinco alternativas que variam de zero a 4 pontos. Em razão de seu baixo custo e da facilidade de aplicação, sua utilização durante a avaliação fisioterapêutica é uma prática crescente.

A função dos membros inferiores é um fator de risco primário para quedas em idosos e está fortemente relacionada com a manutenção do equilíbrio, uma vez que a perda de massa muscular relacionada com a idade – sarcopenia senil – pode promover o declínio da força muscular dos membros inferiores, comprometendo a manutenção de posturas ortostáticas, apoio unipodal e respostas dinâmicas às alterações posturais impostas. Desse modo, testes que avaliem a função dos membros inferiores podem ser preditivos para o desfecho de queda e sua utilização pelo fisioterapeuta gerontólogo é de grande importância.

O *Timed Up and Go* (TUG) é um teste que mensura em segundos o tempo que o indivíduo leva para sair da posição sentada, transferência para a posição de pé, sua estabilidade na deambulação em um percurso de 3 metros e mudanças de curso da marcha (Figura 71.1). O tempo despendido para completar a tarefa está fortemente relacionado com o nível de mobilidade funcional. Um tempo > 13,5 segundos no TUG indica risco maior de quedas em idosos.

Com o intuito de avaliar funcionalmente a mobilidade, Shumway-Cook desenvolveu um instrumento de avaliação denominado *Dynamic Gait Index* (DGI – índice de marcha dinâmico), validado no Brasil. Esse instrumento tem o objetivo de avaliar e registrar a competência do indivíduo para modificar a marcha em resposta às mudanças nas demandas de determinadas tarefas, sendo amplamente utilizado em pacientes idosos com

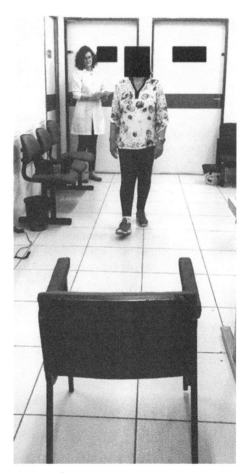

Figura 71.1 Avaliação fisioterapêutica ambulatorial com a utilização do teste *Timed Up and Go* (TUG).

comprometimento no equilíbrio. O DGI é constituído de oito tarefas que envolvem a marcha em diferentes contextos sensoriais, abrangendo atividades em superfície plana, mudanças na velocidade da marcha, movimentos horizontais e verticais da cabeça, ultrapassar e contornar obstáculos na trajetória, girar sobre o próprio eixo corporal, além de subir e descer escadas.

De modo a determinar a probabilidade de quedas, o teste *Performance Oriented Mobility Assessment* (POMA) foi desenvolvido por Tinetti em 1986 para avaliar o equilíbrio e a mobilidade. Em 2003 foi adaptado culturalmente para o Brasil, sendo um instrumento composto por 22 manobras, incluindo 13 atividades que reproduzem movimentos rotineiros, envolvendo a capacidade de equilíbrio, e nove tarefas que avaliam a marcha, ou seja, o equilíbrio dinâmico.

Além dos testes descritos, durante a avaliação fisioterapêutica é possível realizar o teste de apoio unipodal para examinar o equilíbrio estático e predizer o risco de quedas em idosos. Nesse teste, o paciente é instruído a permanecer em apoio unipodal e é cronometrado o tempo nessa posição. O exame é finalizado quando o indivíduo encosta o pé contralateral no chão. Esse teste também está incluído na EEB, e escores de tempo de apoio < 30 segundos predizem risco maior de quedas. O apoio unipodal isolado pode ser utilizado como uma alternativa rápida para a avaliação do equilíbrio do indivíduo, uma vez que essa postura está inserida em atividades funcionais rotineiras, como subir escadas.

De acordo com o exposto, os testes de avaliação funcional são elementos fundamentais para avaliação fisioterapêutica do idoso, tornando possível direcionar o plano terapêutico com mais objetividade e eficácia.

ATUAÇÃO FISIOTERAPÊUTICA EM GERONTOLOGIA

Com a prática da saúde baseada em evidências, o fisioterapeuta gerontólogo deve atuar com base no tripé da experiência clínica, tomada de decisões embasada na melhor evidência científica e nas escolhas/individualidades de seu paciente, tornando seu manejo terapêutico mais eficiente e integrado com os objetivos multidisciplinares da equipe geriátrica.

Em vista das repercussões do envelhecimento sobre a funcionalidade, as metas fisioterapêuticas nessa população são:

- Adiar a instalação de incapacidades.
- Tratar as alterações funcionais e motoras.
- Prevenir doenças e comprometimentos associados.
- Reabilitar os idosos dentro de suas especificidades.

A atuação fisioterapêutica é ampla, dispondo de estratégias preventivas e intervenções na atenção primária e secundária, e até na terciária, com cuidados de alta complexidade.

A abordagem preventiva é realizada com os objetivos de melhorar a capacidade funcional, diminuir a necessidade de utilização de medicamentos, retardar as incapacidades e dependências decorrentes do envelhecimento, diminuir o risco de quedas, estabelecer adaptações ambientais e, consequentemente, melhorar a qualidade de vida.

Com a instituição do plano fisioterapêutico é possível promover:

- Melhora da capacidade cardiovascular e respiratória.
- Desenvolvimento das reações de equilíbrio e coordenação motora.
- Aumento da amplitude de movimento, força e flexibilidade muscular.
- Incremento de propriocepção.
- Diminuição de perdas funcionais.
- Promoção de bem-estar, concentração e inclusão social.

A fisioterapia em gerontologia rotineiramente irá atuar em algumas áreas específicas, a depender das particularidades clínicas de cada idoso, desempenhando ações terapêuticas nas diversas condições que atingem principalmente os sistemas osteomioarticular, neurológico, respiratório e urogenital.

FISIOTERAPIA NOS DISTÚRBIOS OSTEOMIOARTICULARES DO IDOSO

Com o avançar da idade ocorre diminuição lenta e progressiva da massa muscular (sarcopenia) com susbtituição de miócitos por tecido adiposo e colágeno. Ocorre diminuição das fibras musculares, principalmente do tipo II, o que acarreta a redução da força máxima e o declínio funcional. Além desses achados, a excitabilidade do músculo e a atividade da junção mioneural estão mais lentificados e ocorre perda de unidades motoras, refletindo-se clinicamente em declínio da força muscular, menor coordenação motora e maior predisposição para o desenvolvimento de fadiga muscular.

A atrofia óssea comumente encontrada em idosos decorre de um desequilíbrio entre a atividade osteoclástica e a osteoblástica, o que repercute em maior degradação óssea e redução na taxa de osteogênese com consequente redução da massa óssea relacionada com a idade. Além das alterações nos mecanismos de regulação da osteogênese, mudanças hormonais e hipovitaminose D tornam os idosos mais vulneráveis à osteopenia/osteoporose com risco maior de fraturas.

Na fase senil também ocorre perda da capacidade de proliferação dos condrócitos, repercutindo na redução da espessura cartilagínea das articulações sinoviais, o que contribui para a alta incidência de osteoartrite, além de repercutir na integridade estrutural dos discos intervertebrais com implicações posturais. Diante dessas alterações, o acometimento do sistema osteomioarticular por osteoporose, artrite, artrose, alterações posturais e síndrome de imobilidade se torna uma realidade em idades mais avançadas.

Além da verificação do nível de funcionalidade e equilíbrio, em virtude do declínio da função muscular, a avaliação da força muscular deve ser realizada no ambiente clínico, frequentemente por meio do teste muscular manual (TMM). Embora seja uma alternativa de fácil reprodutibilidade e baixo custo, o TMM é considerado um teste subjetivo por depender da habilidade e da força do fisioterapeuta que o aplica. Em razão dessas limitações, outras formas de avaliação da função muscular foram desenvolvidas mediante a utilização de instrumentos como os dinamômetros manuais e posteriormente o dinamômetro isocinético.

O dinamômetro manual é cada vez mais empregado na prática clínica devido à fácil aplicação da técnica e à reprodução de dados de força muscular quantitativos. Nesse sentido, a mensuração da força de preensão palmar por meio do dinamômetro de preensão palmar (Figura 71.2) tem sido amplamente recomendada por ser uma medida de predição de força muscular global e desempenho funcional em idosos, podendo antecipar desfechos funcionais e avaliar o sucesso da terapia empregada.

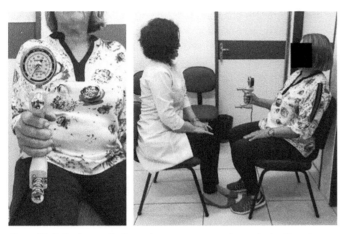

Figura 71.2 Avaliação da força de preensão manual através de dinamômetro de preensão manual do modelo JAMAR.

Com o objetivo de aumentar a força muscular esquelética, melhorar a flexibilidade muscular dos membros inferiores e superiores, desenvolver o equilíbrio e a marcha, proporcionar estímulo proprioceptivo e minimizar efeitos deletérios da inatividade física, o fisioterapeuta pode instituir sessões de cinesioterapia, protocolos de treino de força e resistência, exercícios de flexibilidade e propriocepção. A literatura já reforça os efeitos benéficos dessas práticas como atenuadoras dos processos degenerativos supracitados.

Nos casos em que dores de origem muscular ou articular estejam instaladas, podem ser indicados recursos fisioterapêuticos, como terapia manual, utilização de agentes físicos, órteses de proteção e/ou dispositivos auxiliares (muletas, andadores, cadeiras adaptadas e coletes). A termoterapia é uma modalidade terapêutica que possibilita o relaxamento muscular com melhora do metabolismo e da circulação local, além de redução de processos inflamatórios. A aplicação de calor por meio de compressas, radiação infravermelha e ultrassom pode ser utilizada, bem como compressas frias, no caso de eventos agudos. Além desses recursos, as correntes elétricas analgésicas, como eletroestimulação nervosa transcutânea (TENS), são amplamente utilizadas em diversas situações clínicas. O Quadro 71.1 lista os principais recursos de eletrotermoterapia usados para alívio da dor em idosos.

O atendimento fisioterapêutico pode ser realizado individualmente ou em pequenos grupos, bem como em nível domiciliar, principalmente em idosos acamados e restritos funcionalmente. Nesse contexto, a síndrome do imobilismo pode se desenvolver como um conjunto de sinais e sintomas que resultam na supressão de todo o movimento, afetando as articulações em decorrência de vários episódios de quedas em razão do equilíbrio precário. Nessa síndrome, o repouso prolongado ocasiona a deterioração funcional progressiva de vários sistemas, além de efeitos deletérios, como ulcerações, atrofias de pele e musculares, osteoporose, depressão e retenção hídrica.

Nesses pacientes, as intervenções fisioterapêuticas podem diminuir as alterações desfavoráveis causadas pela imobilidade, melhorar a condição cardiovascular, promover alívio da dor e restaurar as AVD. O plano terapêutico pode incluir exercícios passivos, ativo-assistidos, ativo-livres, ativo-resistidos e isométricos, além de reeducação postural, estímulo à movimentação no leito e independência nas atividades.

Quadro 71.1 Principais recursos de eletrotermofototerapia utilizados nos distúrbios osteomioarticulares em idosos

Recurso	Efeito terapêutico	Utilização clínica
Agentes térmicos – calor superficial: 1. Compressas quentes 2. Lâmpada infravermelha	Vasodilatação local Relaxamento muscular Melhora do metabolismo e da circulação local Aumento da extensibilidade dos tecidos moles Redução da inflamação	Rigidez articular Contraturas musculares Processos inflamatórios crônicos Analgesia
Crioterapia	Vasoconstrição por aumento da atividade neurovegetativa simpática e por ação direta do frio nos vasos sanguíneos Relaxamento muscular Redução da atividade muscular Redução da velocidade de condução dos nervos periféricos	Disfunções inflamatórias agudas e traumáticas Diminuição do edema Indução do relaxamento muscular; quando o calor superficial não é eficaz Analgesia
Ultrassom contínuo – calor profundo	Aumento do metabolismo tecidual Aumento da extensibilidade do colágeno Redução de sensibilidade	Fibroses Rigidez articular Contraturas musculares Analgesia Processos inflamatórios crônicos Encurtamento muscular
Ultrassom pulsátil-atérmico	Aumento de permeabilidade de membranas celulares Aumento de síntese e elasticidade do colágeno Aumento de síntese de proteínas e atividade celular Degranulação de mastócitos	Regeneração tecidual e reparo de tecidos moles Estímulo ao calo ósseo Redução de espasmos musculares Processos inflamatórios agudos
Laser	Efeito anti-inflamatório Estimulante celular Modulador do tecido conjuntivo na regeneração e cicatrização de diferentes tecidos	Analgesia Processos degenerativos e inflamatórios das lesões dos tecidos moles (ligamentos, tendões e músculos) Edemas periarticulares Cicatrização de feridas abertas Lesões nervosas periféricas
Eletroestimulação nervosa transcutânea (TENS)	Concorre com as fibras nervosas aferentes de transmissão do impulso doloroso Modulação inibitória segmentar e no nível do sistema nervoso central Estimula a liberação de endorfinas, endomorfinas e encefalinas	Analgesia de dores crônicas e agudas

A síndrome da fragilidade também é uma síndrome geriátrica importante, definida por um fenótipo clínico de diminuição na reserva fisiológica e aumento da vulnerabilidade para morbidade e mortalidade subsequentes. Atualmente, um dos instrumentos mais utilizados para sua identificação é a escala da Fried, que estabelece cinco critérios: fraqueza muscular, nível de atividade física baixo, diminuição no desempenho motor (velocidade de marcha lenta), exaustão física e perda involuntária de peso. Na presença de três ou mais critérios, o indivíduo é considerado frágil; com um ou dois critérios, é considerado pré-frágil; na ausência desses achados, é caracterizado como idoso robusto. Essa síndrome tem natureza multifatorial e é fundamentada em três alterações: sarcopenia, desregulação neuroendócrina e disfunção imunológica.

Diante desse cenário, o fisioterapeuta pode implementar medidas para redução dos desfechos incapacitantes e prevenção da progressão do quadro disfuncional. Protocolos de treino de força muscular e exercícios aeróbicos são recomendados para esses indivíduos. Sob essa perspectiva, pesquisas recentes vêm destacando a importância de intervenções com exercícios para melhorar o desempenho físico em idosos comunitários com síndrome da fragilidade e sarcopenia já instaladas.

Outras modalidades terapêuticas mais recentes, como o treinamento com vibração de corpo inteiro, são intervenções promissoras para a população idosa (Figura 71.3). Esse recurso terapêutico se utiliza de uma plataforma vibratória que emite vibrações sinusoidais, atuando diretamente sobre os fusos musculares e ativando os motoneurônios alfa, produzindo contrações musculares reflexas. Por não aplicar carga articular direta como o exercício aeróbico tradicional, o treinamento com vibração de corpo inteiro tem mostrado resultados satisfatórios na melhora da força muscular periférica, no equilíbrio e na densidade óssea de idosos, inclusive nos pacientes frágeis e com osteoporose diagnosticada.

■ FISIOTERAPIA NOS DISTÚRBIOS NEUROLÓGICOS DO IDOSO

Para o planejamento de ações fisioterapêuticas adequadas é necessário compreender as alterações que ocorrem no sistema nervoso senil e assim propor objetivos factíveis nessa população. No idoso, a perda neuronal está limitada a algumas áreas. O córtex e o cerebelo parecem permanecer inalterados em indivíduos sem déficits aparentes, mas pode ocorrer aumento de células gliais como resposta compensatória a perdas de neurônios na substância *nigra* e no hipocampo. A neurotransmissão também pode estar diminuída, acarretando consequências sobre a velocidade das sinapses neuronais.

Danos acumulados ao longo da vida indicam que mecanismos diferentes podem estar envolvidos na diminuição da capacidade bioenergética mitocondrial. Quando adicionados à falha de mecanismos antioxidantes protetores, podem repercutir na redução de sinapses com menor demanda de glicose cerebral, tendo como consequências do envelhecimento a piora funcional e o progressivo declínio das funções cerebrais.

Além das alterações citadas, ocorrem modificações nos nervos periféricos e na musculatura, promovendo perdas sensoriais e disfunções autonômicas, bem como desequilíbrio na disponibilidade de neurotransmissores envolvidos em diversas funções. Alterações circulatórias envolvidas com o achado de aterosclerose e diminuição do fluxo sanguíneo também são encontradas. No entanto, na ausência de doenças, ou até mesmo na presença das modificações descritas, o sistema nervoso se mantém íntegro devido à plasticidade e à capacidade de reparação de danos.

Apesar de as alterações presentes na senescência serem achados esperados na população idosa, a presença de doenças que acometem o sistema nervoso senil representa uma situação mais desafiadora sob a perspectiva fisioterapêutica, e nesse cenário sua atuação é bem específica, principalmente em caso de doença de Parkinson, doença de Alzheimer e no acidente vascular encefálico (AVE).

Os objetivos fisioterapêuticos na doença de Parkinson incluem redução da rigidez muscular, manutenção postural, melhora da coordenação e do equilíbrio, além de promover funcionalidade e preservar a capacidade respiratória e a marcha. O plano terapêutico pode incluir exercícios de equilíbrio e coordenação, dissociação das cinturas pélvica e escapular, treino de marcha, técnicas de relaxamento, treino de subida de rampa e escada e reeducação respiratória, dentre outros. A reeducação postural global (RPG) também é uma modalidade terapêutica com resultados benéficos sobre o controle e o alinhamento postural.

O acompanhamento fisioterapêutico na doença de Parkinson possibilita melhora do tônus muscular, aumento do equilíbrio dinâmico na marcha – com passadas mais alargadas e mobilidade dos membros superiores –, alinhamento biomecânico e maior agilidade na execução de tarefas.

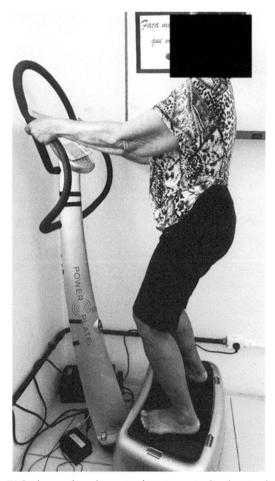

Figura 71.3 Idosa realizando sessão de treinamento de vibração de corpo inteiro com plataforma vibratória.

A intervenção fisioterapêutica na doença de Alzheimer é norteada pelo comprometimento funcional apresentado pelo paciente. Em fases iniciais, a amplitude de movimento e a força muscular podem ser mantidas por meio de atividades em grupo ou de cinesioterapia associada a exercícios aeróbicos. Com a evolução da doença, propostas terapêuticas individualizadas deverão ser inseridas e atividades lúdicas devem ser introduzidas com o intuito de facilitar a colaboração do paciente com a intervenção aplicada. Problemas respiratórios, dor, deformidades e imobilidade são complicações frequentes em fases mais tardias; nesse momento, o manejo fisioterapêutico deverá ser direcionado para o alívio de sintomas e a prevenção de mais situações adversas, frequentemente em nível domiciliar.

Em caso de AVE, é preciso considerar uma diversidade de fatores para estabelecer as metas do tratamento fisioterapêutico, uma vez que as sequelas decorrentes do evento variam em gravidade, extensão e localização, tornando o AVE um desafio terapêutico. Apesar de não ser fator determinante, a idade repercute negativamente no prognóstico; no entanto, de acordo com o quadro clínico, os resultados da reabilitação podem ser bastante promissores.

Os principais achados funcionais observados na avaliação fisioterapêutica envolvem déficits motores e somatossensitivos, alterações no tônus muscular, dificuldade de planejamento motor, reflexos anormais, alterações posturais, perda de equilíbrio e distúrbios da fala. A sequela motora característica apresenta um padrão espástico nos músculos flexores do membro superior e extensores do membro inferior, precedido de um período inicial de hipotonia.

Nesse sentido, de maneira convencional, a fisioterapia atua no sentido oposto ao dos padrões anormais instalados, realizando alongamentos passivos ou assistidos, treino de marcha, exercícios de propriocepção, treino de equilíbrio estático e dinâmico (Figura 71.4), atividades de aprendizado motor, treino de transferências posturais e descarga de peso. O tratamento também pode incluir técnicas de facilitação neuromuscular proprioceptiva (FNP), método Bobath, hidroterapia e utilização de bandagem elástica (Kinesio Taping®).

Além das estratégias expostas, novos recursos vêm sendo desenvolvidos e gradualmente implementados na reabilitação funcional pós-AVE, como estimulação elétrica funcional (FES), *biofeedback* eletromiográfico, terapia de movimento induzida por restrições, sistemas auxiliados por robótica, realidade virtual e treinamento em esteira suportado por peso corporal parcial. Assim, de acordo com as evidências científicas atuais, a combinação desses procedimentos com base no estado funcional do doente em programas de reabilitação pode propiciar melhorias funcionais nessa população.

■ FISIOTERAPIA NOS DISTÚRBIOS RESPIRATÓRIOS DO IDOSO

As modificações do sistema pulmonar relacionadas com a idade em um indivíduo saudável são lentas e progressivas. As alterações estruturais do sistema respiratório ocasionam um conjunto de mudanças fisiológicas que acometem os pulmões, a caixa torácica e a musculatura respiratória, acarretando prejuízo da função respiratória com intensidade variável e dependente de fatores endógenos e exógenos.

Com a senescência ocorrem aumento do número de neutrófilos e diminuição do de macrófagos, associados ao aumento do colágeno tipo III ao longo das paredes alveolares e à redução de fibras elásticas pulmonares, tornando os idosos mais vulneráveis a infecções no trato respiratório. Nas vias aéreas, a redução de reflexos que evitam o colapso da faringe, o incremento da adiposidade na parafaringe, o alongamento do palato e a mudança do formato do osso que circunda a faringe predispõem achados de apneia obstrutiva do sono e alterações mecânicas durante o sono profundo.

Além desses, a interface alveolocapilar é menor nos idosos e ocorre perda de recolhimento elástico pulmonar com o aumento da resistência das vias aéreas, declinando a troca gasosa e a aeração alveolar. Assim, os níveis de oxigenação são menores no idoso em relação aos adultos jovens. A complacência da caixa torácica está diminuída e o aumento do diâmetro anteroposterior do tórax provoca uma desvantagem mecânica do músculo diafragma.

Mesmo com essas alterações, o sistema respiratório continua capacitado a manter adequadas oxigenação e ventilação em repouso. Contudo, os idosos são mais vulneráveis à insuficiência respiratória durante estados de alta demanda ventilatória, como cardiopatias, pneumonias, exacerbações de doença pulmonar obstrutiva crônica (DPOC) e estados infecciosos diversos. Assim, esses indivíduos têm maior necessidade de hospitalizações e internações em unidades de terapia intensiva. Nesse contexto, a fisioterapia contribui para a manutenção de vias aéreas pérvias, volumes pulmonares adequados e atenuação de situações clínicas que cursem com aumento do trabalho muscular respiratório.

Por isso, os objetivos da fisioterapia são:

- Restaurar volumes e capacidades pulmonares.
- Reduzir o trabalho ventilatório associado a quadros de dispneia.
- Prevenir ou diminuir o acúmulo de secreção em vias aéreas.
- Aumentar a força da musculatura respiratória.
- Promover uma função respiratória eficiente.

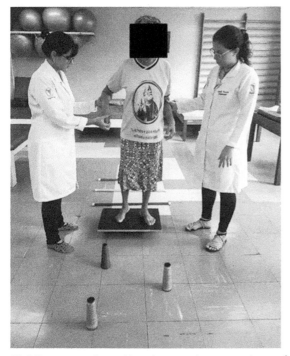

Figura 71.4 Treinamento de equilíbrio dinâmico durante atendimento fisioterapêutico em idosa com sequelas motoras de acidente vascular encefálico.

Em caso de diminuição de volumes pulmonares e de risco de atelectasias, o fisioterapeuta pode aplicar técnicas que resgatam a aeração alveolar por meio de negativação da pressão pleural através de posicionamentos terapêuticos, padrões ventilatórios diafragmáticos, exercícios respiratórios e uso de recursos de espirometria de incentivo. Para os pacientes com capacidade vital < 20mL/kg é preconizada a inserção de recursos de expansão pulmonar mediante a utilização de pressão positiva através de instrumentos que atuam na fase inspiratória (pressão positiva inspiratória intermitente), fase expiratória (pressão expiratória positiva nas vias aéreas [EPAP]) ou em ambas as fases (pressão positiva contínua nas vias aéreas [CPAP] ou pressão positiva com dois níveis de pressões nas vias aéreas [BiPAP]).

O CPAP tem sido um recurso valioso nos casos de apneia obstrutiva do sono em idosos, visto que a pressão positiva contínua gerada atua como uma prótese aérea, impedindo o colabamento da via aérea e mantendo adequadas ventilação e oxigenação durante o sono. A ventilação não invasiva (VNI) através de BiPAP e CPAP é amplamente utilizada no manejo da dispneia multicausal, na prevenção/tratamento de atelectasias e na restauração de trocas gasosas em idosos. No entanto, apesar de fornecer suporte ventilatório intermitente que atenua a sobrecarga dos músculos ventilatórios, a VNI deve ser criteriosamente avaliada pelo fisioterapeuta antes e durante sua utilização em idosos, para evitar retardo em situações indicativas de intubação traqueal, bem como para proceder à interrupção do tratamento em casos de rebaixamento do nível de consciência.

O fisioterapeuta também desempenha sua função na abordagem terapêutica de retenção de secreções brônquicas por meio de técnicas desobstrutivas que abrangem desde posicionamento terapêutico, aumento da mobilidade física, padrões de tosse assistidos manualmente, técnicas de expiração forçada e técnicas de expiração lenta, até a utilização de instrumentos para oscilação de fluxo aéreo e vibração percussiva intrabrônquica que alteram o perfil de viscosidade e o comportamento reológico das secreções, tornando mais fácil e eficaz sua expectoração.

A melhora da função respiratória do idoso também inclui a manutenção da integridade da musculatura respiratória. Com essa proposta, treinamentos aeróbicos e exercícios para os membros superiores e inferiores proporcionam um treinamento inespecífico desses músculos mediante o aumento da demanda ventilatória imposta, sendo recomendados para a manutenção da força muscular global. No entanto, ensaios clínicos recentes mostraram que estratégias de treinamento específico dos músculos respiratórios por meio de instrumentos de resistência linear (Figura 71.5) promovem ganhos na força muscular respiratória e na espessura diafragmática avaliada através de ultrassonografia muscular em idosos comunitários, revelando-se uma opção promissora para as repercussões musculares instaladas nesses indivíduos. Os dispositivos utilizados com essa finalidade são de fácil operação, nos quais o paciente respira através de um bocal contra uma resistência previamente determinada durante um protocolo de treino individual preestabelecido.

■ FISIOTERAPIA NOS DISTÚRBIOS UROGENITAIS DO IDOSO

Dentre os distúrbios urogenitais, a incontinência urinária (IU) tem importância crescente em geriatria em virtude do aumento de sua prevalência com a idade, podendo acometer até 50% dos idosos de

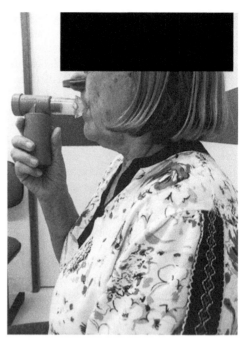

Figura 71.5 Treinamento muscular respiratório realizado durante protocolo fisioterapêutico com dispositivo de resistência linear.

acordo com o ambiente domiciliar, história obstétrica ou cirúrgica, doenças pregressas e uso de medicamentos. A IU é definida como a queixa de qualquer perda involuntária de urina e pode ser classificada como de esforço, de urgência, mista ou inconsciente.

A atuação fisioterapêutica nessa área do conhecimento alcançou bons níveis de evidência científica, sendo indicada como método de primeira escolha para o tratamento conservador de disfunções do assoalho pélvico, sejam elas miccionais, proctológicas e/ou sexuais. A abordagem fisioterapêutica na IU inclui treinamento dos músculos do assoalho pélvico (TMAP) por meio da cinesioterapia, que pode ser associada a recursos de *biofeedback* (Figura 71.6), eletroterapia e utilização de cones vaginais.

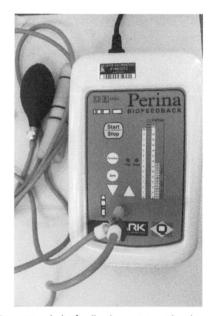

Figura 71.6 Dispositivo de *biofeedback* pressórico utilizado para treinamento proprioceptivo e fortalecimento dos músculos do assoalho pélvico (MAP).

O TMAP envolve a conscientização sobre as estruturas e a função dos órgãos pélvicos a partir de figuras ilustrativas, conscientização de controle motor, palpação vaginal e *biofeedback*. O *biofeedback* é um dispositivo com eletrodos conectados ao músculo que amplifica a resposta fisiológica e a transforma em informações visuais e auditivas, sendo hoje utilizado em diversos protocolos e associado a outras terapias.

O período de TMAP varia de 8 semanas a 6 meses. O TMAP pode ser associado à eletroterapia nos casos de IU de esforço e bexiga hiperativa com a utilização de correntes elétricas alternadas, bipolares e interferenciais. Os cones vaginais também podem ser adotados no plano fisioterapêutico com o propósito de recrutar mais fibras musculares (em especial do tipo I – contração lenta) pelo *feedback* tátil e cinestésico oferecido à paciente.

■ CONSIDERAÇÕES FINAIS

A fisioterapia aplicada à geriatria é uma ampla área do conhecimento que desenvolve sua atuação nas mais diversas situações clínicas, desde a promoção do envelhecimento saudável com estratégias preventivas até a reabilitação de disfunções instaladas no nível terciário de atenção à saúde. Neste capítulo foi possível apresentar de modo sucinto a atuação do fisioterapeuta nos principais desfechos clínicos/funcionais geriátricos, norteada pelas alterações ocorridas na senescência, bem como expondo propostas terapêuticas tradicionais e inovadoras embasadas nas evidências científicas atuais.

Bibliografia

Baracho E, Botelho S, Moreno A. Atuação da fisioterapia no tratamento conservador da incontinência urinária. In: Baracho E. Fisioterapia aplicada à saúde da mulher. Rio de Janeiro: Guanabara Koogan, 2012: 323-9.

Chen JC, Shaw FZ. Progress in sensoriomotor rehabilitive physical therapy programs for stroke patients. World Journal of Clinical Cases 2014; 2(8):316-26.

do Carmo Almeida TC, dos Santos Figueiredo FW, Barbosa Filho VC, de Abreu LC, Fonseca FLA, Adami F. Effects of transcutaneous electrical nerve stimulation on proinflammatory cytokines: Systematic review and meta-analysis. Mediators of Inflammation 2018; 1094352.

Freitas HR, Ferreira GC, Trevenzoli IH, Oliveira KJ, Reis RAM. Fatty acids, antioxidants and physical activity in brain aging. Nutrients 2017; 9(11):1263-86.

Guccione AA, Wong RA, Avers D. Fisioterapia geriátrica. 3. ed. Rio de Janeiro: Guanabara Koogan, 2013.

Guitar NA, Connelly DM, Nagamatsu LS, Orange JB, Muir-Hunter SW. The effects of physical exercise on executive function in community-dwelling older adults living with Alzheimer's-type dementia: A systematic review. Ageing Research Reviews 2018; 47:159-67.

Layne AS, Hsu FC, Blair SN et al. Predictors of change in physical function in older adults in response to long-term, structured physical activity: The LIFE Study. Archives of Physical Medicine and Rehabilitation 2017; 98(1):11-24.

Pereira LSM, Dias RC, Dias JMD, Gomes GC, Sitta MI. Fisioterapia em gerontologia. In: Freitas EV. Tratado de geriatria e gerontologia. 3. ed. Rio de Janeiro: Guanabara Koogan, 2013.

Perracini MR, Fló CM. Funcionalidade e envelhecimento. Rio de Janeiro: Guanabara Koogan, 2013.

Pessoa MF, Brandão DC, Sá RB et al. Vibrating platform training improves respiratory muscle strength, quality of life, and inspiratory capacity in the elderly adults: A randomized controlled trial. The Journals of Gerontology. Series A, Biological sciences and medical sciences 2017; 72(5):683-8.

Souza H, Rocha T, Pessoa M et al. Effects of inspiratory muscle training in elderly women on respiratory muscle strength, diaphragm thickness and mobility. The Journals of Gerontology. Series A, Biological sciences and medical sciences 2014; 69(12):1545-53.

Wilkinson DJ, Piasecki M, Atherton PJ. The age-related loss of skeletal muscle mass and function: Measurement and physiology of muscle fiber atrophy and muscle fiber loss in humans. Ageing Research Reviews 2018; 47:123-32.

Papel do Profissional de Educação Física na Prevenção, no Tratamento de Agravos e na Manutenção da Saúde do Idoso

André dos Santos Costa
Jhonnatan Vasconcelos Pereira Santos

CAPÍTULO 72

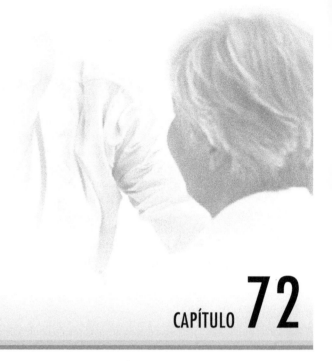

■ INTRODUÇÃO

Segundo a Organização Mundial da Saúde (OMS), atividade física (AF) é definida como qualquer movimento corporal produzido pelos músculos esqueléticos e que envolva gasto de energia.

Cabe ressaltar que o exercício físico é uma subcategoria da AF que também tem como característica o fato de ser planejado, estruturado, repetitivo e intencional com o objetivo de melhorar ou manter um ou mais componentes da aptidão física. Nesse caso, inclui praticamente todas as atividades de condicionamento físico e muitas atividades esportivas, pois reúne todos esses elementos característicos.

Em termos de saúde pública, tem sido adotada por muitos países a recomendação da OMS para a saúde geral de indicação de pelo menos 150 minutos de AF com intensidade moderada por semana ou 75 minutos de AF aeróbia com intensidade vigorosa ou ainda a combinação de AF com intensidades moderada e vigorosa (AFMV) por semana.

Esse parâmetro foi pautado em uma base sólida de estudos com evidências que mostraram benefícios à saúde (redução de riscos e agravos). Para definição de intensidade da AF se utiliza o cálculo da estimativa de custo energético para a tarefa, sendo a unidade de medida conhecida como MET (*Metabolic Equivalent of Task*). Assim, a AF moderada é qualquer atividade com valor entre 3,0 e 5,9 MET e a AF vigorosa é aquela com custo energético ≥ 6 MET.

A não observância das recomendações mínimas de AF, ou seja, a inatividade física é identificada como quarto principal fator de risco para mortalidade global (6% das mortes), sendo apontada como a principal causa dos cânceres de mama e de cólon (aproximadamente 25%), de diabetes (27%) e das doenças cardiovasculares (30%).

Outro ponto recentemente levantado em debate como importante fator para os agravos à saúde é o comportamento sedentário, caracterizado como qualquer comportamento de vigília com gasto de energia ≤ 1,5 MET (como estar sentado, reclinado ou deitado, mas não durante o sono), podendo ser um fator de risco independente para a saúde cardiometabólica.

Sabe-se que a AF engajada de maneira regular tem forte associação à redução da mortalidade relacionada com o câncer, diabetes, doenças cardiovasculares e todas as outras causas. Stamatakis e cols. (2017) descreveram que o risco de morte prematura também é reduzido quando se adotam, por exemplo, apenas as recomendações para exercício de força (duas sessões semanais com exercícios para grandes grupos musculares), incluindo mortalidade por todas as causas (*Odds Ratio* [OR] 0,79; IC95%: 0,66 a 0,94) e relacionada com o câncer (OR 0,66; IC95%: 0,48 a 0,92). Quando adotada a recomendação para exercícios aeróbios e de força, observa-se associação de 30% na redução de mortalidade em quase todas as causas.

Com relação à prevenção de lesões decorrentes de quedas, estudo de metanálise realizado em 2017 evidenciou que o exercício físico é eficaz (OR 0,51; IC95%: 0,33 a 0,79) com redução de risco de fraturas, corroborando outros estudos.

Diretrizes para o tratamento de osteoartrose do joelho já incluem exercícios aeróbios e de força, pois podem reduzir a dor e a perda da capacidade funcional observadas no curso dessa doença.

Os sintomas depressivos também são reduzidos com o engajamento em exercícios físicos aeróbios, bem como em exercícios de força. As diretrizes clínicas para as condutas em adultos com transtorno depressivo maior (TDM) da *Canadian Network for Mood and Anxiety Treatments* (2016) apontam evidências de nível 1 para os exercícios físicos como monoterapia de primeira escolha para TDM leve a moderado e como adjuvante em casos moderados a graves.

Em outras doenças crônicas associadas ao processo de envelhecimento, como a osteoporose e a sarcopenia, comuns em idosos com fragilidade (osteossarcopenia, quando presentes de forma combinada), o exercício físico também pode ser uma estratégia terapêutica promissora para minimizar a perda de massa óssea e muscular. Trata-se de uma estratégia de intervenção não farmacológica, segura e de baixo custo para a preservação da saúde musculoesquelética.

Enquanto os idosos adeptos a estilos de vida caracterizados por alta prevalência de comportamentos sedentários e/ou níveis baixos de atividade física apresentam duas vezes mais chances de morte por todas as causas, aqueles que mantêm ou adotam um estilo de vida mais ativo têm redução substancial do risco de mortalidade.

Assim, há fortes evidências de que o exercício físico sistematizado deve ser adotado como tratamento de primeira escolha em várias condições de saúde, como é possível identificar pelas evidências científicas sobre a atividade física e a saúde em relato do *2018 Physical Activity Guidelines Advisory Committee Scientific Report*.

RASTREIO EM SAÚDE PARA PARTICIPAÇÃO EM PROGRAMAS DE EXERCÍCIO FÍSICO E RECOMENDAÇÕES GERAIS PARA PRESCRIÇÃO DE EXERCÍCIOS

Além de atenuarem as chances de eventos cardiovasculares adversos, métodos adequados para rastreio das principais condições de saúde devem ser utilizados para encorajar e maximizar o engajamento da população idosa em programas de exercício. O American College of Sports Medicine (ACSM) recomenda uma triagem embasada na história recente do paciente, que deve: (1) determinar o nível atual de atividade física, (2) identificar a presença de doenças cardiovasculares, metabólicas ou renais, (3) bem como seus respectivos sinais e sintomas, e só então (4) encaminhá-lo para liberação clínica e/ou (5) direcioná-lo para uma prescrição individualizada de exercícios físicos.

Antes da prescrição, uma bateria de avaliações física e funcional, quando possível associada a avaliações cardiometabólicas, deve considerar as características e limitações da condição de saúde de cada indivíduo para ser confiável e reprodutível ao longo do tempo.

A importância da prescrição individualizada de exercícios físicos aumenta exponencialmente ao longo do processo de envelhecimentos, pois o ritmo acelerado de desgaste das reservas fisiológicas a partir da sexta década de vida proporciona respostas heterogêneas ao esforço físico, especialmente entre enfermos e fisicamente descondicionados.

As recomendações gerais de exercícios aeróbicos do ACSM para idosos consistem na realização de pelo menos três sessões semanais de intensidade vigorosa com duração de 20 a 30 minutos por dia ou cinco sessões por semana de intensidade moderada com duração de 30 a 60 minutos por dia. Desse modo, acumulam-se mais de 75 a 150 minutos por semana (min.sem^{-1}) de exercícios moderados e/ou vigorosos (considerando apenas estímulos contínuos com duração ≥ 10 minutos). Durante a prescrição, devem ser evitadas as atividades que promovam estresse ortopédico excessivo.

Exercícios resistidos (oito a 10 exercícios por sessão com uma a três séries de oito a 12 repetições) e de flexibilidade (30 a 60 segundos por articulação) devem ser realizados em dois ou mais dias por semana (d.sem^{-1}), iniciados em intensidade leve e com os parâmetros ajustados conforme a tolerância do paciente.

PAPEL DO EXERCÍCIO FÍSICO E AGRAVOS AO SISTEMA NERVOSO CENTRAL

Para entender a influência do exercício físico sobre a saúde física e mental ao longo do envelhecimento é importante destacar o papel endócrino do tecido muscular. O músculo esquelético é responsável por produzir e lançar na corrente sanguínea diversas substâncias (como metabólitos, interleucinas e fatores tróficos) que têm importantes repercussões fisiológicas, sendo denominadas em conjunto miocinas.

A coordenação da qualidade e do nível do estresse fisiológico gerado pelas contrações musculares estimula a síntese de algumas dessas substâncias como resultado de mecanismos moleculares relacionados com a epigenética.

A irisina é um exemplo de miocina que não desempenha suas ações em um órgão específico e se associa a importantes regulações do metabolismo energético em múltiplos tecidos (p. ex., hepático, adiposo e muscular).

No sistema nervoso central (SNC), por exemplo, a irisina é capaz de estimular, juntamente com a catepsina B, a expressão do *brain-derived neurotrophic factor* (BDNF) que, por sua vez, regulará diversos processos relacionados com a plasticidade sináptica, a sobrevivência e a diferenciação neuronal.

Os níveis séricos dessas miocinas aumentam transitoriamente após uma única sessão de exercícios aeróbicos, e indivíduos fisicamente ativos os mantêm elevados mesmo em condições de repouso, explicando parte dos efeitos neuroprotetores da prática regular de atividades físicas.

Esses e outros fatores tornam o exercício físico uma ferramenta de indubitável importância para melhora inespecífica das reservas fisiológicas (p. ex., cognitiva ou muscular), fundamentais para o gerenciamento dos principais sintomas neuropsiquiátricos e motores entre as doenças neurológicas de maior prevalência entre os idosos.

Diversas condições clínicas podem causar transtornos neurocognitivos ao longo do envelhecimento, destacando-se as alterações cerebrovasculares e a doença de Alzheimer como responsáveis pela maior parte dos casos. Os idosos com esses transtornos são mais sedentários e realizam menos AF que seus pares saudáveis, o que acelera as alterações neuropatológicas e favorece a progressão do quadro clínico.

Embora não haja consenso acerca dos critérios que devem ser adotados na prescrição, a recomendação é que as sessões sejam estruturadas de modo a preservar componentes funcionais relacionados com a força muscular e a aptidão cardiorrespiratória.

O avanço clínico desses transtornos torna os efeitos progressivamente menores, e a eficácia terapêutica após a fase moderada depende do espectro de sintomas apresentados pelo paciente. Manifestações clínicas relacionadas com o controle esfincteriano, por exemplo, podem impactar diretamente os parâmetros de prescrição (tipo de exercício, frequência semanal, intensidade e duração) e, assim, limitar os efeitos terapêuticos do exercício físico.

A prescrição de exercícios para esses pacientes deve ser individualizada e supervisionada com o propósito de manter as habilidades funcionais relacionadas com a marcha, o equilíbrio e as atividades da vida diária, assim como as funções cognitivas e os sintomas neuropsiquiátricos. Na maioria dos casos, programas estruturados de exercício físico melhoram a qualidade de vida do paciente e reduzem a sobrecarga percebida por cuidadores informais, especialmente quando esses últimos também aderem ao programa de exercícios.

ATIVIDADE FÍSICA E SEUS EFEITOS NA DOENÇA DE PARKINSON

A segunda doença neurodegenerativa mais prevalente, com prevalência global em plena progressão, é a doença de Parkinson. Nesses pacientes, o exercício físico promove melhora em diferentes aspectos da capacidade funcional, como os parâmetros relacionados com a marcha (velocidade e agilidade), o equilíbrio (estático e dinâmico), a mobilidade articular e a potência muscular.

Além de reduzir a severidade da doença de Parkinson, o exercício físico também é eficaz no combate às consequências secundárias dos sintomas neurológicos típicos sobre o sistema musculoesquelético (p. ex., fraqueza e fadiga muscular) e cardiorrespiratório (p. ex., menor capacidade aeróbica), retardando a incapacidade e melhorando a qualidade de vida desses pacientes.

Exercícios aeróbicos devem ser realizados 2 a 3 dias por semana (d.sem^{-1}) com intensidades moderada (40% a 59% da frequência cardíaca de reserva [FCr]) e organizados em estímulos de 5 a 10 minutos, com períodos de 5 minutos para recuperação ativa.

Além de melhorarem a aptidão cardiorrespiratória, os exercícios aeróbicos modulam positivamente o humor e otimizam a qualidade de vida e a resistência desses pacientes à fadiga. O desempenho em atividades que envolvam a caminhada pode ser melhorado quando combinado com estímulos sonoros e/ou visuais.

Exercícios resistidos com pesos devem ser iniciados na frequência ≥ 2 d.sem^{-1} com 20 repetições máximas (uma ou duas séries), progredindo para três séries com uma zona de oito a 10 repetições, enfatizando-se os grupos musculares de membros inferiores e extensores axiais. As adaptações musculares relacionadas com os ganhos de força são semelhantes entre idosos saudáveis e aqueles com doença de Parkinson.

Exercícios de flexibilidade devem ser realizados todos os dias, preferencialmente após aquecimento ou sessão de treinamento, com desconforto inferior a três pontos na escala visual analógica (0 pontos para ausência de dor e 10 pontos para maior dor possível) e, quando possível, realizados ativamente e repetidos por 3 a 4 min.dia^{-1} para cada grupo muscular. Esses exercícios devem enfatizar a amplitude de movimento articular das principais articulações, especialmente para membros superiores e regiões cervical e torácica da coluna vertebral.

Intimamente envolvidos com as atividades da vida diária, o desempenho neuromotor e o controle postural podem ser potencializados por meio de exercícios funcionais (p. ex., levantar da cadeira). Tarefas dedicadas à redução ou à prevenção de quedas também devem ser incorporadas no programa de exercícios para os pacientes com doença de Parkinson.

Para cada modalidade (aeróbica, força ou flexibilidade), independentemente da enfermidade, a escolha dos exercícios e dos métodos de monitoração fisiológicos depende tanto da presença e gravidade dos sintomas apresentados como dos medicamentos em uso.

De modo geral, as sessões devem ser estruturadas com exercícios seguros, administrando níveis de esforço sistematicamente progressivos e que promovam a percepção de autoeficácia entre os idosos.

A inserção de exercícios sob condições de dupla ou multitarefas (motoras ou cognitivas) deve ser cuidadosamente considerada na prescrição, poupando inicialmente os pacientes com doença de Parkinson e ainda inexperientes com os protocolos. Especialmente entre os pacientes crônicos e com enfermidades progressivas, a prescrição deve ser continuamente monitorada e adaptada à evolução dos respectivos quadros clínicos.

A interação entre o sistema musculoesquelético e o SNC, dentre outros fatores, denota diversas sinalizações retrógradas que estimulam o desenvolvimento, a manutenção e a potencialização das funções psíquicas superiores em diferentes estágios da vida. Assim, programas sistematizados de exercícios físicos demonstram ser uma importante estratégia adjuvante na aquisição de diversos benefícios, que vão desde a prevenção primária até o tratamento de transtornos neurocognitivos.

Conforme ressaltado previamente, é inegável que os principais benefícios dos exercícios físicos à saúde derivam da constância ou da aderência a um estilo de vida mais ativo, em que o processo-chave é a adaptação fisiológica. Assim, diferentes estratégias de exercício físico levarão às adaptações fisiológicas específicas e em ritmos distintos, afetando direta e indiretamente as funções do SNC.

PAPEL DO EXERCÍCIO FÍSICO NOS AGRAVOS AO SISTEMA MUSCULOESQUELÉTICO

A prevalência de doenças crônicas, como sarcopenia e osteoporose, aumenta com o envelhecimento populacional. A etiologia de ambas as doenças é comumente associada a fatores genéticos, hormonais e mecânicos, todos associados aos processos inerentes ao envelhecimento.

Sarcopenia e atividade física no idoso

A sarcopenia (do grego *sarx*, carne, e *penia*, perda), em virtude de sua patogênese multifatorial, vem sendo considerada atualmente uma síndrome geriátrica complexa, pois sua evolução pode ser influenciada por vários fatores relacionados com o envelhecimento, como degeneração neuromuscular, alterações na renovação das proteínas musculares, alterações nos níveis e na sensibilidade de hormônios, inflamação crônica e fatores comportamentais e de estilo de vida, dentre outros.

Com o curso natural do envelhecimento a massa muscular esquelética especificamente declina de 0,1% a 0,5% a cada ano a partir dos 30 anos de idade, sendo observada uma rápida aceleração desse processo após os 65 anos, podendo alcançar níveis críticos após a oitava década de vida.

A sarcopenia, em uma definição simplista, envolve a perda da massa muscular. No entanto, o European Working Group on Sarcopenia in Older People (EWGSOP) a tem definido como o declínio generalizado da massa muscular esquelética e da força observado com o envelhecimento. Essa alteração reduz a qualidade de vida e aumenta a incapacidade física e a morbimortalidade. Desse modo, o curso da doença acarreta maior dependência, osteoporose, aumento do risco de quedas, fraturas e um estado de fragilidade, culminando em declínio na qualidade de vida do idoso.

Para rastreio da sarcopenia, a diretriz de 2018 do EWGSOP recomenda o instrumento SARC-F, que questiona o idoso a respeito da dificuldade na realização de atividades (levantar objeto pesado, caminhar, levantar-se de cadeira, subir escadas) e da história de quedas no último ano. Se o rastreio for positivo, segue-se então o algoritmo para diagnóstico da sarcopenia.

Para o diagnóstico da sarcopenia é necessária a utilização de indicadores de baixa massa muscular e baixa função muscular (força muscular ou desempenho). A aferição da força muscular tem sido realizada com a medida da força de preensão manual por meio de um dinamômetro de mão (baixa força muscular: ≤ 27kg para homens e ≤ 16kg para mulheres). Na presença de baixa força muscular, prossegue-se com a medida da massa muscular para confirmação do diagnóstico.

Recomenda-se o uso do teste de velocidade de caminhada habitual para mensurar o desempenho muscular/funcional (baixo desempenho funcional: velocidade de marcha habitual ≤ 0,8m/s). Podem ser realizados também o teste *Timed Up and Go* (sarcopenia grave quando ≥ 20 segundos) e a *Short Physical Performance Battery* (SPPB – sarcopenia grave se ≤ 8 pontos).

A ressonância magnética e a tomografia computadorizada são consideradas métodos padrão-ouro para avaliação da massa muscular por imagem, embora a absortometria radiológica de dupla energia (DEXA) e a bioimpedância elétrica (BIA) também sejam amplamente utilizadas.

Além disso, a ultrassonografia do músculo esquelético tem sido proposta para o rastreamento e o diagnóstico de sarcopenia em idosos, embora as definições atuais de sarcopenia não a incluam em algoritmos de diagnósticos. À exceção do método por BIA, as demais formas de mensuração implicam a disponibilidade de equipamentos e ambientes que exigem investimentos elevados, além de outras implicações metodológicas, na maioria das vezes inviáveis na prática clínica.

Medidas antropométricas, como a circunferência do braço e da panturrilha e a espessura da dobra cutânea, também foram utilizadas para estimativa da massa muscular em ambientes ambulatoriais. Cabe ressaltar que os escassos estudos de validação e os fatores relativos ao próprio envelhecimento, como a deposição de gordura corporal (infiltração de lipídios nos tecidos) e a perda da elasticidade da pele, contribuem para erros de estimativa em pessoas idosas e, assim, podem tornar as medidas questionáveis.

A eficácia dos exercícios de força no aumento da força muscular, volume muscular e capacidade funcional (p. ex., velocidade de marcha) em idosos começou a ser estabelecida no início da década de 1990. Em revisão sistemática publicada em 2009 na Cochrane foram reunidos 121 estudos com população de idosos e os dados levaram à conclusão de que o treinamento de força (TF) melhora a força muscular, a aptidão funcional, a velocidade de marcha e o ato de se levantar de uma cadeira.

Assim, exercícios de força vêm sendo frequentemente prescritos por terem se mostrado consistentemente seguros e eficazes para melhorar a força, o tamanho e a massa muscular em adultos de meia-idade e idosos, incluindo idosos frágeis e/ou com histórico de fratura.

No exercício de força, o estímulo do músculo ocorre contra uma resistência externa crescente (obtida a partir de diferentes tipos de exercício), duas a três vezes por semana, por um período de 8 a 12 semanas (frequência do estímulo) e com duração dos estímulos e números de exercícios prescritos gradualmente de acordo com a aptidão física e a progressão do indivíduo.

Até o momento, nenhuma outra intervenção ou tratamento proposto e analisado para prevenção e melhora da sarcopenia mostrou melhores resultados que o TF.

Desse modo, o TF deve ser considerado uma estratégia de tratamento de primeira linha para manutenção e prevenção da sarcopenia e seus desfechos adversos à saúde. No entanto, a implementação do TF em pacientes idosos residentes na comunidade ainda é subutilizada, pois exige profissionais habilitados (p. ex., professores de educação física) e equipamentos próprios que não são acessíveis ou não estão rotineiramente disponíveis.

Em revisão sistemática com metanálise publicada em 2017 foi observado que as intervenções com exercício físico (cinco ensaios clínicos randomizados e controlados) podem assumir um papel importante na melhora da massa muscular, da força muscular e da velocidade da marcha em 3 meses de intervenção, e que devem ser incluídos exercícios de força, ao passo que exercícios na plataforma vibratória não obtiveram efeitos positivos no tratamento da sarcopenia.

Assim, os dados de metanálise mostraram efeitos positivos do exercício físico para o tratamento da sarcopenia em idosos, embora ressaltassem que, em função do baixo número de estudos e dos critérios adotados para o diagnóstico da sarcopenia, a qualidade da evidência tenha sido baixa.

Osteoporose e atividade física

A osteoporose é uma doença caracterizada por baixa densidade mineral óssea (DMO) e alterações na microarquitetura do osso que aumentam o risco de fraturas por fragilidade. Ao longo da vida, as mulheres são mais acometidas por osteoporose (quase uma em cada duas mulheres), mas as taxas de prevalência podem alcançar 15% entre os homens.

Agravos à saúde em decorrência da osteoporose são observados independentemente da faixa etária, porém seu impacto é maior em idosos frágeis (aproximadamente 85% daqueles que residem em instituições de longa permanência [ILP], onde a incidência de fraturas de vértebras ou de quadril é oito a nove vezes maior se comparada à de idosos que vivem na comunidade).

As fraturas de quadril estão particularmente associadas ao aumento de cinco vezes na mortalidade por todas as causas nos 3 meses que se seguem a uma fratura de quadril em idosos.

Segundo critérios adotados pela OMS, osteoporose e osteopenia são definidas pela DMO com T-escore ≤ –2,5 e T-escore entre –2,5 e 1,0 para coluna lombar e quadril, respectivamente. A International Society for Clinical Densitometry (2013) define a presença de osteoporose em mulheres pós-menopausadas e em homens com 50 anos ou mais quando se observa DMO com T-escore ≤ –2,5 para coluna lombar, quadril ou colo do fêmur.

Em 2014, a National Osteoporosis Foundation elaborou um guia clínico para prevenção e tratamento da osteoporose, cujas diretrizes incluem: (a) fratura do quadril ou da coluna vertebral; (b) DMO por DEXA com T-escore ≤ 2,5 para coluna lombar, quadril total ou colo do fêmur; (c) probabilidade ≥ 20% de fratura em 10 anos ou ≥ 3% de fratura de quadril em 10 anos, dados obtidos pelo instrumento de avaliação de risco de fratura (FRAX), adaptado do modelo utilizado nos EUA.

No entanto, outros fatores de risco que impactam negativamente o metabolismo ósseo, não abordado no FRAX, como expectativa de vida, estado ambulatorial, quedas, fragilidade, múltiplas comorbidades e medicações, devem ser levados em consideração para a tomada de decisão a respeito do tratamento.

Cabe ressaltar que diversos quadros clínicos, como doença renal crônica, doença de Parkinson, acidente vascular encefálico, deficiência visual, demência, insuficiência cardíaca congestiva, depressão, câncer de próstata, diabetes e incontinência urinária, podem contribuir para a diminuição da DMO, aumentando o risco de quedas e fraturas.

Evidências científicas recentes sugerem que o exercício físico pode retardar a manifestação da osteoporose e diminuir o risco de fraturas, pois é capaz de promover o aumento de densidade, volume e resistência óssea, além de aumentar a força muscular tanto em crianças como em adultos. Assim, o exercício físico pode ser considerado um dos principais tratamentos não farmacológicos para a prevenção da osteoporose.

Embora os mecanismos responsáveis por promover a melhora do tecido ósseo mediante a prática de exercícios físicos não estejam completamente elucidados, é amplamente aceito que a carga mecânica imposta com sua prática pode aumentar a massa muscular, produzir estresse mecânico nos ossos e aumentar a atividade dos osteoblastos.

De fato, nem todas as práticas de exercícios físicos se equivalem do ponto de vista osteogênico, pois esse efeito somente poderá ser alcançado quando a carga mecânica aplicada ao tecido ósseo exceder à ocasionada pelas atividades da vida diária.

Como se sabe, fraturas ocorrem quando a carga aplicada ao osso é maior que sua resistência. O exercício físico é a única intervenção disponível que pode influenciar os fatores que contribuem para a resistência óssea, como, por exemplo, a quantidade e distribuição do tecido ósseo e a carga aplicada, resistência essa exigida em situações de quedas, posicionamento corporal, curvatura da coluna vertebral, tempo de reação, tecidos moles, como amortecedores locais, entre outros fatores.

No entanto, as adaptações derivadas do treinamento físico são vinculadas ao tipo, à frequência e à duração do estímulo realizado, sendo os exercícios mais osteogênicos aqueles, por exemplo, com carga mecânica de maiores intensidade, frequência e tensão.

Em geral, a magnitude da força de carga óssea aumenta paralelamente à intensidade do exercício, a qual pode ser quantificada por métodos convencionais, como o percentual da frequência cardíaca de reserva (% FC reserva – para exercícios aeróbicos) ou o percentual do teste de uma repetição máxima (%1RM – para TF).

Treinamento aeróbico e osteoporose

Em metanálise publicada em 2011 na Cochrane foram avaliados os efeitos de exercícios físicos com diferentes características sobre a prevenção e o tratamento da osteoporose em mulheres pós-menopausadas. A caminhada e outras atividades de baixo impacto, como o Tai Chi Chuan, têm efeito modesto na DMO da coluna lombar e nenhum efeito na DMO do quadril, enquanto que programas de exercícios que envolvem movimentos dinâmicos de alto impacto (p. ex., corrida, salto) ou TF progressivo ou programas combinados com exercícios aeróbicos e de força com intensidade suficiente mostraram aumentar a DMO no quadril. Indubitavelmente, exercícios de força com cargas baixas não têm efeito sobre a DMO.

De fato, o treinamento aeróbico prolongado (p. ex., natação, ciclismo e caminhada) é amplamente benéfico para todos os sistemas do corpo, mas há evidências clínicas sugerindo que nenhuma dessas atividades fornece um estímulo adequado para os ossos.

A caminhada regular, frequentemente prescrita para prevenir a osteoporose, também tem pouco ou nenhum efeito na prevenção da perda óssea. Isso pode ser atribuído ao fato de a força gerada pela baixa carga de impacto aplicada durante a caminhada não promover estímulos com magnitude, taxa ou distribuição suficientes para estimular as células ósseas a uma resposta adaptativa do tecido ósseo.

Além disso, há evidências de que a caminhada frequente pode expor os idosos previamente sedentários ou frágeis a um risco aumentado de queda, aumentando assim o risco de fratura. Assim, apesar dos benefícios da caminhada regular no condicionamento aeróbico, na adiposidade e em outros fatores cardiometabólicos, a realização exclusiva dessa atividade física é insuficiente para promover a saúde musculoesquelética.

Treinamento de força e osteoporose

O TF tem se destacado como a intervenção mais promissora para manter ou aumentar a massa e a densidade óssea em razão da variedade de tensão muscular aplicada no osso durante as sessões de exercícios, promovendo estímulos e a resposta osteogênica do osso. Cabe ressaltar que a resistência óssea não é determinada apenas pela DMO, mas também por fatores relativos à qualidade óssea, incluindo microarquitetura óssea, geometria e renovação.

A intensidade e o tipo de exercício de força devem ser individualizados de acordo com a tolerância e a capacidade do indivíduo, particularmente na presença de dor, assim como se deve levar em consideração o estado de treinamento, ou seja, para aqueles descondicionados ou não habituados com exercícios de força, esses exercícios devem ser iniciados com intensidade menor.

Com relação à prescrição de exercícios de força, segundo dados do Santa Fe Bone Symposium (2018), devem ser enfatizados os exercícios para grandes grupos musculares, pelo menos dois exercícios por grupo, com frequência de duas ou mais vezes por semana, em intensidade pelo menos moderada (oito a 12 repetições máximas ou em uma intensidade em que não se consiga realizar mais que 12 repetições com boa execução). Quanto à progressão ao longo do tempo, sugere-se que, à medida que o indivíduo aumentar sua força, seja mantida a dificuldade (aumento de carga) para manutenção da intensidade em oito a 12 repetições máximas. Desse modo, promover estímulo suficiente para que o indivíduo atinja a fadiga muscular ou se aproxime disso é importante e pode exigir treinamento, priorizando-se inicialmente a postura e a execução dos movimentos.

Os maiores benefícios ósseos com os exercícios de força foram alcançados quando a resistência (carga) foi progressivamente aumentada ao longo do tempo – carga mecânica de intensidade alta (80% a 85% 1RM), com os exercícios sendo realizados pelo menos duas vezes por semana e envolvendo os grandes grupos musculares. No entanto, as diretrizes atuais de exercícios para osteoporose recomendam apenas exercícios de intensidade moderada (70% a 80% de RM – oito a 15 repetições) para grupos musculares individuais, o que não é suficiente para gerar tensão mecânica para estimular uma resposta osteogênica.

Segundo o ACSM, embora não haja diretrizes estabelecidas sobre contraindicações ao exercício físico para indivíduos com osteoporose, devem ser prescritos exercícios com carga moderada que não causem ou exacerbem a dor.

De modo geral, devem ser evitados os exercícios que envolvam movimentos de potência ou cargas de alto impacto, enquanto os exercícios específicos ou aulas em grupos (p. ex., ioga, Pilates), cujos exercícios exijam torções excessivas, flexão ou compressão da coluna, devem ser cuidadosamente avaliados, devendo ser evitados particularmente por aqueles que tenham valores muito baixos de DMO.

O idoso obeso e a atividade física

Para os idosos obesos que têm como meta principal a perda de peso corporal, os resultados podem variar de acordo com o programa de exercícios físicos adotado em associação às demais estratégias complementares para a perda de peso. A combinação de exercícios aeróbicos e de força no programa de atividades físicas pode melhorar a capacidade funcional e diminuir a fragilidade, enquanto um programa fundamentado apenas em exercícios aeróbicos pode levar à maior perda óssea e muscular em comparação com os idosos que participam de programas com ênfase em exercícios de força ou combinados com exercícios aeróbicos. Portanto, se o objetivo do paciente for o aumento de força e da massa muscular ou a preservação da massa óssea, deverão ser adotados exercícios de força ou programas combinados de exercícios físicos.

Risco de quedas e atividade física

Em função do risco aumentado de quedas em pessoas com osteoporose e da maior probabilidade de fratura óssea, sugere-se a inclusão de exercícios de equilíbrio, bem como atenção especial ao condicionamento dos principais músculos envolvidos com essa capacidade física (quadríceps, isquiotibiais, glúteos e músculos do tronco).

O exercício físico pode melhorar a mobilidade e outros resultados mesmo em pacientes com alto risco de fratura, como indivíduos com fraturas vertebrais osteoporóticas, havendo poucas evidências de que os exercícios de força ou de equilíbrio não sejam seguros mesmo para aqueles com alto risco de quedas e fraturas.

Em um ambiente clínico devem ser identificados o objetivo terapêutico mais importante, as deficiências/condições que exigem adaptações e as preferências e valores do paciente. Se a principal preocupação é a queda, um ponto de partida seria a introdução diariamente de exercícios de equilíbrio desafiadores, como atividades nas quais se reduz a base de apoio, movimentação do centro de massa e redução da dependência de objetos de apoio, como ficar de pé com os pés juntos, dar um passo para a frente e para trás até os limites de estabilidade, ou atividades mais desafiadoras, como dançar, andar em *tandem* (caminhar com a ponta do pé direito tocando o calcanhar do pé esquerdo e ir alternando a cada passo) e fazer Tai Chi Chuan.

O idoso frágil e a atividade física

Em idosos frágeis, é comum observar concomitantemente osteoporose e sarcopenia, o que aumenta ainda mais o risco de complicações relacionadas com a doença. A sarcopenia eleva ainda mais o risco de fratura devido ao aumento do risco de queda em idosos que já apresentam vulnerabilidade dos ossos com a presença da osteoporose. A osteossarcopenia, termo recentemente cunhado para designar as pessoas com sarcopenia e osteoporose, é considerada uma doença potencialmente evitável e tratável.

Como ossos e músculos estão inter-relacionados por fatores anatômicos, perfis metabólicos e componentes químicos, o diagnóstico deve ser considerado tanto para a sarcopenia como para a osteoporose, podendo ser tratados com intervenções terapêuticas que promovam efeitos pleiotrópicos em ambos os tecidos. A literatura atual apresenta evidências clínicas para a prescrição de exercícios de força para a preservação da massa óssea e muscular, sendo considerada opção terapêutica para o tratamento da osteossarcopenia.

Idoso, atividade física e doenças reumatológicas

Ainda no campo dos agravos ao sistema musculoesquelético, a artrite e outras doenças reumáticas figuram como a principal causa de incapacidade em todo o mundo, e a presença dessas condições musculoesqueléticas está aumentando rapidamente.

A artrite é caracterizada por dor, função física prejudicada, fadiga e alterações adversas na composição corporal, ou seja, perda de massa muscular e aumento da adiposidade. Das mais de 100 doenças reumáticas, as mais comuns são osteoartrite (AO) e artrite reumatoide (AR).

A OA é uma doença articular degenerativa, local e progressiva que afeta uma ou várias articulações (mais comumente mãos, quadris, coluna e joelhos) e está associada a fatores de risco, como sobrepeso/obesidade, história de lesão articular ou cirurgia, predisposição genética e envelhecimento.

A AR, por sua vez, é uma doença autoimune sistêmica, inflamatória, crônica e de etiologia desconhecida, cuja resposta inflamatória causa localmente inflamação da membrana articular (sinovite) e deformações ósseas, enquanto sistemicamente leva à perda de massa muscular, ao comprometimento da amplitude de movimentos, ao acúmulo de gordura corporal e à aterosclerose acelerada.

A diminuição da mobilidade articular e da força muscular impede que os pacientes com AR realizem atividades físicas regulares, levando à inatividade física com consequente falta de condicionamento muscular e intolerância ao exercício físico. O exercício físico tem por objetivos reduzir a magnitude da mudança observada na força e melhorar a amplitude de movimento articular, a propriocepção e a qualidade de vida, que são frequentemente prejudicados pelo curso natural da doença e pelo desuso.

A OA pode ser definida como uma síndrome clínica de dor articular acompanhada por vários graus de limitação funcional e redução da qualidade de vida. A OA, particularmente do joelho e do quadril, é uma das principais causas de incapacidade em todo o mundo, apresentando uma prevalência global estimada em 3,8% para OA de joelho e 0,85% para OA de quadril.

Atualmente, não existe cura para a OA e, por isso, as estratégias de tratamento visam reduzir a dor, melhorar a função física e a qualidade de vida. Diretrizes clínicas, como as do National Institute for Health and Care Excellence Osteoarthritis, recomendam consistentemente o exercício físico como tratamento terapêutico básico para pessoas com OA de joelho e quadril por meio de atividades físicas planejadas, estruturadas, repetitivas e propositais para melhoria ou manutenção de uma condição de saúde específica, como a observada na OA.

Sugerem-se exercícios aeróbicos gerais, fortalecimento, flexibilidade, equilíbrio ou exercícios específicos para as regiões do corpo, embora ainda sejam limitadas as informações sobre a prescrição ótima do exercício terapêutico, ou seja, o tipo, a frequência, a intensidade e o ajuste do exercício e a melhor maneira de progressão com as sessões de treinamento físico.

A OA de mão, presente em 26% das mulheres e 13% dos homens com mais de 70 anos, embora tenha relevância em termos de dor, incapacidade e carga econômica para a sociedade, conta com um número menor de estudos se comparada à OA de joelho e quadril.

Em revisão sistemática com metanálise de 2017, cinco estudos com 350 participantes avaliaram se em pessoas com OA de mão ocorreriam aumento da força de preensão, diminuição da dor nas articulações e melhoria em sua função com um programa de TF. Como resultado, não observaram evidências de que os exercícios de força teriam efeito significativo na força de preensão ou na função da mão em pessoas com OA de mão.

Existe alguma evidência de que o TF diminui a dor e melhora a força muscular e a função em pessoas com OA de joelho e quadril, exceto OA de mão, sendo incluído nas diretrizes para tratamento de OA do American College of Rheumatology (2012).

Com relação à AR, um dos desfechos importantes é o aumento do risco cardiovascular. O exercício aeróbico parece ser terapia adjuvante para melhoria do condicionamento físico e da qualidade de vida de pacientes com AR, bem como para reduzir a incapacidade e a dor associadas à doença.

Na revisão sistemática com metanálise conduzida em 2012 por Baillet e cols., foram analisados 10 ensaios clínicos randomizados, envolvendo 547 pacientes (AR *versus* grupo-controle), e observada melhora significativa das forças isocinética, isométrica, de preensão manual, teste de caminhada de 15 metros e taxa de sedimentação de eritrócitos em pacientes com AR submetidos ao TF com tendência de eficácia maior em programas com maior intensidade.

O TF foi fundamentado em exercícios repetitivos com o intuito de melhorar a força muscular por meio do controle adequado de cargas (30% a 100% da carga máxima). Em sete ensaios foram relatados episódios de desistência tanto no grupo-controle (16,3%) como no grupo TF (18,3%), bem como efeitos adversos sem diferença significativa entre os grupos. Cabe ressaltar que os estudos verificaram que a melhora na força muscular permanece apenas por algumas semanas, ocorrendo destreinamento precoce caso não haja a manutenção de um programa de exercícios físicos para estimular esses benefícios em longo prazo.

Os mecanismos propostos para melhora da força estão associados aos efeitos anabólicos decorrentes da ativação da via Akt/mTOR, da produção local de IGF-1 e de fatores de crescimento em resposta à contração muscular. Além disso, efeitos anti-inflamatórios do exercício físico também podem contribuir para a diminuição da taxa de sedimentação de eritrócitos e os demais efeitos benéficos observados nas articulações em pacientes com artrite.

A adesão a um programa de exercícios físicos para indivíduos com artrite, de modo geral, esbarra na crença de que os exercícios, particularmente aqueles que envolvem a resistência externa por meio de pesos, podem exacerbar os danos às articulações e aumentar os sintomas de dor e fadiga. Outros fatores, como limitações físicas, ausência de experiências bem-sucedidas, ausência de crença positiva sobre AF, resignação de atitude e angústia (em razão da AO), falta de apoio dos profissionais da saúde e comparações sociais negativas ao se exercitar em um grupo são importantes barreiras à prática de AF nessa população. Cabe ressaltar que barreiras físicas são relatadas tanto por indivíduos ativos como pelos não engajados. Assim, essas barreiras não podem explicar por si o comportamento em relação à prática de AF, com exceção dos pacientes em estágios muito avançados de OA.

Para romper essas barreiras, não apenas entre as pessoas com artrite, mas também entre os médicos e os profissionais da saúde, é preciso que a prática de exercícios físicos não seja apenas segura, mas que também sejam observados relatos de redução de dor, da fadiga, da inflamação e da atividade da doença. Desse modo, assim como ocorre com adultos aparentemente saudáveis, o programa de exercícios físicos deve progredir para intensidades e volumes que proporcionem benefícios de saúde clinicamente significativos para os pacientes com OA, particularmente em relação aos descondicionados e com dor, sempre levando em consideração a atividade da doença, as limitações funcionais e as preferências pessoais de exercícios e/ou AF. Outro ponto importante nesse processo, independentemente da diferenciação entre exercícios aeróbicos e de força, consiste em considerar a preferência pessoal quanto à intensidade do exercício para potencializar a adoção e a aderência ao programa de exercícios físicos.

■ PROGRAMA DE EXERCÍCIOS FÍSICOS PARA O IDOSO

Seguem algumas considerações gerais sobre o programa de exercícios físicos segundo o ACSM:

- **Treinamento aeróbico:** tem por objetivo melhorar a aptidão cardiorrespiratória com pouca ou nenhuma dor ou dano articular. Não há evidências claras de restrição à prática de atividades de alto impacto, como correr, subir escadas ou movimentos que exijam paradas e acelerações, mas deve-se ater ao fato de que a baixa aptidão cardiorrespiratória e de força desses pacientes exigirá atenção na prescrição a fim de minimizar a chance de lesões associadas e/ou a exacerbação dos sintomas articulares exigida nessas atividades de alto impacto. Inicialmente, são sugeridas sessões de 10 minutos (ou menos, se necessário) de exercícios aeróbicos em virtude da possibilidade de falta de condicionamento físico, da dor e da mobilidade articular limitada na maioria dos pacientes idosos.
- **Treinamento de força:** tem por objetivo melhorar a força e a resistência muscular, podendo reduzir a dor e melhorar a capacidade física e funcional.
- **Treinamento de flexibilidade:** tem por objetivo melhorar a amplitude de movimento e evitar os efeitos negativos da artrite nas articulações. Períodos adequados de aquecimento e volta à calma (5 a 10 minutos) no início e ao final das sessões de exercícios são essenciais para minimizar a dor. Essas atividades devem conter ações controladas das articulações por meio de sua amplitude de movimento completa e exercícios aeróbicos de baixa intensidade.

Para os indivíduos com dor significativa e limitação funcional, recomenda-se o ajuste da duração recomendada para as sessões de exercícios aeróbicos, encorajando-os a realizar e manter a quantidade que sejam capazes de realizar. Ao longo do programa de treinamento, sugere-se a progressão de 5 a 10 minutos na duração da sessão a cada 1 a 2 semanas durante as primeiras 4 a 6 semanas, seguindo a recomendação geral, na ausência de recomendações específicas para pessoas com artrite.

ATIVIDADE FÍSICA NO IDOSO EM CASOS ESPECIAIS

O ACSM ainda propõe algumas considerações especiais para prescrição e acompanhamento de programas de exercícios físicos para pessoas com artrite:

- Evitar exercícios extenuantes durante qualquer manifestação aguda entre as sessões de exercício, mantendo exercícios leves com movimentação de modo a aumentar a amplitude articular nesses períodos.
- Manter comunicação clara e objetiva sobre o mínimo de desconforto muscular e/ou articular durante ou imediatamente após a sessão de exercícios, principalmente quando se realizam novos exercícios e, portanto, não significando necessariamente dano às articulações. Cabe ressaltar que, se a avaliação da dor 2 horas após a sessão de exercícios for maior que antes, a duração e/ou a intensidade deverão ser reduzidas em sessões futuras.
- As maiores pontuações de dor entre 48 e 72 horas após o exercício físico podem estar associadas à dor muscular de início tardio, particularmente para os músculos que foram estimulados durante a execução de exercícios físicos novos para o paciente.
- Caso um exercício específico aumente a dor articular, deverão ser adotados exercícios alternativos que trabalhem os mesmos grupos musculares.
- Incentivar a realização de exercícios físicos durante o período do dia em que a dor é tipicamente menos intensa e/ou em conjunto com o pico de atividade dos analgésicos.
- Utilizar calçados apropriados que promovam estabilidade e maior absorção de impactos, buscando sempre recursos da biomecânica para as melhores escolhas.
- Incorporar exercícios funcionais à rotina de atividades físicas, como sentar e levantar, subir degraus, subir escadas e carregar objetos para melhorar o controle neuromuscular, o equilíbrio e a capacidade de realizar atividades da vida diária.

CONSIDERAÇÕES FINAIS

Segundo o ACSM (2018), fortes evidências embasam os benefícios da atividade física em retardar as mudanças fisiológicas do envelhecimento que prejudicam a capacidade de exercício, otimizar as mudanças na composição corporal, promover o bem-estar psicológico e cognitivo, administrar doenças crônicas, reduzir os riscos de incapacidade física e aumentar a longevidade.

Entretanto, dadas as diversas condições de saúde, inúmeros desafios são observados para a prescrição de exercícios físicos, como:

- Exercícios de impacto e de força são recomendados para estimular o tecido ósseo, mas exercícios de impacto podem ser dolorosos para indivíduos com OA do joelho.
- A perda de peso estimulada por exercícios físicos aeróbicos associados a outras estratégias é importante em indivíduos com diabetes, obesidade ou OA do joelho (quando com excesso de peso), mas pode causar perda óssea e muscular.
- A prescrição de exercícios de equilíbrio pode ser dificultada quando os joelhos são instáveis.

Para superar esses desafios, além dos cuidados relativos aos parâmetros determinantes da prescrição de exercícios físicos (tipo de exercício – aeróbico, força, equilíbrio, potência, combinado, entre outros –, intensidade/carga – repetições máximas, %FCr, carga, entre outros –, duração – tempo total, tempo de pausa entre as series, etc. – e frequência – número de sessões por semana), é fundamental criar um planejamento minucioso com o paciente para identificar os objetivos prioritários e adaptar o planejamento às metas, preferências e suas dificuldades.

Quando condições crônicas impedem a realização da AF planejada na quantidade mínima recomendada, os exercícios físicos devem ser realizados de acordo com a tolerância para evitar a inatividade física e/ou o comportamento sedentário.

Os idosos devem ser encorajados a aumentar gradativamente a quantidade mínima recomendada de AF e tentar progredir de maneira continuada a fim de melhorar e/ou manter sua condição física, assim como melhorar o manejo de doenças crônicas e condições de saúde para as quais a literatura reforça que um nível mais alto de atividade física confere benefício terapêutico.

Por fim, a incorporação de estratégias comportamentais, como apoio social, autoeficácia, capacidade de fazer escolhas saudáveis e segurança percebida, pode aumentar a participação dos idosos em um programa regular de exercícios. Cabe ao profissional de educação física fornecer *feedback* regular, reforço positivo e outras estratégias comportamentais/programáticas para aumentar a adesão e favorecer a aderência ao programa de AF e a mudança para um estilo de vida mais saudável com a prática regular de exercícios físicos.

Bibliografia

Baillet A, Vaillant M, Guinot M, Juvin R, Gaudin P. Efficacy of resistance exercises in rheumatoid arthritis: meta-analysis of randomized controlled trials. Rheumatology 2012; 51:519-27.

Cruz-Jentoft AJ, Bahat G, Bauer J et al. Sarcopenia: Revised European consensus on definition and diagnosis. Age Ageing 2019; 48(1):16-31.

Hong AR, Kim SW. Effects of resistance exercise on bone health. Endocrinol Metab 2018; 33:435-44.

Kim S, Choi JY, Moon S, Park DH, Kwak HB, Kang JH. Roles of myokines in exercise-induced improvement of neuropsychiatric function. Pflügers Archiv 2019; 471(3): 491-505.

Lesinski M, Hortobágyi T, Muehlbauer T, Gollhofer A, Granacher U. Effects of balance training on balance performance in healthy older adults: A systematic review and meta-analysis. Sports Med 2015; 45:1721-38.

Lewiecki EM, Bilezikian JP, Giangregorio L et al. Proceedings of the 2018 Santa Fe Bone Symposium: Advances in the management of osteoporosis. Journal of Clinical Densitometry: Assessment & Managenent of Musculoskeletal Health 2019; 22(1):1-19.

Liguori I, Russo G, Aran L et al. Sarcopenia: assessment of disease burden and strategies to improve outcomes. Clin Interv Aging 2018; 14(13):913-27.

Stamatakis E, Lee IM, Bennie J et al. Does strength promoting exercise confer unique health benefits? A pooled analysis of eleven population cohorts with all-cause, cancer, and cardiovascular mortality endpoints. Am J Epidemiol 2017; 187(5): 102-12.

U.S. Department of Health and Human Services. Physical Activity Advisory Committee. 2018 Physical Activity Guidelines Advisory Committee Scientific Report. Washington, DC: U.S. Department of Health and Human Services, 2018.

Vlietstra L, Hendrickx W. Exercise interventions in healthy older adults with sarcopenia: A systematic review and meta-analysis. Australasian Journal on Ageing 2018; 37(3):169-83.

Williams MA, Srikesavan C, Heine PJ et al. Exercise for rheumatoid arthritis of the hand. Cochrane Database of Systematic Reviews 2018, 7(CD003832).

Estruturação da Rotina e Tecnologia Assistiva pela Terapia Ocupacional

Luciana Silva do Nascimento

CAPÍTULO 73

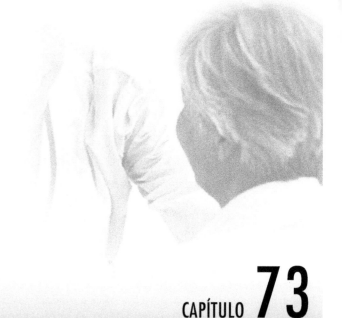

■ INTRODUÇÃO

Estimativas indicam que nos próximos anos a população de idosos (> 60 anos de idade) superará a de crianças e adolescentes com menos de 15 anos de idade.

Dados da Organização Mundial da Saúde (OMS) indicam que em 2025 haverá 1,2 bilhão de idosos no mundo, podendo chegar a 2 bilhões em 2050; já no Brasil, em 2020, é esperada uma população de 29,8 milhões de idosos.

Nesse contexto, são importantes alguns conhecimentos sobre o envelhecimento. A senescência consiste no processo natural de envelhecimento, que está associado ao declínio das funções com diminuição progressiva da reserva funcional.

Quando esse fenômeno está associado a condições de sobrecarga, como doenças e estresse, é denominado senilidade, a qual acarreta o surgimento de doenças crônicas e incapacitantes, comprometendo a autonomia e a funcionalidade dessas pessoas, como no caso das síndromes demenciais.

A síndrome demencial é identificada pelo comprometimento das funções corticais superiores do cérebro: memória, pensamento, orientação, compreensão, aprendizagem, capacidade de fazer cálculos e tomar decisões, podendo ser acompanhada por comprometimentos emocionais e comportamentais. Dentre as demências, a doença de Alzheimer é a mais comum, respondendo por 60% a 70% dos casos.

Os declínios progressivos da cognição e funcionalidade têm impacto direto na realização das atividades diárias, atingindo inicialmente aquelas mais complexas, como administração das finanças, e progredindo para as atividades de autocuidado.

A demência é a principal causa de dependência funcional e uma dos principais motivos de institucionalização de pessoas com mais de 65 anos de idade, passando pelas perdas descritas ao longo da história do paciente.

Para o ano de 2030 a estimativa mundial é de que 65,7 milhões de pessoas sejam diagnosticadas com demência e que esse número dobre a cada 20 anos, a maioria dos casos nos países pobres e em desenvolvimento.

Os prejuízos vão além dos comprometimentos com a saúde provocados pelas síndromes demenciais. Os familiares e cuidadores estão na linha de frente dos cuidados com os idosos e se tornam cada vez mais sobrecarregados, impactando negativamente a qualidade de vida e as questões financeiras e sociais da família.

Uma das principais abordagens para o manejo não farmacológico das demências consiste na estruturação da rotina. Seu foco vai além do idoso, abrangendo também o ambiente, com a necessidade de adequação do espaço que o idoso utiliza, e o meio social em que ele está inserido, focando na educação e treinamento direcionados à família e ao cuidador.

Para entender o processo de estruturação da rotina e o manejo necessário para cuidar de idosos com demência no dia a dia é preciso ter conhecimento acerca da funcionalidade e das atividades e de o quanto a demência pode influenciar o desempenho ocupacional do idoso.

■ DESEMPENHO OCUPACIONAL E DEMÊNCIA

A funcionalidade é um termo amplo. Dizer que uma pessoa mantém a funcionalidade preservada significa que suas funções corporais e cognitivas e os aspectos comportamentais possibilitam a realização das atividades e ocupações planejadas dentro de um contexto físico e social.

Para a AOTA (Associação Americana de Terapia Ocupacional), as ocupações contribuem para uma noção de identidade e de competência do ser humano.

As ocupações englobam as atividades de vida diária (AVD), as atividades instrumentais de vida diária (AIVD) e as atividades de descanso, sono, educação, trabalho, brincar, lazer e participação social e são influenciadas pelo contexto, habilidades e fatores emocionais e cognitivos, sendo carregadas de significados. Por exemplo, a atividade de preparar uma refeição pode ser considerada por algumas pessoas um tipo de trabalho ou uma AIVD necessária para a manutenção da rotina e administração da casa e pode ser considerada por outras uma atividade de lazer.

As pessoas com incapacidades motoras e cognitivas apresentam prejuízos na execução dessas atividades, contribuindo para uma dependência progressiva com impacto negativo na qualidade de vida, bem como comprometendo aspectos emocionais e psicológicos dos familiares e cuidadores e aumentando os custos com os cuidados cada vez mais necessários.

Nos casos de demência, que não têm cura ou intervenção que altere o curso progressivo da doença, a assistência tem por objetivo oferecer auxílio para melhorar a qualidade de vida dos idosos e familiares. Os objetivos principais relacionados com o cuidado prestado às pessoas com demência são o diagnóstico precoce, a otimização da saúde física e da cognição, das atividades e do bem-estar, a detecção e o tratamento dos sintomas comportamentais e psicológicos, o acesso à informação e o apoio aos familiares e cuidadores.

Os modelos de cuidado envolvem abordagens multiprofissionais centradas no cliente e na assistência à família e aos cuidadores com o objetivo de melhorar a qualidade de vida.

TERAPIA OCUPACIONAL NO TRATAMENTO DA DEMÊNCIA

O objetivo principal da terapia ocupacional na síndrome demencial é melhorar o desempenho das pessoas em suas ocupações e consequentemente promover o quanto possível a independência e participação nas atividades sociais, além de reduzir a sobrecarga dos familiares e cuidadores mediante a percepção e a habilidade para lidar com os problemas comportamentais com que deparam.

O terapeuta ocupacional avalia o perfil ocupacional, observando o interesse da pessoa, seus hábitos e rotina diária, as necessidades de adaptação para o ambiente e para as atividades, de dispositivos auxiliares e estratégias para solucionar problemas, além do treino de habilidades motoras e cognitivas com foco na melhora do desempenho ocupacional. O tipo de intervenção irá depender também da fase da doença em que a pessoa se encontra.

A estimulação cognitiva é uma abordagem sempre presente no tratamento das síndromes demenciais, podendo ser realizada em grupo ou individualmente.

Entre as técnicas de estimulação cognitiva está a terapia de orientação para a realidade (TOR), que visa diminuir a desorientação e a confusão dos idosos, favorecendo a orientação temporal e espacial por meio de estímulos ambientais. A TOR funciona a partir da apresentação e repetição de informações sobre a orientação (biográfica e dos contextos espacial e temporal), seja no decorrer do dia, seja em reuniões grupais em encontros regulares (30 minutos), por meio de atividades para orientação da realidade. Spector e cols. (2003) identificaram que a TOR realizada em grupo promove benefícios nos aspectos cognitivos e comportamentais de pessoas com demência. O Quadro 73.1 mostra algumas condutas da TOR que podem ser realizadas no dia a dia com o idoso.

Quadro 73.1 Terapia de orientação para a realidade (TOR)

Manter calendários e relógios à vista
Falar de maneira objetiva com o idoso
Evitar "fazer testes" ou cobrar os idosos – em vez de questionar "Você já almoçou hoje?", fale "Está na hora do almoço, vamos para a mesa?"
Resgate de informações prazerosas por meio de álbuns de família e músicas do gosto do idoso
Organização do espaço: antes da realização das atividades, devem ser organizados previamente os materiais que serão utilizados
Estruturação da rotina

Outros estudos também relatam bons resultados após a intervenção do terapeuta ocupacional em casos de pessoas com demência e seus cuidadores na estruturação da rotina e adaptação das atividades. Graff e cols. (2006) indicaram, após 10 sessões de terapia ocupacional no domicílio de idosos com demência, melhora da funcionalidade dos pacientes e diminuição da sobrecarga dos cuidadores. Os bons resultados se mantiveram mesmo após o encerramento das sessões no seguimento realizado após 12 semanas (Quadro 73.2).

Além disso, foi descrito o Programa Personalizado de Atividade (*Tailored Activity Program* [TAP]), denominado TAP-BR no Brasil, após a adaptação transcultural. Mediante intervenção terapêutica ocupacional estruturada, foram ofertadas aos pacientes com demência atividades adaptadas de acordo com suas capacidades e foi oferecido treinamento aos familiares e cuidadores quanto a essas atividades.

A abordagem foi realizada em oito sessões domiciliares por um período de 3 a 4 meses. Os resultados demonstraram redução da frequência de alterações comportamentais e diminuição do tempo gasto pelos cuidadores nos cuidados prestados aos pacientes (Quadro 73.3).

ESTRUTURAÇÃO DA ROTINA

A organização da rotina pode ser útil nos cuidados com os idosos que sofrem de demência, seja para diminuição da agitação e melhora do humor, seja para manutenção da independência nas AVD pelo maior tempo possível, devendo ser introduzida desde o diagnóstico.

Quadro 73.2 Organização de terapia ocupacional domiciliar

Tempo	Abordagem
Da primeira à quarta sessão	Idosos e cuidadores aprendem a identificar e priorizar atividades significativas que gostariam de melhorar. Ao final da quarta sessão, são utilizados instrumentos de avaliação do idoso, do cuidador e do ambiente e o paciente é observado ao desempenhar as atividades diárias relevantes e a utilização de estratégias compensatórias e ambientais
Da sexta à décima sessão	Os pacientes são instruídos a otimizar as estratégias compensatórias e ambientais para melhorar os desempenhos nas atividades diárias. Os cuidadores são treinados a utilizar supervisão eficaz e solucionar problemas e estratégias para manutenção da autonomia e participação social dos idosos

Fonte: descrição proposta no trabalho de Graff e cols., 2006.

Quadro 73.3	Programa personalizado de atividade
Primeira fase	Avaliação do idoso e do cuidador Identificação da frequência e intensidade das alterações comportamentais apresentadas Avaliação do ambiente
Segunda fase	Prescrição de atividades Introdução da atividade por meio da técnica de demonstração direta do uso ou por intermédio do *role-play* Todas as atividades prescritas deverão ser implementadas com um intervalo de 15 dias entre elas
Terceira fase	Educação dos cuidadores quanto às estratégias de cuidado, de acordo com o que foi aprendido nas atividades prescritas, em situações novas e/ou desafiadoras

De maneira mais ampla, todos os idosos devem ter sua rotina organizada com atividades que ofereçam estímulos positivos, tanto físicos como cognitivos e sensoriais, e que não sejam monótonas, mas envolvam o indivíduo nos mais diversos ambientes e tipos de atividade.

A estruturação da rotina envolve o ambiente físico e social do idoso, além da organização e adaptação das atividades diárias e as adaptações ambientais, podendo ser utilizados recursos de tecnologia assistiva para que seja alcançado o melhor desempenho ocupacional com segurança, bem como a educação ao familiar e ao cuidador para que o desempenho do idoso seja o mais efetivo possível.

A melhora na realização das AVD é mais significativa quando a intervenção é individualizada, lançando mão de dicas e atividades significativas e de acordo com a necessidade do idoso.

No Quadro 73.4 são oferecidas orientações gerais para a estruturação da rotina do idoso.

As AVD também devem ser adaptadas de acordo com a necessidade de cada idoso e com a evolução da doença. A participação dos idosos nas atividades pode ser melhorada mediante a simplificação dessas atividades, as quais podem ser divididas em etapas, observando também se o ambiente está adequado e procurando diminuir os fatores que possam distrair o idoso, como espelho e televisão ligada, ou até mesmo várias pessoas falando ao mesmo tempo. O espaço deve estar organizado, devendo ser deixados apenas os utensílios necessários às atividades, uma vez que os materiais que não serão utilizados podem confundir o idoso (p. ex., ao escovar os dentes, o idoso tem em seu campo de visão um creme para barbear).

Quadro 73.4 Condutas para a estruturação da rotina
Manter os horários regulares das refeições e demais atividades (caminhadas/exercícios, programas de televisão e músicas favoritas)
Observar e manter o ciclo sono-vigília – respeitar o horário em que o idoso costuma dormir e acordar
Manter uma organização das atividades de vida diária com manutenção do horário e adequação do espaço (Quadro 73.5)
Assegurar que o idoso tenha períodos de descanso
Oferecer estimulação temporal e espacial durante o dia (Quadro 73.1)
Manter uma vida social e do costume do idoso (p. ex., frequentar parques e casas de familiares)
Identificar atividades prazerosas e motivacionais – o idoso pode aprender uma atividade nova
As atividades de vida diária devem ser mescladas com atividades instrumentais de vida diária, atividades de lazer e *hobbies*

O familiar e/ou cuidador devem ser orientados a oferecer comandos ou dicas verbais que devem ser simples e objetivos (p. ex., "pegue o sabonete", "agora lave seu braço"), facilitando o início, a continuidade e a conclusão da atividade executada pelo idoso.

Fornecer instruções passo a passo, oferecer dicas gestuais e avisar ao idoso o que irá acontecer em seguida são medidas que podem ser úteis para diminuir a agitação. Quanto ao controle da perambulação e das alterações do sono, estão indicadas atividades físicas leves.

O uso de tecnologias assistivas auxilia bastante a adaptação ambiental. O ambiente acessível favorece não só aquelas pessoas com comprometimentos motores ou sensoriais, mas também os portadores de desordens cognitivas.

A tecnologia assistiva (TA) consiste em todo o arsenal de recursos e serviços que proporcionam ou ampliam as habilidades funcionais. Diversos tipos de TA têm sido utilizados para aumentar, manter ou melhorar a capacidade funcional de idosos, desde meios auxiliares de locomoção (p. ex., andadores, bengalas) até ajustes de posicionamento (p. ex., bancos para banheiros).

Integram a TA as modificações no ambiente para melhorar a funcionalidade e a segurança, como a colocação de rampas de acesso, a remoção de barreiras e a instalação de dispositivos de segurança, como barras de apoio, bem como o treinamento de familiares e cuidadores na utilização do meio adaptado para facilitar o acesso.

As adaptações ambientais oferecem um espaço de segurança e independência. O terapeuta ocupacional deverá avaliar, identificar e implementar as soluções junto aos familiares e cuidadores. Após essa etapa, deverão acontecer o treinamento e a reavaliação. Cabe destacar que um ambiente adequado e seguro é importante também para a prevenção de quedas.

O terapeuta ocupacional observa como o idoso interage com o ambiente e o quanto o ambiente pode impactar o desempenho ocupacional desejado e oferece ao idoso as ferramentas para otimizar suas habilidades no ambiente doméstico, promovendo assim maior participação nas AVD e proporcionando a oportunidade de um envelhecimento com mais segurança em casa e pelo maior tempo possível (Quadro 73.5).

■ CONSIDERAÇÕES FINAIS

Os familiares e cuidadores muitas vezes se encontram em uma situação de difícil manejo em virtude da falta de conhecimento de como agir diante das mudanças comportamentais apresentadas pelo idoso.

Há cuidadores que fazem tudo pelo idoso, seja por superproteção, seja por facilidade do manejo, seja ainda devido ao tempo corrido. Essas atitudes podem desestimular o idoso e acelerar a deterioração funcional, tornando-o mais suscetível a outros agravos, bem como aumentando a dependência para as atividades em pouco tempo após iniciado o processo de demência, o que é prejudicial à sua qualidade de vida e à de seus cuidadores e familiares cada vez mais sobrecarregados.

A estruturação da rotina, associada à adequação do ambiente, torna o ambiente favorável à busca do máximo desempenho possível do idoso. O terapeuta ocupacional deve avaliar e prescrever atividades e adaptações que estejam ao alcance da família e realizar as adequadas ao estágio da doença.

Quadro 73.5 Medidas para aumentar a segurança e a participação do idoso no ambiente domiciliar

Ambientes da casa	Instalar corrimões e barras de apoio (principalmente no banheiro e no toalete) com diâmetro adequado para a preensão palmar (3 a 4,5cm) e altura adequada (75cm do solo) Maçanetas redondas são mais difíceis de utilizar e exigem mais esforço articular, devendo ser substituídas por maçanetas de alavanca As escadas devem ter um ponto de luz Manter o quarto com boa iluminação e ventilação Preferencialmente, o quarto do idoso deve estar próximo ao banheiro e ser grande o suficiente para facilitar a mobilidade Manter iluminação adequada nos demais cômodos da casa; durante o dia, deixar as cortinas sempre abertas, o que possibilita que o idoso tenha informações sobre o clima (p. ex., caso esteja chovendo, o idoso receberá a informação auditiva e visual da chuva) Para maior controle da síndrome do pôr-do-sol, o ambiente deve ser mantido bem iluminado antes e durante o anoitecer Manter o quarto semi-iluminado e o banheiro iluminado durante a noite Manter trancadas as portas de acesso à rua
Mobílias e objetos	Cadeiras e sofás devem ter altura adequada para facilitar as transferências entre as posições, como sentado/em pé/sentado Mobiliários muito baixos, além de exigirem maiores esforço articular e gasto energético durante as transferências, podem favorecer o desequilíbrio e o risco de queda Deixar os caminhos de passagem livres de móveis, fios e tapetes Colocar retratos da família na sala ou no quarto do idoso Preservar os móveis e os objetos do idoso nos locais de costume Manter guarda-roupa e gavetas organizados – podem ser colocadas etiquetas nas gavetas para indicar o que é guardado no local Manter objetos de uso constante sempre à vista e de fácil alcance Equipamentos eletrônicos e controles devem ser fáceis de usar – se necessário, sinalizar as funções/teclas com fitas coloridas, indicando onde o idoso deve ligar e desligar o aparelho Utilizar calçados adequados que se prendem ao tornozelo – evitar chinelos que possam sair facilmente do pé do idoso

Bibliografia

Aguirre E, Woods RT, Spector A, Orrell M. Cognitive stimulation for dementia: a systematic review of the evidence of effectiveness from randomised controlled trials. Ageing Res Ver 2013; 12(1):253-62.

Andrade VS, Pereira LSM. Influência da tecnologia assistiva no desempenho funcional e na qualidade de vida de idosos comunitários frágeis: uma revisão bibliográfica. Rev Bras Geriatr Gerontol 2009; 12(1):113-22.

Bernardo LD, Raymundo TM. Ambiente físico e social no processo de intervenção terapêutico ocupacional para idosos com doença de Alzheimer e seus cuidadores: uma revisão sistemática da literatura. Cad Bras Ter Ocup 2018; 26(2):463-77.

Bossers WJ, van der Woude LH, Boersma F, Hortobágyi T, Scherder EJ, van Heuvelen MJ. Comparison of effect of two exercise programs on activities of daily living in individuals with dementia: A 9-week randomized, controlled trial. J Am Geriatr Soc 2016; 64(6):1258-66.

Brasil. Ministério da Saúde. Secretaria de Atenção à Saúde. Departamento de AtençãoBásica. Envelhecimento e saúde da pessoa idosa. Ministério da Saúde, Secretaria de Atenção à Saúde, Departamento de Atenção Básica. Brasília: Ministério da Saúde, 2006.

Bürge E, Berchtold A, Maupetit C et al. Does physical exercise improve ADL capacities in people over 65 years with moderate or severe dementia hospitalized in an acute psychiatric setting? A multisite randomized clinical trial. Int Psychogeriatr 2016; 29(2):323-32.

Burlá C, Camarano AA, Kanso S, Fernandes D, Nunes R. Panorama prospectivo das demências no Brasil: um enfoque demográfico. Ciênc Saúde Coletiva 2013; 18(10):2949-56.

Callahan CM, Boustani MA, Schimid AA et al. Targeting functional decline in Alzheimer disease. Ann Intern Med 2016; 166(3):164-71.

Camarano AA, Kanso S. Envelhecimento da população brasileira: uma contribuição demográfica. In: Freitas EV, Py L, Neri AL, Cançado FAX, Gorzoni ML, Doll J (orgs.). Tratado de geriatria e gerontologia. Rio de Janeiro: Guanabara-Koogan, 2013.

Cunha FCM, Cunha LCM, Silva HM, Couto EAB. Abordagem funcional e centrada no cliente na reabilitação de idoso com demência de Alzheimer avançada: relato de caso. Rev Ter Ocup Univ São Paulo 2011; 22(2):145-52.

Gitlin LN, Hodgson N, Jutkowitz E, Pizzi L. The cost-effectiveness of a nonpharmacologic intervention for individuals with dementia and family caregivers: the tailored activity program. Am J Geriatr Psychiatry 2010; 18(6):510-9.

Graff MJ, Vernooij-Dassen MJ, Thijssen M, Dekker J, Hoefnagels WH, Rikkert MG. Community based occupational therapy for patients with dementia and their care givers: randomised controlled trial. BMJ 2006; 333(7580):1196.

Jutkowitz E, MacLehose RF, Gaugler JE, Dowd B, Kuntz KM, Kane RL. Risk factors associated with cognitive, functional, and behavioral trajectories of newly diagnosed dementia patients. J Gerontol A Biol Sci Med Sci 2016; 72(2):251-8.

Novelli MMP, Lima GB, Cantatore L et al. Adaptação transcultural do Tailored Activity Program (TAP) ao português do Brasil. Cad Bras Ter Ocup 2018; 26(1):5-15.

Padilla R. Effectiveness of interventions designed to modify the activity demands of the occupations of self-care and leisure for people with Alzheimer's disease and related dementias. Am J Occup Ther 2011; 65(5):523-31.

Padilla R. Effectiveness of occupational therapy services for people with Alzheimer's disease and related dementias. Am J Occup Ther 2011; 65(5):487-9.

Spector A, Thorgrimsen L, Woods B et al. Efficacy of an evidence-based cognitive stimulation therapy programme for people with dementia: randomised controlled trial. Br J Psychiatry 2003; 183(3):248-54.

Voigt-Radloff S, Leonhart R, Schützwohl M et al. Interview for deterioration in daily living activities in dementia: construct and concurrent validity in patients with mild to moderate dementia. Int Psychogeriatr 2012; 24(3):382-90.

Experiência Ambulatorial da Consulta de Enfermagem na Perspectiva da Assistência Integral Gerontogeriátrica

Simone Lopes Cordeiro
Eliane Leite de Sousa Magalhães
Priscilla Viégas Barreto de Oliveira

CAPÍTULO 74

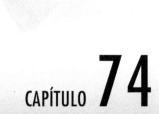

■ INTRODUÇÃO

Na América Latina e no Caribe, de acordo a Organização das Nações Unidas (ONU), o número de pessoas com 60 anos ou mais deve passar a representar 26% do total de indivíduos. No Brasil, o aumento da população idosa (em torno de 500% em 40 anos) em um contexto de extremos de desigualdades se reflete em uma demanda cada vez maior por serviços de saúde que estejam atentos às necessidades desse público nos mais diversos âmbitos.

O envelhecimento é um processo irreversível ao qual todos são suscetíveis. A ampliação da longevidade ocorre paralelamente à transição epidemiológica, o que promove mudanças nos padrões de morbimortalidade e aumento das doenças crônico-degenerativas.

Essas questões alertam para a possibilidade de aumento da exposição às situações de vulnerabilidade na população idosa e consequentemente para a possibilidade maior de déficits ou incapacidades funcionais diante do declínio fisiológico.

A partir dessa probabilidade, a atenção deve ser voltada para as interferências à autonomia e/ou dependência desse indivíduo idoso, uma vez que podem representar grande fator de risco para mortalidade, mais relevantes inclusive que as próprias doenças em si.

Isso se justifica quando se consideram que as atividades de vida diária prejudicadas intervêm nos aspectos de sobrevivência e autocuidado das pessoas, ao passo que as dificuldades nas atividades instrumentais de vida diária reverberam no maior afastamento do convívio social e na tendência ao isolamento.

Diante disso, torna-se imprescindível uma assistência à saúde do idoso que vise à promoção da saúde e à prevenção de agravos, preservando a manutenção de sua funcionalidade, independência e autonomia e promovendo um envelhecimento ativo e saudável dentro de suas possibilidades e da rede de apoio.

Diante da necessidade de uma especialidade que se proponha a estudar o envelhecimento de maneira global e a multiplicidade de fatores que o envolvem, surge a gerontologia, direcionada para além dos aspectos físico-biológico-biomédicos e incorporando as questões do âmbito social.

Nessa perspectiva, a gerontologia amplia seu alcance para questões como os problemas demográficos relacionados com a alta demanda de idosos nos serviços de saúde e os problemas epidemiológicos, como a alta incidência e os gastos elevados com as doenças crônico-degenerativas, a questão das desigualdades sociais, originárias do modelo econômico e das relações sociais entre os seres humanos e entre as classes sociais e a necessidade de exercício pleno da cidadania, não deixando dúvidas, portanto, sobre seu caráter interventivo.

Para alcançar essa amplitude a gerontologia prescinde da interdisciplinaridade e interprofissionalidade, as quais objetivam estabelecer conexões e correspondências entre as disciplinas científicas, colocando-se atualmente como uma alternativa na busca do equilíbrio entre a análise fragmentada e a síntese simplificadora, entre a especialização e o saber geral e entre o saber especializado e a reflexão filosófica, com coesão, integração e prática colaborativa entre os diversos profissionais envolvidos.

Assim, pode-se afirmar a necessidade de direcionamento de profissionais que cuidam de idosos para "entenderem" a construção histórica da gerontologia, implicando esse "entendimento" na constituição do próprio campo e na construção de instrumentos adequados para a intervenção sobre esse objeto.

Nesse sentido, este capítulo se propõe a relatar e refletir criticamente a respeito da promoção da integralidade na assistência gerontogeriátrica a partir da experiência ambulatorial da consulta de enfermagem.

ENFERMAGEM GERONTOLÓGICA E CONSULTA DE ENFERMAGEM

Enfermagem gerontológica

A enfermagem gerontológica é definida como uma especialidade da enfermagem fundamentada nos conhecimentos provenientes da enfermagem geral, da geriatria e da gerontologia. Em meados dos anos 1960, nos EUA, enfermeiras se organizaram para implantar uma especialidade que congregasse os conhecimentos sobre o processo do envelhecimento, a denominada *enfermagem geriátrica*. Contudo, após anos de estudos e pesquisas, compreenderam que o processo de envelhecimento abrange a multidimensionalidade do ser humano.

Assim, a enfermagem gerontológica se impõe como o estudo científico do cuidado de enfermagem ao idoso, caracterizado como ciência aplicada, com o propósito de utilizar os conhecimentos do processo de envelhecimento para o planejamento da assistência de enfermagem e dos serviços que melhor atendam à promoção da saúde, à longevidade, à independência e ao nível mais alto possível de funcionamento do idoso.

A enfermagem gerontológica desenvolve sua atuação em diferentes campos: educação, assistência, assessoria e/ou consultoria, planejamento e coordenação de serviços, entre outros. No momento, é um dos campos mais promissores para a ação da enfermagem, principalmente no tocante à promoção da saúde dos idosos, seja atuando em grupos de idosos saudáveis, seja ministrando cuidados domiciliares a idosos dependentes com o cuidado voltado tanto para os aspectos biopsicossociais vivenciados como espirituais.

Como a enfermagem cuida do idoso em todos os níveis de saúde, surge uma denominação que vem sendo muito usada nessa área do saber por enfermeiros especialistas: a enfermagem gerontogeriátrica.

O enfermeiro faz uso de uma abordagem holística e considera a especificidade e a multidimensionalidade do caso. Assim, termos como humanização, qualidade de vida, individualização do cuidado e autocuidado, com base em objetivos específicos (Figura 74.1), formam a essência da enfermagem gerontológica.

É de fundamental importância um plano de ação assistencial da enfermagem gerontológica elaborado em conjunto com o paciente e sua família, pois estabelece o cuidado ao idoso de maneira integral e holística, considerando a individualidade e a coletividade de todos os envolvidos nesse processo.

O cuidado ao idoso a ser enfatizado é aquele que prioriza ações que promovam a manutenção de sua funcionalidade e contribuam para sua independência e autonomia, apesar das perdas físicas, sociais e psicológicas ao longo do tempo.

Consulta de enfermagem

O enfermeiro, no que se refere às ações de cuidado de saúde com a pessoa idosa, tem várias atribuições, dentre as quais está a realização da consulta de enfermagem, processo de sistematização de conhecimento configurado em método aplicado na perspectiva educativa e assistencial capaz de dar respostas à complexidade do sujeito assistido.

A consulta de enfermagem também é definida como a assistência prestada pelo enfermeiro tanto ao indivíduo sadio como àquele que se encontra hospitalizado, sendo também em muitos casos o primeiro contato com o cliente/paciente/usuário para que sejam identificados seus problemas de saúde.

Sua regulamentação ocorreu por meio da Lei 7.498/86 e das Resoluções do Conselho Federal de Enfermagem (COFEN) 159/93, segundo a qual a consulta deve ser obrigatoriamente desenvolvida em todos os níveis de assistência à saúde, tanto em instituições públicas como privadas, e 358/09, que atualiza a sistematização.

No entanto, não se pode considerar esse procedimento um movimento recente. Desde a década de 1920 o enfermeiro realiza entrevistas que poderiam ser consideradas precursoras da consulta de enfermagem: inicialmente dirigidas para o grupo materno-infantil e posteriormente ampliadas para todos os grupos, tornando-se uma estratégia eficaz para detecção precoce de questões que atingiam a saúde e o acompanhamento de medidas instituídas para o bem-estar dos pacientes.

A avaliação das pessoas idosas envolve aspectos complexos e variados, sendo recomendada sua realização de modo multidimensional, ou seja, contemplando as várias dimensões da vida. Assim, a consulta de enfermagem consistirá na avaliação das grandes síndromes geriátricas e de outros fatores importantes em cada uma delas.

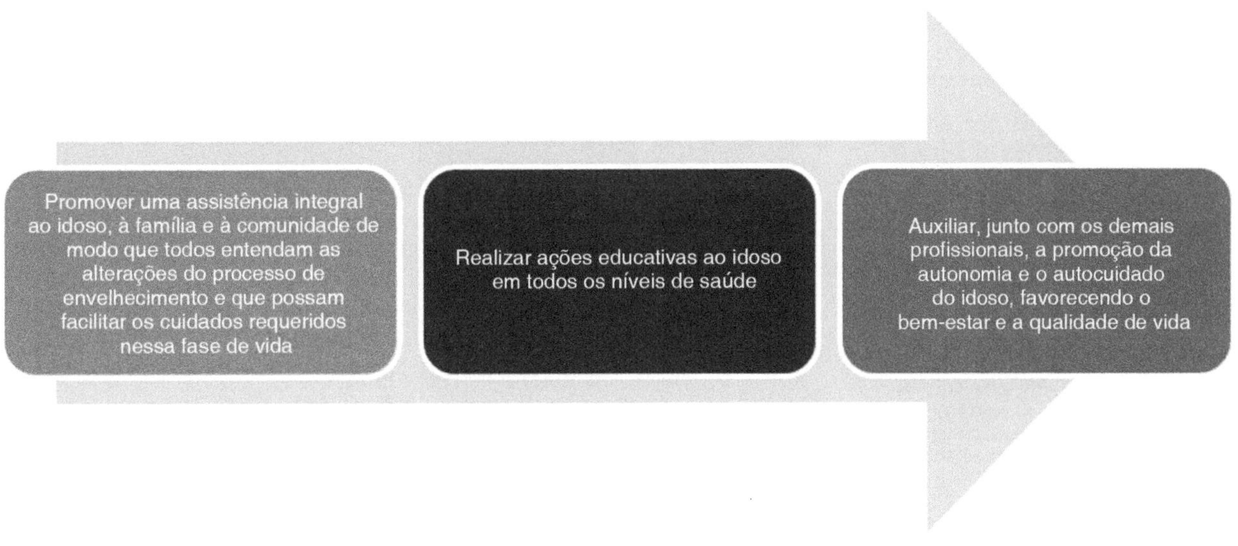

Figura 74.1 Objetivos específicos da enfermagem gerontológica. (Elaborada pelas autoras, 2019.)

Mais especificamente, a finalidade da avaliação da pessoa idosa é identificar os aspectos positivos e as limitações de modo que possam ser estabelecidas as intervenções mais adequadas e específicas para cada problema, visando promover cuidados adequados que visam à sua funcionalidade.

A consulta de enfermagem com o idoso promove uma oportunidade de desenvolvimento de práticas de cuidado, como fortalecimento do vínculo, educação em saúde, avaliação multidimensional e identificação precoce de idosos frágeis ou em processo de fragilização, entre outras.

Por ser um procedimento que deve ser reafirmado como prática da área da saúde que se propõe a romper determinados paradigmas para sua completa e devida implantação, exige mudanças na prática assistencial do enfermeiro para que ele compreenda sua complexidade e entenda que a consulta necessita de uma metodologia própria e objetivos definidos, partindo, portanto, dos próprios profissionais a introjeção dessa mudança.

Além disso, tem como objetivo a assistência sistematizada de enfermagem, identificando os problemas de saúde-doença, executando e avaliando cuidados que contribuam para promoção, proteção, recuperação e reabilitação da saúde e devendo ser realizada o mais rápido possível, englobando o histórico de enfermagem, o plano terapêutico ou a prescrição de enfermagem e a avaliação da consulta.

Na perspectiva da estruturação, o processo de enfermagem utiliza como método científico a sistematização da assistência de enfermagem (SAE) nas consultas, sendo uma forma dinâmica de organizar e integrar ações que promovam uma assistência de qualidade. Nesse sentido, as etapas da consulta de enfermagem são mostradas na Figura 74.2.

A consulta de enfermagem oferece benefícios à comunidade e proporciona medidas favoráveis que visam às necessidades de cada paciente individualmente, além de ser capaz de dar respostas às inúmeras complexidades do indivíduo com base em um saber acumulado de disciplinas que desvendam também relações humanas.

Muitos enfermeiros vêm se capacitando frequentemente e procurando consolidar sua profissão como ciência, seguindo cada vez mais para o ramo da pesquisa. Desse modo, contribuem positivamente para o crescimento da enfermagem e para a formação de profissionais ainda mais qualificados, ampliando cada vez mais seus conhecimentos sobre o processo saúde-doença, assim como para a melhoria da qualidade da assistência prestada com independência e autonomia profissional.

Quando realizada de forma sistematizada, a consulta de enfermagem promove grandes benefícios para a pessoa idosa, possibilitando identificar individualmente os problemas nesses pacientes, planejar, executar e avaliar o atendimento de cada situação, agregando as especificidades do processo de desenvolvimento humano para o bem-estar físico e mental.

Os dados coletados pelo enfermeiro durante a consulta devem conter princípios fundamentais: a utilização de uma abordagem individual ao idoso, a consideração do paciente no controle e no tratamento da saúde e o destaque na capacidade funcional. A assistência sistematizada de enfermagem torna possível identificar os problemas dos idosos de maneira individualizada; por isso, quando a assistência é direcionada para o nível ambulatorial, a consulta de enfermagem termina atendendo essas questões e levantando um plano de cuidado e intervenções individualizados para cada paciente.

Em síntese, a assistência de enfermagem ao idoso por meio da consulta se concentra em:

1. Promoção do envelhecimento ativo e saudável.
2. Compensação de limitações e incapacidades.
3. Provisão de apoio, tratamento, controle e cuidados no curso do envelhecimento.
4. Tratamentos e cuidados específicos em síndromes geriátricas.
5. Facilitação do processo de cuidar.

Desse modo, destaca-se a importância da consulta de enfermagem como instrumento potente e resolutivo, respaldado por lei, privativo do enfermeiro, e que oferece inúmeras vantagens na assistência prestada ao cliente/paciente/usuário e à sua família. Mediante a sistematização da assistência, promove, além do acolhimento mais humanizado, a possibilidade de descoberta de potenciais problemas, tanto de saúde física como psicossocial, e com isso procura minimizar seus efeitos colaterais de uma maneira ampla que ultrapasse as orientações educacionais para a saúde.

Portanto, o profissional de enfermagem, por meio de uma abordagem holística, ao cuidar do idoso considera a especificidade e a multidimensionalidade desse cliente. Os termos humanização, qualidade de vida, individualização do cuidado e autocuidado fazem parte do vocabulário dessa especialidade. O trabalho nessa área é orientado para os cuidados específicos, o que obriga a uma maior utilização dos conhecimentos adquiridos, da criatividade e da capacidade de compreender as relações existentes entre o cliente idoso, sua família e sua comunidade.

■ INTEGRALIDADE EM SAÚDE

A integralidade como princípio do Sistema Único de Saúde, a partir da concepção de saúde ampliada incorporada com o movimento da Reforma Sanitária, vem atender as demandas e necessidades individuais e coletivas em que se consideram as dimensões biológica, cultural e social do cidadão.

Surge também na perspectiva de organização contínua do processo de trabalho, como um conjunto articulado de ações

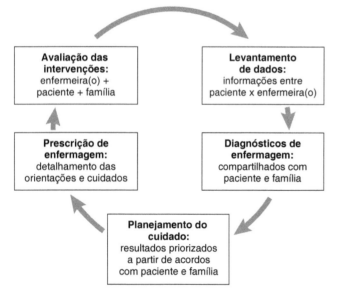

Figura 74.2 Etapas da consulta de enfermagem. (Adaptada pelas autoras a partir de dados da Secretaria de Saúde de São Paulo, 2012.)

e serviços de saúde nos diversos campos, como promoção da saúde, prevenção de agravos e assistencial. Além disso, agrega aspectos relacionados com o tratamento: com respeito, dignidade, qualidade e acolhimento.

A integralidade na atenção não pode ser pensada de maneira isolada. É, ao mesmo tempo, individual e coletiva, demonstrando assim a necessidade de organização do trabalho a partir da articulação entre a equipe multiprofissional na construção de um cuidado efetivo à saúde.

Nessa perspectiva, as instituições de saúde assumem papel importante na ação e produção da integralidade em saúde, podendo ser entendida como reafirmação da saúde como direito, como direito humano ao cuidado, no qual o usuário/paciente é figura central, reflexo de uma ação social coletiva que constrói um projeto terapêutico que escuta e acolhe e resulta na atenção às demandas e necessidades das pessoas.

Multiprofissionalidade em geriatria

Para a gerontologia e a geriatria, um dos pontos mais importantes se refere ao fato de os profissionais da saúde não atuarem isoladamente. É inexplicável, principalmente no terreno do envelhecimento, a atuação individual, visto que geralmente as situações que se apresentam são diversificadas e complexas, necessitando de atuações conjuntas e complementares em busca do melhor encaminhamento de cada uma delas.

Vários aspectos do processo de envelhecer (físicos, funcionais e psicológicos da saúde e da doença, além das condições socioeconômicas e dos fatores ambientais) são caracterizados por diferentes fatores nos quais se evidenciam as variadas necessidades de saúde do idoso, demonstrando a importância de uma atenção integral à saúde com vistas à melhora da qualidade de vida.

Assim, surge a multiprofissionalidade, ou seja, a atuação conjunta de diversos profissionais com o objetivo de combinar conhecimentos e procedimentos diversos em benefício de determinado paciente ou situação.

Um atendimento diferenciado, constituído por uma equipe multiprofissional com enfoque interdisciplinar que vise ao bem-estar integral, promove diversos benefícios para a saúde do idoso com base na integralidade do cuidado e na lógica da vigilância em busca da promoção, prevenção, cura e reabilitação das condições de saúde.

Na busca de um modelo de cuidado de maior qualidade, mais resolutivo e com melhor relação custo-benefício, organismos nacionais e internacionais de saúde têm recomendado sistematicamente a utilização de modelos de cuidados integrados em detrimento de cuidados fragmentados e mal coordenados nos sistemas de saúde. Quanto mais profissionais conhecerem o histórico e se envolverem de maneira articulada com seus usuários/pacientes/clientes, melhores e mais efetivos serão os resultados.

■ RELATO DE EXPERIÊNCIA NO AMBULATÓRIO DE GERIATRIA DE UM HOSPITAL UNIVERSITÁRIO EM PERNAMBUCO

A implantação da consulta de enfermagem no ambulatório de geriatria do Hospital das Clínicas da Universidade Federal de Pernambuco (HC-UFPE) foi iniciada em janeiro de 2017 e partiu inicialmente da proposta de composição de uma enfermeira na equipe multiprofissional com o serviço em processo de formação no ambulatório. A consulta é realizada no momento do atendimento dos geriatras do serviço, semanalmente, nas manhãs das terças e sextas-feiras.

A fim de garantir o atendimento integral ao paciente no serviço ambulatorial, por meio de intervenções e orientações que possibilitem a diminuição do número de hospitalizações, foi estabelecido um fluxo de atendimento (Figura 74.3).

O paciente idoso é encaminhado para o ambulatório de geriatria tanto pela atenção básica, através de serviços externos, como por outros ambulatórios de especialidades do próprio hospital. No primeiro momento é aberta uma agenda de marcação para os pacientes de primeira vez e para os pacientes de retorno de consulta com os geriatras e médicos residentes do ambulatório.

A enfermeira tem uma agenda de marcação própria, composta tanto por pacientes de primeira consulta como por aqueles de consulta subsequente com o geriatra e/ou o médico residente.

No primeiro atendimento são realizados o acolhimento e uma consulta de triagem, sendo utilizado um formulário de consulta de enfermagem que contempla anamnese, exame físico, levantamento de problemas de saúde e diagnóstico de enfermagem, aplicação de escalas geriátricas, conduta de enfermagem e plano de cuidados.

Na anamnese são coletados todos os dados pessoais e de saúde, a queixa principal e o motivo que trouxe o paciente à consulta, os antecedentes pessoais e a história pregressa da doença, os hábitos e os costumes (fontes de lazer/prazer), o histórico de quedas e o estado vacinal. Esse momento é de suma importância para a construção da relação de confiança e a integração entre a enfermeira e o idoso, pois a comunicação estabelecida facilitará a atuação do profissional na educação em saúde tanto

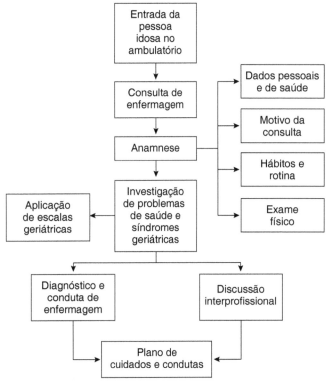

Figura 74.3 Fluxo de atendimento – Ambulatório Geriatria, HC-UFPE.

do paciente como de sua família, corroborando o possível sucesso da adesão terapêutica e do acompanhamento do estado de saúde.

O exame físico é realizado de modo que haja uma conexão com o levantamento dos dados relatados pelo paciente, sendo registrados todos os parâmetros, como os sinais vitais, bem como as alterações físicas, que podem ser consideradas normais para o processo de envelhecimento ou anormais, compatíveis com as alterações fisiológicas de algumas doenças.

Após o levantamento dos problemas identificados durante o exame e relatados pelo idoso ou familiar, aplicam-se algumas escalas geriátricas necessárias para a avaliação funcional, psicológica e cognitiva. São elas: miniexame do estado mental (MEEM), escala de atividade básica da vida diária (AVD/Katz), escala geriátrica de depressão (GDS-5) e escala de risco de quedas (índice de Downton).

Na sequência do atendimento são identificados os principais problemas de saúde do idoso e se segue para a etapa de construção dos diagnósticos de enfermagem de acordo com os Diagnósticos de Enfermagem da Nanda-I (2018-2020).

Como em geral o idoso apresenta comorbidades e muitas vezes é acompanhado por diversas especialidades médicas, aumentando a exposição a um número elevado de fármacos prescritos, uma farmacêutica integrante da equipe multiprofissional participa na elaboração da conduta oferecida ao paciente no final da consulta.

Uma vez que várias alterações fisiológicas que acontecem à medida que o paciente envelhece modificam expressivamente a farmacocinética e a farmacodinâmica dos medicamentos, refletindo-se em maior sensibilidade aos efeitos terapêuticos e adversos dos fármacos, deve-se atentar para a probabilidade de consumo exacerbado de medicamentos (polifarmácia), seja porque os pacientes e/ou os familiares não relatam ou esquecem de comunicar ao geriatra algum fármaco prescrito, seja até mesmo por se medicarem por conta própria.

A adesão ao tratamento medicamentoso é o principal ponto a ser trabalhado com o idoso, sendo definida como até que ponto o paciente segue as instruções do prescritor e influenciada por fatores relacionados com a terapêutica, a compreensão, a adaptação e a aceitação de suas condições de saúde, além da relação com a equipe multidisciplinar. O baixo grau de adesão pode afetar negativamente a evolução clínica do paciente. A questão não é se um paciente está consumindo muitos ou poucos medicamentos, mas se ele está tomando os medicamentos certos para suas patologias.

O plano de cuidados e conduta terapêutica para o idoso é discutido em conjunto com a equipe multiprofissional com enfoque interdisciplinar (geriatra, enfermeiro, farmacêutica, fonoaudiólogo, terapeuta ocupacional e psicóloga), que, após avaliar todos os problemas e as possíveis hipóteses diagnósticas, o elabora de maneira individualizada e específica, mas contemplando todas as observações necessárias para a adesão e o sucesso do tratamento e do acompanhamento.

Com a identificação de alterações de saúde importantes que precisem da intervenção do geriatra, é elaborado um plano terapêutico que pode conter a prescrição de medicamentos para o controle da doença em curso, a solicitação de exames complementares para o rastreio de doenças e/ou a conclusão de diagnósticos, os encaminhamentos para outras especialidades ou até mesmo a internação, se for a conduta necessária no momento.

O paciente sai do ambulatório com a consulta subsequente agendada para acompanhamento da conduta terapêutica e o agendamento para outros profissionais de acordo com a necessidade. No retorno são avaliados e trabalhados parâmetros significativos para o sucesso do tratamento.

À medida que as consultas são realizadas, os resultados positivos aparecem gradativamente, tanto pela integração com a equipe médica como pelos próprios pacientes e familiares, o que acarreta naturalmente o aumento do número de pacientes agendados. As ações têm sido voltadas para a continuidade do plano terapêutico com a avaliação de exames e o seguimento das orientações, bem como do acompanhamento multiprofissional.

Com relação aos aspectos essenciais da consulta, a comunicação se destaca como ponto de partida para um bom relacionamento entre o profissional e o paciente, e isso se dá durante toda a entrevista, respeitando os preceitos éticos e de humanização, o que torna possível mensurar os efeitos positivos da adesão terapêutica.

CONSIDERAÇÕES FINAIS

É premente um cuidado voltado para a população idosa que considere os aspectos funcionais e suas reverberações na autonomia e na independência, além de todas as questões multidimensionais – sócio-histórico-econômico-político-culturais – envolvidas no contexto de vida desse público.

A consulta de enfermagem é um método utilizado pelo enfermeiro para melhorar o cuidado dedicado ao idoso e sua qualidade de vida e é por meio dela que o enfermeiro amplia seu desenvolvimento e competência profissional na área da gerontologia.

Mediante a sistematização de enfermagem, o profissional elabora, executa e avalia o plano de cuidados para o idoso, respeitando de maneira individualizada as diferentes situações do processo de envelhecimento e suas limitações e enfatizando seu potencial remanescente e sua capacidade para o autocuidado.

O relato dessa experiência possibilita que, além da identificação da diversidade da atuação dos profissionais de enfermagem nas consultas, corroborando sua principal função como educadores em saúde, se evidencie o quão importante é a integração com a equipe para a promoção de uma assistência de qualidade, individualizada e humanizada ao idoso e à sua família.

É indispensável a conexão entre os saberes interdisciplinares e as competências interprofissionais mediante o estabelecimento de estratégias, como o diálogo, que garantam a linha de cuidado e o percurso terapêutico de modo a atender as demandas do indivíduo idoso, de sua família e da comunidade.

Bibliografia

Alvarez AM, Freitas EV, Gonçalves LHT. O cuidado na enfermagem gerontogeriátrica: conceito e prática. In: Freitas EV, Py L, Neri AL, Cançado FAX, Gorzoni ML, Rocha SM (orgs.). Tratado de geriatria e gerontologia. Rio de Janeiro: Guanabara Koogan, 2006:754-61.

Barros ALBL. Classificações de diagnóstico e intervenção de enfermagem: NANDA-NIC. Acta Paul Enf 2009; 22(spe1):864-7.

Camacho ACLF. A gerontologia e a interdisciplinaridade: aspectos relevantes para a enfermagem. Rev Latino-Am Enfermagem 2002; 10(2):229-33.

Ceccim RB. Conexões e fronteiras da interprofissionalidade: forma e formação. Interface (Botucatu) 2018; 22(supl. 2):1739-49.

Diogo MJ. O papel da enfermeira na reabilitação do idoso. Rev Latino-Am Enfermagem 2000; 8(1):75-81.

Fundo de População das Nações Unidas. Envelhecimento no século XXI: celebração e desafio: resumo executivo. 2012.

Netto MP. O estudo da velhice: histórico, definição do campo e termos básicos. In: Freitas EV, Py L, Neri AL, Cançado FAX, Gorzoni ML, Rocha SM (orgs.). Tratado de geriatria e gerontologia. Rio de Janeiro: Guanabara Koogan, 2006:2-12.

Pereira KG, Peres MA, Iop D et al. Polifarmácia em idosos: um estudo de base populacional. Rev Bras Epidemiol 2017; 20(2):335-44.

Santos SSC. Enfermagem gerontológica: reflexão sobre o processo de trabalho. Rev Gaúch Enferm 2000; 21(2):70-86.

Secretaria de Saúde de São Paulo. Manual técnico: normatização das rotinas e procedimentos de enfermagem nas Unidades Básicas de Saúde. 2. ed. São Paulo: SMS, 2012.

Silva KM, Vicente FR, Dos Santos SMA. Consulta de enfermagem ao idoso na atenção primária à saúde: revisão integrativa da literatura. Rev Bras Geriatr Gerontol 2014; 17(3):681-7.

Tavares NUL, Bertoldi AD, Thumé E, Facchini LA, França GVA, Mengue SS. Fatores associados à baixa adesão ao tratamento medicamentoso em idosos. Rev Saúde Pública 2013; 47(6):1092-101.

WHO. Adherence to long-term therapies. Evidence for action. Geneva: WHO, 2003.

Maus-Tratos contra Idosos: Conceitos, Expressões na Sociedade e Desafios para os Profissionais da Saúde

Sálvea de Oliveira Campelo e Paiva
Karla Maria Bandeira
Jonorete de Carvalho Benedito

CAPÍTULO 75

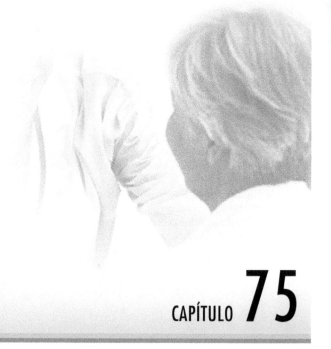

■ INTRODUÇÃO

No campo empírico, tomando como exemplo o que aconteceu durante o último encontro do grupo autointitulado Dom Helder Câmara, participante do Ciclo de Educação Continuada em Saúde e Cidadania do Idoso (CECSCI)[1], no âmbito da Universidade de Pernambuco, é interessante observar a recorrente demanda pelo debate sobre a violência contra a pessoa idosa. Desde o início desse projeto, em 2006, coordenado pelo Núcleo de Articulação e Atenção Integral à Saúde e Cidadania do Idoso (Naisci), no Hospital Universitário Oswaldo Cruz (HUOC), exceto em 4 anos, nos demais sempre foi requisitado o tema da violência ou algum outro diretamente relacionado com esse aspecto. Em alguns desses anos, o tema surgiu mais de uma vez (Paiva e cols, 2018).

Pelo menos em tese, parece ser razoável afirmar que com o aumento nos números relativos e absolutos das pessoas com 60 anos ou mais no contexto da população geral e com a maior visibilidade, seja em decorrência de estudos sobre o tema, seja pela via da disponibilidade de instituições criadas para atuar nessas situações ou mesmo pela maior frequência com a qual se dá o debate no Brasil, a discussão em torno da questão da violência contra idosos continua sendo uma das solicitações mais recorrentes entre os grupos de pessoas com 60 anos ou mais.

Não é sem razão que durante quase 13 anos de encontros mensais aconteceram 11 exposições dialogadas sobre o tema, chegando a encerrar as atividades em 2018[2] e a iniciar a temporada de 2019[3]. É necessário esclarecer que, para além desses encontros regulares, no dia 15 de junho o Grupo Dom Helder Câmara sempre realiza um ato visando "sensibilizar a sociedade civil para lutar contra as diversas formas de violência contra a pessoa idosa", como preconizam a Rede Internacional de Prevenção de Maus-Tratos a Idosos e a Organização das Nações Unidas (2007).

Levando em conta a realidade exposta na literatura especializada, bem como a vivenciada nos espaços sócio-ocupacionais, este capítulo foi produzido por três assistentes sociais com o principal objetivo de provocar reflexões e discutir aspectos relacionados com os maus-tratos contra as pessoas idosas. Para dar conta desse objetivo, tomamos a liberdade de adotar[4] o conceito de violência abrangendo *maus-tratos* no sentido de "crime de submeter alguém a castigo, trabalho excessivo e/ou alguma privação" (Houaiss, 2008), e *abuso* no sentido de "uso exagerado, injusto ou errado [...]; desaforo, desrespeito; [...] defloramento, estupro" (Houaiss, 2008). Mais especificamente em se tratando de maus-tratos contra a pessoa idosa, cabe reproduzir o conceito preconizado pela Rede Internacional de Prevenção de Maus-Tratos a Idosos (*International Network for the Prevention*

---

[1] Projeto realizado pelo Naisci, desde julho de 2006, cujos encontros acontecem mensalmente, na última quinta-feira de cada mês, exceto quando a data coincide com feriados e o encontro é antecipado, no auditório da Faculdade de Ciências Médicas da Universidade de Pernambuco. No último encontro, em dezembro, o grupo se reúne para planejar o temário do ano seguinte e participar da confraternização.

[2] Exposição realizada pela assistente social Danielle Menezes de Lima sobre Violência contra a Mulher e a Lei Maria da Penha no auditório da Faculdade de Ciências Médicas da Universidade de Pernambuco, em dezembro de 2018.

[3] Exposição realizada pela assistente social Karla Maria Bandeira sobre Violência Financeira e Patrimonial contra a Pessoa Idosa, na sala 5 do Mineirão, Faculdade de Ciências Médicas da Universidade de Pernambuco, em janeiro de 2019.

[4] Assim como ocorreu no *Manual de Enfrentamento à Violência contra a Pessoa Idosa* (Brasil, 2014), onde se lê: "Neste texto, usaremos como sinônimos os termos maus-tratos, abusos e violências, embora existam muitas discussões teóricas sobre o uso e o sentido de cada um deles."

Elder Abuse[5]), incorporado no texto-base da I Conferência Nacional dos Direitos da Pessoa Idosa (CNDPI): "é um ato (único ou repetido) ou omissão que lhe cause dano ou aflição e que se produz em qualquer relação na qual exista expectativa de confiança" (Minayo, 2006). Aliás, retornaremos a esse texto mais adiante.

Iniciamos, portanto, esse escrito com a visita a conceitos sobre violência de maneira geral e mais especificamente contra a pessoa idosa. Após a apresentação de alguns conceitos, o segundo tópico é dedicado a descrever e discutir algumas expressões desse tipo de violência na sociedade. Em seguida, abordamos e defendemos a importância do conhecimento dos profissionais no que se refere ao saber, enfrentamento e posicionamento ético diante de situações que envolvem violências contra pessoas idosas, procedendo da maneira indicada pela legislação brasileira, em demonstração do compromisso com a promoção e a defesa dos direitos das pessoas com 60 anos ou mais.

Eis a nossa contribuição.

CONCEITOS: DESDE O MAIS RESTRITO AO USO DA FORÇA, AO MAIS AMPLO, ABRANGENDO AS RELAÇÕES SOCIAIS DE PRODUÇÃO E REPRODUÇÃO DA VIDA

Vejamos então, a título de esclarecimento, o que nos dizem alguns conceitos, desde a etimologia da palavra *violência*, a partir de uma breve consulta ao dicionário da língua portuguesa, até chegar ao preconizado em documentos oficiais brasileiros:

- Do latim *violentĭa*: Vio·lência, -entação, -entar, -ento → VIOLAR: ofender com violência, transgredir, profanar; exercer violência sobre, forçar, coagir (Cunha, 2010).
- Uso de força física; ação de intimidar alguém moralmente ou seu efeito; ação, frequentemente destrutiva, exercida com ímpeto, força; expressão ou sentimento vigoroso; fervor (Houaiss, 2008).

Os acidentes e as violências configuram, assim, um conjunto de agravos à saúde que pode ou não levar a óbito, no qual se incluem as causas ditas acidentais – decorrentes do trânsito, trabalho, quedas, envenenamentos, afogamentos e outros tipos de acidentes – e as causas intencionais (agressões e lesões autoprovocadas). Quanto à natureza da lesão, esses eventos e/ou agravos englobam todos os tipos de lesões e envenenamentos, como ferimentos, fraturas, queimaduras, intoxicações, afogamentos, entre outros (Brasil, 2001).

A violência *se expressa nas formas de relações entre os ricos e os pobres*, entre os gêneros, as raças e os grupos de idade nas várias esferas do *poder político, institucional e familiar* (Minayo, 2006, grifos das autoras).

Percebe-se, sob um olhar mais atento a esses conceitos, uma certa evolução, digamos assim, desde o mais restrito ao uso da força ao mais amplo, abrangendo as relações sociais de produção e reprodução da vida – perspectiva adotada neste escrito. Com base na breve observação dos conceitos citados, cabe destacar: (i) o tema da violência passa a ser inscrito no marco da promoção da saúde; (ii) diante de sua complexidade, é preciso investir na compreensão do fenômeno; (iii) há a necessidade de intervir na formação e na atuação institucional.

Cabe nesse momento salientar que, de acordo com Minayo (2006), embora nos estudos produzidos na área de saúde, com ênfase naqueles de desenhos epidemiológicos, o conceito de violência esteja inserido em "causas externas", esta "é uma categoria estabelecida pela Organização Mundial da Saúde para se referir às resultantes das agressões e dos acidentes, dos traumas e das lesões", ou seja, os dois conceitos não são sinônimos.

Violência, por sua vez, esclarece Minayo (2006):

> é uma noção referente aos processos e às relações sociais interpessoais, de grupos, de classes, de gênero, ou objetivadas em instituições, quando empregam diferentes formas, métodos e meios de aniquilamento de outrem, ou de sua coação direta ou indireta, causando-lhes danos físicos, mentais e morais.

Ao transitarmos por um conceito mais amplo, convém indicar a importante contribuição de Barroso (2018), quando a autora, ao discorrer sobre a violência contra a mulher, traz algumas questões que nos importam significativamente no campo da gerontologia social. Essa autora (i) chama a atenção para o fato de que a sociedade moderna é forjada na violência, tomando como ponto para sua análise a "expropriação, exploração-opressão", enquanto fenômenos distintos, mas que não existem de maneira isolada. Portanto, o estudo das expressões contemporâneas desses processos ajuda a apreender as múltiplas manifestações da violência estrutural; (ii) enfatiza que "a compreensão da violência estrutural só é possível se se avança a dimensão da superficialidade do imediato que contribui para sua invisibilização"; e (iii) afirma que a sociedade moderna institucionaliza a violência, naturalizando processos forjados em relações sociais, a exemplo da miséria, entre outras expressões da violência estrutural.

Essa análise feita por Barroso (2018) remete diretamente ao conteúdo do texto-base da I CNDPI (2006), citado anteriormente em razão da importante contribuição da professora Minayo. Esta aborda, pelo menos, três formas de violência: *estrutural*, "aquela que ocorre pela desigualdade social e é naturalizada nas manifestações de pobreza, de miséria e de discriminação"; *interpessoal*, "que se refere às interações e relações cotidianas"; e *institucional*, "que diz respeito à aplicação ou à omissão na gestão das políticas sociais e pelas instituições de assistência" (Minayo, 2006).

Todavia, enquanto assistentes sociais, consideramos que a violência estrutural atravessa todas essas relações interpessoais e institucionais, porquanto a sociedade moderna é forjada por relações sociais de exploração e dominação. A respeito do que vem a ser a violência estrutural, há vários estudos realizados e apresentados nas últimas décadas que conferem visibilidade a questões fundamentais, mas pouco evidenciadas nos estudos sobre o envelhecimento, a velhice humana.

Apesar de escassos, contamos com alguns que abordam o envelhecimento na perspectiva de totalidade social. Sugerimos, então, a consulta ao importante estudo realizado por Haddad (2016), no qual a autora faz alusão à "velhice trágica" ou à "tragédia do envelhecimento", vivenciada por um contingente majoritário de pessoas que experienciarão essa fase da vida como um verdadeiro castigo. Outro estudo, realizado por Teixeira (2008), é essencialmente esclarecedor a respeito do descarte, digamos assim, do homem velho e da mulher velha, quando perdem seu valor de uso para o sistema do capital. Nessa mesma linha de pensamento, Barroso (2018) vem nos dizer que a violência, "não obstante alcançar toda a sociedade", atinge de forma diferenciada

---
[5] Criado em 1997, socializa informações sobre a prevenção de violência contra idosos em todo o mundo (São Paulo, 2007).

e seletiva, trazendo "implicações particulares a depender das classes sociais, do gênero/sexo, da 'raça'/etnia e dos grupos em geral sobre os quais se pratica ou é destinada".

Para exemplificar, no campo empírico, vale salientar que o Brasil ocupa, no *ranking* mundial, o nono lugar entre os países mais desiguais (Empresa Brasil de Comunicação, 2018), realidade na qual nascem, vivem, envelhecem e morrem as nossas populações. Evidentemente, essas condições de desigualdades sociais serão determinantes nos padrões de envelhecimento das populações brasileiras para além dos condicionantes biológicos.

Desse ponto de vista, Kalache (1987) alerta para o fato de que:

> O envelhecimento de nossa população está se processando em meio a condições de vida, para parcelas imensas da população, ainda muito desfavoráveis. O idoso não é uma prioridade, como pode ser visto nos países industrializados. No entanto, eles estão aí para ficar, e em proporções crescentes, passando de 6% da população, em 1980, para mais de 13% previstos para o início do século XXI.

Na mesma linha de pensamento, Lima-Costa e cols. (2003) chegaram aos seguintes resultados:

Nos dois anos considerados, os indivíduos no estrato mais baixo de renda apresentavam piores condições de saúde, pior função física e menor uso de serviços de saúde tanto na faixa etária de 20 a 64 como na de > 65 anos. As forças das associações entre renda domiciliar *per capita*, condições de saúde e uso de serviços de saúde não se modificaram entre 1998 e 2003, indicando que não houve alterações nas desigualdades sociais em saúde no período estudado. A persistência dessas desigualdades aponta para a ineficiência de políticas, nos últimos 5 anos, que as reduzissem.

Realidade também constatada por Magalhães e cols. (2011), ao desenvolverem um estudo ecológico com base em uma estratificação por condições de vida (CV) dos indivíduos. Nessa pesquisa, os principais resultados demonstraram que os maiores riscos foram encontrados nos estratos de baixas CV, comparados com os de intermediárias e elevadas CV, independentemente do sexo, da faixa etária, da causa básica e do local de ocorrência; mulheres e idosos (60 a 69 anos) apresentaram riscos maiores nos estratos de baixas CV em relação ao de elevada.

Poderíamos ainda recorrer a outros estudos, mas esses são suficientes para o delineamento de nosso raciocínio, pois, de maneira convincente, ao longo de quase três décadas, ratificam o que Simone de Beauvoir (1970) denunciou em seu livro *A Velhice*, deixando muito claro que há uma relação direta entre o envelhecimento e a inserção do indivíduo na estrutura de classes sociais, sendo preciso romper com a conspiração do silêncio e revelar o abismo existente entre as velhices de ricos e pobres.

Percorridas essas linhas iniciais, endossamos uma observação registrada no *Manual de Enfrentamento à Violência contra a Pessoa Idosa* (Brasil, 2014):

> O abuso contra a pessoa idosa é um problema que remonta a tempos passados e sempre esteve presente em todos os tipos de sociedade. É uma ilusão pensar que as sociedades de qualquer tempo tratavam bem essa população, pois a história não mostra isso na maioria dos casos. Preconceito e discriminação são as formas mais antigas, comuns e frequentes de violência contra os velhos. Os jovens e adultos, nos mais diferentes contextos históricos, tendem a desvalorizá-los e a tratá-los como descartáveis, inúteis e sem função. Esse comportamento estimula neles a depressão, o isolamento e, em muitos, o desejo de morte.

A propósito, em 2006, é pertinente e convém lembrar, pela primeira vez no Brasil e no mundo o dia 15 de junho foi celebrado como Dia Mundial de Conscientização da Violência contra a Pessoa Idosa, com o mote "Violência contra a pessoa idosa: vamos romper o pacto do silêncio" (São Paulo, 2007).

Feitas essas considerações conceituais a respeito da violência, cabe nesse momento um breve resgate da clássica tipificação oficializada no documento da Política Nacional de Redução de Acidentes e Violências do Ministério da Saúde (Brasil 2001):

- **Abusos físicos:** constituem a forma de violência mais visível e costumam acontecer por meio de empurrões, beliscões, tapas ou por outros meios mais letais, como agressões com cintos, objetos caseiros, armas brancas e armas de fogo.
- **Abuso psicológico:** corresponde a todas as formas de menosprezo, de desprezo e de preconceito e discriminação que trazem como consequência tristeza, isolamento, solidão, sofrimento mental e, frequentemente, depressão.
- **Violência sexual:** diz respeito ao ato no jogo que ocorre nas relações hetero ou homossexuais e visa estimular a vítima ou utilizá-la para obter excitação sexual e práticas eróticas e pornográficas impostas por meio de aliciamento, violência física ou ameaças. Vítimas de abuso sexual costumam sofrer também violência física e psicológica e negligências. Tendem a sentir muita culpa, a apresentar baixa autoestima e a pensar mais em cometer suicídio que as pessoas que não passaram por essa cruel experiência.
- **Abandono:** uma das maneiras mais perversas de violência contra a pessoa idosa, apresenta várias facetas. As mais comuns que vêm sendo constatadas por cuidadores e órgãos públicos que notificam as queixas são: retirá-la de sua casa contra a vontade; trocar seu lugar na residência a favor dos mais jovens, como, por exemplo, colocá-la em um quartinho nos fundos da casa, privando-a do convívio com outros membros da família e das relações familiares; conduzi-la a uma instituição de longa permanência contra sua vontade para se livrar de sua presença na casa, deixando a essas entidades o domínio sobre sua vida, sua vontade, sua saúde e seu direito de ir e vir; deixá-la sem assistência quando dela necessita, permitindo que passe fome, se desidrate e seja privada de medicamentos e outras necessidades básicas, antecipando sua imobilidade, aniquilando sua personalidade ou promovendo seu lento adoecimento e morte.
- **Negligência:** outra categoria importante para explicar as várias formas de menosprezo e de abandono de pessoas idosas. Poderíamos começar pelas que os serviços públicos cometem (p. ex., na área da saúde, o desleixo e a inoperância dos órgãos de vigilância sanitária em relação aos abrigos e clínicas). Embora hoje haja normas e padrões da vigilância sanitária para seu funcionamento, não há fiscalização suficiente, permitindo que situações de violência institucional se instalem e se perpetuem.
- **Abuso econômico-financeiro e patrimonial:** refere-se principalmente às disputas de familiares pela posse dos bens ou a ações delituosas cometidas por órgãos públicos e privados em relação às pensões, aposentadorias e outros bens da pessoa idosa.
- **Violência autoinfligida e autonegligência:** a violência pode conduzir à morte lenta uma pessoa idosa em casos em que ela própria se autonegligencia ou se manifestar como ideações, tentativas de suicídio e suicídio consumado.

Juntem-se a essa classificação e conceituação, como alerta e denuncia Paiva (2010), práticas recorrentes nas unidades de saúde, no mínimo constrangedoras, como *infantilizar*, no sentido de "conferir caráter infantil a" (Houaiss, 2008); *estigmatizar*, no sentido de censurar, marcar negativamente (alguém) [...], condenar, tachar" (Houaiss, 2008); e *segregar* a velhice no sentido de "separar para isolar, evitar contato [...] [fazer] ficar distante, à parte (de); separar(-se)" (Houaiss, 2008). Há, contudo, outras formas de violar os direitos das pessoas idosas, o que veremos mais adiante.

EXPRESSÕES NA SOCIEDADE DA VIOLÊNCIA CONTRA A PESSOA IDOSA

Para termos uma noção da complexidade do tema ora abordado, a violência contra pessoas idosas consiste em fenômeno histórico, universal, perpassando sociedades e classes sociais, com ênfase na condição de gênero, cor da pele e situação de pobreza de mulheres e homens velhos, porém pouco estudado.

Seguem alguns resultados de pesquisas e informações sistematizadas por órgãos oficiais que consideramos importantes para compor este tópico.

Guedes e cols. (2015, tradução nossa) delimitaram como objetivos: (i) "determinar se condições socioeconômicas, relações sociais (estado conjugal/civil e arranjo familiar) e suporte social (troca de suporte social e satisfação) estão relacionadas a experiências recentes de violência doméstica contra pessoas idosas"; e (ii) "identificar se as experiências de violência doméstica e os fatores a ela associados diferem entre mulheres e homens". Trata-se de um estudo multicêntrico, longitudinal, envolvendo 1.995 pessoas idosas, entre 65 e 74 anos, residentes em cidades do Canadá (Kingston e Saint-Hyacinthe), Albânia (Tirana), Colômbia (Manizales) e Brasil (Natal), cujos dados foram coletados a partir do *International Mobility in Aging Study* (IMIAS), em 2012.

Essas cidades foram escolhidas em razão da relativa homogeneidade social e cultural de suas respectivas populações, apesar das diferenças relacionadas com aspectos como igualdade de gênero e condições de vida entre as cidades. Para mensurar a violência experenciada nos últimos 6 meses foi usada a escala HITS: *hurt* (machucar), *insulted* (insultar), *threatened with harm* (ameaçar) e *screamed at* (gritar). A classificação foi realizada de acordo com o tipo de violência (física ou psicológica) e o autor da violência (parceiro ou membro da família). Para o processamento dos dados foi realizada uma análise binária de regressão logística a fim de fazer associações entre experiências de violência e gênero, condições socioeconômicas e relações sociais.

Certamente, trata-se de um estudo importante para este escrito, tendo em vista abranger a realidade vivenciada por pessoas idosas no Nordeste brasileiro. Entre seus principais resultados, destacamos: a violência física praticada contra a pessoa idosa por parceiro ou membro da família foi relatada por 0,6% a 0,85% de todos os participantes; a prevalência de violência psicológica variou de 3,2% a 23,5% entre os homens e de 9% a 26% entre as mulheres.

Os autores, ao analisarem as variáveis *status* socioeconômico, relações sociais, idade e local, verificaram que as mulheres vivenciaram mais violência psicológica que os homens. Concernente às relações sociais, viver em domicílios multigeracionais e baixos níveis de suporte (prestados por parceiros, filhos e família) foram associados à violência doméstica psicológica. O *status* de trabalho atual recorrente foi associado a taxas maiores de vitimização por parceiros entre os homens, mas não entre as mulheres.

A principal conclusão desse estudo é que o gênero e as relações sociais são importantes determinantes da vivência de violência entre as pessoas idosas, demonstrando a importância de uma abordagem baseada em gênero para o estudo sobre violência doméstica no segmento idoso. Os resultados indicam mais escolaridade entre os idosos de Kingston, representando o maior nível de educação e uma renda considerada suficiente. Em contraste, o menor nível educacional e renda insuficiente foram mais prevalentes em Natal e em Manizales. Participantes de Natal e Manizales referiram domicílios multigeracionais, enquanto a principal tendência entre os canadenses era a de morar sozinho ou com um parceiro. O nível de vinculação com amigos foi menor entre os participantes de Natal. Mais mulheres que homens experenciaram violência por um parceiro íntimo em Tirana e em Natal. Nas demais localidades, não houve diferença significativa para esse dado.

Desse estudo, convém ainda destacar um importante resultado indicando que a violência doméstica está relacionada com a falta de suporte social e o tipo de arranjo, inclusive, familiar. Os pesquisadores contestam a ideia de que arranjos multifamiliares são sempre uma fonte de suporte social e avançam na análise, no sentido de compreender que conflitos intergeracionais e/ou tensões vindas de pessoas que devem desempenhar a função de cuidadoras podem explicar o impacto negativo desse tipo de arranjo multigeracional. No estudo, identificou-se que a violência psicológica praticada por membros da família foi mais prevalente entre aqueles sujeitos que viviam em domicílios multigeracionais.

Em se tratando de outra fonte, no Brasil, dados disponibilizados pelo Ministério dos Direitos Humanos (MDH – Brasil, 2018a) demonstram que no ano de 2017, em termos de denúncias, 33.133 envolveram violação de direitos de pessoas idosas, correspondendo a 23,22% do total das denúncias recebidas. Foi, portanto, o segundo segmento mais vitimizado, tendo em vista que 84.040 (58,91%) denúncias envolviam crianças e adolescentes. Percebe-se, a partir desses dados, que crianças, adolescentes e pessoas idosas são os segmentos populacionais com o maior número de denúncias registradas; representam 82,13% das vítimas de violações de direitos sistematizadas pelo Disque Direitos Humanos.

Quando se fala em violência contra a pessoa idosa, é importante enfatizar que o inimigo nem sempre mora ao lado ou está longe. Na maioria das vezes, vítima e agressor(a) coabitam a mesma residência, onde dividem seus cotidianos. Foi assim que, no ano de 2017, das 33.133 pessoas idosas vítimas de violência, 85% sofreram as agressões dentro do próprio domicílio e 6% na casa do suposto agressor (Brasil, 2018a). Esses dados corroboram os achados do estudo de Guedes e cols. (2015).

Não só, mas também na realidade brasileira, os próprios netos, bisnetos, filhos, companheiro, genros/noras, parentes próximos à pessoa idosa, que deveriam inspirar confiança e segurança, podem ou costumam ser os principais agressores. Como bem explicitam os dados publicados no último Relatório do Disque Direitos Humanos (Brasil, 2018a), 52% das violações ocorridas no ano de 2017 partiram dos filhos (8,0%), seguidos dos netos (5,0%) e genro/nora. Ademais, em 6% das situações registradas foram os familiares de segundo grau que agrediram um parente idoso.

Esses dados referentes ao perfil das pessoas agressoras, bem como ao local onde ocorreram as violações, colocam em xeque o artigo 230 da Constituição Federal de 1988 (Brasil, 2016) e o artigo terceiro do Estatuto do Idoso, ao elegerem a família como primazia para "assegurar ao idoso, com absoluta prioridade, a efetivação do direito à vida, à saúde, à alimentação [...], à dignidade, ao respeito e à convivência familiar[...]" (Brasil, 2003 – omissão realizada pelas autoras).

Entretanto, é necessário esclarecer que a responsabilização da família para os cuidados não só da pessoa idosa como das crianças é ponto central das políticas públicas brasileiras (Teixeira, 2017, 2018). Trata-se de uma manobra intencional e recorrente, fundamentada no ideário neoliberal, com o objetivo de desobrigar o Estado de suas atribuições perante as nossas populações. Nesse sentido, é possível afirmar que a implementação das políticas sociais ocorre em um cenário de "reformas neoliberais, pela desregulamentação do Estado, ou seja, a redução das demandas a ele dirigidas, como o envio dela para o mercado, ONG, família e comunidades" (Teixeira, 2018).

A feminização da velhice no Brasil é um fenômeno que se traduz não somente no número de mulheres que conseguem chegar aos 60 anos – as quais correspondem a 56% do total de pessoas velhas, ou seja, 16,9 milhões, enquanto os homens velhos representam 44%, o equivalente a 13,3 milhões (Brasil, 2018b) –, mas, também, quando o Relatório dos Direitos Humanos (Brasil, 2018a) informa que 64% das violações de direitos registradas contra pessoas idosas foram direcionadas às mulheres e 32% aos homens.

A esse respeito, Sánchez Salgado (2002) conclui que:

> As mulheres idosas enfrentam uma problemática muito particular na sociedade atual, o que as coloca em uma posição de fragilidade e de vulnerabilidade. Diferem de outros grupos de idade quanto ao nível de educação formal (escolaridade), tendo normalmente menos anos completos de escola que outros grupos. Em geral, têm menor qualificação profissional para conseguir emprego que os grupos mais jovens e os de homens idosos. Diferem em relação ao estado civil, sendo, em sua maioria, viúvas e, portanto, muitas vezes, chefes de família.

As mulheres velhas passaram todas as fases da vida em situação de opressão e discriminação. Não é estranho, portanto, que essa situação continue na velhice. Paiva (2014) esclarece em seus estudos: "o indivíduo que envelhece não está alijado de sua história de vida enquanto ser social."

No que diz respeito à idade das pessoas idosas vítimas de violência, constata-se que 31% se encontram na faixa etária compreendida entre 61 e 70 anos e 32% na faixa etária entre 71 e 80 anos de idade. Entre essas, que têm prioridade entre as prioridades, as pessoas com mais de 81 anos sofrem 28% das agressões (Brasil, 2018a). Esses dados revelam que não é somente a condição de fragilidade e/ou de possível dependência dos mais velhos que os torna alvo de desrespeito e violação de direitos. Os recém-chegados aos 60 anos ou mais de idade também fazem parte das estatísticas.

Verifiquemos, oportunamente, as informações obtidas em mais uma fonte. No que diz respeito aos dados referentes aos tipos classificados na Política Nacional de Redução de Acidentes e Violências do Ministério da Saúde, em consonância com o "Balanço geral de 2011 ao primeiro semestre de 2018 – Pessoa idosa" (Brasil, 2018c), ainda em relação ao ano de 2017, constata-se que:

- Dos idosos brasileiros, 76,84% sofreram violência concernente à negligência. Entre esses, 92,23% foram negligenciados em amparo e responsabilização; 56,33% tiveram seu direito de alimentação violado; 48,18% foram descuidados em sua higiene e limpeza; 47,21% deixaram de ser assistidos corretamente no tocante ao uso de medicação e à assistência médica; e 27,18% foram abandonados à própria sorte.
- A violência psicológica representou 56,47% das denúncias registradas pelo Disque Direitos Humanos, assim subdivididas: 88,05% foram hostilizados por amigos, parentes, companheiros, estranhos; 66,97% sofreram as mais variadas humilhações; 34,99% foram ameaçados; 4,64% foram vítimas de chantagens. Há também os que sofreram calúnia e difamação (8,18%), perseguição (3,09%) e infantilização (0,83%).
- No conjunto das violações contra pessoas idosas, 42,82% ocorreram por abuso financeiro e econômico ou violência patrimonial. Concernente a esse tipo de violação, são alarmantes as seguintes variações das denúncias formalizadas: 265,40% – salários e bens retidos; 86,85% – expropriação e apropriação de bens; 32,11% – extorsão; 22,41% – furto e 17,97% – bens destruídos.
- Sofreram violência física 27,03%, sendo 81,32% maus-tratos, entre os quais 66,54% por lesões no corpo e 8,40% por cárcere privado.

Em síntese, ao serem analisados os dados obtidos nos Balanços do Ministério de Direitos Humanos (Brasil, 2018a, 2018c), é primordial considerar que:

> Esta violência exige análise das relações sociais, econômicas e culturais no contexto em que ela se produz. Não são apenas as limitações físicas próprias da idade que definem a vulnerabilidade da população, mas o medo de represálias ou de mais violência, o sentimento de culpa e vergonha por depender de outros, as limitações cognitivas e a desconfiança, o isolamento social e a incapacidade de reação (Müller, 2014).

Discutir a violência de maneira fragmentada significa desconsiderar as bases materiais fundantes desse fenômeno. Corresponde a conferir invisibilidade às relações sociais de produção e reprodução da vida. Queiramos ou não, vivemos na sociedade moderna, marcada pela violência estrutural, desigualdade social, exploração e dominação. Desse modo, não há como compreender a violência cometida contra a pessoa idosa dissociada dos elementos fundantes "das relações e conflitos que permeiam os processos de antagonismos e desigualdades sociais" (Alves, 2012). Esse cenário reflete os pensamentos de Beauvoir (1990), Haddad (2016), Teixeira (2008), Barroso (2018) e Alves (2012).

■ POR QUE NOTIFICAR E DENUNCIAR SITUAÇÕES DE VIOLÊNCIA CONTRA A PESSOA IDOSA?

No Brasil, apesar de reconhecidos avanços, as situações de violência contra a pessoa idosa ainda são pouco visibilizadas, tornando-se fundamental que todas as categorias profissionais, ao realizarem atendimento aos idosos, atuem no reconhecimento de sinais de violência e tomem as devidas providências legais.

Com a Lei 12.461/11, os serviços de saúde públicos e privados são obrigados a notificar às autoridades competentes todos os casos de suspeita ou confirmação de violência praticada contra pessoas idosas (Brasil, 2011). Devemos enfatizar: não é uma opção, é uma obrigação!

A referida lei alterou o Estatuto do Idoso (Lei 10.741/2003) em seu capítulo IV – "Do Direito à Saúde" –, mais especificamente no artigo 19, definindo que:

> Os casos de suspeita ou confirmação de maus-tratos contra idoso serão obrigatoriamente comunicados pelos profissionais de saúde a quaisquer dos seguintes órgãos: autoridade policial, Ministério Público, Conselho Municipal do Idoso, Conselho Estadual do Idoso e Conselho Nacional do Idoso.

Ao se analisar o conteúdo do artigo 19, percebe-se que a tentativa da legislação brasileira é de coibir qualquer tipo de omissão de notificação de situações de violência nos serviços públicos e privados de saúde, obrigando, como já destacado, os profissionais a notificarem casos confirmados e suspeitos. A notificação deve ser realizada imediatamente pelo profissional que atendeu a vítima.

O instrumento existente para esse procedimento é a ficha de notificação/investigação individual de violência doméstica, sexual e/ou outras violências interpessoais, a qual faz parte do Sistema de Informação de Agravos de Notificação (SINAN) e contempla um conjunto de variáveis e categorias com a função de compor o perfil das violências cometidas contra as pessoas idosas. Entre os diversos campos a serem preenchidos, mencionam-se: dados pessoais e complementares da pessoa atendida, dados da ocorrência e tipologia da violência e informações sobre o local e o município onde a violência ocorreu. A ficha abrange, também, dados que podem indicar o provável autor da agressão, além de informações sobre a evolução e possíveis encaminhamentos (Brasil, 2016).

O compromisso dos profissionais com a notificação é fundamental, pois contribui para a maior disponibilidade de informações que podem ser utilizadas pelos gestores públicos a fim de subsidiar a elaboração de políticas públicas em favor do segmento idoso de nossas populações.

No entanto, não basta o preenchimento da ficha de notificação. Outra providência necessária consiste na elaboração e no encaminhamento de relatório circunstanciado da denúncia aos órgãos competentes (Ministério Público, Delegacia do Idoso e Conselhos de Direitos). O encaminhamento da denúncia deve obedecer ao fluxo definido pela instituição; é importante que os relatórios sejam encaminhados por meio de ofício da gestão da unidade de saúde.

Após o recebimento do relatório com denúncia de violência contra a pessoa idosa, os órgãos competentes devem proceder a ações no sentido de apurar as denúncias. Achando-se a pessoa idosa em situação de maus-tratos ou negligência, os referidos órgãos devem garantir que a violência seja cessada e que os culpados sejam punidos.

Outro recurso legal a ser registrado neste capítulo diz respeito ao artigo 43 do Estatuto do Idoso, e estabelece que, em casos de violação dos direitos, podem ser aplicadas medidas de proteção em favor da pessoa idosa com base nas três hipóteses previstas: (i) por ação ou omissão da sociedade ou do Estado; (ii) por falta, omissão ou abuso da família, curador ou entidade de atendimento; (iii) ou em razão de sua condição pessoal (Brasil, 2003).

Na história da aplicação dessas medidas, parte significativa das situações decorre de violência institucional, doméstica, social e/ou financeira sofrida por pessoas idosas, atingindo-as individualmente ou em sua coletividade. As medidas protetivas em favor das pessoas idosas são, por excelência, expedidas pelo Ministério Público. Essas medidas geralmente são extrajudiciais[6], porém, a depender da necessidade, o Ministério Público poderá ou não provocar o Poder Judiciário para efetivá-las. A principal vantagem das medidas extrajudiciais é o fato de serem mais céleres, visto que o próprio promotor de justiça pode expedi-las sem a necessidade das tramitações judiciais.

Como não é órgão executor das medidas protetivas, o Ministério Público precisa de todo um aparato do Estado, requisitando de secretarias e demais órgãos governamentais ações imediatas capazes de cessar a violência sofrida por determinado idoso. Medidas protetivas podem ser expedidas para interromper situações de completo abandono ou negligência, seja por meio de abrigamento provisório, seja mediante a identificação de familiar que possa assumir a responsabilidade pelos cuidados com o idoso. Em outras situações, o Ministério Público pode solicitar a garantia de tratamento de saúde no âmbito do Sistema Único de Saúde (SUS), caso esse atendimento tenha sido negado à pessoa idosa em qualquer um dos níveis de atenção.

A depender da complexidade da situação de violação dos direitos, as medidas protetivas previstas no Estatuto do Idoso podem ser aplicadas de maneira isolada ou cumulativamente, tendo em vista a necessidade de diversas ações articuladas tomadas em favor da pessoa idosa.

Com relação à mulher idosa, em 2006 surgiu a Lei 11.340, intitulada Lei Maria da Penha, a qual alterou o Código de Processo Penal e garantiu a execução das medidas protetivas de urgência nos crimes de violência doméstica e familiar contra a mulher. Assim, se uma mulher idosa for agredida ou ameaçada de morte por seus filhos ou por alguém de seu convívio, pode ser protegida também pela Lei Maria da Penha.

Nesse contexto, cabe reforçar que a prática da notificação e da formalização de denúncia por meio do relatório circunstanciado é fundamental na garantia dos direitos do segmento em questão. É de extrema importância a sensibilização dos profissionais da saúde para adotarem essa prática sobretudo em virtude da necessidade de enfrentar e romper a cultura do medo e do silêncio.

■ CONSIDERAÇÕES FINAIS

Como descrito inicialmente, a conceituação sobre violência, abuso e maus-tratos vem evoluindo desde as definições mais restritas ao uso da força às mais ampliadas, contemplando as relações sociais de produção e reprodução da vida no sistema do capital.

Trata-se, com certeza, de um tema em evidência em face das violências praticadas contra pessoas idosas, tendo em vista as exigências de um modo de produção que preconiza a valorização do vigor da juventude em detrimento da experiência e da história de vida de pessoas que envelheceram.

Os indicadores de violências cometidas contra pessoas idosas podem ser consultados nas diversas fontes, entre as quais citamos algumas. Acreditamos que, diante dos espaços criados e das legislações que avançam, há maior disponibilidade de informações, bem como de instituições aptas a receber essas denúncias.

---

[6] Ações adotadas em favor de determinada pessoa ou grupo que não precisam ser realizadas mediante processo judicial.

Durante este escrito apresentamos algumas, destacando a atuação do Ministério Público.

Entretanto, todos esses elementos não parecem estar dando conta do que demandam a realidade e a vida dessas pessoas que envelheceram e enfrentam em seu cotidiano as várias formas de violência. Ao que tudo indica, o tema não está suficientemente socializado e debatido, carecendo de estudos mais aprofundados em uma perspectiva de totalidade social.

Os profissionais, de maneira geral, não estão devidamente capacitados ou mesmo comprometidos com as questões relacionadas com o enfrentamento dessa realidade de violação dos direitos das pessoas idosas. Decerto, há omissão no tocante aos procedimentos que poderiam proteger e prevenir, além de punir as agressões e os agressores contra as pessoas idosas. Há um imenso abismo entre o que se sabe e o que se faz em termos de enfrentamento.

Os preconceitos contra a velhice são reproduzidos, por exemplo, nas placas destinadas a indicar vagas em estacionamentos para as pessoas idosas, bem como no cotidiano no âmbito das unidades de saúde, onde esse segmento é constantemente afetado por práticas institucionais que segregam, estigmatizam e, com mais frequência, infantilizam as pessoas com 60 anos ou mais.

Temos um longo caminho a percorrer até que os profissionais das diversas disciplinas que conformam a gerontologia (que envolve a geriatria, a gerontologia social e a biogerontologia) compreendam que a intervenção junto à população, à qual dedicamos nossa prática e nossos estudos, vai mais além e implica o envolvimento com a luta pelos direitos do segmento idoso das nossas populações. Trata-se, com certeza, de uma luta, também, em causa própria.

Bibliografia

Alves APSG. A violência contra o idoso como expressão da questão social. Saber Acadêmico 2012; 14:61-70.
Beauvoir S. A velhice. São Paulo: Difusão Europeia, 1970.
Barroso MF. Expropriação pela violência contra as mulheres: expressão da violência estrutural no capitalismo contemporâneo. In: Boschetti I. Expropriação e direitos no capitalismo. São Paulo: Cortez, 2018:311-39.
Brasil. [Constituição (1988)] Constituição da República Federativa do Brasil: texto constitucional promulgado em 5 de outubro de 1988, com as alterações determinadas pelas Emendas Constitucionais de Revisão 1 a 6/94, pelas Emendas Constitucionais 1/92 a 91/2016 e pelo Decreto 186/2008. Brasília: Senado Federal, Coordenação de Edições Técnicas, 2016.
Brasil. Instituto Brasileiro de Geografia e Estatística. Número de idosos cresce 18% em 5 anos e ultrapassa 30 milhões em 2017. 2018b. PNAD Contínua. Disponível em: https://agenciadenoticias.ibge.gov.br/agencia-noticias/2012-agencia-de-noticias/noticias/20980-numero-de-idosos-cresce-18-em-5-anos-e-ultrapassa-30-milhoes-em-2017. Acesso em: 6/3/2019.
Brasil. Lei 10.371. Estatuto do Idoso. Brasília - DF, 2003.
Brasil. Lei 11340. Lei Maria da Penha. Brasília - DF, 2006.
Brasil. Lei 12.461. Brasília - DF, 2011.
Brasil. Ministério da Saúde. Secretaria de Vigilância em Saúde. Departamento de Vigilância de Doenças e Agravos não Transmissíveis e Promoção da Saúde. Viva: instrutivo notificação de violência interpessoal e autoprovocada [recurso eletrônico]/Ministério da Saúde, Secretaria de Vigilância em Saúde, Departamento de Vigilância de Doenças e Agravos não Transmissíveis e Promoção da Saúde. 2. ed. Brasília: Ministério da Saúde, 2016.
Brasil. Ministério de Direitos Humanos. Balanço Geral 2011 a 1º semestre de 2018: Pessoa Idosa. 2018c.
Brasil. Ministério de Direitos Humanos. Disque Direitos Humanos: Relatório 2017. 2018a.
Brasil. Secretaria de Direitos Humanos da Presidência da República. Presidência da República. Manual de enfrentamento à violência contra a pessoa idosa: É possível prevenir. É necessário superar. Brasília: Secretaria de Direitos Humanos da Presidência da República, 2014.
Brasil. Secretaria de Vigilância em Saúde. Ministério da Saúde. Manual instrutivo de preenchimento: Ficha de notificação/investigação individual violência doméstica, sexual e/ou outras violências. 2008.
Brasil. Secretaria de Vigilância em Saúde. Ministério da Saúde. Política Nacional de Redução da Morbimortalidade por Acidentes e Violências: Portaria MS/GM 737, de 16 de maio de 2001.
Cunha AG. Dicionário etimológico da língua portuguesa. 4. ed. Rio de Janeiro: Lexikon, 2010.
Empresa Brasil de Comunicação (Brasília). Agência Brasil Direitos Humanos (ed.). Renda recua e Brasil se torna o nono país mais desigual: Dados foram divulgados pela organização Oxfam Brasil. 2018. Publicado em 26/11/2018 - 20:49 por Maiana Diniz - Repórter da Agência Brasil. Disponível em:
http://agenciabrasil.ebc.com.br/direitos-humanos/noticia/2018-11/renda-recua-e-Brasil-se-torna-o-9%C2%BA-pa%C3%ADs-mais-desigual. Acesso em: 11/3/2019.
Guedes DT, Alvarado BE, Phillips SP, Curcio C, Zunzunegui MV, Guerra RO. Socioeconomic status, social relations and domestic violence (DV) against elderly people in Canada, Albania, Colombia and Brazil. Arch Gerontol Geriatr 2015; 60(3):492-500.
Haddad EGM. A ideologia da velhice. 2.ed. São Paulo: Cortez, 2016.
Houaiss A, Villar MS. Minidicionário Houaiss da língua portuguesa. 3. ed. Rio de Janeiro: Objetiva, 2008.
Kalache A. Envelhecimento populacional no Brasil: uma realidade nova. Cad Saúde Pública 1987; 3(3):217-20.
Lima-Costa MF, Barreto S, Giatti L, Uchôa E. Desigualdade social e saúde entre idosos brasileiros: um estudo baseado na Pesquisa Nacional por Amostra de Domicílios. Cad Saúde Pública 2003; 19(3): 745-57.
Magalhães APR, Paiva SC, Aquino TA. A mortalidade de idosos no Recife: quando o morrer revela desigualdades. Epidemiol Serv Saude 2011; 20(2):183-92.
Minayo CS. Tema 2 - Violência contra idosos. In: Brasil. Presidência da República. Subsecretaria de Direitos Humanos Conselho Nacional dos Direitos do Idoso. I Conferência Nacional de Direitos do Idoso: Construindo a Rede Nacional de Proteção e Defesa da Pessoa Idosa - RENADI: Texto Base, 2006.
Müller NP (Entrevista) a Reis LMA. Várias formas de violência contra os idosos. 2014. Disponível em: https://www.cartamaior.com.br/?/Editoria/Idades-da-Vida/Desafio-as-varias-formas-de-violencia-contra-os-idosos/13/31485. Acesso em: 6/3/2019.
Paiva SOC. Aspectos sociais do envelhecimento e reflexões sobre a velhice na contemporaneidade. In: Paiva SOC (org.). Escola do Estatuto: Livro de Apoio. Recife: Edupe, 2010:59-69.
Paiva SOC. Envelhecimento, saúde e trabalho no tempo do capital. São Paulo: Cortez, 2014.
Paiva SOC. O ciclo de educação continuada em saúde e cidadania do idoso (CECSCI): Primeiro projeto realizado pelo NAISCI desde julho de 2006. In: Paiva, SOC, Carvalho TL (org.). 12 anos do NAISCI: história e contribuições. Recife: Edupe, 2018: 47-61. No prelo.
Sánchez Salgado CDS. Mulher idosa: a feminização da velhice. Estud Interdiscip Envelhec 2002; 4:7-19.
São Paulo. Coordenadoria de Desenvolvimento e Políticas de Saúde. Secretaria Municipal da Saúde. Caderno de Violência contra a Pessoa Idosa: Orientações Gerais, 2007.
Teixeira SM. Envelhecimento e trabalho no tempo do capital: Implicações para a proteção social no Brasil. São Paulo: Cortez, 2008.
Teixeira SM. Trabalho social com família: fundamentos históricos teórico-metodológicos e técnico-operativos. Teresina: Edufpi, 2017.
Teixeira SM (org.). Trabalho com família no âmbito das políticas públicas. Campinas: Papel Social, 2018.

Índice Remissivo

A
Abandono, 536
Ablação
  endovenosa por *laser*, 270
  por radiofrequência, 270
Abstração, 78
Abuso(s)
  econômico-financeiro e patrimonial, 536
  físicos, 536
  psicológico, 536
Acatisia, 129
Acesso vascular para hemodiálise, 313
Acidente vascular
  encefálico, 117, 274, 371, 424
    apresentação clínica, 118
    avaliação diagnóstica, 118
    epidemiologia, 117
    fatores de risco, 117
    hemorrágico, 118
      agudo, 120
    isquêmico, 118
      agudo, 118
    reabilitação, 122
    tratamento, 118
Ácido(s)
  acetilsalicílico, 32, 218, 373, 461
  fólico, 433
  graxos essenciais, 186
  hialurônico, 335
  valproico, 140
  zolendrônico, 322
Acromegalia, 29
Actemra®, 360

Acuidade visual e *diabetes mellitus*, 376
Acupressão, 110
Adalimumabe, 360, 373
Adormecimento, 161
ADT, 149
Afasia primária progressiva, 89
  variante não fluente/agramática, 91, 99
  variante semântica, 90, 91, 99
Aftas, 23
Agentes
  anabólicos, 323
  antirreabsortivos, 322
  emolientes, 306
  formadores de massa, 305
  hipometilantes, 445
  quimioterápicos, 440
Agonistas
  do receptor 5-HT4, 306
  dopaminérgicos não ergolínicos, 132
  e antagonistas opioides, 426
  β3-adrenérgico, 411
Agorafobia, 156
AINE
  não seletivos e seletivos COX-2, 335
  tópicos, 335
Alendronato, 322
Alfuzosina, 411
Alginato de cálcio, 186
Alimentação saudável, 32
Alopurinol, 349
Alprazolam, 277
Alta para casa, idoso hospitalizado, 72
Alterações
  anatômicas renais, 309

cognitivas e *diabetes mellitus*, 375
da motricidade ocular, 475
das pálpebras e da superfície ocular, 476
do cristalino, 468
neurológicas, HIV/AIDS e, 399
ósseas, HIV/AIDS e, 399
renais, HIV/AIDS e, 399
Alucinações visuais, 94, 95
Amantadina, 133
Ambulatório de geriatria de um hospital
  universitário em Pernambuco, 531
Amplitude de movimento, 333
Analgésicos opioides, 335
Anamnese cognitiva, 75
Anemia, 429
  causas/diagnóstico das, 430
  de doença
    crônica, 432, 434
    renal crônica, 435
  de etiologia inexplicada, 435
  ferropriva, 430, 432
  hipoproliferativa, 435
  megaloblástica, 432
Anestésicos, 425
Aneurisma de aorta abdominal, prevenção
  secundária, 34
Angioplastia transluminal percutânea, 265
Angiorressonância (angio-RM), 264
Angiotomografia (angio-TC), 264
Ansiedade, 154
  comorbidades, 154
  epidemiologia, 154
  fatores de risco, 154
  fisiopatologia, 155

sono e, 165
Antagonistas
　da adenosina, 218
　do fator de necrose tumoral, 360
　dos receptores de serotonina, 426
Anti-histamínicos, 426
　de primeira geração, 68
Anti-inflamatórios, 461
　não esteroides, 335
Antiácidos, 299
Anticoagulação, 241
　avaliação do risco de sangramento, 244
　contraindicações à, 244
Anticoagulantes, 245, 461
　orais diretos, 245
　orais não antagonistas de vitamina K, 247
　transição entre, 247
Anticolinérgicos, 133
Anticonvulsivantes, 112, 426
Antidepressivos, 112, 147
　duais, 148
　noradrenérgicos e serotoninérgicos, 426
　são realmente eficazes nos idosos, 149
　tricíclicos, 426
Antimuscarínicos, 411
Antipsicóticos, 68, 112
　atípicos, 149
Antissecretores, 299
Antropometria, 21
Anúria, 26
Apatia, 135
Apixabana, 246, 248
Apoio monopodal de Uemura, 275
Apomorfina, 394
Aprepitanto, 426
Arava®, 359
Aromaterapia, 109
Arritmias, 225
　bloqueios atrioventriculares, 226
　　do primeiro grau, 226
　　do segundo grau
　　　tipo I (Mobitz I), 226
　　　tipo II e BAVT, 226
　bradicardia, 225
　disfunção sinusal, 226
　doença do nó sinusal, 226
　extrassístoles, 227
　fibrilação atrial, 232
　flutter atrial, 236
　marca-passo artificial, 227
　taquicardias
　　supraventriculares, 229
　　ventriculares, 238
Arteriografia convencional, 264
Arterite
　craniana, 371
　de células gigantes, 364, 370
　　diagnóstico, 372
　　epidemiologia, 370
　　etiopatogenia, 370
　　exames complementares, 371
　　manifestações clínicas, 371
　　prognóstico, 373
　　quadro clínico, 371
　　tratamento, 372

　de grandes vasos, 371
Artrite
　carcinomatosa, 356
　gotosa, 29
　por cristais, 343
　　aspectos clínicos e diagnósticos, 344
　　de fosfato de cálcio básico e/ou cristais
　　　de hidroxiapatita, 350
　　de oxalato de cálcio, 345, 351
　　de pirofosfato de cálcio di-hidratado, 349
　　de urato monossódico, 344
　　epidemiologia, 344
　psoriásica, 356
　reumatoide, 29, 353
　　acompanhamento, 355
　　comorbidades, 354
　　diagnóstico, 355
　　　diferencial, 356
　　exames complementares, 354
　　manifestações clínicas, 353
　　prognóstico, 361
　　tratamento, 357
　　　não farmacológico, 361
　　versus infecções bucais, 505
Ascite, 25
Asma, 281, 282, 288
　diagnóstico, 289
　doença pulmonar obstrutiva crônica e, 289
　epidemiologia, 288
　fisiopatologia, 288
　tratamento, 289
Aspiração, 291
Asteatose, 23
Ataduras elásticas, 269
Atenção, 76, 84
Atividade(s)
　avançadas de vida diária (AAVD),
　　18, 508
　básicas de vida diária (ABVD), 18, 66,
　　67, 508
　de vida diária, 18, 508
　física, 516
　　doença de Parkinson e, 518
　　doenças reumatológicas e, 521
　　idoso frágil e, 521
　　no idoso em casos especiais, 523
　　osteoporose e, 519
　　prevenção de quedas, 177
　　risco de quedas e, 521
　　sarcopenia e, 518
　instrumentais de vida diária (AIVD),
　　18, 66, 508
　significativas, 110
Atrofia
　cortical posterior, 91, 103
　de múltiplos sistemas, 126
Audição, 12, 33
Audiometria tonal e vocal, 276
Autonegligência, 536
Autonomia, 3
Avaliação
　clínica do idoso oncológico, 413
　com testes cognitivos, 77
　da sobrecarga dos cuidadores, escala de
　　Zarit reduzida, 494

　de cada domínio cognitivo, 77
　de desempenho clínico pelo ECOG, 414
　de risco cardíaco em cirurgia não
　　cardíaca, 462
　do declínio funcional, 481
　do estado mental, 27
　do humor, 12
　do impacto para a tomada de decisões, 62
　do risco
　　global, 462
　　pulmonar, 462
　geriátrica
　　abrangente, 9
　　ampla (AGA), 9, 162, 413
　　　benefícios, 9
　　　indicações, 10
　　　objetivos, 9
　　　domínios avaliados na, 10
　　　principais domínios da, 11
　　global, 9
　　multidimensional, 9
　　neurocognitiva, 75
　　neuropsicológica, 77
　　oftalmológica, 466
　　perioperatória, 459
　　　exame físico, 461
　　　fragilidade, 463
　　　história clínica, 461
　　　impacto na cognição e, 460
　　　mudanças fisiológicas do
　　　　envelhecimento e, 459
　　　pós-operatório, 464
　　　pré-operatório, 460
　　　transoperatório, 463
Avanafil, 394
Axerose cutânea, 23
Azacitidina, 445
Azulfin®, 359

B

Bacteriúria assintomática, 317
　definição, 317
　diagnóstico, 318
　epidemiologia, 317
　fisiopatologia, 317
　microbiologia, 318
　tratamento, 318
Baqueteamento, 24
Bateria Breve de Rastreio Cognitivo de
　Nitrini (BBRC), 79
BBS (Berg Balance Scale), 176
Benzobromarona, 349
Benzocaína, 425
Benzodiazepínicos, 68, 112, 158
Betabloqueadores, 218, 461
Betaistina, 277
Betrixabana, 248
Bevyxxa®, 248
Biperideno, 133
Bisacodil, 306
Bisfosfonatos, 322
Blefarite, 476, 477
Bloqueadores
　alfa-adrenérgicos, 411
　dos receptores H2, 299

Bloqueios
  atrioventriculares, 226
    do primeiro grau, 226
    do segundo grau
      tipo I (Mobitz I), 226
      tipo II e BAVT, 226
  de ramo, 227
  funcional da drenagem lacrimal, 476
Boa comunicação, benefícios da, 487
Bradicardia, 225
Bradicinesia, 124
Broncoaspiração por disfagia ou
  refluxo, 24
Bronquiectasia, 282
Bronquiolite obliterante, 282
Bupropiona, 149
Buspirona, 158

C

Cálcio, 321
Calcitonina, 323
Calendário de vacinação do idoso, 452
Calorias, 498
Câncer
  bucal, 23
  colorretal, 405, 406
    prevenção secundária, 35
  de boca, 503
  de maior incidência na população
    idosa, 404
  de mama, 405, 406
    prevenção secundária, 34
  de próstata, 405, 406
    prevenção secundária, 35
  de pulmão, 406
    prevenção secundária, 35
  gástrico e inibidores da bomba
    de prótons, 300
  imunossenescência e, 457
  prevenção secundária, 34
Candidíase, 23
Capacidade funcional, 17
Capsaicina, 335, 336, 425
Carbamazepina, 140
Carcinoma
  basocelular, 23
  espinocelular, 23
Cárie dentária, 503
Cartilagem articular, 331
Carvão ativado, 186
Cáscara, 306
Cascata
  de prescrição, 39
  iatrogênica, 6
Catarata, 365, 468
Cavidade oral, exame, 22
Cegueira, 466
  causas de, 467
Certolizimabe pegol, 360
Cessação do tabagismo, 32
Cialis®, 394
Cianose, 24
Ciclo sono-vigília, 27
Ciclosporina, 445
Cineangiocoronariografia, 211

Cintilografia, 340
  de perfusão
    cerebral, 95
    miocárdica, 211
  miocárdica com
    iodo-123-metaiodobenzil-MIBG, 95
Cirurgia arterial periférica, 265
Citalopram, 158
Citomegalovírus, 402
Clonazepam, 277
Cognição, 12, 75
  avaliação perioperatória e, 460
Colagenase, 186
Colagenoses, 29
Comorbidade, 59
Complexo *Mycobacterium avium*, 402
Comportamento, 81
  social, 76
Compreensão, 79
Comprehensive Geriatric Assessment, 9
Compressão da morbidade, 61
Comprometimento
  cognitivo, 83, 86
    leve, 3, 84
    vascular, 99, 100
      hemorrágico, 100
      multi-infartos, 100
      por hipoperfusão global, 100
      por infartos estratégicos, 100
      por isquemia subcortical, 100
  da memória, 102
  visuoespacial, 103
Comunicação de más notícias, 486
  estratégias para aprimorar o processo
    de, 488
  fatores que dificultam o processo de
    transmissão, 487
Concentração e diluição urinária, 310
Condroitina, 336
Confusion Assessment Method, 66
Constipação intestinal, 136, 302
  de trânsito lento, 303
  diagnóstico, 303
  epidemiologia, 302
  fisiopatologia, 303
  induzida por opioide, 307
  na síndrome do intestino irritável, 303
  por dificuldade de expulsar as fezes da
    ampola retal, 303
  tratamento, 304
Consulta de enfermagem, 529
Controle
  de frequência cardíaca, 235
  de polifarmácia, 36
  de ritmo, 235
  inibitório, 77
Convite para o diálogo, 489
Coping, 494
Cornell Depression Scale, 146
Correção
  da hipotensão postural, prevenção de
    quedas, 178
  de déficits visuais, prevenção de quedas, 178
Corticoides, 335, 421, 425
Cortisol, 155

Cotrimoxazol, 68
Coumadin®, 248
Crise epiléptica provocada, 139
Critérios
  de Beers, 39
  de Edmonton, 54
  de fragilidade segundo Fried, 54
  START, 39
  STOPP, 40, 41
Cryptococcus sp., 402
Cuidador
  propostas para aumentar a qualidade de
    vida do, 495
  sobrecarga do, 492
    do paciente com demência, 493
  perfil epidemiológico no Brasil, 493
Cuidados
  estruturados, 111
  nutricionais, 499
  paliativos, 36, 37, 479
    avaliação dos sintomas e abordagem ao
      paciente em, 483
    critérios de elegibilidade para, 482
    definição, 480
    doença pulmonar obstrutiva
      crônica, 288
    fragilidade e, 57
    idoso hospitalizado, 72
    lesões induzidas por pressão, 187
    pneumonia por broncoaspiração, 295
    princípios, 480
    quando e como indicar, 480
Curativo por pressão negativa, 186
Cymzia®, 360

D

Dabigatrana, 248
Deficiência(s)
  de cobalamina (vitamina B12), 433, 434
  de esfíncter uretral, 191
  de ferro, 424
  de folato, 434
  sensoriais, 12
  visual
    a partir de seus planos anatômicos, 468
    causas de, 467
Déficit
  cognitivo, hipertensão e, 206
  multissensoriais, 30
  visual, 466
Degeneração macular relacionada com a
  idade, 470
Delirium, 4, 166
  definição, 166
  diagnóstico, 167
    critérios diagnósticos, 169
    exame físico, 170
    exames complementares, 170
  epidemiologia, 166
  fatores predisponentes e precipitantes, 168
  fisiopatologia, 167
  fratura de quadril, 327
  idoso hospitalizado, 69
  no pós-operatório, 464
  prevenção, 170

prognóstico, 170
quadro clínico, 167
tratamento, 170
Demência, 4, 135
de Alzheimer com afasia logopênica, 91
depressão e, 88
desempenho ocupacional e, 524
frontotemporal, 90, 98
neuroimagem na, 99
variante comportamental, 89, 90, 91, 98
na doença de Parkinson, 95
não Alzheimer, 93
por corpos de Lewy, 89, 90, 91, 93, 126
rapidamente progressiva, 89
semântica, 90
sintomas psicológicos e comportamentais da, 106
terapia ocupacional no tratamento da, 525
tipos de, 88
vascular, 89, 90
versus condição da saúde bucal, 505
Denosumabe, 322
Densitometria óssea, 341
Dependência funcional, 492
Depletor de linfócitos B, 360
Depressão, 4, 12
ansiedade e, 135
bipolar, 145
com sintomas cognitivos e demência potencialmente reversível, 145
demência e, 88
diabetes mellitus e, 375
encaminhamento ao psiquiatra, 152
psicótica, 145
riscos do tratamento da, 150
subsindrômica, 145
tratamentos biológicos para, 151
vascular, 145
Dermatite
amoniacal, 23
de fraldas, 23
seborreica, 23, 136, 423
Dermatocalase, 476
Dermatose acantolítica transitória, 423
Derrame(s)
articulares não inflamatórios, 351
inflamatórios, 351
pleural, 24
sépticos, 351
Descontinuação de medicação desnecessária, 42
Desejo, 390
Desempenho ocupacional e demência, 524
Desequilíbrio, 273, 278
Desmopressina, 196
Desnutrição, 497
Desordem da libido, 394
Desprescrição, 43
Dexmedetomidina, 464
Dextrina de trigo, 305
Dia da caixa de medicamentos, 42
Diabetes mellitus, 29, 60, 374
classificação, 374
condições e doenças associadas, 375
diagnóstico, 374

diminuição da acuidade visual e, 376
fisiopatologia, 375
HIV/AIDS e, 399
peculiaridades nos idosos, 374
prevenção secundária, 34
prurido e, 425
quadro clínico, 376
tratamento
medicamentoso, 377
não medicamentoso, 377
versus infecções bucais, 505
Diacereína, 335, 336
Diálise
descontinuação da, 313
medicações nos pacientes em, 313
peritoneal, 313
Diarreia associada ao *Clostridium difficile*, 69
Digit span
em ordem direta, 77
em ordem inversa, 77
Digoxina, 68
Dimenidrinato, 277
Diretivas antecipadas de vontade, 14
Disautonomias, 135
Discinesia(s)
bifásica, 135
de pico de dose, 135
do período *off*, 135
em onda quadrada, 135
inclassificável, 135
orofaciais, 129
Discografia, 340
Disfagia, 136, 292
esofagiana, 292
orofaríngea, 292
Disfunção(ões)
erétil, 392
psicogênica, 394
executiva, 102
neural, 424
sexuais, 390
diagnóstico e prevalência das, 391
doenças e medicações como causas de, 392
femininas, 396
diagnóstico das, 396
tratamento, 396
masculinas, 392
tratamento das, 391
sinusal, 226
tireoidianas, 380
prurido e, 424
Dislipidemia(s), 220
causas secundárias de, 220
HIV/AIDS e, 399
indicações e metas de tratamento, 221
prevenção secundária, 33, 34
rastreio da, 220
terapia
farmacológica, 221
não farmacológica, 222
Dispneia, 24
Dispositivos
de compressão, 269
de ereção a vácuo, 393

inalatórios, 286
intrauretral com alprostadil, 393
Distimia, 145
Distratores, 44
Distúrbio(s)
da termorregulação, 136
de humor, sono nos, 164
do movimento
induzidos por medicamentos, 128
prevalentes, 129
do sono, 161
REM, 94, 95
funcionais da tireoide, 379
hematológicos, 433
neurológicos, fisioterapia nos, 512
neuropsiquiátricos induzidos por fármacos antiparkinsonianos, 135
osteomioarticulares, fisioterapia nos, 510
respiratórios, 136
do sono, 136
fisioterapia nos, 513
sexuais, 136
urinários, 136
urogenitais, fisioterapia nos, 514
Diuréticos, 461
Diverticulite aguda, 25
Doença(s)
arterial periférica, 261
apresentação clínica, 262
classificação, 263
diagnóstico, 262
diagnóstico complementar, 263
diagnóstico diferencial, 264
epidemiologia, 261
fatores de risco, 262
fisiopatologia, 262
índice tornozelo/braquial, 263
prognóstico, 266
tratamento, 264
cardíaca valvar, 243
cardiovascular
prevenção secundária, 33
polimialgia reumática e, 364
versus infecções bucais, 505
coronariana, 216
alterações cardiovasculares no idoso, 216
apresentação clínica, 217
diagnóstico, 217
fragilidade no idoso e, 219
crônicas, fragilidade e, 56
de Alzheimer, 81, 89, 102
apresentação clínica, 102
em fase inicial, 104
em fase moderada-avançada, 104
fármacos
neuroprotetores, 105
utilizados no tratamento dos sintomas cognitivos, 103
sono na, 164
típica, 91
variante
frontal, 103
logopênica da afasia progressiva primária, 103

de Grover, 423
de Ménière, 274, 277
de Paget, 29
de Parkinson
   sintomas não motores da, 135
   sono na, 164
   tratamento da, 131, 133
      em fase avançada, 134
      em fase inicial, 134
      fármacos neuroprotetores, 137
do nó sinusal, 226
do refluxo gastroesofágico, 297
   complicações, 298
   complicações extraesofágicas, 298
   diagnóstico, 298
   fisiopatologia, 297
   manifestações extraesofágicas, 298
   quadro clínico, 297
   refratária, 301
   tratamento, 299
glomerulares, 311
hepatobiliar e prurido hepático, 424
mental, 4
periodontal, 503
pneumocócica invasiva, 448
por deposição de pirofosfato de cálcio, 356
pulmonar obstrutiva crônica, 24, 281, 282
   asma e, 289
   cuidados paliativos, 288
   diagnóstico, 281
   dispositivos inalatórios, 286
   epidemiologia, 281
   tratamento, 283
renal crônica, 311
   inibidores da bomba de prótons e, 300
   prurido e, 424
   terapia renal substitutiva, 312
      escolha da, 313
      indicação da, 312
      tratamento conservador, 312
reumatológicas
   inflamatórias, 365
   não inflamatórias, 365
vasculares periféricas, 261
Domínio cognitivo, 76
Donepezila, 103
Dopamina, 131
Dor, 24, 26
articular, 332
e tratamento da doença de Parkinson, 136
Doxazosina, 411
Drogas antirreumáticas modificadoras de doença (DMARD), 357
   biológicas, 357
   convencionais sintéticas, 357
   sintéticas alvo-específicas, 357
Dulcolax®, 306
Duloxetina, 158, 335
Dynamic Gait Index (DGI), 509

E

Ecocardiograma, 211
Ectrópio, 476
Eczema xerótico/asteatósico, 423
Edema de membros inferiores, 25
Edentulismo, 503
Edoxabana, 246, 248
Educação em prevenção de quedas, 178, 179
Eixo hipotálamo-hipófise-tireoide, 379
Ejaculação
   prematura, 395
   retardada, 395
   retrógrada, 395
Eletrocardiograma, 210
Eletroneuromiografia, 340
Eletronistagmografia, 276
Elevação das pernas, 268
Eliquis®, 248
Enbrel®, 360
Endocardite infecciosa, 253
Enfermagem gerontológica, 529
Entrópio, 476
Envelhecimento
   cognitivo normal, 83
   cutâneo, 23
   normal e sono, 161
Eparema®, 306
Epilepsia, 138
   apresentação clínica, 138
   avaliação diagnóstica, 139
   diagnóstico diferencial, 140
   epidemiologia, 138
   etiologia, 138
   tratamento, 140
Equilíbrio, 11
Eritropoetina, 435, 445
Erros de medicação, 42
e novas tecnologias, 44
Erupção induzida por fármacos, 423
Escabiose, 423
Escala(s)
   da AGA recomendadas para avaliação oncogeriátrica mínima, 417
   de avaliação de sintomas de Edmonton, 484
   de avaliação funcional das atividades básicas de vida diária (Katz), 11
   de coma de Glasgow atualizada, 27
   de depressão geriátrica de Yesavage, 12
   de desempenho de Karnofsky, 414
   de Epworth, 162
   de equilíbrio de Berg, 176, 509
   de equilíbrio e marcha de Tinetti, 176
   de Lawton para atividades instrumentais de vida diária, 11
   de memória de Wechsler, 80
   de *performance status* de Karnofsky, 482
   FRAIL, 463
   MMRC (Medical Research Council), 283
   MTA (Medial Temporal Lobe Atrophy) de Schelten, 87
   NPI-C, 113
   para avaliação de BPSD, 108
   para avaliação do estresse do cuidador, 494
   visual analógica, numérica e de faces, 22
Escarro, 24
Escitalopram, 158
Escleroterapia, 269
Escopolamina, 277
Escore
   de toxicidade de Hurria, 417

IPSS (International Prostate Symptom Score), 410
Espasmo hemifacial, 129
Estado nutricional, 13
   idoso hospitalizado, 69
Estatinas, 218, 221, 461
   prevenção secundária, 33
Estenose
   aórtica, 251, 255
   subglótica, 298
Estrabismo vertical, 276
Estratégias
   na avaliação geriátrica, 14
   para melhoria de cuidados, 61
Estruturação da rotina, 525
Estudo eletrofisiológico, 211
Eszoplicone, 164
Etarnecepte, 360
Exame(s)
   do estado geral, 21
   do estado mental, 27, 168
   físico, 21
   proctológico, 26
Excitação, 390, 391
Excreção renal de sódio, 310
Exercício físico, 32
   agravos ao sistema musculoesquelético e, 518
   agravos ao sistema nervoso central e, 517
   de *performance* contínua, 169
   de repetição em série, 169
   de respostas alternadas, 169
   diabetes mellitus, 377
Expressão
   comportamental, 22
   das emoções, 489
   facial, 22
   física, 22
   verbal, 22
Extrassístoles, 227
Ezetimiba, 222

F

Face, exame, 22
Faixas, 269
Falls Efficacy Scale, 173
Fâneros, exame, 23
Farmacocinética dos medicamentos, 68
Fatores
   naturais de hidratação (NMF), 419
   socioambientais, 14
Febre reumática, 253
Fecalomas, 25
Fenitoína, 140
Fenobarbital, 140
Ferramenta
   de Screening STOPP/START, 39
   mini-Cog, 66
Ferro, 430
Fibratos, 222
Fibrilação atrial, 232, 241
Fibrose pulmonar, 298
Filme transparente, 186
Fisioterapia, 508
   avaliação fisioterapêutica, 508

diagnóstico funcional, 508
    nos distúrbios neurológicos, 512
    nos distúrbios osteomioarticulares, 510
    nos distúrbios respiratórios, 513
    nos distúrbios urogenitais, 514
Flebografia, 268
Flexibilidade mental, 77
Flibanserina, 396
Fluoroquinolona, 68
Fluoxetina, 158
Flutter atrial, 236
Flutuação, 94, 95
Fluxo plasmático renal, 309
Fobia
    específica, 156
    social, 156
Foco
    na doença, 61
    no paciente, 61
Fortificação alimentar, 499
Fotodermatite, 423
Fototerapia, 426
Fracture Risk Assessment Tool (FRAX), 321
Fragilidade, 51, 498
    avaliação perioperatória, 463
    cuidados paliativos e, 57
    diagnóstico, 53
    doenças crônicas e, 56
    fisiopatologia, 52
    hipertensão e, 206
    HIV/AIDS e, 400
    prevenção da, 33
    tratamento, 55
Fratura(s)
    de quadril, 325
        classificação, 325
        diagnóstico, 326
        epidemiologia, 325
        tratamento cirúrgico, 326
    femorais atípicas, 324
    vertebral, 327
        classificação, 327
        diagnóstico, 328
        diagnóstico diferencial, 328
        epidemiologia, 327
        manifestações clínicas, 327
        tratamento, 328
Função
    cognitiva, 67
    executiva, 84
    sexual e envelhecimento, 390
    visuoespacial, 80
    visuoperceptiva, 80
Funcionalidade, 10, 508
    hipertensão e, 206
Funcionamento intelectual, 84
Funções
    cognitivas, 76
    executivas, 76, 84
    frontais, 77
    psicomotoras, 84

G

Gabapentina, 141
Galantamina, 103

Geriatra, 63
Geriatria, 1, 2
    conceitos, 2
    epidemiologia, 2
    histórico, 1
Geriatric Depression Scale (GDS), 146
Gerontologia, 1
    atuação fisioterapêutica em, 510
Glaucoma, 468
    de ângulo aberto, 469
    de ângulo fechado, 469
Glicosamina, 336
Glitazonas, 377
Go-no-go, 78
Golimumabe, 360
Gota, 345, 356
    aguda, 348
    crônica, 349
    reumática senil, 362

H

Habilidades
    visuoespaciais, 76, 84
    visuoperceptivas, 76
Hemangiomas rubis, 23
Hematúria, 26
Hemodiálise, 313
    progressiva, 313
Hemoptise, 24
Heparinas, 245
    de baixo peso molecular, 218
Hepcidina, 430
Herpes simples, 402
Herpes-zóster, 424
Hiato auscultatório, 201
Hidratação da pele, 420
Hidrocefalia de pressão normal, 127
Hidrocoloide, 186
Hidrogel, 186
Hidropolímero, 186
Hidroxicloroquina, 357, 359
Hipermobilidade uretral, 191
Hiperparatireoidismo, 29
Hiperplasia prostática benigna, 409
    apresentação clínica, 409
    complicações, 412
    diagnóstico diferencial, 409
    tratamento
        cirúrgico, 411
        clínico, 410
Hipertensão
    arterial secundária no idoso, 206
    arterial sistêmica, 199
        avaliação clínica, 201
        classificação, 202
        definição de, 200
        diagnóstico, 201
        epidemiologia, 200
        estratificação de risco cardiovascular
            adicional, 202
        fisiopatologia, 200
        prevenção secundária, 34
        tratamento, 202
            modificações do estilo de vida, 202
    déficit cognitivo e, 206

    do jaleco branco, 25, 199, 201
    fragilidade e, 206
    funcionalidade e, 206
    mascarada, 199
    sistólica isolada, 199
    supina, 199, 205
Hipertireoidismo, 29, 381
Hipertonia plástica, 125
Hiperuricemia, 345
Hipocontratilidade detrusora, 192
Hipoglicemia, 376
Hipoglicemiantes orais, 461
Hipogonadismo masculino de início
        tardio, 383, 394
    causas, 385
    diagnóstico, 384
    efeitos adversos da terapia de reposição
        com testosterona, 387
    eficácia da terapia de reposição com
        testosterona, 386
    fisiologia, 383
    fisiopatologia, 383
    tratamento, 386
Hiponatremia, 151
Hipossalivação, 504
Hipotensão
    ortostática, 25, 136, 199, 278
    postural, 178
Hipotireoidismo, 380, 381
Histoplasma capsulatum, 402
HIV/AIDS
    comorbidades, 399
    diagnóstico laboratorial, 400
    envelhecimento, 398
    formas de transmissão, 398
    manifestações clínicas, 398
    periodicidade das consultas, 400
    profilaxia das infecções oportunistas, 401
    prurido e, 424
    tratamento antirretroviral, 401
    vacinação, 401
Holter de 24 horas, 211
Hospitalizado, idoso, 65
    alta para casa, 72
    cuidados paliativos, 72
    delirium, 69
    epidemiologia, 66
    estado nutricional, 69
    infecções, 69
    lesão por pressão, 70
    mobilidade, 67
    planos de cuidados, 70
    prognóstico, 72
    quedas, 67
    reações adversas a medicamentos, 68
    sarcopenia, 67
    tromboembolismo venoso, 70
Humira®, 360

I

Iatrogenia, 6, 38
    por cascata de prescrição, 39
    por polifarmácia, 38
    por subutilização de medicações
        apropriadas, 41

por uso de medicamentos
    inapropriados, 39
Ibandronato, 322
Identificação do idoso com
    multimorbidades, 59
Idoso obeso, atividade física e, 521
IECA/BRA, 218
Imobilidade, 5
Impactação fecal, 306
Implante de valva aórtica por cateter, 259
Impulso cefálico (*head impulse*), 276
Imunidade
    adaptativa, 455
    inata, 455
Imunizações, 32, 447
Imunomoduladores, 425, 445, 456
Imunossenescência, 454
    apresentação clínica, 456
    câncer e, 457
    conduta, 458
    diagnóstico, 457
    fatores relacionados, 455
Imunossupressores, 426, 445, 456
Inappropriate Prescribing in the Elderly
    Tool (IPET), 39
Incapacidade cognitiva, 3, 4
Incontinência, 26
    esfincteriana, 5
    fecal, 6
        causas de, 7
        de urgência, 6
        passiva, 6
    urinária, 5, 13, 26, 189
        classificação da, 191
        com fisiologia miccional
            preservada, 192
        de esforço, tratamento da, 194
        de estresse, 6
        de urgência, 6
        diabetes mellitus e, 376
        epidemiologia, 189
        fisiologia da micção, 189
        fisiopatologia da, 190
            no idoso, 191
        mista, 6
            manejo da, 198
        por dificuldade de armazenamento
            vesical, 192
        por transbordamento, 6, 192
            manejo da, 197
Independência, 3
Índice
    de comorbidade de Charlson, 59, 60
    de Katz, 18
    tornozelo/braquial, 263
Infarto agudo do miocárdio, trombo de
    ventrículo esquerdo após, 244
Infecção(ões)
    causadas pelo *Streptococcus
        pneumoniae*, 448
    idoso hospitalizado, 69
    pelo HIV e prurido, 424
    pelo vírus varicela-zóster, 449
    por cateteres intravasculares, 69
    respiratórias, 24

sexualmente transmissíveis, 397
urinária associadas a cateteres
    urinários, 69
urinária de repetição, 315
    definição, 315
    diagnóstico
        clínico, 315
        laboratorial, 316
    epidemiologia, 315
    fatores de risco, 315
    patogênese, 315
    prevenção da recorrência, 317
    tratamento, 316
    urinálise, 316
    urocultura, 316
    viral crônica, 456
Inflammaging, 455
Infliximabe, 360, 373
Influenza (gripe), 447
Inibidores
    da 5α-redutase, 411
    da acetilcolinesterase, 103
    da bomba de prótons, 299
    da catecol-O-metiltransferase, 133
    da dipeptidil peptidase do tipo 4, 377
    da fosfodiesterase-5, 393, 411
    da glicoproteína 2B3A, 218
    da monoaminoxidase B, 132
    da PCSK9, 222
    da recaptação de serotonina e
        noradrenalina, 148
    da SGLT2, 377
    diretos da trombina, 245
    diretos do fator Xa, 246
    seletivos da recaptação de serotonina,
        147, 461
    seletivos da recaptação de serotonina e
        noradrenalina, 336
Injeção intra-articular, 336
Injeção peniana (intracavernosa), 394
Insaponificáveis de soja e abacate,
    335, 336
Insônia, 136
    primária *versus* secundária, 162
    tratamento
        farmacológico da, 163
        não farmacológico da, 163
Instabilidade
    articular, 333
    postural, 5, 29, 172
Instrumentos de funcionalidade na prática
    geriátrica e gerontológica, 17
Insuficiência
    cardíaca, 208, 282
        aguda descompensada, 213
        com fração de ejeção preservada, 212
        de fração de ejeção reduzida, 212
        diagnóstico, 210
        epidemiologia, 208
        fisiopatologia, 209
        tratamento, 211
    mitral, 251
        crônica, 254
    venosa crônica, 266
        anamnese, 266

diagnóstico clínico, 266
diagnóstico diferencial, 268
epidemiologia, 266
exame físico, 267
fisiopatologia, 266
tratamento, 268
Insulina, 68, 378
Integralidade em saúde, 530
Inteligência
    cristalizada, 83
    fluida, 83
Interdisciplinaridade, 3

L

Lacosamida, 141
Lactitol, 305
Lacto-purga®, 306
Lactulona®, 305
Lactulose, 305
Lamotrigina, 141
Laxativos
    à base de magnésio, 305
    estimulantes, 305
    osmóticos, 305
Leflunomida, 357, 359
Lenalidomida, 445
Lentigo melanoma, 23
Lesão(ões)
    do primeiro neurônio motor, 28
    do segundo neurônio motor, 28
    induzidas por pressão, 182, 183
        cuidados paliativos, 187
        grau I, 184
        grau II, 184
        grau III, 184
        grau IV, 184
        idoso hospitalizado, 70
        profundidade indeterminada, 184
    não intencionais, 33
    renal aguda, 310
        pós-renal, 311
        terapia renal substitutiva, 313
Levetiracetam, 141
Levitra®, 394
Levodopa, 131
Libido, 390
Lidocaína, 425
Limitação de movimento, 333
Linaclotide, 306
Linfócitos, 454
Linfoma cutâneo de células T, 423
Linguagem, 76, 78, 84
Lipodistrofia, HIV/AIDS e, 399
Líquido
    fisiológico, 351
    sinovial, 351
Lista de palavras, 79
Lítio, 149
Lombalgia, 338
    apresentação clínica, 339
    classificação, 338
    diagnóstico diferencial, 341
    investigação diagnóstica, 340
    tratamento, 341
Lubiprostone, 306

M

Má notícia, 486
Mabthera®, 360
Macronutrientes, 498
Malignidades, prurido e, 424
Manobra
   de Dix-Hallpike, 275
   de Valsalva, 339
   supine-roll, 276
Mapeamento venoso dúplex (eco-Doppler), 268
Marca-passo artificial, 227
Marcha, 29, 30
   anserina, 30
   antálgica, 30
   cautelosa, 29
   cerebelar atáxica, 30
   espástica, 30
   festinante, 30
   frontalizada, 30
   sensorial atáxica, 30
   vestibular, 30
Maus-tratos, 534
Meclizina, 277
Medicações indutoras do sono, 112
Medicamento potencialmente inapropriado, 13, 39
Medication Appropriateness Index (MAI), 14
Medicina
   centrada em órgãos e sistemas, 1
   preventiva, 31
Medidas preventivas em pacientes sem queixas oculares, 477
Medo de cair, 173
Meias elásticas, 269
Memantina, 104
Membranas permeáveis ao vapor (substitutos de pele), 186
Memória, 79, 84
   autobiográfica, 84
   como testar, 79
   de longo prazo, 79
   de trabalho ou operacional, 77
   declarativa, 79, 84
   doença de Alzheimer, 102
   episódica, 76, 84
   imediata, 79
   implícita, 79
   não declarativa, 84
   semântica, 84
   verbal, 80
Mentol, 425
Metformina, 377
Metilação do DNA, 456
Metilcelulose, 305
Metoclopramida, 277
Metotrexato, 357, 359, 373
Micção, fisiologia da, 189
Mielografia, 340
Mieloma múltiplo, 437
   diagnóstico, 438
   estratificação de risco, 439
   etiologia, 437
   patogênese, 437
   prognóstico, 439
   tratamento, 439
      de suporte, 440
Mielotomografia, 340
Migrânea vestibular, 274
Miniexame do estado mental, 12
Mirabegrona, 196
Mirtazapina, 148, 158
Mixedema, 29
Mobilidade, 11, 67
   idoso hospitalizado, 67
Moduladores
   de coestimulação, 360
   seletivos dos receptores de estrogênio, 323
Montreal Cognitive Assessment (MOCA), 12
Motricidade, 28
Movimentos
   anormais, 123
   orofaciais, 129
Multimorbidade, 59
Multiprofissionalidade em geriatria, 531
Musicoterapia, 110
Muvinlax®, 305
Mycobacterium tuberculosis, 402
Mylanta Plus®, 305

N

Não aderência, 41
Nariz, exame, 22
Nefrogeriatria, 309
Nefropatia membranosa, 311
Negligência, 536
Neoplasias
   cutâneas, 23
   HIV/AIDS e, 400
Neurite vestibular, 274, 277
Neuroimagem na demência, 87
   estrutural, 87
   funcional, 88
Neurolépticos, 112
Neuropatias
   ópticas isquêmicas, 473
   periféricas, 28
Nevos rubis, 23
Nistagmo, 276
Nistagmografia com óculos de Frenzel, 276
Nitrofurantoína, 68
Notalgia parestésica, 424
Novos anticoagulantes orais, sangramento em uso dos, 249
NURSE, método mnemônico, 489
Nutrição, 32
   enteral, 500
   parenteral, 501

O

Obstrução da via de saída, 303
Odontogeriatria, 502
   diagnóstico, 504
   epidemiologia, 503
   tratamento, 504
Óleo mineral, 186
Olho seco, 476, 477
Olhos, exame, 22
Oligúria, 26
Ômega 3, 222
Oncogeriatria, 413
Ondansetrona, 277
Onicodistrofias, 24
Opioides, 68, 336
Orgasmo, 390, 391
Osmolac®, 305
Osso subcondral, 331
Osteoartrite, 29, 330, 356
   de coluna, 333
   de joelhos, 333
   de mãos, 333
   de quadril, 333
   diagnóstico, 333
   distribuição das articulações, 333
   epidemiologia, 330
   fatores de risco, 331
   manifestações clínicas, 332
   patogênese, 330
   tratamento, 334
      farmacológico, 335
      não farmacológico, 334
Osteomalacia, 29
Osteonecrose
   de mandíbula, 324
   dos maxilares relacionada com medicamentos, 506
Osteoporose, 29, 319
   atividade físicae, 519
   avaliação de pacientes com baixa massa óssea, 321
   diagnóstico, 319
      diferencial, 320
   fratura de quadril, 327
   indicações de rastreio, 320
   manifestações clínicas, 319
   polimialgia reumática e, 365
   prevenção secundária, 35
   tratamento, 321
      complicações do, 324
      duração do, 324
   treinamento
      aeróbico e, 520
      de força e, 520
Ouvido, exame, 22
Oxcarbazepina, 140

P

Palliative Performance Scale, 482
Palpação
   digital, 26
   do abdome, 25
Panbronquiolite difusa, 282
Papaína, 186
Paracetamol, 335
Paralisia de Bell, 28
Paralisia supranuclear progressiva, 91, 97, 126
Pares cranianos, 27, 28
Parkinsonismo, 94, 95, 123, 124
   atípico, 126
   outras formas de, 126
   vascular, 127
Paroxetina, 158

Patient Health Questionnaire
   (PHQ-9), 146
Pele, exame, 23
Penfigoide bolhoso, 423
Peptídeos natriuréticos, 211
Percepção, 489
Percussão
   do abdome, 25
   do espaço de Traube, 25
Perda do apetite, 136
Performance Oriented Mobility Assessment
   (POMA),176, 510
Peritendinite calcária, 345
PET-CT, 88
Planejamento, 77
Planos de cuidados para o idoso
   hospitalizado, 70
Plaquetopenia, 445
Plaquinol®, 359
Platô, 390, 391
Pneumocystis jiroveci, 402
Pneumonia(s)
   adquirida no hospital, 69
   por broncoaspiração, 291
      cuidados paliativos, 295
      diagnóstico, 293
      profilaxia, 295
      tratamento, 294
         multidisciplinar e preventivo, 294
   versus infecções bucais, 505
Pneumonite química, 293
   cuidados paliativos, 295
   diagnóstico, 293
   profilaxia, 295
   tratamento, 294
      multidisciplinar e preventivo, 294
10-Point Cognitive Screener (CS-10), 13
Policarbofila cálcica, 305
Polietilenoglicol, 305
Polifarmácia, 13, 36
   diabetes mellitus e, 375
Polimialgia reumática, 356, 362
   comorbidades, 364
   diagnóstico, 363
      diferencial, 365
   epidemiologia, 362
   exames complementares, 365
   patogênese, 362
   tratamento, 366
Polissonografia, 95
Poliúria, 26
Pontuação
   da escala de Fazekas, 87
   isquêmica de Hachinski, 91
Posturografia computadorizada, 276
Pradaxa®, 248
Pramipexol, 132
Praxia, 76, 80
   ideatória, 80
   ideomotora, 80
Pré-síncope, 273, 278
Preferências do paciente, 63
Pregabalina, 141, 158
Preparo para o encontro, 488
Presbiopia, 468

Prescrição de exercícios, 517
Pressão
   de pulso, 199
   ocular, 468
Prevenção, 61
   de acidentes, 33
   de erros de prescrição e efeitos adversos
      de medicações, 41
   de quedas, 176
   primária, 31, 32
   quaternária, 32, 36
      reabilitação visual, 477
   secundária, 31, 33
   terciária, 32, 36
Pró-cinéticos, 299
Probenecida, 349
Probióticos, 305
Profilaxias medicamentosas, 32
Programa(s)
   de exercícios físicos, 522
   médicos de alerta à prescrição
      eletrônica, 44
Promoção à saúde, 32
Proteínas, 498
Protocolo HINTS, 276
Prova
   calórica, 276
   de função pulmonar, 211
   de Romberg, 275
   dos braços estendidos, 275
Prucalopride, 306
Prurido, 419, 421
   associado a malignidades, 427
   braquirradial, 424
   caracterização do, 421
   diagnóstico da etiologia do, 422
   exame físico, 422
   hepático, 424, 427
   medicações, 421
   neuropático, 427
   psicogênico, 425
   renal, 426
   tratamento, 425
Pseudo-hipertensão, 201
Pseudogota, 345
Psicoeducação, 110
Psicoterapia, 110
Psyllium, 305
Ptofobia, 173
Ptose aponeurótica ou involucional, 476

Q

Quarta bulha cardíaca, 25
Quedas, 5, 29, 172
   avaliação clínica, 173
   causas e fatores de risco para, 173
   idoso hospitalizado, 67
   prevenção de, 176
      adaptações ambientais, 178
      atividade física, 177
      correção da hipotensão
         postural, 178
      correção de déficits visuais, 178
      cuidado com pés e calçados, 178
      educação em, 178, 179

      medicamentos, 178
      protetores pélvicos, 179
   risco de, *diabetes mellitus* e, 376
Quelação do ferro, 445
Queratose
   actínica, 23
   seborreica, 23
Questionário
   COPD Assessment Test, 283
   de atividades funcionais, 76
   de avaliação da sobrecarga do cuidador
      informal (QASCI), 494
   G8, 416
   VES-13, 415
Quimioterápicos, 68

R

Radiografia de tórax, 210
Rasagilina, 132
Rastreio de fragilidade pelo grupo
   Gérontopôle, 55
Rastreios oncológicos, 404
   câncer colorretal, 405
   câncer de mama, 405
   câncer de próstata, 405
   câncer de pulmão, 406
Reabilitação
   cognitiva, 110
   visual, 477
Reações adversas a medicamentos no idoso
   hospitalizado, 68
Reflexos
   de Babinski, 28
   patológicos no idoso, 28
   profundos, 28
   superficiais (cutâneos), 28
Remicade®, 360
Remsima®, 360
Reposição de ferro oral, 433
Resistência insulínica, HIV/AIDS e, 399
Resolor®, 306
Resolução, 390, 391
Ressonância magnética, 88, 340
Resumo e organização de estratégias, 489
Retardo no esvaziamento gástrico, 136
Retinopatia
   diabética, 471
   hipertensiva, 473
Reuquinol®, 359
Reutrexato®, 359
Rigidez parkinsoniana, 125
Risco
   de demência e inibidores da bomba de
      prótons, 300
   de fraturas e inibidores da bomba de
      prótons, 300
   de quedas, 11
      atividade física e, 521
      diabetes mellitus e, 376
      nutricional, 497
Risendronato, 322
Rituximabe, 360
Rivaroxabana, 246, 248
Rivastigmina, 103
Rotigotina, 132

S

Saliva, 504
Sangramento em uso dos novos anticoagulantes orais, 249
Sarcopenia, 46, 498
   aspectos epidemiológicos, 46
   atividade física e, 518
   diagnóstico, 47
   fatores de risco, 46
   idoso hospitalizado, 67
   tratamento, 48
      medidas farmacológicas, 49
      medidas não farmacológicas, 48
Saúde bucal, 503
Savaysa®, 248
30-Seconds Chair Stand Test, 175
Secretagogos
   colônicos, 306
   de insulina, 377
Sedentarismo, 47
Selegilina, 132
Senescência, 3
Senilidade, 3
Senna, 305
Sensibilidade superficial, 28
Sertralina, 158
Sexualidade no idoso, 391
Shiatsu, 110
Short Physical Performance Battery (SPPB), 176
Sialorreia, 136
Sildenafil, 394
Simponi®, 360
Sinal(is)
   de Blumberg, 25
   de Lasègue, 339
   de Murphy, 25
   vitais, 21, 22
Síndrome(s)
   corticobasal, 91, 96, 103, 126
   da apneia obstrutiva do sono, 164
   da fragilidade, 53
   da imobilidade, 182
   da imunodeficiência adquirida (AIDS), 398
   das pernas inquietas, 136, 164
   de hiperventilação, 279
   de incapacidade da hospitalização, 66
   de parkinsonismo-*plus*, 126
   de Ramsay-Hunt, 277
   de sobreposição asma/DPOC, 289
   demenciais, 4
      diabetes mellitus e, 375
      diagnóstico diferencial de, 88
   geriátricas, 3
   hipocinéticas, 123
   metabólica, polimialgia reumática e, 365
   mielodisplásicas, 435, 442, 443
      diagnóstico, 442
      estratificação de risco, 443
      fatores de risco, 442
      tratamento, 445
   paraneoplásicas, 29
   parkinsonianas, 124
   pós-queda, 173
   rígido-acinética, 129
   trófica trigeminal, 425
Sinóvia, 331
Sintomas psicológicos, comportamentais da demência e, 106
Sistema(s)
   cardiovascular, exame, 24
   digestório, exame, 25
   geniturinário, exame, 26
   imune, 454
      adaptativo, 454
      inato, 454
      na imunossenescência, 455
   musculoesquelético, exame, 29
   nervoso, exame, 27
   respiratório, exame, 24
   vestibular, 273
Sobrecarga do cuidador, 492
   do paciente com demência, 493
Sobrepeso, 22
Sono
   na doença de Alzheimer, 164
   na doença de Parkinson, 164
   normal, 161
   nos distúrbios de ansiedade, 165
   nos distúrbios de humor, 164
   nREM, 161
   REM, 161
Sonolência excessiva diurna, 136
Sopros cardíacos sistólicos, 25
SPECT, 88
Spedra®, 394
SPIKES, protocolo, 488
St. George Respiratory Questionnaire (SGRQ), 283
Stage Balance Test, 175
Stroke Aphasic Depression Questionnaire, 146
Stroop test, 78
Subprescrição, 41
Subtração seriada, 78
Suicídio, transtornos de humor e, 146
Sulfadiazina de prata/cério, 186
Sulfametoxazol-trimetoprima, 68
Sulfasalazina, 357, 359
Sulfato de condroitina e glicosamina, 335
Sulfinpirazona, 349
Sulfonilureia, 68
Suplementos nutricionais, 336, 499

T

Tabela
   de Jaeger, 467
   de Snellen, 467
Tadalafil, 394
Talidomida, 426, 445
Tanezumabe, 336
Taquicardia(s)
   atrial(is), 231
      multifocais, 231
      unifocal, 232
   por reentrada
      atrioventricular, 230
      nodal, 229
   supraventriculares, 229
   ventriculares, 238
Taxa de filtração glomerular, 309, 310
Tecnomet®, 359
Terapia(s)
   antirretroviral (TARV), 398
   com animais, 110
   com bonecas, 110
   compressiva, 269
   da presença simulada, 110
   da validação, 110
   de luz clara, 110
   de reminiscência, 110
   de reperfusão coronariana, 218
   de reposição com testosterona
      efeitos adversos da, 387
      eficácia da, 386
   incretínicas, 377
   multissensorial, 110
   nutricional, 497
      enteral, 500
      oral, 499
      parenteral, 501
   ocupacional
      domiciliar, 525
      no tratamento da demência, 525
   renal substitutiva, 312
      escolha da, 313
      indicação da, 312
      para a lesão renal aguda, 313
   transfusional, 445
Terazosina, 411
Teste(s)
   da cadeira rotatória, 276
   de antissacada, 78
   de figuras, 79
   de fluência verbal semântica e fonêmica, 78
   de hiperpneia, 279
   de Luria, 78
   de nomeação, 78
   de Ozerestki, 78
   de Romberg, 275
   de trilhas A, 77
   de trilhas B, 77
   de vigilância, 77
   digit span, 78
   do aplauso, 78
   do desenho do relógio, 78
   do piparote, 25
   do relógio, 94
   ergométrico, 263
   timed up and go (TUG), 175, 509
   up & go, 30
Testosterona, 49
Timoglobulina, 445
Tocilizumabe, 360, 373
Tofacitinibe, 359
Tomografia computadorizada, 88, 340
   por emissão de pósitrons, 95
Tontura, 271, 273
   causas psicogênicas, 273, 239
Topiramato, 141
Toque
   retal, 26
   terapêutico, 110

Tosse, 24
Toxoplasma gondii, 402
Transmissão da informação, 489
Transplante
    autólogo de células-tronco
hematopoéticas, 440
    de medula óssea alogênico, 445
    renal, 314
Transtorno(s)
    comportamental do sono REM, 136
    de ansiedade
        e comprometimento cognitivo, 155
        generalizada, 154, 156
        social, 156
    de humor, 143
        apresentação clínica, 144
        classificação, 144
        diagnóstico, 145
        epidemiologia, 143
        fatores de risco, 144
        suicídio e, 146
        tratamento, 146
    de insônia, 162
    de pânico, 156
    depressivo maior, 4, 144
    depressivo menor, 145
    do desejo sexual masculino
        hipoativo, 394
    erétil, 392
Tratamento oncológico, indicação do, 416
Trazodona, 149
Treinamento
    aeróbico, 522
        osteoporose e, 520
    de flexibilidade, 522
    de força, 522
        osteoporose e, 520
Tremor, 28, 29, 127
    cerebelar, 29
    de ação, 127
    de Parkinson, 29
    de repouso, 127
        parkinsoniano, 124
    distônico, 128
    essencial, 29, 127, 128
    psicogênico, 29
Triexifenidil, 133
Trombo de ventrículo esquerdo após infarto
    agudo do miocárdio, 244
Tromboembolismo
    em razão de fibrilação atrial, 233
    pulmonar, 24, 242
        fratura de quadril, 326
    venoso, 242, 465
        idoso hospitalizado, 70
Trombose venosa profunda, 242
    fratura de quadril e, 326
Tuberculose, 282

U

Ultrassonografia com Doppler, 264
Urgeincontinência, 192
    manejo da, 196
Urinálise, 316
Urocultura, 316
Uso de força física, 535

V

Vacina(s)
    anti-influenza, 284
    antipneumocócica, 448
        13 (PCV13), 284
        23 (PPSV23), 284
    contra febre amarela, 451
    contra hepatite A, 451
    contra hepatite B, 451
    contra herpes-zóster, 449
    contra influenza, 447
    contra tétano, difteria e coqueluche, 450
    de uso não rotineiro no idoso, 451
    meningocócica conjugada ACWY, 452
    tríplice viral (sarampo, caxumba,
        rubéola), 452
Vardenafil, 394
Varfarina, 68, 245, 247, 248
Vazamento fecal, 6
Venlafaxina, 158
Vertigem, 273
    migranosa, 274
    posicional paroxística benigna, 274
Viagra®, 394
Videonistagmografia, 276
Violência, 535
    autoinfligida, 536
    contra a pessoa idosa, 537
    sexual, 536
Visão, 33
    subnormal, 466
Vitamina
    B12, 433
    D, 179, 321
VITAMINS, mnemônico, 89
Vortioxetina, 149

X

Xarelto®, 248
Xeljanz®, 359
Xerodermia, 419
Xerose cutânea, 420
Xerostomia, 23, 504

Y

Yoimbina, 394

Z

Zaleplon, 164
Zolpidem, 164